国家卫生健康委员会"十三五"规划教材

科研人员核心能力提升导引丛书

供研究生及科研人员用

U0304122

医学实验技术原理与选择

Principles and Selection of Medical Experimental Techniques

第 3 版

主　审　魏于全

主　编　向　荣

副主编　袁正宏　罗云萍

人民卫生出版社

·北　京·

图书在版编目（CIP）数据

医学实验技术原理与选择 / 向荣主编 . —3 版 . —北京：人民卫生出版社，2022.11（2025.2重印）

ISBN 978-7-117-33907-0

Ⅰ. ①医… Ⅱ. ①向… Ⅲ. ①实验医学 –医学院校 –教材 Ⅳ. ①R-33

中国版本图书馆 CIP 数据核字（2022）第 198600 号

人卫智网	www.ipmph.com	医学教育、学术、考试、健康，购书智慧智能综合服务平台
人卫官网	www.pmph.com	人卫官方资讯发布平台

医学实验技术原理与选择
Yixue Shiyan Jishu Yuanli yu Xuanze
第 3 版

主　　编：向　荣
出版发行：人民卫生出版社（中继线 010-59780011）
地　　址：北京市朝阳区潘家园南里 19 号
邮　　编：100021
E - mail：pmph @ pmph.com
购书热线：010-59787592　010-59787584　010-65264830
印　　刷：北京九州迅驰传媒文化有限公司
经　　销：新华书店
开　　本：850 × 1168　1/16　印张：37
字　　数：1044 千字
版　　次：2008 年 9 月第 1 版　2022 年 11 月第 3 版
印　　次：2025 年 2 月第 2 次印刷
标准书号：ISBN 978-7-117-33907-0
定　　价：198.00 元

打击盗版举报电话：**010-59787491**　E-mail：**WQ @ pmph.com**
质量问题联系电话：**010-59787234**　E-mail：**zhiliang @ pmph.com**
数字融合服务电话：**4001118166**　E-mail：**zengzhi @ pmph.com**

编 者 （以姓氏笔画为序）

马永钢　南开大学药学院

王　振　中国科学院上海生命科学研究院

王　悦　南开大学医学院

王　魁　四川大学华西基础医学与法医学院

王龙龙　南开大学医学院

王亚洲　重庆大学生物工程学院

王成彬　中国人民解放军总医院

王丽凤　中国人民解放军总医院

王丽影　复旦大学基础医学院

王译萱　同济大学生命科学与技术学院

王贵学　重庆大学生物工程学院

王深琪　华中科技大学生命科学与技术学院

王漱阳　复旦大学基础医学院

区景松　中山大学附属第一医院

邓宏魁　北京大学生命科学学院

石华山　四川大学华西医院

卢瑗瑗　空军军医大学肿瘤生物学国家重点实验室

帅　领　南开大学药物化学生物学国家重点实验室

叶孝颖　南开大学生命科学学院

叶丽艳　中国人民解放军总医院

史林启　南开大学化学学院

朴永俊　南开大学医学院

朱　荣　复旦大学上海医学院

任　贵　空军军医大学西京医院

向　荣　南开大学医学院

庄　洁　南开大学医学院

刘　林　南开大学生命科学学院

刘　洁　中国人民解放军总医院

刘　颖　复旦大学上海医学院

刘玉琴　中国医学科学院基础医学研究所

刘秀萍　复旦大学上海医学院

刘国元　复旦大学上海医学院

汤其群　复旦大学基础医学院

安　刚　中国医学科学院血液病医院

孙　伟　南开大学医学院

孙仑泉　中南大学湘雅医院

孙晓东　四川大学华西基础医学与法医学院

孙培庆　Wake Forest University

苏小敏　南开大学医学院

苏位君　南开大学医学院

李　凯　空军军医大学西京医院

李　虹　中国科学院上海生命科学研究院

李　娜　南开大学医学院

李　静　南开大学医学院

李　韶　大连医科大学基础医学院

李　慧　复旦大学上海医学院

李亦学　中国科学院上海生命科学研究院

李昌龙　四川大学华西基础医学与法医学院

李宗金　南开大学医学院

李鲁远　南开大学药物化学生物学国家重点实验室

杨　爽　南开大学医学院

杨荣存　南开大学医学院

吴开春　空军军医大学西京医院

吴东方　武汉大学药学院

吴佳仪　南开大学医学院

宋尔卫　中山大学医学院

张国兴　苏州大学苏州医学院

张裕英　南开大学医学院

张强哲　南开大学药学院

张媛媛　四川大学华西基础医学与法医学院

陈　翀　中国医学科学院基础医学研究所

陈义汉　同济大学医学院

陈婷梅　重庆医科大学检验医学院

欧来良　南开大学生命科学学院

尚玉龙　中国人民解放军空军军医大学

罗云萍　中国医学科学院基础医学研究所

岳　锐　同济大学生命科学与技术学院

岳世静　南开大学医学院

金　金　南开大学药学院

金　鑫　南开大学医学院

周剑峰　华中科技大学同济医学院附属同济医院

周煜东　浙江大学医学院

柳素玲　复旦大学附属肿瘤医院

段昭君　中国医学科学院基础医学研究所

袁正宏　复旦大学上海医学院

袁慧军　中国人民解放军陆军军医大学

聂勇战　空军军医大学肿瘤生物学国家重点实验室

夏　昆　中南大学生命科学学院

徐广银　苏州大学苏州医学院

高　杨　南开大学医学院

高　洁　南开大学药物化学生物学国家重点实验室

高绍荣　同济大学生命科学与技术学院

郭　喻　武汉大学基础医学院

陶　金　苏州大学苏州医学院

黄灿华　四川大学华西基础医学与法医学院

崔映宇　同济大学医学院

康　岚　同济大学生命科学与技术学院

彭碧文　武汉大学基础医学院

董加强　空军军医大学西京医院

喻　红　武汉大学基础医学院

程　涛　实验血液学国家重点实验室

程　辉　实验血液学国家重点实验室

傅松滨　哈尔滨医科大学基础医学院

曾文姣　复旦大学上海医学院

谭小月　南开大学医学院

潘　乾　中南大学生命科学学院

魏　民　南开大学医学院

魏于全　四川大学华西医院

主 审 简 介

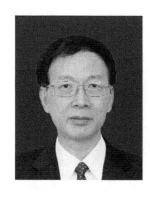

    魏于全 教授,中国科学院院士,四川大学华西医院临床肿瘤中心主任与生物治疗国家重点实验室主任,中国医药生物技术协会理事长,曾任四川大学副校长、中华医学会副会长。*Signal Transduction and Targeted Therapy* 共同主编、*Human Gene Therapy*、*Current Molecular Medicine* 副主编以及多种 SCI 杂志的编委。于 1983 年与 1986 年分别获得华西医科大学学士和硕士学位,1991—1996 年于日本京都大学医学院留学并获博士学位,于 1996 年回国。曾任 "十五" 国家 "863" 生物工程主题专家组组长,国家自然科学基金创新研究群体负责人,教育部 "长江学者" 奖励计划第二批特聘教授,1997 年国家杰出青年科学基金获得者。

    主要从事肿瘤生物治疗的基础研究、应用开发与临床医疗工作。将主动免疫治疗与抗肿瘤间质治疗研究领域相结合,选择性诱导与肿瘤间质细胞或肿瘤细胞生长相关的重要分子的免疫反应,为肿瘤疫苗及抗肿瘤间质治疗研究提供了新思路。将抗肿瘤间质的基因或免疫治疗与化疗药物等联用提高肿瘤的治疗效果,为临床上设计更加有效的抗肿瘤治疗方案奠定了实验基础。围绕生物治疗基础研究,对多个功能未知或新基因进行了功能及信号通路等研究。在多种国际杂志上发表 SCI 论文 300 余篇,申请专利 60 余项,研发了多个创新生物制剂与靶向药等。

主 编 简 介

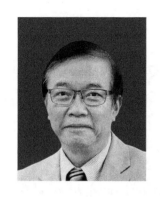

向　荣　教授,四川人,先后毕业于重庆医科大学临床医学专业、上海交通大学医学院(原上海第二医科大学)核医学专业,毕业后于复旦大学上海医学院(原上海医科大学)免疫系工作。后赴美国 Scripps 研究所免疫系深造和工作多年。2007 年被南开大学聘任为医学院院长,特聘教授和博士生导师。

　　主要研究领域包括肿瘤微环境与肿瘤干细胞之间相互调控的分子机制及肿瘤转移和复发过程研究;肿瘤特异性抑制小分子药物的研发及靶向药物载体的研究;新型的肿瘤免疫治疗,如蛋白疫苗和 DNA 疫苗以及融合抗体、细胞因子靶向治疗和抗肿瘤融合蛋白的研究。主持和参与多项科技部、教育部、国家自然科学基金委员会重大科学研究计划和项目。长期从事肿瘤免疫学与肿瘤生物学研究,发表多篇 SCI 论文和著作,获得授权专利多项。

副主编简介

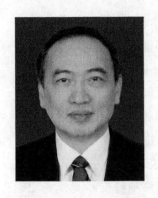

　　袁正宏　研究员,博士生导师,复旦大学党委副书记、上海医学院党委书记,医学分子病毒学教育部、国家卫生健康委员会重点实验室主任,兼任上海微生物学会理事长、中国微生物学会病毒分会副主任委员等,国家自然科学基金委员会"杰出青年基金"获得者。

　　主要学术成就:建立了乙肝病毒微小染色体研究的新体系、揭示了调控新机制;研究了乙肝病毒与天然免疫的相互作用、揭示了干扰素新亚型的功能与作用;提出了用"三明治"疗法治疗乙肝的新策略;分离并合作鉴定了全球首例 H7N9 禽流感感染人的毒株。在 *Science*、*NEJM*、*Lancet*、*Nature Immunol* 等期刊发表 100 余篇 SCI 收录论文。曾获国家科技进步奖特等奖、教育部自然科学奖一等奖、上海市自然科学奖一等奖等,获国家发明专利多项。2014 年以来连续入选 Elsevier "中国高被引学者"。

副主编简介

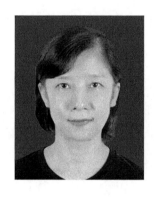

罗云萍 教授,博士生导师,现任中国医学科学院北京协和医学院教授、博士生导师。曾经在美国 Scripps 研究所免疫系深造和工作多年。

长期从事免疫学教学与科研工作,研究方向集中在肿瘤免疫逃逸机制、机体免疫系统与肿瘤发生的关系以及肿瘤的基因和免疫治疗的基础及应用。主持多项国家级重点研究项目,包括国家重点基础研究发展计划("973"计划)、国家自然科学基金项目等;在国际优秀学术杂志上(*JCI*, *PNAS*, *Cancer Research* 等)发表研究论文 60 余篇。

全国高等学校医学研究生"国家级"规划教材
第三轮修订说明

　　进入新世纪,为了推动研究生教育的改革与发展,加强研究型创新人才培养,人民卫生出版社启动了医学研究生规划教材的组织编写工作,在多次大规模调研、论证的基础上,先后于 2002 年和 2008 年分两批完成了第一轮 50 余种医学研究生规划教材的编写与出版工作。

　　2014 年,全国高等学校第二轮医学研究生规划教材评审委员会及编写委员会在全面、系统分析第一轮研究生教材的基础上,对这套教材进行了系统规划,进一步确立了以"解决研究生科研和临床中实际遇到的问题"为立足点,以"回顾、现状、展望"为线索,以"培养和启发读者创新思维"为中心的教材编写原则,并成功推出了第二轮(共 70 种)研究生规划教材。

　　本套教材第三轮修订是在党的十九大精神引领下,对《国家中长期教育改革和发展规划纲要(2010—2020 年)》《国务院办公厅关于深化医教协同进一步推进医学教育改革与发展的意见》,以及《教育部办公厅关于进一步规范和加强研究生培养管理的通知》等文件精神的进一步贯彻与落实,也是在总结前两轮教材经验与教训的基础上,再次大规模调研、论证后的继承与发展。修订过程仍坚持以"培养和启发读者创新思维"为中心的编写原则,通过"整合"和"新增"对教材体系做了进一步完善,对编写思路的贯彻与落实采取了进一步的强化措施。

　　全国高等学校第三轮医学研究生"国家级"规划教材包括五个系列。①科研公共学科:主要围绕研究生科研中所需要的基本理论知识,以及从最初的科研设计到最终的论文发表的各个环节可能遇到的问题展开;②常用统计软件与技术:介绍了 SAS 统计软件、SPSS 统计软件、分子生物学实验技术、免疫学实验技术等常用的统计软件以及实验技术;③基础前沿与进展:主要包括了基础学科中进展相对活跃的学科;④临床基础与辅助学科:包括了专业学位研究生所需要进一步加强的相关学科内容;⑤临床学科:通过对疾病诊疗历史变迁的点评、当前诊疗中困惑、局限与不足的剖析,以及研究热点与发展趋势探讨,启发和培养临床诊疗中的创新思维。

　　该套教材中的科研公共学科、常用统计软件与技术学科适用于医学院校各专业的研究生及相应的科研工作者;基础前沿与进展学科主要适用于基础医学和临床医学的研究生及相应的科研工作者;临床基础与辅助学科和临床学科主要适用于专业学位研究生及相应学科的专科医师。

全国高等学校第三轮医学研究生"国家级"规划教材目录

1 医学哲学（第 2 版）　　　　　　　　　主　编　柯　杨　张大庆
　　　　　　　　　　　　　　　　　　　　副主编　赵明杰　段志光　边　林　唐文佩

2 医学科研方法学（第 3 版）　　　　　　主　审　梁万年
　　　　　　　　　　　　　　　　　　　　主　编　刘　民　胡志斌
　　　　　　　　　　　　　　　　　　　　副主编　刘晓清　杨土保

3 医学统计学（第 5 版）　　　　　　　　主　审　孙振球　徐勇勇
　　　　　　　　　　　　　　　　　　　　主　编　颜　艳　王　彤
　　　　　　　　　　　　　　　　　　　　副主编　刘红波　马　骏

4 医学实验动物学（第 3 版）　　　　　　主　编　秦　川　谭　毅
　　　　　　　　　　　　　　　　　　　　副主编　孔　琪　郑志红　蔡卫斌　李洪涛
　　　　　　　　　　　　　　　　　　　　　　　　王靖宇

5 实验室生物安全（第 3 版）　　　　　　主　编　叶冬青
　　　　　　　　　　　　　　　　　　　　副主编　孔　英　温旺荣

6 医学科研课题设计、申报与实施（第 3 版）　主　审　龚非力　李卓娅
　　　　　　　　　　　　　　　　　　　　主　编　李宗芳　郑　芳
　　　　　　　　　　　　　　　　　　　　副主编　吕志跃　李煌元　张爱华

7 医学实验技术原理与选择（第 3 版）　　主　审　魏于全
　　　　　　　　　　　　　　　　　　　　主　编　向　荣
　　　　　　　　　　　　　　　　　　　　副主编　袁正宏　罗云萍

8 统计方法在医学科研中的应用（第 2 版）　主　编　李晓松
　　　　　　　　　　　　　　　　　　　　副主编　李　康　潘发明

9 医学科研论文撰写与发表（第 3 版）　　主　审　张学军
　　　　　　　　　　　　　　　　　　　　主　编　吴忠均
　　　　　　　　　　　　　　　　　　　　副主编　马　伟　张晓明　杨家印

10 IBM SPSS 统计软件应用　　　　　　　主　编　陈平雁　安胜利
　　　　　　　　　　　　　　　　　　　　副主编　欧春泉　陈莉雅　王建明

11	SAS 统计软件应用（第4版）	主　编	贺　佳			
		副主编	尹　平	石武祥		
12	医学分子生物学实验技术（第4版）	主　审	药立波			
		主　编	韩　骅	高国全		
		副主编	李冬民	喻　红		
13	医学免疫学实验技术（第3版）	主　编	柳忠辉	吴雄文		
		副主编	王全兴	吴玉章	储以微	崔雪玲
14	组织病理技术（第2版）	主　编	步　宏			
		副主编	吴焕文			
15	组织和细胞培养技术（第4版）	主　审	章静波			
		主　编	刘玉琴			
16	组织化学与细胞化学技术（第3版）	主　编	李　和	周德山		
		副主编	周国民	肖　岚	刘佳梅	孔　力
17	医学分子生物学（第3版）	主　审	周春燕	冯作化		
		主　编	张晓伟	史岸冰		
		副主编	何凤田	刘　戟		
18	医学免疫学（第2版）	主　编	曹雪涛			
		副主编	于益芝	熊思东		
19	遗传和基因组医学	主　编	张　学			
		副主编	管敏鑫			
20	基础与临床药理学（第3版）	主　编	杨宝峰			
		副主编	李　俊	董　志	杨宝学	郭秀丽
21	医学微生物学（第2版）	主　编	徐志凯	郭晓奎		
		副主编	江丽芳	范雄林		
22	病理学（第2版）	主　编	来茂德	梁智勇		
		副主编	李一雷	田新霞	周　桥	
23	医学细胞生物学（第4版）	主　审	杨　恬			
		主　编	安　威	周天华		
		副主编	李　丰	杨　霞	王杨淦	
24	分子毒理学（第2版）	主　编	蒋义国	尹立红		
		副主编	骆文静	张正东	夏大静	姚　平
25	医学微生态学（第2版）	主　编	李兰娟			
26	临床流行病学（第5版）	主　编	黄悦勤			
		副主编	刘爱忠	孙业桓		
27	循证医学（第2版）	主　审	李幼平			
		主　编	孙　鑫	杨克虎		

28	断层影像解剖学	主　编	刘树伟　张绍祥
		副主编	赵　斌　徐　飞
29	临床应用解剖学（第2版）	主　编	王海杰
		副主编	臧卫东　陈　尧
30	临床心理学（第2版）	主　审	张亚林
		主　编	李占江
		副主编	王建平　仇剑崟　王　伟　章军建
31	心身医学	主　审	Kurt Fritzsche　吴文源
		主　编	赵旭东
		副主编	孙新宇　林贤浩　魏　镜
32	医患沟通（第2版）	主　编	尹　梅　王锦帆
33	实验诊断学（第2版）	主　审	王兰兰
		主　编	尚　红
		副主编	王传新　徐英春　王　琳　郭晓临
34	核医学（第3版）	主　审	张永学
		主　编	李　方　兰晓莉
		副主编	李亚明　石洪成　张　宏
35	放射诊断学（第2版）	主　审	郭启勇
		主　编	金征宇　王振常
		副主编	王晓明　刘士远　卢光明　宋　彬
			李宏军　梁长虹
36	疾病学基础	主　编	陈国强　宋尔卫
		副主编	董　晨　王　韵　易　静　赵世民
			周天华
37	临床营养学	主　编	于健春
		副主编	李增宁　吴国豪　王新颖　陈　伟
38	临床药物治疗学	主　编	孙国平
		副主编	吴德沛　蔡广研　赵荣生　高　建
			孙秀兰
39	医学3D打印原理与技术	主　编	戴尅戎　卢秉恒
		副主编	王成焘　徐　弢　郝永强　范先群
			沈国芳　王金武
40	互联网＋医疗健康	主　审	张来武
		主　编	范先群
		副主编	李校堃　郑加麟　胡建中　颜　华
41	呼吸病学（第3版）	主　审	钟南山
		主　编	王　辰　陈荣昌
		副主编	代华平　陈宝元　宋元林

42	消化内科学（第3版）	主　审	樊代明	李兆申		
		主　编	钱家鸣	张澍田		
		副主编	田德安	房静远	李延青	杨　丽
43	心血管内科学（第3版）	主　审	胡大一			
		主　编	韩雅玲	马长生		
		副主编	王建安	方　全	华　伟	张抒扬
44	血液内科学（第3版）	主　编	黄晓军	黄　河	胡　豫	
		副主编	邵宗鸿	吴德沛	周道斌	
45	肾内科学（第3版）	主　审	谌贻璞			
		主　编	余学清	赵明辉		
		副主编	陈江华	李雪梅	蔡广研	刘章锁
46	内分泌内科学（第3版）	主　编	宁　光	邢小平		
		副主编	王卫庆	童南伟	陈　刚	
47	风湿免疫内科学（第3版）	主　审	陈顺乐			
		主　编	曾小峰	邹和建		
		副主编	古洁若	黄慈波		
48	急诊医学（第3版）	主　审	黄子通			
		主　编	于学忠	吕传柱		
		副主编	陈玉国	刘　志	曹　钰	
49	神经内科学（第3版）	主　编	刘　鸣	崔丽英	谢　鹏	
		副主编	王拥军	张杰文	王玉平	陈晓春
			吴　波			
50	精神病学（第3版）	主　编	陆　林	马　辛		
		副主编	施慎逊	许　毅	李　涛	
51	感染病学（第3版）	主　编	李兰娟	李　刚		
		副主编	王贵强	宁　琴	李用国	
52	肿瘤学（第5版）	主　编	徐瑞华	陈国强		
		副主编	林东昕	吕有勇	龚建平	
53	老年医学（第3版）	主　审	张　建	范　利	华　琦	
		主　编	刘晓红	陈　彪		
		副主编	齐海梅	胡亦新	岳冀蓉	
54	临床变态反应学	主　编	尹　佳			
		副主编	洪建国	何韶衡	李　楠	
55	危重症医学（第3版）	主　审	王　辰	席修明		
		主　编	杜　斌	隆　云		
		副主编	陈德昌	于凯江	詹庆元	许　媛

| 56 | 普通外科学（第3版） | 主　编 | 赵玉沛 | | | |
| | | 副主编 | 吴文铭 | 陈规划 | 刘颖斌 | 胡三元 |

| 57 | 骨科学（第2版） | 主　编 | 陈安民 | | | |
| | | 副主编 | 张英泽 | 郭　卫 | 高忠礼 | 贺西京 |

58	泌尿外科学（第3版）	主　审	郭应禄		
		主　编	金　杰	魏　强	
		副主编	王行环	刘继红	王　忠

| 59 | 胸心外科学（第2版） | 主　编 | 胡盛寿 | | | |
| | | 副主编 | 王　俊 | 庄　建 | 刘伦旭 | 董念国 |

| 60 | 神经外科学（第4版） | 主　编 | 赵继宗 | | |
| | | 副主编 | 王　硕 | 张建宁 | 毛　颖 |

| 61 | 血管淋巴管外科学（第3版） | 主　编 | 汪忠镐 | | | |
| | | 副主编 | 王深明 | 陈　忠 | 谷涌泉 | 辛世杰 |

62	整形外科学	主　编	李青峰	
63	小儿外科学（第3版）	主　审	王　果	
		主　编	冯杰雄	郑　珊
		副主编	张潍平	夏慧敏

64	器官移植学（第2版）	主　审	陈　实		
		主　编	刘永锋	郑树森	
		副主编	陈忠华	朱继业	郭文治

65	临床肿瘤学（第2版）	主　编	赫　捷			
		副主编	毛友生	于金明	吴一龙	沈　铿
			马　骏			

| 66 | 麻醉学（第2版） | 主　编 | 刘　进 | 熊利泽 | |
| | | 副主编 | 黄宇光 | 邓小明 | 李文志 |

67	妇产科学（第3版）	主　审	曹泽毅			
		主　编	乔　杰	马　丁		
		副主编	朱　兰	王建六	杨慧霞	漆洪波
			曹云霞			

| 68 | 生殖医学 | 主　编 | 黄荷凤 | 陈子江 | | |
| | | 副主编 | 刘嘉茵 | 王雁玲 | 孙　斐 | 李　蓉 |

| 69 | 儿科学（第2版） | 主　编 | 桂永浩 | 申昆玲 | |
| | | 副主编 | 杜立中 | 罗小平 | |

70	耳鼻咽喉头颈外科学（第3版）	主　审	韩德民			
		主　编	孔维佳	吴　皓		
		副主编	韩东一	倪　鑫	龚树生	李华伟

71	眼科学（第3版）	主 审	崔 浩	黎晓新		
		主 编	王宁利	杨培增		
		副主编	徐国兴	孙兴怀	王雨生	蒋 沁
			刘 平	马建民		
72	灾难医学（第2版）	主 审	王一镗			
		主 编	刘中民			
		副主编	田军章	周荣斌	王立祥	
73	康复医学（第2版）	主 编	岳寿伟	黄晓琳		
		副主编	毕 胜	杜 青		
74	皮肤性病学（第2版）	主 编	张建中	晋红中		
		副主编	高兴华	陆前进	陶 娟	
75	创伤、烧伤与再生医学（第2版）	主 审	王正国	盛志勇		
		主 编	付小兵			
		副主编	黄跃生	蒋建新	程 飚	陈振兵
76	运动创伤学	主 编	敖英芳			
		副主编	姜春岩	蒋 青	雷光华	唐康来
77	全科医学	主 审	祝墡珠			
		主 编	王永晨	方力争		
		副主编	方宁远	王留义		
78	罕见病学	主 编	张抒扬	赵玉沛		
		副主编	黄尚志	崔丽英	陈丽萌	
79	临床医学示范案例分析	主 编	胡翊群	李海潮		
		副主编	沈国芳	罗小平	余保平	吴国豪

全国高等学校第三轮医学研究生"国家级"规划教材评审委员会名单

顾　问

　　韩启德　桑国卫　陈　竺　曾益新　赵玉沛

主任委员（以姓氏笔画为序）

　　王　辰　刘德培　曹雪涛

副主任委员（以姓氏笔画为序）

于金明	马　丁	王正国	卢秉恒	付小兵	宁　光	乔　杰
李兰娟	李兆申	杨宝峰	汪忠镐	张　运	张伯礼	张英泽
陆　林	陈国强	郑树森	郎景和	赵继宗	胡盛寿	段树民
郭应禄	黄荷凤	盛志勇	韩雅玲	韩德民	赫　捷	樊代明
戴尅戎	魏于全					

常务委员（以姓氏笔画为序）

文历阳	田勇泉	冯友梅	冯晓源	吕兆丰	闫剑群	李　和
李　虹	李玉林	李立明	来茂德	步　宏	余学清	汪建平
张　学	张学军	陈子江	陈安民	尚　红	周学东	赵　群
胡志斌	柯　杨	桂永浩	梁万年	瞿　佳		

委　员（以姓氏笔画为序）

于学忠	于健春	马　辛	马长生	王　彤	王　果	王一镗
王兰兰	王宁利	王永晨	王振常	王海杰	王锦帆	方力争
尹　佳	尹　梅	尹立红	孔维佳	叶冬青	申昆玲	史岸冰
冯作化	冯杰雄	兰晓莉	邢小平	吕传柱	华　琦	向　荣
刘　民	刘　进	刘　鸣	刘中民	刘玉琴	刘永锋	刘树伟
刘晓红	安　威	安胜利	孙　鑫	孙国平	孙振球	杜　斌
李　方	李　刚	李占江	李幼平	李青峰	李卓娅	李宗芳
李晓松	李海潮	杨　恬	杨克虎	杨培增	吴　皓	吴文源

前　言

为适应我国研究生教育发展的需要,使医学研究生更好地掌握科研思维和科研方法,提高科研能力,人民卫生出版社策划出版了这套全国高等学校医学研究生规划教材,《医学实验技术原理与选择》便是其中之一种。医学实验在医学发展中的地位不言而喻,本书力求将当前最前沿的医学实验技术纳入其中,希望能为读者在医学实验技术的选择上发挥导航系统的作用。

全书共分为十四章,涵盖了细胞生物学、生理学、生物化学、遗传学、分子克隆、免疫学、微生物学、组织病理学、药理学、医学组学、生物信息学、干细胞、模式动物与疾病模型、医用高分子材料等内容,从不同层次和不同学科介绍了医学实验中经常用到的实验技术。对每一种实验技术的基本原理、检测指标、适用范围、精确度、对样本的要求、操作可行性等进行了介绍。本教材的目的不是向学生提供实验操作的依据,而是为了让学生对各种实验方法的"适用范围和选择"有一个初步的认识,以便于在科研的设计与实施中选择合适的实验方法。

本书第3版较前两版的内容和风格有较大的修改:内容上,以医学研究的功能、机制、病理、药理、大数据、模式、模型和医用材料为逻辑,分别调整和增加了大数据、模型、材料相关的章节;风格上,前两版编写时以实验技术为基础,介绍每种实验技术可以达到的实验目的,本版编写时以实验目的为导向,介绍如何选择相应的实验技术以达到实验目的,对于同一类型的实验技术分别做概括性的介绍,对最常用的代表性技术进行详细介绍。本版教材让研究生了解达到实验目的相应的实验方法,并对每种方法的优点、缺点及可行性等有一定的了解,为实验技术的选择提供参考和依据,同时对有代表性的技术及方法进行了详细的介绍。本书章节末提供了针对相应实验常见问题的分析与解决方案,对大量的线上资源进行了总结并提供了相关链接,供读者参考学习。

在整个编写过程中,主编与编者们共同讨论确定编写大纲、编写内容,并集体讨论解决编写过程中发现的问题,最后主编审稿、定稿。本书的编委来自全国多所院校,他们均长期工作在第一线,在各自专业领域有着丰富的科研经验,保证了本教材的代表性。

由于编写时间仓促,编者水平有限,书中不尽完善之处在所难免,恳请方家与广大读者不吝指瑕赐教,使本书能够不断臻于完善。

编　者
2022 年 6 月

目　录

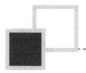

第一章　细胞生物学实验技术

第一节　细胞培养基本技术

细胞培养是指从生物体内取出组织细胞,在体外模拟体内生理环境,在无菌、适当温度和一定的营养条件下,使之生存、生长和繁殖,并维持其结构和功能的实验技术。

体外培养的细胞携带了来源生物组织的基因并且其结构和功能接近体内情况,便于使用各种技术和方法进行研究,并能在较长时间内直接观察细胞生长、发育、分化过程中的形态和功能变化,而且可以提供大量生物学性状相似的细胞作为研究对象,因此,细胞培养已成为现代生命科学研究中一项必备的重要技术。在实验室中成功培养的细胞种类越来越多,作为体内相应细胞的模型,广泛应用于细胞和分子生物学、病毒学、组织病理学、生物工程及大规模工业制药等方面的科学研究。本节讲述了细胞培养、传代、冻存的基本原理,介绍了原代细胞和常规细胞的培养方法,以及一些细胞培养基本实验技术的实验心得。

一、细胞培养的定义及条件

(一)常用术语及定义

细胞培养可以分为原代培养和传代培养。直接从生物体内获得细胞进行首次培养称为原代培养。当培养的细胞增殖到一定密度后,则需要再扩大培养,称为传代培养。原代培养是获得细胞、建立各种细胞系的第一步,是从事细胞培养工作的最基本技术。常用术语及定义见表 1-1-1。

原代培养物开始第一次传代培养后的细胞,称为细胞系(cell line)。如细胞系的生存期有限,则称之为有限细胞系,大多数二倍体细胞为有限细胞系;已获无限繁殖能力能持续生存的细胞系,称连续细胞系或无限细胞系。无限细胞系大多

表 1-1-1　细胞培养中的常用术语及定义

细胞培养中的常用术语及定义	
细胞培养	从体内取材,使用不同方法分散为单个细胞或细胞团块进行培养
原代培养	直接从体内取出的细胞、组织或器官第一次进行培养的过程
传代培养	细胞在培养器皿中增殖一段时间后达到了一定的汇合度,因继续生长没有足够空间,需要被分成数份,接种到新的培养器皿中继续培养
组织培养	使用组织块($0.5{\sim}1\text{mm}^3$)或薄片(厚 0.2mm)在体外进行培养
器官培养	使用一部分或整个器官在体外实验体系中进行培养

已发生了基因的变化,甚至异倍体化,具有异倍体核型,有的可能已成为恶性细胞,因此本质上已是发生转化的细胞系。无限细胞系有的只有永生性(或不死性),但无异体接种成瘤性,如当前流传的 NIH3T3、Rat-1、10T1/2 等;有的不仅有永生性,异体接种也有成瘤性,说明已恶性转化。

通过选择法或克隆形成法从原代培养物或细胞系中获得具有特殊性质或标志物的培养物称为细胞株(cell strain),也就是说,细胞株是用单细胞分离培养或通过筛选的方法而获得的细胞群体。

根据细胞培养时贴附于支持物表面与否,将细胞的生长类型分成两类:贴壁生长的细胞必须贴附于支持物表面才能生长,例如各种上皮细胞及其来源的实体瘤细胞;悬浮生长的细胞不需要贴附于支持物表面,于悬浮状态下即可生长,例如各种造血系统细胞及其来源的肿瘤细胞。支持物表面的底物一般有胶原、玻璃、塑料、其他细胞等。血清中有促使细胞贴壁的冷球蛋白和纤黏素、胶

原等糖蛋白（生长基质），这些带正电荷的糖蛋白的促贴壁因子先吸附于底物上，悬浮的细胞再与吸附有促贴壁因子的底物附着。塑料培养瓶、培养皿、多孔板等涂有化学合成的功能基团，就是进行了所谓的适于组织培养的处理（tissue culture treated），改变了塑料表面性质，有利于细胞贴壁。细胞的体外生长周期见表 1-1-2。

表 1-1-2　细胞的体外生长周期

细胞的体外生长周期	
游离期	细胞接种后在培养液中呈悬浮状态，也称悬浮期，此时细胞质回缩，胞体呈圆球形
贴壁期	游离期结束后细胞附着于底物上，细胞平均在 10 分钟~4 小时贴壁
潜伏期	此时细胞有代谢活动，而无细胞分裂，细胞株潜伏期一般为 6~24 小时
对数生长期	细胞数量随时间变化成倍增长，活力最佳，最适合进行实验研究
停止期（平台期）	细胞长满瓶壁或营养耗尽后，细胞虽有活力但不再分裂，数量不再增加

（二）细胞培养的设备

细胞培养是一项程序复杂、要求严谨的实验技术，要使细胞在体外长期存活，必须模拟体内环境，供给细胞必要的条件。如：细胞的营养需要（水、无机盐、氨基酸、维生素、葡萄糖、生长因子等），细胞的生存环境（37℃，O_2，5% CO_2，pH 7.2~7.4，渗透压等），无污染（保持无菌环境，细胞培养用品需高压灭菌处理，培养液要除菌处理，实验过程要严格按照无菌操作进行）。

CO_2 培养箱是细胞培养的主要仪器，设定的条件为 37℃，CO_2 浓度为 5%~10%。使用 CO_2 培养箱培养细胞时应注意的问题是，在用螺旋口瓶培养细胞时，需将瓶盖微松，以保证通气。目前已经有一些细胞培养瓶采用通气瓶盖，无需旋松瓶盖。此外还应定期对培养箱消毒，箱内应添加足量的无菌蒸馏水（3~7 天更换），以保持箱内湿度，避免培养液蒸发。液氮罐用于细胞冷冻储存，液氮温度是 –196℃，注意使用时不要溅到皮肤，以免冻伤。

压力蒸汽灭菌器主要作用是湿热灭菌，常用于玻璃器皿、解剖器械、移液器枪头、离心管的灭菌，用途广泛。紫外线灯用来进行紫外线消毒，主要用于培养室空气、操作台、移液器和加样枪等的表面消毒。

超净工作台或安全柜的工作原理是利用鼓风机驱动空气，通过高效滤器除去空气中的尘埃颗粒（包括微生物），使空气得到净化。净化的空气徐徐通过工作台面，使工作台内构成净化（无菌）环境。其他耗材还有培养瓶、培养板、吸管、电动吸引器、电动移液枪、冻存管等。

（三）细胞培养常用试剂

1. 培养基/液　是维持体外细胞生存和生长的溶液。目前的细胞培养主要采用基础培养基再添加不同营养物质的模式。基础培养基主要成分是氨基酸、维生素、碳水化合物、无机盐等，已标准化生产，组分和含量确定，有不同的配方，如 TC199、MEM、RPMI-1640、DMEM、IMDM、F12 等，均有商业供应。营养添加物质主要是血清，血清中成分主要包括多种蛋白质（白蛋白、球蛋白、铁蛋白等）、多种金属离子、激素、促贴附物质如纤黏蛋白、冷球蛋白、胶原、各种生长因子等。血清的营养成分丰富，培养效果好，一般情况下，含 5% 小牛血清的培养基可使大多数细胞维持不死。但若要支持细胞增殖，一般需加 10% 左右的血清。对于血清支持细胞生长的生物学效应已得到证明，但血清中成分复杂，至今尚未完全研究清楚，这会影响对某些实验产物的提取和对实验结果的分析。血清质量的好坏是决定实验成败的关键。常用血清有胎牛血清、新生牛血清、小牛血清、兔血清、马血清等，胎牛血清质量最好。优质血清的标准是透明、淡黄色、无沉淀物、无细菌、支原体和病毒污染、低血红蛋白、低内毒素。血清的灭活（消除补体活性）条件是 56℃，30 分钟。100nm 滤膜过滤可除去血清的细菌、支原体。

血清中不仅存在促进细胞生长的因子，同时也存在抑制细胞生长的因子或毒性因子，因此在含血清培养基中培养的细胞所反映的生物学特性是细胞和复杂血清因子的综合反应。在生长因子、蛋白质工程、基因表达调控等研究领域，迫切需要用无血清培养基培养细胞。无血清培养基的主要研制策略是在基础培养基中补充各种必需因子，如激素、生长因子、结合蛋白等。无血清细胞培养基的使用保证了实验结果的准确性、可重复性和稳定性，简化了提纯和鉴定各种细胞产物的程序。无血清培养液中能促进细胞系生长的添加物都是独特的,适用于某种细胞株的培养液,很可能不适合另一种细胞株的生长。即使同源组织的不同细胞株,所需的添加物也不同。目前,多能干细胞的培养已经普遍采用血清替代物。

常见的细胞添加剂有以下几种:

(1) L-谷氨酰胺:在脱氨基后,L-谷氨酰胺可作为培养细胞的能量来源,参与蛋白质的合成和核酸代谢。L-谷氨酰胺在溶液中经过一段时间后会降解,但是确切的降解率一直没有定论。L-谷氨酰胺的降解导致氨的形成,而氨对于一些细胞具有毒性。谷氨酰胺使用浓度是 1~4mmol/L。单独配置 100× 浓缩液,冷冻保存。

(2) 酚红:在培养基中用作 pH 指示剂,中性时为樱红色,酸性时为黄色,碱性时为紫色。酚红有固醇类激素的作用(特别是雌激素),为避免固醇类反应,培养细胞尤其是哺乳类细胞时,宜选用不加酚红的培养基。由于酚红颜色的干扰,在进行细胞相关比色检测时,也选用不含酚红的培养基。

(3) 丙酮酸钠:可以作为细胞培养中的替代碳源,在培养生长缓慢的细胞时添加丙酮酸钠,可改善细胞的状态及增殖情况。

某一类型的细胞没有固定的培养条件,在 MEM 中培养的细胞,可能在 DMEM 或 M199 中同样容易生长。已建立的细胞最好保持原细胞建立时使用的培养基,新建细胞系则可根据文献选择该类细胞适用的基础培养基。通常选择 DMEM 用于贴壁细胞的培养,选择 RPMI-1640 用于悬浮细胞的培养。

2. 消化液 主要成分是胰蛋白酶,作用于赖氨酸或精氨酸相连接的肽键,切断细胞间及细胞与贴附基质间的黏蛋白及糖蛋白,从而使细胞分离、脱壁。胰蛋白酶是一种黄白色粉末,用无 Ca^{2+}、Mg^{2+} 的 PBS 缓冲液配制,难溶,需要在研钵内充分地研磨。常用的胰蛋白酶液浓度是 0.01%~0.25%,配置完成后用滤器过滤除菌。一般胰蛋白酶液的消化时间为 2~10 分钟,最适 pH 范围为 7.8~8.0,特异性差,超过一定限度会造成细胞损伤。使用含血清的培养液能够终止其对细胞的消化作用。

3. 抗生素 可以抑制可能存在的细菌生长,在进行原代培养或细胞转移时,常在培养基中加入适量抗生素,通常采用青霉素和链霉素联

合使用。配置 100× 浓缩液,-80~-20℃冷冻保存。在细胞培养液中,推荐的青霉素工作浓度为 100U/ml,链霉素工作浓度为 100μg/ml。日常细胞培养应避免预防性使用抗生素,因为可能会遮掩培养中微生物污染的存在。

二、细胞培养原理

(一)原代细胞的分离及培养

原代培养是获得细胞、建立各种细胞系的第一步,是从事细胞培养工作的最基本技术。培养时取材要注意新鲜和保鲜,应严格无菌,防止机械损伤,尽量去除无用组织和避免干燥,应注意组织类型、分化程度和年龄等,并做好相应记录。取材的各类组织包括:皮肤、黏膜、内脏、实体瘤、血液细胞、骨髓、羊水、胸/腹水细胞、动物组织和胚体组织等。

最基本的原代培养方法有两种:组织块培养和单层细胞培养。

(1)组织块培养:是最为常用的、简便易行且成功率较高的原代培养方法,把组织切割成(0.5~1)mm³ 的小块后,在不加任何黏附剂的情况下,它们也能直接贴附于瓶壁上,然后细胞自组织块边缘向外长出生长晕,最后细胞连接成片,形成单层培养细胞。此方法程序比较简单,所以是当前原代细胞培养常用的方法。

(2)单层细胞培养:主要是把剪碎的组织块经过酶消化的方式使组织块松散,获得分散的细胞团或单个细胞而进行培养。实体组织材料由于细胞间结合紧密,为了使组织中的细胞充分分散,形成细胞悬液,常采用机械分散法和消化分离法来分散细胞。机械分散法属物理分离方法,特点是简便、快速,但对组织机械损伤大,细胞分散效果差,适用于处理纤维成分少的软组织。而消化分离法是先把组织剪成小块,应用酶(胶原酶、胰蛋白酶等)的生化作用和非酶的化学作用(例如 EDTA)进一步使细胞间结构松动,再结合机械方法,用吸管吹打或振荡,使细胞团充分分散,这样接种培养后,细胞容易贴壁生长。

体外培养的细胞绝大多数都呈混合生长,为了保证实验结果的可靠性、一致性、稳定性和可重复性,要求采用单一种类细胞来进行实验,因而培养细胞的纯化就成为实验研究的重要一步。细胞的纯化分为自然纯化和人工纯化。自然纯化是指

长期传代过程中靠自然淘汰法,不断排挤其他生长慢的细胞,最后留下生长优势旺的细胞,达到细胞纯化的目的。人工纯化是指利用人为手段抑制其他细胞的生长,造成某一个细胞生长有利的环境条件,从而达到纯化细胞的目的。主要有以下四种方法:①细胞因子依赖纯化法,通过加入某些特殊的细胞因子而纯化出只依赖于这种细胞因子生长的细胞系;②酶消化法,利用上皮细胞和成纤维细胞对胰蛋白酶的耐受性不同,使两者分开,达到纯化的目的;③机械刮除法,某种细胞以小片或区域性分布的方式生长在瓶壁上,可采用机械的方法去除不需要的细胞区域而保留需要的细胞区域;④反复贴壁法,利用不同细胞贴壁附着速度不同来纯化细胞。在具体实验中可根据需要来进行一个或多个纯化方法的选择。

(二)细胞传代

原代培养后由于细胞的增殖,数量增加达到饱和密度,贴壁细胞相互汇合,使细胞难以继续生长繁殖,需要进行分瓶培养,这种使原代细胞经分散接种的过程称为传代。传代后的细胞在培养器皿中增殖到铺满底面积或达到一定的汇合度(如成纤维细胞汇合度达到80%)或悬浮细胞到一定密度(1×10^6/ml),也需要进行传代分瓶培养。根据细胞生长的特点,细胞传代方法可分为三种,分别是悬浮生长细胞传代、贴壁生长细胞传代以及直接传代。

(三)细胞的冻存与复苏

细胞冻存是细胞培养的常规工作,与持续细胞传代相比,细胞冻存可以节约人力、经费,减少污染,减少细胞生物学特性变化。细胞冻存的原则是"慢冻速融",因为细胞在降温过程中,会造成细胞器脱水,细胞中可溶性物质浓度升高,并在细胞内形成冰晶。如果缓慢冷冻,可使细胞逐步脱水,细胞内不致产生大的冰晶;相反,如果结晶太大,会造成细胞膜、细胞器的损伤和破裂。复苏过程应快速化冰,目的是防止小冰晶形成大冰晶,即冰晶的重结晶。

在细胞冻存时加入保护剂,能大大提高冻存效果。常用的保护剂是DMSO,它是一种渗透性保护剂,可迅速透入细胞,提高胞膜对水的通透性,降低冰点,延缓冻结过程,使细胞内水分在冻结前透出细胞外,在胞外形成冰晶,减少胞内冰晶,从而减少冰晶对细胞的损伤。冻存液配方为培养基+20%~90%血清+8%~10% DMSO。目前已经有商业化无DMSO无血清细胞冻存液,它是一种化学成分确定、不含动物源成分的冻存液,可直接使用。

细胞复苏是将冻存在液氮中的细胞解冻后重新培养,这个过程中升温要快,防止在解冻过程中水分进入细胞形成冰晶,影响细胞存活。

三、细胞培养基本实验技术

(一)大鼠心肌原代细胞分离培养实验方法

1. 取出生1~3天的SD大鼠,消毒后开胸取出心脏,立即放入预冷的D-Hank液中,剪开心脏冲洗3次。

2. 取心室肌部分并剪成约为$1mm^3$大小的组织块。

3. 加入含0.2%胰蛋白酶和0.1%胶原酶的PBS溶液(5~10×组织体积)消化10分钟,移出上清到离心管中,加含10%胎牛血清的培养基中和。

4. 步骤3重复8~9次(60只新生鼠),直到组织碎块消化和细胞分离完毕。

5. 将每次收集的细胞离心,取沉淀,加完全培养基,用200目孔径滤网过滤除去未消化组织,加到培养瓶中,置CO_2培养箱(5% CO_2,95%空气,37℃)中培养1.5小时,用差速贴壁法去除成纤维细胞,纯化心肌细胞。

6. 最后在培养液中加入溴脱氧尿苷(bromodeoxyuridine,BrdU)0.1mmol/L来抑制成纤维细胞的生长。

7. 每天观察细胞,通常在2~3天后可发现跳动的心肌细胞。

(二)细胞传代方法

1. **悬浮生长细胞传代** 悬浮细胞转移到离心管中离心(1 000rpm,5分钟)去上清,沉淀的细胞加入新鲜培养液后混匀再分散转至新的培养器皿培养。

2. **直接传代法** 悬浮细胞沉淀在瓶底时,将上清培养液去除1/2~2/3,然后用吸管直接吹打形成细胞悬液后分瓶,再加入新鲜培养液继续培养。

3. **贴壁生长细胞传代** 采用酶消化法传代,常用的是0.01%~0.25%的胰蛋白酶消化液。弃除培养瓶中的培养液,加入消化液(以能覆盖整个瓶底为准),静置2~10分钟,显微镜下动态监测细胞脱壁情况。加入与消化液等体积的含血清培养液中和胰蛋白酶液的消化作用,吸取瓶内细胞悬液,600~1 000rpm 离心 5~10 分钟。使用适量培养液重悬细胞沉淀,吸取适当比例的细胞接种于新的培养器皿内,放入培养箱中培养。

(三)细胞的冻存与复苏方法

1. **细胞冻存** 当细胞增殖至对数生长期时,利用消化液消化细胞,显微镜下观察,当细胞不再与瓶底、相邻细胞黏附时,终止消化,收集已经消化在培养基中的悬浮细胞到离心管,1 000r/min 离心 5 分钟($r=5cm$),离心后弃去废弃培养基,迅速加入配制好的冻存液(DMEM 高糖、100ml/L DMSO、200ml/L FBS)吹打并重悬细胞,每支冻存管加入 1~1.5ml,最后将细胞的浓度控制在 1×10^6/ml 左右,做好标记后用棉花包裹好,在 -80℃过夜后移入液氮罐中可以长期保藏。

2. **细胞复苏** 从之前冻存的液氮罐中取出细胞冻存管,迅速置于预热到 42℃的水浴锅中,在 1 分钟内快速融化后取出冻存管,擦干水渍,1 000r/min 下离心 5 分钟($r=5cm$),弃去废弃冻存液后加入培养基吹打并重悬细胞,将细胞悬液加入到含有新鲜培养基的培养瓶中,之后轻轻放于孵箱中稳定培养。

四、细胞培养基本注意事项

(一)大鼠原代细胞分离培养实验注意事项

1. 消化分离法注意事项

(1)组织块必须漂洗 2~3 次以除去组织中的钙、镁离子以及血清对胰蛋白酶和 EDTA 的抑制作用。

(2)胰蛋白酶浓度不宜过高,作用时间不能太长。

(3)消化后组织不仅要尽量弃去消化液,而且动作要轻,以免膨松的细胞随漂洗而丢失。

2. 原代培养注意事项

(1)在分离过程中,胰蛋白酶和胶原酶的使用需要反复多次,避免长时间酶消化损伤细胞。

(2)利用心肌细胞和成纤维细胞在贴壁速率上的差异达到分离效果。

(3)培养过程中,应该调整适当的细胞密度(6孔板密度 5×10^6~6×10^6 个,2ml),细胞过稀不利于心肌细胞的维持培养。

(4)贴壁 1 天后可发现有少量细胞跳动,

2~3 天达到高峰。

3. 原代细胞传代的注意事项

(1)细胞生长密度不高时,不要急于传代。

(2)原代培养的贴壁细胞需要控制消化时间。

(3)吹打已消化的细胞应减少机械损伤。

(4)首次传代时细胞接种数量要多一些。

(5)首次传代培养的 pH 应该偏低些,小牛血清浓度可加大到 15%~20% 左右。

(二)细胞传代实验注意事项

1. 消化液以能覆盖整个瓶底为准,显微镜下动态监测细胞脱壁情况。

2. 加入与消化液等体积的含血清的培养液中和胰蛋白酶液的消化作用。

3. 对于贴壁牢固的细胞可用移液器轻轻吹打使之从瓶壁脱落,或适当延长消化时间。

(三)细胞的冻存与复苏方法

1. 冻存和复苏时应秉持"慢冻速融"的原则,防止生成冰晶损伤细胞。

2. 冻存时可使用棉花团包裹冻存管,在 -80℃过夜后移入含有新鲜液氮的液氮罐中长期保存。

3. 因为塑料冻存管的管壁传热速度慢,为确保尽快解冻融化,复苏时水浴锅的温度调至 42℃,高于 37℃。

五、细胞培养常用资源

(一)常用细胞

1. HEK293 细胞系列

(1)HEK293 细胞系,是原代人胚肾细胞的基因组插入了 5 型腺病毒(Ad5)DNA 形成的永生化细胞,表达转染的腺病毒 5 的基因。HEK293 细胞比较容易转染,是一个很常用的表达研究外源基因的细胞株。HEK293 细胞的缺陷是生长过程中贴壁强度比较低。所以在实验过程中容易漂浮,从而影响实验结果。

(2)HEK293T 细胞,表达 SV40 大 T 抗原,常用于包装慢病毒。转染效率更高,成为广大研究者研究基因功能的一个强大工具。

(3)HEK293FT 细胞,能包装高滴度的慢病毒。FT 中的"F"就是"fast"的意思,生长速度更快。

(4)HEK293A,其中的"A"是"adhere"的意思,指 HEK293A 倾向于形成单层细胞,没有细胞重叠和细胞空隙。

2. 3T3 细胞系列 这一细胞系是将 3×10^5 个细胞接种在底部直径为 5cm 的培养皿上,每三天按 1:3 分瓶率进行一次传代而连续培养的方法而建立的,3T3 这一名称便由此而得。这类细胞具有强烈的接触抑制作用。同样,由 6×10^5 个细胞或 12×10^5 个细胞进行接种而得的细胞株,分别称为 3T6 和 3T12。常见类型有:

(1) Swiss-3T3,是由 Swiss 系小鼠胚胎成纤维细胞得到的细胞系。

(2) Balb-3T3,是由 Balb/C 系小鼠胚胎成纤维细胞得到的细胞系。

(3) NIH/3T3 细胞,来自美国国立卫生研究院(NIH)所建立的小鼠胚胎成纤维细胞系。此类细胞常用作 DNA 转染的受体细胞。其常用的培养基是 DMEM+10% 小牛血清。细胞汇合度 80% 时传代,每周至少 2 次,不能使其汇合率更高(生长抑制),细胞贴壁生长。

(4) 3T3-L1,来源于小鼠的前脂肪细胞的细胞株,是国际上公认的研究脂肪细胞分化的细胞模型。

(二)常见细胞使用的培养基

常见细胞与其使用的培养基如表 1-1-3 所示:

表 1-1-3　常见细胞使用的培养基

细胞系	细胞类型	种属	组织	推荐使用的培养基
293 系	成纤维细胞	人	胚胎肾	MEM+10% 热灭活马血清
A549	上皮细胞	人	肺癌	F-12K+10% 胎牛血清
A9	成纤维细胞	小鼠	结缔组织	DMEM+10% 胎牛血清
AtT-20	上皮细胞	小鼠	垂体肿瘤	F-10+15% 马血清和 2.5% 胎牛血清
BALB/3T3	成纤维细胞	小鼠	胚胎	DMEM+10% 胎牛血清
BHK-21	成纤维细胞	仓鼠	肾	MEM+10% 胎牛血清 +NEAA
Caco-2	上皮细胞	人	结肠腺癌	MEM+20% 胎牛血清 +NEAA
	上皮细胞	仓鼠	卵巢	
COS-7	成纤维细胞	猴	肾	DMEM+10% 胎牛血清
CRFK	上皮细胞	猫	肾	MEM+10% 胎牛血清 +NEAA
CV-1	成纤维细胞	猴	肾	MEM+10% 胎牛血清
Daudi	成淋巴细胞	人	淋巴瘤	RPMI-1640+10% 胎牛血清
GH3	上皮细胞	大鼠	垂体肿瘤	F-10+15% 马血清 +2.5% 胎牛血清
HCT-15	上皮细胞	人	结肠直肠腺癌	RPMI-1640+10% 胎牛血清
HeLa	上皮细胞	人	子宫颈癌	MEM+10% 胎牛血清 +NEAA(in suspension,S-MEM)
HL-60	原淋巴细胞	人	早幼粒细胞白血病	RPMI-1640+20% 胎牛血清
HT-1080	上皮细胞	人	纤维肉瘤	MEM+10% HI 胎牛血清 +NEAA
HT-29	上皮细胞	人	结肠腺癌	McCoy's 5A+10% 胎牛血清
HUVEC	内皮细胞	人	脐带	F-12K+10% 胎牛血清和肝素盐 100μg/ml
JEG-2	上皮细胞	人	绒毛膜癌	MEM+10% 胎牛血清
Jurkat	原淋巴细胞	人	淋巴瘤	RPMI-1640+10% 胎牛血清
K-562	原淋巴细胞	人	髓细胞性白血病	RPMI-1640+10% 胎牛血清
L2	上皮细胞	大鼠	肺	F-12K+10% 胎牛血清
L6	成肌细胞	大鼠	骨骼肌	DMEM+10% 胎牛血清
MCF7	上皮细胞	人	乳腺癌	MEM+10% 胎牛血清 +NEAA+10μg/ml 胰岛素
WEHI-3b	类巨噬细胞	小鼠	骨髓单核细胞白血病	DMEM+10% 胎牛血清
WI-38	上皮细胞	人	胚胎肺	BME+10% 胎牛血清
Y-1	上皮细胞	小鼠	肾上腺瘤	F-10+15% 马血清和 2.5% 胎牛血清

（三）常用网址

更多关于细胞培养的资料请参阅以下网站：

1. 国家实验细胞资源共享平台，网址：http://www.cellresource.cn

2. 美国模式培养物收藏库（American Type Culture Collection）网址：http://www.atcc.org

3. 德国微生物和细胞保藏库（Leibniz-Instituts DSMZ-Deutsche Sammlung von Mikro-organismen und Zellkulturen GmbH）网址：https://www.dsmz.de

4. 英国欧洲细胞保藏库（The European Collection of Cell Cultures，ECACC）网址：https://www.phe-culturecollections.org.uk/

（刘玉琴）

第二节　细胞周期和细胞增殖实验技术

细胞是高级生命的结构和功能单位，一切生命现象的本质都可以在细胞中找答案。一个细胞通过一系列程序事件复制自身元件并分裂为两个子代细胞从而完成增殖。细胞的这种程序化的复制和分裂，即细胞周期过程，是一切生物赖以生存的基本机制。本节讲述了细胞周期和细胞增殖的基本原理，介绍了检测细胞周期和增殖的培养方法，以及一些相关的实验心得。

一、细胞周期和细胞增殖实验原理

（一）细胞周期

真核细胞是以细胞周期的形式复制的，目前，有关细胞周期的知识主要来自酵母、果蝇、爪蟾卵和培养的哺乳动物细胞。这些细胞中参与细胞周期进程的调控因子的结构功能是极其保守的，其过程可以分为间期（interphase）和分裂期（mitosis）两个不同的时期。间期又分为 G0/1（gap phase）期、S（synthesis）期、G2 期。间期内细胞要复制蛋白质和细胞器，S 期是基因组复制期，S 期一般需要 10~12 小时，占哺乳动物细胞周期的 1/2。染色体分离和细胞分裂发生在 M 期（分裂期），M 期所需要的时间较间期短（哺乳动物细胞不超过 1 小时）。

G1 期内细胞体积逐渐增大，合成 RNA（包括 tRNA，mRNA，rRNA 以及核糖体等）及结构蛋白和酶蛋白，调控新细胞的代谢活动和分化。如果没有新生长信号的刺激，细胞可由此进入 G0 期，执行分化细胞的功能，维持器官、机体的活力。

S 期 DNA 复制，合成组蛋白，上万个复制单位（复制子）同时进行。在 S 期终结时，每一条染色体复制成为两条染色单体，其中哺乳类动物细胞的 S 期一般为 6~8 小时。S 期不同阶段复制的 DNA 碱基组成是不同的，早期复制的 DNA 富有 G-C 碱基，晚期复制的 DNA 富有 A-T 碱基，即常染色质比异染色质更早复制。

G2 期是 DNA 复制结束和开始有丝分裂之间的间隙，在这期间细胞合成有丝分裂所需的蛋白质和 RNA 分子。

M 期即有丝分裂期，此期内细胞形态结构发生急速变化，核膜消失、染色质浓缩、纺锤体出现，染色体精确均等地分配到两个子细胞中。M 期分为前期、中期、后期和末期。M 期呼吸作用降低，蛋白质合成速率明显下降，RNA 合成及其他代谢周转停止，有丝分裂期所需要的能量和其他基本物质已经在间期内合成并做好了贮备。

在一个增殖的细胞群体中，所有细胞并非同步增殖。它们在细胞周期运行的过程中，可能有四种命运：①细胞经 M 期又开始第二次周期；②停止于 G2 期，称为 G2 期细胞（R2），受某种刺激后可进入周期；③停止在 G1 期，称为休止细胞或 G0 期细胞，这类细胞受某种刺激后仍能进入细胞周期，继续进行有丝分裂；④丧失生命力近于死亡的细胞，被称为丢失细胞或不再分裂的细胞。

继续分裂的细胞沿着细胞周期从一个有丝分裂期到下一个分裂期。不再分裂的细胞离开了细胞周期，最终死亡。

在某个时间点观察培养中的细胞群体可见到周期中任何时期的细胞。细胞周期受到外部条件和来自其他细胞的胞外信号的影响。G1 晚期有限制点（restriction point，R 点），如果在细胞周期过程中的前一事件没有完成，细胞周期将会在此被阻断。如果 DNA 复制受到干扰或发生损伤，细胞周期将不能通过 DNA 损伤检查点（DNA damage checkpoint），G2 期延迟，为 DNA 损伤提供修复时间，以确保遗传信息的高度保真性。如果染色体没有连接在纺锤体上,细胞周期将不能通过 M 中期检查点。

有两个过程是细胞周期调控的核心,一是细胞周期蛋白依赖蛋白激酶(cyclin dependent protein kinase, CDK)所启动的对调控蛋白质的磷酸化修饰反应;二是细胞周期调节蛋白特异性的蛋白酶水解作用。

细胞周期蛋白(cyclins),CDK 及其抑制因子 CKI 这三类蛋白质形成一个相互作用的多变体系。CDK 活性是该系统核心,所产生的信号将启动生物化学事件,也是内部和外部控制细胞周期的起始点。

细胞周期中所发生的一系列的生物化学事件,目前还有很多问题和细节并未阐明,比如在细胞周期过程中细胞如何复制大量的蛋白质和细胞器及其他所必需的生物大分子,细胞周期的调控,细胞周期与癌变的关系等一系列问题尚待深入研究。

检测细胞周期状态的方法主要有以下几种:

1. 流式细胞仪分析细胞周期 流式细胞仪分析细胞周期的原理是根据细胞在不同的细胞周期,DNA 含量不同,可以用荧光染料染色 DNA,然后通过流式细胞仪分析细胞内 DNA 荧光强度的变化,来分析细胞所处的细胞周期(G0/G1、S 和 G2/M 期)。碘化丙锭(propidium iodide, PI)可以嵌入核酸中,使 DNA 或 RNA 的所有双链区均被染色。由于 PI 不能通过完整的细胞膜,因此首先需要将细胞固定,目前固定细胞多用 70% 乙醇,固定后的细胞于 4℃ 环境下可以保存 1~3 周,再进行染色分析,通过流式细胞仪分析培养的细胞群体中细胞周期的分布。

2. PCNA 法分析细胞周期 增殖细胞核抗原(proliferating cell nuclear antigen, PCNA)是一种核内蛋白质,与 DNA 的合成密切相关,仅存在于正常增殖的细胞或肿瘤细胞中。在细胞周期的不同阶段中,PCNA 的量发生明显变化,因此对 PCNA 进行检测能较好地判断细胞增殖状态。

3. CyclinE+CyclinA+DNA 技术 经典的以 DNA 合成、有丝分裂为标志的细胞周期分析模式(DNA 直方图),只能将细胞周期分为三个群体,即 G0/G1、S、G2/M。20 世纪 80~90 年代发展的

PCNA 法,只是将 S 期与 G1、G2 重叠部分分开,仍然只能将细胞周期分为三个群体。人们根据 CyclinE 和 CyclinA 的细胞周期时相性表达特征,发展了 CyclinE+CyclinA+DNA 双参数流式细胞术。以培养细胞为模式,可以将细胞周期分为 6 个时相,即 G0、早 G1、晚 G1、S、G2 和 M,因此这是一种分析完整细胞周期时相的方法。

4. 膜联蛋白 V-PI 技术 越来越多的证据表明,至少有相当一部分细胞凋亡表现出了细胞周期的特异性。从某种意义上讲,这一类细胞凋亡是一个细胞周期事件。20 世纪 90 年代,人们提出了 Sub-G1/Gel 同步法和流式细胞术的 TdR 法,使细胞凋亡的研究从定性走向定量和定时相。纵然这些方法在细胞凋亡的研究领域得到了广泛应用,但它们仍有不足。Sub-G1 的不足在于时常与细胞碎片(debris)相混淆,且不能分辨 50kb 以上的细胞凋亡。人们一度使用膜联蛋白 V(annexin V)法去解决这一难题,但后者又不能将细胞凋亡与细胞周期的变化联系在一起。为此,人们进一步发展了膜联蛋白 V/DNA 双参数法,前者克服了 Sub-G1 经典法的不足,后者将细胞周期与膜联蛋白 V 这一敏感方法联系在一起,成为分析细胞周期和细胞凋亡的好方法。

5. 与其他技术的结合——分选后激光共聚焦显微镜技术蛋白质印迹技术 近年来,分析细胞学的一个重要进展是把定量的分析细胞学与形态的分析细胞学联系在一起。典型代表是 Darzynkiewicz 实验室发展起来的 Laser Scanning CytoMetry(LSC),旨在进行定量分析细胞学研究同时,能够观察到细胞形态学变化。分选后激光共聚焦显微镜技术(post-sorting confocal, PSC)不仅具有 LSC 的特点,还具备单细胞内生物活性大分子定位、定量和三维重建功能。

精细的细胞周期时相性分析、新型的细胞增殖分析、细胞周期相关性细胞凋亡以及双光源三参数 Cyclins 分析,为分析细胞学提供了强有力的技术平台,使这一领域的研究者们努力将细胞的生命活动与生物活性大分子物理及化学变化联系在一起。基因组计划的基本完成,也促使分子生物学家去研究众多基因的生物功能。分选后蛋白印迹技术(post-sorting Western blot)的发展,不仅解决了非时相性 Cyclin 表达的定性问题,而且将

先进的分析细胞技术与经典的分子生物学技术联系到特定的细胞群体,为功能基因组研究提供了又一技术平台。

以上就是几种常用的细胞周期检测方法,在选择具体的方法时,我们所关注的主要有:易操作性、准确性、对后续实验的影响。随着技术的不断进步,每一类检测方法都在改进。直接计数法的人为误差,甚至消化不充分也已经不是问题;DNA 合成检测已经不需要同位素也可以达到同样的灵敏度;检测细胞代谢活性可以连续观察。由此可见,我们可以根据需要选择不同类型的检测方法。举例来讲,假如希望了解细胞增殖中的代谢活性变化,可以使用四唑盐;如果要检测 DNA 合成的改变,可以选择用 BrdU 标记,再通过比色法、化学发光或荧光检测进行分析。任何一种研究方法都有其优点和缺点,因此,在研究过程中,我们需要根据研究目的选择适合的检测方法,通常需要选择两种以上的方法来证明。

(二)细胞增殖

细胞生长(cell growth)主要包括两个内容:一是细胞体积的增大,二是细胞数目的增多。通常我们所说的检测细胞生长,主要是指检测细胞数目的增多的情况。检测细胞增殖情况的方法主要有以下几种:

1. 直接计数法 直接计数法是检测细胞生长最简单的方法。计数细胞时一般利用锥虫蓝(trypan blue)(又称台盼蓝)染色,锥虫蓝不能透过活细胞正常完整的细胞膜,故活细胞不着色。而死亡细胞的细胞膜通透性增高,染料可以进入细胞内使细胞着色。因此,镜下未染色细胞被认为是活细胞,而染色细胞被认为是死亡细胞。

经典的细胞计数常用到血细胞计数板。将消化成单个细胞的细胞悬液加入血盖片和计数板之间的空隙中,通常统计计数板四角大方格(每个大方格又分 16 个小方格)内的细胞数。计完数后,需换算出每毫升悬液中的细胞数。由于计数板中每一方格的面积为 $0.01cm^2$,高为 $0.01cm$,这样它的体积为 $0.000\ 1cm^3$,即 $0.1mm^3$。由于 $1ml=1\ 000mm^3$,所以每一大方格内细胞数 $\times 10\ 000=$ 细胞数 /ml,可按下式计算:

细胞悬液细胞数(ml)= 4 个大格细胞总数 /4 × 10 000

如计数前已稀释,可再乘稀释倍数。计数细胞后,可以根据细胞计数结果,以细胞数为纵坐标,以天数为横坐标绘制生长曲线。

目前已有多家公司生产自动细胞计数仪,将取样后的图像输入电脑中自动计数,既消除了手动细胞计数的主观性,也消除了用户之间的差异性,可以快速准确地计数细胞,并同时检测细胞存活率及平均大小。

随着技术的不断进步,为了配合生物制品全程监控的需要,有公司推出了可以直接计数细胞的分析仪器,如 Roche 旗下 Innovatis 公司的 CASY 系列细胞计数分析系统,CASY 细胞计数仪采用独特的电脉冲三维扫描分析技术,利用软件实时记录数据,它突破了传统二维细胞成像分析技术和染色法的局限,提供更加精确的细胞计数和分析功能。无需购买染色剂,即可精确、快速地定量细胞浓度、体积、成团和碎片,它根据测量的体积来计算细胞成团,即使是严重成团的细胞,也能正确定量。细胞死亡时,细胞膜会破损,CASY 测得的是细胞核的体积,根据体积大小的差别,可以区分活细胞、死细胞以及细胞碎片。

2. 检测 DNA 合成 检测 DNA 合成是目前检测细胞增殖最准确可靠的方法,常用的方法有如下几种:

(1)BrdU 检测法:5-BrdU(5-bromo-2-deoxyuridine)中文全名为 5-溴脱氧尿嘧啶核苷,为胸腺嘧啶的衍生物,可代替胸腺嘧啶在 DNA 合成期(S 期)掺入。利用抗 BrdU 的抗体耦联不同的酶,加入不同发光特性的底物,然后再通过比色法、化学发光检测或荧光信号检测底物强度等步骤检测 BrdU 的掺入量,可以判断出新合成 DNA 的含量,从而间接了解细胞增殖情况。

(2)EdU 检测法:BrdU 掺入法检测时需要变性 DNA 后才能与抗体结合,但这就破坏了 DNA 双链结构,对某些后续或同时进行的实验,如其他染料的结合染色有影响。现在有一种新的检测方法能避免这种情况的发生——EdU 检测。EdU(5-ethynyl-2'-deoxyuridine)中文全称 5-乙炔基 -2'- 脱氧尿嘧啶核苷,也是一种胸腺嘧啶核苷类似物,但其连接的炔羟基团在天然化合物中很少见,在细胞增殖时能够插入正在复制的 DNA 分子中,基于 EdU 与染料的共轭反应可以进行高效快速的细胞增殖检测分析,可以有效地检测处于 S 期的细胞百分比。与传统的免疫荧光染色(BrdU)检测方法相比,更简单、更快速、更准确。

3. 检测细胞代谢活性 细胞中的脱氢酶可以使外源性的四唑盐还原成为有颜色的产物。通过分光光度计或者酶标仪来检测颜色产物的吸光度,即可衡量细胞群体的代谢活性,反映细胞数量,推测细胞增殖的情况。

最常见的四唑盐是:MTT、MTS 和 WST-1,其还原产物为甲䐶(formazan)。

(1)四甲基偶氮唑盐(MTT)法:MTT 商品名为噻唑蓝,是一种黄色的染料。1983 年,Mosmann 建立 MTT 比色法,用于检测细胞存活和增殖。其原理为活细胞线粒体中的琥珀酸脱氢酶能使外源性 MTT 还原为不溶于水的蓝紫色结晶 - 甲䐶并沉积在细胞中,而死亡的细胞无此功能。二甲亚砜(DMSO)能溶解细胞中的甲䐶,用酶联免疫分析仪测定其吸光值,可间接反映活细胞数量。在一定细胞数量范围内,MTT 结晶形成的量与细胞数成正比。MTT 可以用于所有细胞类型,但 MTT 在标准的细胞培养基中是不溶的,而且其生成的甲䐶晶体需要溶解在 DMSO 中,因此 MTT 主要作为终点检测方法。另外,有研究发现过氧化物会降低 MTT 测定的准确度,抑制将近 95% 的 MTT 与 O^{2-} 的反应,MTT 溶解产物甲䐶会吸附在纳米纤维上,致使检测的结果呈现假阴性。

(2)四唑单钠盐法(WST-1):WST-1 是水溶性四唑盐试剂,是一种类似于 MTT 的化合物,在电子耦合试剂存在的情况下,可以被线粒体内的一些脱氢酶还原生成橙黄色的甲䐶。细胞增殖越快数量越多,则颜色越深;药物细胞毒性越大,活细胞越少,则颜色越浅。WST-1 是 MTT 的一种升级替代产品,有明显的优点。首先,MTT 被线粒体内的一些脱氢酶还原生成的甲䐶不是水溶性的,需要由特定的溶解液来溶解;而 WST-1 产生的甲䐶都是水溶性的,可以省去后续的溶解步骤。其次 WST-1 比 MTT 更加稳定,加入 WST-1 显色后,可以在不同时间反复用酶标仪读板,使检测时间更加灵活,实验结果更加稳定。另外,和 MTT 相比,WST-1 线性范围更宽,灵敏度更高。

(3)Cell counting kit-8(CCK-8):CCK-8 试剂中含有 WST-8。WST-8 是近年新开发的一种较 WST-1 更新的水溶性四唑盐,检测原理与 WST-1 类似,但较 WST-1 更稳定、灵敏度更高、溶解性更强、更易于保存。CCK-8 检测细胞增殖、细胞毒性实验的灵敏度比 MTT、MTS 更高,尤其适用于悬浮细胞,高通量药物筛选。CCK-8 法细胞毒性低,细胞检测后还可重复利用,具有更好的实用性,可替代 MTT 法,具有良好的应用前景。

4. 检测 ATP 含量 ATP 是细胞能量的直接来源,细胞内的 ATP 含量受到严格的调控,死亡细胞或即将死亡的细胞几乎不含 ATP,在细胞溶解物或提取物中测得的 ATP 浓度与细胞数之间存在严格的线性关系。因此,检测 ATP 也可以得到细胞增殖的信息。

ATP 检测可以用成色反应、荧光、化学发光或同位素等方法实现。目前应用最广的方法基于萤火虫荧光素酶(firefly luciferase)催化荧光素氧化,消耗 ATP。如果有 ATP 存在,则荧光素就会发光,发光效率极高,发光量与 ATP 含量呈很好的线性关系,可以反映细胞内 ATP 的含量。

5. 活细胞荧光标记 羧基荧光素二醋酸盐琥珀酰亚胺酯(carboxyfluorescein succinimidyl amino ester,CFSE)是一种可穿透细胞膜的荧光染料,CFSE 能够轻易穿透细胞膜,在活细胞内聚积并与胞内蛋白共价结合,水解后的 CFSE 释放出荧光物质,这些共价结合的荧光物分子很少从细胞内脱落。CFSE 标记后的细胞用于体内观察,可以持续长达数周的时间。当细胞分裂时,CFSE 标记荧光可平均分配至两个子代细胞中,因此其荧光强度是亲代细胞的一半。这样,在一个增殖的细胞群体内,各连续代细胞的荧光强度呈对数递减,利用流式细胞仪在 488nm 激发光和荧光检测通道可对其进行分析。

6. 增殖标记检测 处于增殖状态的细胞特异性地表达某些蛋白分子,利用其特异性的单抗可识别这些增殖细胞。例如,在人体细胞中,Ki-67、PCNA 等可以作为细胞增殖的标志。但是,由于需要组织切片,这种方法无法进行高通量分析。不过这一方法颇受癌症研究者们的青睐,因为它能够用来检测体内肿瘤细胞的增殖。

二、细胞周期、增殖实验技术具体步骤

（一）细胞周期实验

1. 流式细胞仪分析细胞周期

（1）用无 Ca^{2+} 和 Mg^{2+} Hank 液将细胞洗 2 次。

（2）将细胞重新悬浮在 500μl PBS 中，小心操作以免细胞形成团块。如有团块，可将细胞通过 25 号针头或 200 目尼龙滤网以除去团块。

（3）加入 5ml 70% 乙醇，每毫升加入（1~2）× 10^6 个细胞，混匀，置于 –20℃环境中固定过夜，固定后的细胞在 4℃可保存数月。

（4）离心，彻底去除 70% 乙醇。

（5）细胞重悬在 1ml PI 染液［100ml 含 0.1%（v/v）Triton X-100 的 PBS 中，加入 2mg PI，20mg 不含 DNA 酶的 RNaseA］，4℃避光保存 2~3 周。

（6）在 37℃孵育 20 分钟，RNA 酶发挥作用（RNA 酶使双股 RNA 降解，这样只有双链 DNA 被 PI 染色），标本可于 4℃条件下避光保存。

（7）通过流式细胞仪分析染色细胞，在 488nm 激发光波长下检测 PI 荧光，利用软件系统分析细胞周期的分布。

2. PCNA 法分析细胞周期

（1）收集培养细胞，PBS 冲洗 2 次并离心。

（2）丙酮固定。

（3）按操作说明书稀释 PCNA 抗体，37℃孵育 1 小时。

（4）PBS 冲洗 3 次。

（5）加入 FITC 标记的抗鼠 IgG。

（6）PBS 冲洗 3 次。

（7）在 488nm 激发光波长下，进行流式细胞术分析细胞。

3. CyclinE+CyclinA+DNA 技术

（1）收集培养细胞（约 2×10^6 个细胞），用 70% 冷乙醇固定，置于 –20℃冰箱过夜。

（2）固定后的细胞，用 PBS 洗涤 2 次，然后用 PBS 稀释的 0.25% TritionX-100 在冰上处理 5 分钟。

（3）加 5ml PBS，离心、洗涤 2 次。

（4）加入用 1%BSA 稀释的 Cyclin E/A 单克隆抗体（在 100μl 体积中，每 5×10^5 个细胞与大约 0.25μg 抗体反应），4℃孵育过夜。

（5）次日，细胞用 5ml PBS 离心洗涤后，加入 FITC 标记的羊抗鼠 IgG 抗体，室温下放置 0.5~1 小时；

（6）再次洗涤细胞后，用 20μg/ml PI 和 0.2mg/ml RNaseA，在室温下进行 DNA 染色 20 分钟；

（7）488nm 激发光波长下，通过流式细胞仪分析细胞在细胞周期的分布。

4. Annexin V-PI 技术

（1）将培养细胞经 PBS 洗 2 次后，加入 Annexin V 缓冲液洗 1 次，再用吸附缓冲液悬浮。

（2）加入 Annexin V-FITC 培养 10 分钟，然后用 1.5mmol/L $CaCl_2$ 的培养基洗细胞，从而除去未吸附的 Annexin V-FITC。

（3）加入碘化丙锭（PI）工作液冰浴 15 分钟。

（4）将细胞置于激发光为 480nm 波长的 EPICS XL 流式细胞仪检测。

（5）每个样品检测 10 000 细胞，重复 3 次。

（6）用 LysisⅡ软件分析结果。

（二）MTT/CCK-8 法检测细胞增殖

1. 细胞消化
待测细胞生长至 90% 汇合时消化细胞，传代、接种至 96 孔板进行后续实验。

（1）弃培养瓶内的原培养基，加入 3~4ml PBS 冲洗，弃 PBS。

（2）加入 2ml 0.05% 的胰蛋白酶消化，镜下观察，待细胞变圆时加入 2ml 的完全培养基终止消化。

（3）吹打，使细胞分散，取 3ml 移入 15ml 的离心管中，离心，弃上清。

2. 细胞计数

（1）向 15ml 离心管中另外加入 5ml 完全培养基，混匀。

（2）取 0.5ml 稀释后的细胞悬液于 1.5ml 的 Eppendorf 管中，用细胞计数器计数或计数板计数。

（3）调整细胞浓度分别为 1×10^4 个 /ml。

3. 细胞接种
利用多通道移液器接种细胞，100μl/ 孔，即每孔 1 000 个细胞。按实验要求，事先计划好每种细胞需要接种多少块 96 孔板，设计好分组、药物梯度浓度等，如图 1-2-1 96 孔板每块板黑框内 1 个化合物、棕红框内一个化合物，每个浓度 6~8 个平行孔。

96孔板

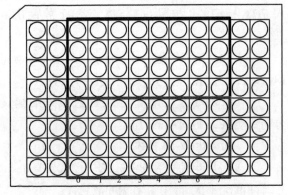

图 1-2-1 96孔板接种细胞示意图

实线框内为96孔板内接种细胞的孔,实线框外各孔加入 200μl PBS,防止培养基蒸发。上面四行细胞中加含 1 个化合物的培养基,下面四行细胞中加含第 2 个化合物的培养基,每孔 100μl。0 代表化合物的对照孔培养基,1~7 化合物浓度分别是 1μg/ml、5μg/ml、10μg/ml、50μg/ml、100μg/ml、500μg/ml、1 000μg/ml。

4. 细胞培养 将 96 孔板放入 37℃、饱和湿度的 5% CO_2 孵箱,接种后不同时间如 48 小时、72 小时等,用 CCK8 试剂盒测定活细胞数量。

5. CCK8 检测活细胞数量

（1）取一块 96 孔板,向含有细胞的孔中各加入 10μl 的 CCK8 溶液;

（2）在 37℃、饱和湿度的 5% CO_2 孵箱中培养 4 小时;

（3）在酶标仪中测定 450nm、630nm（本底参照）处的吸光值。

6. 数据处理 取各个浓度 6~8 个孔的平均值,计算杀伤率,计算 IC50、作图。

（刘玉琴）

第三节 细胞凋亡检测实验技术

细胞凋亡是生物医学领域的研究热点,根据凋亡细胞在形态学、生物化学和分子生物学上的特点,细胞凋亡的检测方法有很多种,如形态学检查、DNA 降解分析和流式细胞分析（FCA）等。

根据实验目的的不同,实验方法选择各异,如凋亡定性的研究方法可选择:常规琼脂糖凝胶电泳、脉冲场倒转琼脂糖凝胶电泳、形态学观察（普通光学显微镜、透射电镜、荧光显微镜）;凋亡定量或半定量的研究方法可选择:各种流式细胞仪方法、原位末端标记法、ELISA 定量琼脂糖凝胶电泳。区分凋亡和坏死的方法可选择:琼脂糖凝胶电泳、形态学观察（透射电镜是区分凋亡和坏死最可靠的方法）、Hoechst 33342/PI 双染色法流式细胞仪检测、Annexin V/PI 双染色法流式细胞仪检测等;而原位末端标记法、PI 单染色法流式细胞仪检测等方法不能区分细胞的凋亡和坏死。根据凋亡的不同时期选择检测方法,早期检测可选择:磷脂酰丝氨酸（PS）在细胞外膜上的检测、细胞内氧化还原状态改变的检测、细胞色素 C 的定位检测、线粒体膜电位变化的检测;晚期检测可选择:末端脱氧核苷酸转移酶介导的 dUTP 缺口末端标记（TUNEL）、连接介导的 PCR 检测（LM-PCR Ladder）、端粒酶检测（telemerase detection）。

下面介绍常用测定方法的简单原理及选择。

一、根据凋亡形态学特征的检测方法

形态学方法的不足之处是它只能定性,不能有效地定量,而且判定时难免存在主观性,故常作为其他检测方法的基础。根据凋亡细胞固有的形态特征,可供选择的细胞凋亡形态学检测方法主要包括以下几种:

（一）光学显微镜和倒置显微镜

1. 基本原理

（1）未染色细胞:凋亡细胞的体积变小、变形,细胞膜完整但出现发泡现象,细胞凋亡晚期可见凋亡小体。贴壁细胞出现皱缩、变圆、脱落。

（2）染色细胞:常用吉姆萨染色、瑞氏染色等。凋亡细胞的染色质浓缩、边缘化,核膜裂解、染色质分割成块状和凋亡小体等典型的凋亡形态。

（3）甲基绿-派诺宁染色法:细胞凋亡是一种细胞主动死亡过程,细胞质内常有 mRNA 表达的增强。根据这一特点,可应用试剂甲基绿对 DNA 染色的特异性和派诺宁对 RNA 的亲和性,使甲基绿对固缩细胞核内的脱氧核糖核酸着染,如细胞质内核糖核酸呈派诺宁阳性染色者为凋亡细胞,呈阴性染色者为坏死细胞。

2. 实验步骤 未染色细胞可直接观察。染色细胞以甲基绿 - 派诺宁染色为例：

（1）新鲜取材组织置于固定液中，在4℃条件下固定3~6小时（或培养细胞、细胞学甩片固定10分钟）。

（2）直接转入95%乙醇脱水和无水乙醇脱水，二甲苯透明，石蜡包埋。

（3）切片经二甲苯脱蜡，梯度乙醇水化至蒸馏水（细胞涂片不用梯度酒精）。

（4）置于染色液中室温下染色约1小时。

（5）取出切片，不经水洗，用滤纸吸干多余染液。

（6）插入丙酮中迅速分化。

（7）转入丙酮二甲苯（1：1）稍洗。

（8）二甲苯透明2~3次。

（9）中性树胶封固。

3. 注意事项 早期凋亡在镜下很难区分，悬浮细胞较难观察。

（二）荧光显微镜和共聚焦激光扫描显微镜

1. 原理 一般以细胞核染色质的形态学改变为指标来评判细胞凋亡的进展情况。常用的DNA特异性染料有：HO33342（Hoechst 33342），HO33258（Hoechst 33258）和DAPI。这些染料与DNA的结合是非嵌入式的，主要结合在DNA的A-T碱基区。紫外光激发时发射明亮的蓝色荧光。吖啶橙是最经典的灵敏的荧光染料，它可通过与DNA和RNA的连接碱基对和磷酸盐基团结合，使细胞中的DNA和RNA同时染色而显示不同颜色的荧光。由于DNA是高度聚合物，吸收荧光物质的位置较少，故发绿色荧光；而RNA聚合度低，能和荧光物质结合的位置多，故发红色荧光。在荧光显微镜下，细胞核DNA为黄绿色均匀荧光，细胞质和核仁的RNA为橘黄或橘红色荧光。出现细胞凋亡时，细胞核或细胞质内可见致密浓染的黄绿色染色，或核染色呈新月形聚集于核膜一边；晚期可见黄绿色圆形小体，即凋亡小体。细胞坏死时，细胞质内黄绿色或橘黄色荧光均可减弱或消失。

Hoechst是与DNA特异结合的活性染料，储存液用蒸馏水配成1mg/ml的浓度，使用时用PBS稀释成终浓度为2~5mg/ml。DAPI为半通透性，储存液用蒸馏水配成1mg/ml的浓度，使用终浓度一般为0.5~1mg/ml。Hoechest 33258是膜透性的，因此在活细胞时候能轻松进入；DAPI是半透性的，有选择性地进入细胞。因此Hoechest 33258一般用来染活细胞，可以直接进入细胞；DAPI一般是染固定细胞。两者都可以用紫外激发，参见以下的激发发射波长：Hoechst 33258的最大激发波长为346nm，最大发射波长为460nm；Hoechst 33258和双链DNA结合后，最大激发波长为352nm，最大发射波长为461nm。DAPI的最大激发波长为340nm，最大发射波长为488nm；DAPI和双链DNA结合后，最大激发波长为364nm，最大发射波长为454nm。吖啶橙在稀溶液中呈绿色；在浓溶液中，由于出现二聚体和多聚体而呈现橙红色。

2. 实验步骤

（1）吖啶橙（acridine orange, AO）荧光染色法：①取乙醇固定的细胞悬液，浓度为1×10^7个/ml，1 500r/min，5分钟，弃乙醇。②加入2ml AO工作液，室温染色10分钟。③滴在载玻片上，加缓冲甘油封片。④在荧光显微镜下用吸收波长405nm，发射波长530~640nm观察。

（2）Hoechst 33258染色：①原代细胞培养、细胞学涂片或细胞甩片制备单细胞片；②细胞固定液（4℃）固定5分钟；③蒸馏水稍洗后，点加Hoechst 33258染色液，孵育10分钟；④蒸馏水洗片后，用滤纸吸去多余液体；⑤封片剂封片后以荧光显微镜观察。

3. 注意事项

（1）整个实验操作过程要尽量轻柔，切勿用力吹打细胞，尽量在4℃下操作。

（2）反应完毕后尽快检测，因为细胞凋亡是一个动态的过程，反应一小时后荧光强度就开始衰变。

（3）结果评判：细胞凋亡过程中细胞核染色质的形态学改变分为三期：I期的细胞核呈波纹状（rippled）或呈折缝样（creased），部分染色质出现浓缩状态；aII期细胞核的染色质高度凝聚、边缘化；bII期的细胞核裂解为碎块，产生凋亡小体。

（三）透射电子显微镜观察

1. 原理 凋亡细胞体积小，细胞质浓缩。凋亡I期（pro-apoptosis nuclei）的细胞核内染色质高度盘绕，出现许多称为气穴现象（cavitations）的空泡结构；II期细胞核的染色质高度凝聚、边缘化；细胞凋亡的晚期，细胞核裂解为碎块，产生凋亡小体。

2. 步骤

（1）培养细胞：本方法适用于贴壁、悬浮培养的细胞、细菌、精子、血细胞等。①细胞数量：10^6 个或 6 孔板一孔的细胞达到生长面积的 80% 及以上。②离心收集：消化或用细胞刮刮下细胞。如细胞状态一般或漂浮物较多，建议更换新培养基；如观察自噬，建议刮下细胞。③离心速度、时间依据不同离心机、不同样本自行定义，时间在 5 分钟内。④细胞团大小：细胞最厚处约 0.5~1.5mm，或者参照 1 元硬币的厚度。⑤细胞离心成团后去除上清，加 2.5% 电镜用戊二醛 $500\mu l$ 固定，切勿吹悬，室温 1 小时、4℃ 3 小时后，去除戊二醛加满 PBS 后 4℃ 放置或送检。

（2）生物组织：迅速剪下/切下相应位置，在 2.5% 戊二醛中，依据不同组织和实验目的，用刀片修成 $1mm^3$ 的小块或 2mm 长条或薄片状。在 2.5% 戊二醛中室温 1 小时，4℃ 3 小时，去除戊二醛加满 PBS，4℃ 放置或送检。

3. 注意事项 固定细胞不需要吹悬，细胞不宜过多，过多会导致固定液无法迅速渗透到底部细胞。生物组织标本固定时，尽量修饰成合适的形状。

二、磷脂酰丝氨酸外翻分析（Annexin V 法）

磷脂酰丝氨酸（phosphatidylserine，PS）又称丝氨酸磷脂、二酰甘油酰磷酸丝氨酸，是一类普遍存在的磷脂，磷脂化合物中的磷酸甘油酯类，是细胞膜组分之一，与一系列膜功能有关。在正常细胞中，磷脂酰丝氨酸只分布在细胞膜脂质双层的内侧，但在细胞凋亡的早期，PS 可从细胞膜的内侧翻转到细胞膜的表面，暴露在细胞外环境中。膜联蛋白 V（Annexin V）可作为 FACS（流式细胞分选）方法筛选凋亡细胞的基础。由于融合蛋白 Annexin V-EGFP，EGFP 与 PS 的结合比例为 1:1，还可进行定量检测。除此之外，还提供生物素偶联的 Annexin V，可通过常用的酶联显色反应来检测。另外，MACS 公司将磁珠包被 Annexin V，可采用磁分选方法筛选凋亡细胞。

1. 原理 Annexin V 是一种分子量为35~36kDa 的 Ca^{2+} 依赖性磷脂结合蛋白，与 PS 有高度亲和力，它通过细胞外侧暴露的磷脂酰丝氨酸与凋亡早期细胞的胞膜结合。因此 Annexin V 被作为检测细胞早期凋亡的灵敏指标之一。将 Annexin V 进行荧光素（FITC、PE）或 biotin 标记，以标记了的 Annexin V 作为荧光探针，利用流式细胞仪或荧光显微镜可检测细胞凋亡的发生。碘化丙啶（propidine iodide，PI）是一种核酸染料，它不能透过完整的细胞膜，但在凋亡中晚期的细胞和死细胞，PI 能够透过细胞膜而使细胞核红染。因此将 Annexin V 与 PI 匹配使用，就可以将凋亡早晚期的细胞以及死细胞区分开来。

凋亡细胞对所有用于细胞活性鉴定的染料如 PI 有抗染性，坏死细胞则不能。细胞膜有损伤的细胞的 DNA 可被 PI 着染产生红色荧光，而细胞膜保持完好的细胞则不会有红色荧光产生。因此，在细胞凋亡的早期 PI 不会着染而没有红色荧光信号。正常活细胞与此相似。在双变量流式细胞仪的散点图上，左下象限显示活细胞，为（FITC⁻/PI⁻）；右上象限是非活细胞，即坏死细胞，为（FITC⁺/PI⁺）；而右下象限为凋亡细胞，显现（FITC⁺/PI⁻）。

2. 步骤

（1）悬浮细胞的染色：将正常培养和诱导凋亡的悬浮细胞（0.5~1）×10^6 个用 PBS 洗 2 次，加入 100ul Binding Buffer 和 FITC 标记的 Annexin V（$20\mu g/ml$）10ul，室温避光 30 分钟，再加入 PI（$50\mu g/ml$）5ul，避光反应 5 分钟后，加入 $400\mu l$ Binding Buffer，立即进行流式细胞术定量检测（一般不超过 1 小时），同时以不加 Annexin V-FITC 及 PI 的一管作为阴性对照。

（2）贴壁培养的细胞染色：先用 0.25% 的胰酶消化，洗涤、染色和分析同悬浮细胞。

（3）爬片细胞染色：可直接在细胞爬片上染色，方法同上，最后用荧光显微镜和共聚焦激光扫描显微镜进行观察。

3. 注意事项 操作动作要尽量轻柔，不要用力吹打细胞；操作时注意避光，反应完毕后尽快在一小时内完成检测。

三、线粒体膜势能的检测

线粒体在细胞凋亡的过程中起着枢纽作用，

多种细胞凋亡刺激因子均可诱导不同的细胞发生凋亡,而线粒体跨膜电位 DYmt 的下降,被认为是细胞凋亡级联反应过程中最早发生的事件,它发生在细胞核凋亡特征(染色质浓缩、DNA 断裂)出现之前,一旦线粒体 DYmt 崩溃,则细胞凋亡不可逆转。在凋亡研究的早期,从形态学观测线粒体没有明显的变化。随着凋亡机制研究的深入,发现线粒体凋亡也是细胞凋亡的重要组成部分,发生很多生理生化变化。

1. 原理 在受到凋亡诱导后线粒体转膜电位会发生变化,导致膜通透性的改变。MitoSensor TM,一个阳离子性的染色剂,对此改变非常敏感,呈现出不同的荧光染色。正常细胞中,它在线粒体中形成聚集体,发出强烈的红色荧光。凋亡细胞中,因线粒体穿膜电位的改变,它以单体形式存在于细胞液中,发出绿色荧光。用荧光显微镜或流式细胞仪可清楚地分辨这两种不同的荧光信号。线粒体跨膜电位的存在,使一些亲脂性阳离子荧光染料如 Rhodamine 123、DiOC6(3)(3,3-dihexyloxacarbocyanine iodide)、JC-1(tetrechloro-tetraethylbenzimidazol carbocyanine iodide)、TMRM(tetramethyl rhodamine methyl ester)等可结合到线粒体基质,其荧光的增强或减弱说明线粒体内膜电负性的增高或降低。

2. 实验步骤(以 JC-1 检测试剂为例)

(1)制备 1×10^6 个 /ml 的细胞悬液,浓度不宜过高,因为超过该浓度容易造成细胞的凋亡。

(2)诱导细胞进行凋亡的处理,同时保留一份未经诱导的细胞作为对照。

(3)凋亡处理结束后,每个无菌离心管中加入 1ml 细胞悬液,室温下,400g,离心 5 分钟,弃上清液。

(4)每管加入 0.5ml 新鲜配制的 JC-1 工作液,充分混匀后置于 37℃ 的 CO_2 培养箱,孵育 10~15 分钟。

(5)按以下步骤洗涤细胞两次:①第一次每管加体积为 2ml 的 $1 \times$ Assay Buffer,轻轻悬浮细胞,振荡或用枪头使细胞分散,以免细胞聚集成块。400g,室温离心 5 分钟,弃上清液。②第二次每管加体积为 1ml 的 $1 \times$ Assay Buffer,轻轻悬浮细胞,振荡或用枪头使细胞分散,以免细胞聚集成块。400g,室温离心 5 分钟,弃上清液。

(6)每管加体积为 0.5ml 的 $1 \times$ Assay Buffer,轻轻悬浮细胞,上机检测。

3. 注意事项 始终保持平衡染液中 pH 的一致性,因为 pH 的变化将影响膜电位;与染料达到平衡的细胞悬液中如果含有蛋白,他们将与部分染料结合,降低染料的浓度,引起假去极化。

四、DNA 片断化检测

细胞凋亡时主要的生化特征是其染色质发生浓缩,染色质 DNA 在核小体单位之间的连接处断裂,形成 50~300kb 长的 DNA 大片段,或 180~200 个碱基整数倍的寡核苷酸片段,在凝胶电泳上表现为梯形电泳图谱(DNA ladder)。细胞经处理后,采用常规方法分离提纯 DNA,进行琼脂糖凝胶和溴化乙啶染色,在凋亡细胞群中可观察到典型 DNA ladder。如果细胞量很少,还可在分离提纯 DNA 后,用 32P-ATP 和脱氧核糖核苷酸末端转移酶(TdT)使 DNA 标记,然后进行电泳和放射自显影,观察凋亡细胞中 DNA ladder 的形成。

(一)大分子染色体 DNA 片段的测定

1. 原理 细胞凋亡的早期,染色体断裂成为 50~300kb 长的 DNA 大片段。所有超过一定分子量大小的双链 DNA 分子在琼脂糖凝胶中的迁移速度相同。线性 DNA 的双螺旋半径超过凝胶半径时,即达到分辨力的极限。此时凝胶不再按分子量的大小来筛分 DNA,DNA 像通过弯管一样,以其一端指向电场一极而通过凝胶,这种迁移模式称之为"爬行"。因此,细胞凋亡早期产生的 50~300kb 长的 DNA 大片段不能用普通的琼脂糖凝胶电泳来分离。通常采用脉冲电泳技术可圆满地解决这一问题。这个方法是在凝胶上外加正交的交变脉冲电场。每当电场方向改变后,大的 DNA 分子便滞留在爬行管中,直至新的电场轴向重新定向后,才能继续向前移动。DNA 分子量越大,这种重排所需要的时间就越长。当 DNA 分子变换方向的时间小于电脉冲周期时,DNA 就可以按其分子量大小分开。

2. 实验步骤

(1)细胞收集:常规离心收集 1~5×10^6 个细胞。弃上清液,PBS 洗 1 次。加入 0.5m1 细胞裂解液,在 50℃ 中放置 3~5 小时,以裂解细胞。

(2)在细胞裂解液中加入等体积饱和苯酚抽

提，6 000r/min 离心 5 分钟吸取上清液，再依次用等体积酚、氯仿（1∶1）、氯仿、异戊醇（24∶1）抽提，6 000r/min 离心 5 分钟吸取上清液。

（3）加入 2.5 倍体积预冷的无水乙醇，1/10 体积醋酸钠（3mol/L，pH=5.2），−20℃ 15 分钟，12 000r/min 离心 30 分钟。

（4）弃上清液，70% 乙醇洗 1 次。沉淀晾干后溶于 100/μl TE 缓冲液。

（5）加 5μl RNase，37℃ 水浴 30 分钟。取 20μl DNA 混合缓冲液后上样，1% 琼脂糖凝胶电泳（50V，1.5~2 小时），UV 下观察。

3. 注意事项 注意因凋亡而悬浮的细胞和贴壁的细胞要同时收集。

（二）DNA Ladder 测定

1. 原理 发生细胞凋亡时，内源性核酸酶被激活，染色体 DNA 链在核小体之间被切割，形成 180~200 个碱基或其整数倍的 DNA 片段，将这些 DNA 片段抽提出来进行电泳，可得到 DNA 梯状条带。出现梯状电泳条带，最小的条带为 180~200 个碱基，其他的条带为其整倍数大小。坏死细胞则出现弥散的电泳条带，无清晰可见的条带。正常细胞 DNA 基因条带因分子量大，迁移距离短，故停留在加样孔附近。

2. 实验步骤 收获细胞沉淀（约 1×10⁷ 个）；使用细胞裂解液裂解细胞；离心机离心，13 000rpm，5 分钟收集上清；1%SDS 和 RNase A（5mg/ml）56℃，2 小时；蛋白酶 K（2.5mg/ml）37℃，2 小时；1/10 体积 3M 醋酸钠和 2.5 倍体积的冷无水乙醇沉淀 DNA，4℃过夜；14 000 rpm，15 分钟；最后将沉淀溶解在 TE buffer 中，加 DNA loading Buffer，1.2% 琼脂糖凝胶电泳，EB 染色并照相。

3. 注意事项 ①本方法不能检测单个细胞水平的凋亡，只能提供细胞死亡的定性分析，一般要结合定量的方法以确定样品的凋亡程度；②一些细胞类型或细胞系（如 K562，10T1/2，Raji）在凋亡时不是以此种方式断裂 DNA，另外在坏死细胞中也不发生这样的 DNA 裂解，故 DNA ladder 无法确定这些细胞类型或细胞系是否凋亡；③当凋亡细胞比例较小以及检测样品量很少（如活体组织切片）时，直接琼脂糖电泳可能观察不到核 DNA 的变化；④不能提供细胞发生凋亡所处的组织位置和细胞分化状态。

（三）凋亡细胞 DNA 含量的流式细胞计分析

1. 原理 在凋亡过程中，细胞内核酸酶的释放，将 DNA 降解成小的片段，在标本制备中的固定处理时，细胞膜的完整性被破坏，细胞内降解的 DNA 片段从细胞内流出，造成总体 DNA 含量减少，因此 DNA 直方图上会出现 G0/G1 期峰前的一个亚二倍体峰，又称凋亡细胞峰。利用 PI 染色，检测具有亚 G1 期 DNA 含量的细胞比例，代表凋亡细胞数。

2. 实验步骤 收集细胞，70% 预冷乙醇（in PBS）4℃固定过夜，PBS 洗涤，1 000rpm；10 分钟，RNaseA（0.5mg/ml）37℃消化 30 分钟，PI（50mg/ml）染色，室温避光 15 分钟，流式细胞术分析 DNA 亚二倍体的形成及细胞周期的变化。

3. 注意事项 此方法不足之处是检测的凋亡细胞数代表晚期的凋亡细胞比例，且易受标本中的死细胞和碎片的干扰，因为非整体细胞或机械性损伤均可造成亚二倍体峰，影响结果的准确性。

（四）ApoAlert® LM-PCR ladder assay

当凋亡细胞比例较小且检测样品量很少（如活体组织切片）时，直接琼脂糖电泳可能观察不到核 DNA 的变化。CLONTECH 公司的 ApoAlert® LM-PCR ladder assay kit 通过 LM-PCR（ligation-mediated PCR），连上特异性接头，专一性地扩增核小体的梯度片段，从而灵敏地检测凋亡时产生的核小体的梯度片段。此外，LM-PCR 检测是半定量的，因此相同凋亡程度的不同样品可进行比较。

上述（三）（四）两种方法都针对细胞凋亡晚期核 DNA 断裂这一特征，但细胞受到其他损伤（如机械损伤，紫外线损伤等）也会产生这一现象，因此它对细胞凋亡的检测会受到其他原因的干扰。优点在于敏感度高，适合于检测少量样本，小部分凋亡细胞，如临床活组织检测。

五、TUNEL 法

脱氧核糖核苷酸末端转移酶介导的缺口末端标记法（terminal-deoxynucleotidyl transferase mediated nick end labeling，TUNEL），简称 TUNEL 法，实际上是分子生物学与形态学相结合的研究方法，对完整的单个凋亡细胞核或凋亡小体进行原位染色，能准确地反映细胞凋亡典型的生物化学和形态特征,可用于石蜡包埋组织切片、冰冻组织切片、培养的细胞和从组织中分离细胞的细胞形态测定,并可检测出极少量的凋亡细胞,因而在细胞凋亡的研究中被广泛采用。

1. 原理 细胞凋亡中,染色体 DNA 双链断裂或单链断裂而产生大量的黏性 3′-OH 末端,可在脱氧核糖核苷酸末端转移酶(TdT)的作用下,将脱氧核糖核苷酸和荧光素、过氧化物酶、碱性磷酸酶或生物素形成的衍生物标记到 DNA 的 3′- 末端,从而进行凋亡细胞的检测。由于正常的或正在增殖的细胞几乎没有 DNA 的断裂,因而没有 3′-OH 形成,很少能够被染色。

2. 实验步骤 ①切片用冷风吹干后,为防止冰冻切片脱片用 1% 火棉胶封片 1 分钟,PBS 漂洗 5 分钟,重复 3 次。②3% H_2O_2 阻断 10 分钟后 PBS 洗 5 分钟,重复 3 次。③组织切片浸泡于盛有 1.0mol/L 枸橼酸盐缓冲液的烧杯中,置于微波炉内,在 650W、辐射时间 15 分钟的条件下进行组织处理。冷却至室温。④放在通透液(0.1% Triton-100 溶于 0.1% 枸橼酸钠溶液)中室温下放置 20 分钟,PBS 漂洗 5 分钟,重复 3 次。⑤滴加 50μl TdT 反应液 37℃ 1 小时,PBS 漂洗 5 分钟,重复 3 次。⑥滴加 50μl biotin-dUTP,反应液 37℃ 1 小时,PBS 漂洗 5 分钟,重复 3 次。⑦滴加 50μl 链霉菌标记辣根过氧化物酶液 37℃孵育 30 分钟。⑧BS 漂洗 5 分钟,重复 3 次,AEC-H_2O_2 显色 10~15 分钟,苏木素复染(用 1% 的酸性水分化),水洗、水溶性封片。阳性对照 dTd 反应前用 20μg/ml 蛋白酶 K 处理切片。阴性对照用 PBS 代替 dTd 反应液。

3. 注意事项 TUNEL 法广泛应用于石蜡包埋组织切片、冰冻组织切片、培养细胞以及组织分离细胞的凋亡测定,可检测出极少量的凋亡细胞,灵敏度高。它利用 DNA 的断裂来标记凋亡细胞,不需要特殊仪器。但只能标记中期及晚期的凋亡细胞;细胞坏死时也会发生 DNA 断裂而被 dU、rP 标记,因此不能区别凋亡和坏死细胞,并会将坏死细胞计入凋亡细胞,特异性较差;标记过程中需固定细胞,易导致细胞碎片过多或 DNA 片段丢失;凋亡细胞计数时易受主观因素的影响。

六、Caspase-3 活性的检测

Caspase 家族在介导细胞凋亡的过程中起着非常重要的作用,其中 caspase-3 为关键的执行分子,它在凋亡信号传导的许多途径中发挥功能。caspase-3 正常以酶原(32kD)的形式存在于胞质中,在凋亡的早期阶段,它被激活,活化的 caspase-3 由两个大亚基(17kD)和两个小亚基(12kD)组成,裂解相应的胞质胞核底物,最终导致细胞凋亡。但在细胞凋亡的晚期和死亡细胞,caspase-3 的活性明显下降。caspase-3 活性的检测有多种方法,如 Western blot、荧光分光光度计分析、流式细胞术分析等,下面介绍几种常用测定方法的简单原理和方法。

1. 原理

(1)Western blot 原理:Western blot 分析 procaspase-3 的活化,以及活化的 caspase-3 及对底物多聚(ADP- 核糖)聚合酶(PARP)等的裂解。

(2)荧光分光光度计分析原理:活化的 caspase-3 能够特异切割 D1E2V3D4-X 底物,水解 D4-X 肽键。根据这一特点,设计出荧光物质偶联的短肽 Ac-DEVD-AMC。在共价偶联时,AMC 不能被激发荧光,短肽被水解后释放出 AMC,释放的 AMC 才能被激发发射荧光。根据释放的 AMC 荧光强度的大小,可以测定 caspase-3 的活性,从而反映 caspase-3 被活化的程度。荧光分光光度计(POLARstar)分析荧光强度(激发光波长 380nm,发射光波长为 430~460nm)。

(3)流式细胞术分析原理:收获正常细胞或凋亡细胞后,流式细胞仪分析 caspase-3 阳性细胞数和平均荧光强度。

2. 实验步骤 上述 Western blot、荧光分光光度计分析、流式细胞术分析的具体实验步骤可参照各实验方法制备样品并检测。

3. 注意事项 在细胞凋亡的晚期和死亡细胞,caspase-3 的活性明显下降,因此本法对于凋亡晚期灵敏度较差。本法对特定样本的检测下限随凋亡过程的动力学、诱导凋亡的试剂,以及在细胞总数中受影响的细胞数而变化。

七、凋亡相关蛋白 TFAR19 蛋白的表达和细胞定位分析

TFAR19(PDCD5)是促进细胞凋亡的增强剂,可利用荧光素(FITC)标记的 TFAR19 单克隆抗体为探针,对细胞凋亡过程中 TFAR19 蛋白的

表达水平及定位。

1. 原理 凋亡早期 TFAR19 表达水平增高并出现快速核转位现象,伴随着细胞核形态学的变化,持续较长时间,在凋亡小体中仍然可见。凋亡早期 TFAR19 蛋白的核转位早于磷脂酰丝氨酸(PS)外翻和细胞核 DNA 的片段化,提示 TFAR19 蛋白的核转位是细胞凋亡更早期发生的事件之一。凋亡早期 TFAR19 的核转位具有普遍意义,不同细胞凋亡早期均出现 TFAR19 高表达和核转位。TFAR19 蛋白的细胞定位分析是将细胞沉淀滴片,在荧光显微镜及共聚焦激光显微镜下观察 TFAR19 在细胞中的定位:荧光显微镜下,凋亡细胞出现 TFAR19 蛋白核转位现象。同时用流式细胞仪定量检测 TFAR19 蛋白的平均荧光强度,分析 TFAR19 蛋白在人体各组织器官的分布及定位。

2. 实验步骤

(1)悬浮细胞的染色:①收取正常和诱导凋亡的细胞(0.5~1)×10⁶个,PBS 洗 2 次,1 000rpm,10 分钟。②3% 多聚甲醛 4℃固定 10 分钟,PBS 洗 2 次,1 000rpm,10 分钟。③加入 PBS-T 溶液,37℃孵育 15 分钟,PBS 洗 2 次,1 000rpm,10 分钟。④加入胎牛血清,室温反应 30 分钟。⑤加入 5ml FITC 标记的 TFAR19 单抗(终浓度为 1:40),4℃反应 30 分钟。⑥荧光细胞洗液洗 2 次,1 000rpm 10 分钟。⑦将细胞沉淀滴片,荧光显微镜及共聚焦激光显微镜下观察 TFAR19 在细胞中的定位;流式细胞仪定量检测 TFAR19 蛋白的平均荧光强度。

(2)贴壁细胞的原位染色:①制备细胞爬片:当细胞长到 50%~80% 时,凋亡诱导剂处理细胞。②染色,步骤同上。③将染色的细胞爬片放于滴有少量甘油的载玻片上,荧光显微镜或共聚焦激光扫描显微镜观察 TFAR19 在细胞中的定位。

3. 注意事项 不同细胞在凋亡早期均会出现 TFAR19 蛋白高表达和核转位,因此可以广泛应用于检测不同种类的凋亡细胞,具有普遍意义。但细胞凋亡和坏死均有细胞内碎片增多,对于鉴别凋亡细胞与坏死细胞特异性较低,无法检测出早期凋亡细胞。

八、其他方法

1. ssDNA 单抗法 把抗单链 DNA(ssDNA)单克隆抗体用于细胞凋亡的检测是一种偶然发现,因为在应用 ssDNA 单抗(荧光法)检测细胞毒性药物诱导 DNA 损伤中,观察到凋亡的白血病细胞(MOL T24)有较强的荧光,后来经过适当的改进,证明 ssDNA 单抗可以特异性地识别凋亡细胞。与 TUNEL 法相比,ssDNA 单抗法具有更强的灵敏性。TUNEL 法检测的凋亡细胞可能只是单抗法检测的凋亡细胞中的一个亚类。ssDNA 单抗法检测 APO 一般用免疫荧光法。但也可和 FCM 结合应用。本法使用简便、成本低、应用广泛。ssDNA 单抗可以区别坏死和凋亡,甚至能检测前期凋亡、凋亡后坏亡和一些特殊的凋亡形式(如无片段化的细胞凋亡)。因此,ssDNA 单抗法有望成为一种新的特异灵敏检测细胞凋亡的方法。

2. 细胞凋亡的相关蛋白分析 近年的研究发现,有不少基因参与凋亡调控,这些基因产物可参与促进或抑制 APO 的发生、发展,因此检测凋亡调节基因蛋白对研究 APO 及其调控有重要作用。迄今为止,已对大量细胞凋亡调节基因的蛋白产物进行了分析,如 P53、caspases、C2myc、Fas 抗原、TNF、bcl22 家族、cyclin、ras 等。FCM 用荧光标记的各种调控蛋白单抗染色,收集不同波长的荧光信号,检测细胞膜表面或细胞内荧光分子数量,可以了解每个细胞的变化,而且所需样品少,方法简便、快捷、准确。

3. 细胞色素 C 的定位检测 细胞色素 C 作为一种信号物质,在细胞凋亡中发挥着重要的作用。正常情况下,它存在于线粒体内膜和外膜之间的腔中,凋亡信号刺激使其从线粒体释放至细胞液,结合 Apaf-1(apoptotic protease activating factor-1)后启动 caspase 级联反应:细胞色素 C/Apaf-1 复合物激活 caspase-9,后者再激活 caspase-3 和下游其他 caspase。细胞色素 C 氧化酶亚单位Ⅳ(cytochrome C oxidase subunit Ⅳ,COX4)是定位在线粒体内膜上的膜蛋白,凋亡发生时,它保留在线粒体内,因而它是线粒体富集部分的一个非常有用的标志。ApoAlert™ Cell Fractionation Kit 不用超离心,可从凋亡和非凋亡细胞中快速有效地分离出高度富集的线粒体部分,再进一步通过 Western blot 杂交,用细胞色素 C 抗体和 COX4 抗体标示细胞色素 C 和 COX4 存在的位置,从而判断凋亡的发生。

4. telemerase detection（端粒酶检测） 是相对来说推出较早，用得较多的一种方法。端粒酶是由 RNA 和蛋白组成的核蛋白，它可以自身 RNA 为模板反转录合成端粒区重复序列，使细胞"永生化"。正常体细胞是没有端粒酶活性的，每分裂一次，染色体的端粒都会缩短，这可能作为有丝分裂的一种时钟，表明细胞年龄、复制衰老或细胞凋亡的信号。研究发现，90% 以上的癌细胞或凋亡细胞都具有端粒酶的活性。InterGen 公司的 TRAP-eze telemerase detection kit 在 1996 年率先推出。它提供特定的寡核苷酸底物，分别与底物及端粒重复序列配对的引物。如果待测样本中含有端粒酶活性，就能在底物上接上不同个数的端粒重复序列，通过 PCR 反应，产物电泳检测就可观察到相差 6 个碱基的 DNA ladder 现象。此外，InterGen 公司还提供用于 ELISA 检测的试剂盒。同样，这种检测方法不专门针对细胞凋亡，检测结果也不单纯反映细胞凋亡的发生。

5. 活细胞 Bid（蛋白）转位检测 Bcl2 家族蛋白 Bid 通常情况下位于细胞质内，但在凋亡发生时，Bid 迅速转入线粒体内，并引发了细胞色素 C 的释放，因此，通过 Bid 蛋白的检测可以监视凋亡前期的生化反应。

（石华山 魏于全）

第四节 细胞自噬检测实验技术

一、概论

（一）细胞自噬的概念

细胞自噬（autophagy）是真核生物中广泛存在的一种进化上保守的依赖于溶酶体/液泡的细胞内物质降解代谢循环的过程，表现为细胞内功能异常的细胞器或折叠错误的蛋白质被双层膜结构的自噬泡包裹，并最终与溶酶体/液泡融合被降解。降解产生的分子如氨基酸等物质被细胞循环利用。根据被包裹降解的物质进入溶酶体/液泡途径的不同，细胞自噬可分为三种类型：巨自噬（macroautophagy）、微自噬（microautophagy）和分子伴侣介导的自噬（chaperone-mediated autophagy，CMA）。通常所讲的细胞自噬是指巨自噬。

真核细胞在正常生长条件下能维持较低水平的自噬，即基础自噬，保证生理状态下细胞内环境的稳态。细胞自噬既是真核细胞的一种正常生理活动，也可在真核细胞遭受各类细胞内或细胞外刺激（如细胞内细胞器损伤、细胞内异常蛋白过量累积、营养物质缺乏、缺氧等，细胞外环境化学物质刺激、微生物入侵等）被激活，应激应答从而发挥保护细胞存活的作用。例如，饥饿条件下，真核细胞通过自噬降解过程提供氨基酸以合成新的蛋白质或产生能量来应对饥饿求得生存。

同时，细胞自噬具有消除细胞内错误折叠蛋白质和功能异常的细胞器功能，阻止细胞内异常蛋白的累积，清除细胞内功能异常细胞器和入侵病原体，从而发挥细胞程序管理的效用，与机体衰老、代谢异常、肿瘤发生发展、神经退行性疾病和病原体感染等的疾病防控相关。细胞自噬还被认为是响应多种刺激的细胞反应的过程，几乎在所有类型真核细胞生理活动和病理功能方面都发挥着重要作用。

此外，细胞自噬在特定情况下也会引起细胞死亡，往往伴随着大量细胞质空泡化，与经典细胞凋亡不同，而被认为是区别于细胞凋亡的另一种细胞程序性死亡，即"自噬性细胞死亡（autophagic cell death）"，也称为Ⅱ型程序性细胞死亡。

（二）细胞自噬过程及调控机制

细胞自噬过程是一系列自噬相关囊泡结构逐渐演变的过程。在细胞自噬激活的情况下，细胞内形成隔离膜（isolation membrane）或吞噬泡（phagophore）的小囊泡样结构，包绕在需要降解的细胞质组分周围。隔离膜逐渐延伸，并包裹封闭待降解胞质成分形成双层膜结构的自噬体（autophagosome）。然后，自噬体与溶酶体直接融合形成自噬溶酶体（autolysosome）。在融合阶段，自噬体的外膜与溶酶体膜融合，自噬体包裹的组分释放到溶酶体中，最终在溶酶体水解酶的作用下被降解，降解产物（氨基酸、脂肪酸等）被输送至细胞质中，供细胞重新利用。

目前已知的30多个自噬相关基因（ATG）同细胞内其他分子合作，在自噬的不同阶段发挥作用。Atg1-Atg13-Atg17 复合物和Ⅲ型磷脂酰肌醇 3- 激酶（phosphatidylinositol 3-kinase，PI3K）-Beclin1 复合物参与自噬泡形成的起始阶段。两个类泛素化结合系统 Atg12-Atg5-Atg16 和 Atg8-PE 参与自噬体膜的延伸和最终形成。调控自噬的信号转导通路和相关基因主要有 mTOR（mammalian target of rapamycin），AMPK（AMP-activated protein kinase），Bcl-2 家族蛋白和肿瘤抑制因子 p53 等。

二、细胞自噬检测的实验技术及原理

目前，人们对细胞自噬的检测主要包括检测自噬体直接（观察自噬体的形态）和间接（检测自噬体表面蛋白标记）的方法以及基于自噬性降解原理设计的一些方法。此外，还可基于对细胞自噬通路的调控来全面评价细胞自噬功能对细胞行为或功能的影响，如应用自噬抑制剂或激活剂、干扰或敲除自噬相关基因表达等。需要注意的是，任何一种方法单独应用均不能作为细胞自噬的明确依据，对任何方法得到的结果进行解释时必须慎重，特别是不能将自噬体的增多、减少或自噬相关蛋白表达的高低等同于自噬的增强或减弱。下面介绍一些检测自噬的常用方法。

（一）基于细胞自噬形态学特征的检测方法

1. 电子显微镜技术 透射电子显微镜是观察细胞自噬现象最直接、最经典的方法，是细胞自噬检测的"金标准"。自噬体是细胞自噬的标志性结构，属于亚细胞结构，直径一般为 300~900nm，平均 500nm。尽管普通光学显微镜的分辨率约为 200nm，但仍然看不清自噬体结构。自噬体通常是双层膜结构包含着待消化降解的胞质成分或细胞器（如线粒体或内质网片段）。电镜下自噬体内容物的形态和电子密度与胞质中的一致，因此容易识别。自噬体融合成自噬溶酶体后，则变成单层膜结构，其中含有降解不同阶段的胞质成分。一般来说，降解的物质电子密度会增加，形成黑色颗粒状或不定形的聚集，因此也能够辨认。

抗体识别特异蛋白的免疫标记方法引入电子显微镜技术，极大地提高了对目标结构观察的辨别特异性。通过抗体标记自噬特异蛋白再进行电镜观察的免疫电镜方法，比传统的电镜方法更容易更准确地识别自噬体。例如，LAMP1 是特异分布在溶酶体膜上的蛋白，可用于标记溶酶体。LAMP1 阳性的单层膜结构是溶酶体，而双层膜结构可以认为是自噬溶酶体。由于自噬体膜形成过程中需要 LC3，因此通过抗体标记 LC3 的免疫电镜技术可以直观识别自噬体。

2. 荧光标记法 用荧光染料对组织切片或细胞进行染色，并结合显微镜观察自噬的发生。自噬体与溶酶体融合成自噬溶酶体，体内环境呈酸性，根据这个特点可用酸向性染料 MDC、吖啶橙和 LysoTracker 标记自噬溶酶体。

1）单丹（磺）酰戊二胺（monodansylcadaverine，MDC）染色法：MDC 是一种嗜酸性的荧光复合物，是最早应用于自噬体标记的染料。将 MDC（使用剂量一般为 0.05mM 或 0.1mM）直接加入细胞中孵育 10~20 分钟，经 PBS 清洗后，可立即在荧光显微镜下观察。自噬体形成时可见 MDC 荧光在胞质内从弥散分布变成点状分布。MDC 染色后要尽快观察，以免点状颗粒弥散。

2）吖啶橙（acridine Orange，AO）染色：吖啶橙是检测酸性囊泡结构的重要弱碱性染色剂。AO 具有细胞渗透性可以自由地跨膜，染色 DNA 和胞质为亮绿色。AO 也可以渗透进入酸性细胞器（例如自噬溶酶体），对 pH 敏感，当 pH 较低的时候，AO 以质子化形式积聚在酸性部位并发出红色荧光。红色荧光的强度反映了细胞酸性成分的酸度。将吖啶橙溶液直接加入细胞中孵育 15 分钟，经 PBS 清洗后，可立即在荧光显微镜下观察红色荧光的强度，也可以直接用流式细胞仪进行定量分析。

3）LysoTracker：LysoTracker 属于弱碱性胺，易积聚在低 pH 的细胞环境中，是一种酸性指示剂。LysoTracker 可以通过胞吞然后运送到溶酶体中，当溶酶体 pH 低于 5 的时候，这种指示剂会在溶酶体腔内形成强荧光，能辅助细胞中的溶酶体定量和用来检测细胞中自噬体与溶酶体融合的效率。将 LysoTracker red 直接加入细胞中孵育 0.5~2 小时，经 PBS 清洗后，可立即在荧光显微镜下观察到溶酶体呈明亮的强荧光。

以上提到的这些荧光染料可以使所有酸性液泡都被染色，所以不是所有的染色阳性颗粒都是自噬溶酶体。因此,这种方法并不能特异性地反映自噬活性,必须与其他自噬检测方法联合使用来确定自噬的活性。

3. 激光共聚焦显微镜(超高分辨率荧光显微镜) 由于自噬体与溶酶体、线粒体、内质网、高尔基体关系密切,在研究自噬相关蛋白时,需对其进行定位。常用一些示踪蛋白在荧光显微镜下观察其与荧光标记的LC3的共定位。随着共聚焦显微镜和超高分辨率显微镜的普及使用,利用荧光抗体标记等方法,可以较好地观察细胞自噬体的形态和特定蛋白质定位。例如,溶酶体膜蛋白LAMP-2和荧光探针LysoTracker可用于检测自噬体与溶酶体融合。pDsRed2-mito载体,在转染后表达一个融合蛋白(红色荧光蛋白+线粒体基质定位信号)和荧光探针MitoTraker可用来检测线粒体自噬(mitophagy)。钙网蛋白(calreticulin)定位于内质网腔,可作为标记物用于检测自噬体与内质网的共定位。

(二)基于细胞自噬标记蛋白LC3的检测方法

微管相关蛋白1轻链3(microtubule-associated protein 1 light chain 3, LC3/Atg8)是自噬体膜上的标记蛋白。细胞内存在两种形式的LC3蛋白,LC3-Ⅰ和LC3-Ⅱ。细胞内新合成的LC3其C端被Atg4蛋白酶剪切,成为胞质可溶形式的LC3-Ⅰ。当自噬体形成后,LC3-Ⅰ经剪切和泛素化加工修饰,与自噬体膜表面的磷脂酰乙醇胺(phosphatidylethanolamine, PE)偶联,成为膜结合形式的LC3-Ⅱ并定位于自噬体内膜和外膜。与其他一些定位于自噬体膜上的Atg蛋白不同(仅在自噬过程的某一阶段发挥作用),LC3-Ⅱ始终稳定地保留在自噬体膜上直到与溶酶体融合,因此被用来作为自噬体的标记分子。LC3-Ⅱ的含量或LC3-Ⅱ/LC3-Ⅰ的比例与自噬体的数量成正相关,在某种程度上反映了细胞的自噬活性。

1. LC3蛋白表达水平的检测 蛋白质印迹(Western blot)技术是一种比较普遍使用的检测蛋白质表达的方法。SDS-PAGE电泳中,LC3-Ⅰ表观分子量为18kD,LC3-Ⅱ的表观分子量为16kD。自噬发生后,通过Western blot可以检测到LC3-Ⅱ蛋白的表达水平上调。需要指出的是,比较LC3-Ⅱ的水平,仅能反映自噬体的数量,LC3-Ⅱ表达的多

少并不意味着自噬活性的强弱。

2. LC3荧光融合蛋白检测 为了对自噬发生过程进行动态检测,通过分子生物学的手段将LC3和绿色荧光蛋白(green fluorescent protein, GFP)构建真核表达GFP-LC3融合蛋白的表达质粒。将GFP-LC3质粒转染入目的细胞,质粒表达后就可用荧光显微镜进行活细胞动态观察。GFP荧光较为稳定,在激发光照射下,GFP抗光漂白能力比荧光素强。正常生理环境下,LC3在胞质内弥散分布;自噬激活时,LC3-Ⅱ聚集于自噬体膜上。通过转染GFP-LC3融合蛋白的表达,理论上,根据GFP荧光颗粒聚集的密集程度和分布可反映LC3的表达水平和细胞内定位,因此可以判断细胞自噬的发生情况。另外,我们也可以考虑利用构建表达GFP-LC3慢病毒质粒,包装获得带有表达GFP-LC3融合蛋白的遗传信息的慢病毒,通过感染宿主细胞获得稳定表达GFP-LC3融合蛋白的细胞,便于观察研究。

在自噬体和溶酶体融合的酸性环境中,GFP很容易被降解,荧光会淬灭。根据红色荧光蛋白(red fluorescent protein, RFP)在溶酶体内耐受降解的特性,RFP-LC3用于转染细胞,以有利于观察自噬溶酶体。RFP-LC3和GFP-LC3也可以同时转染,RFP-LC3和GFP-LC3在自噬前体和自噬体中共表达,呈黄色。自噬体与溶酶体融合形成自噬溶酶体后,GFP信号消失,但RFP信号仍存在,故RFP-LC3(红色)可作为自噬溶酶体的标志。在实际工作中,我们往往构建表达RFP-GFP-LC3融合蛋白的质粒或包装相应病毒,用于转染或感染细胞。自噬体与溶酶体融合前,RFP和GFP同时显色,呈黄色;自噬体与溶酶体融合后,RFP显色而GFP淬灭,呈红色。

上述基于自噬体数量或LC3表达量的检测是目前大多数研究采用的方法,但值得注意的是自噬体数量的增加减少或LC3表达水平的高低并不能完全反映自噬活性的强弱。自噬体数量的增加反映的可能是自噬的激活,也可能是自噬体形成后的下游降解通路受阻导致的自噬体的累积。同样地,自噬体数量的减少可能是由于自噬活性减弱,也可能是自噬活性很强、自噬体降解速度很快。因此在任何时间观察到的自噬体数量都是其形成与降解间平衡的结果,简单地检测自噬

体的数量不足以全面评估自噬活性。

3. 检测 LC3-Ⅱ 的降解 细胞自噬过程是动态变化的,而自噬体仅是整个自噬通路过程中的一个中间结构。如果自噬体与溶酶体融合迟缓或自噬溶酶体降解功能下降,可致 LC3-Ⅱ 表达水平显著升高,此种情况下 LC3-Ⅱ 的表达不能真实反映自噬水平。要说明细胞自噬活性的强弱,不仅要检测 LC3-Ⅱ 的蛋白表达水平和自噬体的数量,还必须通观整个自噬的过程是否顺利,即通过基于自噬性降解的自噬流(autophagic flux)分析来进一步说明自噬活性。自噬流是一个动态连续的概念,涵盖了自噬体的形成、自噬体与溶酶体融合以及待降解底物在溶酶体内降解的整个过程。显然,对这整个过程进行监测较单纯检测自噬体更能反映自噬活性,因此自噬流分析是反映自噬活性的可靠指标。

细胞自噬过程中,自噬体内膜上的 LC3-Ⅱ 被溶酶体降解,在加入溶酶体抑制剂的情况下,通过免疫印迹比较自噬过程中 LC3-Ⅱ 蛋白量的变化即可检测自噬流,反映自噬活性。常用的溶酶体抑制剂有 Vinblastine、氯喹(CQ)、羟基氯喹(HCQ)、氯化铵和 Bafilomycin A1(抑制自噬体与溶酶体的融合)、E-64d 和 Pepstatin A(抑制溶酶体酶的降解活性)。通常,如果与化合物或药物单独作用相比,在溶酶体抑制剂存在的情况下,LC3-Ⅱ 蛋白表达明显增强,说明自噬体在溶酶体内降解正常,存在一定程度的自噬流,自噬活性增强。然而,如果化合物或药物作用细胞后,LC3-Ⅱ 蛋白表达增强,但在加入溶酶体抑制剂后,LC3-Ⅱ 表达没有变化,说明该化合物或药物阻止了自噬过程的后期阶段。

4. RFP-GFP-LC3、GFP-LC3 融合蛋白表征自噬流 RFP-GFP-LC3 融合蛋白也可以用来检测自噬流。在自噬发生时,RFP-GFP-LC3 连同自噬体内膜和内容物一起被运送到溶酶体。通过比较 RFP 和 GFP 荧光差异就可以判断自噬流中自噬体与溶酶体融合状态。同时,与 LC3 易被降解不同的是,RFP-GFP/GFP 在溶酶体中表现荧光淬灭,本身并不被降解,在自噬性溶酶体降解后会释放出游离的 RFP-GFP/GFP。因此,通过免疫印迹的方法检测游离 RFP-GFP/GFP 蛋白的出现即意味着自噬性降解的发生。

(三)自噬底物蛋白的检测

细胞自噬并非随机降解系统,自噬系统对底物具有特异选择性,所以通过检测特异性的自噬降解底物来标记自噬成为一项重要的自噬检测技术。研究最为广泛的自噬降解底物包括 p62/sequestosome-1(p62/SQSTM1)及长寿命蛋白。

1. p62/SQSTM1 p62 也称为 SQSTM1,是一种泛素样结合蛋白,在不同神经退行性疾病中都发现其在胞质以及核内泛素化的蛋白聚集体处聚集,是蛋白聚集体的组成部分。p62 偶联于 LC3,作为一种调节因子参与自噬体的构成,在自噬的中、晚期被降解。细胞内整体 p62 水平的表达与自噬活性存在负相关。研究证实,在饥饿诱导的自噬缺陷细胞中可以观察到 p62 的累积。因此,蛋白质免疫印迹技术检测 p62 水平的降低可以反映自噬活性程度。而 p62 的增加暗示着自噬、溶酶体降解途径被抑制。

2. 长寿命蛋白 细胞内物质主要有两条降解途径:蛋白酶体系统降解及自噬系统降解。蛋白酶体系统主要降解细胞内的短寿命蛋白,而自噬则负责长寿命蛋白和部分细胞器的降解利用。因此,可以通过标记长寿命蛋白的降解产物来检测自噬。将细胞与同位素标记的氨基酸共培养(多为 ^{14}C 或 ^3H 标记的缬氨酸或亮氨酸)数小时以标记长寿蛋白,再经过一段潜伏期使蛋白酶体系统降解淘汰短寿命蛋白。随后经自噬刺激物诱导,细胞内释放出的降解蛋白产物通过三氯乙酸-放射性同位素法定量测定,从而获得一个精确的数值。此方法可以比较客观地反映细胞内长寿蛋白的降解,而不是对自噬底物的简单标记。同时,为确保检测结果反映的是自噬降解,可以进一步在自噬抑制剂存在的情况下,对比观察自噬降解率的变化。

(四)自噬体组成蛋白和信号通路蛋白的检测

1. Atg12-Atg5 复合体 除了 LC3,自噬体膜上标志性蛋白质还有 Atg12-Atg5 结合体。Atg12 和 Atg5 在翻译后就像单个分子一样共价结合在一起,它定位在自噬体双层隔离膜的整个延长阶段。

2. Atg1/ULK1 复合物 酵母 Atg1 复合物(Atg1-Ath13-Atg17-Atg29-Atg31)或哺乳动物 ULK1 复合

物（ULK1-RB1CC1-ATG13-ATG101）参与自噬发生的起始阶段。因此，复合物活性可以反映自噬水平。ULK1 活性位点（Ser317、467、555、637、777 和 Thr574）的磷酸化水平或失活位点（Ser638和 757）的去磷酸化水平可以通过蛋白质印迹技术检测。

3. Beclin1　哺乳动物 Beclin1 是酵母 *Atg6* 基因的同源物。Beclin1 通过激活自噬对细胞生长和抑瘤机制进行控制。蛋白质印迹技术检测Beclin1 蛋白表达情况直接反映自噬活性。SDS PAGE 电泳，Beclin1 分子量为 60kD。

4. mTOR　一个自噬的负性调节因子，mTOR抑制剂西罗莫司可导致自噬的诱导。这个激酶的活性可以通过测定它的底物蛋白核糖体 S6 蛋白激酶（p70S6K）和 4E-BP1 的磷酸化水平来检测。p70S6K 蛋白的 Thr398 位点和 4E-BP1 蛋白的 Thr37、Thr46 位点直接由 mTOR 磷酸化，对西罗莫司敏感。因此，检测 p70S6K 和 4E-BP1 蛋白的磷酸化水平可以反映 mTOR 的活性，磷酸化水平的减少预示着 mTOR 被抑制，可能和诱导自噬的信号通路相关。

5. AMPK　AMP 活化蛋白激酶（AMPK）是一个苏氨酸/丝氨酸蛋白激酶，包括 α、β、γ 三个亚基。α 亚基 Thr-172 位点的磷酸化是其激酶活性所必需的。AMPK 主要的上游磷酸化酶有 AMP依赖的 LKB1 及 Ca^{2+} 依赖的 CaMKKβ。AMPK 是生物能量代谢调节的关键分子，是研究糖尿病及其他代谢相关疾病的核心，AMPK 也是调节自噬的重要因子。AMPK 通过磷酸化 TSC2 和 raptor抑制 mTOR 的活性，另一方面，AMPK 也能直接磷酸化 ULK1 激活自噬。

6. 自噬相关的标志性蛋白还包括　ATG9、DRAM1、ATG14、ATG16L1 和 ATG18 等。

（五）溶酶体蛋白酶的检测

自噬体与溶酶体融合之后，其内物质会被降解。溶酶体酶活性的下调或丧失会造成自噬底物蛋白降解的延迟。自噬过程能否完成与溶酶体活性关系巨大。在检测自噬激活时，溶酶体酶的蛋白表达与活性也应当受到关注。

溶酶体水解作用主要由半胱氨酸蛋白酶（如组织蛋白酶 B，L，H，S）和天冬氨酸蛋白酶（如组织蛋白酶 D）介导。组织蛋白酶 Cathepsins B 和

L 是溶酶体中主要的半胱氨酸蛋白酶，在细胞蛋白代谢尤其是自噬过程中起到很重要的作用。另外，Cathepsins D 和 B 也是溶酶体标记物，它的表达和激活可反映自噬活性。

为了评估溶酶体酶的活性，在应用体外酶活性检测的同时，可以应用 Bodipy-FL-pepstatin A 免疫组织化学和免疫电子显微镜，还可以采用免疫印迹方法检测组织蛋白酶的表达。

三、注意事项

细胞自噬过程是随时间不断动态变化的过程。当前，大部分细胞自噬的检测方法普遍反映的是某一特定进程点的现象，因此存在一定的局限性和偏倚。任何一种方法单独应用均不能作为细胞自噬的明确依据，对任何方法得到的结果进行解释时必须慎重，特别是不能将自噬体的增多、减少或自噬相关蛋白表达的高低等同于自噬的增强或减弱。还必须通观整个自噬的过程是否顺利，即通过基于自噬性降解的自噬流分析来进一步说明自噬活性。

（孙晓东）

第五节　细胞衰老检测实验技术

细胞衰老是指正常二倍体细胞分裂一定次数后失去增殖能力的现象。这一概念最初由 Hayflick在 1965 年提出（图 1-5-1），也被称为 Hayflick 现象（Hayflick phenomenon）或 Hayflick 限制（Hayflick limit）。

细胞衰老的功能主要有两种：①影响肿瘤发生。当正常细胞出现恶变趋势时，细胞衰老信号通路被激活，引起该细胞生长抑制，从而避免癌细胞的产生。因此，恶性肿瘤细胞中不存在细胞衰老现象。除此之外，衰老细胞能够分泌许多 SASP因子，促进其周围正常或肿瘤细胞的增殖，甚至诱导正常细胞恶变以及肿瘤细胞转移。②反映人类衰老进程。衰老细胞在人组织中的百分比随着年龄而增长，患有早衰疾病（例如 Werner's 综合征）的病人体内衰老细胞百分比增加。从老年人身体中分离出的细胞比年轻人的体细胞更快发生细胞衰老。近年来，研究发现，体内清除衰老细胞能够延缓机体衰老进程。

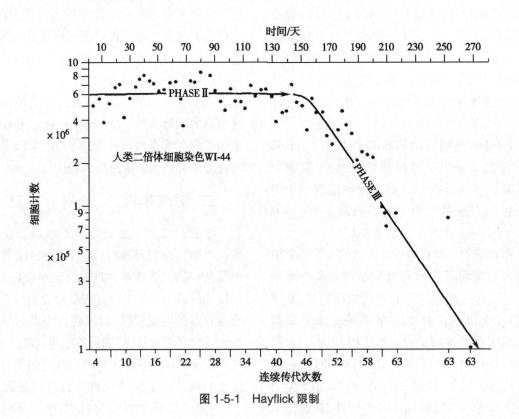

图 1-5-1 Hayflick 限制

一、衰老细胞的特征

衰老细胞会发生形态学的改变和一系列信号通路的活化。可以通过镜下观察和生物标记物检测鉴别正常与衰老细胞。形态学改变主要包括：不可逆的生长抑制、细胞扁平肥大与胞内小囊泡形成、衰老相关异染色质凝集（senescence associated heterochromatin foci，SAHF）和衰老相关分泌表型（senescence associated secretory phenotype，SASP）。细胞衰老标志物包括：衰老相关 β- 半乳糖苷酶，p16^{INK4A}，DcR2，Dec1，p15^{INK4B} 等。

1. 细胞衰老标志物

（1）衰老相关 β- 半乳糖苷酶（SA-β-gal）：属于溶酶体半乳糖苷酶，反映衰老细胞中不断增长的溶酶体活性。在 pH 4~6 的条件下可以被 X-gal 染成蓝绿色（图 1-5-2）。

（2）p16^{INK4A}：在大部分衰老细胞中表达量升高，是细胞衰老的重要效应分子。

（3）其他标志物，如 DcR2、Dec1、p15^{INK4B} 等。

2. 衰老相关异染色质凝集（SAHF）

（1）DAPI/PI 染色可见 DNA 凝集灶。

（2）电镜下可观察到异染色质。

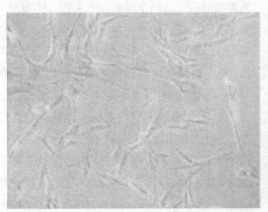
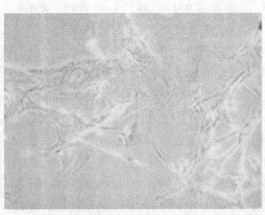

图 1-5-2 正常与衰老 BJ 细胞 SA-β-gal 染色

（3）异染色质标记物（K9M-H3、HP1α、HP1β、HP1γ）染色阳性区域与 DNA 凝集灶重合。

（4）在此区域募集 Rb 及异染色质蛋白。

（5）能够稳定沉默细胞增殖所必需的 E2F 目的基因的表达。

（6）衰老相关异染色质凝集所导致的染色质改变是细胞衰老不可逆转的原因之一。

3. 衰老相关分泌表型（SASP）

（1）衰老细胞可分泌免疫相关细胞因子、趋化因子、生长因子、蛋白酶等多种蛋白质。

（2）作为一种自调控方式，一些 SASP 因子对细胞衰老现象的启动和维持非常关键。

（3）某些信号因子介导免疫系统清除体内衰老细胞。

（4）某些蛋白介导细胞衰老对肿瘤的促进作用，如免疫相关细胞因子、生长因子等。

（5）某些分泌蛋白酶可以通过对细胞外基质进行重构改变组织微环境。

（6）某些分泌蛋白酶可以介导衰老相关的组织结构与功能衰退。

（7）至少部分 SASP 因子的 mRNA 水平能够被转录因子 NF-κB 和 C/EBPβ 上调，而这种调控方式依赖于 P38 MAPK 信号通路。

二、细胞衰老的检测

1995 年，首次有人提出使用细胞化学手段检测衰老细胞。这种方式主要基于衰老细胞溶酶体 β- 半乳糖苷酶活性的不断上升。细胞在普通培养条件下产生酸性的溶酶体 β- 半乳糖苷酶，它的活性可以在 pH 为 4.0 时使底物 5- 溴 -4- 氯 -3- 吲哚基 β-D- 半乳糖皮蒽（X-gal）显色。在发生细胞衰老时，溶酶体密度上升，从而产生更多的 β- 半乳糖苷酶，被称为衰老相关 β- 半乳糖苷酶（SA-β-gal）。因此，在实验中，可以通过添加底物的方式使衰老细胞显色。然而，由于正常细胞也能够产生这种酶，在最优 pH=4.0 的条件下染色会出现大量假阳性结果。因此，本检测方法使用略逊于最优条件的 pH=6.0，能够在降低背景干扰的同时，特异性检测衰老细胞的存在。SA-b-gal 阳性细胞呈蓝绿色，利用明场显微镜能够对其进行评分。在进行实验时，注意避免细胞密度过高或传代次数过多所致的假阳性结果出现。

三、检测实验方法

（一）细胞与组织切片的 SA-b-gal 染色

1. 试剂的制备

（1）X-gal（40×）：将 X-gal 粉末溶于 N, N- 二甲基甲酰胺（DMF）中，终浓度 40mg/ml，−20℃冰箱避光保存。

（2）普通 PBS 溶液。

（3）酸性 PBS 溶液：在普通 PBS 溶液中加入 $MgCl_2$ 至 2mmol/L，调节 pH 至 6.0。

（4）0.5% 戊二醛溶液：在 500ml 普通 PBS 溶液中加入 10ml 戊二醛储存液（25%）。

（5）还需准备 KC（20×），0.82g $K_3Fe(CN)_6$，1.05g $K_4Fe(CN)_6 \cdot 3H_2O$。25ml PBS，调节 pH 至 6.0，常温避光保存。核素红染液（或苏木精），乙醇，二甲苯，封片剂。

2. 仪器
倒置显微镜、37℃孵箱、摇床、4℃冰箱

3. 实验步骤

（1）细胞的 SA-b-gal 染色

1）取出细胞培养皿，普通 PBS 润洗细胞一次，弃去润洗液。

2）加入 0.5% 戊二醛，室温固定细胞 15 分钟。

3）酸性 PBS 溶液润洗细胞两次。

4）加入新鲜配制的 X-gal 染液，配制方法见表 1-5-1。

表 1-5-1　X-gal 染液配方（1×）

终体积 /ml	酸性 PBS 溶液 /ml	20×KC/ml	40×X-gal/ml
10	9.3	0.5	0.25
15	14	0.75	0.375
20	18.6	1	0.5
30	28	1.5	0.75

5）37℃孵箱避光孵育 1~3 小时（最长可孵育过夜）。

6）自来水润洗细胞三次。

7）将细胞浸没于自来水中，置于镜下观察评分或拍照。如需短期保存，可避光置于 4℃冰箱存放 1 个月左右。

（2）组织切片的 SA-b-gal 染色

1）从 −80℃冰箱中取出厚度为 8μm 的冰冻

切片,直接浸没于 0.5% 戊二醛中(戊二醛 4℃预冷 15 分钟),4℃固定 10 分钟。

2)酸性 PBS 溶液冲洗 3 次,每次 5 分钟。

3)浸入新鲜配制的 X-gal 染液,置于 37℃孵箱孵育 4~6 小时,如果仍不显色,可过夜。

4)染色过程中,密切观察组织切片颜色变化。显色程度满意时,单蒸水冲洗切片三次,每次 5 分钟,终止染色。

5)将组织周围残留的单蒸水擦干,组化笔圈定染色区域,滴加核素红染液染色 5 分钟。

6)流动自来水冲洗切片至无任何染液残留(如担心组织从玻片上剥脱,也可单蒸水冲洗 3 次,每次 5 分钟)。

7)脱水:将组织切片依次浸泡于以下试剂中:80% 乙醇 2 分钟、90% 乙醇 2 分钟、100% 乙醇 5 分钟、100% 乙醇 5 分钟(更换乙醇)、二甲苯 5 分钟、二甲苯 5 分钟(更换二甲苯)。

8)封片剂封片,干燥过夜。

9)镜下观察并拍照。

(3)注意事项

1)X-gal 染液配制完成后需避光,不同容器所需要的染液体积为:10mm 培养皿,5ml;6 孔板,2ml/孔;12 孔板,1ml/孔。

2)不同类型的细胞,或不同条件诱导获得的衰老细胞,着色时间有所差异。来源于人皮肤的成纤维细胞 BJ 通常染色时间为 6 小时,某些肿瘤细胞需 12~24 小时,实验时需每隔 1~2 小时密切观察染色情况,以达最佳染色效果。

3)偶尔未知原因会导致蓝色 SA-β-gal 阳性细胞脱水后周围出现染色弥散,影响拍照质量。因此,建议脱水前拍照存档,拍照过程中注意避免组织干燥。

4)如果 SA-β-gal 染色呈强阳性,核素红衬染效果不佳,也可用苏木精替代。但是当 SA-β-gal 活性处于中下水平时,在苏木精衬染下,蓝色难以看清。所以优先使用核素红。

5)胰腺组织由于含有碱性分泌液,需使用 pH=4.0 的 KC 与相应酸性 PBS 溶液进行染色。

(二)其他检测方法

除了经典的 SA-β-gal 染色以外,我们还可以利用 qPCR、Western blot、免疫组化等检测手段分析样本中 p16[INK4A]、DcR2、Dec1、p15[INK4B] 的表达水平,综合评估细胞衰老情况。

(孙培庆 黄 珊)

第六节 细胞运动及迁移检测实验技术

一、细胞运动及迁移的概念及意义

(一)细胞运动和迁移的概念

细胞运动指单个或者一群细胞接受内部或外界信号刺激后从一处转移到另一处的现象。

细胞运动分为定向运动和随机运动,以定向运动为主。细胞迁移是细胞运动的一种类型,它特指细胞在二维空间中发生的定向运动。由于细胞的迁移不仅有空间位置的改变,还会伴随细胞形态的改变,因此这是一个在时间及空间上综合了多种细胞受体、信号通路蛋白、磷脂酶、细胞骨架、连接及黏附分子的复杂过程,一直以来都有大量的研究在探索细胞迁移的过程及迁移过程中细胞自身及其周围环境的变化。目前而言,细胞的运动和迁移的形式大致可分为两种。

1. 单个细胞的迁移 通常受细胞自身表达的黏附受体、组织微环境、细胞的变形及收缩能力所影响,单个细胞的迁移可以让细胞将其自身移动到其他组织发挥作用或者进行分化,比如免疫细胞通过血液循环快速到达其靶点组织,纤维母细胞迁移到其作用位置并分化形成成纤维细胞等。

2. 多细胞集体迁移 与单个细胞的迁移不同,多细胞集体迁移有多个细胞集合参与,细胞之间保持着一定程度的连接,这样的迁移形式有利于群体细胞的定居及组织的形成。在胚胎期各胚层细胞形成各种器官、组织并定位的时候,就是以集体迁移的方式进行。集体迁移通常有以下几种模式:

(1)通过"链式"连接运动:由于细胞间的黏附与连接结构,多个排列形成"火车"状的细胞"链式"连接,由处于"链式"结构顶端的引导细胞引导,一个接着一个进行迁移,常见于不同的肿瘤细胞的播散与侵袭。

(2)通过"互作"式运动:依附于其他不同

类型及形态的细胞作为天然的"轨道",迁移到其他位置,比如神经组细胞以胶质细胞的细胞突起作为"轨道",运动及迁移到大脑皮层的特定细胞层。

（3）多细胞多层次的协调迁移：多个细胞紧密连接形成层状或者波浪样的细胞层,在运动方向最前的细胞形成的引导层的引导下,引导后方细胞群向前移动,常见于胚胎发育及损伤修复等过程。

（二）细胞运动和迁移的意义

细胞运动和迁移是动物细胞所共有的特性,在体内各种生理、病理情况下都发挥着重要的作用。细胞的运动和迁移在免疫监视及调控、组织及器官发育过程中各种祖细胞的分化及定位、氧气及一些物质运输、损伤修复等生理及病理过程有重要的意义。当皮肤、黏膜发生损伤后,随着内皮下层、胶原纤维及组织因子的暴露,血小板聚集形成血凝块并脱颗粒释放趋化因子,吸引中性粒细胞及巨噬细胞聚集及吞噬细菌和坏死组织。随后损伤处聚集大量的细胞及连接组织、蛋白聚糖、胶原纤维、弹力纤维、透明质酸等细胞外间质的产生以及白介素、TGF-β、血管紧张素等细胞因子的释放,促进了损伤处的修复。

然而,并不是所有的细胞迁移都是有益的。肿瘤细胞的转移、种植及侵袭也是一种细胞迁移,但往往是肿瘤恶性的标志性行为。肿瘤细胞的侵袭通常是由于肿瘤细胞中细胞骨架相关的通路持续激活,形成伪足向临近部位黏附移动,肿瘤细胞自身表达的细胞间连接蛋白减少以及分泌各种蛋白酶、胶原酶、透明质酸酶等使细胞外基质的降解,同时其肌动蛋白的收缩作用提供了前进的动力,单个细胞侵袭过后往往会在细胞后方由于尾端的收缩形成一个微型轨道,为后方其余肿瘤细胞提供侵袭的路径,形成"链式"的迁移行为。同时由于肿瘤细胞的变异性,其运动及迁移的形式可以在不同模式中转变,这使得对肿瘤细胞运动和迁移行为的预测成为当前研究的一个难题。

因此,对于细胞的运动及迁移,我们不仅需要研究如何合理利用其特性来对我们有利,如促进损伤修复,同时也需要探索如何阻断或者抑制不良的迁移行为。

二、细胞运动和迁移的检测技术及原理

（一）体外实验

1. 二维平面内细胞运动的检测方法

1）划痕试验（wound-healing assay）：是检测细胞运动能力的另一种常用方法。该方法通常需借助较为尖锐的器械（如移液器的吸管端等）在已经融合成片的单细胞层上划出无细胞的区域,再通过显微镜观察划痕周边细胞向划痕区域内的迁移情况。在一定时间内划痕宽度的变化可一定程度上反映待测细胞的运动能力。细胞排斥区检测（cell exclusion zone assay）与栅栏式检测（fence assay）是划痕实验的改良,因划痕实验存在划痕宽度的不均一,引入硅胶柱、高分子化学材料、玻璃或者金属材质的"栅栏"状阻碍物等置于细胞培养板内,待细胞融合成单层细胞层后取出阻碍物,借助于显微镜等技术定时或实时观察细胞向周边无细胞区域运动的情况。

2）微流体小室迁移检测（microfluidic chamber assay）：该方法中的设备由两个小室连接而成。在一侧小室中种植细胞形成单细胞层后再将含有趋化因子等的培养基加入另一侧小室。使用盖玻片封闭两侧小室的顶部。当细胞发生运动时,可经两侧小室的连接处向另一侧运动。借助显微镜等可观察分析连接处的细胞数,从而间接分析细胞的运动状况。

3）琼脂糖白细胞迁移试验（leukocyte migration agarose technique assay）：该方法是检测白细胞迁移能力的经典方法之一。将细胞培养板经琼脂糖预处理后可形成三个保持一定距离的圆孔状区域。将细胞种植于中间孔后,在两侧空白区域内分别加入含有不同成分的培养基。若细胞向一侧或两侧运动则需穿过琼脂糖,其在琼脂糖中移动的距离反映了细胞的运动能力。

4）单细胞运动检测（single cell motility assay）：该方法的原理简单。将细胞种植于胶体金预处理的细胞培养板中。由于胶体金在显微镜下成像为透光性较差的灰暗颗粒,而细胞定植的区域由于没有胶体金颗粒而显现为明亮的视野。因此,细胞运动可反映为显微镜下明亮视野的出现和扩大,借助显微镜等可对此变化进行实时或定时的观察并计算明亮视野面积的动态改变。

5）迁移小体的检测（detection of migrasomes）：2014年，研究发现，在细胞迁移运动时细胞会外排一种囊泡，称为迁移小体。不同于外泌体或其他微粒，细胞在发生迁移时会产生收缩纤维，迁移小体在收缩纤维上产生并分泌到周围细胞基质中，并可能参与细胞迁移过程中各个细胞的联系过程。细胞铺板后用细胞外基质纤连蛋白预处理给细胞迁移创造条件，将TSPAN4-GFP转染进入细胞作为迁移小体的标记物后在荧光显微镜下进行定时或实时观察。

6）凝胶降解试验（gelatin degradation assay）：主要用于细胞迁移过程中观察亚细胞形态及结构的方法。将细胞种在一层薄的、被荧光标记了的基质上，细胞在迁移时会伸出伪足或侵袭性伪足，降解周围细胞间基质，通过荧光标记实时或定时观察基质的降解情况了解其伪足的情况。在高分辨率的显微镜下，其伪足的亚细胞结构也能被观察清楚。

2. 三维环境下细胞运动的检测方法

1）Transwell试验（transwell assay）：又称博伊登室技术，是目前应用最为广泛的细胞运动相关检测技术。博伊登小室由内室及外室两部分构成，其中内室的底部覆盖具有不同孔径（3~12μm）微孔的薄膜。使用该方法检测细胞运动能力时，通常将低血清浓度的细胞混悬液置于内室中，而在外室中加入适量含有较高血清浓度的细胞培养基。当细胞发生迁移时，细胞首先经水平运动到达微孔处，进而经微孔向室外进行垂直方向运动并到达内室底膜的外侧。到达试验终点后，取出内室将迁移至底膜外侧的细胞固定并染色后于显微镜下进行观察和定量分析。

2）微球载体检测（microcarrier bead assay）：将特殊材质的微球表面均匀包被待测细胞后置于细胞培养板内孵育。到达规定时间后取出微球载体，对培养板内存留的细胞进行固定、染色及显微镜下定量分析。

3）细胞球迁移检测（spheroid migration assay）：将待测细胞预处理使之形成细胞球。将已形成的细胞球置于培养板中，继续维持适宜的细胞培养条件。培养板底物被细胞所覆盖面积的变化可间接反映细胞的运动能力。

4）毛细管迁移检测（capillary tube migration assay）：该方法是检测白细胞运动的经典方法之一。将毛细管内的血液标本离心后可见到分层现象。将分层后的标本静置，白细胞层中的细胞可缓慢地从聚集层中游离出来向血浆层运动。借助显微镜测量器，可以记录细胞迁移的距离。

5）Platypus侵袭检测（platypus invasion assay）：又称Oris细胞侵袭试验（Oris cell invasion assay），使用与细胞排斥区检测相同的设备，但与之不同，细胞种于两层薄层的细胞外基质中，培养板中间使用硅胶阻挡出中心无细胞区域，随后观察细胞由外向内迁移的区域。

6）垂直凝胶三维迁移检测（vertical gel 3D migration/invasion assay）：最早是用于白细胞的迁移试验，使用胶原蛋白凝胶铺在培养板内，将细胞种于凝胶表面，观察细胞向下迁移进入凝胶中的情况。其也可用于模拟肿瘤细胞的侵袭情况，将上皮细胞种植与凝胶表面，待其垂直迁移后，再在凝胶顶部种入肿瘤细胞，借助荧光或者免疫组化等方法观察肿瘤细胞浸润上皮的过程。

7）微球体侵袭试验（spheroid cell invasion assay）：与微球载体检测类似，将需要研究的细胞接种于另一种细胞构成的微球体表面，用荧光标记后通过荧光显微镜或者共聚焦显微镜观察接种细胞的黏附能力及侵袭行为和能力。此外还有衍生的微球体对抗实验（spheroid confrontation assay），两种不同的细胞形成的微球体相互接触，最终细胞融合并发生了迁移或侵袭。

8）微球体凝胶试验（spheroid gel invasion assays）：将多细胞微球体植入胶原蛋白凝胶中，可通过荧光实时、免疫荧光、组化及降解胶质后流失细胞技术来观察及分析其细胞向周围凝胶迁移、侵袭的情况。

9）依附于活细胞工作站的荧光显微镜记录技术 活细胞工作站由高级自动倒置显微镜、活细胞长时间孵育系统、Z轴微光切系统（数码共聚焦系统）、单色仪、高灵敏冷CCD、图像软件工作站组成，用于培养状态下细胞动态的研究。借助荧光显微镜技术可以实时记录荧光标记的活细胞的动态情况，该技术可更为准确地追踪细胞运动的轨迹以及距离。特别是激光扫描共聚焦显微镜的出现，使得在亚细胞水平上研究细胞的运动成为可能。该系统可自动聚焦、单细胞追踪、多位点成像,特别是在研究细胞骨架的代谢动力学、细胞骨架 3D 结构重建及空间定位等方面具有独特的优势。高内涵筛选是新近的一种高通量筛选技术。该技术在保持细胞结构和功能完整性的前提下,同时检测被筛样品对细胞形态、生长、分化、迁移、凋亡、代谢途径及信号转导等方面的影响,从而在单一试验中获取大量与基因、蛋白质及其他细胞成分相关的信息。该系统的原理与活细胞工作站极为类似,借助于荧光显微成像技术和白光成像系统可在短时间内对 96 孔板或 384 孔板内的样本进行运动轨迹和规律的实时记录和分析。

(二)在体实验

体外实验往往无法模拟真实的体内情况,缺少各种复杂因素的影响以及体内生理、病理生理状况下各因素的关联性。因此,在验证细胞的迁移情况时,在体迁移实验同样不可或缺。在体迁移实验通常是使用实验动物进行实验。根据实验需求及设计,将需要研究的细胞(如肿瘤细胞)或者组织器官移植到动物体内(通常是免疫缺陷动物),或通过静脉、腹腔注射药物、病毒、异体细胞等方式,抑或通过基因工程技术诱导小鼠在体细胞产生迁移和侵袭行为的细胞(如肿瘤细胞),通过肉眼、体视镜下观察其宏观的迁移、侵袭情况,以及取材通过染色、组化、荧光等实验技术,观察细胞的迁移、侵袭情况。活体成像技术(intravital image)早在 19 世纪已经开始应用,但得益于共聚焦显微镜及多光子显微镜等技术的开发和成熟,近年来,活体成像已经能够高分辨率观察活体细胞的迁移运动,为在体实验的实时观察提供了技术支持。由于实验目的、实验条件的不同,实验方法也会有较大差异,但也有一些具有代表性的在体迁移检测技术或者模型,近年来一些较为经典的在体迁移实验都依赖于不同的动物模型。

1. 迁移外植器官培养与实时成像技术(explant culture and live imaging) 将动物器官、组织移植到琼脂糖凝胶上,通过显微镜观察期细胞的迁移、侵袭情况。为了方便实时成像,通常器官、组织来源于荧光标记报告基因动物,或通过病毒转染等手段,使需要观察的细胞能特异性表达荧光蛋白或带上荧光标记,如为了标记小肠上皮细胞,使用 mT/mG 标记与 Villin-CreERT2 标记杂交的小鼠。

2. 尿囊绒毛膜试验(the chorioallantoic membrane assay) 该方法主要用于评估及定量分析肿瘤在体内的播散程度,其主要操作是对鸡蛋气囊的一侧持续鼓气使其尿囊绒毛膜(CAM)位于鸡蛋顶端下方,在其表面植上人肿瘤细胞后封闭蛋壳,8 天后通过检测股骨的 DNA 中的人源性 Alu 序列,以此定量或相对定量地评估肿瘤的迁移及侵袭能力。此外由于鸡胚胎具有天然免疫缺陷,其他类型的细胞也可以此为模型进行实验,如血管新生及器官移植等。

3. 斑马鱼胚胎试验(zebrafish embryo assay) 该方法原理与尿囊绒毛膜试验相似,都是利用的胚胎不成熟的免疫系统种植异体的细胞、组织,观察其迁移、侵袭情况。主要通过显微注射的方式将细胞植入斑马鱼胚胎内,通过荧光标记等方式观察异体细胞在斑马鱼胚胎内的运动及迁移情况。

4. 秀丽隐杆线虫模型(caenorhabditis elegans model) 该方法主要用过观察秀丽隐杆线虫的两性末梢细胞(hermaphroditic distal tip cells,DTCs)的迁移,研究一些影响其迁移的因素。通过荧光标记 DTCs,可以通过秀丽隐杆线虫的透明躯干直接观察到 DTCs 的迁移运动,通过 RNAi 等基因干扰技术干扰特定基因的表达后可在 DTCs 的迁移运动上表现出相应的变化。

5. 果蝇血细胞迁移试验(drosophila hemocyte migration assay) 该方法主要利用果蝇的蛹具有半透明的特点及果蝇的 GAL4/UAS 双元表达系统来进行。选择具有特定靶点细胞荧光蛋白表达的果蝇作为实验对象进行观察。利用激光照射果蝇产生上皮损伤的模型,通过炎症的诱导,使果蝇的血细胞由无序的运动转为受到趋化作用后的定向迁移,同时还可以增加其他的影响因素,如使用 RNAi 干扰等。

三、细胞运动及迁移代表性检测方法的具体步骤

(一)划痕实验(wound-healing assay)

以人脐静脉内皮细胞(human umbilical vein endothelial cell, HUVEC)为例:

1. 准备细胞 取一瓶长满 HUVECs(细胞密度 >95%)的 75cm² 细胞培养瓶,弃去原有的细胞培养基后用移液器将 10ml 的 PBS 加入细胞瓶内

清洗一遍细胞并弃去 PBS；向细胞瓶内加 3~5ml 提前复温至 37℃的胰酶，轻轻摇晃细胞瓶使胰酶覆盖所有细胞，将细胞瓶盖好盖子后放入细胞孵育箱孵育约 1 分钟；1 分钟后向细胞瓶内加入与胰酶等体积的完全 ECM 以中和胰酶对细胞的进一步消化，将中和后的混合液倒入 50ml 的离心管中后放入低速离心机内离心（25℃，800rpm，5 分钟）；离心结束后弃去上清，向离心管内加入 10ml 完全 ECM 并用移液器将细胞充分吹打混匀，然后根据需要加入一定体积完全 ECM 将细胞调至 8×10^4 个 /ml，依照实验组别设计将调好浓度的细胞用移液器加到 24 孔板内培养，每孔 500μl。

2. 细胞处理 根据实验设计转染或加药处理。

3. 划痕准备 用 PBS 清洗细胞一遍，吸净 PBS 后用 200μl 的移液嘴在细胞的正中间（沿 24 孔板的直径）均匀划一条线（划线的地方细胞被移液嘴刮去，显微镜下可见一条缺失细胞的"路面"）。尽量保证划痕"路面"宽度均一及划痕边缘的整齐。

4. 拍照 划痕后拍照记录 0h "路面"宽度。12h 后将细胞板拿去再次拍照"路面"的宽度，然后将现在宽度与第 2 步中的原始宽度相比得出一个百分比，检测处理对细胞迁移的影响。

（二）Transwell 试验

无基质胶 Transwell 小室制备

（1）包被基底膜：用 50mg/L Matrigel 1∶8 稀释液包被 Transwell 小室底部膜的上室面，4℃风干。如果需要在下室面铺纤维连接蛋白（FN）的话，可将 200μl 移液嘴的尖端剪掉，吸取 FN 均匀涂抹在小室的下面。用胶原（collagen）的话，一般配成 0.5mg/ml，直接用枪吸取涂在膜上。

（2）水化基底膜：吸出培养板中残余液体，每孔加入 50ul 含 10g/L BSA 的无血清培养液，37℃，30 分钟。

（3）有基质胶的 Transwell 小室制备：按 Chemicon 公司的 ECM550 系列说明书要求，将小室放入培养板中，在上室加入 300μl 预温的无血清培养基，室温下静置 15~30 分钟，使基质胶再水化。再吸去剩余培养液。

（4）制备细胞悬液

1）制备细胞悬液前可先让细胞撤血清饥饿 12~24 小时，进一步去除血清的影响。

2）消化细胞，终止消化后离心弃去培养液，用 PBS 洗 1~2 遍，用含 BSA 的无血清培养基重悬。调整细胞密度至（1~10）× 10^5。

（5）接种细胞

1）取细胞悬液 100~200μl 加入 Transwell 小室，不同公司的、不同大小的 Transwell 小室对细胞悬液量有不同要求。24 孔板小室一般为 200μl。

2）24 孔板下室一般加入 500μl 含 FBS 或趋化因子的培养基，不同的培养板加的量有不同要求，具体参考说明书。这里要特别注意的是，下层培养液和小室间一旦产生气泡，下层培养液的趋化作用就减弱甚至消失。因此在种板的时一旦出现气泡，要将小室提起，去除气泡，再将小室放进培养板。

3）培养细胞：常规培养 12~48 小时（主要依实验所用细胞侵袭能力而定）。时间点的选择除了要考虑到细胞侵袭力外，处理因素对细胞数目的影响也不可忽视。

（6）结果统计：检测穿过的细胞数有两种方法。

1）直接计数法：①"贴壁"细胞计数："贴壁"是指细胞穿过膜后，可以附着在膜的下室侧而不会掉到下室里面去。通过给细胞染色，可在镜下计数细胞。用棉签擦去基质胶和上室内的细胞。染色：常用的染色方法有吉姆萨染色、结晶紫染色、锥虫蓝染色、苏木精染色、伊红染色等。细胞计数：100 倍光镜下选择上下左右中 5 个不同视野的穿过膜的细胞数，求平均值，按下式计算实验处理对细胞的迁移能力：

$$迁移抑制率 = (1- 实验组平均迁移细胞数 / 对照组平均迁移细胞数) \times 100\%$$

②"非贴壁"细胞计数：由于某些细胞自身的原因或某些膜的关系，细胞在穿过膜后不能附着在膜上，而是掉进下室。可以收集下层培养液，用流式细胞仪计数细胞量，也可用细胞计数的方法直接在镜下计数。

2）间接计数法：主要用于穿过细胞过多，而无法通过计数获得准确的细胞数所采用的方法，与常用的 MTT 实验是同样的原理。①MTT 法：用棉签擦去基质胶和上室内的细胞。24 孔板中加入 500μl 含 0.5mg/mlMTT 的完全培养基，将小室置于其中，使膜浸没在培养基中，37℃ 4 小时后取出。24 孔板中加入 500μl DMSO，将小室置于其中，使膜浸没在 DMSO 中，振荡 10 分钟，使 MTT 还原所产生的甲瓒产物充分溶解。取出小室，24 孔板于酶标仪上测 OD 值。②荧光试剂检测：这类试剂一般是与 Transwell 小室一起出售的，其原理与 MTT 法类似，是用一种荧光染料染细胞，再将细胞裂解，检测荧光值。③结晶紫检测：原理与 MTT 法也是类似的。但结晶紫染色还有个优点，就是染色和脱色的过程并不影响膜上细胞，在脱色后还可重新染色。

（三）斑马鱼胚胎试验

1. 斑马鱼胚胎处理　斑马鱼胚胎应在受精后保存于含 0.3×Danieau 培养基的 2% 琼脂平皿中 24 小时，之后转移到 Danieau/PTU 培养基中。在植入前两小时，使胚胎脱盐以避免其在植入时发生变形。

2. 放置胚胎　放置胚胎的目的是为了使胚胎固定放置在低熔点（LMP）琼脂糖培养基的玻璃培养基中以方便后面观察及拍照。将胚胎在显微镜注视下转移到含有三卡因的 Danieau/PTU 培养基中。滴一滴 LMP 琼脂糖在有盖培养皿内，将胚胎转移到 LMP 琼脂糖内，尽量减少培养基对琼脂糖的稀释作用。待琼脂糖凝固后（约 1~2 分钟），添加 Danieau/PTU 培养基盖过琼脂糖凝胶，其后在 28℃恒温培养箱中培养。

3. 准备细胞　保证注射前细胞密度在 1×10^8 个 /ml，将细胞用荧光标记以便后续观察。

4. 准备注射　需要准备微注射针、毛细管及纤维控制仪，5~10μl 的细胞悬液等。

5. 显微镜下血管内注射细胞　利用荧光成像，在显微注射器进入胚胎血管后即开始实时观察细胞的注射情况，将带荧光的细胞注射入斑马鱼胚胎的居维叶氏管内。实时记录荧光分布以观察斑马鱼胚胎的血管系统图像，作为 0 点的图像。

6. 培育及观察　将斑马鱼胚胎放回 28℃恒温培养箱中继续培养并继续观察其注射入细胞的迁移情况。

四、细胞运动及迁移检测方法的心得、关键步骤与注意事项

（一）体外实验

1. 二维平面内细胞运动的检测方法

1）划痕试验：原理简单，操作便捷，不需要借助特殊的实验仪器，适用于任何具有贴壁特性的细胞，因此在细胞运动的检测中应用广泛。本方法中，细胞运动的能力反映为划痕宽度的变化，通常情况下划痕由实验操作者以移液器的枪头尖端划出，导致划痕的宽度并不均一，因此在一定程度上影响了划痕愈合度的评估，此外，在人为制造划痕时可对周围细胞产生一定的机械损伤，可能会影响划痕边界周围细胞的活性和运动潜能。同时，脱落的部分细胞可能在培养板静置后重新在无细胞区域定植和迁移，从而制造划痕愈合的假象，划痕后应尽可能将游离细胞清洗干净。因此细胞排斥区检测与栅栏式检测是更好的替代实验方法，保证了划痕宽度的均一，还减少了对周围细胞的机械损伤。但无论划痕还是其替代实验，都无法排除细胞外基质对细胞迁移能力的影响，以及由于没有对迁移方向的引导，有观点认为其不能准确表示细胞的迁移能力。同时，有观点认为超过 24 小时的检测并不能排除细胞增殖对划痕愈合的影响，尽管在实验过程中通过降低培养基的血清浓度可在一定程度上削弱细胞增殖的影响，但划痕试验中观察时间点的设置仍宜控制在 24 小时以内。

目前，Applied Bio Physics 公司推出了基于微电阻感应系统的划痕试验装置。借助整合在细胞培养板上的电极，通过电流的脉冲刺激可产生宽度恒定均一的无细胞区域。同时通过检测无细胞区域的微电阻的增加，可以判断细胞向内迁移的数量。这种改良后的装置实现了实验条件的标准化和实验结果统计的精准化，但其对设备器材的要求和成本均相对较高。

2）微流体小室迁移检测：本方法最早见于白细胞运动能力的检测。该方法中所用的两个相互连接的小室容量较小，因此该方法特别适合涉及稀有类型细胞或珍贵物化材料的实验。同时，小室本身较小的容量会给实验带来诸多不便之处，如操作中需要注意液体的蒸发，小室内的液体需高频率地更换以保证细胞的生长环境相对稳定。

3）琼脂糖白细胞迁移试验：该方法成本低廉，试验结果的记录和分析较为简单，一般适用于多核白细胞运动能力的检测。实验观察时应注意，尽可能在不剥离凝胶的情况下在显微镜下观察，以避免剥离后凝胶边界不齐。

4）单细胞运动检测：该方法最大的优势在于可实现对单细胞运动的追踪。通过记录每个细胞的运动路径可以计算出细胞运动的速率。然而，由于该体系内的细胞数极少，难以完成涉及细胞数较多的实验。同时，实现对细胞的实时追踪依赖于全自动的数字分析记录系统，且其中获得的信息量相对较多，因此该方法的成本较高，需要实验操作者有一定的数据处理能力。

5）迁移小体的检测：由于目前对迁移小体的研究较少，其作用、产生机制还有待研究。迁移小体可以看做细胞迁移的一个标志，该方法以Transwell试验为基础进行，主要用于检测迁移小体的形态及数量，可作为细胞迁移运动产生的观察方法之一，因未涉及小体的分离提纯，无法用于其基因、蛋白组学的研究。实验中应注意：并不是所有类型的细胞都有特定的迁移小体的结构，每种细胞的迁移小体在数量、体积上也会有差异，因此在观察的时候应注意区分；由于细胞的密度对于迁移小体观察会有影响，因此在种板时需保证细胞密度在30%，种板约6~9小时后产生迁移小体，12~15小时达到高峰；由于TSPAN4-GFP并非迁移小体的特异性标记，如果观察到其大量在细胞内，则表示没有迁移小体形成。

6）凝胶降解试验：由于细胞种植在单层薄的基质上，无法完全模拟细胞在真实体内3D环境中的细胞迁移情况，也无法完全模拟细胞在迁移过程中伪足形成情况。

2. 三维环境下细胞运动的检测方法

1）Transwell试验：Transwell技术是检测细胞运动能力的经典方法，由于其原理简单、操作相对简便，该法目前已被广泛用于检测不同类型细胞的运动能力。内室底部的薄膜是整个实验装置的核心部分，待测细胞的直径决定了薄膜孔径的选择。通常情况下，薄膜的孔径应略小于细胞的直径以防止细胞直接漏入外室。Transwell试验对细胞运动和迁移能力的评价主要依赖于对转移至底膜外侧细胞的染色和计数。结晶紫是Transwell试验中常用的细胞染料，在染色前需要使用棉签将底膜内侧的细胞拭去以免残余的细胞着色后影响最终的细胞计数和统计。然而，通常使用棉签很难将膜内侧的细胞全部拭去，因此这是制约本试验精确度的主要因素之一。同时，结晶紫染色

后的细胞计数常由操作者在显微镜下完成，导致实验的最终结果缺乏稳定性和准确性。此外，该方法只适用于终点检测法，难以实时检测细胞的运动变化。

目前已有改良的方法或实验装置可弥补以上几点不足。如在对发生迁移的细胞进行定量分析时，可以荧光染料将细胞着色，而后将底膜外侧的细胞经处理（如胰酶等）转移至计数板内，使用电子计数器对细胞总数进行定量分析。又如Roche和AceaBio公司联合开发的xCELLigence系统，将经典的Transwell实验装置与微电子阻抗感应系统整合，实现了对细胞运动的实时监测。微电子阻抗系统所检测到的微电阻与细胞的数量、伸展状态、贴壁紧密程度等多项生理指标密切相关，将其整合于内室底部微孔膜的下表面上，当细胞迁移至微孔膜底面时，则可引起细胞微电阻的升高，通过记录微电阻的变化可精确的反映细胞的运动状态。该系统提高了传统Transwell的精确度，同时可以获取细胞运动的实时动态数据。然而，由于该系统需要借助于特殊的仪器设备，且成本相对较高，因此常应用于大规模及高通量的筛选工作。

2）微球载体检测：该方法的核心技术是将待测细胞均匀包被于微球载体之上。因此，包被的成功率是制约该方法准确度的主要原因。在实际操作中，应对每个包被过的微球载体进行细致的镜下检查以防止包被不充分的载体进入实验体系。该方法的优势显而易见，由于微球载体的表面积局限且恒定，因而当细胞附着于载体上时，其总数相对稳定。同时，包被于载体上的单层细胞排列紧密，可在一定程度上模拟体内细胞的紧密连接状态。但是该方法中用到的微球载体成本非常之高，因此目前该法仅用于极少数类型细胞运动能力的检测中。

3）细胞球迁移检测：本方法与微球载体检测法的原理类似，其不同在于不使用任何载体而构建具有一定三维结构的由多层细胞构成的细胞球，因此适用于此法的细胞必须具备形成细胞球的能力。细胞球由多层细胞由内向外依次组成，这可以更好地模拟生理状态下细胞之间的连接与微结构。同时，细胞球中不同层次的细胞处于相对不同的微环境中，这也与体内环境下的状态相类似，特别是在模拟肿瘤细胞从原发灶中逐渐游

离出来而发生转移中具有明显的优势。此外，在细胞培养板中预铺基质细胞（如纤维细胞等）后可以模拟肿瘤细胞球与基质细胞相互作用而发生迁移和转移。

4）毛细管迁移检测：本方法适宜于白细胞运动的粗略检测，目前已被多种更为精确的检测手段所取代。

5）Platypus 侵袭实验：该实验的器材较为常见且能通用，通过荧光染剂及共聚焦显微镜可以直接对细胞运动进行观察，但该实验通常只能用来观察单个细胞的迁移运动，无法很好地观察细胞与细胞之间的集体运动。虽然 Platypus 公司的产品仅提供基础培养基作为基质，但实际操作中可以添加如胶原蛋白等作为基质，以及其内的硅胶栅栏也可以高压灭菌后重复使用，减少实验成本。

6）垂直凝胶三维迁移检测：该方法对于肿瘤浸润上皮层的模拟与体内肿瘤细胞的浸润相近，并且结合了甲醛溶液固定及石蜡包埋样品，可以获得很好的染色、免疫组化及荧光的结果，获得有关的组织学特性及细胞形态的数据。但其缺点也较明显，实验准备及样品制备的工作量较大，需要较长的实验周期。

7）微球体侵袭试验：该方法的优点在于在体外模拟了体内组织、器官的情况，被侵入的球体是由紧密排列的多细胞三维结构组成，具有一定的细胞 - 细胞相互作用。它非常适合于体外研究免疫细胞浸润。然而，必须满足一个先决条件：被侵袭的细胞必须能够形成球体，而有些细胞系则不能，故无法进行该实验。而微球体对抗实验则模拟了体内肿瘤的瘤体对于组织及器官的侵袭过程，能有效补充反应肿瘤的侵袭性。但其缺点也与微球体侵袭实验一样，研究对象需要是能成球体的细胞。当进行迁移细胞的检测时，如果使用流式细胞技术则需要使用胰蛋白酶将最外层的细胞消化掉，以消除微球体外层未侵入细胞对结果的影响。

8）微球体凝胶试验：该方法的主要优点是与细胞在体内由组织、器官向间质运动及迁移的情况十分相似，且各种凝胶相对容易获得，能够模拟各种各样不同环境下的细胞迁移及侵袭的情况。但该方法要注意在统计结果时区分细胞真正的迁移、侵袭运动和凝胶表面细胞的运动。如果

位于凝胶 - 细胞的介质界面，它们会沿着这个界面移动，而不是向凝胶内迁移，这些需要积累一定的经验，在观察分析的时候予以排除。

9）依附于活细胞工作站的荧光显微镜记录技术：该方法最显著的优势在于可在活细胞状态下对细胞运动的相关信息进行直观而详尽的分析。由于活细胞工作站整合了显微镜技术，可对细胞的运动轨迹进行记录。特别是在共聚焦显微镜下，配合荧光染色技术，可以实时观察细胞发生运动时形态与微结构的变化。然而，该法的优势基于精密的实验体系，因此其成本较高。同时，传统的活细胞工作站更适宜于单个细胞的观察，难以获得细胞群落运动或迁移的信息。

高内涵细胞分析仪的出现解决了上述问题。高内涵细胞分析仪保留了活细胞工作站的优点，借助于多通道的成像技术可以实现对多重荧光标记细胞的实时检测。同时，高内涵细胞分析仪可完成高通量的实时检测，对单个细胞和细胞群落的运动均可进行分析。借助于多重分析模块，可将实验周期内所有细胞的数据进行全记录与分析。

（二）在体实验

1. 外植器官培养与实时成像技术 该实验主要的优点在于可以观察到传统的活体成像技术较难观察到的组织及器官的迁移情况，如肝脏、小肠等。但其需要用到报告基因动物，相对成本较高。

2. 尿囊绒毛膜试验 该实验最大的优点是不需要在组织结构上去观察肿瘤细胞的迁移、侵袭水平，因为少量肿瘤细胞在短时间内的侵袭并不一定能在宏观上被观察到，而该方法能够提供定量或相对定量的数据。此外，由于鸡的胚胎是一种天然的免疫缺陷宿主，能为各种细胞提供迁移、侵袭的模型。尿囊绒毛膜非常薄，操作时要格外小心，需要一定的熟练技术操作，否则影响实验迁移、侵袭能力的准确性。此外，目前还没有很好的方法能对于鸡的尿绒毛膜进行转基因改造，因此无法模拟一些特定的转基因模型。

3. 斑马鱼胚胎试验 该方法主要用于观察早期肿瘤细胞的转移起始、肿瘤细胞经血液循环转移以及向临近组织器官的侵袭。相较于尿囊绒毛膜试验，斑马鱼胚胎的基因可以通过基因工程技术进行改造，方便于某些特定的模型下的细

胞运动迁移实验的进行。实验过程中应注意，Danieau/PTU 培养基在室温下保存时间不能超过 2 周；由于三卡因在培养基中会逐渐失去麻醉效能，因此必要时需要更换培养基；在放置胚胎时，应尽可能将所有胚胎靠近，朝同一个方向放置，以方便注射和成像；当注射过程中毛细管出现气泡、抵抗等情况时，应立刻换管以免影响注射过程。

4. 秀丽隐杆线虫模型 该模型动物细胞数量少，躯体透明，并且幼虫成长为成虫的时间仅需 36 小时，实验周期短，培育容易，并且在其幼虫期即可很容易观察到 DTCs 的长距离迁移。实验过程中，叠氮钠能完全抑制线虫的活动，但其毒性会有损伤作用，三卡因加左旋咪唑对线虫的麻醉作用弱于叠氮钠，但可恢复；在观察线虫时应该注意减少光对于线虫的有害作用。

5. 果蝇红细胞迁移试验 因为果蝇的蛹半透明能便于共聚焦显微镜的观察，以及其相对于其他活体动物模型而言是不动的，方便实验操作。同时典型的果蝇 GAL4/UAS 双表达系统可以使特定的细胞及组织表达带有荧光标记的蛋白，相应的表达水平是具有温度敏感性的，可通过调节温度调控对应蛋白的表达水平。由于果蝇基因组相对简单，便于 RNAi 及基因工程技术等调控靶基因的表达。温度影响蛋白表达的特性，实验过程中果蝇通常在 29℃ 下培养，如果使用的处理试剂在此温度下对果蝇具有致命性，可以在 18~25℃ 下培养，在实验前 24 小时将温度调节至 29℃。

（区景松　宁大晟）

第七节　原代细胞分离与分选实验技术

一、原代细胞分离技术的历史背景

据研究，目前地球上存在数千万个物种，因生命的起始与进化，物种间存在共性，也各具特性。在 16~17 世纪，显微镜出现和发展的过程中，人们发现并观察到生命体的组成单位是细胞，并以此为基础不断拓展对细胞的认知和对生命的探索，谱写了生命科学研究波澜壮阔的新篇章（图 1-7-1）。细胞是认识生命多样性，探索生命本

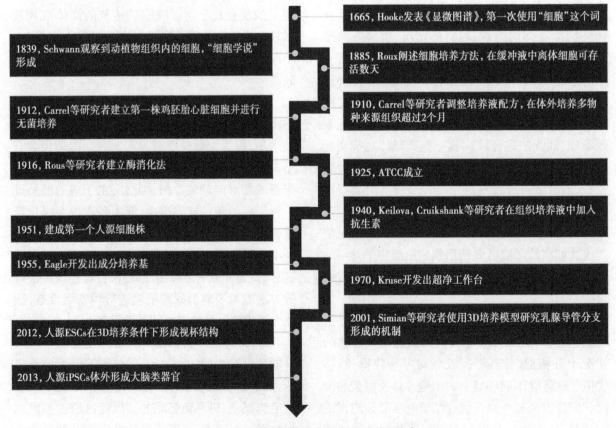

图 1-7-1　细胞培养技术的发展和应用简史

质的关键。1839 年,Schwann 在动物组织中发现细胞。随着研究的不断推进,第一株人来源的细胞系——Hela 于 1951 年诞生,Dr. Gay 等研究者在 1952 年发表了 Hela 细胞历时近一年的培养记录。此后,Hela 细胞传至世界各地,成为使用最多的生物学研究材料之一,尤其在肿瘤研究领域,Hela 细胞是最广为使用的工具细胞之一,有独特的历史意义和研究价值。

然而,体外传代培养的动物细胞因其组织微环境的丢失,培养条件的更迭,传代次数的增多,以及潜在的细胞污染等因素,细胞在基因组学、蛋白质组学和表观遗传学等生物学特性上会发生较大改变,这是阻碍生命科学研究进展的重要原因之一,也是基础研究成果向应用转化需要解决的核心问题之一。生命科学研究领域必须纳入更接近体内细胞状态和特征的模型才有可能在一定程度上克服这个问题。因此,原代细胞的分离和分选技术得以开发和不断完善。尤其在 21 世纪初,基因组学兴起后进一步比较和证实了原代细胞与体内细胞的生物学相似性,极大地促进了原代细胞在生物医学领域的应用。

原代细胞,顾名思义,即直接从组织内部分离出的细胞。与有限传代或者无限传代的细胞系相比,原代细胞在生理或病理状态上更接近于细胞在活体中的状态。

二、原代细胞的分离与分选

(一)原代细胞在生命科学研究中的应用与优势

早在 100 年前,生物学家就已前瞻性地预见

"一切生命的奥秘都在细胞中寻找"。自 1907 年 Ross Harrison 体外培养动物细胞成功开始,以及随后酶消化法的引入,抗生素、成分培养基、超净工作台等的使用,细胞的体外培养技术和体系逐渐趋于成熟,成为生物医学研究中广泛使用的重要工具,在基础生物学、生物化学、疾病研究、衰老、营养学、药物研究与开发、肿瘤研究、病毒学研究、抗体提取和疫苗制备、遗传鉴定、基因工程研究等领域发挥着不可替代的作用,影响深远。

但是随着科学研究的发展,技术的进步,多学科的相互促进,细胞系的局限性也逐渐被人们所认知。细胞系来源的细胞因脱离组织微环境在体外不断传代而偏离了细胞原本的生物学特性,不能很好地反映体内细胞对干预的敏感性和分子反应。为了弥补传代细胞系的不足,实现特定研究目标,原代细胞作为一种优势模型越来越多地被纳入实验研究(表 1-7-1)。因此,了解、熟悉并掌握获取和培养原代细胞的相关技术显得越来越重要。原代细胞培养是指从组织中分离出来后尚未传代的细胞培养阶段,可大致分为 3 个步骤:①获取组织;②机械法、酶消化法或显微切割解离并获取组织块或细胞悬液;③接种组织块/细胞悬液,或根据实验目的对解离后获得的组织/细胞进行相应处理。

(二)原代培养的体系构建、操作方法与步骤

因原代细胞较传代细胞系更接近体内细胞的特性,已经越来越多地被用于生物学研究。最常用的原代细胞包括非肿瘤来源的上皮细胞、成纤维细胞、角质形成细胞、黑色素细胞、内皮细胞、肌细胞、造血干细胞、间充质干细胞和免疫细胞,以

表 1-7-1　原代细胞与传代细胞系的优缺点比较

	优势	缺点
原代细胞	1. 接近体内细胞的生物学特性 2. 基因组稳定性 3. 更真实地反映细胞的药物敏感性,适合药物筛选 4. 具有潜在的辅助制定个体化治疗策略的价值	1. 个体差异性 2. 相对复杂的组织/细胞分离过程 3. 人源组织的获得难度较大 4. 细胞分裂次数有限 5. 需要优化培养条件 6. 细胞脆性大,对物理损伤敏感
传代细胞系	1. 细胞数目相对不受限 2. 实验设计更灵活 3. 可根据实验目的建立多种细胞模型 4. 培养条件成熟	1. 培养条件差异敏感性 2. 传代次数递增引发细胞改变 3. 细胞所处微环境丢失 4. 不能很好地反映肿瘤异质性 5. 基因组学、蛋白质组学、表观遗传学改变

及肿瘤组织来源的细胞等。其中"干细胞"、免疫和肿瘤相关细胞的研究是近几年甚至几十年来生命科学研究中的热点。本部分将主要围绕"干细胞"、免疫细胞和肿瘤细胞,介绍不同组织来源细胞的分离和分选方法。

1. "干细胞"分离 自 1868 年 Ernst Haeckel 首次提出"干细胞"概念以来,人类对"干细胞"的研究从未中断,且以此为基石,不断拓展对生命起源和疾病机制的认知。干细胞是一类保持未分化状态,具有自我复制、无限增殖能力并在特定条件下可分化成特定细胞和组织的特殊细胞。根据细胞来源,干细胞可分为胚胎干细胞和成体干细胞两大类。受精卵形成后开始分裂为 2 个子代细胞,约 4 天发生卵裂形成桑葚胚。4~8 细胞期胚胎基因组启动首次转录,随后单个卵裂球紧束在一起,胚胎即进入囊胚阶段。胚胎干细胞是指由囊胚期的胚胎衍化而成的细胞,可由囊胚期胚胎分离培养获得,整个分离和培养过程多在体外操作下进行。而成体干细胞是指在成体器官或组织内存在的未分化的,具有自我复制能力并可分化为所属组织的一类特殊细胞,可直接从组织内分离获取。目前研究已发现,存在成体干细胞的器官和组织包括脑、骨髓、外周血、血管、乳腺、肝脏、皮肤、脂肪等。此外,越来越多的研究表明,肿瘤内部也存在"干细胞",肿瘤"干细胞"虽然也具有自我复制更新的能力,但顾名思义,这类细胞在促进肿瘤形成的进展的过程中可能发挥重要作用,已经有别于严格意义上的成体干细胞,本节主要介绍部分成体干细胞和肿瘤干细胞的分离获取方法。

【成体干细胞的分离】

(1)造血干细胞:造血干细胞的相关研究是干细胞研究中最具活力和最成熟的领域。自 20 世纪中叶研究起始至今,人们已研发出一系列用于基础研究和临床应用的技术方法,构建出较为成熟的研究体系。造血干细胞是一类具有自我更新能力和极强的增殖潜能,可分化为各系血细胞的组织特异性干细胞。造血干细胞首先发现于卵黄囊,在胚胎早期迁移至肝脏和脾脏,随后再至骨髓。造血干细胞因其来源的不同,分离获取的方法不一。脐带血、骨髓和外周血均为较理想的造血干细胞组织来源。其中,尤以脐带血造血干细胞具有更强的增殖能力和更长的生命周期。因

此,本节将主要介绍脐带血来源造血干细胞的分离方法。

试剂和材料主要包括:75% 乙醇,无菌 HBSS(不含钙、镁离子),过柱缓冲液(pH=7.2 的 HBSS,0.4%BSA,2mmol/L EDTA),抗凝血剂(枸橼酸钠葡萄糖:122mmol/L 枸橼酸钠,15.6mmol/L 枸橼酸,0.142mol/L 葡萄糖,18.3mmol/L 磷酸二氢钠),淋巴细胞分层液,FcR 阻断剂,CD34 抗体,造血干细胞培养液(含 2mmol/L 左旋谷氨酰胺的 IMDM 培基,1%BSA,20ng/ml FLT3-L,20ng/ml SCF,50ng/ml TPO,20ng/ml IL-6)。止血钳,剪刀,无菌纱布,采血针,采血袋,50ml 离心管,15ml 离心管,磁珠分选系统。

分离方法包括脐血准备、分离脐血单个核细胞和 MACs 法分选造血干细胞 3 个步骤:

1)脐血准备:以下操作均须严格按照无菌操作要求进行。

a. 在靠近新生儿脐处约 5cm 以两把止血钳夹住脐带,解离脐带后以 75% 乙醇消毒脐带断端。

b. 纱布扶住脐带断端并暴露脐静脉充盈处。使用采血针从脐带近胎儿端抽取脐静脉血。

c. 轻轻晃动采血袋以使脐血与抗凝剂充分混合。血量不少于 50ml。

d. 获取脐血后建议室温保存和转运,应尽快(推荐在获取后 3 小时内)进行造血干细胞分离。

2)分离脐血单个核细胞

a. 将脐血与 HBSS(不含钙、镁离子)等比混合均匀。

b. 在 50ml 无菌离心管中加入 15ml 淋巴细胞分层液 ficoll-hypague(相对密度约为 1.077),然后将 15ml 经 HBSS 等比稀释的脐血沿管壁轻缓加入离心管并混匀。

c. 室温下 2 000r/min 离心 30 分钟。

d. 离心管中间可见一白膜层(单个核细胞层),吸取并将单个核细胞层转移至新的无菌离心管中,HBSS 清洗 2 遍。室温下按 1 000r/min 离心 10 分钟使细胞沉淀。弃上清。

e. 用造血干细胞完全培养液重悬洗涤细胞,1 000r/min 离心 10 分钟。所得沉淀中的细胞即为脐血单个核细胞。以完全培养液重悬细胞后计数。

要进一步获取造血干细胞,则需通过分选技术将造血干细胞单独分离出来用于后续研究。目

前认为,绝大多数造血干细胞表达 CD34,CD34 在研究中普遍认为是造血干细胞的重要标志物,且已成为临床常用的人造血干细胞标志物。

3)MACs 法分选造血干细胞

a. 每 10^8 个细胞用 300μl 缓冲液重悬(操作应轻缓)。

b. 加入 100μl FcR 阻断剂和 50μl CD34 微珠。充分混匀后在 4℃条件下孵育 30 分钟。FcR 阻断剂在此主要用于抑制微珠的非特异性结合,尽量提高分选出的 CD34$^+$ 细胞纯度。

c. 1 500r/min 离心 10 分钟,小心地去掉上清,500μl HBSS 洗涤 1 次。按 1×10^8 个 /ml 密度用缓冲液重悬细胞。

d. 将磁性分选柱(LS+/VS+)放入磁场中,以 3ml 缓冲液润洗柱子。

e. 将细胞悬液加入柱子并用缓冲液洗去未结合的细胞,共 3 次,每次 3ml。

f. 取出柱子,置于合适的无菌管中,在柱子内加满缓冲液,用柱子内塞加压洗脱分离柱中的液体于管中,随即在室温以 1 500r/min 离心 10 分钟。

g. 弃上清,用适量造血干细胞培养液重悬细胞。

(2)间充质干细胞:间充质干细胞是来源于早期中胚层和外胚层的一种多能干细胞,也是目前研究最多、临床应用最广泛的干细胞之一。间充质干细胞最早由 Friedenstein 等人于 1976 年在骨髓中发现。间充质干细胞具有干细胞的共有特性,即自我更新和分化能力,可在特定条件下分化成为成骨细胞、软骨细胞、成纤维细胞和脂肪细胞、平滑肌细胞等,因其特性,间充质干细胞目前已用于临床修复组织器官损伤。

间充质干细胞来源多样化,既可自骨髓中分离,也可从胎盘、脂肪、骨骼肌以及其他结缔组织中分离得到。不同来源的间充质干细胞在分离方法上有所差别,本节主要介绍实验常用的小鼠骨髓间充质干细胞的分离方法。

1)试剂和材料包括:70% 乙醇,无菌 HBSS(不含钙、镁离子),0.25% 含 EDTA 的胰酶,DMEM 培养基,FBS,青霉素 / 链霉素。6~8 周龄小鼠,眼科剪,直镊,弯镊,无菌泡沫板,铆钉,垫巾,手术刀片,手术刀柄,10ml 注射器,50ml 离心管,70μm 滤网,10cm 培养皿。

2)分离方法

a. 脱颈法处死 6~8 周龄小鼠(操作者应按实验具体要求选择合适周龄的小鼠),70% 乙醇浸泡小鼠 2 分钟。

b. 在无菌超净台中放置一足够大(约 40cm × 40cm)的无菌泡沫板,上覆一张无菌垫巾,将小鼠置于垫巾上,以无菌铆钉固定四肢。沿下肢临近躯干处至下肢远端切开皮肤,解离皮肤与皮下粘连,以无菌铆钉固定皮肤于泡沫板上或将皮肤退至下肢远端处,避免皮肤与下肢组织接触造成污染。自股骨头至膝关节解离下肢股骨,尽量保持骨端完整。

c. 将解离出的股骨(一只小鼠可取两根股骨)置于冰中预冷的 DMEM 培养基中(添加 200U/ml 青霉素,200μg/ml 链霉素)。去除肌肉、结缔组织等非骨组织,后将股骨置于新的 DMEM 培养基中(添加 200U/ml 青霉素,200μg/ml 链霉素)。

d. 用骨钳或手术刀片稍稍剔除股骨的两骨端至露出骨髓腔。用连接 27G 针头的 10ml 注射器吸取 5mlDMEM(添加 200U/ml 青霉素,200μg/ml 链霉素),将针头稍插入股骨头端骨髓腔,推动注射器将骨髓腔内容物收集至冰中预冷的 50ml 离心管中(推动注射器时可能阻力较大,可适当调整针尖角度使针尖置于骨髓腔中以减少推注阻力,或稍加大推注力度充分将内容物迫出骨髓腔)。

e. 用 70μm 滤网过滤收集的细胞悬液以去除混杂的骨组织,肌肉组织,结缔组织和细胞团块。

f. 800r/min 离心 5 分钟,去上清,用 5ml 完全培养液重悬细胞后计数。按 2×10^7 个 /ml 密度稀释细胞悬液,将细胞加入 10cm 培养皿中,置于 37℃、5%CO$_2$ 培养箱中培养过夜。

g. 3 天后用 HBSS 清洗细胞 2 遍以去除未贴壁细胞,加 10ml 完全培养液继续培养。每 3 天换液 1 次。清洗时操作应轻缓,减少对细胞的机械损伤。

h. 10~14 天左右,细胞可达到 60%~80% 汇合度。此时不仅有梭形的间充质干细胞,还存在成纤维细胞和造血干细胞等非间充质干细胞群体。

i. 为了得到间充质干细胞,培养 2 周后用 HBSS 清洗细胞 2 遍,然后用 0.5ml 含 0.25%EDTA 的胰酶室温消化细胞 2 分钟,用完全培养液立即终止消化,收取离壁细胞,800r/min离心5分钟后用完全培养液重悬细胞,此步所收集的细胞即为间充质干细胞(图1-7-2)。此步对消化时间和消化温度的掌控尤为重要,如果消化时间超过

2分钟,或温度超过室温(比如37℃),非间充质干细胞也会离壁混入间充质干细胞。此外,收集离壁细胞时注意避免用力吹打贴壁细胞,以免增加非间充质干细胞的脱落。

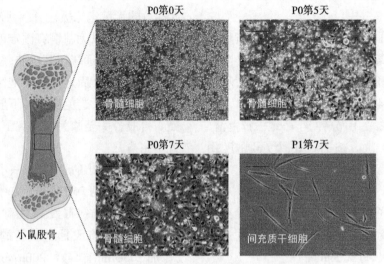

P0第0天 骨髓细胞

P0第5天 骨髓细胞

P0第7天 骨髓细胞

P1第7天 间充质干细胞

小鼠股骨

图 1-7-2　小鼠骨髓间充质干细胞体外培养的细胞形态

j. 典型的小鼠骨髓来源间充质干细胞具有Sca-1$^+$CD9$^+$CD44$^+$CD90$^+$ 和 CD34$^-$CD45$^-$CD11b$^-$C-kit$^-$ 的分子特征。可通过流式细胞术对细胞加以鉴定。确定所得细胞的间充质干细胞纯度。

如需更多数量的间充质干细胞,可将重悬后的细胞转移至T175培养瓶。待细胞重新贴壁后,每周更换两次培养液,一般一周左右即可获得足够的间充质干细胞。

【肿瘤干细胞的分离】

1937年,Furth 和 Kahn 通过静脉注射用单个白血病细胞建成小鼠肿瘤模型。随后,科学研究者提出肿瘤中存在干细胞样细胞的猜想,但因为没有更具说服力的证据,这种猜想几十年来一直颇具争议,肿瘤"干细胞"相关研究在20世纪70年代后一度陷入沉寂。直至20世纪末,Dominique Bonnet 阐述了急性髓系白血病细胞的干细胞样特性后才重新唤起生命科学界对肿瘤"干细胞"这一概念的新一轮探索。2003年,Al-Hajj 等研究者从乳腺患者肿瘤组织中分选出 CD44$^+$CD24$^{-/low}$ lineage$^-$ 细胞,这类细胞只需100个即可在小鼠体内形成新的肿瘤,而且这些由100个细胞形成的新的瘤体,肿瘤异质性与患

者来源的组织相似。这意味这肿瘤组织内存在一些特殊类型的肿瘤细胞,这些细胞类似于正常干细胞可以不断增殖,且可形成多种不同细胞类型。这为"肿瘤干细胞"学说提供了强有力的证据(图1-7-3)。

随后几年,神经肿瘤干细胞,结肠癌干细胞,胰腺癌干细胞,前列腺癌干细胞,黑色素瘤干细胞等不断被发现(表1-7-2)。这些肿瘤干细胞不仅与肿瘤的发生发展密切相关,也与肿瘤的治疗抵抗和复发转移有着密切联系。不同肿瘤的组织特异性千差万别,分离原代肿瘤细胞的方法也不尽相同,但基本原理是根据肿瘤干细胞表面标志物进行分选获得目的细胞。本节主要以乳腺癌干细胞分离方法为例,介绍原代肿瘤干细胞的获取方法。

(1)试剂和材料包括:无菌 HBSS(不含钙、镁离子),0.5% BSA,2mg/ml 胶原酶Ⅲ,250ng/ml透明质酸酶,10U/ml 脱氧核糖核酸酶Ⅰ,2U/ml 分散酶,青霉素/链霉素,FcR 阻断剂,CD44,CD24和 Lin(biotin-conjugated cocktail)抗体。新鲜的乳腺癌组织,眼科剪,直镊,弯镊,50ml 离心管,70μm 滤网,40μm 滤网,无菌培养皿(根据组织大小选取合适规格的培养皿),Tip 头,移液枪,磁珠分选系统。

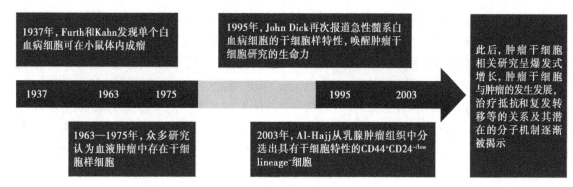

图 1-7-3 肿瘤干细胞研究简史

表 1-7-2 肿瘤干细胞标志物

肿瘤类型	干性标志物	阳性比例
急性髓系白血病	$CD34^+CD38^-$	0.20%
胰腺癌	$CD44^+CD24^+ESA^+$	0.2%~0.8%
前列腺癌	$CD44^+/\alpha_2\beta_1^{high}/CD133^+$	0.10%
结直肠癌	$EpCAM^{high}/CD44^+$	0.15%~5%
乳腺癌	$ESA^+CD44^+CD24^{-/low}Lin^-$	2%
肝癌	$CD45^-CD90^-$	0.01%~2.5%
颅内肿瘤	$CD133^+$	<1%
多发性骨髓瘤	$CD138^-$	
黑色素瘤	ABCB5，CD20	1.6%~20.4%

（2）分离方法：取术中切下的乳腺癌新鲜组织，立即放入冰中预冷的无菌 HBSS（添加 200U/ml 青霉素，200μg/ml 链霉素），1 小时内（不建议超过 3 小时）将标本转至超净台中做下一步处理。

a. 在超净台中一次摆列 3 个培养皿（根据组织大小选择不同规格的培养皿），在第一个皿中添加预冷的含 200U/ml 青霉素、200μg/ml 链霉素的 HBSS，将组织置于皿中，用眼科剪除去瘤块表面的坏死物，结缔组织，血管和脂肪组织等非肿瘤组织，并冲洗血凝块。

b. 在第二个皿中添加预冷的含 200U/ml 青霉素、200μg/ml 链霉素的 HBSS，将修剪后的组织转至第二个皿中。然后将组织块快速剪碎成直径 5mm 左右的小块，进一步剔除非肿瘤组织。

c. 第三个皿中添加少量预冷的含 200U/ml 青霉素、200μg/ml 链霉素的 HBSS，刚好浸没组织即可。将修剪后的组织转至第三个皿中。然后将

组织充分剪至小于 1mm 的碎块，越小越好。准备一支无菌 50ml 离心管，将剪碎的组织转移至离心管中。

d. 在管中加入 5~10 倍体积的消化液（HBSS 中添加 0.5%BSA，2mg/ml 胶原酶Ⅲ，250ng/ml 透明质酸酶，10U/ml 脱氧核糖核酸酶Ⅰ，2U/ml 分散酶），轻轻晃动混匀。将离心管置于 37℃摇床 120r/min 消化 60~90 分钟，期间每 20 分钟观察一次消化情况，待充分消化时取出离心管，加入 HBSS 进行等比稀释。

e. 准备一支新的 50ml 离心管，上置 70μm 滤网，将消化后的细胞悬液用滤网过滤以获得离散细胞。

f. 剩余未充分消化的组织块可继续上一步操作，待消化完后再次过滤获取离散细胞。e. 步骤和本次所获细胞再经 40μm 滤网过滤，去除较大的细胞团。

g. 先将 e. 获取的细胞悬液以 800r/min 离心 5 分钟，去上清，用 HBSS（含 0.5%BSA）洗涤 3 次后用 HBSS（含 0.5%BSA）重悬计活细胞数，将活细胞密度最终调整为 $1 \times 10^8/300\mu l$。f. 获取的细胞可同样用于后续分选操作。

注：磁珠分选和流式细胞术分选均可用于乳腺癌干细胞分选。本节主要介绍磁珠分选方法。

h. 每 1×10^8 个细胞添加 100μl FcR 阻断剂，以抑制微珠的非特异性结合。每 1×10^8 细胞添加 100μl CD44 微珠进行标记，充分混匀后在 4℃条件下孵育 30 分钟。

i. 1 500r/min 离心 5 分钟。1ml HBSS（含 0.5% BSA）洗涤沉淀 3 次后用 300μl HBSS（含 0.5%FBS）重悬细胞。将磁性分选柱（LS+/VS+）放入磁场中，以 3ml 缓冲液润洗柱子。将细胞悬液加入柱

子并用缓冲液洗去未结合的细胞,3ml×3次。取出柱子,置于合适的无菌管中,在柱子内加满缓冲液,用柱子内塞加压洗脱分离柱中的液体于管中,随即在室温以1 500r/min离心10分钟,弃上清液后加入100μl FcR阻断剂和100μl CD24和Lin抗体,可识别CD2、CD3、CD11b、CD14、CD15、CD16、CD19、CD56、CD123和CD235a,微珠标记细胞,充分混匀后在4℃条件下孵育30分钟。

j. 1 500r/min离心10分钟,小心地去掉上清,500μl HBSS洗涤1次。将磁性分选柱(LS+/VS+)放入磁场中,以3ml缓冲液润洗柱子。将细胞悬液加入柱子并用缓冲液洗去未结合的细胞,3ml×3次。未结合的细胞即CD44$^+$CD24$^-$Lin$^-$细胞,随即在室温以1 500r/min离心10分钟。弃上清液,用适量乳腺癌干细胞完全培养液重悬细胞。充分混匀后取部分悬液用流式细胞术检测CD44$^+$CD24$^{-/low}$Lin$^-$比例以判断乳腺癌干细胞的纯度。

2. 免疫细胞分离 免疫系统是生物进化史上出现较晚的一个生理系统,也是最神秘和复杂的功能系统之一,对免疫系统起源与演变进化的研究一直是生命科学当中非常重要的领域。如果说生命是自然选择的产物,那么免疫系统对许多生命体应对选择压力至关重要。就哺乳动物而言,免疫系统的功能是维持其生命活动的基石。在哺乳动物的免疫系统中,行使免疫功能的免疫细胞来源于骨髓多能造血干细胞。免疫细胞根据免疫功能类型分为执行固有免疫的吞噬细胞、NK细胞等,吞噬细胞可吞噬抗原和携带抗原的病原体并将其降解;NK细胞不依赖MHC,可非特异性地杀伤靶细胞;而执行机体适应性免疫的为T淋巴细胞和B淋巴细胞,淋巴细胞可特异性地识别抗原,启动适应性免疫应答反应。我们在前面章节介绍了部分"干细胞"的分离方法,实际上,干细胞与机体的免疫系统存在密切联系。首先,免疫细胞来源于骨髓多能造血干细胞的分化,部分干细胞如间充质干细胞能调节免疫细胞的功能。此外,在干细胞移植过程中,免疫系统的作用直接影响移植的成败。随着科学研究的深入,科研工作者甚至发现肿瘤复发的关键因素可能与部分肿瘤细胞或肿瘤干细胞的免疫逃逸相关,克服肿瘤细胞的这种能力可能改善肿瘤对治疗的敏感性,

成为人类肿瘤对抗史上的又一里程碑。本章节主要介绍淋巴细胞和单核细胞的分离分选方法。

人体外周血因取材方便,含有丰富的免疫细胞,是最常用的免疫学研究的基本材料。免疫细胞因其细胞类型的多样性,需要根据各类细胞已经研究相对成熟的表面标志物来分离获得。血液单个核细胞(单个核细胞,而非单核细胞)中占比最大的是免疫细胞,因此通常先分离获得血液中的单个核细胞,然后再分离单个核细胞中的各类免疫细胞。

试剂和材料包括:新鲜全血,无菌HBSS(不含钙、镁离子),无菌蒸馏水,RPMI培基,肝素,柠檬酸,柠檬酸钠,葡萄糖,氯化钠,绵羊血,神经氨酸酶,淋巴细胞分层液,溴化二氨基异硫氢化物(AET),FcR阻断剂,CD4,CD8,CD14,CD16,CD20,CD56抗体,50ml离心管,Tip头,移液枪,磁珠分选系统。

(1)单个核细胞的分离

a. 外周血单个核细胞的密度与血液的其他成分差异较大,因此,联合使用淋巴细胞分层液和密度梯度离心可将血液中的各成分按密度梯度重新排列聚集。红细胞和粒细胞密度大于分层液,所以沉在分层液底部;血小板和血浆密度最小,分布在液层最上方;而单个核细胞密度居中且大于血小板和血浆密度而略小于分层液,因此会在液层中间分层液上方聚集,便于收集。为了保证细胞的活力,建议使用新鲜血液进行分离。

b. 取一无菌的50ml离心管,加入5ml 250U/ml肝素溶液(根据具体需求决定肝素用量,按0.1体积添加肝素即可)。无菌条件下采集人静脉血入离心管,轻轻晃动离心管使血液与肝素充分混匀,避免血液凝固。将样品在室温条件下转移至无菌操作台。

c. 用HBSS(不含钙、镁)等比稀释血液样品,可进一步降低血液凝聚,提高细胞分离效果。

d. 用足够量程的移液管一次性吸取0.5体积的淋巴细胞分离液,将移液管口插入装有稀释血样的离心管管底,将分层液缓慢推注到离心管底部,确保血样一直保持在分层液上方,二者间保持清晰分界面。

e. 将离心管小心放入离心机,2 000r/min室温离心30分钟。离心后可见管中液体分为4层:

自下而上依次为红细胞/粒细胞层,分层液,白膜层(单个核细胞层)和血浆/血小板层(图1-7-4)。用移液枪小心吸取白膜层细胞,将吸取的细胞转入另一支无菌离心管。一定要注意避免吸到上层血浆或下层红细胞/粒细胞层成分,以免单个核细胞层细胞不纯。

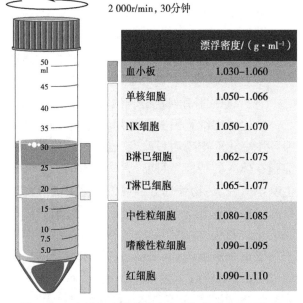

图1-7-4　血液经密度梯度离心后细胞的分层示意图

	漂浮密度/(g·ml⁻¹)
血小板	1.030~1.060
单核细胞	1.050~1.066
NK细胞	1.050~1.070
B淋巴细胞	1.062~1.075
T淋巴细胞	1.065~1.077
中性粒细胞	1.080~1.085
嗜酸性粒细胞	1.090~1.095
红细胞	1.090~1.110

f. 用5倍体积的HBSS洗涤吸出的白膜层细胞3遍,第1遍以400g/min室温下离心10分钟,第2遍以300g/min室温下离心10分钟,第3遍以100g/min室温下离心10分钟(低转速可去除混杂的血小板)。

(2)单核细胞分离

a. 单个核细胞的分离中获取的单个核细胞主要由淋巴细胞组成,但还含有少量单核细胞和红细胞,因此并非纯化的淋巴细胞。可通过去除红细胞后分选单核细胞的方法分别获得纯度较高的单核细胞和淋巴细胞。

b. 去掉单个核细胞的分离f.步骤清洗3遍后样品的上清,以1ml无菌蒸馏水重悬细胞,轻轻晃动离心管,红细胞会因低渗环境迅速裂解,60s后加入等体积1.8%氯化钠使体系恢复为等渗状态,100g/min室温离心5分钟后去上清,2ml RPMI洗涤2遍,计数活细胞量。此时管内剩余细胞主要为淋巴细胞和单核细胞。

c. 加入HBSS将细胞稀释成$1×10^7/300μl$,按每10^7个细胞添加100μl FcR阻断剂,每10^7个

细胞添加100μl CD14微珠进行标记,充分混匀后在4℃条件下孵育30分钟。

d. 1 500r/min离心10分钟,小心地去掉上清液,500μl HBSS洗涤1次。将磁性分选柱(LS+/VS+)放入磁场中,以3ml缓冲液润洗柱子。将细胞悬液加入柱子并用缓冲液洗去未结合的细胞,3ml×3次。未结合的细胞即淋巴细胞,离心后用完全培养液重悬收集。随即在室温下以1 500r/min离心结合细胞10分钟。弃上清液,用适量单核细胞完全培养液重悬细胞。至此,单核细胞和淋巴细胞均已分离出来。

(3)CD4⁺或CD8⁺T淋巴细胞分离

a. 单核细胞分离d.步骤获取淋巴细胞沉淀后(或直接用分离出的单个核细胞),如需进一步分选CD4⁺或CD8⁺T细胞亚群细胞,可按$1~2×10^7/250μl$以HBSS(含0.5%BSA)重悬细胞,加入50μl CD4微珠,4℃孵育30分钟。

b. 加入1ml HBSS(含0.5%BSA)重悬微珠,2 000r/min离心5分钟,将上清液收集到另一支无菌离心管待用。

c. 用HBSS(含0.5%BSA)按$1×10^8$/ml重悬细胞。

d. 将磁性分选柱(LS+/VS+)放入磁场中,以3ml缓冲液充分润洗柱子。

e. 将细胞悬液加入柱子并用缓冲液洗去未结合的细胞,3ml×3次,收集过柱的洗液至b.中收集上清液的离心管待用。

f. 取出柱子,置于合适的无菌管中,在柱子内加满缓冲液,用柱子内塞加压洗脱分离柱中的液体于管中,随即在室温以1 500r/min离心10分钟。

g. 弃上清液,用适量完全培养液重悬细胞。CD4⁺T细胞分离完成。

h. 与CD4⁺T细胞分离方法相似,可用CD8微珠收集E中转移至新离心管悬液中的CD8⁺T细胞。CD4⁺和CD8⁺细胞分选过程中未与微珠结合的缓冲液均收集至一无菌离心管待用。

(4)B淋巴细胞分离:外周血单个核细胞中仅5%~10%的B淋巴细胞,虽然B淋巴细胞外膜上有B细胞特异性免疫球蛋白SmIg可作为表面标志物用于分选以获取纯化的B淋巴细胞。但研究表明,以SmIg为标志物分选的B细胞功能会受到影响,如分离出B细胞后需用于研究其生

物学功能，不推荐此法。经以上（1）~（3）步分离后，第（3）步 g. 收集的未结合微珠的缓冲液中即为含有 B 细胞和部分 T 细胞的悬液。因此，将细胞悬液中的 T 细胞清除即可获得纯度较高的 B 淋巴细胞。

人 T 淋巴细胞表面存在可与绵羊红细胞特异性结合的 CD2，两种细胞结合后可形成 E- 花环形成细胞，这种细胞比重大，可经沉降去除。因此，可获得纯度较高的 B 淋巴细胞。

a. 配制红细胞保存液（Alsever's Solution）：取柠檬酸 0.55g，柠檬酸钠 8g，葡萄糖 20.5g，氯化钠 4.2g 溶解于 1L 双蒸水中（或按此比例配制适量溶液用于后续实验），PH 调至 6.1，120℃高压灭菌后 4℃可保存 2~3 个月。

b. 准备用红细胞保存液等比混合的绵羊血 20ml（或根据实际情况选取适量的绵羊血），1 500r/min 离心 5 分钟，去上清后用 HBSS 清洗沉淀 5 次，充分去除白细胞。用 19.5ml HBSS 重悬红细胞，加入 0.5ml 神经氨酸酶（1U/ml），37℃孵育 30 分钟后离心沉淀，HBSS 洗涤 3 次，1ml HBSS 重悬。

c. 往管中加 4ml AET 溶液，轻轻晃动混匀后 37℃水浴 15 分钟，每 5 分钟晃动摇匀 1 次。1 500r/min 离心 5 分钟，HBSS 洗涤 5 次。洗涤时为避免细胞聚集成团，建议每次用大口径 tip 头（亦可将 1ml tip 头自尖端 1/4 处离断）轻轻打散。最后一次洗涤完成后用 RPMI 按 10% 体积重悬细胞。细胞悬液可立即作下一步使用，在 4℃条件下保存不能超过 1 周，1 周内如有溶血现象也不建议再使用。

注：一般情况下，虽然 T 细胞与绵羊红细胞可结合形成 E- 花环细胞，但二者结合的稳定性较差。如绵羊红细胞经溴化二氨基异硫氢化物（AET）预处理，则可与 T 细胞更迅速地形成结合牢固不易脱落的 E- 花环大细胞。AET 的配置方法：现用现配，402mg AET 粉末溶于 10ml 无菌双蒸水中，4N NaOH 调整 pH 至 9.0。

d. 将（3）g. 中收集的未结合微珠的缓冲液以 2 000r/min 离心 5 分钟，用 4ml RPMI 重悬细胞后加入 1ml b. 中获得的 10% 细胞悬液。取一支新的 50ml 离心管，管中加入 5ml 淋巴细胞分层液，管身倾斜 45°，在液面上方贴管壁缓缓加入 5ml 上述细胞悬液，注意动作轻缓，保持后加入的悬液在淋巴细胞分层液上层，两种液体之间保持界面清

晰。小心地将离心管置入离心机，2 000r/min 离心 15 分钟。管中液体分为 3 层，自下往上依次为 E- 花环阳性的 T 淋巴细胞层，淋巴细胞分层液层，B 淋巴细胞层。小心地轻轻吸取分层液上云雾状的 B 淋巴细胞层细胞，用 RPMI 培养基重悬。取部分悬液用流式细胞术检测 B 细胞（CD20$^+$ 细胞）比例。因 NK 细胞只占外周血单个核细胞的 5%~10%，且分散至各个细胞层，因此，最终获取的 B 细胞中可能还含有少量 NK 细胞，因此，经流式鉴定后如有必要，可经 CD16$^+$、CD56$^+$ 阳性筛选进一步去除 NK 细胞，获取更纯的 B 细胞。

（三）原代肿瘤细胞分离的常用方法

原代肿瘤细胞因其刚离体，生物学特性尚未因环境变化而出现明显改变，能很好地反映肿瘤细胞在体内的特征。目前，原代肿瘤细胞是肿瘤生物学研究、药物筛选等领域极为重要的研究工具。常用的原代分离方法主要由有组织块法和酶消化法两种，显微切割法虽然也有少数报道用于获取单个活细胞，但因设备和技术本身的局限性，很难用于获取大量单个细胞，因而不在此详述。此外，组织块法需在体外培养组织数天，在这段时间内组织内部细胞基因转录与翻译有潜在的变化可能，因此，如需获取单个细胞用于测序（尤其 RNA 测序），推荐使用酶消化法迅速获取单个原代细胞。

（1）组织块法

1）试剂和材料：无菌 HBSS（不含钙、镁离子），培养基（基础培养基的选择根据肿瘤类型决定，可参考相应肿瘤类型的细胞系所用培养基），FBS，青霉素 / 链霉素。新鲜肿瘤组织，眼科剪，直镊，弯镊，无菌培养皿（根据组织大小选取合适规格的培养皿），T25 培养瓶，Tip 头，移液枪。

2）分离方法：组织块法获取原代细胞操作简单，也容易获得原代细胞，因此为许多研究者采用。

①在无菌条件下获取新鲜离体组织，用冰中预冷的含 200U/ml 青霉素、200μg/ml 链霉素的 HBSS 浸没组织，迅速转入超净工作台。

②准备 4 个培养皿（根据组织大小选择合适的培养皿），在第一个皿中加入能浸没组织的 HBSS，将组织转入皿中。用眼科剪剔除组织表面的坏死，结缔组织和血管等非肿瘤组织，用 HBSS 冲洗组织块表面血凝块。将组织剪成数块，再次

剔除非肿瘤组织。

③取第2个培养皿,加入可浸没组织块的预冷HBSS,将上一步剪开的组织块移入皿中。HBSS冲洗组织块表面的血凝块和脱落细胞,将组织块继续剪成5mm³大小的碎块。再一次仔细剔除非肿瘤组织。

④第3个培养皿,加入可浸没组织块的预冷HBSS,将上一步剪碎的组织移入皿中。继续将组织剪成1mm³的碎块,最后一次剔除非肿瘤组织。HBSS冲洗碎块。

⑤准备含20%FBS、200U/ml青霉素、200μg/ml链霉素的培养液(基础培基的选择根据肿瘤类型决定,可参考相应肿瘤类型的细胞系所用培基)。取第4个培养皿,加入适量培养液,将上一步剪碎的组织块移入皿中。此时可见组织碎块浸没在清亮的培养液中。

⑥根据组织块的数量取经多聚赖氨酸包被过侧壁的T25培养瓶若干(一般的商业化无菌细胞培养瓶即可,也可自行再次包被)。使培养瓶平躺,用Tip头吸取培养液,在培养瓶包被过的侧壁每隔0.5cm左右滴1滴培养液(约50μl),然后在每一滴培养液中放一组织块,将培养瓶水平放入37℃细胞培养箱中30分钟,然后轻轻使培养瓶斜行30°角放置,小心确保瓶壁上的液滴不滑动。在培养箱中继续静置4小时。随着培养液的不断蒸发,组织块下沉,可相对牢固地贴在培养瓶壁

上,而培养液的存在也可使组织块一直保持湿润,不至干燥,影响细胞状态。

⑦将培养瓶恢复平放位置,慢慢往瓶中添加5ml培养液。注意添加培养液时力度要轻,切勿使组织块松动,否则直接影响细胞爬出。

⑧轻轻地将培养瓶平放入37℃培养箱,此后5~7天内不挪动瓶身,期间不必观察组织状态也无需换液。5~7天后可轻轻取出培养瓶在镜下观察细胞爬出情况。一般可见有细胞自组织块爬出形成一圈细胞晕。此时可换液一次,注意操作时须轻拿轻放,换液时尽量减小力度,避免组织松动。

⑨待细胞爬满瓶底时可取出组织块,将贴壁细胞消化下来后用HBSS清洗2遍。取下的组织块仍可继续用于贴壁获取更多原代细胞。

（2）酶消化法:与组织块法相比,酶消化法操作相对烦琐,需合理搭配使用各种酶类(表1-7-3),使消化效率最大化的同时也要考虑尽量减小消化本身对细胞造成的损伤,因此,如需通过酶消化法解离组织,建议在具体的实验中先根据已知的参考体系和条件(表1-7-4),摸索最佳的消化体系和条件。目前市场上有许多商业化的试剂盒,这些试剂盒根据组织类型配有相应的消化酶和试剂,可用于组织的消化。酶消化法有其独特优势,即如果酶搭配合理,酶浓度合适,可以高效快速地获取组织内的大部分细胞,显著缩短实验材料获取的周期,减少细胞离体后发生改变的程度。

表1-7-3 不同酶类的作用机制与消化适用的组织类型

酶	消化机制	适合消化的组织类型
I型胶原酶	胶原酶可特异性的识别Pro-X-Gly-Pro序列并切割该序列中性氨基酸(X)和甘氨酸(Gly)之间的肽键。I型胶原酶有比较均匀的多种酶(包括胶原酶,酪蛋白酶,梭菌蛋白酶,胰蛋白酶)活性	肝,肺,肾上腺,脂肪和上皮组织
II型胶原酶	较高的梭菌蛋白酶活性	心脏,甲状腺,肌肉和软骨组织
III型胶原酶	较低的蛋白酶活性	乳腺组织
IV型胶原酶	较低的胰酶活性	通常用于胰岛细胞的制备,或者需要维持受体完整性的细胞制备实验
胰蛋白酶	水解包括碱性氨基酸、精氨酸和赖氨酸的羧基在内的肽键	通常与其他如弹性酶和/或胶原酶联用
脱氧核糖核酸酶I	细胞损伤释放的脱氧核糖核酸可增加组织黏度和解离难度。脱氧核糖核酸酶可消化核酸而不损害活细胞的完整性	一般不单独用于组织解离,需联合其他酶类一起使用

续表

酶	消化机制	适合消化的组织类型
透明质酸酶	透明质酸酶是一种多糖酶,对 β-N- 乙酰己糖氨基键具有特异性	结缔组织解离,通常与胶原酶等粗蛋白酶联合使用
分散酶	水解 N 端肽键	对成纤维细胞样细胞的消化能力较消化上皮样细胞更强,作用温和
弹性蛋白酶	丝氨酸蛋白酶,对中性氨基酸附近的肽键具有特异性。在水解天然弹性蛋白(一种不受胰蛋白酶、糜蛋白酶或胃蛋白酶影响的底物)方面的能力在蛋白酶中是独一无二的	含有广泛细胞间纤维网络的组织。通常与其他酶类如胶原酶、胰蛋白酶和糜蛋白酶等一起使用。弹性酶是从肺中分离 II 型细胞的首选酶

表 1-7-4 不同肿瘤组织所用酶消化体系参考

肿瘤类型	酶消化系统	消化条件
颅内肿瘤	①0.1% 胶原酶, 0.1% 透明质酸酶;②0.05% 胰酶, 0.53mmol/L EDTA	①37℃, 1 小时;②37℃, 10~15 分钟
	1.3mg/ml 胰酶, 0.67mg/ml 透明质酸酶, 0.2mg/ml 犬尿喹啉酸	32℃~34℃, 1.5 小时
	200U/ml 胶原酶 I, 500U/ml 脱氧核糖核酸酶 I	37℃, 2 小时
	200g/ml 释放酶 I, 0.62WU/ml 胶原酶, 66.7U/ml 分散酶	37℃, 1.5 小时
	胶原酶 IV, 透明质酸酶	37℃, 1 小时
鼻咽癌	8mg/(g 组织)胶原酶, 20μg/(g 组织)脱氧核糖核酸酶 I	37℃, 3 小时
食管癌	胶原酶 IV, 脱氧核糖核酸酶 I	37℃, 0.5 小时
肺癌	20μg/ml 胶原酶 II	37℃, 2 小时
	0.001% 脱氧核糖核酸酶 I, 1mg/ml 胶原酶 / 分散酶	37℃, 3 小时
	0.1WU/ml 胶原酶	37℃, 4 小时
	1mg/ml 脱氧核糖核酸酶 I, 1mg/ml 蛋白酶	4℃, 6~12 小时
	45~60U/ml 胶原酶 I 和 IV, 15~20U/ml 胶原酶 II, 25mg/l 脱氧核糖核酸酶 I, 25mg/l 弹性蛋白酶	37℃, 1 小时
	胶原酶 IV, 分散酶, 胰酶	37℃, 0.5 小时
	0.4% 胶原酶 I, 350KU/ml 脱氧核糖核酸酶 I	37℃, 0.5 小时
肝癌	2.5mg/ml 胶原酶 IV, 0.1mg/ml 脱氧核糖核酸酶 I	37℃, 20~40 分钟
	100U/ml 胶原酶 IV	37℃, 15 分钟
	2mg/ml 胶原酶 I	37℃孵育至消化完全
	200U/ml 胶原酶 III	37℃, 3 小时
胃癌	200U/ml 胶原酶 IV	37℃, 2.5~3 小时
	0.4ml(2 000U/ml)胶原酶, 4ml 细胞消化液(accutase)	室温 1.5 小时, 37℃ 1 小时
乳腺癌	1.0.25% 胰酶;2.5mg/ml 分散酶 II, 0.1mg/ml 脱氧核糖核酸酶 I	1.1~2 分钟;2.2 分钟
	0.1% 胶原酶 III	18~20 小时
	1.2mg/ml 胶原酶 I;2.2U/μl 脱氧核糖核酸酶 I;3.0.05% 胰酶 /EDTA	1.37℃, 45 分钟;2. 室温 3 分钟;3.37℃, 10 分钟
	8Wünsch U 混合酶(Liberase Blendzyme 2/4), 100Kunitz U 脱氧核糖核酸酶 I	37℃, 2~4 小时

续表

肿瘤类型	酶消化系统	消化条件
胰腺癌	200U/ml 胶原酶Ⅳ	37℃,2.5~3 小时
	胶原酶Ⅳ	37℃,1 小时
	胶原酶Ⅳ	37℃,1.5 小时
	胶原酶Ⅳ	37℃,1~1.5 小时
结直肠癌	胶原酶Ⅳ	37℃,1 小时
	2mg/ml 胶原酶Ⅰ	37℃,2 小时
	200U/ml 胶原酶Ⅳ	37℃,1.5 小时
	300u/ml 胶原酶,100U/ml 透明质酸酶,0.5mg/ml 分散酶,100U/ml 脱氧核糖核酸酶Ⅰ	37℃,1 小时
	200U/ml 胶原酶Ⅲ,100U/ml 脱氧核糖核酸酶Ⅰ	37℃,2 小时
	1.5mg/ml 胶原酶,20μg/ml 透明质酸酶	37℃,1 小时
前列腺癌	0.28% 胶原酶,1% 脱氧核糖核酸酶Ⅰ	37℃,过夜
	200IU/ml 胶原酶Ⅰ	37℃,过夜
	250U/（0.1g 组织）胶原酶Ⅰ	37℃,4 小时
	0.5mg/ml 胶原酶Ⅰa,100U/ml 脱氧核糖核酸酶Ⅰ	37℃,1.5 小时
	0.2% 胶原酶Ⅰ	37℃,1.5 小时
	1mg/ml 胶原酶Ⅳ,30U/ml 脱氧核糖核酸酶Ⅰ,0.1mg/ml 透明质酸酶	37℃,2 小时
卵巢癌	800U/ml 胶原酶Ⅱ,0.002 5% 脱氧核糖核酸酶Ⅰ	37℃,0.5 小时
	分散酶,链霉蛋白酶,脱氧核糖核酸酶Ⅰ	37℃,12 小时
宫颈癌	①0.6% 胶原酶;②0.25% 胰蛋白酶	①37℃,3 小时;②37℃,10 分钟
	胶原酶Ⅳ	37℃,4 小时
	300U/ml 胶原酶	37℃,18 小时
黑色素瘤	1.200U/ml 胶原酶Ⅳ;2.0.05% 胰酶 -EGTA	①37℃,20分钟;②37℃,5分钟
	1mg/ml 胶原酶Ⅳ	4℃,4~6 小时
	1mg/ml 胶原酶Ⅲ,0.5mg/ml 分散酶	37℃,1 小时
	200U/ml 胶原酶Ⅰ和 20U/ml 胶原酶Ⅳ,脱氧核糖核酸酶Ⅰ	37℃,2~6 小时
	235U/ml 胶原酶Ⅰ,850U/ml 透明质酸酶	37℃,2 小时
	0.2% 胶原酶Ⅰ	37℃,2 小时
肉瘤	5mg/ml 胶原酶Ⅱ	37℃,3~12 小时
	1mg/ml 胶原酶Ⅰ,1mg/ml 分散酶	37℃,过夜
	胶原酶Ⅱ/ Ⅳ	37℃,2 小时

1）试剂和材料：无菌 HBSS（不含钙、镁离子），0.5%BSA，相关酶类（表 1-7-3），青霉素 / 链霉素，FcR 阻断剂，目的分子抗体。新鲜肿瘤组织，眼科剪，直镊，弯镊，50ml 离心管，70μm 滤网，40μm 滤网，无菌培养皿（根据组织大小选取合适规格的培养皿），Tip 头，移液枪。

2）分离方法

①在无菌条件下获取新鲜离体组织，用冰中预冷的含 200U/ml 青霉素，200μg/ml 链霉素的 HBSS 浸没组织，迅速转入超净工作台。

②准备 4 个培养皿（根据组织大小选择合适的培养皿），在第一个皿中加入能浸没组织的 HBSS，将组织转入皿中。用眼科剪剔除组织表面的坏死，结缔组织和血管等非肿瘤组织，用 HBSS 冲洗组织块表面血凝块。将组织剪成数块，再次剔除非肿瘤组织。

③取第 2 个培养皿，加入可浸没组织块的预冷 HBSS，将上一步剪开的组织块移入皿中。HBSS 冲洗组织块表面的血凝块和脱落细胞，将组织块继续剪成 5mm³ 大小的碎块。再一次仔细剔除非肿瘤组织。

④取第 3 个培养皿，加入可浸没组织块的预冷 HBSS，将上一部剪碎的组织移入皿中。继续将组织剪成 1mm³ 的碎块，最后一次剔除非肿瘤组织。HBSS 冲洗碎块至液体清亮。

⑤在 50ml 无菌离心管中配置 10 倍体积的消化酶液（酶液配方的选取可参考表 1-7-3 和表 1-7-4，但最合适的酶液配制方式和最佳消化时间仍需在具体实验中根据预实验进行调整），将组织块转入酶液中。盖紧管盖，将离心管放入 37℃摇床，以 120r/min 摇动 10~90 分钟（因组织类型和酶液配方差异，消化时间跨度相差比较大，通常如果酶液中含胰酶，消化时间不宜过长，否则对细胞损伤较大，而温和的酶液可适当延长消化时间使消化更充分）。在消化过程中，每隔 10 分钟观察一次消化情况，可以大口径 Tip 头轻轻吹打组织数次，如组织块大部分已分散，可加入 HBSS 进行等比稀释。

⑥准备一支新的 50ml 离心管，上置 70μm 滤网，将消化后的细胞悬液用滤网过滤以去除未充分消化的组织块。再经 40μm 滤网过滤，去除较大的细胞团。

⑦将细胞悬液以 1 200r/min 室温离心 5 分钟，去除上清，用 HBSS 清洗 3 遍。计数并检测活细胞比例。

⑧如需分选特定细胞亚型，在分离得到细胞悬液后可通过使用特异性抗体经磁珠分选或流式分选捕获目的细胞。

（四）原代细胞的冻存和复苏

获得足量原代细胞后，如有剩余或需保存留待后续使用，可通过液氮冻存的方式减少原代细胞的改变。与传代细胞系的冻存类似，原代细胞冻存时也遵循"慢冻速融"原则，①慢冻：以 1~2℃ /min 的降温速度使冻存管中的细胞下降至 –80℃，然后将细胞转入液氮。②速融：自液氮中取出后立即将冻存管置于 37℃水浴直至管中细胞完全融化成液态。

（1）试剂和材料：原代细胞，培养基，FBS，DMSO（优质，无菌），吸管，Tip 头，移液枪，记号笔，异丙醇，2ml 冻存管，冻存盒。

（2）冻存方法

1）配制冻存液，70% 培基，20%FBS，10% DMSO。

2）将需要冻存的原代细胞离心后去掉上清液。

3）用冻存液重悬细胞。

4）按 1~2ml 的量将细胞分装入 2ml 冻存管，标记细胞名称，来源，冻存日期，操作人信息以及其他需要记录的信息。

5）在冻存盒外壳和内胆之间倒入适量异丙醇后将内胆放入，将冻存管放入内胆中的管孔，盖紧冻存盒盖，放入 –80℃冰箱。在 –80℃存放 3 小时以上才能打开冻存盒盖将细胞转入液氮（建议在 –80℃放置过夜后再转入液氮冻存）。

（3）复苏：自液氮取出后根据需要进行不同处理。

1）如需裂解细胞后提取 DNA、RNA、蛋白等用于检测，可自液氮取出后在管内添加相应裂解液，进入后续提取步骤。

注：如后续实验明确需要裂解原代细胞提取 DNA、RNA、蛋白等，可在获取沉淀后立即冻入液氮，而不推荐添加冻存液以"慢冻"的方式保存，尽量减少中间操作对细胞的影响。"慢冻"方式保存细胞的优势在于冻存的细胞经复苏后仍然保持其继续增殖的活性。

2）如需复苏后进行培养，可自液氮取出后立即将冻存管置于37℃水浴直至管中细胞完全融化成液态。800r/min离心5分钟,去上清后用完全培养液重悬细胞,将细胞悬液转入培养皿或培养瓶。次日更换培养液,继续培养。

(五)原代细胞分离和分选需要说明和注意的问题

原代细胞的使用是生命科学研究历史进程中的重要事件之一。但因原代细胞材料来源的特殊性,可能涉及伦理问题;因原代细胞分离方法的相对复杂性和原代细胞本身较传代细胞系更脆弱等特点,在计划分离原代细胞前须提前了解一些注意事项。因篇幅和编者的个人水平有限,本部分内容可能阐述得并不完善和清楚,建议读者在进行实验前根据实验目的和整个实验体系条分缕析,尽量预判并减少实验过程中可能遇到的问题,提高分离原代细胞的成功率。

(1)伦理学问题:人源或动物来源的原代组织获取须经相关伦理道德委员会批准,严格遵守当地法律法规和规范。特别是围绕干细胞来源和使用目的的法律和伦理问题尤其需要重视。

(2)严格意义上的原代细胞是指离体后活性好、未传代的细胞,但考虑到实验的分组和延续性问题,很多人用离体后10代以内的细胞作为原代细胞进行实验,但实际上细胞离体后经过一段时间的体外培养,其生物学特性离体内状态会越来越远,因此推荐使用传代次数尽可能少的细胞用于实验。

(3)原代细胞脆性较大,容易损伤,因此在分离过程中注意操作力度,减少细胞的机械损伤。

(4)如果需要传代,因为原代细胞增殖速度相对不快,细胞生长密度不高时,不建议急于传代,以免细胞密度过低导致体外培养时间延长,增加细胞改变的可能性。

(5)贴壁细胞传代时需要根据细胞特性选择合适的蛋白酶(常用的有胰酶,胶原酶等),控制好消化时间,避免消化过度,但也要注意不能在未消化好时用力拍打培养皿/瓶,加重细胞的机械损伤。不易消化的细胞选择浓度稍高的酶(如0.25%胰酶,加或不加EDTA),易消化的细胞使用低浓度的酶(如0.05%胰酶,加或不加EDTA)。可采用分步法消化细胞,即先收取离壁细胞,再继续消化贴壁细胞。

(6)首次传代时细胞接种密度宜大,密度过稀时细胞增殖速度会显著减慢。此外培养液中的血清推荐使用20%浓度。

(7)收集组织块法分离的细胞时,应先去掉组织块再将贴壁细胞消化下来。

(8)传代培养时可保留部分旧培养基(1:1),帮助细胞适应新环境。

(9)分选细胞须根据实验目的进行选择,如对细胞活性和细胞功能有严格要求,则应避免对细胞活性和功能有影响的分选方式。

(10)虽然原代细胞较传代细胞系具有更接近体内细胞的生物学特性,但原代细胞尤其原代肿瘤细胞本身依然具有异质性。

三、原代细胞应用的发展现状与展望

生命科学发展至今,人们已进入从分子、基因水平研究生命和疾病的时代。正如那句有一定预言式意义的名言"一切生命的奥秘都在细胞中寻找",自从细胞进入人们的视野,在生命科学尤其生物医学研究中的无论哪个阶段,细胞都是不可替代的研究载体。作为最好的体外模型之一,基于细胞的体外实验与基于活体的体内研究相辅相成,不断加深人们对生命和疾病的认知。

原代细胞分离技术的出现是细胞模型的一次重要发展。原代细胞较稳定传代细胞系更接近体内细胞的生物学特性,见微知著,进一步展现通过细胞模型认识生命和疾病的优势。

本节主要介绍了部分成体干细胞,肿瘤干细胞,部分免疫细胞和原代肿瘤细胞的分离方法。多项研究表明,间充质干细胞可分化为心肌细胞,重建小鼠受损的心肌;可分化为肾小管上皮细胞,促进肾小管功能的恢复;间充质干细胞也可作为一种携带和递送药物的载体,将药物递送至特定部位治疗疾病,有研究表明间充质干细胞可携带药物或表达特定基因抑制肿瘤生长。尽管作为成体干细胞的一种,间充质干细胞表现出治疗疾病的潜力,但当前成体干细胞的相关研究还有待继续深入:成体干细胞的分离方法、表面标志物仍需深入研究和探讨;成体干细胞增殖分化的基础理论,以及体外诱导分化的机制仍需进一步阐明;如果用于治疗,成体干细胞能否精确分化为特定组织细胞,能否准确归巢相应组织,用于治疗的安全性等问题仍需长时间的研究和验证。当然，干细胞研究正逐渐深入，虽然目前干细胞的应用还存在非常多的限制，但干细胞治疗疾病已不仅仅存在于猜想和假设，未来一定会有其发展空间。

关于肿瘤研究，存在两种学说，即 Stochastic 学说和 Hierarchy 学说。Stochastic 学说认为肿瘤细胞是一群同质细胞，即单个肿瘤细胞都有形成肿瘤的能力，但每个细胞进入增殖分裂状态由一些低概率随机事件控制。而 Hierarchy 学说认为肿瘤细胞存在异质性，仅极低比例的细胞才有形成肿瘤的能力。随着乳腺癌干细胞和脑肿瘤干细胞的分离和鉴定，Hierarchy 学说的准确性得以验证。许多研究表明，肿瘤干细胞不仅是肿瘤发生发展的根源，也是肿瘤产生治疗抵抗的重要因素之一。Guan 等研究者发现急性髓系白血病干细胞大多处于非分裂增殖的静息状态，这表明临床上针对细胞周期活跃的肿瘤细胞的治疗药物和策略可能疗效甚微，必须杀灭静息状态下的肿瘤干细胞，消除其重新分裂增殖的能力才有可能控制肿瘤的恶性进展。从另一方面来看，三氧化二砷联合全反式维甲酸在治疗急性早幼粒白血病上的成功则从侧面验证了针对肿瘤干细胞的重要性。全反式维甲酸能强效诱导早幼粒细胞分化，联合三氧化二砷可进一步增强对肿瘤细胞的诱导分化作用，同时促进细胞凋亡，使急性早幼粒白血病的完全缓解率达到 90% 以上。此外，Notch，Hedgehog，Wnt 等信号通路在多种肿瘤干细胞中持续活化，基于这些研究，众多靶向 Notch，Hedgehog，Wnt 信号通路的药物也已经进入临床试验阶段。目前原代细胞是肿瘤干细胞研究的最佳模型之一，组织离体后分散为单个细胞不仅可以用于分离鉴定肿瘤干细胞的特性和比例，也可用于筛选有效药物，给患者制定更为精准有效的治疗方案，这是未来对抗肿瘤的研究方向之一。

随着细胞培养技术的发展和更迭，3D 培养、球状体培养和类器官培养等细胞培养技术逐渐被开发出来，这些新型细胞培养技术相比于传统的 2D 培养，能使目的细胞保持一种接近体内生理或病理学的状态，是更好的体外培养模型。借助于这些新型培养模型，原代细胞的使用必将更灵活和多元。例如，从患者体内取出新鲜组织后可用类器官的培养方式进行体外扩大培养，这些扩大培养的肿瘤类器官保留了肿瘤在体内时的多项特征，这对肿瘤基础研究、药物筛选、临床决策的重要意义不言而喻，是在单纯分离原代细胞进行研究或分离后进行 2D 培养基础上的又一次进步。

从细胞模型成为生命科学研究最重要的基础模型之一开始，原代细胞进入人们的视野有其历史必然性。可以预见，在未来的生命科学和医学研究中，原代细胞模型将继续发挥重要作用。

（谢波文 孙仑泉）

第八节 细胞融合实验技术

一、细胞融合实验方法的原理

（一）细胞融合的概念

细胞融合（cell fusion），是在自发或人工诱导下（生物、化学和物理条件下），两个细胞或原生质体融合形成一个杂种细胞或使之分化再生、形成新物种或新品种的技术。基本过程包括细胞融合形成异核体（heterokaryon）、异核体通过细胞有丝分裂进行核融合、最终形成单核的杂种细胞。细胞融合不仅可以在同种细胞进行融合，还可以在种间细胞进行融合。因此，细胞融合目前已被广泛应用于细胞生物学和医学研究的各个领域。它已成为杂交育种、单克隆抗体制备、动物克隆以及抗癌疫苗研发等现代生物医学研究中的一项关键技术。

（二）细胞融合的传统技术

1. 仙台病毒（Hemagglutinating virus of japan, HVJ）诱导法

（1）仙台病毒诱导法原理及优缺点：仙台病毒引起的细胞融合形成多核细胞的现象于 1962 年首次被日本科学家的冈田善雄发现。由于其方法简单，敏感性高，故常被选用为细胞融合的诱导剂。主要利用病毒具有凝集细胞的能力，以此进行细胞融合。仙台病毒诱导法的优点在于融合效率高，适用范围广，几乎适用于各种动物细胞。仙台病毒诱导法的不足在于病毒制备困难，操作复杂，灭活后病毒效价差异大，实验重复

率差,故多用于动物融合实验,且常用于实验室研究。

(2)仙台病毒诱导法步骤

1)两个原生质体或细胞在病毒黏结作用下彼此靠近。

2)通过病毒和原生质体或细胞膜的作用下使两个细胞膜间互相渗透,胞质互相渗透。

3)两个原生质体细胞膜细胞核互相融合,两个细胞融为一体。

4)进行正常细胞分裂过程,分裂成具有两种染色体的杂种细胞。

2. 聚乙二醇(polyethylene glycol,PEG)诱导法

(1)聚乙二醇(PEG)诱导法的原理及优缺点:PEG 具有高度亲水性,由于 PEG 与水之间形成氢键,在质膜之间形成分子桥,溶液中自由水消失,增加了 PEG 的浓度可减少结合在磷脂上的水分子,进而导致细胞脱水发生膜结构的变化,使细胞质膜发生粘连促进融合。此外,PEG 能增加类脂膜的流动性,也使细胞核以及其他细胞器发生融合成为可能。PH 和温度是 PEG 诱导细胞融合的两大影响因素,偏碱性环境更利于细胞融合,PH 为 8.0~8.2 时,效率最高,一定温度内,温度增高也有利于 PEG 诱导细胞融合。PEG 诱导法优点在于没有种间的特异性和专一性,且实验成本较低,无需特殊设备,融合效率相对较高,被大量应用于各种实验。但也存在着对细胞损伤较大、残存毒性,且融合过程烦琐等诸多缺陷。

(2)聚乙二醇(PEG)诱导法的步骤

1)将两种不同亲本细胞混匀。

2)离心沉淀,吸去上清液。

3)加入 1ml 50% PEG 溶液,吸管吹打,接触 1 分钟。

4)加入 9ml 培养液,离心沉淀,吸去上清液。

5)加入 5ml 培养液,分别接种于 5 个 60mm 的培养皿,各加培养液 5ml,37℃培养箱培养。

6)6~24 小时后,换成选择培养液筛选杂交细胞。

3. 电融合法

(1)电融合法的原理及优缺点:电融合法是在短时间强电场的作用下,细胞膜发生可逆性电击穿。在直流脉冲的诱导下,细胞膜表面的氧化还原电位发生改变,使异种细胞黏合并发生质膜瞬间破裂,进而质膜发生新的连接,直至闭合形成完整的膜,形成融合体。电融合法的优点在于融合效率较高,大约是 PEG 的 100 倍。且操作简便、快速、对细胞无害、可在镜下全程观察记录细胞的融合状况。目前已被广泛应用于植物育种以及核移植等研究,成为细胞融合的主要技术手段。电融合法的缺点在于可能会对细胞产生不可恢复的损伤。

(2)电融合法的步骤:电融合法需要在低导电性溶液中进行,一般选择甘露醇、蔗糖、葡萄糖等非电解质作为电融合液,这样可避免当交流电流增大时,过度发热影响细胞串的形成和融合细胞的存活。融合发生的必要条件是成融状态下的两个细胞互相接触。

1)聚集:在直流电脉冲的诱导下,极化产生偶极子,彼此靠近,定向排列成串珠状。

2)细胞膜融合:原生质体膜两侧产生电势,异性电核吸引,细胞膜变薄,触发膜穿孔,质膜瞬间劈裂。

3)异核体的形成:膜之间形成通道,细胞质得以交换,融合。

4)细胞核的融合。

(三)细胞融合的新型技术

1. 激光诱导法 20 世纪 80 年代中期,随着激光融合器的发明,激光诱导细胞融合技术也迅速崛起。其主要原理是利用激光微束对相邻细胞接触区的细胞膜进行破坏或者扰动,可将两个不同特性、不同大小的细胞在显微镜下实现融合。即利用光镊捕捉并拖动一个细胞使其靠近另一个细胞进行紧密接触,然后对接触处进行脉冲激光束处理,使质膜发生光击穿,产生微米级的微孔。由于微孔的可逆性,细胞开始变形融合,最终变成一个细胞。

Schierenberg 等以一种线虫为材料进行激光诱导的细胞融合实验。R.Wicgand 等用激光微束技术也成功诱导骨髓瘤细胞与小鼠 B 细胞的融合以及植物原生质体之间的融合。由于其高度选择性,人们可在体外生产出针对于每一个癌症患者的抗体,这为癌症的治疗展示了光明前景。

优点在于与传统的融合方法相比,该技术的

突出优点在于它的高度选择性,可在任意的两个细胞之间进行细胞融合。此外,作用于细胞的应力和障碍力,可进行非接触、安全和远距离的操作,也便于利用监控器清晰地观察整个融合过程。但这项技术还处于发展初期,有待完善,只能逐一处理细胞,设备经费也比较昂贵。

2. 基于微控流芯片的细胞融合技术 随着微机电系统(micro-electro-mechanical system,MEMS)技术和微加工技术的发展,微电极阵列的设计加工制作也日趋成熟,加之微通道网络可以整合到生物芯片之上,这将使得微流控系统成为细胞融合的理想平台,利用微流控系统可以按照预定的要求大量融合异种细胞。

该技术利用基于芯片技术的微控流系统不仅可以实现对细胞的操控,比如转移,定位、变形等,也可以同时输送、合并、分离和分选大量细胞,细胞融合在芯片上可以通过并行或者快速排队的方式实现。此外由于在微通道内部的腔体容积很小,所以要大幅度减少细胞融合中所需的细胞数量,同时细胞融合率和杂合细胞的成活率会大大提高。

3. 高通量细胞融合芯片 该技术利用微电极阵列在微米范围内($10\sim40\mu m$)产生的高强度、高梯度辐射电场,使得细胞在特殊辐射电场的作用下产生介电质作用力,精确处理和刺激预定的目标细胞,从而使目标细胞按照预先设计的方向以预定的速度移动,从而按照设计要求精确地、大批量地得到目标细胞配型,集成微电极阵列的微流控系统,更方便灵活地实现对细胞的操作、隔离和转移。由于在微通道内微电极间距可以缩小到很小,因此获得同样强度的辐射电场强度只需施加较低电压的交变电场和脉冲即可,设备昂贵的高电压发生装置也可以省略。

高通量细胞融合芯片可以与化学诱导融合、电诱导融合等方法相互结合,比如:在细胞融合缓冲液中加入少量的PEG可大大提高细胞的融合率。此外,二价阳离子以及蛋白酶对细胞进行预处理,融合率也可大幅提高。

4. 非对称细胞融合技术 该技术是利用某种外界因素,多为γ射线,即γ融合。辐照某一细胞原生质体,选择性地破坏其细胞核,并用碘乙酰胺碱性蕊香红6G处理在细胞核中含有优良基因的第二种原生质体,选择性地让细胞质失活。然后融合来自这两个原生质体品系的细胞,从而实现所需胞质和细胞核基因的优化组合,或使前者被打碎的细胞核染色体片段中的个别基因深入到后者原生质体的染色体内,实现有限基因的转移,从而在保留亲本之一的全部优良性状的同时改良某个不良性状。

实践表明,非对称细胞融合技术通过γ射线照射,为实现供体亲本少数基因的转移,创造种间、属间杂种,提供了可能性。该方法的独特优势在于特别适用于细胞质雄性不育基因的转移,通过辐照胞质不育的原生质体,破坏其染色体,与具有优良性状品种的原生质体融合,从而获得实用的新的胞质不育系。

(四)细胞融合技术的应用

1. 细胞杂交瘤技术与单克隆抗体技术

(1)单克隆抗体技术定义:单克隆抗体技术,是指一种免疫学技术,通过产生抗体即经过特定抗原免疫刺激的单个B淋巴细胞同骨髓肿瘤细胞进行细胞融合,获得既能产生抗体,又能无限增殖的杂交瘤细胞,并以此生产抗体,并且这种抗体是只针对某一抗原决定簇的抗体分子,因此,又称细胞杂交瘤技术。

(2)单克隆抗体技术原理:其基本原理在于利用PEG作为细胞融合剂,使免疫的小鼠脾细胞与具有体外无限增殖能力的小鼠骨髓瘤细胞进行融合,在HAT选择性培养基的作用下,只让融合成功的杂交瘤细胞生长,并经过反复的免疫学检测筛选和克隆化,最终获得既能产生所需单克隆抗体,又能不断增殖的杂交瘤细胞系,随后将这种细胞扩大培养,接种于小鼠腹腔,进而在其产生的腹水中即可获得高效价、高度均质性、高度特异性的单克隆抗体。

(3)单克隆抗体的操作流程

1)抗原的制备:抗原纯度虽然要求纯度不必太高,但纯度是保证单抗特异性的关键。

2)免疫动物的选择:所有供杂交瘤技术所用的小鼠骨髓瘤细胞细胞系来自BALB/c小鼠,所有大鼠骨髓瘤细胞细胞系都来自LOU/c大鼠,且多选择纯系动物。就小鼠而言,初次免疫以8~12周龄为宜,雌鼠更易操作。

3)免疫程序的确定:应充分考虑抗原的性

质和纯度、抗原量、免疫途径、免疫次数和间隔时间、佐剂的应用及动物对抗原的应答能力等。体内免疫法包括皮下注射、腹腔或静脉注射。尤其是最后一次免疫加强反应多采用腹腔或静脉注射，原因在于抗原对脾细胞作用更迅速，更充分。许多实验室证明，特异性杂交瘤的形成高峰在第4天和第22天，且应该保证有尽可能多的浆母细胞。

4）细胞融合：首先应制备细胞培养基、氨基蝶呤贮存液等各种细胞生长所需的营养物质。然后制备骨髓瘤细胞和脾淋巴细胞，进而融合。此时应注意加入一些活细胞作为滋养细胞，以保证在选择性培养中，大量细胞死亡，导致生长条件不良。

5）细胞筛选：杂交瘤细胞在融合2周后即可筛选。也称抗体检测，此方法具有快速、简便且便于一次处理大量样品的特点。需要注意的是，要检测出背景以上的最强和最弱信号之比，确定一个"动力学范围"，以便检测。

6）克隆化：克隆化即单个细胞无性增殖而获得该细胞团体的整个培养过程。上一步获得的阳性杂交瘤细胞，可能源于两个或多个杂交瘤细胞，因此分泌的抗体是不同质的，为得到完全同质的单克隆抗体，克隆化是不可或缺的。此外，杂交瘤细胞培养初期不稳定，有些细胞已经丧失产生抗体的能力，为除去这些细胞，克隆化也是有必要的。

7）冻存与复苏：冻存是为了防止实验的突发意外情况发生，保种冻存。复苏与正常细胞复苏一致，保证"慢冻速融"的原则。

8）鉴定单抗特性：①单克隆性的确定，包括杂交瘤细胞的染色体分析、单抗纯度鉴定等。②单抗理化特性的鉴定，包括温度、PH变化的敏感性以及单抗的亲和力等。③单抗与相应抗原的反应性鉴定，此决定于单抗所识别的抗原表位，更关键的是确定表位在抗原结构上的位置。同时，进一步分析这类表位的差别，可正确评价单抗的特异性和交叉反应性。

（4）单克隆技术的应用

1）用于病毒性疾病的诊断和治疗：可检测多种病毒中非常微小的株间差异，鉴定细菌的种型和亚种。

2）癌症治疗：可检查出尚无临床表现的极小肿瘤病灶，检测心肌梗死的部位和面积；研究"生物精准导弹"，将药物精准送到癌变位置，避免杀死正常细胞。

3）生产生物药品：生产各种疫苗、菌苗、抗生素、生物活性物质、抗体等，提高了生产效率，大大降低生产成本，同时也增加了疫苗的安全性。

4）免疫学研究：鉴定、区分各种抗原，检测抗原上的决定簇。

2. 利用原生质体融合和培养技术培育新植物

（1）植物细胞融合定义：植物细胞融合是指通过人为的方法，使遗传性状不同的两个细胞的原生质体进行融合，形成愈伤组织，并再生为植株的过程，借此获得兼有双亲遗传性状的稳定重组子的过程。

植物细胞融合包括原生质体的制备、细胞融合的诱导、杂种细胞的筛选和培养，以及植株的再生和鉴定等环节。

（2）植物细胞融合的流程

1）原生质体的获取：①起始材料：多选择叶片，以及愈伤组织、悬浮细胞和体细胞胚为材料制备原生质体，具有方法简便、产量高、不污染、不易破碎的优点。②基因型：此选择不仅影响原生质体的产量和活力，还影响植株的再生。应采用多品种和适当品种作为起始材料。③培养基：渗透压、碳源、渗透剂、无机盐、激素的选择也应该根据具体情况调整。④培养方法：分为液体培养、琼脂糖包埋及看护培养等。

2）原生质体的融合：现多采用PEG法和电融合法，方式有对称融合和非对称融合，进而产生对称杂种、非对称杂种和胞质杂种。

3）筛选和鉴定：目前的筛选方法有3种：①突变细胞互补选择法，但由于其突变体不易获得，并未广泛应用。②特性差异的机械选择法，根据愈伤组织的颜色、荧光特性等在显微镜下机械分离杂种细胞。不仅准确、效率高，也不影响细胞再生植株的能力，但价格昂贵。③杂种细胞生长差异的选择法。

目前的鉴定方法除了传统的形态学、细胞学及生化方法得到了继续发展外，近年来基因组的 RAPD（random amplified polymorphic DNA）和 AFLP（amplified fragment length polymorphism）

分析等广泛应用于对称或不对称杂种细胞鉴定。

（3）植物细胞融合的应用：植物细胞融合配合常规育种技术，渴望选出优良作料，但是体细胞杂交来自双亲的遗传物质并非简单的堆积，而是进行了复杂的遗传重组，这也符合改良作物设计的初衷。所以，植物细胞融合在育种方面有着重要的应用价值。

通过诱导不同种间、属间甚至不同科间原生质体的融合，可能打破有性杂交不亲和性的界限，结合于各种基因型，有可能获得新的杂种作物。

植物细胞融合又可将各种细胞器、DNA、质粒、病毒、细菌等外源遗传物质引入原生质体，从而有可能引起细胞遗传性的改变。可应用于植物育种、种质保存、无性系的快速繁殖和有种物质生产等方面。

3. 微生物细胞融合 1957年，原生质体融合技术已扩展运用到微生物中，自匈牙利的Ferenczy首先报道PEG促使真菌融合，进而提高青霉素作用以来，后续诸多实验室成功报道涉及酵母、细菌等多种微生物的种间以及属间融合，推动了细胞融合技术在微生物领域的发展。

微生物细胞融合技术主要用于改良微生物菌种特性、提高目的产物的产量、让菌种获得新的性状、合成新的目的产物等。此外，微生物细胞融合技术的一项突出应用是用于生物药品的生产，包括抗生素、生物活性物质、疫苗等，进而适用于疾病的诊断、预防和治疗等。另一方面的突出应用是为发酵工业提供优良育种，例如日本某公司应用融合技术使产生氨基酸的短杆菌杂交，获得比原产量高3倍的赖氨酸产生菌和苏氨酸高产新菌株。

（五）细胞融合技术的前景与展望

细胞融合技术不仅可应用于基础研究，而且具有重大的应用价值。理论上说，任何细胞，都有可能通过体细胞杂交而成为新的生物资源。这对于种质资源的开发和利用具有深远的意义。此外，融合过程并不存在有性杂交过程中的种性隔离机制的限制，为远缘物种间的遗传物质交换提供了有效途径。更重要的是这种技术不仅为核质相互关系、基因调控、遗传互补、肿瘤发生、基因定位、衰老控制等理念领域的研究提供了有利手段，而且在遗传学、动植物远缘杂交育种、发生生物学、免疫医学以及医药、食品、农业等方面都有广泛的应用价值。

二、细胞融合技术实验方法（以制备杂交瘤细胞为例）

【筛选优良批次的PEG】

1. 向96孔培养皿的每个孔中加入100μl含有10%血清的培养基。

2. 以400g离心5分钟洗涤骨髓瘤细胞，将细胞重悬于不含血清的培养基中并再次离心。

3. 同时，在50℃恒温水浴锅内，融化每个待测PEG样品0.5g。向每个小瓶中加入0.5ml不含血清的培养基，并将其置于设定为37℃的水浴中。

4. 将细胞重悬于不含血清的培养基中，并将含有10^6个细胞的样品等分到新鲜的离心管中（每批PEG一个管）。800g离心5分钟，去除上清。

5. 用不同批次的PEG溶液重悬每个细胞沉淀。其中一个重悬于没有血清或PEG的培养基中作为对照。在室温下孵育2分钟。加入10ml含有10%FBS的培养基。取100μL该悬浮液，并将其稀释到另外10ml含有10%FBS的培养基中。

6. 将骨髓瘤细胞重悬于1ml含血清的培养基中。将100μl细胞悬浮液转移到96孔组织培养皿左侧的8个孔中的每个孔中。使用八孔多通道移液器，在板上进行连续稀释，放回CO_2培养箱。

7. 14天后检查板。良好批次的PEG将仅略微抑制生长并且类似于"无PEG"对照。其他批次应该丢弃。

【PEG融合前的细胞铺板】

对于MRC-5和SP2/0培养物使用D-10培养基。

8. 确保有足够的SP 2/0单元格。将它们以1∶1分开，以便它们在融合时处于对数相位。

9. 在平底96孔板中平铺MRC-5细胞，100μl/孔（一个冷冻小瓶的MRC-5细胞适用于8个平板）。

10. 在D-10培养基中以1 200rpm洗涤MRC-5细胞一次，持续5分钟，然后铺板。

【样品制备】

11. 60℃下孵育5~10分钟解冻PEG 1450。解冻后，加入2ml PBS，将小瓶置于37℃待进一步使用。PBS与培养基预热于37℃水浴。

12. 收集 SP 2/0 细胞（前一天以 1 : 1 分开以保持细胞处于对数期）。在室温下以 1 200rpm 在 DMEM（不含添加剂如血清或抗生素）中洗涤一次，持续 5 分钟。

13. 将细胞重悬于 25~50ml DMEM 中。将细胞保持在冰上直至进一步使用。

14. 从新鲜杀死的小鼠中无菌移除脾脏和淋巴结。将组织置于不含添加剂的 DMEM 中，置于 50ml 管中，直至进一步使用。

15. 将脾脏置于含有 5ml DMEM 的培养皿中。使用注射器活塞的背面进行捣碎。确保整个脾脏彻底捣碎。

16. 从培养皿中收集脾细胞，并将它们通过 70μm 过滤器进入 50ml 锥形管。

17. 在 1 400rpm 下将细胞在 DMEM 中洗涤一次，持续 7 分钟，将其重悬于 10~25ml DMEM 中，并将它们置于冰上（如果脾脏细胞不用于融合，则可以在此阶段冷冻脾细胞）。

18. 使用细胞计数器计数 SP 2/0 细胞和脾细胞。对于细胞计数，将 10μl 细胞悬浮液 +10μl 锥虫蓝混合在管或 96 孔板的孔中。将 10μl 该混合物加入计数载玻片（或血细胞计数器）中。

19. 将脾细胞和 SP 2/0 在 50ml 离心管中以 1 : 2 至 1 : 4 的比例（脾脏 : 骨髓瘤）混合。在室温下轻轻混合并以 1 400rpm 离心 7 分钟。

【脾 - 骨髓瘤融合】

20. 从细胞沉淀中尽可能吸出所有上清液。

21. 在 1 分钟内缓慢（逐滴）向沉淀中加入 1ml PEG 1450，同时彻底混合沉淀。

22. 加入 PEG 后，在室温下孵育细胞 1 分钟。

23. 将温热的 PBS（从水浴中）缓慢加入细胞中，第 1 分钟为 1ml，第 2 分钟为 2ml，第 3 分钟为 3ml，依此类推，直到第 7 分钟，持续搅拌。在最后 2 分钟（第 8 分钟和第 9 分钟），将剩余的 PBS 缓慢加入细胞中。

24. 将融合后细胞悬液在 37℃ 水浴中孵育至少 10 分钟。将细胞以 1 000rpm 离心 7 分钟。

25. 倒出上清液，将沉淀物在 96 孔板中以 10ml/min 缓慢重悬于 HAT 培养基中。

26. 将细胞通过 70 μm 细胞过滤器以去除融合过程中形成的任何碎片，以避免细胞损失。

27. 使用多通道移液管（优选 12 通道），向 96 孔板（200μl/ 孔，如果不使用饲养层）中加入 100μl 细胞悬液 / 孔。

【融合后细胞培养】

28. 第二天检查是否有污染。在融合后 7 天入板。使用多通道移液从每个孔中移除至少 100μl，并用新鲜的 HT 培养基替换。庆大霉素不是必需的，克隆因子在这个阶段是可选的。

29. 杂交瘤集落应在融合后约 7 天开始生长。当介质开始变黄或看起来是汇合时，这通常发生在 10~12 天后（在某些情况下，14 天），此时就可以进行筛选。

30. 从每个孔中收集 120μl 上清液用于筛选。再次添加新鲜的 HT 培养基，如步骤 28。如果必须在第 14 天进行筛选，则在第 10 天再次添加新鲜的 HT 培养基。在筛选前将平板保持不更换培养基至少 3 天。这有利于抗体在上清液中的积累。

31. 一旦在融合筛选后鉴定出阳性杂交瘤，将它们扩展到 24 孔板。在 24 孔阶段重新筛选杂交瘤以确保它们仍然是阳性并且制备靶特异性抗体。

32. 在第二次筛选后（或 24 孔板融合后），将杂交瘤转移至 T25 flask 中。只有靶特异性杂交瘤需要扩增。从这个阶段开始，逐渐降低血清浓度（该步骤不需要克隆因子，NCTC 培养基和庆大霉素）。

33. 一旦杂交瘤扩增到 T25 flask，逐渐降低培养基中的 HT 浓度：即，每次开始添加 50%D-10 培养基，以使细胞最终完全在 D-10 培养基中。HT 中断应在从融合当天开始传代 4~5 次后开始（第 7 天第一次传代；第 10 天第二次传代；第 12 天或第 14 天第 3 次传代，融合筛选后为 24 孔板；第 17 天第 4 次传代，扩增到 T25 flask）。

34. 冷冻至少两瓶亲本杂交瘤。尽可能早地克隆任何潜在的阳性。

三、细胞融合技术的注意事项及解决方案

步骤 28：融合后骨髓瘤细胞不会凋亡

解决方案：以 2 倍浓度配制新鲜的 HAT 培养基。从每个孔中取出一半培养基，并加入新鲜的 2×HAT 培养基。

步骤29：融合物被细菌污染

解决方案：收集与脾供体相同菌株1~3只小鼠的腹膜巨噬细胞。将它们洗涤两次并重悬于足够的HAT培养基中以向融合板中的每个孔中添加50μl巨噬细胞。巨噬细胞应清除污染。

步骤30：不产生杂交瘤

解决方案：

1. 免疫方案可能没有产生活化的B细胞，如果使用佐剂则不太可能。尝试不同的佐剂或免疫方法来增加滴度。

2. 杂交瘤的形成和生长可能不充分。如果细胞（脾脏或融合伴侣）被支原体污染，就会发生这种情况。从可靠来源获得融合伴侣，无论是成功生产杂交瘤的实验室还是来自ATCC。尽快冷冻这些细胞的等分试样以保持干净的库存。只使用来自特定无病原体供应商的动物，并将它们笼养在未受污染的房间内。

3. 大量胎牛血清（FBS）不支持杂交瘤生长。使用稳定的杂交瘤细胞系或融合伴侣细胞测试支持高效克隆的大量FBS。缺乏足够的生长因子。添加生长补充剂，如杂交瘤生长因子或饲养细胞。

步骤31：以预期水平产生活的杂交瘤，但未发现所需的单克隆抗体

解决方案：

1. 脾脏中存在的反应性B细胞中没有一个存活融合。尝试融合另一种动物。

2. 对于该特定抗原，最终加强和何时除去脾脏之间的时间可能略有不同。尝试比以前更晚收集脾脏。

3. 考虑替代免疫方法，动物选择和筛选测定可能是有用的。

步骤32：杂交瘤停止产生抗体

解决方案：如果没有克隆的杂交瘤分泌所需的单克隆抗体，杂交瘤最初不产生单克隆抗体（假阳性），产生单克隆抗体的杂交瘤在亚克隆之前就已经死亡，或者克隆失去了产生单克隆抗体的能力。因染色体丢失而抗体。检查支原体污染情况。如果在亲本培养物中仍然存在一些活性，则可以尝试通过分离*VH*和*VL*基因来重新亚克隆或制备转染的细胞系以恢复杂交瘤。收集它们进行融合时，确保骨髓瘤伴侣细胞处于对

数期。

步骤33：滴度非常高但没有稳定的杂交瘤

解决方案：B细胞可能已被过度刺激。尝试融合1∶20 000到1∶80 000之间的滴度。

（岳世静）

第九节 亚细胞器的分离与鉴定实验技术

一、亚细胞组分分离的原理及研究意义

为了详细研究细胞内某种细胞器的生化组成、生理特性及其功能，或制备某种生物大分子，常需要大量采集细胞的某些亚细胞组分。利用各种物理方法如研磨、超声振荡和低渗等可以将组织制备成匀浆，细胞中的各种组分即可从细胞中释放出来。由于细胞内各组分的大小、形状和密度不同，在同一离心场内的沉降速度也不相同，可以采用不同的介质或不同的转速离心法将其分离。普通离心机（8 000rpm）可以分离直径大于1μm的生物颗粒；高速离心机（8 000~25 000rpm）可分离直径约0.1~10μm的生物颗粒；超速离心机（25 000~80 000rpm）可以分离直径为3.2~100nm的生物颗粒和生物大分子。为了保持亚细胞组分的活性，一般操作需要在低温下进行。

二、亚细胞组分分离的实验技术及鉴定

（一）细胞核的分离及鉴定

1. 细胞核的分离 细胞核作为一个功能单位，完整地保存遗传物质，并指导RNA合成，进而表达出相应的蛋白。在一定程度上，细胞核控制着细胞的代谢、生长、分化和繁殖活动，因此细胞核的分离是研究基因表达及细胞核形态结构的首要步骤。不同组织来源的细胞经匀浆后，可用分级离心等方法将细胞核进行分离纯化。

细胞核的分离目前较常采用以蔗糖为介质的差速离心法，可分为细胞核分离和纯化两大步骤。现在细胞核的提取试剂已商业化生产，公司试剂盒中会提供详细的操作步骤。细胞核被分离后，可经甲苯胺蓝染色在光学显微镜下观察，或直接在电子显微镜下观察核内染色质的分布

情况。

2. 细胞核的鉴定

（1）光镜直接观察：普通光学显微镜下，贴壁细胞的细胞核为位于细胞中央的一团较深物质，悬浮细胞会显得更模糊，且都无法清晰分辨细胞核与细胞质。常用于细胞核的化学染料包括甲紫、苏木精、醋酸洋红、甲基绿等。苏木精-伊红染色简称 HE 染色，是组织学、胚胎学和病理学最常用、最基本的细胞核细胞质染色方法，细胞核嗜碱被苏木精染成蓝色（图 1-9-1）。

（2）电镜观察：电镜能清晰地观察到细胞核基质的基本形态，以及核膜、核仁、核染色质等，所以可以被应用到细胞核的可视化研究中。比如细胞凋亡，在电镜下可以清楚地观察到核基质由结构完整到出现紊乱、凋亡小体形成并由核内排出这一系列变化。因此，电镜扫描可以清晰展示

出细胞核在各个阶段的状态，能更形象化地应用于细胞核功能学、发育学以及细胞凋亡等研究中（图 1-9-2）。

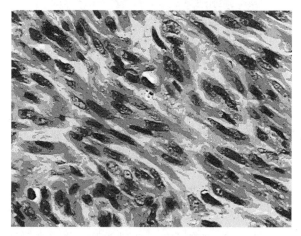

图 1-9-1 HE 染色切片
（其中红色是细胞质，深蓝色是细胞核）

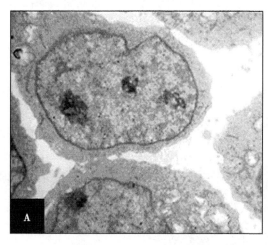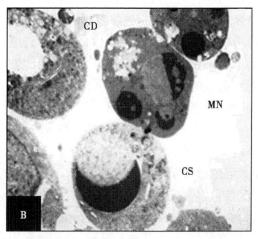

图 1-9-2 正常和凋亡的 T 领细胞细胞核

（3）细胞学鉴定：核酸荧光染色后，可采用荧光显微镜、共聚焦激光扫描荧光显微镜以及流式细胞仪进行检测。常用的三类经典核酸染料包括：插入性染料，如：ethidium bromide（EB）和 propidium iodide（PI）；DNA 小沟结合染料，如：DAPI 和 Hoechst；以及其他类核酸染料，如：吖啶橙、7-AAD、LDS751 等。

DAPI 是一种具有膜通透性的强力 DNA 荧光染料，可用于活细胞或死细胞的细胞核染色。荧光显微镜下，DAPI 可被紫外光激发出蓝色荧光，其荧光激发光为 358nm，发射光为 461nm。因为彼此的发射光很少重叠，DAPI 通常与绿色荧光（如 GFP）和红色荧光（如 RFP）结合应用于细胞

的多重荧光染色（图 1-9-3）。Hoechst 染料常用的有 Hoechst 33258 和 Hoechst 33342，其激发光和发射光与 DAPI 非常相似，都可用于活细胞和固定细胞的标记。DAPI 和 Hoechst 染料都是科研人员最常应用于细胞核标记的荧光染料。

此外，在细胞增殖的研究中，人们常常将 BrdU/EdU 等底物掺入到增殖的细胞核 DNA 链中，再通过荧光素标记 BrdU/EdU，继而显色增殖细胞的细胞核。而在细胞凋亡的过程中，基因组 DNA 断裂，暴露的 3'-OH 可以在末端脱氧核苷酸转移酶 TdT 的催化下加上荧光素标记的 dUTP，从而可以通过荧光显微镜或流式细胞仪进行检测，即 TUNEL 法。

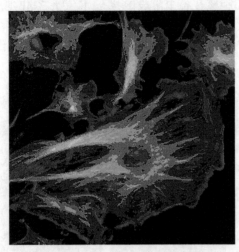

图 1-9-3 上皮细胞荧光染色
（细胞核由 DAPI 染色呈蓝色）

此外，近年来还有一系列适用于共聚焦显微镜成像的核酸荧光染料被开发出来，比如 TOTO 系列，TO-PRO 系列，SYTOX 系列以及 SYTO 系列等。

3. 方法优缺点比较与选择 细胞核检测较少采用细胞免疫荧光或免疫组化的方法，而普遍采用荧光染料与核酸物质直接结合显色。组织染色中，对细胞核的常规光镜观察优先选择苏木精染色，简单方便，普通光镜就能得到核质区分明显的图片；但其染色特异性较差，导致分辨率较差，细胞核染色轮廓不清晰。

在多重细胞荧光染色时，DAPI 和 Hoechst 染色为核酸染色首选，活细胞以及固定后的细胞上都可以得到特异性的细胞核成像，且细胞核轮廓清晰，染色高效快捷，由紫外光激发，与其他常用激发波段的波长基本不重叠。但 DAPI 为半透膜染料，对于组织的核酸标记不理想。

TOTO 和 TO-PRO 等系列的核酸荧光染料也常用于共聚焦显微镜细胞成像，其发射光位于近红外波段，可以和其他可见光荧光染料进行组合实现多重荧光细胞成像；但其缺点在于普通荧光显微镜无法观测到。

电镜观察细胞核多数用于细胞凋亡或者其他细胞功能学的可视化研究中，为其提供进一步的图像证据。

4. 细胞核分离的具体方法

（1）所需试剂：细胞核分离等渗溶液、蔗糖高渗溶液、PBS 溶液（pH=7.4，冰上预冷）。

（2）所需器材：细胞刮刀、高速离心机（转速可达 80 000g）及配套离心管、1.5ml 离心管、Dounce 匀浆器、桌面迷你离心机、真空泵。

（3）步骤

1）收集细胞：弃去细胞培养基，以冰上预冷 PBS 溶液洗涤细胞 1 次，之后向细胞加入 1ml PBS 溶液，用细胞刮刀收集细胞至 1.5ml 离心管内（约 8×10^6 个细胞）。

2）以 10 000rpm 离心 5~10 秒，之后弃去上清，并以 9 倍细胞沉淀体积的等渗溶液重悬细胞。

3）用匀浆器对细胞悬液进行匀浆，并利用无纺布过滤匀浆液。

4）在 4℃条件下，以 600g 离心 10 分钟，弃去上清液。

5）以步骤 2）中一半体积的等渗溶液重悬沉淀，并在 4℃条件下，以 600g 离心 10 分钟，弃去上清液。

6）以 9 倍沉淀体积的蔗糖高渗溶液重悬沉淀，并用匀浆器对悬液进行匀浆。

7）在 4℃条件下，以 60 000~80 000g 离心 80 分钟。

8）弃去蔗糖溶液上清，尽量将蔗糖上清去除干净，注意不要碰到细胞核沉淀。

9）以含有 0.5% Triton-100 的等渗溶液重悬细胞核沉淀，并在 4℃条件下，以 600g 离心 10 分钟，并重复 1 次，以去除核膜，之后再次以等渗溶液清洗 1 次，以去除 Triton-100。

10）以适当溶液重悬获得的细胞核沉淀，并进行后续实验。

（4）所需试剂配方：①细胞核分离等渗溶液：0.25M 蔗糖，5mM $MgCl_2$，10mM Tris-HCl（pH=7.4）；②蔗糖高渗溶液：2.2M 蔗糖，1mM $MgCl_2$，10mM Tris-HCl，调整溶液 pH 至 7.4。

（二）线粒体的分离及鉴定

1. 线粒体的分离 线粒体普遍存在于真核细胞中（成熟红细胞除外），在肝脏、肌肉、心脏和脑组织中含量尤为丰富。线粒体是细胞进行有氧呼吸的主要场所，细胞生命活动所需的能量大约 95% 来自线粒体。线粒体的提取普遍采用的是密度梯度离心法。线粒体的体积较小，需要较高的转速和较长的时间才能使其沉淀；而在要求更高的实验中，需要使用超速离心机和密度梯度离心法将粗提的线粒体进一步纯化。

2. 线粒体的鉴定

（1）光镜直接观察：不同细胞中线粒体的形态和数目不同。线粒体的外形多样，如圆形、椭圆形、哑铃形和杆状。线粒体的数目与细胞类型和细胞的生理状态有关，线粒体多聚集在细胞生理功能旺盛的区域。

线粒体是无色透明的细胞器，因此在普通光镜下无法直接观察，可以使用线粒体特异的活性染料 Janus green B（詹纳斯绿 B）染色。詹纳斯绿 B 是一种碱性偶氮吖嗪染料，主要用于生物活体染色，具有脂溶性，进入线粒体后在细胞色素氧化酶系统的作用下呈蓝绿色，从而观察到线粒体。如果线粒体失去活性，则对染料的氧化效果不明显，无法观察到线粒体。因此也可以用詹纳斯绿 B 染色判断提取的线粒体是否具有活性。线粒体在高倍镜或油镜下呈蓝绿色，小棒状或哑铃状，直径 0.2~8μm（图 1-9-4）。

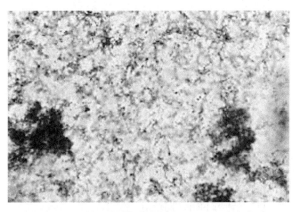

图 1-9-4　小鼠肝脏线粒体詹纳斯绿 B 染色观察

（2）电镜观察：电镜分辨率高，可以观察到线粒体的超显微结构，线粒体是由双层膜包围的封闭囊状细胞器，共包括四部分：外膜、内膜、外腔和内腔。线粒体的内膜和外膜之间为外室。内膜向内形成许多折叠，称线粒体嵴，嵴是线粒体识别的重要标志。绝大多数细胞的线粒体嵴为板层状，横切面呈囊状或管状。线粒体嵴的数目与分布方式多种多样，嵴的数量与细胞呼吸功能的强度有很大关系，其一般与线粒体长轴垂直排列，但也可见到与线粒体长轴平行排列的嵴。线粒体嵴间为内室，其内充满基质，呈中等电子密度，内含有高电子密度的基质颗粒。透射电镜下可见线粒体损伤的变化包括线粒体肿胀、嵴消失、空泡化等（图 1-9-5）。

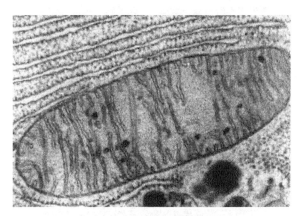

图 1-9-5　线粒体透射电镜图

（3）细胞学检测：线粒体在细胞内的主要功能是提供能量，并且其与细胞凋亡之间存在紧密联系，所以线粒体的细胞学检测以功能检测为主，根据检测原理不同分为线粒体的膜电位检测和线粒体膜蛋白的检测。

线粒体膜电位能够很好地反映整个线粒体功能活性。线粒体膜电位测定方法有许多种，通常利用亲脂性阳离子荧光物质可以穿透质膜的特性来检测，常用的线粒体荧光探针主要有 TMRM、MitoTracker、rhodamine-123、JC-1 等。MitoTracker Red CMXRos 是一种红色荧光染料，常用于对活细胞线粒体进行染色，并且该染料的积累取决于膜电位，乙醛固定后，该染料可稳定保存（图 1-9-6）。

另外，也可以用生物测氧仪检测线粒体的呼吸控制率 RCR、磷氧比值等。常用的线粒体功能测定方法包括线粒体呼吸链酶复合体活性测定法（氧电极或分光光度法，需要分离线粒体）、ADP 与 ATP 比值、ATP 生成量的测定（化学发光或高效液相检测，无需分离线粒体）。但这些指标都反映的是细胞的能量代谢状态，往往受到其他因素的影响，如糖代谢、细胞质内 ATP 量等，并不能严格反映线粒体活性。

细胞发生凋亡时，线粒体无论从形态上还是功能上都会产生一系列变化。线粒体膜电势的破坏是细胞凋亡早期的一个标志性事件。细胞受到凋亡诱导后，线粒体膜电位的变化使得膜的通透性发生改变，膜通透性的增加进而使得线粒体蛋白（包括细胞色素 C、Smac/DIABLO、HtrA2/OMI、核酸内切酶 G（EndoG）、凋亡诱导因子（AIF）等）从线粒体基质释放到细胞质。细胞色素 C 的释

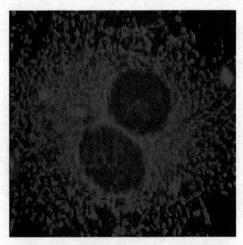

图 1-9-6　MitoTracker Red CMXRos 对
小鼠成纤维细胞中的线粒体染色

放伴随着膜电位的完全丧失,进而引发细胞凋亡的级联效应。

细胞色素 C 是线粒体内电子呼吸链中的一个重要蛋白。当细胞发生凋亡时,细胞色素 C 会从线粒体中释放到细胞质中,在细胞色素 C 和 dATP 存在的情况下,caspase-9 和 Apaf-1 可以相互结合,并促使 caspase-9 激活。细胞色素 C 的释放和 caspase-9 的激活对于激活其他的 caspase(包括 caspase-3),以及导致后续的 DNA 片段化至关重要。因此,细胞色素 C 从线粒体释放到细胞质中常被用做细胞凋亡的一个重要指标。可以通过免疫荧光或免疫组化检测线粒体内细胞色素 C 的释放情况,来确定细胞色素 C 释放和凋亡的相关性。正常细胞的细胞色素 C 集中于线粒体,而凋亡细胞的细胞色素 C 则呈弥散分布。

3. 由细胞分离线粒体的具体实验方法

(1)线粒体的提取

1)所需试剂:(1~5)×10^9 个细胞沉淀,1×MS 和 2.5×MS 等渗缓冲液,RSB 低渗缓冲液。

2)所需器材:离心管,15ml Dounce 匀浆器,相差显微镜。

3)步骤:预先将上述各类试剂和离心管、匀浆器在冰上冷却,所有的离心步骤均在 4℃下进行。

①将细胞沉淀重悬于 11ml 的 RSB 低渗缓冲液,并将上述悬液转移至 15ml Dounce 匀浆器。

②等待 5~10 分钟,之后在相差显微镜下观察细胞肿胀程度。

③对已肿胀的细胞进行匀浆。

④在相差显微镜下观察细胞匀浆程度。

⑤向上述体系中迅速加入 8ml 2.5×MS 等渗缓冲液,将匀浆器上端开口用封口膜封紧并颠倒混匀若干次。

⑥将上述体系由匀浆器转移至离心管,并用 1×MS 等渗缓冲液润洗上述匀浆器后也转移至离心管,使离心管内最终体系为 30ml。

⑦以 1 300g 离心 5 分钟,以去除细胞核、未破裂的细胞以及大块细胞膜碎片。

⑧将离心后上清液转移至新的洁净管。

⑨重复上述离心过程 2 次。

⑩以 7 000~17 000g 离心 15 分钟,以沉淀线粒体。

⑪弃去上清液。

⑫用 1×MS 等渗缓冲液清洗线粒体沉淀,并重复上述离心过程。

⑬弃去上清液,并溶解线粒体沉淀储存于 -80℃冰箱待用。

4)所需试剂配方:①1×MS 等渗缓冲液:210mM 甘露醇,70mM 蔗糖,5mM Tris-HCl(pH=7.5),1mM EDTA(pH=7.5);②2.5×MS 等渗缓冲液:525mM 甘露醇,175mM 蔗糖,12.5mM Tris-HCl(pH=7.5),2.5mM EDTA(pH=7.5);③RSB 低渗缓冲液:10mM NaCl,1.5mM $MgCl_2$,10mM Tris-HCl(pH=7.5)。

(2)线粒体的纯化

1)所需试剂:溶酶体粗提溶液、1×MS 等渗缓冲液、蔗糖密度梯度离心溶液、Tris-HCl(5mM)/EDTA(1mM)。

2)所需器材:Beckman SW28 转头、Ultra-Clear 离心管、滴管。

3)步骤:

①在 Ultra-Clear 离心管内,将 15ml 1.0M 蔗糖密度梯度离心溶液小心加入至 15ml 1.5M 蔗糖密度梯度离心溶液上方,制备成 30ml 密度梯度溶液。

②将 7ml 线粒体粗提溶液小心加入上述密度梯度溶液上方。

③用 Beckman SW28 转头以 60 000g 离心 20 分钟。

④去除样品层及其与 1.0M 蔗糖密度梯度离

心溶液的交界层。

⑤用滴管收集 1.0M 与 1.5M 蔗糖密度梯度离心溶液的交界层，即为线粒体。

⑥向上述溶酶体溶液中逐滴滴加 Tris-HCl（5mM）/EDTA（1mM）溶液，稀释蔗糖浓度至 0.25M。

⑦以 7 000~17 000g 离心 15 分钟。

⑧用 30ml 1×MS 等渗缓冲液清洗线粒体，之后以合适溶剂进行溶解并进行后续实验。

4）所需试剂配方：①1×MS 等渗缓冲液：210mM 甘露醇，70mM 蔗糖，5mM Tris-HCl（pH=7.5），1mM EDTA（pH=7.5）；②蔗糖密度梯度离心溶液：1.0M 或 1.5M 蔗糖溶液，10mM Tris-HCl（pH=7.5），1mM EDTA（pH=7.5）。

4. 线粒体分离的注意事项

（1）为保证细胞匀浆的顺利进行，请将细胞沉淀重悬于 5~10 倍体积的溶液，且重悬液占匀浆器体积至少一半。并且由于其需要在低渗缓冲液中进行，请尽快完成细胞匀浆步骤。

（2）根据实验目的不同，还可以采用 Ficoll（用于脑组织中线粒体的分离纯化）或 Percoll（一种预制梯度分离液）代替蔗糖密度梯度离心溶液对线粒体进行纯化。

（三）溶酶体的分离及鉴定

1. 溶酶体的分离　溶酶体为细胞质内由单层脂蛋白膜包绕的内含一系列酸性水解酶的细胞器，其中的多数酶类适合在酸性条件下发挥作用。溶酶体直径约 0.025~0.2μm，所以需要比线粒体更高的转速才能获得。

2. 溶酶体的鉴定

（1）光镜直接观察：溶酶体的外形在光镜下不可见，但可以看到棕黑色的颗粒和斑块。溶酶体可用酸性磷酸酶（acid phosphase，ACP）显示法进行鉴定。ACP 广泛存在于动物组织，主要定位于溶酶体内。在溶酶体膜稳定完整时，底物不容易渗入，ACP 无活性或活性弱；经固定后，溶酶体膜变得不稳定，底物可以渗入，ACP 在 pH=5.0 左右时产生活性，分解磷酸酯而释放出磷酸基，与底物作用形成沉淀。

（2）电镜观察：溶酶体在电镜下，电子密度相对较高，由大量细小的微粒填充，通常呈球形，直径约为 25~200nm。

（3）细胞学检测：溶酶体相关膜蛋白 LAMP，分为 1 型和 2 型，是溶酶体膜上特有的唾液酸糖蛋白。LAMP1 和 LAMP2 组成了 50% 的溶酶体膜蛋白，常规采用细胞免疫荧光的方法用抗体去结合 LAMP1 或者 LAMP2 蛋白，从而识别溶酶体（图 1-9-7）。

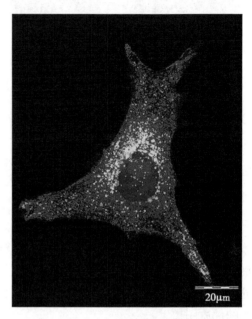

$20\mu m$

图 1-9-7　LAMP 蛋白免疫荧光染色

溶酶体染色还经常选择探针类染料，Lysotracker 探针和 Lysosensor 探针。Lysotracker 可以在活细胞里选择性地标记和追踪酸性细胞器，可自由进出细胞膜，标记溶酶体方便、高效、快捷、特异，作用机制可能是结合溶酶体膜并驻留在溶酶体内，缺点在于高浓度标记时特异性明显降低，且长期驻留细胞器会引起溶酶体内 pH 上升（图 1-9-8）。Lysosensor 探针则是细胞内的 pH 荧光指示剂，溶酶体内特异性的酸性环境可加强该探针的荧光强度，从而在荧光显微镜下可以判断荧光蓄积处即为溶酶体的位置。由于其荧光强度直接反映溶酶体的 pH 变化，所以 Lysosensor 探针可以用来研究溶酶体的功能学，其缺点同样是长期驻留会导致溶酶体 pH 变化。

此外，标记溶酶体还可采用 cell light 荧光蛋白，由 BacMam 病毒携带并表达。该方法将 GFP 或者 RFP 荧光蛋白连接到目标 LAMP1 序列上，一旦由病毒转染入细胞表达后，GFP 或者 RFP 即可特异性地表达于溶酶体膜上。缺点在于 LAMP1-GFP/RFP 蛋白的过表达会引起内吞细胞器的异常聚集。

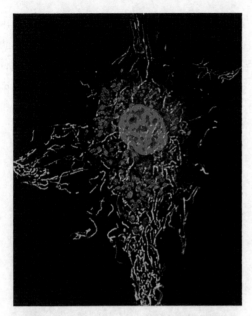

图 1-9-8　Lysosensor 探针标记溶酶体
溶酶体被标记为红色

由于溶酶体的标记特异性，上述 LAMP 标记的细胞免疫标记方法，以及探针标记方法等均可行共聚焦扫描成像，获得细胞器显色清晰且背景干净的优质图像。

3. 由大鼠肝脏分离溶酶体的具体方法

（1）所需试剂：β- 己糖胺酶溶液，20% Ficoll 液，1M Na_2CO_3，20% Nycodenz 液，45% Nycodenz 液，4℃预冷 STM 分离液，Triton X-100。

（2）所需器材：离心管热封口机，Dounce 匀浆器，55ml 匀浆器，分光光度计，馏分分离器，LP3 管，蠕动泵。

（3）步骤

1）脱颈处死大鼠，打开腹腔，向肝门静脉内注入 50ml 冰上预冷的 STM 缓冲液，之后快速摘取大鼠肝脏放入烧杯并称重，在此过程中尽可能去除周围结缔组织。

2）将上述盛有大鼠肝脏的烧杯置于冰上，用剪刀剪碎肝脏，并将剪碎的肝脏转移至新鲜的预冷 STM 缓冲液中（每克肝脏使用 3ml STM 缓冲液）。

3）将上述肝组织、STM 液混合物倒入 55ml 匀浆器中，并置于冰上进行匀浆。

4）将上述匀浆液转入离心管，4℃以 960g 离心 10 分钟。

5）将离心后的匀浆液转移至新管，弃去离心后获得的松散沉淀。

6）于 39ml 超速离心管中制备 Nycodenz 梯度分离液：首先向超速离心管中加入 21ml 20% Nycodenz 液；接下来用注射器向 20% Nycodenz 液下方加入 4ml 45% Nycodenz 液，最后用蠕动泵在最上方加入 14ml 匀浆液，并用热封机封口。

7）以 206 360g 离心 60 分钟，离心后应在 45% Nycodenz 液与 20% Nycodenz 液交界处可见膜性结构。

8）剪开超速离心管，以蠕动泵由离心管底部以 1ml/min 的速度泵出不同组分，每种组分收集 1ml。

9）检测每种组分的 β- 己糖胺酶活性，以确定哪种组分中含有溶酶体。

10）将上述含有溶酶体的组分用 STM 液稀释至 18ml，以 38 203g 离心 15 分钟，离心后弃去上清，获得的沉淀为溶酶体与内吞溶酶体混合物。

11）继续去除上述混合物中的内吞溶酶体：将上述获得的沉淀以 24ml STM 液重悬。

12）于 39ml 超速离心管中制备 Ficoll/Nycodenz 梯度分离液：首先向超速离心管中加入 14.5ml 20% 的 Ficoll 液，接下来用注射器向 20% 的 Ficoll 液下方加入 14.5ml 20% 的 Nycodenz 液，再用注射器向 20% 的 Nycodenz 液下方加入 4ml 45 % 的 Nycodenz 液，最后在最上方加入 6ml 重悬液，并用热封机封口。

13）以 206 360g 离心 60 分钟，之后剪开超速离心管，以蠕动泵由离心管底部以 1ml/min 的速度泵出不同组分，每种组分收集 1ml，并检测每种组分的 β- 己糖胺酶活性，以确定哪种组分中含有溶酶体。

14）将含有溶酶体的组分以 3 倍体积 STM 液重悬，之后以 38 203g 离心 15 分钟，离心后弃去上清，沉淀即为溶酶体。

4. 溶酶体分离的注意事项

（1）β- 己糖胺酶活性的测定：用于确定含有溶酶体的组分及溶酶体的完整性。具体方法如下：①为每种组分样品准备 2 个 LP3 管，向每个管中加入 5~25μl 组分样品；②向其中一个 LP3 管中加入含有 0.1% Triton X-100 的 100μl β- 己糖胺酶反应液，另一管中加入不含 Triton X-100 的 100μl β- 己糖胺酶反应液；③反应 3 分钟后，向每管各加入 1ml Na_2CO_3 溶液；④短暂进行混匀后用分光光度计进行测量（激发波长 360nm，发射波长 445nm）。在溶酶体膜完整性较好的情况下，在未加 Triton X-100 反应管中 β- 己糖胺酶活性较弱，而在加入 Triton X-100 反应管中 β- 己糖胺酶活性强。

（2）对于最终分离提纯获得的溶酶体，不推荐进行保存，建议直接用于下游实验。

（苏位君）

参 考 文 献

［1］成军. 现代细胞凋亡分子生物学［M］. 北京：科学出版社，2012

［2］Klionsky DJ，Abdelmohsen K，Abe A，et al. Guidelines for the use and interpretation of assays for monitoring autophagy（3rd edition）［J］. Autophagy，2016，12（1）：1-222

［3］Zeng W，Wang X，Xu P，et.al. Molecular imaging of apoptosis：from micro to macro［J］. Theranostics，2015，5（6）：559-582

［4］Fuchs Y，Steller H. Live to die another way：modes of programmed cell death and the signals emanating from dying cells［J］. Nat Rev Mol Cell Biol，2015，16（6）：329-344

［5］Head T，Dau P，Duffort S，et.al. An enhanced bioluminescence-based Annexin V probe for apoptosis detection in vitro and in vivo［J］. Cell Death Dis，2017，8（5）：e2826

［6］Peng Y T，Chen P，Ouyang R Y，et.al. Multifaceted role of prohibitin in cell survival and apoptosis［J］. Apoptosis，2015，20（9）：1135-1149

［7］乐卫东. 自噬——生物学与疾病［M］. 北京：科学出版社，2011

［8］Mizushima N，Yoshimori T，Levine B. Methods in mammalian autophagy research［J］. Cell，2010，140（3）：313-326

［9］Fimia GM，Stoykova A，Romagnoli A，et.al. Ambra1 regulates autophagy and development of the nervous system［J］. Nature，2007，447（7148）：1121-1125

［10］Matsunaga K，Saitoh T，Tabata K，et al. Two Beclin1-binding proteins，Atg14L and rubicon，reciprocally regulate autophagy at different stages［J］. Nat Cell Biol，2009，11（4）：385-396

［11］Qu X，Yu J，Bhagat G，et al. Promotion of tumorigenesis by heterozygous disruption of the Beclin 1 autophagy gene［J］. J Clin Invest，2003，112（12）：1809-1820

［12］Rusten TE，Lindmo K，Juhász G，et.al. Programmed autophagy in the Drosophila fat body is induced by ecdysone through regulation of the PI3K pathway［J］. Dev Cell，2004，7（2）：179-192

［13］Watanabe S，Kawamoto S，Ohtani N，et.al. Impact of senescence-associated secretory phenotype and its potential as a therapeutic target for senescence-associated diseases［J］. Cancer science，2017，108（4）：563-569

［14］He S，Sharpless NE. Senescence in Health and Disease［J］. Cell，2017，169（6）：1000-1011

［15］Su W，Hong L，Xu X，et al. MiR-30 disrupts senescence and promotes cancer by targeting both p16（INK4A）and DNA damage pathways［J］. Oncogene，2018，37（42）：5618-5632

［16］Dimri GP，Lee X，Basile G，et al. A biomarker that identifies senescent human cells in culture and in aging skin in vivo［J］. Proc Natl Acad Sci USA，1995，92（20）：9363-9367

［17］Kurz DJ，Decary S，Hong Y，et.al. Senescence-associated（beta）-galactosidase reflects an increase in lysosomal mass during replicative ageing of human endothelial cells［J］. Journal of cell science，2000，113（20）：3613-3622

［18］Li CG，Nyman JE，Braithwaite AW，et.al. PAX8 promotes tumor cell growth by transcriptionally regulating E2F1 and stabilizing RB protein［J］. Oncogene，2011，30（48）：4824-4834

［19］Vicente-Manzanares M，Horwitz AR. Cell migration：an overview［J］. Methods Mol Biol，2011，769：1-24

［20］Wang P H，Huang B S，Hong H C，et.al. Wound healing［J］. Journal of the Chinese Medical Association，2018，81（2）：94-101

［21］Kramer N，Walzl A，Unger C，et.al. In vitro cell migration and invasion assays［J］. Mutation Research/Reviews in Mutation Research，2013，752（1）：10-24

［22］Follain G，Osmani N，Fuchs C，et.al. Using the zebrafish embryo to dissect the early steps of the metastasis cascade［J］. Methods Mol Biol，2018，1749：195-211

［23］Moreira CG，Regan JC，Zaidman-Rémy A，et.al. Drosophila hemocyte migration：an in vivo assay for directional cell migration［J］. Methods Mol Biol，2011，769：249-260

［24］Chen WJ，Ho CC，Chang YL，et al. Cancer-associated fibroblasts regulate the plasticity of lung cancer stemness via paracrine signalling［J］. Nat Commun，2014，5：3472

［25］Eruslanov EB, Bhojnagarwala PS, Quatromoni JG, et al. Tumor-associated neutrophils stimulate T cell responses in early-stage human lung cancer［J］. J Clin Invest, 2014, 124（12）: 5466-5480

［26］Chuang CH, Greenside PG, Rogers ZN, et al. Molecular definition of a metastatic lung cancer state reveals a targetable CD109-Janus kinase-Stat axis［J］. Nat Med, 2017, 23（3）: 291-300

［27］Huch M, Gehart H, van Boxtel R, et al. Long-term culture of genome-stable bipotent stem cells from adult human liver［J］. Cell, 2015, 160（1-2）: 299-312

［28］Lawson DA, Bhakta NR, Kessenbrock K, et al. Single-cell analysis reveals a stem-cell program in human metastatic breast cancer cells［J］. Nature, 2015, 526（7571）: 131-135

［29］Takebe N, Miele L, Harris PJ, et al., Targeting Notch, Hedgehog, and Wnt pathways in cancer stem cells: clinical update［J］. Nat Rev Clin Oncol, 2015, 12（8）: 445-464

［30］Eeckhaut T, Lakshmanan PS, Deryckere D, et.al. Progress in plant protoplast research［J］. Planta, 2013, 238（6）: 991-1003

［31］Gregg C, Kyryakov P, Titorenko VI. Purification of Mitochondria from Yeast Cells［J］. J Vis Exp, 2009, 30: 1417

［32］Luzio JP, Pryor PR, Bright NA. Lysosomes: Fusion and Function［J］. Nat Rev Mol Cell Bio, 2007, 8（8）: 622-632

［33］Sutherland MS, Sanderson RJ, Gordon KA, et al. Lysosomal trafficking and cysteine protease metabolism confer target-specific cytotoxicity by peptide-linked anti-CD30-auristatin conjugates［J］. J Biol Chem, 2006, 281（15）: 10540-10547

第二章 生理学实验技术

第一节 神经电生理学实验技术

神经电生理技术是利用记录电极引导神经电信号,并对神经电信号进行放大、滤波整形、记录分析的实验技术。对神经电信号进行诱导和操控也属于神经电生理技术的范畴。研究神经电生理对深入了解神经系统的功能具有十分重要的意义。在分子和细胞水平,神经电生理技术是研究离子通道生物物理学特征、神经元电特性,以及突触生理和突触可塑性的重要方法。同时神经电生理技术也是在环路和系统层面上阐明神经元 - 神经环路 - 行为之间相互关系的重要手段。特别是近些年来,神经电生理技术与神经元遗传标记技术和成像技术相结合,在阐明特定分子在特定神经元中的功能作用以及它们在调控神经环路和行为的研究中大放异彩。神经电生理方法也是研究神经精神疾病的病理生理机制的重要技术。本章主要对常用电生理技术的基本原理做一阐述,重点介绍与这些技术相关的电极选择、放大原理、信号整形、记录模式、以及分析处理等。并对这些电生理技术的适用范围、优缺点、技术要点做出归纳。

一、神经电信号的特征

神经电信号的特征取决于神经电信号的记录位点与记录方法。而神经电信号的特征又决定了记录电极、探头、放大器等相关电生理仪器的设计和选择。在中枢神经系统中,动作电位和局部电位是两类主要的电信号,也是应用神经电生理技术记录的最常见的两类电信号。我们先介绍神经电信号的特征,然后在第二、三部分详细介绍神经电信号的记录原理。

(一)动作电位

细胞内记录的动作电位(图 2-1-1A)的幅度一般可达 80~100mV,具有明显的超射(overshoot)。动作电位上升相和下降相的速率分别为 300~500V/s 和 200~250V/s,导致动作电位的宽度在 0.5~1.5ms 左右。在轴突记录的动作电位较窄,只有 0.5ms 左右,而在胞体记录的动作电位则相对较宽(可超过 1ms)。不同类型神经元的动作电位的宽度也不相同,比如中间神经元的动作电位宽度一般比锥体神经元的窄。动作电位的典型特征是全或无(all-or-none),到达阈值即爆发动作电位,因此动作电位的振幅与去极化刺激的强弱无关。刺激强度的增加导致动作电位发放的频率的增高。另

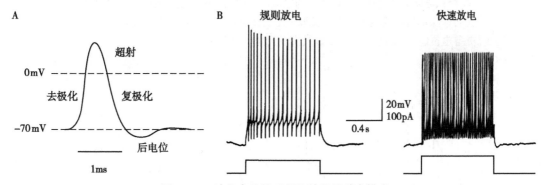

图 2-1-1 动作电位的时相和神经元放电模式
A. 动作电位时相;B. 动作电位的放电模式

外,不同类型的神经元对于较长时程的阈上去极化电流的放电形式也各不相同(图2-1-1B):例如锥体神经元多呈放电频率有适应现象的规则放电(regular spiking)形式,而很多中间神经元呈快速而无频率适应现象的快速放电(fast spiking)形式。

胞外记录的动作电位信号的波形与胞内记录的颇为不同。神经元上产生电流的部位可分为两类,一类是电流由胞外流向胞内,被称为电流阱(current sink);另一类是电流由胞内流向胞外,被称为电流源(current source),电流由这些部位流向胞外。在细胞外组织构成的容积导体(volume conductor)中电流从电流源流向电流阱形成电场,可被细胞外记录电极以场电位(field potential, FP)的形式被记录到(图2-1-2A)。上游传过来的动作电位在记录位点可经历电流源-电流阱-电流源的变化过程,因此呈现典型的正-负-正的三相复合动作电位(compound action potential)(图2-1-2B)。在动作电位发生部位记录的胞外动作电位由于缺乏上游动作电位而仅呈负-正的双相特征。与胞内记录相比,细胞外记录的动作电位的另一个特征是幅度较小,只有胞内记录的百分之一左右,一般在几十微伏至几毫伏。

(二)局部电位

局部电位区别于动作电位的一大特征是其传导过程中的衰减性:局部电位沿神经元突起传导时会呈指数式的衰减,因而是局部的。典型的局部电位包括突触后电位、感受器电位等。此外,局部电位没有"全或无"的特征,随着刺激强度的增大,其幅度也随之增加。局部电位的空间和时间整合达到阈值时可爆发动作电位。

细胞内记录的由离子型递质受体介导的快突触后电位时程一般在几十毫秒左右,可分为两类,一类是兴奋性突触后电位(EPSP),另一类是抑制性突触后电位(IPSP)。EPSP的反转电位在0V左右,比静息膜电位要正得多,因此EPSP能导致神经元膜去极化。IPSP的反转电位非常接近神经元的静息膜电位,因此在神经元静息状态下,抑制性突触对膜电位的影响并不显著,其抑制作用是通过在膜上产生一高电导的区域,使经过此区域的EPSP分流(shunting)而使EPSP幅度降低。当然,如果膜电位处于去极化状态,IPSP为典型的负电位。

通过记录胞外场电位的方式也可记录到突触后电位(图2-1-3)。胞外记录的突触后电位的波形和记录电极的位置及突触后电位类型相关。对

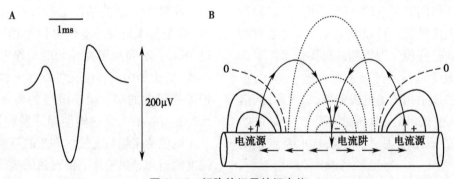

图 2-1-2　细胞外记录的场电位
A. 容积导体中轴突动作电位产生的电流和电位;B. 胞外记录的轴突复合动作电位带箭头的实线代表电流在电流源和电流阱之间形成环路。与电流环路垂直的是等电位线,实线代表正电位,虚线代表负电位和零电位

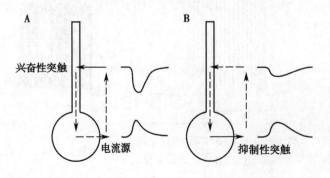

图 2-1-3　细胞外记录的突触后电位
胞外记录的兴奋性突触后电位(A)和抑制性突触后电位(B)的波形与胞外记录电极的位置相关

于兴奋性突触后电位而言，树突上的突触部位因存在内向突触电流而形成电流阱，因而在树突附近记录的场电位是负的（图2-1-3A）。而相应在胞体则因外向的局部电流而形成电流源，这使在胞体附近记录的兴奋性突触突触活动为正的场电位（图2-1-3A）。对于在胞体的抑制性突触活动而言，如果其反转电位比静息膜电位更负，则抑制性突触活动会在胞体形成电流源，从而可在胞体附近记录到正的抑制性突触活动；在树突附近则因存在电流阱而记录到负的场电位（图2-1-3B）。

但需要指出的是，抑制性突触活动的反转电位比较接近静息膜电位，因此抑制性突触活动很难在容积导体中形成电流源和电流阱，导致用胞外场电位记录的方法无法应用于抑制性突触活动的记录。

（三）膜电位与膜电流

在介绍具体电生理技术原理之前，我们必须了解膜电位与膜电流的关系。事实上，神经电生理记录的就是膜电位和膜电流。

跨膜电位的变化是由跨膜电流驱动的。由于神经元存在膜电容（C）和膜电阻（R），膜电流会对膜电容充电，造成相应膜电位变化的延迟（时间常数 $\tau=RC$）。离子通道电流和突触电流引起的膜电位变化都会因膜电容的存在而产生延迟，比如突触后电位的上升相和下降相都要比突触后电流为慢。

向胞内注入电流，然后测量膜电位的技术被称为电流钳。测量膜电流则要用到电压钳技术，即把膜电位钳制到一定水平，同时在钳制过程中测量膜电流的变化。电流钳和电压钳技术被广泛应用在神经科学的研究中，是细胞内记录的两种重要模式。

二、离体电生理实验技术原理

在离体标本上记录的电信号虽然并没有完全真实地反映脑内生理状态下的电活动，但离体电生理记录方法有其突出的优点，在神经科学研究中得到了极为广泛的应用。首先在培养细胞、培养脑片、离体脑片等离体标本上，记录的稳定性得以保证，这对细胞内记录尤为重要。同时，研究人员可以方便地改变离体标本的细胞外液，用膜片钳技术还可以改变细胞内液，因此极大地方便了研究人员对神经递质、神经调质，以及其他神经活性物质调控神经元功能的研究。

（一）细胞外记录

在离体标本上进行细胞外记录是利用细胞外电极或电极阵列对容积导体内的记录电极（引导电极）和参考电极（地）之间的电位差进行记录。根据记录电极尖端直径的大小，在离体标本上记录到的细胞外电信号分为慢波（slow wave）信号和单位活动（unit activity）两大类。在离体标本上记录的慢波信号通常是场兴奋性突触后电位（field excitatory postsynaptic potential, fEPSP）。下面我们对这两类的胞外信号的记录方法做简要介绍。

1. 场电位记录

（1）单电极的场电位记录：在离体标本上进行慢波场电位记录被广泛应用于突触生理和突触可塑性的研究。典型的应用例子是在海马离体脑薄片标本上研究突触传递和突触可塑性。由于海马的分层结构和较高的神经元密度，刺激Schaffer侧支（Schaffer collateral）可在CA1区辐射层（stratum radiatum）记录到较强的fEPSP（幅度可达几毫伏）。对Schaffer侧支施加强直刺激则可使CA1区记录的fEPSP幅度长时称增强（long-term potentiation, LTP）（图2-1-4）。在离体脑薄片标本上进行fEPSP记录在突触生理的研究中得到了广泛应用。

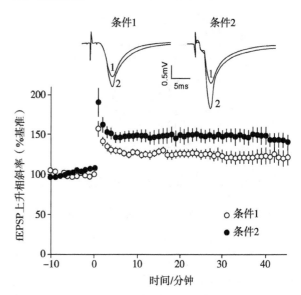

图 2-1-4 刺激 Schaffer 侧支可在 CA1 区记录到 fEPSP 强直刺激 Schaffer 侧支（图中 0 分钟）可使记录到的 fEPSP 增强

①记录电极:用于离体脑薄片场电位记录的电极可以是金属电极,也可以用充灌人工脑脊液的玻璃电极。电极尖端不能太细,拉制的玻璃微电极往往需要用镊子夹断其尖端使其直径大于20μm。参考电极用的是脑片灌流槽中的浴电极(bath electrode)。值得注意的是,刺激电极不要和记录电极共用地,刺激电极两极需要用刺激隔离器隔离以减小刺激伪迹(stimulus artifact)。②信号放大:由于fEPSP的幅度较小,因此放大器的增益要足够。用于细胞外记录的差分放大器需要较高输入阻抗与记录电极匹配。典型的细胞外放大器的电原理图见图2-1-5。运算放大器A_1和A_2组成了高增益和高输入阻抗的差分放大器,其增益可由R_1和R_2决定:$G=1+2R_2/R_1$。A_3为典型的仪器放大器,把差分信号转换为单端信号。实际应用的细胞外记录放大器还包括其他放大级、滤波、调零等电路,这里为清晰起见一并省略。膜片钳放大器在电流钳模式下也可以记录fEPSP,但应用膜片钳放大器记录fEPSP时要注意放大器增益要足够高。③信号整形:由于慢波场电位的频率范围较窄,因此可以对fEPSP信号进行低通滤波以提高信噪比。此外,还可以用信号平均的方法进一步提高场电位的信噪比。④数据分析:分析fEPSP主要依据测量fEPSP的两个参数:幅度和上升相斜率(图2-1-4)。在LTP的记录中一般分析这两个参数的相对值。

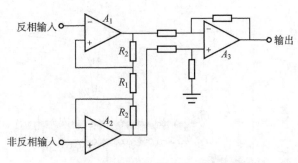

图2-1-5 细胞外记录放大器原理

(2)多电极阵列(multi-electrode array,MEA):在离体标本上也可以在多个位点进行场电位记录。这种记录方式需要有多个记录电极引导离体标本不同部位产生的场电位。针对相对扁平的离体标本,多电极阵列通常组成平面二维结构,离体标本如脑薄片等就可以直接贴附在二维多电极阵列上。图2-1-6显示了用64个电极的MEA记录在小鼠前扣带回皮层(ACC)产生的fEPSP,其中一个通道用于刺激。目前一般用等离子体增强化学气相沉积(plasma-enhanced chemical vapor deposition,PECVD)法制作氮化钛(TiN)MEA。氮化钛MEA具有电极表面积大、记录稳定的优点。其他有关信号放大和整形的原理与单电极场电位记录相同。

2. 单位活动记录 要记录到单个神经元的放电-单位活动,细胞外记录电极必须使用较细的微电极。单位活动的典型特征有:①时程较短,一般小于1ms;②单位活动的振幅也较小,其范围在30μV~2mV之间;③单位活动的频率可以很高,这取决于所记录的神经元的放电特性。有的神经元并不发放动作电位,当然也就无法记录到单位活动。在离体标本上对神经元单位活动进行细胞外记录主要有两种方法,一是对单个单位活动进行记录,另一是对多个单位活动同时进行记录。下面分别对这二种记录方法做简要介绍。

(1)单单位记录:这种记录方式通常用来长时间监控神经元的放电,以及记录神经元对化学刺激或电刺激的反应。

①记录电极:采用直径相对较细(1~10μm)的金属电极或充灌电解液的玻璃电极在胞外引导单个神经元的放电。记录电极需要用微操纵器靠近神经元才能记录到这个神经元的胞外复合动作电位。②信号放大:放大器的基本原理与记录慢波电位的放大器相同,放大器的增益要选择在1 000倍左右。但值得注意的是,由于记录胞外单位活动的记录电极直径更小,阻抗更高,所以放大器的输入阻抗要求更高。③信号整形:对胞外单位活动的信号整形与慢波场电位不同,一般采用带通滤波器,滤波范围在300~3 000Hz之间,以突出单位活动,提高信噪比。④分析方法:研究人员通常用胞外记录研究刺激与神经元放电的关系。最常见的分析刺激与单位活动关系的方法有为电压-时间图(图2-1-7A)。此图显示记录电极引导的电压信号随时间变化的规律,可用来分析刺激是否导致神经元动作电位的发放。点阵图(raster plot)(图2-1-7B)的纵坐标是不同的刺激参数,如刺激频率、强度等;横坐标是单位活动记录的时间,零点表示刺激开始。点阵图把多次实验的结果整合在一起,描述了不同刺激参数下动

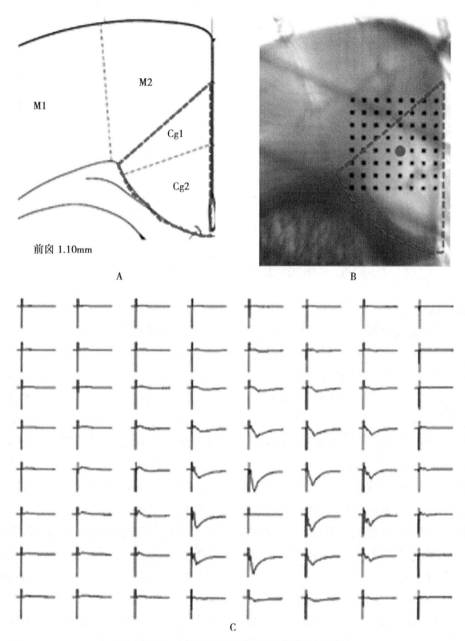

图 2-1-6 小鼠 ACC 皮层的 64 道 MEA 记录

A、B. 电极位置示意图；C. 刺激一个通道在其他 63 个电极上记录到局部场电位

作电位发放的情况。刺激前后时间直方图（peri-stimulus time histogram, PSTH）（图 2-1-7C）的横坐标是刺激开始前后的时间，纵坐标为单位放电的数目。用 PSTH 可直观地显示刺激与神经元放电的时间和频率的关系。

（2）多单位记录：多单位记录可在离体标本上研究神经元网络的长期活动，以及单个神经元对神经元网络活动的贡献。

利用电极直径较小（5μm 以下）的多电极阵列可以同时对离体标本内的多个神经元活动进行记录。信号放大和整形的原理与单电极单位活动记录相同。在利用多电极阵列对多个神经元的放电进行识别和长期跟踪研究需要对神经元锋电位进行分类（spike sorting）。目前基于主成分分析（principal component analysis, PCA）的神经元峰电位分类算法得到了广泛的应用，能够比较快速地分辨不同神经元的放电类型。图 2-1-7 所示的分析方法在多单位记录研究中也得到了广泛应用。

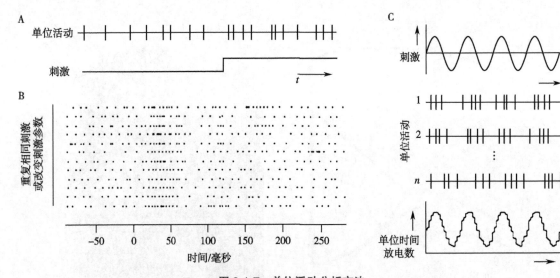

图 2-1-7 单位活动分析方法

A. 电压 - 时间图；B. 点阵图；C. 刺激前后时间直方图

（二）细胞内记录

在离体标本上进行细胞内记录是应用极为广泛的神经电生理技术。与在体细胞内记录相比，在离体标本上可以得到长期稳定的细胞内记录。同时利用离体标本也有助于我们对神经细胞及其外环境进行快速有效的控制。因此，虽然离体标本与活体动物脑组织有差异，离体细胞内记录技术还是得到了广泛的应用。离体细胞内记录技术包括尖电极胞内记录和全细胞膜片钳 / 穿孔膜片钳记录技术。当前在离体标本上进行细胞内记录基本使用全细胞膜片钳 / 穿孔膜片钳技术，我们将在下一部分"膜片钳记录"中详细介绍。

（三）膜片钳记录

膜片钳技术是现代电生理学的重要研究手段。自 1970 年代，Erwin Neher 和 Bert Sakmann 成功利用膜片钳技术记录单通道电流后，近 40 年来，膜片钳技术被广泛应用在神经科学各个领域。膜片钳技术不仅可以用来记录单通道电流，也可以研究宏观的全细胞电流。在电流钳模式下还可记录细胞膜电位的变化。与其他记录方式相比，膜片钳记录具有信噪比高、记录稳定、可控制膜两侧的电压和溶液成分的优点。膜片钳技术可对各种离体标本上的神经元进行记录，常见的离体标本有急性分离的神经元、急性离体脑薄片、培养神经元、培养脑薄片等。膜片钳技术结合离体标本的活细胞显微成像技术，还可对特定类型的神经元（如特定形态的神经元、荧光标记的神经元等）进行电生理记录。

1. 记录电极 膜片钳技术用的记录电极也是玻璃微电极，直径约 0.5~2μm，通常被称为膜片微吸管（patch pipette）。电极宜被拉制成尖端短钝形的，这样充灌电极内液后电阻较小。拉制膜片微吸管的玻璃毛胚可用软质玻璃或硬质玻璃，这取决于膜片钳记录的形式。记录单通道电流的电极宜用硬质玻璃拉制，尖端需要抛光甚至涂 Sylgard 以降低记录噪声。在全细胞模式下的电极则软质和硬质玻璃均可选用，一般也不需要抛光。全细胞模式下电极内液的基本离子成分要与细胞内液相似，主要成分是 K^+，但如果要去除钾电流也可以用 Cs^+ 替换 K^+。电极内液通常加 Ca^{2+} 螯合剂维持胞内 Ca^{2+} 处于一个较低的水平。电极内液的 Cl^- 也可以被葡萄糖酸根、甲基磺酸根等替代，但内液一定要含一定量的 Cl^-，以保证内液和 Ag/AgCl 电极丝导通。此外，电极内液还需有 pH 缓冲剂、ATP、GTP 等能量和信使物质。

2. 信号放大 膜片钳技术从本质上来说是记录微小电流的技术。为有效地记录流经膜片的小电流，膜片钳电极必须与膜片之间形成高阻封接，减少漏电流。封接阻抗一般要达到千兆欧以上。要记录微小电流就要用到电流 - 电压转换电路，其基本原理就是用一个大电阻让流经它的微小电流产生足够的压降。膜片钳放大器的基本原理见图 2-1-8，由带大阻值反馈电阻的电流 - 电压转换器和差分放大器组成。A_1 与反馈电阻 R_1 组

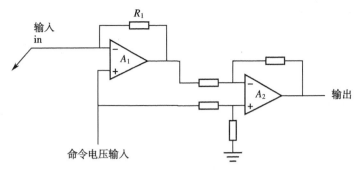

图 2-1-8 膜片钳放大器电原理简图

成了电流 - 电压转换器。用膜片钳技术记录的通道电流范围较广,可从小于 1 pA 到 10 nA,因此现代膜片钳放大器可选择不同电阻值的反馈电阻以记录不同大小的电流。命令电压由 A_1 的非反相输入端引入,用来钳制膜片钳电极电压。差分放大器 A_2 用来比较 A_1 的输出和命令电压,其差值反应了流经膜片钳电极电流的大小。膜片钳放大器还包括带宽补偿电、电容和串联电阻补偿等电路,这对增加带宽、降低噪声、减少钳位误差有极大的帮助。

3. 记录模式 根据被微吸管所吸附的神经元膜的构型和朝向,膜片钳记录技术有以下几种记录形式(图 2-1-9)。

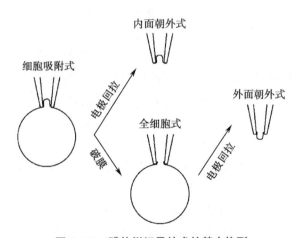

图 2-1-9 膜片钳记录技术的基本构型

(1)细胞吸附式记录(cell-attached recording):使用微操纵器让膜片微吸管靠近细胞膜,通过微吸管施加一负压,使细胞上的一小片膜和微吸管尖端形成高阻封接。在细胞吸附记录模式下,电极内液与细胞内液不相通,细胞完整。吸附膜片两侧电位差(V_m)由控制电极内液电压(V_p)实现,其值受静息电位 V_{rest} 影响:$V_m=V_{rest}-V_p$。电极充灌液成分与细胞外液类似。

(2)内面朝外式记录(inside-out recording):形成细胞吸附式构型后,在低钙溶液中将电极缓慢提起,电极内高阻封接的膜片就会从细胞脱离。膜片的细胞外侧朝向电极内,而膜片的细胞内侧则朝向浴液。在这种构型下,电极电压(V_p)可完全控制膜片两侧的电位(V_m):$V_m=-V_p$。电极内液成分与细胞外液相似。

(3)全细胞式记录(whole-cell recording):在形成细胞吸附式构型的基础上,再通过微吸管施加一短促的负压,使吸附的膜片破裂、电极内液和细胞内液相通,这样就形成了全细胞膜片钳记录构型。全细胞膜片钳构型使电极和细胞之间形成了一低阻通道,串联电阻一般小于 20MΩ,因此可以用单电极连续电压钳的方式记录全细胞电流,即电压读取和电流注入同时进行。由于串联电阻与细胞的输入电阻相比小很多,所以因电流流经电极而造成的压降不会对实际的钳位电压产生大的影响。当然在实际应用中还可以对串联电阻进行补偿以进一步降低钳位误差。此模式下电极内液成分与细胞内液类似。

(4)外面朝外式记录(outside-out recording):在全细胞膜片钳记录方式的基础上,将电极缓慢回拉,膜片脱离细胞并在电极尖端重新融合,形成外面朝外式的膜片。电极电压(V_p)也可以完全控制外面朝外式膜片两侧的电位(V_m):$V_m=V_p$。与全细胞膜片钳类似,外面朝外式的电极内液成分与细胞内液相似。

(5)其他形式:上述四种记录形式是膜片钳技术的基本构型。在膜片钳技术的发展过程中,针对不同的应用也出现了一些衍生的记录形式。下面对这些记录形式做简单介绍。

1)穿孔全细胞膜片钳技术(perforated whole-cell patch clamp):在形成细胞吸附式构型后,电极内液中的穿孔剂会自动在吸附的膜片上形成孔道,使电极内液和细胞内液导通。常见的穿孔剂有制霉菌素(nystatin)、两性霉素 B(amphotericin B)、短杆菌肽(gramicidin)等。穿孔全细胞膜片钳构型对细胞内液成分的影响小,但串联电阻较大。

2)宏膜片钳记录(macropatch clamp recording):使用尖端开口直径 3~10μm 的电极的膜片钳技术。因为膜片直径大,所以可以用来研究细胞膜不同区域的通道密度。

3)巨裁膜片钳(giant excised patch clamp)技术:使用尖端开口直径(12~40μm)更大的电极。用此技术可记录在膜上密度较低的通道电流,也可记录离子泵、转运体等的活动。

4)松膜片钳(loose-patch clamp)技术:使用尖端开口直径为 5~20μm 的电极与细胞膜形成封接阻抗较低的细胞吸附式记录技术。虽然噪声较大,但在漏电流补偿到位的情况下可探测细胞膜不同区域的通道密度。其优点是电极可以重复使用。

4. 信号处理 用膜片钳技术记录的信号往往要通过一系列的补偿操作才能还原其本来面目。这些补偿包括液接电位(liquid junction potential)补偿、电极电容和全细胞膜电容补偿、串联电阻补偿等。同时在研究通道电流时还需要减除漏电流以突出通道电流。各种补偿和减漏的操作请参考其他膜片钳技术书籍。此外,记录到的信号也要经过滤波(主要是低通滤波)以提高信噪比。滤波转折频率要根据记录信号的频率特性来定。

5. 分析方法

(1)单通道电流:通过分析单通道电流的电流 - 电压曲线(I-V曲线)可计算单通道电导,并观察通道有无整流现象。通过 I-V 曲线还可以确定通道的离子选择性。通过分析离子通道的开放时间、开放概率、关闭时间、失活、开放与关闭的类型等可揭示通道的动力学特征。

(2)宏观(全细胞)电流:电流 - 电压曲线同样是分析全细胞电流的最主要的手段(图 2-1-10)。通过绘制电流 - 电压曲线我们可以确定反转电位、离子选择性、电压依赖性(整流特性)、激活阈值、斜率电导(slope conductance)与弦电导(cord conductance)等特性,还可以和药理学手段相结合进一步分析全细胞电流的特征。

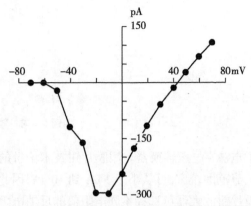

图 2-1-10 全细胞电压钳模式下典型的I-V曲线

(3)全细胞电流钳模式:对注入电流和膜电位变化作图是分析神经元输入和输出特征的一个重要方法。对小超极化电流产生的膜电位变化进行数值拟合可以得到神经元膜的时间常数。

三、在体电生理记录实验技术原理

在体电生理记录具有很长的历史。早在 20 世纪 20 年代德国生理学家 Hans Berg 就首先在人上记录到了脑电(electroencephalogram, EEG)的 α 波。与离体电生理记录技术相比,利用在体电生理方法记录到的是完整脑组织中的神经元活动电信号。离体标本中的神经细胞所处的环境与完整脑组织并不相同,因此用在体电生理技术记录到的电信号能更好地反映神经元活动的生理特性。在体电生理记录可以在麻醉的动物身上进行,也可以在自由活动、清醒的动物身上进行。在体电生理记录结合清醒动物的行为学实验是阐明行为的神经机制的主要神经生理方法。

(一)细胞外记录

细胞外电生理方法是在体电生理技术中应用最为广泛的技术。细胞外电生理方法可以让我们长期稳定的在活体动物身上记录神经电信号。在体胞外记录到的电信号也分为慢波信号和单位活动信号。

1. 慢波信号记录 慢波信号是由粗电极(macroelectrode)或尖端直径大于单个神经元的微电极(microelectrode)记录到的场电位。在体记录的慢波信号一般分为两大类:一类是自发慢波(spontaneous slow wave),EEG 即为典型的自发慢波；另一类是诱发电位（evoked potential，EP），即由电刺激或感觉刺激所诱发产生的局部场电位。慢波信号的特点有：①慢波信号相对于单位活动信号而言时程较宽，一般在 10~2 000ms 左右。②慢波信号的振幅较小，一般在几十微伏至几毫伏之间。在有规律的脑组织结构（如分层的皮层组织）中记录的慢波信号幅度相对较大，因此慢波场电位需要放大才能被观测到。③慢波场电位的频率不高。EEG 的频率范围在 0.5~100Hz 之间，诱发电位的频率则在 0.5~1kHz 之间。

基于上述慢波场电位的特征，慢波场电位的记录遵从下述原理：

（1）记录电极：尖端直径在 60~250μm 间的钨丝、铂丝、不锈钢丝电极都可用于慢波场电位的记录。记录电极通常由绝缘漆、玻璃、聚四氟乙烯等材料来达到绝缘的目的。

（2）信号放大：慢波场电位的幅度较小，因此放大器的增益要在 1 000 或以上。为了减小干扰，一般采用参考电极和差分放大器提高共模抑制比。颅内或颅外参考电极一般放置在临近记录电极且与所记录的信号无关的脑区。小脑部位是放置参考电极的较佳的位置，因为小脑很少产生低频慢波信号。放大器原理见图 2-1-5。

（3）记录形式：按电极的位置，慢波场电位的记录方式包括表面记录和颅内记录。用粗电极进行表面记录得到的是大范围的同步电信号。颅内记录则可以获得特定脑区的慢波信号。按电极的数量，慢波信号的记录方式包括单电极记录和多电极记录。用电极阵列的方式可以同时记录不同部位的慢波信号。按是否施加刺激，慢波信号的记录方式可分类为自发和诱发慢波信号记录。其实这些分类方法可以组合在一起，比如事件相关电位（event-related potential，ERP）就是由感觉或任务相关事件刺激触发的、多位点表面电极记录的诱发慢波信号。

（4）信号整形：与离体场电位记录类似。低通滤波器的截止频率可以更低。

（5）数据分析：傅里叶变换是在体慢波信号分析的主要方法。通过傅里叶变换可得到记录的慢波场电位的功率频谱（power spectrum）（图 2-1-11）。频谱分析对阐明慢波信号的特征、充分了解慢波信号与行为的关系具有重要的作用。另外一个常用的慢波场电位的分析方法是电流源密度（current source density，CSD）分析。场电位是由电流源和电流阱在细胞外空间产生的电流引起的。CSD 可以从三维空间的场电位出发得到产生这些场电位的宏观电流源与电流阱，从而易化对神经网络的动力学特征、突触传递、突触可塑性等的分析。

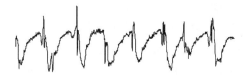

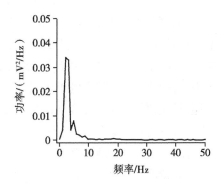

图 2-1-11 慢波信号的快速傅里叶分析
颅内电极记录的 EEG 可以用频谱分析的方法得到其功率谱

2. 单位活动记录 在体单位活动记录的基本原理与离体单位活动相似。在体单位活动的记录需要注意：

钨丝、铂-铱丝、不锈钢丝微电极均可用于单个单位信号的记录（single-unit recording）。记录电极尖端直径一般在 1~10μm。充灌电解液的玻璃微电极也可用于单位活动记录。多根电极也可以组合在一起，形成电极阵列，这样可以同时记录多个神经元的放电（multi-unit recording）。目前广泛应用的多电极记录电极是四极电极（tetrode）。四极电极由四根独立的单位活动记录电极组成，多根四极电极又可以组成电极阵列，使记录的神经元数目进一步增加。当然电极阵列也可以由单电极或双极电极（stereotrode）组成。电极阵列也可以由记录单位活动的电极和记录慢波场电位的电极混合组成。其他信号放大与整形以及信号分析的方法与离体单位记录相同。

（二）细胞内记录

在活体动物身上用细胞内记录的方法记录神

经元的放电以及突触整合对研究神经元和神经环路的功能在特定行为范式中的作用具有重要的意义。但由于在整体动物上维持稳定的细胞内记录非常困难，因此在体电生理记录在技术上具有相当的挑战性。

目前在麻醉、头部固定以及自由活动的动物上进行全细胞膜片钳记录的技术已经基本成熟。在体全细胞膜片钳技术的要点如下：

1. 记录电极 在活体动物上进行全细胞记录的电极与离体标本上用的电极相似，但在活体动物上进行全细胞膜片钳记录的关键是把电极固定在头部而不产生任何电极移动。首先在麻醉的动物颅骨上固定电极与探头基座，然后在麻醉或清醒但头部固定的状态下利用微操电极进行全细胞记录。电极在行进过程中接近细胞的判断标准是电极阻抗变大，接着撤去电极内正压施加负压形成高阻封接，然后破膜形成全细胞记录。最后用牙科丙烯酸树脂或紫外硬化胶把电极固定在基座上。完成上述操作之后，麻醉动物可以唤醒进行行为学实验。

2. 信号放大 膜片钳放大器的基本原理见图 2-1-8。由于探头要固定在动物头部，所以要使用小型轻便的探头。

3. 记录形式 可以用电流钳模式记录神经元的膜电位变化，也可以用电压钳来记录离子通道电流和突触电流。

4. 信号监控与处理 由于在活体动物上进行全细胞记录特别容易受机械振动的影响，因此要时刻监控串联电阻的变化，另外也要时刻监控神经元的状态。在体全细胞记录的电信号可用低通滤波器来降低干扰。

5. 分析方法 对在体全细胞电压钳和电流钳模式下所记录到的电信号的分析参见离体膜片钳技术这一部分。

四、神经电生理方法的比较与选择

如前所述，神经电生理方法多种多样，因此如何选择合适的方法需要实验人员考虑多方面的因素。当我们用神经电生理手段开展研究时，首先要明确实验目的，然后根据实验目的确定记录的神经电信号的特点，并以此选择合适的电生理实验技术。在这一节我们先比较不同的神经电生理技术所适用的范围，然后根据神经电信号的特点比较不同电生理记录方法的优劣。

（一）不同电生理记录方法解决电生理问题的比较

神经电生理方法包括胞外、胞内（如全细胞膜片钳）和单通道膜片钳记录。这些技术均有其适用的神经电生理问题。

1. 细胞外记录 对于细胞外记录技术而言，最适用的研究问题均与记录单位活动相关。首先，细胞外记录技术特别适用于研究神经元动作电位编码。神经科学研究的一个重要内容是阐明信息如何被神经元以动作电位的形式编码，因为所有与感觉、运动、认知等相关的神经活动均由大量相关神经元的动作电位编码来实现。对于编码而言，我们并不关心细胞外记录的动作电位的形状，而是通过分析神经元动作电位发放的频率、频谱、统计分布等去发掘特定神经元或神经元群在动物行为过程中放电的规律。利用细胞外技术记录神经元的单位活动，尤其在行为学实验中同时利用电极阵列记录多达几百个神经元单位放电，能有效地达到这一研究目的，并有助于阐明神经网络内神经元之间协调工作的机制。其次，我们也可以通过观察一个神经元的单位活动对另一个神经元活动的影响，来间接研究二者之间的突触联系。这对追踪不同脑区的神经元之间的功能连接具有重要的应用价值。再次，我们也可以利用细胞外记录结合药理学手段，研究神经递质、神经调质、工具药物等对神经元单位活动的影响。总之，细胞外记录技术是研究神经元放电与神经系统功能之间关系的重要研究方法。

当然，用细胞外记录技术也可以直接记录突触活动。细胞外慢波场电位的记录方式被广泛应用于具有规则分层结构脑区的兴奋性突触生理和突触可塑性的研究。同时，慢波场电位的记录也被广泛应用于记录群体神经元的同步活动（EEG）和事件相关电位（event-related potential, ERP），这些记录方式不仅被应用于基础和临床研究，还被广泛应用于临床病理诊断。

2. 细胞内记录 当前的胞内记录主要用的是全细胞膜片钳技术。在膜片钳放大器采用真正的电流钳电路后（如 Axon Multclamp 系列、EPC 10 等放大器），这一技术基本淘汰了早年的尖电极细胞内记录技术。用细胞外记录技术记录的是神经元的单位放电，在细胞排列规整的脑区还可记录到突触后电位，但胞外技术对具体的跨膜电位变化的记录是无能为力的。因此，凡是涉及研究神经电信号的机制，都要用细胞内记录。比如，用细胞外记录的方法我们可以确定其他神经元活动或药理学作用对记录的神经元的放电行为的影响；而利用细胞内记录的方法，就可以探明神经元活动或药理学作用对所记录的神经元上的局部电位和动作电位的效应。细胞内记录的方法能帮助研究者解决以下细胞外记录无法解决的问题。首先，神经元的被动膜特性，如静息膜电位、输入阻抗、膜时间常数、电紧张长度等，可以通过细胞内记录的方法获得。神经元的被动膜特性是神经元重要的生物物理特征，密切关系到突触输入的整合、神经元的兴奋性、动作电位的传导等。神经元的被动膜特性甚至关系到细胞内记录方式的选择。例如，在电紧张长度不够致密的神经元上进行电压钳实验会出现离胞体远端的钳位电压远低于命令电压的现象，这种空间钳位的误差使电压钳的结果难以解释。其次，神经元的主动膜特性，如动作电位的阈值、细胞内注入电流强度和放电频率及模式的关系、EPSP 整合与神经元放电频率的关系（EPSP- 锋电位耦合，E-S coupling）等，也可以通过胞内记录获取。研究人员可以通过这些特性了解神经元如何整合局部电位转换为动作电位输出，达到研究动作电位编码机制的目的。再次，细胞内记录技术可用来研究突触后电位 / 电流。细胞内记录的方法可以方便地改变膜电位，因此可以测量神经递质受体的反转电位，这是胞外记录的方式无法完成的。最后，在电压钳模式下结合药理学实验，神经电信号的离子机制也可以被阐明。综上所述，细胞内技术是研究神经电信号跨膜电位变化与神经元功能关系的重要研究手段。

3. 单通道膜片钳记录 膜片钳技术适用于所有涉及通道电流的研究。首先，研究离子通道的生物物理特性必须要用到膜片钳技术。我们可以利用膜片钳技术测量离子通道的单通道电导、通道开放与关闭的电压依赖性、通道的失活特性等。其次，膜片钳技术也适用于研究改变离子浓度、施加外源性或内源性神经递质 / 调质，以及重要神经活性物质和工具药物作用对流经单个通道

的电流的影响。当前膜片钳技术已被广泛应用于通道的药理学研究。

（二）针对不同神经电信号的记录方法的选择

1. 静息膜电位 普通细胞外记录方法无法记录静息膜电位，所以要测量神经元的静息膜电位必须要用细胞内记录的方法。

（1）全细胞膜片钳记录

1）优点：用全细胞膜片钳技术对细胞的损伤较小，尖端电位稳定，可较稳定地长期监控神经元静息膜电位。

2）缺点：由于电极内液的离子成分与神经元内的离子成分有差别，因此用全细胞膜片钳技术记录的静息膜电位误差很大。只有在破膜的一瞬间记录的才比较接近真实的静息膜电位。

（2）穿孔全细胞膜片钳记录

1）优点：在理想状况下，穿孔膜片钳技术可使电极内液和细胞内液的交换变少，这样测量的膜电位较准确。串联电阻变化小，稳定记录的时间也较长。

2）缺点：等待膜穿孔的时间较长（几分钟到几十分钟），导致实验时间延长。穿孔剂化学性质不稳定，电极内液无法长期保存。制霉菌素和两性霉素 B 在膜片上形成的孔道可通透 Cl^-、K^+ 等离子，对离子平衡产生影响，因此测得的膜电位失真。使用短杆菌肽可部分解决这一问题，因为其形成的孔道较小，离子交换可以忽略不计。

2. 局部电位 这里以突触后电位为例介绍局部电位记录方法的优缺点。

（1）细胞外场电位记录

1）优点：由于电极没有破坏细胞的完整性，因此记录较稳定，可长期记录突触反应且保持基线平稳。特别适用于研究突触可塑性的实验。用电极阵列可同时记录多个位点的突触后电位。

2）缺点：不是所有的突触反应都能用胞外记录的方式记录到。只有突触后细胞排列规则紧密、树突方向一致，突触前神经纤维呈束状，用胞外记录的方式才能记录到较明显的突触后电位。胞外记录的方式一般也只应用于兴奋性突触后电位的记录。抑制性突触后电位在神经元静息态时并不明显，而是主要起了分流的作用，因此细胞外电极很难直接记录到。另外，用细胞外记录的方

法不能确定突触反应的反转电位。

（2）全细胞膜片钳记录

1）优点：可记录诱发的 EPSP/EPSC 和 IPSP/IPSC。由于封接阻抗高，可记录自发和微小 EPSP/EPSC 和 IPSP/IPSC（sEPSP/sEPSC，mEPSP/mEPSC）。记录的噪声较低。

2）缺点：由于胞内成分被电极内液所改变，所以很难记录真实的反转电位，也很难判定 IPSP 对膜电位起超极化还是去极化作用。在电压钳模式下记录突触电流要注意补偿串联电阻，欠补偿会造成记录的突触后电流幅度变低、衰减变缓。

（3）穿孔全细胞膜片钳记录

1）优点：与全细胞膜片钳技术类似，使用穿孔膜片钳技术可以记录诱发和自发的兴奋性和抑制性突触后电位/电流。与全细胞膜片钳技术相比，使用穿孔膜片钳技术可使电极内液成分相对稳定，尤其是用短杆菌肽作为穿孔剂。这样可以测量突触反应的反转电位。同时串联电阻变化小，稳定记录的时间也较长。

2）缺点：等待膜穿孔的时间较长，导致实验时间延长。串联电阻虽然稳定，但串联电阻很大，在电压钳模式下要对其进行补偿，否则突触电流波形失真。虽然影响较小，但穿孔剂还是会干扰膜两侧的离子平衡。

3. 动作电位 细胞外和膜片钳技术都被广泛应用于动作电位及其他神经元主动膜特性的研究。

（1）细胞外单位活动记录

1）优点：电极不损伤细胞，如果电极位置保持稳定，可长期对单位活动进行监控。另外，能用电极阵列同时对多达几百个神经元的单位活动同时记录。

2）缺点：虽然胞外记录的动作电位波形可以和胞内记录的相对应，但一般胞外记录只涉及动作电位的放电模式。同时记录多个神经元放电时要用到锋电位分选（spike sorting）。锋电位分选机制是目前研究的热点，虽然现在已有商业软件，也得到了应用，但价格昂贵，同时实现快速实时分选的算法还有待进一步完善。

（2）全细胞膜片钳记录

1）优点：由于高阻封接，由记录电极带来的漏电导可以忽略不计，因此记录的动作电位波形

不失真。在电压钳模式下配合离子通道拮抗剂是研究各种膜主动成分离子机制的重要研究方法。

2）缺点：全细胞记录方法改变了细胞内液成分，导致膜电位的变化，使神经元放电频率和模式发生改变；记录全细胞电流时会产生 run-down 现象。记录过程中串联电阻的变化会使钳位电压误差，导致记录的波形失真。

（3）穿孔全细胞膜片钳记录

1）优点：穿孔膜片钳技术使细胞内液成分相对稳定，记录过程中的膜电位变化、神经元放电改变、各种膜主动成分的 run-down 现象均不如全细胞膜片钳技术显著。记录的稳定性也比全细胞膜片钳为优。

2）缺点：膜穿孔的时间较长，导致实验时间冗长。串联电阻虽然稳定，但串联电阻很大，在电压钳实验补偿不到位的情形下会产生很大的钳位电压误差。

（4）细胞吸附式膜片钳记录

1）优点：电极对细胞的损伤小，不改变细胞内液成分。实验操作相对简单，并且记录稳定。电压钳模式下记录动作电位电流适用于在药理学实验中长期监控动作电位。

2）缺点：电流钳模式下对记录的动作电位低通滤波作用明显，降低了其幅度并减慢了其动力学特征。电压钳模式下需要维持电极电压在一定水平，使维持电流为零；否则会影响神经元的放电。

4. 单通道电流

（1）细胞吸附式记录

1）优点：实验操作简单，对细胞没有损伤。

2）缺点：由于受封接膜片下细胞其他部分的影响，通过记录电极施加的维持电压与封接膜片的实际钳位电压相差巨大，而且很难估计。无法控制膜片内侧的溶液成分。

（2）内面朝外式记录

1）优点：可以经浴液改变膜片细胞内侧的成分，研究信号分子从细胞内侧调控通道的动力学特征。

2）缺点：由于胞内成分的丢失而使通道失活，造成单通道电流快速 run-down。此外需要在低钙溶液中保持膜片的形式，否则容易造成膜片边缘再封接而形成囊泡，使通道电流失真。

（3）外面朝外式记录

1）优点：可通过改变浴液控制膜片外侧的成分，特别适用于配体门控通道的研究。

2）缺点：操作复杂，记录噪声较高。记录的通道电流也较容易 run-down。由于在膜片的形成过程中对膜片的牵拉显著，造成通道电流动力学特征的改变。

（周煜东　徐广银）

第二节　循环生理与病理生理实验技术

一、循环生理学检测技术

（一）血压测定实验技术与方法

1. 血压测定实验技术与方法原理

（1）动脉血压测定方法

1）清醒状态下动脉血压测定方法：人体动脉血压测定主要有水银柱台式血压计、腕式电子血压计、臂式电子血压计。动物动脉血压测定主要有大鼠尾动脉脉搏测压法、遥控测压法及家兔耳中动脉间接测压法等。

2）麻醉状态下动物动脉血压测定方法：麻醉动物动脉血压测定根据插管部位分为：①颈总动脉插管测量血压，②股动脉插管测量血压。在动物麻醉状态下手术剥离颈/股动脉，将导管插入血管内，导管连接压力感受装置，电脑记录血压值。

3）肺动脉压测定：①超声技术法，应用频谱多普勒超声技术可准确测得心内分流或瓣膜反流速度，根据简化伯努利方程可定量估算心腔间压力差或跨瓣压力差，从而估测肺动脉压力。②导管法，应用特制的顶端带胶囊多腔聚乙烯导管，从右侧颈外静脉插入，至上腔静脉，进入右心房、右心室，随后再进入肺动脉，进行肺动脉压的测定。需要注意的是，该测定方法进入肺动脉的操作相对比较困难。

（2）动脉血压测定原理

1）动脉脉搏测压方法基本原理：动脉加压超过收缩压时，动脉脉搏消失，压力减至收缩压时，动脉脉搏出现。继续减压至舒张压时，脉搏恢复加压前的水平。通过测量脉搏变化时的瞬时压力，即为血压值。人体动脉血压测定、大鼠尾动脉脉搏测压及家兔耳中动脉间接测压都是依据这一基本原理。

2）遥控测压法基本原理：在动物腹主动脉植入一个带有压力感受器的漂浮导管，压力感受器可将压力信号传入埋植在肌肉下的发射器，采用磁铁开关的方法控制开关，将信号发送至附近放置的接收器，接收器连接电脑，将所接受的信号转变为对应的血压值。

（3）其他循环压力测定方法

1）左心室内压测定：①超声法，原理同前所述肺动脉压测定部分。②导管法，在麻醉状态下，通过颈总动脉将导管插入左心室，测量左心室内压力参数变化。在动物体内，还可以采用经左心室心尖部插管到达左心室，测量左心室内压力参数变化。应用该测量方法，可以在测定左心室收缩与舒张功能的同时，还可获得心脏泵血功能参数。

2）右室内压的测定：①超声法，原理同前所述肺动脉压测定部分。②导管法，与肺动脉压测定相同。用特制的导管，从右颈外静脉插入，经上腔静脉，进入右心房，随后到达右心室进行右心室内压测定。

3）中心静脉压的测定：①超声法，原理同前所述肺动脉压测定部分。②导管法，在麻醉状态下，分离颈外静脉，将充满生理盐水的水检压计导管或者压力换能器导管向近心端方向插入适当水平即可。

2. 血压测定方法选择　人体血压测定中，水银柱台式血压计测定法是经典的测定方法，但其操作相比较于臂式电子血压计和腕式电子血压计稍显复杂。遥控测压法可准确获得相应数据，同时动物处于清醒状态，基本接近生理水平，但是该设备成本相对较高。尾套测压法测定动物血压法方便、简单、易于操作，比较接近生理状态下的动物血压水平。但是其影响因素较多（外界温度、应激等），准确度不高。麻醉状态下测量血压虽然最为直接、简单，但其适用范围较窄，由于其带有一定的创伤性，一般只用于急性实验，且麻醉药物对心血管功能具有一定的影响，使得测得的动物血压测定值与实际值相差较大（通常低于实际值）。在测定其他循环压力的方法中，超声测定法比较简单、易行，但是由于不是直接对压力的测定，容易受到其他因素的干扰。导管法虽然直接、准确，但其操作难度相对大，同时具有创伤性。

（二）心脏电生理检测原理及方法

1. 整体无创伤心电检测方法及原理　整体心电图记录基本原理是利用心肌细胞去极化和复极化过程中细胞膜电位的变化，通过体表电流记录仪描记电位曲线。在人体上进行心电图检查时，通常安放 4 个肢体导联电极和 $V_1 \sim V_6$ 个胸前导联电极（表 2-2-1），记录常规 12 导联心电图。

表 2-2-1　心电图各导联放置位置

导联	位置
RA（红）	右手腕
LA（黄）	左手腕
RL（黑）	右脚腕
LL（绿）	左脚腕
V_1（红）	胸骨右缘第四肋间，与乳头平行
V_2（黄）	胸骨左缘第四肋间，与乳头平行
V_3（绿）	在 V_2 与 V_4 连线中点
V_4（棕）	左锁骨中线第五肋间，乳头下方一指
V_5（黑）	左腋前线与 V_4 同一水平
V_6（紫）	腋中线与 V_4 同一水平

心电图记录的是电压随时间变化的曲线。心电图一般记录于坐标纸上，坐标纸为由 1mm 宽和 1mm 高的小格组成。横坐标表示时间，纵坐标表示电压。通常采用 25mm/s 纸速记录，每 1 小格为 1mm（0.04s）。纵坐标电压每 1 小格为 1mm（0.1mv）。大、中型实验动物（如犬、猴、家兔等）心电图记录方法与人体心电图记录方法基本相同，但需要在动物清醒状态或麻醉状态下固定动物头部和四肢。

以家兔为例，在其前肢肘关节上部前臂皮下分别插入两针形电极，后肢膝关节上部的大腿皮下插入另外两针形电极。胸前导联电极的放置参照人体相应部位。在动物清醒状态下进行心电图描记必须保证动物处于安静状态，否则动物挣扎产生的肌电可干扰心电图的记录。小型动物（如大鼠、小鼠）心电图记录时，将四根针形电极刺入四肢皮下，描记胸前导联时，将电极刺入心尖部皮

下。在检测小鼠心电图时，由于小鼠心率快，在描记心电图的时候应将速度增加至 50mm/s 以利于辨识 P 波和 ST 段。除了体表放置电极外，还可通过鼻腔插入一根极细的特殊导管（含有一个特制的 Z 极电极）至食管腔，导管外端分别连接体外心电图导联可以记录到人体或动物的食管心电图。由于电极位置靠近心房，因而心电图所记录的 P 波较为清晰、可靠，能够很好地鉴别各种类型的心律失常原因。

2. 整体有创伤心电检测方法及原理　在 X 线的引导下，通过静脉插入一至几根特制的电极导管，沿静脉或动脉送入心脏内，通过插入导管上的电极可探查到心脏不同部位电脉冲或电活动，且这些导管可被用来刺激不同部位心脏组织，同时可分别描记窦房结电位、心房电位、His 电位、心室电位、浦肯野纤维电位等心电活动。在人体心电测定中，主要通过下肢股静脉或锁骨下静脉进行，左心室的检查要通过股动脉进入。大型动物（如牛、猪、猴、等）心内电生理检查与人体相似。对于小鼠、大鼠等小型动物多是经过颈静脉或颈动脉将导管插入心室内以记录心内电图。

3. 离体心肌细胞电生理检测方法　与记录单个神经细胞的电活动类似，目前主要使用全细胞膜片钳（whole-cell patch clamp）技术来记录单个心肌细胞上离子通道电位和电流变化。膜片钳是研究离体心肌细胞电生理特性重要的实验技术（具体方法和原理见神经细胞电生理）。

4. 心脏电生理检测技术与方法的选择　根据不同的目的，可选择不同的实验技术来观察心脏的电生理活动。

（1）体表心电图描记可以判断心脏是否健康，主要用于对各种心律失常、心室心房肥大、心肌梗死、心律失常、心肌缺血等检查，是目前最简单、快捷、经济的检测方法。

（2）食管心电图及心内电图主要用于观察各种心律失常，可以确定房室传导阻滞的精确部位，鉴别异位激动的起源（如室上性激动与室性激动的鉴别诊断），检查窦房结功能，及明确某些异位性心动过速的折返机制，是评价心脏电生理相关功能的精确方法。

（3）由于动物和人体在依从性上的差异，观察清醒状态下动物心电生理应选择羊、家兔等较

为温顺的动物。观察麻醉状态下心电生理时应选择对心率影响较小的麻醉药（如异氟烷等）。

（4）心肌细胞膜片钳技术应用广泛，对于观察单个心肌细胞离子通道特性、药物对离子通道影响等方面具有较好效果。随着全自动膜片钳的开发和应用，在大样品、高速度、大信息方面得到了进一步提升，对于药物设计和筛选、心脏毒理学研究等方面具有无可比拟的优势。

（三）心肌力学测定技术与方法

1. 心肌力学测定意义 心肌收缩及舒张能力是反映心脏功能的重要指标。在体测定心脏力学可直接反映心脏功能。心肌细胞是心脏收缩和舒张的基本单位，因而测定单个心肌细胞机械功能一定程度上可以反映整个心脏功能。心肌力学测定主要包括心脏压力 - 容积环描记、单个心肌细胞收缩力测定、心肌细胞生物力学检测。

2. 心肌力学检测技术与方法原理

（1）心脏压力 - 容积环描记：利用测定左心室内压力和容积绘制压力 - 容积环。①超声技术法：原理同前所述肺动脉压测定部分。②Millar导管技术法：在麻醉状态下，从颈动脉或者心尖处插入导管，同时测定心室内压力和容积的变化。两种方法均可通过计算压力的变化速度获得心肌收缩指标。

（2）单细胞心肌收缩力测定：把单个心肌细胞放置在倒置显微镜载物台上的细胞灌流小室，两端固定，通过小室底部的一对铂电极，给予细胞电场刺激，心肌细胞随之有节律地收缩。心肌细胞收缩幅度及收缩/舒张速度、细胞缩短率、达到峰值收缩时间、50%和90%舒张时间等指标均可通过摄像系统捕捉后经电脑计算获得。

（3）心肌细胞生物力学检测：利用原子力显微镜所具有的原子级分辨率，不仅可获得超光学极限的细胞结构图像，还能够探测细胞的微机械特性。利用力 - 曲线技术能够实时地检测细胞动力学和细胞运动过程，可以定量分析细胞的结构和功能、结合能力、黏弹性及微观特性等作用。应用该方法测定时，不需要对细胞进行预处理，能很好地在接近生理状态下测定细胞的生物力学。

3. 心肌力学测定方法选择 整体压力 - 容积环描记法可获得整体心脏活动时力学的指标，超声技术具有无创伤，易于操作等优点，缺点是容易受到其他因素的影响。单细胞心肌收缩力测定因其操作简便、直观，可实时观察和记录心肌细胞机械功能变化和细胞内钙瞬变等，成为目前心肌细胞生理学研究领域应用最广泛的技术之一，其缺点是不能反映整体心脏收缩及舒张功能。心肌细胞生物力学的测定在原子力显微镜的使用下，不仅可以定量分析单个细胞的结构和功能、结合能力、黏弹性及微观特性等特性，还可用于成簇心肌细胞的搏动能力及各项心肌力学特性的检测，但是由于其设备要求较高，其应用也受到一定的限制。

（四）心脏形态学测定技术与方法

1. 心脏形态学测定实验技术

（1）在体心脏形态测定：所采用技术包括超声、CT、MRI及PET技术。

1）超声技术：使用频谱多普勒超声技术，可实行无创、实时、连续活体结构及功能观察、精确测量及细微构造分析，并能够获得心脏各种形态学指标。小鼠由于心率较快，用超声技术有一定的难度。

2）CT技术：利用CT所具有的微米量级空间分辨率（大于$9\mu m$），获取心脏更为细致的形态学指标，可获得心脏三维图像。

3）MRI技术：是功能强大、多用途的成像系统，在观察心脏形态和代谢功能的关系中具有一定的用途，但是其敏感性较低（微克分子水平），因此并非心脏最理想的成像系统。

4）PET技术：利用显像剂或示踪物质进入体内后定位于靶器官，通过PET显像仪采集信息，显示不同的断面图，并给出定量生理参数。PET技术的优势在于特异性、敏感性和能定量示踪标记物，可以反映器官代谢等生理活动情况，且不影响靶器官的生物学功能。

（2）离体心脏形态测定：苏木精 - 伊红染色、Masson和Van Gieson染色。

1）苏木精 - 伊红染色法（hematoxylin-eosin staining, HE）：简称HE染色法，是石蜡包埋切片技术中常用的染色法之一。苏木精染液具有嗜碱性，能使细胞核内的染色质与胞质内的核糖体染成蓝紫色；伊红为嗜酸性染料，能使细胞质和细胞外基质中的成分染成红色，因此，在显微镜下能够非常清晰地观察细胞的基本形态。心肌细胞的胶原纤维与心肌纤维均可染成红色,而细胞核则被染成蓝紫色。

2)Masson 和 Van Gieson 染色法:胶原纤维在 HE 染色法被染成粉红色,除此之外,它还可以用一些阴离子的染料来进行染色。利用小分子量易穿透结构致密、渗透性低的组织,而大分子量则只能进入结构疏松的、渗透性高的组织这一特性,在 Masson 染色中,肌纤维红色,胶原纤维绿色或蓝色,细胞核呈现灰黑或灰蓝色,在 Van Gieson 染色中,胶原纤维鲜红色,肌纤维黄色,细胞核蓝黑或灰色。这两种染色法可用于区分胶原纤维和肌纤维。

2. 心脏形态学测定方法选择

(1)整体心脏形态测定:超声技术无辐射、操作简单、图像直观、价格便宜,同时可实时连续显示心动周期内心脏各部位的形态学改变。CT 技术虽然可以获得比较清晰的心脏形态,但是由于具有一定的放射性不能观察其动态过程。MRI 技术具有极高的空间分辨率,可结合形态学和功能学成像,但其灵敏性较低,扫描和后加工时间长,需要大量的探针,价格昂贵。PET 技术具有更高的灵敏性,同位素示踪剂自然替换靶分子,可进行定量动态研究,但其空间分辨率相对较低,有辐射损害,价格昂贵。

(2)离体心脏形态测定:HE 染色是目前组织切片最常用的染色方法,该方法适用范围广,通过对组织细胞的不同成分的着色,易于对组织构造进行全面观察,主要用于研究心肌细胞整体的大小、形态;而 Masson、Van Gieson 染色法则能显示胶原纤维在心肌内的分布,对于心肌组织重塑过程,特别是判断心肌坏死后被除纤维结缔组织所取代的区域具有不可替代的作用。

(五)心脏血流动力学测定技术与方法

1. 心脏血流动力学测定与方法 心脏血流动力学主要包括血流量、血流阻力、血压以及它们之间的相互关系。血流动力学参数反映了心脏血管功能的动态状态,常用指标包括颈总动脉压、左心室压、±dp/dt、射血分数等。心脏血流动力学测定方法可分为无创法和有创法两类,无创法主要为多普勒超声技术及 MRI 技术,有创法最常用方法为 Miller 导管技术。

(1)多普勒超声技术:利用多普勒效应原理,可对运动的脏器和血流进行检测。临床上使用彩色多普勒血流显像,可准确反映血流动力学信息,对各类复杂型先心病、风湿、冠心病、高心病、肺心病、各类心肌病等做出准确诊断。多普勒超声技术虽为无创检查,而且简单,易于操作,但其受到不同操作者,不同截面的影响,同时对于心率较快的动物如小鼠具有一定的局限性。

(2)MRI 技术:虽然 MRI 技术不是理想的心脏成像技术,但在血流动力学方面具有一定的优势。该技术不受病变部位限制,图像分辨率高,可同时对血管几何形态、血管壁特征及血流速度进行无创性测量,获取的血管形态和速度数据还可用于计算血流速度、血流率及静态压力等多项血流动力学参数,能够完整地显示心动周期内血管局部血流状态。

(3)Millar 导管技术:通过直接测量心室压力 - 容积曲线,获得心脏收缩功能指标,同时可根据主动脉和左心室内的压力变化系统自动记录各个部位的压力和压力变化速率等曲线图。该方法可直接检测心室及血管内压力,方法较为直观、准确,为心脏血流动力学测定的首选方法。

2. 心脏血流动力学测定技术选择 多普勒超声技术因其无创、准确,在测定人体血流动力学指标时,可作为首选方法。对连续多次检测同一只小动物心脏血流动力学而言,心脏多普勒超声技术具有不可替代的优势。MRI 技术使得心脏血管成像更为客观,对于判断心脏血管的病变具有很好的优势,但是其检测价格昂贵。Millar 导管技术操作方便,能准确获得心脏各项血流动力学指标,是测定动物心脏血流动力学的优选方法,但是由于其是有创研究手段,故对于需要连续长期观察动物的心脏血流动力学研究具有一定的局限性。

(六)离体小动物心脏灌流方法

1. 离体心脏灌流方法原理与实验方法

(1)Langendorff 法:通过离体心脏升主动脉插管逆向灌注管经过预热、氧合的灌注液,灌注液通过主动脉根部的冠状动脉进入冠状动脉循环,最后流入右心房,达到心肌灌注的目的,可使心脏维持跳动数小时。该技术适用于离体哺乳动物心脏灌流和离体心脏冠脉流量的测定,在生理、病理生理、药理学研究中已得到广泛应用。

（2）Straub 蛙心灌流法：将蛙心插管直接通过主动脉瓣插入心室腔内，灌流液通过该蛙心插管随着心脏的收缩和舒张进入和流出心室腔，不能进行连续流动方式灌注新鲜的灌注液，需要不停更换灌注液。在心尖处用蛙心夹连接信号检测系统，主要感受心脏收缩及舒张的变化及心率的变化，主要用于各种体液因子及离子对心脏自律性、兴奋性、传导性及收缩性的影响。

2. 离体心脏灌流方法的选择 离体心脏灌流在心血管病研究中广泛开展，是心脏电生理、心肌病变研究以及心脏药物作用观察等诸多实验的基础技术。根据目的不同，可选择不同的灌注模型。Langendorff 离体心脏灌注法应用较为广泛，该法可在排除神经体液因素以及其他器官干扰的情况下单独对心脏进行的生理、生化及药理学等方面的研究，有利于单一机制的研究。同时，该方法可改变缺血时间进行再灌注，特殊是在缺血-再灌注损伤及缺血预处理模型中非常容易操作。在对于心律失常、心脏药理学的研究方面都有很好的应用。优点是技术要求低、模型稳定、实验结果重复性好、费用低廉。但由于是在离体状态下所进行的，不可避免的和整体状态下获得的结果会有所不一致，且不能进行较长的实验研究。Straub 蛙心灌流法操作更为简单、方便，是研究两栖类动物心脏生理学、药理学以及药物学的首选。

（七）血管舒张与收缩功能检测实验技术与方法

1. 血管舒张与收缩功能检测实验技术与方法原理 由于静脉的收缩和舒张在循环系统中所起的作用没有动脉强大，所以通常测定动脉的收缩与舒张来代表血管的功能。目前常用离体动脉张力检测来指示血管功能，包括大动脉与微动脉。传统的大动脉检测法将分离的动大动脉两端固定后放置在恒温生理溶液中，其中一端连接张力测定系统，保持一定的基础张力，在生理溶液中加入刺激血管收缩或舒张的物质（肾上腺素或者乙酰胆碱），从而检测大血管的收缩及舒张功能。微动脉检测则将分离的微动脉（直径 >30μm）用穿过内腔的两条细小钢丝固定，在恒温的氧和生理盐水溶液的小室中监测血管张力的变化。该方法可获得主要参数有：血管壁厚度、局部血管反应性评估、等容血管张力测量，可用于进行电生理刺激研究等。

2. 血管舒张与收缩功能检测技术与方法的选择 离体血管张力检测方法是实验室中常用的检测血管收缩与舒张功能的技术，是目前唯一能够比较准确反映血管功能的检测方法。传统的大动脉方法具有容易操作，费用低，数据可靠等优点。微动脉检测法具有更广的适用范围：可用于测定血管直径在 30μm~3mm 之间的血管张力，实验结果也更为准确。离体血管张力检测方法同其他离体器官检测同样存在着不能准确代表整体状态下功能的缺点，不能进行长时间连续观察。

二、循环病理生理学实验技术与方法

循环病理生理学主要包括心脏和血管病理生理两大部分，其中，心脏病理生理包括心肌梗死、心脏缺血再灌注、心肌重塑、心力衰竭；血管病变主要有动脉粥样硬化；高血压由于其多种因素导致，可归为心脏和血管同时病变。

（一）心肌梗死以及心脏缺血再灌注病理生理学实验技术与方法

1. 心肌梗死以及缺血再灌注病理生理学实验技术与方法原理 在动物心脏上用各种方法造成心脏血管堵塞以模拟人体心肌梗死，及血管堵塞后再开通以模拟人体心肌梗死后的血管再贯通。心肌梗死及缺血再灌注后导致的组织细胞损伤将影响心脏的电生理学及机械力学，通过心电图、血清心肌酶谱检测、组织形态学检测、超声心动图检测等方法，可鉴定模型建立是否成功，以及确定心肌梗死范围和程度。目前用于建立心肌梗死及缺血再灌注的动物主要有：大鼠、小鼠、兔、犬、猪等。血管堵塞可有以下几种选择：结扎法、血栓法、药物法、选择性饮食法等，不同方法也各有利弊。

2. 心肌梗死以及缺血再灌注病理生理学实验技术与方法选择

（1）实验动物的选择

1）大鼠：大鼠冠状动脉侧支循环少、易分辨、操作简单，实验结果重复性好，同时大鼠来源充分、价格低廉。已被公认为制作心肌梗死以及缺血再灌注模型的首选实验动物模型。其主要通过心脏原位结扎法和胸腔外结扎法结扎左前降支冠脉建立模型。需要呼吸机的大鼠实验，对经口腔呼吸机的插管有一定的技术要求，容易误入食管，应在光源颈外照射下准确判断气管开口后进行，同时在重复性实验中应注意结扎部位的一致性。

2）小鼠：其结扎方法与大鼠类似，但由于小鼠体型较小，对手术的耐受性差，导致模型制作过程中死亡率较高，对操作要求比大鼠高，同时，小鼠在模型建立后检测心脏功能方面由于体型限制，目前很难用导管法检测其心脏功能。

3）兔：较多用于制作心肌梗死以及缺血再灌注模型的实验动物，性情温顺、大小适中、便于观察和操作。其结扎方法与大鼠类似，但是需要注意的是，兔与人的冠状动脉有明显差异，应注意手术部位选择。

4）犬：是最早被用于研究心肌梗死及缺血再灌注的动物，由于体型较大，稳定性也较强。同时，由于其心脏形态比较大，可以放置心外膜电极以鉴别心肌梗死区域和心肌缺血区域，能够更加精确和深入对该模型的研究。但是，在模型制作时需要多人配合，同时费用更高。

5）猪：除灵长类动物以外，哺乳类动物中猪的心脏形态、结构及功能与人类最为接近，是模拟人类心肌梗死和缺血再灌注损伤的理想动物模型，通过结扎或者血栓形成术造成冠状动脉分支闭塞后形成的心肌梗死模型与人心肌梗死病理生理过程十分相似。该模型具有定位准确、可进行动态观测、结果可靠、重复性好等特点，但价格昂贵。

（2）堵塞方法的选择

1）冠状动脉结扎法：动物麻醉后，于左侧肋间隙打开胸腔，暴露心脏，在冠状动脉左前降支下方穿线结扎造成局限性心肌梗死模型。该方法简单易行、定位精确，可进行定性及定量分析，同时便于获得形态、功能、化学等各项观测指标，是目前应用比较广泛的心肌梗死模型研究方法。

2）血栓法：利用各种刺激包括电刺激法、光化学反应法、铜线圈置入法、机械损伤法等造成血栓形成。其中电刺激法是其中应用较多的一种，采用微电流法诱发血栓形成，动物前期处理与冠状动脉结扎法相同，暴露心脏左冠状动脉前降支后，在其开口处放置刺激电极，电流逐渐加强，刺激血管外膜一段时间，使前降支中形成血栓，造成血栓堵塞模型。该方法需在心电图或者显微镜辅助下确认，且由于无法移除血栓，不适于再灌注模型。

3）球囊法：运用导管技术输入塑料微球或吸收性明胶海绵至某支冠状动脉，以其数量多少或球体大小的不同，致不同范围缺血，也可用球囊扩张法，将导管插入冠状动脉左前降支远端，加压后的打开导管末端球囊，阻断冠脉血流，形成心肌缺血或心肌梗死。可以便于进行心电图、血流动力学监测等检查以研究急性心肌梗死后心脏发生的各种病变。此方法属于微创心肌梗死模型，有利于动物恢复，适用于需长期观察心肌梗死的病理组织变化过程的研究。

4）药物法：利用异丙基肾上腺素和垂体后叶素的强烈缩血管作用，造成冠状动脉痉挛，形成血栓造成心肌梗死。此方法简单易操作，可进行形态学、组织化学、心电图和心肌酶学指标的观察，但由于不能人为控制梗死区域，对梗死的范围也无法做精确的计量，因此无法进行准确的定位定量研究。另外，该模型不合适再灌注研究。

（二）心肌重塑与心力衰竭病理生理学实验技术与方法

1. 心肌重塑与心力衰竭病理生理学实验技术与方法原理 心肌重塑是心脏对各种刺激包括压力、容量、神经体液因子等作出的一种长期、慢性的代偿机制，其基本病理生理变化包括心肌细胞与非心肌细胞如成纤维细胞的肥大与增生，胶原的堆积，蛋白质及酶的异常改变，血管构造改变，伴有心室结构及功能的改变。心肌重塑在早期可以通过心肌肥大和增生增加心肌工作强度，维持心脏功能，但过长时间的病理性刺激可使心脏在重塑过程中发生质的变化从而无法维持心脏功能而发展为心力衰竭。心力衰竭（heart failure，HF）指心肌收缩舒张功能严重下降导致器官、组织血液灌注不足，不能满足代谢的需要，常伴随有肺循环和/或体循环障碍，是各种心血管疾病的终末期，也是心血管疾病高致残率和高致死率的根本原因所在。目前的研究已经证实心肌重塑是HF的前期阶段，目前常用的模型包括：

（1）压力负荷型心肌重塑及HF模型

1）主动脉缩窄法：该方法在动物麻醉状态下，采用部分结扎主动脉，大鼠多选腹主动脉，小鼠多选择主动脉弓，保留部分主动脉可流通血液，使得心脏负荷增加从而模拟高血压心脏病的心肌重塑过程,随着时间的延长,最终可导致心力衰竭的发生。该模型操作简单,费用低,适合于研究高血压诱导的心肌重塑演变为心力衰竭时的心肌力学特性、病理变化以及心肌重塑的分子机制。

2）肾性高血压模型:该模型通过肾动脉狭窄（方法类似主动脉缩窄）或者切除部分肾脏导致肾性高血压,可以很好模拟肾脏病变时引发的压力过负荷,从而导致心肌重塑和 HF 发生,该模型适用于研究肾脏病变时对循环系统影响的研究。

3）遗传性模型:①原发性高血压大鼠（SHR 大鼠）,SHR 为遗传性高血压大鼠,随着鼠龄的增长,出现自发性的高血压及心肌重塑,最终发展成 HF。天然模型,容易获得,费用相对较高,适用于研究原发性高血压引起的心血管病变。②盐敏感性高血压大鼠（Dahl 大鼠）,Dahl 大鼠对盐负荷天然敏感,喂养盐水可导致高血压的发生,同样可模拟高血压心脏病发病过程。该模型操作较简单,主要适用于高盐对肾脏疾病的影响,也可用于高盐对心血管系统病变的影响。

（2）容量负荷型心肌重塑及 HF 模型

1）心脏瓣膜关闭不全法:通过手术剪断动物的房室瓣腱索、乳头肌或剪破二尖瓣、主动脉瓣造成瓣膜关闭不全,多适用于房室瓣关闭不全、充血性心力衰竭、内分泌系统紊乱（甲状腺毒症）等疾病的研究。由于单独的瓣膜关闭不全诱发 HF 耗时比较长,一般选择联合压力负荷造模。该方法在小动物（如小鼠）上由于手术难度比较大,有一定的局限性。

2）动静脉瘘法:选择动物的腹主动脉与下腔静脉间、股动脉与股静脉间造瘘形成动静脉短路,增加回心血量,导致容量超负荷,造成充血性心肌重塑及 HF 模型。适用于神经内分泌异常、水电解质失衡和肾功能异常导致的循环系统病变的研究,在评价治疗 HF 药物疗效时作用有限。

3）下腔静脉狭窄:麻醉状态下将动物的胸下腔静脉狭窄约 50% 后,使回心血量受阻,形成低心排血量型心肌重塑及 HF。该模型适用于心脏低排血量导致的水钠潴留,水肿、腹水的研究,也可用于评价药物对水肿的疗效。

（3）药源性心肌重塑和 HF 模型

1）异丙肾上腺素诱导模型:持续对动物皮下注射或微泵泵注异丙肾上腺素（ISO）可以加快动物心率,心肌收缩力持续增强,使心肌发生重塑,并逐渐发展为扩张型 HF。该模型操作简便,易于掌握,适用于研究长期慢性应激性诱导的心脏病变及 G 蛋白偶联受体激活导致的心肌重塑及 HF。该模型的用药剂量和时限不同模型动物各有不同,大剂量容易导致动物死亡。

2）血管紧张素Ⅱ诱导模型:血管紧张素Ⅱ（Ang Ⅱ）不仅能够升高血压,还能刺激心肌细胞肌蛋白质合成,导致心肌细胞肥大。通过皮下注射或者体内植入微量缓释泵释放 Ang Ⅱ造成高血压及心肌重塑模型。该方法简便可靠,缓释泵价格比较高,应用高肾素 - 血管紧张素系统致病机制及药物的治疗作用的研究,也可用于研究 G 蛋白偶联受体激活导致的心肌重塑及 HF。

3）阿霉素模型:广谱抗肿瘤药物阿霉素（adriamycin, Adr）是一种高效蒽醌类化合物,与心肌组织的亲和力高于其他组织,因此具有严重的心脏毒性,常引起充血性 HF。该模型用于研究 Adr 对心血管系统的毒性作用以及其他药物的改善作用。大剂量容易导致动物死亡。

（4）缺血型心肌重塑及心衰模型

1）冠状动脉结扎法:方法见心肌梗死部分,该方法可造成心功能下降,导致心力衰竭的发生,伴随心肌细胞的死亡、瘢痕化等心肌重塑过程,是一种较为常用的心力衰竭模型。

2）冠状动脉堵塞法:方法见心肌梗死部分,该方法同样可造成心功能下降,导致心力衰竭的发生,伴随有心肌细胞的死亡,瘢痕化等心肌重塑过程,也是一种较为常用的心力衰竭模型。

3）直接损伤心肌法:应用化学物质如甲醛、氯乙胺或物理刺激如液氮冷冻、电烧伤等直接损伤心肌,造成心肌细胞的死亡,发展为 HF。该方法可对损伤部位和范围进行较好的选择和控制,模型比较稳定,尤其适用于冠状动脉细小的小动物,但其发病机制和临床心肌梗死发病机制差别较大,现多用于细胞或药物治疗效果的研究。

4）心脏快速起搏所致心衰模型:给实验动物放置可控制的起搏器,调节起搏器心率至 220~280 次 /min,最常用的为 250 次 /min。几天后可观察到心肌发生重塑,3~4 周后出现失代偿性 HF。该模型在停止快速起搏后,心功能各项指标可逐渐恢复到正常水平,常用于运动对心血管系统影响的研究。

5)肺动脉高压与右心衰竭模型:通常用低氧环境放置动物,右冠状动脉结扎术导致右心收缩功能减弱造成右心衰竭,亦可用肺动脉缩窄法建立压力超负荷致右心衰竭。低氧放置比较耗时,不易导致心力衰竭。通常右心室功能弱于左心室,右室负荷增加后,体循环回心血液不能完全进入肺循环,出现右心衰竭,发生内脏器官充血和全身水肿等症状。相比较于左心衰而言,目前右心衰的研究和治疗比较滞后。

6)基因工程致动物心肌重塑及心衰模型:心肌细胞是终末期细胞,受多种增殖蛋白的调控,如钙调蛋白激酶Ⅱ,磷酸激酶C等,通过基因工程改变这些调控蛋白后,可在动物生长心脏发生重塑及转为心力衰竭。随着对细胞增殖调控蛋白研究的深入,越来越多的基因工程动物被开发和应用,主要用于特定的蛋白在调控心脏中作用的研究。

2. 心肌重塑和心力衰竭病理生理学实验技术与方法选择 引起心肌重塑和心力衰竭的原因很多,在心肌重塑向心力衰竭发展的过程中,由于其致病原因的不同,防治措施也各异。为了更好解决心力衰竭导致的高死亡率,研究者使用了各种动物模型以期解决该问题。从上面介绍的模型可以看出,模型众多,动物种类也各异,每种模型基本对针对某一致病因素,因此,在模型的选择中,主要取决于研究哪种致病因素,同时考虑最能模拟人体发病机制的模型。伴随着基因工程的发展,研究者越来越多地使用基因工程动物,特别是小鼠,其遗传性、免疫性、代谢性和内分泌等较稳定,生命周期短,能在短期内还原心力衰竭的发生、发展规律,希望能够发现心肌重塑及心力衰竭中关键的调控物质,从而解决某一因素引起的心力衰竭。但目前所有的动物模型尚不能完全模拟慢性人类心力衰竭,需深入开展这方面的研究,以促进防治心衰药物的进一步开发。

(三)心肌细胞培养病理生理学实验技术与方法

心肌细胞培养可分为细胞系培养和原代培养。细胞系多来源于胚胎期心脏(如H9C2),故具有永生化、方便、稳定、不同批次实验间的差异较小等优势,但其与心肌细胞原代培养的差异是不具有搏动性。原代培养一般从新生鼠心脏分离获得,获得的心肌细胞能够保持其特有的性状,如自主搏动,与在体的心肌细胞接近。

1. 心肌细胞缺氧模型 心肌细胞体外缺氧可以排除神经体液的影响,模拟临床心肌缺血、心肌梗死等损伤时的心肌细胞内环境改变,用以研究模型的微观变化,具有可重复性、单一变量等优势,是研究心肌缺血、缺氧的分子生物学的重要方法,也是心血管治疗药物筛选的理想模型。目前缺氧模型大致包括以下几种:

(1)物理性缺氧模型:通过控制O_2、N_2和CO_2的比例,降低培养箱中氧分压达到缺氧的目的。目前常使用5% CO_2+3% O_2+92% N_2比例作为低氧模型、5% CO_2+95% N_2比例作为缺氧模型,是目前常用的细胞缺氧模型。

(2)缺糖性缺氧模型:多数细胞培养基都以葡萄糖为细胞能源物质,大多数体外培养细胞缺糖不能生存,利用低糖或无糖培养基使细胞供能减少,类似于体内供血不足引起循环性缺氧的环境。但是心肌细胞生理情况下可以利用葡萄糖、丙酮酸、酮体等作为能源物质,因此在单纯低糖情况下,体外培养心肌细胞损伤并不显著。

(3)化学性缺氧模型:是在培养基中加入化学物质如氯化钴、二亚硫酸钠、去氧酶等,使心肌细胞用氧障碍或培养基内的氧气耗尽,造成心肌细胞缺氧模型。化学性缺氧模型与临床的心肌缺血差异较大,与体内心肌细胞的缺血缺氧有一定的差异,且由于添加的物质可能会改变培养基的化学成分且添加剂本身对细胞有损伤作用,易增加实验混杂因素,需慎重选用。

(4)缺糖缺氧性损伤模型:将心肌细胞在无糖无血清培养液中培养,再置入低氧环境中培养。该缺氧模型是模拟体内缺血缺氧情况较理想的模型,且易标准化,重复性好,是目前体外培养细胞缺氧模型的最佳方案。

2. 心肌细胞培养各种神经体液因子刺激模型 在细胞培养基中添加神经体液因子,模拟在体目的因子对心肌细胞的调节作用,是目前离体研究神经体液因子对心肌细胞影响的常用方法。

3. 心肌细胞培养病理生理学实验技术与方法选择 缺氧模型中缺糖缺氧损伤模型是制作缺氧的最佳模型,但可以在缺氧模型的基础上利用化学性缺氧模型作为工具,可以有效地提高实验的效率及成功率。

（四）血管病理生理学实验技术与方法

血管病理生理学主要以动脉粥样硬化为主。

1. 动脉粥样硬化病理生理学实验技术与方法原理 动脉粥样硬化（atherosclerosis, AS）是严重危害人类健康的常见病,目前认为高脂血症、血管内皮损伤、巨噬细胞浸润、平滑肌细胞迁移可导致 AS,进而诱发各种心脑血管疾病。

（1）动物模型

1）单纯高脂喂养法:研究显示高脂血症与AS 具有高度的相关性,因此目前制作动物模型主要通过喂饲高脂饮食。长时间喂饲家兔、大鼠高脂饮食,可以观察到 AS 斑块的形成。脂质代谢基因缺陷小鼠,如 ApoE$^{-/-}$ 和 LDLR$^{-/-}$ 小鼠,长期给予高脂饮食,也能诱发 AS。这两种模型是目前研究 AS 的主要模型。

2）高脂喂养加动脉内膜损伤法:由于内皮损伤是 AS 发生的始动环节,因此在高脂喂养的基础上联合动脉内膜损伤是目前应用较多且制备AS 模型较为成功的方法。血管内皮损伤制备方法主要有球囊损伤、血管内膜气体干燥损伤及动脉内膜剥脱损伤等。

（2）模型评价指标

1）血生化指标:①血脂水平:总胆固醇（TC）、甘油三酯（TG）、高密度脂蛋白（HDL）、低密度脂蛋白（LDL）、载脂蛋白等。②炎症标志物:C- 反应蛋白（CRP）、细胞白介素 -6（IL-6）、肿瘤坏死因子 α（TNF-α）等。③其他生化指标:纤维蛋白原、丙二醛、超氧化物歧化酶、前列环素等可以作为 AS 的参考指标。

2）病理形态学指标:①肉眼分级指标,肉眼观察对动脉管壁进行病变硬化分级:0 级,内膜比较光滑,无奶油样变化;0.5 级,内膜有广泛奶油样变化,但无凸出于表面的斑块;1 级,有明显凸起的奶油样斑块,面积小于 3mm^2;2 级,斑块面积大于 3mm^2;3 级,斑块融合成片,大部分斑块面积大于 3mm^2;4 级,斑块几乎覆盖整个动脉内膜。②光镜指标,通过光镜成像,对斑块面积大小进行分析,或通过各种染色后成像对斑块组成细胞及成分进行分析;③电镜指标,通过电镜成像对斑块成分进行更为细致的分析。病理学检测是评价

AS 病变的"金标准"。

3）影像学检查:①超声法,通过超声检查测定血管内膜 - 中膜厚度,检测斑块有无及其大小,鉴定斑块内脂质和纤维成分,同时可显示血管壁形态学的早期变化,但超声法不能分辨斑块内微小的粥样病灶和钙化。②MRI 法,能敏感、有效地检测 AS 斑块的性质及成分,能对 AS 进行定性定位,但检测耗时长,花费较大。

2. AS 病理生理学实验技术与方法选择

（1）动物选择:目前常用的 AS 模型动物有大鼠、家兔、小型猪和猴等。大鼠抗 AS 能力较强,且没有胆囊,对外源性胆固醇吸收较低,难以导致 AS 病变,故较少选作制备 AS 模型。猪和猴由于其生理解剖及饮食结构与人类有很多相似之处,且能自发性形成 AS,因此,是较为理想的研究 AS 动物模型,但这两种动物购买费用及饲养成本较昂贵,限制了其作为动物模型的选择。家兔脂蛋白组成和代谢特点比较适合研究人的动脉粥样硬化疾病,它对高脂饮食敏感,容易诱导高胆固醇血症与动脉粥样硬化,且饲养方便、成本较低,是目前制备 AS 模型较广泛应用实验动物。转基因小鼠是目前常用的 AS 模式动物,主要有ApoE$^{-/-}$ 和 LDLR$^{-/-}$ 两类小鼠,其优点在于易于繁殖,易进行遗传修饰及诱导 AS,缺点是成本相对较高,同时其疾病病理生理过程与人类有差异。此外,被敲除的基因不仅介导脂质代谢,还参与其他多种信号途径,对相关病理生理机制研究可能产生影响。

（2）造模方法选择:高脂血症是 AS 形成的主要因素。血管内皮损伤为 AS 形成的始动环节,目前高脂饲养加动脉内膜损伤法被认为是成功率较高模型,其中以球囊剥脱法损伤应用较多,但球囊导管价格昂贵,且操作技术要求较高,对球囊充盈量、球囊剥脱摩擦感和进退速度把握较难,技术稳定性差。

总之,现有动物模型很难全面准确地复制人类 AS 病理变化过程。因而,建立一种可靠、价廉、便捷的 AS 动物模型是目前研究热点。

（五）高血压病理生理学实验技术与方法

1. 高血压病理生理学实验技术与方法原理 高血压致病因素非常复杂,是遗传易感性和环境因素相互作用的结果,其中遗传因素约占 40%,

环境因素约占 60%。虽然目前已经发现了多种高血压的致病机制,但是针对具体个体来说,每个人发病机制存在不同。因而,如何针对性解决各种高血压是目前的主要研究方向。由于高血压对心脑血管系统危害极大,开发和应用各种动物模型显得尤为重要,科学研究中,目前常采用以下模型:

(1)遗传性高血压动物模型

1)原发性高血压大鼠(SHR):该品系大鼠通过有显著高血压症状的远交 Wistar Kyoto 雄性鼠和带有轻微高血压症状的雌性鼠进行交配,在后续子代中选择原发高血压性大鼠逐代进行交配,可获得稳定遗传的 SHR,该品系大鼠目前尚未发现有原发性肾脏病变或肾上腺损伤,其心血管疾病发生率高,大鼠从青春期开始出现血压的升高,可作为人类遗传性高血压的研究模型。

2)Dahl 盐敏感性大鼠(DS):该品系通过选用对高盐食物摄入敏感的 NaCl(8%)SD 大鼠进行个体配对,依次再继续选择性配种二代和三代。经过几代培育后可获得对高盐饮食敏感的稳定大鼠,其血压在给予高盐饮食时显著升高。该模型常导致肾脏病变的发生,因此,可作为研究肾性高血压的模型。

3)转基因高血压模型:由于肾素-血管紧张素系统(RAS)在血压调控中起着重要的作用,因此,高表达该系统某一组成部分可使动物造成高血压。例如,将小鼠肾素 -2 基因转入到大鼠的生殖细胞制备而成的携带该基因大鼠,其肾脏肾素合成受抑制,在肾外局部组织高表达肾素 -2 基因,激活肾外的 RAS,导致血压升高。该模型主要用于研究 RAS 对心血管系统影响的研究。

(2)手术性高血压动物模型

1)肾性高血压模型:主要用于研究肾脏疾病对心血管系统的影响。①肾血管缩窄:将单侧或者双侧肾动脉主干或分支狭窄,导致肾脏缺血,激活 RAS,从而引发高血压的发生,称为两肾一夹肾血管性高血压大鼠模型。②肾切除:切去部分肾脏组织,同样可导致高血压的发生,称为两肾一切或两肾 5/6 切模型。该模型手术难度比较大,死亡率高。

2)主动脉缩窄模型:该模型和压力负荷型心肌重塑及 HF 模型相同,主动脉缩窄可引起继发性高血压。

3)去压力感受通路模型:主要用于研究应激性高血压的神经调控机制。颈动脉窦和主动脉弓的压力感受器感受血压波动,通过窦弓神经,迷走神经,延髓孤束核,负反馈地调控心血管活动,从而维持血压的稳态。破坏反射弧的任何一个部分都会影响血压的稳定。最常见方法是去窦弓神经及去颈动脉窦模型。

4)药物性高血压:主要用于研究醛固酮异常引起的心血管疾病。该模型通过皮下注射人工合成的去氧皮质酮醋酸盐或皮下埋置 DOCA 的硅胶管并饮用 1% NaCl 的水,可构建 DOCA-salt 高血压大鼠模型。

2. 高血压病理生理学实验技术与方法选择 高血压由于发病因素复杂,在模型的选择中可根据研究目的来确定所采用的模型。原发性高血压中自发性高血压大鼠(SHR)是理想的动物研究模型;在研究饮食特别是高盐引起的高血压时,可选择 DS 大鼠;肾脏疾病对高血压的影响可选用肾性高血压模型;单纯压力负荷型高血压可选择主动脉缩窄模型;外周神经系统对血压的调控可选择去压力感受通路模型;肾上腺系统异常,尤其是醛固酮增多症引起的高血压时,可选择 DOCA-salt 大鼠模型。

(张国兴　陶　金)

第三节　微循环生理与病理生理实验技术

微循环是微动脉、微静脉和微淋巴管等细小管腔内血液或淋巴循环的统称,为血液或淋巴液与组织细胞进行物质交换的场所。发挥调节组织血液或淋巴液流量、给细胞供氧(养)、排除代谢产物等功能,保障细胞生命活动的正常进行。

微循环的研究方法很多,检测视角可分三个层次。①一级指标:微循环动力学、血液流变学和组织氧联合监测,包括体视显微镜、多普勒血流仪、经皮组织氧监测、血液流变学、生物技术指标,如分子标志物等。②二级指标:微血管功能实验和计算机辅助系统、细胞流变学和活血分析法。③三级指标:血管生物学相关指标(细胞分子生物学和蛋白质基因工程）；现代影像诊断技术（X线功能性微血管造影、超声心肌造影、核素器官微循环血流灌注），其他如：螺旋CT、超高速CT、高速MRI特殊内窥镜（血管、空腔器官）等均能提供血管血流信息。

微循环障碍的观察指标主要有：

（1）管径：用目镜测微器测量微细动脉与静脉的管径大小。还可采用较先进的仪器，如微电脑控制的多功能显微图像测量分析仪来测量。

（2）流速：测定方法有二。①秒表法：用目镜测微器和秒表测定，计算血细胞流经口径2~3个红细胞的微血管1mm距离所需时间，重复测定三次，取其平均值。流速较慢时采用。②示波器光点扫描同步法：该方法的基本原理是将示波器上扫描的光点与镜下所见流动的红细胞，重叠于皮层视觉感受区内，形成光点与红细胞在同一视野中流动的画面，调节示波器上的粗调和微调，使示波器光点扫描速度与红细胞流速同步，此时示波器上的读数即可代表红细胞的流速。

（3）流态：描述血细胞流动时的形态。正常时在口径为1个红细胞的微血管中，血细胞流态呈直线状。当静脉注射高分子右旋糖酐引起微循环障碍后，血液流态有异常改变，由正常的直线状变为断线状或虚线状。在口径为2~3个红细胞的微血管中，正常时，流态可呈带状，给予高分子右旋糖酐后，变为粒状、絮状，甚至出现流动的微小血栓。

（4）毛细胞管网交点计数：计数的方法是：取面积约为1mm²左右的四周由血管围或边界的固定血管区域，计算此血管区域中的毛细血管与边界血管的交点数，未与边界相交的毛细血管不计算在内。

（5）血色：血色分鲜红、暗红和淡红等。正常血色为鲜红色，缺氧为暗红，贫血为淡红。观察造成微循环障碍和给药后血色的变化情况。

目前，用于微循环研究的模式动物有：小鼠、大鼠、家兔、猫、狗、羊、小牛、猴子等。

一、活体微循环观察

研究微循环的方法很多，有间接法（例如同位素示踪）和显微直接观察法。后者又分两大类：体表微循环实验、内脏微循环实验。由于肠系膜较薄，透光，可用低倍镜观察其血管血流状况。小动脉内的血液是从主干流向分支，流速快，有搏动，红细胞有轴流现象。小静脉内的血液流速慢，无轴流现象。毛细血管透明，近乎无色，其中的血细胞只能单行通过，如施予某些药物，则可见血管舒缩情况。

内脏微循环实验研究方法很多，可用动物的肠系膜、肝脏等来研究其微循环，也可用脏器"开窗"手术做慢性实验，例如动物行头颅和腹腔开窗术，观察脑和腹腔内脏有关的微循环，还可用电子显微镜观察有关部位的活组织并拍摄其超微结构。

下面分别以家兔耳郭，肠系膜，脑为例，介绍三种常用观察法。

（一）耳郭活组织电子显微镜观察

选用日龄不超过60天，体重小于35克的小鼠。用2%的戊巴比妥钠40mg/kg行腹腔麻醉，或用戊巴比妥钠与氨基甲酸乙酯复合麻醉，可使麻醉药对微循环影响减小到最低程度。将已麻醉的小鼠侧卧或俯卧置于托板上，调节耳托高度，使耳郭平展在耳托上。在耳托与耳郭之间及耳郭表面滴加液体石蜡，再加一小块盖玻片于耳郭之上，使之与耳郭间形成一含油层，以免重复滴加石蜡。将托板置于显微镜载物台上，调节光源，使照明光线与耳郭平面成45°~60°夹角，并与毛的生长方向平行。观测时，先用低倍镜观测耳郭全貌，选择适当部位换用高倍镜进行定点连续观测。

（二）肠系膜微循环观察法

麻醉动物，消毒腹部一侧皮肤，剪一个3~7cm的切口。使动物侧卧于灌流盒边。取出欲观察的肠系膜或大网膜部位，轻轻伸展于透明有机玻璃制成的灌流盒上进行恒温灌流；灌流时流与滴相结合，滴加磷酸缓冲液调节灌流液pH至7.2~7.35。其中亦可加入白蛋白，使成为1%白蛋白液。灌流液原瓶中通以95% O_2和5% CO_2混合气体，以稳定氧分压（PO_2）和二氧化碳分压（PCO_2）。

观察肠系膜微循环时，要特别注意维持动物体温恒定。过冷或过热都会引起不正常的肠蠕动，影响实验效果。为此，必须监测动物肛温或口温，连续记录体温曲线。动物最好躺在电热垫上并覆以小棉被维持恒定正常体温。一般来说，一切条件适当,可连续进行两小时以上的正常实验。应该停止实验的早期信号是:肠系膜上收集静脉中出现白细胞附壁黏着现象;或是红细胞渗出。因此,如不维持严格的恒温灌流和保持恒定的体温,所进行肠系膜的微循环动态记录是不客观的。

观察家兔肠系膜微循环时,以乌拉坦或戊巴妥钠静脉注射麻醉后,背缚于兔板上(有加温装置),沿腹中线作一长6~8cm的切口进入腹腔。将上腹腔脏器推向右侧,于腹腔左上方找到回盲交界处(回肠为浅红色,结肠为灰色),在该部位的上段轻轻拉回肠祥约10cm,将该段肠管及系膜通过有机玻璃流盒的后侧壁凹槽和裤形装,然后浸入充满38℃灌流液的小盒中,并轻轻把肠系膜平铺在灌流盒的中央圆台上,用大头针将肠系膜固定于中央圆台内侧边的软木片上。将腹壁、浆膜层和肌层缝合,并把切口右缘皮肤缝合固定于灌流盒侧壁的锁眼处。灌流盒右侧壁有一进水管与盛满任-台氏营养液的恒温恒压灌流瓶相连接,使营养液不断地流经小盒而自左侧壁的出水管口流出。以80W高压水银灯的光束投照平铺在中央圆台上的腹系膜上,双目显微镜放大40~80倍,可进行肠系膜血管口径、血流速度和血流状态观察。为了防止造成肠系膜的局部血流障碍和游斑性出血,要避免过分牵拉或摩擦肠系膜,并不断向肠系膜上滴加温热的生理盐水,避免干燥刺激。

(三)颅骨"开窗"手术

动物麻醉后取俯卧位用定位器固定头部。局部常规皮肤消毒,于头顶部行2cm纵向切口,将软组织向两侧翻开,暴露颅骨,将颅骨上的筋膜钝性剥离干净。用颅骨钻打一直径为4mm的圆孔。其位置可因不同实验要求而选定。将钻起的圆形骨片用细探针挑起,再用镊子将骨片夹住,小心取出,并用骨蜡止血。加人工脑脊液湿润脑表面,维持脑表面接近生理状态。研究项目可根据需要应用激光多普勒血流仪或微循环闭路显微电视电子计算机分析系统测定脑表面血管床网络和微血流动力学参数。

注意事项:①手术过程中要尽量避免出血。固定肠系膜时,不可牵拉太紧,以免拉破血管或阻断血流。②实验过程中,要随时湿润肠系膜或舌,以防干燥。③动物处于正常麻醉状态时,角膜反

射抑制,胸式呼吸平稳。如出现呼吸抑制或深腹式呼吸,则说明用药过量。以上麻醉剂量可维持2~3小时正常的麻醉状态。如需继续麻醉,可追加原用药量的三分之一。④滴加各种溶液时不要污染显微镜。

(四)激光多普勒血流量测定与分析

光本质上是一种电磁波,应用于生物体的安全激光波长窗为600~1 200nm,在这个测量范围内,生物大分子对光线的吸收相对较弱。生物介质具有非常复杂和强烈的多点散射界面,投射到生物组织表面的激光束只有很小一部分会透入深层后再反射回表面,因此人们通常只能接受来自生物介质表面层的光学信息。对毛细血管内红细胞运动引起的光强度涨落的分析更为复杂,不同于清洁介质(如大气层)中的激光多普勒效应。

激光发生器内的二极管产生连续波激光,通过探头内的发射光纤进入生物介质,散射回来的光信号被探头内接收光纤回收至光敏元件,转换为电信号,经过滤波、放大后再由模-数转换器转换成相对流量单位(perfusion unit,PU)值。激光多普勒血流测定仪(laser-Doppler flowmetry,LDF)的信号采样频率为0.2秒,每单位PU值等于10mV电流强度。PU值为数码信号,可输入计算机,在专用软件(如Perisoft)中进行曲线数据分析。

实验方法:大白鼠体重250g左右,雌雄不限,肌内注射20%氢基甲酸乙酯(0.6ml/100g体重)全身麻醉。腹部正中切口,打开腹腔,轻轻拉出肠系膜,固定于微循环观察槽内,槽内充满恒温的36℃生理盐水。血管选择是在聚焦透镜L4上加装一观察目镜,使用白光从下部照明,移动载物台,使被测血管处于显微镜视野中心,然后再移去自然光进行测定。上海激光所设计的激光多普勒显微镜有一冷光源纤维光导束照明,在显微镜下寻得合适微血管,于显微电视上测定血管口径,观察流态。然后调整激光束光点使其对准拟测定的血管,再调整好记录系统,记录该血管流速,同时通过示波器荧光屏或直接通过显微镜的目镜进行观察,因此测速和观察可同时进行。

(五)经皮氧分压(TcPO₂)测定

在正常生理情况下,皮肤毛细血管内的血氧弥散进入组织间隙,一部分包绕细胞周围,参与细胞代谢;其余部分则散布于整个皮肤组织内,由

此形成的氧压称为"皮肤氧压"。通过弥散自毛细血管到达皮肤表面的氧含量，反映了皮肤血氧输送及皮肤细胞代谢消耗的相对速度。由于皮肤氧的消耗甚小，为一相对恒定的常数，因而在皮肤血流与经皮氧分压（$TcPO_2$）间存在如下关系：当皮肤血流速度较快时，血氧输送大大超过细胞代谢的消耗，此时，$TcPO_2$ 接近于动脉血氧值；当皮肤血流速度缓慢时，$TcPO_2$ 则随之下降；当血流极为缓慢时，$TcPO_2$ 值可以明显下降，甚至难以测及。$TcPO_2$ 监测，为非损伤性监测法，可连续观察血中动脉血氧分压变化。

实验方法：用 Clark 电极连续测定局部加温后皮肤弥散的氧气。监测时，电极须放置于患者上胸部、腹部、大腿或上臂内侧等皮肤角化薄弱又便于固定密封之处，并选择既能避开大血管又有良好毛细血管网的部位。局部皮肤需加热，以使电极下毛细血管内血液动脉化。另外，加温可使局部皮肤角质层的脂质结构改变，利于氧逸出。但加温不当可烫伤局部皮肤，因此要根据受试者情况选择预置温度，并使之维持恒定；还要定时更换电极放置部位。使用前电极在室温中经过校准，加温到 44℃ 可使血管舒张。注意必须每 2 小时变换探头的位置，以免引起 II 度烫伤。局部如发生无害性红斑，数天后可自行消退。如遇末梢循环不良或探头有故障，则难以得出与动脉血氧分压（P_aO_2）一致的结果。经皮血氧分压（$TcPO_2$）应每天与动脉血的血气分析核对 1 次。$TcPO_2$ 监测与动脉血氧分压 P_aO_2 有明显相关性。其相关系数≥0.9，通常为 0.97~0.99。

（六）皮肤温度与指端压力检测

当前物理化学方法——血液流变学检测，也不断被用于活体微循环生理研究，例如红细胞电泳、血液黏度测定、微血管压力测定、血小板和红细胞凝集功能测定、血小板黏附性测定以及毛细血管通透性变化的观察等。

实验方法：用一个小气囊固定在内径 25mm、长 15mm 的金属或塑料筒内，做成一个指套，指套气囊有一个开口用橡胶管与血压计及加压气球相连。测血压时，将手指伸入指套内，套在第二或第三节手指上，将手指的甲襞涂上液体石蜡或香柏油，放于显微镜下，打开光源，观察甲襞毛细血管内血液的流动，然后开始打气加压，直至甲襞毛细

血管血液不流动时，血压计水银柱的刻度，即为指动脉压。该法操作简便，无需特殊仪器，易推广，但测出的压力不是毛细血管的压力，而是指动脉的压力。

二、淋巴微循环观察与分析

淋巴微循环指微淋巴管内的淋巴液循环，直接参与组织液大分子物质及细胞裂解物的吸收与输出，运送免疫球蛋白和免疫活性细胞，以及信息和能量。淋巴液的生成与转运，对机体微环境的稳定具有重要意义，是微循环的组成部分之一。微淋巴起始于初始淋巴管，汇入初始后淋巴管，进入微收集淋巴管，组成淋巴微循环的基本通路。微淋巴管内皮细胞除具有内皮细胞的共性外，又有其特殊性（锚丝连接结缔组织与肌细胞之间，囊泡多，内皮细胞间开放连接多，VEGFR3 及 Fibrillin 为特异性标志物）。微淋巴管的自主收缩性保证淋巴液摆动式向前输送，微收集淋巴管的微瓣膜是防止淋巴液逆流的关键，微淋巴管收缩性可通过收缩频率及三个收缩性指数（收缩分数、总收缩活性指数和淋巴管动力学指数）来评价，其收缩活动有肌源性因素，也受神经体液因素的调节，交感神经参与微淋巴管收缩性的调控。

透射电镜分析结果表明，初始淋巴管仅由一层内皮细胞围成，无基底膜，横切面仅由 2、3 个内皮细胞围成，核椭圆，核部位的胞体可凸入管腔，与毛细血管内皮细胞核扁平不同。内皮细胞与内皮细胞之间仅为一般接触，其间隙有助于大分子物质的吸收。内皮细胞的胞质成微绒毛突入管腔，管腔内可见絮状物。内皮细胞外有成束的粗丝进入间质中，称锚丝。应用塑料铸型扫描电镜可清楚地看到初始淋巴管的形态。淋巴液的生成和回流，既受神经体液的调节，又与局部的压力梯度、内环境及微淋巴管本身功能状态等多种因素的影响有关。淋巴液的转运机制主要有组织泵学说、外源力学说及内源泵学说三种观点。其中，内源泵学说越来越受到重视，即认为淋巴管不仅仅是被动的管道，而是根据间质内水含量、渗透压梯度等灵活调节淋巴管的收缩活动，这种活动可能是肌源性的，也可能是受神经和体液因素调控的。大量研究表明，淋巴管的收缩性与交感神经和神经递质肾上腺素、去甲肾上腺素有关。

三、心肌、脑微血管内皮细胞的分离、培养和鉴定

血管内皮是众多心血管疾病危险因子作用的靶位,其功能失调可构成许多心血管疾病的病理基础。体外心肌微血管内皮培养体系的建立可用于研究微血管内皮的生理功能和心肌微血管疾病的发病机制,又可为相关药物的筛选提供有效的介质。

(一)心肌微血管内皮细胞的分离和培养

大鼠是最常用的分离心肌微血管内皮细胞(cardiac microvessel endothelial cells,CMEC)的实验动物。以大鼠为例,分离培养CMEC时可采用如下实验方法:选用约4周龄的健康清洁级SD大鼠,体重约100~120g。在超净台装配灌流系统连接蠕动泵,泵速调至10ml/min,使硅胶管中充满含Ca^{2+}的Krebs-Henseleit碳酸氢盐缓冲液(KHB),关泵备用。将雄性SD大鼠(150g)予10%乌来坦/生理盐水麻醉,开胸,迅速切下心脏,置于不含Ca^{2+}的KHB中,剪去附属器官(胸腺)和组织,暴露主动脉,迅速连接主动脉于灌流系统,用蚊式止血钳夹住主动脉上端,以固定住心脏,用含Ca^{2+}的KHB灌注5分钟,使心脏内血液完全排出,取下心脏,剪除主动脉、右心室、所有瓣膜组织和其他周围相连组织,只保留左室心肌组织,沿前游离壁切开,用缓冲液冲洗后浸在70%乙醇中30秒(灭活心内膜和心外膜的间质细胞),再用无Ca^{2+}的KHB冲洗,切除左室游离壁外部1/4和中隔部分,将剩下心肌组织剪碎,置于0.2%胶原酶中,放入恒温摇床,37℃,摇晃30分钟,加入0.02%胰蛋白酶1ml,用尖嘴吸管剪切心肌组织10次,37℃,摇晃30分钟,经100μm网孔过滤器过滤,用无Ca^{2+}的KHB冲洗,再用移液器移至50ml离心管中,用无Ca^{2+}的KHB冲洗培养皿,同样移入离心管中,1 000~1 500rpm离心5分钟,去上清液,重复洗涤细胞1次,用含Ca^{2+}的KHB洗涤、离心1次,将细胞悬浮于含20%胎牛血清和抗生素的DMEM中(青霉素100IU/ml、链霉素100μg/ml),浓度1.5×10^4个/ml,将细胞种植在预先用laminin或者鼠尾胶原处理好的细胞培养皿中,密度$2.5 \times 10^3/cm^2$,8小时后用DMEM冲洗贴壁细胞,在含20%胎牛血清DMEM中5% CO_2、37℃培养。

(二)心肌微血管内皮细胞的鉴定

1. 形态特征观察 种植后第1天(4~8小时)可在数个视野中观察到梭形贴壁细胞,平均每2~3个视野1个细胞,种植后4~8小时换液,轻轻冲洗培养皿后,保留下来的贴壁细胞继续生长增殖。种植CMEC第2天,可在多个视野中观察到梭形或三角形贴壁细胞,平均3~5个细胞/视野,贴壁细胞呈群居势生长,增殖较快。种植CMEC第3天,可观察到大量三角形或四角形贴壁细胞,平均30~60个贴壁细胞/视野。种植CMEC第5天,可观察到平均80~100个贴壁细胞/视野。培养至第6~7天,可见细胞呈铺路石状生长,并有细胞间相连成管样态势的生长方式,为内皮细胞生长特点,微血管源内皮细胞在标准培养介质中比较典型。对于培养的SD大鼠CMEC,种植4小时后冲洗,可使其同种同质性更加明显。

2. CMEC特异性标记物CD31的鉴定 CD31在细胞中呈组成型表达,基本上为内皮细胞和血小板所独有。CD31在血小板上的表达不会干扰内皮细胞的分离,因为血小板在体外不稳定,不吸附。所以CD31是一个很好的CMEC的特异性标记物。用免疫组化方法在显微镜下观察到CD31阳性者为细胞膜上有黄褐色细颗粒或粗颗粒附着,阴性者无黄褐色着色。阳性细胞数大于95%,证明培养的细胞具有微血管内皮细胞特异性。

(三)脑微血管内皮细胞的分离、培养

体外脑微血管内皮(brain microvascular endothelial cells,BMEC)培养体系的建立不仅可以用于研究血-脑屏障的生理功能和脑微血管疾病的发病机制,而且为阐明脑内药物转运机制以及开发药物输送系统提供一种可靠的实验方法。此外,BMEC还可以与胶质瘤细胞融合,构建体外血肿瘤屏障模型,用于化疗药物的筛选。

自1978年Panula等首次报告成功培养大鼠脑微血管内皮细胞以来,微血管内皮细胞培养的难点在于获取足够数量纯净的微血管段。新生鼠由于大脑较小、分离脑微血管内皮细胞时易于混有较多的杂细胞,不适用于作为培养材料,乳鼠比超过1月龄的大鼠更适用于作为培养材料,因为乳鼠的微血管内皮细胞已经分化,分裂增殖能力强,且乳鼠血-脑屏障的结构较薄弱,易于分离脑微血管段。因此出生5~7日龄SD乳鼠是理想的实验材料。

将 6 只 5~7 日龄 SD 大鼠颈椎脱臼处死后，浸泡于碘酒中消毒 3~5 分钟。剪开头部皮肤和颅骨，取出双侧大脑半球，置于装有冷 PBS 的培养皿中。显微镜下剥除大脑白质，肉眼可见的大血管及软脑膜后放于冷 PBS 中，在超净台中取出大脑皮质，置于装有 500μl DMEM 基础培养基的青霉素小瓶中。用眼科剪将其剪碎成约 1mm³ 组织块，加入 0.1% II 型胶原酶，充分吹匀后，置于 37℃ CO_2 细胞培养箱消化 1 小时。每隔 30 分钟轻轻摇晃数次，消化完全后加入 3 000μl DMEM 基础培养基，离心（1 000rpm，5 分钟，室温）。弃上清液，再用 DMEM 基础培养基漂洗一次，弃上清液。加入 20% BSA 悬浮混匀，用移液器转移至 1.5ml EP 管中，离心（1 000g，4℃，20 分钟）。靠近底部的红细胞层之上的黄白色的层面即为纯化的微血管段，弃去上清，底部沉淀组织用 DMEM 基础培养基漂洗一次（离心 1 000rpm，5 分钟，室温），弃去上清液。加入 DMEM 完全培养基（含 20% 优质胎牛血清、成纤维细胞生长因子 1ng/ml、肝素 25U/ml、青霉素 100IU/ml、链霉素 100μg/ml）重悬沉淀组织后接种于培养瓶中，置于 37℃，5% CO_2 细胞培养箱内孵育，24 小时后换液。

（四）脑微血管内皮细胞的鉴定

1. 形态特征观察 倒置显微镜 100 倍下观察到所分离得到的微血管段多呈单枝或分枝状，长短不等。此外，混悬液中还有未能完全分离干净的神经组织碎片及血细胞。经胶原酶消化后的微血管段分解成小片段和单个细胞。24 小时后大部分细胞均贴壁，换液可清除多数神经组织碎片及血细胞，同时可见少量细胞从贴壁的微血管段周围游出并贴壁。培养 3 天后，细胞围绕成"漩涡状"生长。5~7 天左右细胞长满瓶底，呈典型的"铺路石"样生长。此时细胞多呈扁平梭形或多角形，核卵圆形，可见核仁。

2. 大鼠脑微血管内皮细胞 VIII 因子相关抗原蛋白表达 荧光镜检可见经免疫荧光染色后的细胞，细胞质呈绿色荧光，DAPI 着染的细胞核呈蓝色荧光，表明培养的大鼠脑微血管内皮细胞 VIII 因子相关抗原蛋白呈阳性表达，阳性率达 95%。

3. 大鼠脑微血管内皮细胞活力测定 MTT 法测定 在培养至 120 小时其活力最高。

〔崔映宇 张大生 陈义汉〕

第四节 消化生理与病理生理实验技术

一、胃肠道动力学研究方法

食物和食糜通过消化道是由神经和体液精密调节的过程，是营养物质、水、电解质吸收的重要阶段。这个过程中，平滑肌的自主运动和神经环路的相互作用起着重要的作用。食物成分、药物、毒素等各种因素均影响胃肠道运动功能。运动功能障碍可导致麻痹性肠梗阻和有害菌生长导致的肠道屏障的破坏，运动功能亢进则导致动力性腹泻和吸收不良综合征。

胃肠道的运动功能是靠平滑肌完成的。除了胃壁外，其余肠壁的外层是纵行肌，内层是环行肌。胃肠道肠的运动形式包括紧张性收缩、分节运动和蠕动三种。紧张性收缩是其他运动形式有效进行的基础，当肠道紧张性降低时，肠腔易于扩张，肠内容物的混合和转运减慢；相反，当小肠紧张性升高时，食糜在小肠内的混合和运转过程就加快。分节运动是一种以环行肌为主的节律性收缩和舒张运动，其作用在于使食糜与消化液充分混合，便于进行化学性消化，它还使食糜与肠壁紧密接触，为吸收创造了良好的条件。蠕动可发生在胃肠道的任何部位，近端小肠的蠕动速度大于远端，意义在于使经过分节运动作用的食糜向前推进一步，到达一个新肠段，再开始分节运动。胃肠道运动还有神经、体液调节，其中平滑肌受交感神经和副交感双重支配，小肠肌间神经丛受副交感神经节前纤维，是维持胃肠道平滑肌自主运动的关键。交感神经则通过调节肠系膜血管和黏膜下分泌细胞，使平滑肌松弛，减弱平滑肌的收缩。

胃肠道动力学研究方法主要包括：胃肠道的推进、通过时间，体表胃电图记录，在体肠管机械信号、电信号记录，离体肠管或平滑肌的机械信号、电信号记录，平滑肌细胞的离子电流记录、离子通道研究，胃肠节律运动起搏细胞 ICC 的研究等。

（一）实验动物的选择和离体模型的建立

1. 实验动物的选择 犬类虽然是肉食动物，

但一般为杂食喂养，而且其胃肠道解剖和生理功能与人类相似，因此胃肠道在体功能研究的最理想的动物模型。另外，常用的实验动物还有豚鼠、兔、大鼠和小鼠。体外实验需要建立器官、组织或细胞模型，其中离体器官模型对于消化道生理功能研究至关重要。离体肠段常用的模型有豚鼠回肠，兔十二指肠、空肠和回肠，小鼠、大鼠和仓鼠胃等。其中豚鼠和兔小肠为最常用的模型。在缓冲液台氏液中，离体肠段模型仍然能保持数小时的生理功能，这是离体模型研究的生理基础。值得注意的是，豚鼠的离体模型不能维持自主性分节运动，但能保持肠蠕动；而兔小肠（尤其是空肠）则能保持自主节律运动和肠道蠕动。需要根据实验目的选择合适的模型。

2. 离体肠段模型的建立 包括两种，一是将肠段留置在动物体内，切断壁外神经及血管，二是将所选定的消化管节段游离，可保留或不保留肠系膜，放于含 Kreb's 液的组织槽中。连接信号采集装置，采集机械收缩信号或电生理信号。此模型研究胃肠道电生理时，由于干扰因素较多，仅用于整体的评估。该模型还可用于营养物质和药物的吸收、转运的研究，观察肠道吸收和转运速率及其影响因素。

3. 游离平滑肌条 游离平滑肌条模型是经典的生理学研究模型，最先有 Finkleman 教授于1930 年建立。随后经过多次改良，目前仍然广泛用于胃肠道运动功能研究。由于麻醉药品会影响胃肠道运动功能，处死动物是避免使用麻醉药。实验动物处死后迅速剖腹，清理腹腔，根据实验目的选取肠段。迅速置入室温下的台氏液中，沿肠系膜处打开肠管，将肌条固定在灌流肌槽中，持续供应 95% 的 O_2 和 5% 的 CO_2 的混合气体。待肌条收缩稳定后记录机械收缩信号。如果需要单纯记录平滑肌的收缩功能，则可用选择性破坏起搏细胞 ICC。

（二）胃肠道动力研究方法的选择

胃肠道动力研究方法均可分为两类：侵入性和非侵入性。其中非侵入性在动物实验中应该优先考虑，但部分实验精确性不够，获取数据过程复杂，使用的设备昂贵。其中体表记录胃肠道电活动和食物的推进速度首选非侵入性方法，胃电图是经典的非侵入性检查，其准确性不亚于置入电极获得的实验结果，已经广泛用于胃电生理研究。侵入性研究又分为在体和离体实验，在体实验需要通过手术切开动物腹腔，平滑肌电活动的记录是其代表性实验。手术后将电极置入胃肠道肌层，连接至信号采集系统，关闭腹腔，继续后续实验。离体实验需要处死动物获得研究模型，常用的模型包括离体胃肠段和离体平滑肌条。离体肠段模型既可用于电活动记录，也可用于机械活动的记录；离体平滑肌条主要用于电活动的记录，包括离子电流的测定及调控机制的研究（一般为离子通道研究，最经典的方法为膜片钳技术）。

（三）常用方法简述

1. 胃肠内容物通过试验 胃肠通过试验是评价动物胃肠道整体动力功能的经典方法，已经广泛应用于临床，用于功能型胃肠病的诊断，包括胃排空试验，小肠通过试验和结肠通过试验等。经典的试验是让动物服用炭末、染料和其他不可吸收的材料，经过预先设计的时间后，处死实验动物，离断特定的肠段，记录通过时间，或观察排出粪便出现相应标记物的时间，评估胃肠道功能。常用方法有炭末法和酚红定量测定法。以上方法均以染色剂在胃肠道中的通过时间评价动物胃肠道的运动功能，简单易行，成本低廉，但是受到干扰因素较多，不能实时观察肠道运动过程，但在一些药物研发中仍然有较高的实用价值。

Hinton 等于1969 年建立了口服不透 X 线的标志物测定结肠通过时间的方法，此后这种方法因其耗费小及适于评估全结肠通过时间被广泛应用于临床。不透 X 线标志物制备选用无毒生物材料，按一定比例与医用硫酸钡混匀，添加塑性剂及弹性剂。动物实验中，将两种不同大小的不透 X 线标志物混在食物中，用腹部 X 线扫描记录通过时间，每两个小时拍一次，直到 90% 的标志物通过结肠，通过动力学分析计算平均滞留时间（MRT）。

上述方法并不能实时动态观测胃肠道通过过程，而放射性核素的 γ- 闪烁扫描示踪技术可实时监测放射性核素通过胃肠到的全过程，并且分辨出导致胃肠道通过障碍的具体部位，成为监测胃排空和小肠通过时间的"金标准"。将 ^{99}mTc 标记的硫胶体（或其他放射性核素标记材料）溶于水，灌入实验动物胃中，给予正常食物喂养，用伽马射

线照相机采集 γ 射线信号,计算分析得出核素滞留时间和通过时间,以及在各肠段的空间分布,可以获得精确的胃肠动力学结果。但是,该方法成本高,且有辐射暴露的风险,需要配备专业技术人员和仪器设备。

随着技术进步,近年来由出现了磁性颗粒追踪技术,该技术在评估胃肠道通过时间方面与 γ- 闪烁扫描示踪技术有同样的高分辨率和敏感性,并能维持实验动物的生理功能,不需要处死动物,可广泛用于胃肠道生理学和药学研究。简要步骤如下:常用的磁性颗粒有 Fe_2MnO_4 和磁流体(ferrofluid),均不被胃肠道吸收。口服磁性颗粒后,用交流电生物磁化率测量技术(alternating current biosusceptometry,ACB)记录磁性颗粒的胃肠道通过时间,并形成三维图像,动态评价肠道的运动功能。该方法简单易行,无辐射风险,可在活体动物中进行研究。但是需要专业的仪器和分析软件,实验者需要接受专业的培训,具备相关的基本知识。操作时应尽量轻柔,避免过度刺激动物,以免因动物情绪波动影响胃肠道的神经调节。

2. 胃电图(EGG)的记录 大鼠禁食 10 小时,用硫化钡溶液上腹部脱毛,腹腔注射戊巴比妥钠麻醉(40mg/kg),仰卧固定于鼠台上,在剑突下、胃大弯、胃小弯和幽门体表投影处相应皮下用胶布固定 4 个 Ag/AgCl 电极,固定前用导电膏涂于电极下,采用 PloygramNET 胃电图系统测定大鼠空腹胃电图,记录时间 30 分钟。胃电图是精确、有效记录胃慢波节律和频率的非侵入性方法。目前已经广泛应用于胃轻瘫、非溃疡性消化不良、胃排空障碍的病情评估,及影响胃肠道功能的药物疗效评价。在动物实验中,主要用于新药的毒理学实验。

3. 胃肠道平滑肌收缩的记录方法 记录胃肠道平滑肌收缩的核心装置为压力感受器,是一种可置入的压力/位移换能器,可用于记录在体或离体肠段、离体平滑肌条的收缩运动。信号通过 SG-M 桥式放大器传输至计算机数据采集系统(常用 SPEL Advanced Haemosys 1.72),一般记录时间至少大于 10 分钟。

记录简要流程:将压力感受器平行安置在离体或在体的肠段两端(缝合到浆膜层、肌层内),感受器信号经放大器传输至信号采集系统,记录时间根据实验需要记录时间,采集的数据主要包括频率、振幅以及肌张力,三者构成胃肠道动力系数。振幅和频率可经过计算获得,而肌张力取动力曲线波谷最小值的平均值。

4. 胃肠道电活动的监测 胃肠道平滑肌肌电与胃肠道的运动密切相关,是反映胃肠道运动的灵敏指标。小肠在正常情况下有基本电节律(慢波)和动作电位(快波)两种基本活动形式,慢波一般为缓慢的双向波,快波变化迅速呈单个或簇状,负载于慢波之上的单向或双向波。慢波是其基本的电节律,此时胃肠缺乏收缩活动,而动作电位(快波或峰电)只有在胃肠平滑肌收缩运动时才会发生。

胃肠道电活动的记录:小肠离体后置于适宜的理化环境中,仍可引导出慢波和快波两种电活动。慢波是平滑肌本身所具有的自发的缓慢的电变化,是一种肌源性的电活动,并不因神经传导的阻断而消失。慢波虽不能直接引起肌肉收缩,但可提高平滑肌的兴奋性,可使膜电位向暴发峰电位的水平移动,而峰电位则可引起一次肌肉收缩。记录平滑肌电位一般采用外径 1.2mm、内径为 0.8mm 的带芯玻璃微电极,用卧式高精度微电极控制器控制电极,微电极引出的电信号经高精度微电极放大器输入计算机,随后进行数据分析处理。

5. 膜片钳技术 这是一种以记录通过离子通道的离子电流来反映细胞膜单一的或多个的离子通道分子活动的技术。用玻璃微电极吸管把只含 1~3 个离子通道、面积为几平方微米的细胞膜通过负压吸引封接起来,由于电极尖端与细胞膜的高阻封接,在电极尖端笼罩下的那片膜事实上与膜的其他部分从电学上隔离,因此,此片膜内开放所产生的电流流进玻璃吸管,用一个极为敏感的电流监视器(膜片钳放大器)测量此电流强度,就代表单一离子通道电流。胃肠道平滑肌的离子通道按其兴奋方式分为 3 种类型:电压门控通道、配体门控通道、机械门控通道。根据通道对离子选择性的不同又可分为钠通道、钾通道、钙通道、氯通道和非选择性阳离子通道等。在胃肠道电生理研究中主要用于观察胃肠平滑肌胞膜离子通道与电活动的联系,了解该离子的生理意义及其在疾病过程中的作用机制。

6. ICC 模型 ICC 即卡哈尔间质细胞,胃肠道慢波的起搏细胞,并参与慢波的传播,对肠神经系统神经信息传递具有重要的调控作用,特别是兴奋型的胆碱能神经和抑制型的硝基能神经。研究表明,ICC 与胃肠道运动功能紊乱密切相关,因此,研究 ICC 对阐明胃肠道运动生理及运动功能紊乱导致的各种疾病有重要意义。

ICC 细胞的分离和培养:按照常规的原代细胞分离和培养技术进行操作。具体方法:无菌条件下取出实验动物的胃或小肠组织,联合使用机械分离法和酶解法分离细胞,将细胞悬液接种于含有干细胞因子的 M199 培养基中进行培养,显微镜下观察其形态,ICC 特异性的 c-Kit 抗体进行免疫组化染色后,用激光共聚焦显微镜进行鉴定。细胞模型建立后,可进行 ICC 细胞功能、离子通道等相关研究。培养的 ICC 细胞模型由于很快失去自主节律,其表型更接近于平滑肌细胞,而从大量的平滑肌细胞中分离出 ICC 不易,因此,体外研究很难得到满意的结果。但是近年来,一种表达 GFP 荧光的 ICC 小鼠模型的建立,提高了 ICC 细胞的分离效率。

二、胃肠道吸收功能实验

吸收是胃肠道最重要的功能之一,是指食物或药物成分或其消化后的产物通过消化道黏膜的上皮细胞进入血液和淋巴循环的过程,其主要影响因素为消化道上皮对某成分的通过率以及细胞对该物质的主动转运效率。当然,不同的研究目的所选用的最佳方法也有所不同,如药物吸收率初筛多用细胞模型、水的吸收多选用肠道灌流模型、电解质吸收多用放射性同位素标记等。

常用实验方法

1. 细胞研究模型 通过体外培养单层生长的成熟细胞系,模拟肠道上皮及黏膜上皮屏障功能。主要测定药物通过率及转运效率。可用于候选药物吸收率的初步鉴定。

Caco-2 细胞模型:Caco-2 细胞是一株人源性结肠癌细胞株,与小肠黏膜上皮细胞相似,该细胞生长具有极性、细胞间具有分化良好的紧密连接、表达众多类似的刷状缘消化酶、具有类似的大分子转运系统,可模拟肠上皮细胞的主动及被动转运过程,因此成为了目前国际上应用最广泛,也是最成熟的体外肠道吸收模型。但是不同实验室在细胞分化程度、亚系的选择上有差异,因此各自得出的结果并不能直接进行比较,必须要先与标准品的生物利用率进行对比校正。该模型主要用于药物的肠道通过率和吸收增强剂的机制研究,特别在药物研发早期的筛选过程中,是一种简便易行、成本低廉的方法。另外,在糖类、氨基酸类物质的转运吸收研究中,该模型也得到了广泛应用。

2. 原位研究模型(in situ models) 基本原理是假定待测物通过肠道后,其被吸收量等于其减少量,则可通过测定待测物通过肠道后减少的量或者血清中增加的量来反映其被吸收量,从而评价肠道吸收功能。该模型下,动物虽呈麻醉状态,但肠道的神经支配、分泌功能及血供等均接近正常,因此可以较好的模拟肠道吸收功能。不过,由于肠道本身有分泌和吸收水分的功能,会使结果产生误差,因此在一些实验中会在该模型里引入不可吸收的"标志物",如酚红、菊粉或 ^{14}C-PEG4000 等。该模型可用于检测水分、蛋白质等食物组分及各种药物的吸收研究。主要有 2 种不同的灌流方法,分别是闭袢灌流法和单向灌流法。两种方法的基本步骤如下:麻醉动物后,打开腹腔暴露肠道,在肠道十二指肠端和回肠端分别开口并插管扎紧,用生理盐水将肠道冲洗干净,将含恒定浓度待测物的灌流液注入肠管内,在不同时间收集灌流液,测定其中待测物浓度,最后通过量的变化计算待测物在肠道的吸收率。

(1)闭袢灌流法(closed loop intestinal perfusion):该方法中,肠道为闭锁状态,由两段的注射器以较慢的速率反复抽吸来推动灌流液在肠道内流动,然后在不同时间点抽取部分灌流液,检测待测物质浓度的变化,从而计算其吸收率。该模型优点在于反复慢速的抽吸,使灌流液中待测物质浓度均一,减少了因浓度不均而导致的结果误差。缺点则在于肠道闭锁,没有进口与出口的区别,且灌流液在肠道内循环流动,一定程度上会造成对肠黏膜的冲击损伤,导致吸收率结果的增大,因此不能完全模拟正常的肠道生理。但由于该模型较为简便,国内使用仍较广泛。

(2)单向灌流法(single pass intestinal perfusion):该模型是在闭袢灌流法基础上进行的改进,肠道两段不再闭锁,而是按照生理结构分为进口与出口,由微型泵将灌流液从进口以较慢速率泵入,然后在出口收集流出液,同样通过待测物质的浓度差来计算其吸收率。该模型遵从了小肠内食糜的单向流动性,且对肠黏膜损伤较小,更接近生理状态,可重复性好,变异性低,因此其结果更接近实际值,也是 FDA 认可的研究吸收代谢的两大模型之一。

3. 体内研究模型 最常用的为清醒大鼠插管模型,其基本原理类似单向灌流法原位模型,但是本模型中,肠道处理完毕后需要纳回腹腔,而进口与出口穿过腹壁暴露于体外,并分别通过导管与微型泵相连,待大鼠恢复 2~4 天后再进行相关检测与分析。该模型最大的优势在于实验动物已从手术中恢复,处于清醒状态,这样就避免了麻醉和手术创伤对其造成的影响,更贴近于生理状态。该模型也可拓展应用于犬、猪等大型动物的吸收研究,在有的报道中,该方法进行改良后甚至可以用于人体研究。但是,建立该模型对手术操作及模型动物的饲养环境和条件均有很高要求,因此该方法应用并不广泛。一般而言,考虑到复杂性及成本,此模型并不推荐用于筛选性的研究。

4. 同位素标记法 基本原理是由于多种同位素具有放射性、半衰期长、易于检测,在研究中可用这些放射性同位素标记待测物质,通过检测模型动物体内同位素的残余量,从而分析计算胃肠道对待测物质的吸收率。基本步骤如下:用规定量放射性同位素标记的待测物溶液喂养模型动物(多为小鼠),在既定时间点处死实验组动物(以喂养后立即处死的动物为对照组);尽可能的收集动物的血液,同时将消化道组织(从食管上端至直肠末端)分离并用硝酸液溶解;检测全血及组织溶解液中放射性同位素的总量;计算待测物质吸收量及吸收率。

该方法完全避免了麻醉及手术创伤等对动物的刺激,待测物质可经过全消化道的吸收过程,而且可以准确获得待测物质经吸收后在体内的残余量,适用于胆固醇、电解质、特别是微量元素等吸收率的测定,该方法改良后同样可适用于细胞学实验和人体研究。但同样是由于实验成本较高,不推荐用于筛选性的研究。

三、胃肠道消化功能实验

消化是指食物在消化道内被分解为可吸收的小分子物质的过程,是吸收过程的前提。消化可分为机械性消化和化学性消化。机械性消化与胃肠道的运动蠕动密切相关(参见本节一、胃肠道动力学研究方法),在本部分不再单独讲述。由于胃肠道的消化与运动、吸收等过程紧密联系在一起,是一个极为复杂的过程,再加上食物组分的多样性,目前并没有纯粹的研究胃肠道消化功能的实验,而相关实验多是对消化过程进行了简化(主要侧重于化学性消化),并借助部分分子生物学实验来对结果进行分析,其中,体内实验多是研究的"金标准"。实验中使用的待测样品多是组分较单一的蛋白质类、脂类或淀粉类食物,因此本部分实验也主要侧重于蛋白质类、脂类和淀粉类食物的消化研究。

1. 淀粉类

(1)体内实验(in vivo digestion):使用规定量的待测物喂养预处理动物,在既定时间点处死实验动物,取出小肠并分为不同节段,收集各阶段内肠内容物,分别测定其淀粉含量及淀粉颗粒形态,通过对比差异,进而分析待测物在肠道内消化部位及速率。本方法基本重复了淀粉在体内的消化过程,结果具有较高的参考价值,但是本实验多需采用狗、猪等作为模型动物,价格较昂贵,且不同个体间存在差异性,可重复性较差,不适合进行大规模研究。

(2)体外酶解法(in vitro digestion):使用多种淀粉消化酶处理待测物,通过分析处理前后待测物中淀粉含量及酶解产物的变化,从而反映对待测物的消化能力。该方法简单易行,影响因素少,可重复性好。但本方法的其结果更多反映的是待测物的可被消化性,而并不是机体对其真实的消化能力,另外,对比研究发现体外酶解法与体内消化的结果具有较明显的差异,所以此方法得到的结果只在一定程度上有间接提示的作用。

2. 蛋白质类

(1)体内实验(in vivo digestion):与淀粉类待测物的体内实验类似,使用规定量待测物喂养预处理动物,在既定时间点处死实验动物,收集全消化道内食糜,检测其蛋白及氨基酸含量,通过与待测物进行比较,从而分析对待测物的消化能力。同样,该方法优缺点与淀粉类待测物的体内实验也较相似。在此基础上,有研究者进行了改良,如肠导管连续取样检测、^{15}N 同位素标记法等，这些改良使结果更为准确，但实验成本也进一步提高，所以也不适合进行大规模研究。

（2）体外酶解法（in vitro digestion）：与淀粉类物质体外研究方法类似，在此不再赘述，可参考相关文献。但需要注意的是，蛋白质易降解，温度、体表皮屑、空气微尘等均可导致蛋白样品的污染降解，因此蛋白类物质的体外实验对实验环境要求较高，务必注意防止污染。

3. 脂肪类

（1）体内实验：由于脂肪消化过程的特殊性，在进行脂肪类物质消化研究时，待测物要预先进行乳化，然后用预处理后的待测物喂养实验动物。按照与淀粉类待测物体内实验相似的步骤，最后收集肠道内容物，检测其中脂肪与游离脂肪酸的含量，计算分析对待测物的消化效率。本方法由于使用的是预先乳化的标准待测品，避免了个体在脂肪乳化过程中的差异，更多反应的是机体内各种脂肪酶的活性和功能。

（2）体外酶解法（in vitro digestion）：除了脂肪类待测物要预先乳化外，其余步骤同淀粉类物质体外研究方法类似，请参考相关文献，此处不再赘述。

4. 体外测定 收集模型动物在实验处理前后的胃肠道消化液，通过检测各成分的量和理化性质的改变，间接反映消化功能的变化。主要检测指标有：胃液 pH、胃酸分泌量、胃泌素分泌量、胃蛋白酶活性、胰脂肪酶活性、胰淀粉酶活性、胆汁酸浓度、胆红素浓度等。本方法简便易行，后期检测方法多为成熟的分子生物学技术，可重复性好，实验成本较低，因此可进行较大规模的研究。同时，随着内镜技术的不断发展，本方法改良后可进行人体研究。

四、消化道分泌功能

消化系统分泌包括外分泌系统和内分泌系统。外分泌指消化腺分泌的消化液，包括唾液、胃液、胰液、胆汁、小肠液、大肠液等。其主要功能为：分解食物中的各种营养成分；为各种消化酶提供适宜的 pH；稀释食物，使其渗透压与血浆的渗透压相等，以利于吸收；保护消化道黏膜免受理化性损伤。内分泌系统指胃肠道黏膜下的内分泌细胞合成和释放多种有生物活性的化学物质，即胃肠激素。其主要功能为：调节消化腺分泌和消化道的运动；调节其他激素，如胰岛素、胰高血糖素、生长激素、胃泌素等激素的释放；某些胃肠激素还具有促进消化道组织的代谢和生长的作用。另外，肠道黏膜下淋巴组织还可分泌 IgA，肠道菌群分泌抗生素，增强肠道屏障功能。

消化道分泌的研究包括两个方面：一是分泌组分的量和功能，如分泌的消化酶的组成成分分析，或某一种成分的量，以及这些分泌组分的体内外功能研究，常用的技术包括 ELISA、Western blot、免疫荧光、激光共聚焦、质谱检测激素等；二是分泌细胞的功能评价，主要是评价生理状态或病理状态下分泌细胞的功能状态。首先，利用免疫组化、原位杂交、电镜等病理学技术检测分泌细胞的增殖、分化情况，其次是观察神经、体液、食物、药物、毒物等内外因素的刺激对分泌功能的影响，最终的检测指标可以检测分泌量，也可以分析内外因素引起分泌细胞功能改变的分子机制，所用的技术一般是分子生物学信号通路研究相关技术。

五、消化道屏障功能研究方法

消化道拥有机体与外界环境相互作用最大的界面，与机体正常生理功能的发挥和许多疾病的发生进展密切相关。一方面，消化道具有一定的通透性，可以通过主动运输或被动扩散吸收食物中的营养成分；另一方面，消化道具有一定的屏障功能，可以限制病原菌、过敏原及有毒、有害物质吸收入血。消化道屏障功能失调与消化系统炎症、肿瘤、功能性疾病以及全身多器官、系统疾病和功能障碍均有十分密切的关系。肠道屏障可以粗略地分为机械屏障、化学屏障、免疫屏障和微生物屏障等几个层次。机械屏障主要包括消化道上皮细胞及其细胞间的紧密连接等；化学屏障主要包括消化道上皮，其表面厚度不一，主要由糖蛋白和黏多糖构成的黏液层，以及消化液中的盐酸、胆盐等；免疫屏障包括消化道腔内的分泌型免疫球蛋白、防御素等天然抑菌成分，也包括分布于消化道黏膜下层中的种类繁多的免疫细胞，如 B 细胞、T 细胞、树突状细胞及 NK 细胞等等；微生物屏障主要指分布于消化道中的固有菌群，可以通过竞争抑制和分泌抗菌活性物质,发挥抑制有害微生物在消化道寄居的作用,其在肠道屏障功能维持中的作用受到越来越多的关注和重视。

肠道屏障功能常用检测方法有:

1. 黏液屏障检测　黏液的主要成分为黏蛋白,黏蛋白是高度糖基化的蛋白分子。根据所含糖基的不同,黏蛋白可分为酸性黏蛋白和中性黏蛋白,酸性黏蛋白由含有羧基和酸性硫酸基的多糖构成,而中性黏蛋白则由不含酸性基团的多糖构成。中性黏蛋白可见于胃、十二指肠腺,酸性黏蛋白则在消化道上皮表面广泛分布。

酸性黏蛋白主要利用一些阳离子染料在特定 pH 条件下与黏蛋白多糖的酸性基团的结合实现染色。常用染色试剂有黏蛋白胭脂红、阿尔新蓝及胶体铁等。以最为常用的阿尔新蓝为例,阿尔新蓝含有 4 个碱性异硫脲基团,可以与酸性黏蛋白中的阴离子基团发生相互作用。根据 pH 的不同,阿尔新蓝还可以实现对不同亚型黏蛋白的染色,在 pH=2.5 时阿尔新蓝可以实现对所有酸性黏蛋白的染色,而在 pH=1.0 时阿尔新蓝只能对含有酸性磺酸基的黏蛋白的染色。

过碘酸希夫(periodic acid-schiff, PAS)染色,是最为常用的显示糖基的染色方法,其染色不依赖黏蛋白所带电荷,而是通过过碘酸氧化单糖的羟基为醛基,后者通过与希夫试剂结合显色,因此可以显示中性黏蛋白。阿尔新蓝和 PAS 染色联合使用可以区分中性和酸性黏蛋白。

2. 尤斯灌流室(Ussing chamber)　由丹麦动物学家 Hans Ussing 设计,主要通过微电极检测跨膜的微电流信号,间接反映肠道细胞通透性的变化。经典的尤斯灌流室由灌流室和电路系统组成,是肠道屏障功能研究的"金标准"。经典尤斯灌流室由两个半室组成,两半室之间有可嵌合组织的插件,肠道上皮的顶侧面向一个侧室,基底侧面向另一个侧室。两侧室充满等量林格氏液,离子转运在两个半室之间产生电位差。其基本原理是:细胞间紧密连接的通透性决定上皮组织的完整性,通过测量组织的电阻抗可以间接反映细胞间紧密连接屏障功能的完整性。

3. 分子探针　一般采用不能被胃肠道消化的分子作为探针。大分子探针包括乳果糖、高分子量的聚乙二醇(PEG-1500 或者 PEG-4000),小分子探针包括甘露醇以及低分子量的 PEG(PEG-400)等,正常情况下小分子可以自由通过肠道上皮细胞,而大分子不能通过肠道上皮细胞进入血液。而在肠道屏障功受损时,这些大分子和小分子可通过细胞之间的缝隙入血,经肾脏过滤后由尿液排出。通过测量尿液中大小分子的比值可以反映肠道屏障功能的变化。尿液中分子的探针的检测常采用高效液相色谱(HPLC)或者液相色谱 - 质谱(LC-MS)。

在动物实验中常采用 FITC-Dextran 方法。将 FITC-Dextran 灌胃后心脏采血,通过荧光光度计检测血液中 FITC-Dextran 的浓度反映肠道屏障功能。

4. 肠道菌群移位的检测

(1)培养法:在动物中可在无菌条件下取动物的肠系膜淋巴结及肝脾等组织进行培养;在临床和动物实验中均可通过取外周血进行血培养。通过计数菌落数评价肠道菌群移位情况。

(2)组织革兰氏染色:制备肠道组织标本,采用革兰氏染色显示肠道组织中细菌,通过分析肠道组织中细菌数量及侵袭深度,反应肠道屏障功能。

除上述方法外,还可通过免疫染色的方法显示消化道上皮细胞间紧密连接蛋白表达的变化,通过放射免疫的方法检测大便中分泌型免疫球蛋白含量以及采用电镜显示消化道上皮细胞的超微结构等方法反映消化道屏障功能的变化。

六、胆汁淤积动物模型

胆汁淤积是各种原因导致的不同层级胆管阻塞致使胆汁排泄障碍、胆汁成分反流入血所致的病理状态。长期淤胆可导致肝小叶和肝脏血管结构破坏,结缔组织增生,最终导致肝硬化。根据胆管损伤的部位不同,胆汁淤积可以由毛细胆管和小叶间胆管等小胆管损伤引起,如药物性肝损伤和原发性胆汁性胆管炎(PBC)等所致胆汁淤积,也可以由大胆管损伤所致,如肝内外大胆管的梗阻和原发性硬化性胆管炎(PSC)等,相应的胆汁淤积模型也与之对应。

1. 胆道结扎动物模型　常选用大鼠为模型动物。动物麻醉后打开腹腔显露胆管,解剖分离肝门静脉和胆管,并以丝线结扎胆管。根据实验需要可将胆管完全结扎,也可部分结扎,或者选择性结扎某一叶肝脏的胆管。术后可通过抽血检测胆汁淤积相关的生化指标,并对肝脏进行病理分析。

2. 感染相关的胆汁淤积动物模型 用于模拟败血症所致胆汁淤积,多采用内毒素注射动物模型。通过腹腔注射内毒素,并于 24 小时后处死动物,分析肝脏病理变化。

3. 药物、毒物相关胆汁淤积模型 是应用最为广泛的胆汁淤积动物模型,用于模拟药物、妊娠等所致胆汁淤积性疾病。常用诱导试剂有乙炔雌二醇、α- 萘基异硫氰酸等,通过注射或添加到饲料中,建立急性或慢性胆汁淤积动物模型。

(吴开春 李凯 任贵 董加强)

第五节 内分泌与生殖生理学实验技术

一、内分泌生理学检测技术

(一)下丘脑 - 垂体系统内分泌

垂体由腺垂体(前叶和中叶)和神经垂体(后叶)两部分组成。

1. 下丘脑 - 腺垂体内分泌激素的测定技术与方法原理 腺垂体分泌生长激素(GH)、催乳素(PRL)、促甲状腺激素(TSH)、促肾上腺皮质激素(ACTH)、卵泡刺激素(FSH)和黄体生成素(LH)。以血清为样本,用酶联免疫吸附测定法(ELISA)或放射免疫分析法(RIA)可以检测上述激素。

(1)ELISA 法:ELISA 的基础是抗原或抗体的固相化及抗原或抗体的酶标记。结合在固相载体表面的抗原或抗体仍保持其免疫学活性,酶标记的抗原或抗体既保留其免疫学活性,又保留酶的活性。进行检测时,样品中的受检物质(抗原或抗体)与固定的抗体或抗原结合。通过洗板除去非结合物,再加入酶标记的抗原或抗体,此时,能固定下来的酶量与样品中被检物质的量相关。通过加入与酶反应的底物后显色,根据颜色的深浅可以判断样品中物质的含量,进行定性或定量的分析。

测定方法:将人或者动物单抗包被于酶标板上,标本中的激素会与单抗结合。加入生物素化的二抗,它将与结合在单抗上的激素结合而形成免疫复合物,未结合的将被洗去。辣根过氧化物酶标记的 Streptavidin 将与二抗的生物素结合,多余的物质会被洗掉。加入 TMB 显色,激素浓度与 OD(450nm)值成正比。

(2)RIA 法:使放射性标记抗原和未标记抗原(待测物)与不足量的特异性抗体竞争性地结合,反应后分离并测量放射性而求得未标记抗原的量。用反应式表示为:*Ag 为同位素标记的抗原,与未标记的抗原 Ag 有相同的免疫活性,两者以竞争性的方式与抗体 Ab 结合,形成 *Ag-Ab 或 Ag-Ab 复合物,在一定反应时间后达到动态平衡。如果反应系统内加入的 *Ag 和 Ab 的量是恒定的,且 *Ag 和 Ag 的总和大于 Ab 有效结合点时,则 *Ag-Ab 生成量受 Ag 量的限制。Ag 增多时,Ag-Ab 生成量也增多,而 *Ag-Ab 生成量则相对地减少,同时游离 *Ag 也增多。因此,*Ag-Ab 与 Ag 的含量呈一定的函数关系。如采用一种有效的分离方法,将 *Ag-Ab 和 Ag-Ab 复合物(以 B 表示)与 *Ag、Ag(以 F 表示)分离,并测定 B 和 F 的放射性,可有以下规律:如样品中 Ag 增多,则 B 的放射性降低,F 的放射性增高,即 Ag 与 B 成反比。计算 B/F 或 B/T 值(T=B+F),即可算出样品中 Ag 的含量。由于 RIA 是以放射性标记与非标记抗原竞争性地与抗体结合为理论基础,故又称为竞争性放射饱和分析法。

测定方法:分别在一定数量的试管中加入不同浓度的标准抗原(或未知样品),每管加入等量的放射性标记抗原和一定量的抗体,在 4℃或 37℃下保温,待反应平衡后,选用适当的方法将 B 和 F 分离,测量放射免疫分析法放射性强度,由放射性强度比 B/T 对 Ag 量制出标准曲线,即可从标准曲线上查出未知样品量。

2. 下丘脑 - 神经垂体内分泌激素 神经垂体为下丘脑的延伸结构,并非腺组织,也不含腺细胞,因此不能合成激素。神经垂体的内分泌实际上是指下丘脑视上核和室旁核等部位大细胞神经元轴突延伸投射终止于神经垂体,形成下丘脑 - 垂体束。这些神经内分泌大细胞可合成血管升压素(VP)和缩宫素(OT)。测定方法同上,可以用 ELISA 法及 RIA 法。

3. 下丘脑 - 垂体相关激素检测方法选择
RIA 法检测的敏感度高、交叉反映好且检测成本低而被广泛使用。但该法报告时间长、结果不稳定且大量临床实践表明，RIA 法易导致放射性污染。相比较而言，ELISA 法简单方便，无污染，成本更低，但是由于抗体的包埋及其特异性的影响，并不适合所有激素的检测。

（二）甲状腺内分泌

碘化物被甲状腺摄取后，在促甲状腺激素（TSH）的调节下，通过碘浓聚、碘化物氧化、酪氨酸碘化及碘化酪氨酸偶联等一系列反应，合成和分泌甲状腺激素，包括四碘甲腺原氨酸（T_4）、三碘甲腺原氨酸（T_3）。人体中甲状腺合成和分泌的 T_3 和 T_4 是控制人体代谢的主要内分泌激素，在血液循环中绝大部分 T_3、T_4 是以结合状态存在的，只有极少部分 T_3、T_4 以游离状态存在，但真正能够发挥生物活性的是游离部分，测定游离部分更能反映甲状腺功能状态的真正水平。促甲状腺激素（TSH）是垂体前叶分泌的激素，受下丘脑促甲状腺激素释放激素（TRH）的调控。TSH 是直接调节甲状腺形态和功能的关键激素。测定人血清 TSH 浓度主要用于研究下丘脑 - 垂体 - 甲状腺轴之间的相互关系，评价垂体、甲状腺的功能状态。TSH 是判断甲状腺功能和下丘脑 - 垂体 - 甲状腺轴系功能的首选指标，尤其对先天性甲状腺功能减退的诊断有重要意义。

1. 游离三碘甲状腺原氨酸（FT_3）、游离四碘甲状腺原氨酸（FT_4）和人血清促甲状腺激素（TSH）检测技术与方法

（1）放射免疫分析法（RIA）：使放射性标记抗原和未标记抗原（待测物）与不足量的特异性抗体竞争性地结合，反应后分离并测量放射性而求得未标记抗原的量。

（2）电化学发光法（ECLIA）：使用化学发光剂对抗体或抗原直接进行标记，通过促进抗体或抗原进行发光反应，对其进行定性或定量检测。

2. 甲状腺相关激素检测方法选择 RIA 法检测的敏感度高、交叉反映好且检测成本低，被广泛使用。但该法报告时间长、结果不稳定，且大量临床实践表明，RIA 法易导致放射性污染。相比而言，ECLIA 法可以有效消除样本的本底干扰和样本对位量的散射，从而获得更高的灵敏度。此检测技术自动化程度强，既符合现代医学检验工作的要求，又可减少系统误差及随机误差。ECLIA 法所用试剂的保存期较长，且不会发生同位素放射污染的情况。该方法可随时对血液检测标本进行检测，尤其适用于对急诊患者进行检测。

（三）胰岛内分泌

胰岛素是促进物质合成代谢、维持血糖浓度稳定的关键激素，对于人体能源物质的储存及生长发育有重要意义。当体内血糖浓度升高时，胰岛素是体内唯一降低血糖的激素。胰岛素可促进脂肪的合成和储存，抑制脂肪的分解与利用。同时促进蛋白质的合成，抑制蛋白质的分解。

1. 血糖浓度检测技术与方法

（1）实验室静脉血浆或血清葡萄糖检测技术与方法

1）葡萄糖氧化酶法：葡萄糖氧化酶能将葡萄糖氧化为葡萄糖酸和过氧化氢。后者在过氧化物酶作用下分解为水和氧的同时将无色的 4- 氨基安替比林与酚氧化缩合生成红色的醌类化合物，即 Trinder 反应。其颜色的深浅在一定范围内与葡萄糖浓度成正比，在 505nm 波长处测定吸光度，与标准管比较可计算出血糖的浓度。

2）邻甲苯胺法：葡萄糖在热的醋酸溶液中与邻甲苯胺缩合生成葡萄糖邻甲苯胺，后者脱水生成雪夫碱，再经结构重排，生成有色化合物。颜色的深浅与葡萄糖含量成正比。

（2）微损血糖仪检测技术与方法

1）偶联比色法 GOD：利用葡萄糖氧化酶（GOD）氧化葡萄糖时产生的过氧化氢，在过氧化物酶存在时把还原型生色原氧化成氧化型生色原，其产量与血糖浓度成正比。在上述反应中，生色原很多，如邻联茴香胺、邻联甲苯胺等在反应前为无色，反应后在某一光波长附近光吸收强度变化灵敏。通过在此波长测量光的吸收强度可计算出血液葡萄糖的浓度。

2）微电流法：在电极表面固化上葡萄糖氧化酶，当血液滴到电极上时，葡萄糖氧化酶可氧化血液中的葡萄糖产生葡萄糖内酯和过氧化氢，同时释放出电子。所产生的电子被导电介质转移给电极，在一定电压的作用下，流过电极的电流将发生变化，通过检测电流变化与葡萄糖浓度的线性关系达到检测血糖浓度的目的。

3）氧速率法：测定溶液中的氧消耗，根据从酶反应开始至结束的氧浓度差，即可求得标本中葡萄糖浓度。

（3）无创血糖仪检测技术与方法

1）利用皮下间质液中的糖分子测试血糖值：皮下间质液是一种无色透明液体，血液中的营养成分包括葡萄糖，经由皮下间质液到达细胞。皮下间质液可以有少量渗出皮肤，这样就能无创得到皮下间质液样品，测得血糖值。

2）通过人体对近红外线、中红外线或远红外线的频谱分析，提取血糖值：当用红外线照射人体时，与血糖无关的人体组织，如皮肤、骨骼、肌肉、水等，将吸收大部分红外线，余留少量代表血糖特征的反射或吸收红外线，称为血糖特征频谱信号，可用来提取血糖值。由于近红外方法测量血糖需要时常校正，且测定易受身体因素如水分、脂肪、皮肤、肌肉、骨骼、服用药物、血色素浓度、体温及营养状态等因素而影响光波的吸收，故检测结果与真实值有较大误差。

3）测试人体的射频阻抗，得出血糖值：当波长较红外线更长的电磁波对人体辐射时，像血糖这种非离子可溶性物质将吸收一定的电磁波，提取其吸收特征峰，理论上可以得到血糖值。但是体液中还有其他非离子可溶性物质，它们也吸收电磁波。因此，如何将血糖的吸收特征峰分离及提取是该法的关键。

（4）血糖测定方法的选择：葡萄糖氧化酶法及邻甲苯胺法是实验室常用的方法，简单、易于操作，但由于需要特殊的仪器，不适合家庭长期监测血糖水平。微损血糖仪操作更为简单，只需少量血液即可，目前家庭式的血糖仪大部分都采用此技术。无创血糖仪是最新开发的血糖仪，优点是无创，但相对成本比较高。

2. 实验动物糖尿病模型制备方法　糖尿病（DM）是一种由于胰岛素分泌缺陷及生物学作用障碍引起的以高血糖为特征的代谢性疾病。建立合适的 DM 动物模型，对阐述 DM 及其并发症的发病机制以及筛选抗 DM 药物极为重要。

（1）实验动物自发性糖尿病模型

1）BB 大鼠：属于 1 型胰岛素依赖性糖尿病（IDDM）动物模型。

2）NOD 小鼠：即非肥胖型糖尿病小鼠。是胰岛素和自身抗体产生的自身免疫反应，损坏了胰岛 β 细胞而继发的低胰岛素血症。是研究自身免疫性 DM 的理想模型。

3）裸鼠：将已确诊为 IDDM 患者的淋巴细胞移植到裸鼠中，可引起胰岛炎和 DM，炎症弥漫于整个胰岛。

4）db 鼠：是由单隐性突变基因产生。

5）KK 小鼠：由日本小鼠培育得来的遗传性Ⅱ型 - 非胰岛素依赖性糖尿病（NIDDM）小鼠，其特点是高血糖、高胰岛素血症，为多基因显性遗传。

6）中国地鼠：利用中国地鼠具有近亲交配产生自发性糖尿病并遗传给后代的特点，属于多基因遗传。与人类 2 型糖尿病类似。

7）OLETF 大鼠：为纯系肥胖糖尿病大鼠，是 NIDDM 的动物模型。

8）肥胖 Zucker 大鼠：为 NIDDM 动物模型，同时伴有高血糖、高血脂、高胰岛素血症、肥胖和中度高血压，较接近于人类 NIDDM 同时伴有高血压的患者。

（2）实验动物诱发性糖尿病模型

1）手术切除胰腺法：犬具有较小的胰腺，适用于胰腺摘除。

2）化学药物诱导法：损害动物的胰岛 β 细胞，使动物产生糖尿病症状。常用的化学药物有四氧嘧啶、链脲佐菌素等。四氧嘧啶对胰岛 β 细胞功能有特异的破坏作用，终止胰岛素的分泌，引起动物的实验性糖尿病。链脲佐菌素对动物的胰岛 β 细胞的毒性作用具有高度的选择性，其诱导的 1 型糖尿病能够引起机体对自身胰岛的免疫应答，造成持续性的多次胰岛 β 细胞破坏，此渐进性胰岛损坏与人类的 1 型糖尿病发病的机制及胰岛损害较相似。

3）激素注射法：①生长激素的长期注射，可使实验动物的胰岛 β 细胞出现增生、分泌颗粒消失、水肿、玻璃样变等出现损伤性病理变化。犬对生长激素最敏感，其次为猫、豚鼠、兔、猪和小鼠。②胰高血糖素能使 40% 的家兔产生高血糖，病程持续一个月。③每日给兔或豚鼠注射肾上腺皮质激素氢化可的松 10mg/kg，一个月后可见动物因胰岛 β 细胞肥大、分泌颗粒消失、水肿、退行性变、糖原储积等改变而出现糖尿病症状。致病机制在于糖皮质激素促进糖原异生，抑制外周组织对葡萄糖的利用。

4）饮食诱导法：延长高碳水化合物饲喂动物的时间，可产生消化道性高血糖。

（3）实验动物转基因糖尿病模型：利用基因工程技术，将目的基因通过一定的载体导入动物受精卵内，再通过实验技术使受精卵发育成转基因子代，来表达目的基因。

3. 实验动物糖尿病模型的选择　自发性糖尿病模型目前是实验室常用的糖尿病模型，针对研究需要可选择不同类型的模型，其动物来源方便，模型比较稳定。手术切除胰腺避免了大量应用药物给其他组织器官带来的严重损害。但是手术切除有造模麻烦、术后感染等缺点，多适用于实验动物用量较少、实验环境较为清洁、实验人员较多且外科手术精湛的实验人员使用。药物诱导较手术法更简单，但药物毒性强，所造模型不单是胰岛的损伤，全身器官均有一定的损害。激素注射法缺点在于动物形成糖尿病所需时程较长，停药后可见缓慢恢复。猪、犬则出现抵抗现象。使用转基因动物模型的主要优点是干扰因素少、科学性强，但所需技术比较复杂、操作难度大。

二、生殖生理学检测技术

（一）性激素生理学检测

1. 性激素检测意义　性激素包括雌激素、孕激素、睾酮、促卵泡素（FSH）、促黄体生成素（LH）。雌激素主要包括雌酮、雌二醇、雌三醇。育龄妇女雌激素以雌二醇为主。雌三醇为雌二醇和雌酮的代谢产物。临床检测雌激素水平可以了解卵巢功能状态，协助诊断闭经原因。幼女性早熟测定雌激素水平可了解其影响程度，再结合其他辅助检查，可以了解是原发性早熟抑或由卵巢肿瘤、垂体肿瘤引起。绝经后阴道流血测定雌激素水平，如雌激素水平较高，排除外源性药物影响后，应考虑有卵巢肿瘤的可能。子宫先天性发育不良或第二性征发育不良，若雌激素水平正常，则可能为雌激素受体功能缺陷。促性腺激素高水平者同时测定雌激素水平，若雌激素水平亦较高，说明雌激素负反馈作用不能抑制垂体促性腺激素的分泌，则考虑垂体功能亢进或有肿瘤。临床检测孕激素可以预测排卵，评估黄体功能，以及诊断遗传性疾病。

临床上检测血浆睾酮，有利于诊断卵巢功能性肿瘤、两性畸形、肾上腺皮质增生或肿瘤、多囊卵巢综合征，女性多毛症等。FSH 是青春期启动和真性性早熟的标志之一，也可以评估卵巢储备功能。检测 LH 可以预测排卵，也是多囊卵巢综合征诊断指标之一。

2. 性激素检测方法及技术原理

（1）雌激素检测方法及技术原理

1）血浆雌二醇测定方法：放射免疫测定法（RIA）、光免疫分析法（ECLIA）。

2）血浆雌酮测定方法：放射免疫法（RIA）。

3）血浆雌三醇测定方法：放射免疫法（RIA）、酶联吸附测试法（ELISA）。

4）尿液中雌三醇测定方法：化学测定法。羊水中激素转换较快，羊水中雌三醇的量并不能反映胎儿情况，加之羊水抽取带来的创伤，故临床应用较少。

（2）孕激素：主要包括孕酮、17-羟孕酮、孕二醇等。测定方法：①血浆孕酮的测定方法：放射免疫法（RIA）、荧光酶标免疫法、竞争性 TRFIA 法；②血浆 17-羟孕酮测定方法：放射免疫法；③尿孕二醇测定方法：化学定量分析法、气体色层分析法、酶联免疫法。

（3）血浆睾酮测定：放射免疫法（RIA）、酶标免疫荧光测定法、化学发光免疫测定法。

（4）促卵泡素（FSH）测定：放射免疫测定法（RIA）、酶联免疫测定法。

（5）促黄体生成素（LH）测定：放射免疫测定法（RIA）、酶联免疫测定法。

3. 性激素检测方法选择　目前常用的方法是放射免疫测定法（RIA）、酶联免疫测定法（ELISA）、化学发光免疫法（ECLIA）。

RIA 法检测的敏感度高、交叉反映好且检测成本低，被广泛使用。但该法报告时间长、结果不稳定且大量临床实践表明，RIA 法易导致放射性污染。相比较而言，ELISA 法简单，无污染，成本更低，但是由于抗体的包埋及其特异性的影响，并不适合所有激素的检测。ECLIA 法可以有效消除样本的本底干扰和样本对位量的散射，从而获得更高的灵敏度。此检测技术自动化程度强，既符合现代医学检验工作的要求，又可减少系统误差及随机误差。ECLIA 法所用试剂的保存期较长，且不会发生同位素放射污染的情况。该方法可随时对血液检测标本进行检测，尤其适用于对急诊患者进行检测。

（二）精子功能检测技术与方法

1. 精子功能检测技术与方法原理

（1）精子穿卵试验：精子穿卵试验基本原理是哺乳动物的卵子透明带表面有特异性受体，可以对同种属的精子进行特异性识别与结合，通过实验手段去除透明带的仓鼠卵可以代替取材较困难的人卵与人精子结合，用来评价精子的获能、顶体反应，以及体外受精能力。精子的穿透率是人工授精的重要指标，也可以作为诊断不育症的参考。

（2）体内穿透试验：性交后试验（PCT）。富有宫颈黏液的宫颈管是精子卵子的结合所必须穿过的，排卵期的雌激素水平升高会影响黏液变得稀薄，使得精子容易穿过宫颈管，并且有着最佳的活力。此方法可检测宫颈黏液中的活精子数量和精子在性交后一定时间里在女性生殖道运行和存活情况，一定数量的活精子，可排除不育是宫颈因素的可能。但是PCT需排除女性内分泌情况、宫颈黏液中白细胞、阴道pH、宫颈结构、精子质量差等异常状态的影响。

（3）体外穿透实验：体外穿透实验原理是利用模型模拟子宫颈，对精液进行评估，分析宫颈黏液和精液的适应特性以及精子上行的情况。常用方法主要有玻片试验、精子-宫颈黏液接触试验及毛细管试验等。穿透介质为人宫颈黏液，宫颈黏液代用品包括牛宫颈黏液、含人血清精子营养液、含牛血清白蛋白精子营养液或鲜鸡蛋清等。

1）玻片试验方法：分别取一滴宫颈黏液和液化的精液置于干净载玻片上，相隔3~4mm，小心盖上盖玻片，两液滴界面接触但不重叠。室温下接触10分钟。高倍镜下观察判断精子穿透能力。

2）精子-宫颈黏液接触试验方法：各取一滴（10~15μl）宫颈黏液和新鲜精液于干净载玻片一端，充分混匀。再取一滴同一精液标本的精液，滴于载玻片另一端，小心盖上盖玻片后，置于37℃恒温水浴箱孵育30分钟。10倍镜下计数原地摆动精子占活动精子的百分率。强阳性：摆动精子>75%；阳性：摆动精子>50%；弱阳性：摆动精子<50%；阴性：摆动精子<25%。

3）毛细管试验方法：取宫颈黏液0.5ml，滴于干净的毛细管内，管长>10cm，且不能有气泡。取等体积液化的精液滴于毛细管另一端，置于37℃恒温水浴箱孵育1小时。10倍镜下观察精子在其中的活动。穿入宫颈黏液距离表现了精子活动力。

（4）透明带结合实验

1）半透明带结合实验：把从中央切成两半的未受精卵子，分别与待测精子及对照精子进行孵育。精子与透明带的结合在4小时内达到最高峰，计算半透明带结合指数（HZI）= 待测组结合的精子数 / 对照组结合的精子数 × 100。HZI<35 为异常值，表明受精能力下降。卵子不易切割平等，且容易丢失，透明带内侧也会结合精子，容易造成计数困难。

2）卵子透明带结合实验：将 4~5 个完整的卵子与精子孵育，计数卵子透明带上平均结合的精子数。此方法不需要切割卵子，操作更方便。

（5）精子顶体反应实验：顶体反应原理是精子顶体外膜与精子膜发生局部多点融合，形成小泡促使顶体破裂，释放顶体酶，最后顶体内膜与精子膜融合的反应。顶体反应检测方法有考马斯亮蓝顶体染色、明胶膜法、A23187诱发的精子顶体反应。

（6）精子线粒体功能检测：检测原理是精子的尾部中段线粒体鞘结构，有线粒体为精子的运动提供能量，线粒体鞘结构的局部或完全缺失、结构分布异常都会影响精子功能。检测线粒体标志酶之一琥珀酸脱氢酶（SDH），SDH 的活性降低会影响精子的能量代谢，使精子运动力下降。

2. 精子功能检测技术与方法选择

精子穿卵、体外穿透实验简单易行，是比较常用的方法。透明带结合实验、精子顶体反应实验可以根据需要进行选择。精子线粒体功能检测也是常用的检测方法，但其相对要复杂，不易操作。体内穿透试验由于各种条件的影响，操作比较困难。

（三）卵巢功能检测

1. 卵巢功能检测技术与方法原理

（1）临床卵巢功能检测技术与方法

1）血液学检测：查基础内分泌，如雌激素、促卵泡生长激素，促黄体生长激素（E2、FSH、LH）、抗苗勒氏管激素 AMH 及孕酮。具体方法同内分泌部分。

2）超声检查：双侧卵巢的窦卵泡数目、B超监测卵泡发育及是否排出。利用超声原理可以对卵泡数目及其发育和是否排出作出精准的判断。

（2）动物卵巢功能检测技术与方法

1）雌性大鼠和小鼠发情周期阴道涂片观察：动物发情周期中的阴道上皮细胞变化可以通过阴道涂片观察，并以此确定动物发情周期活动的情况。检测方法：用棉球在生理盐水中湿润后从动物阴道取出分泌物涂在玻片上，或者注入动物阴道内少量生理盐水，然后吸取少量阴道液于玻片上，玻片镜下观察。酒精固定后吉姆萨染色可染细胞核，便于观察细胞形态。典型的发情周期分为四个时期：①发情前期，持续17~21小时，可观察到大量膨大，略圆的有核扁平上皮细胞。②发情期，持续9~15小时，可观察到膨大的上皮细胞核消失，成为鳞状脱屑，并形成堆块。③发情后期或间情Ⅰ期，持续约10~14小时，可观察到阴道细胞中存在多数白细胞和少量变成鱼鳞状的细胞。④非发情期或间情Ⅱ期，持续约60~70小时，可观察到大部分为白细胞，偶尔可见少量较小的有核扁平上皮细胞。

2）压片法检测雌鼠输卵管内的卵子数：原理是，雌鼠排卵后，卵子在输卵管内停留大约2天，应用压片法检查排卵数，可以研究影响因素。方法：发情期当日早晨处死动物，打开腹腔，挪动肠管，在膀胱后面可见到脂肪包裹的双角子宫，沿一侧子宫角向上，在髂骨窝处找到被脂肪包裹的卵巢。在子宫根部剪断，取出卵巢和输卵管，放到生理盐水浸润的滤纸上，去除周围的脂肪组织。在卵巢门处分离出输卵管，管腔内含有一定密度的卵子。交配后的动物体内，经常可见到卵裂的受精卵。要将卵子与脂肪滴或小水泡进行区别。卵子具有一定的密度，在输卵管管腔内，在压片上稍加压力不变形，不移动，而脂滴或水泡则是发亮的小泡，在输卵管管腔外，易变形和移动。

3）去卵巢术：原理是，成年或未成年雌性动物去除卵巢后，观察卵巢激素对靶器官的影响，去除卵巢激素对垂体、下丘脑的反馈作用；也可在去卵巢后给予外源性卵巢激素，建造人为控制卵巢激素的环境，以研究卵巢激素的作用及其作用机制。成年鼠和兔等动物，经背侧进行手术的方法比较简单。动物麻醉后，使其俯卧，在其腰部剪毛，碘酒、酒精消毒。在距最后一根肋骨向尾侧方约1cm处沿中线切开皮肤1~1.5cm。从切口处向左右分离皮肤和肌肉，在背中线侧方约1cm（大鼠）或2cm（兔）处向腹腔方向分离肌肉，打开腹膜，用镊子夹起位于腹膜下的卵巢，在卵巢与子宫连接处用止血钳夹住，切除卵巢，结扎，松钳。验证切除卵巢的完整性及切口处无继续出血后，将子宫送回原处，关腹，缝皮。

4）去卵巢激素埋植术：成年大鼠的选择需要连续发生两次以上的4天发情周期大鼠。在发情期第1天去卵巢，背部皮下埋植装有雌二醇和/或孕酮的硅胶管（同时埋植效果最好）。埋植的硅胶管长度和内含物的量根据需要产生的激素血液浓度而定，埋植1天后，血中激素浓度可在6天内保持稳定。含雌二醇的硅胶管内径1.6mm、外径3.2mm，含孕酮的内径3.4mm、外径4.6mm。不同动物所需雌二醇和孕酮的剂量可能不同，因此，最好先测一下在正常动物发情周期中不同时间血中LH、雌激素和孕酮的浓度变化，然后参考这些激素的浓度，筛选出雌二醇和孕酮使用的最佳剂量。

5）卵巢眼前房移植术：为了方便观察卵巢周围的形态变化，尤其排卵进程的变化，可将卵巢移植到眼前房，透过角膜进行观察。卵巢功能主要受血中促性腺激素的调节，卵巢移植到眼前房后，仍受促性腺激素调节。这样建立起来的下丘脑-腺垂体-异位卵巢轴的激素调节特点与正常的下丘脑-腺垂体-卵巢轴激素调节的特点较相似，因此，可为研究卵巢活动提供简便的慢性动物模型。此方法在大鼠、兔、猴等动物模型上均可应用。

这里以兔为例进行介绍。麻醉后，无菌条件下取出成年雌兔双侧卵巢，从卵巢上切下约3mm×3mm×2mm的小片，用生理盐水冲洗备用。在眼前房的角膜与巩膜交界处切开约2mm小口，用镊子把取下的卵巢小片放入眼前房，并置于上方部位。术后3~4周，可见血管嵌入移植块，外观呈葡萄状。移植兔与雄兔合笼或用促排卵剂后，在移植卵巢上可见多数出血点，有的表现为弥漫性出血，血液积于眼前房下部。这种排卵反应可重复出现，在15个月内进行20余次实验，仍可发生

"排卵反应"。

6）卵巢静脉取血术：取卵巢静脉血，测定血液中各物质含量，检测卵巢的内分泌功能、代谢活动等。将雌性成年大鼠腹腔注射10%乌拉坦（100mg/100g体重）麻醉。仰卧位沿正中线自剑突下1cm至耻骨联合上1cm切开。将肠管挪动至左侧，用浸润过盐水的纱布包裹，分离右侧卵巢静脉。自隐静脉注入肝素（1mg/100g体重）后，用血管夹夹紧旁子宫静脉，防止子宫血流入卵巢静脉，由卵巢静脉取血。在兔和猴可直接用针头穿刺卵巢静脉取血。为了防止子宫静脉血混入，可先结扎或夹紧旁子宫静脉。

7）兔卵巢离体灌流：雌兔是诱发排卵型动物，它的卵巢内有发育不同阶段的卵泡，交配后引起LH峰，诱发排卵。人为对其用HCG进行处理，也可诱发排卵。将兔卵巢取出体外进行灌注，自动脉端输入HCG便可以诱发排卵过程，同时收取静脉端流出液，测定各物质的含量。因为培养液是从动脉端输入，静脉端流出，中间经毛细血管与周围组织交换，所以能基本维持整个卵巢的分泌和代谢活动。通过灌注排出的卵子可以正常受精、着床，最终发育成仔兔。

给成年雌兔注射50UHCG待7~8小时后，静脉注射戊巴比妥钠（75mg/kg体重）麻醉，肝素（120U/kg体重）抗凝。沿中线切开腹壁，找到一侧卵巢蒂，仔细结扎与卵巢连接的血管吻合支。卵巢蒂和卵巢中的血管保留，以便在插管期间维持卵巢循环。钝性剥离卵巢蒂的脂肪、腹膜和外膜，游离出卵巢静脉和动脉，在卵巢动脉表面滴上2%普鲁卡因盐酸盐，使血管舒张，易于插管。在距卵巢2cm处向动脉内插管，向卵巢内灌入肝素（4U/ml）的冰冷培养液，直至卵巢变得苍白为止。在此期间，将插管在血管上扎牢。分离卵巢，切断动脉和静脉，将卵巢灌入37℃的含氧培养液。从插管到灌入含氧培养液的时间要尽量短，最多不超过5分钟。每小时观察一次卵泡破裂的情况。在注射HCG后9~13小时发生第一次排卵，每个卵巢5.0±2.2个（M±SE）卵泡，每小时排卵0.82±0.12个。这些与在体卵巢相比均无差异。实验用动物需选择瘦型兔，因为腹膜下脂肪过多会增加手术难度，使灌流液可能流向脂肪组织。

8）大鼠黄体化卵巢的离体灌流法：早晨8点给未成年雌性大鼠皮下注射PMSG8U-14U，8天后每个卵巢内约有8个黄体。大鼠腹腔注射戊巴比妥钠进行麻醉，沿腹中线切开，把肠道移开，找出腹主动脉。结扎两侧肾血管，切断，在膈下结扎腹主动脉，从腹主动脉分叉处逆向插入外径为1.0mm的肝素化聚四氟乙烯导管，以6.6kPa压力灌入37℃含氧的Kerb碳酸盐缓冲液。在原位灌注卵巢及周围组织切开腔静脉或插入导管，分离卵巢蒂，将动脉与子宫和输卵管血管的吻合支全部结扎。结扎对侧卵巢蒂，切下连着插管的腹主动脉的卵巢，将其悬吊在灌流室中，灌流室周围是37℃水浴箱。以2~4kPa的压力，0.5ml/min的速度灌入卵巢，在卵巢下接一试管，使流出液滴入试管，按实验所需时间间隔收集流出液。灌流液灌注60分钟后，可加入实验试剂进行试验。卵巢可在体外灌流5~6小时。实验过程中一定要将上述吻合支全部结扎，所有结扎部位必须牢固，防止灌流液自表面流出，影响结果。

2. 卵巢功能检测技术与方法选择 临床对卵巢功能检测使用激素水平可以比较精确了解体内激素水平的变化情况，但是相对比较复杂，超声简单易行，更加直观。动物的卵巢功能检测方法比较多，可根据具体研究需要进行合理的选择。

（张国兴　陶金）

第六节　脑高级功能检测实验技术

在中枢神经系统中，调节人和高等动物生理活动的高级中枢是大脑皮层。人脑除了可感知外部世界，控制机体的反射活动外，还具有语言、学习、记忆和思维等方面的高级功能。人类大脑皮层的活动与功能是自然界中最复杂的运动形式，揭示人类大脑皮层的工作原理也就成为当代自然科学面临的最大挑战之一。本章列举了常用的脑高级功能检测实验技术。

一、脑功能成像技术

20世纪70年代以来，相继诞生了各种无创伤或创伤性较小的活体脑结构和功能的测量技术，其中大多数能把测量的结果通过图像形式显示出来，这些技术统称为脑成像技术。脑成像技术总体上可分为结构成像技术及功能成像技术。

（一）脑结构成像技术

脑结构成像技术主要用于脑结构静态特征的测量，如计算机断层扫描技术（CT）和磁共振成像（MRI）技术，两者均可显示正常头颅和脑组织的结构以及病变的直接或间接特征。脑结构成像技术不但在临床实践中得到了广泛应用，而且可以借助该技术研究脑结构损伤和认知功能缺陷之间的关系，为理解认知功能的脑结构基础提供了重要的研究手段。

1. **计算机断层扫描（CT）** CT是以X射线从多个方向沿着头部某一选定断层层面进行照射，测定透过的X射线量，数字化后经过计算机算出该层面组织各个单位容积的吸收系数，然后重建图像的一种技术。CT可用于临床及科研中观察正常脑的结构或者用于对脑内疾病的病变性质和部位的判断，是一种图质好、诊断价值高而又无创伤、无痛苦、无危险的诊断方法。它使我们能够在任何深度或任何角度重建脑的各种层面结构。CT检查图像清晰密度分辨率高可显示脑组织的灰质与白质脑室系统和蛛网膜下腔，可用于检查脑瘤、脑出血、脑梗死等病变。目前，广泛应用在科研和临床领域的多为多层螺旋CT。它具有较传统CT扫描范围大、图像质量好、成像速度快等优点。但CT不能直接用于脑功能的研究，在脑功能研究中，可以与放射性核素断层成像相配合，以弥补后者定位准确性差的缺陷，此外，CT属于射线技术，对人体有一定的损伤。

2. **核磁共振成像（nuclear magnetic resonance imaging，NMRI）** 利用核磁共振（nuclear magnetic resonance，NMR）原理，依据所释放的能量在物质内部不同结构环境中不同的衰减，通过外加梯度磁场检测所发射出的电磁波，即可得知构成这一物体原子核的位置和种类，据此可以绘制成物体内部的结构图像。快速变化的梯度磁场的应用，大大加快了磁共振成像的速度，使该技术在临床诊断、科学研究的应用成为现实，极大地推动了医学、神经生理学和认知神经科学的迅速发展。

与CT相比，磁共振成像的最大优点是当前少有的对人体没有任何伤害的安全、快速、准确的

临床诊断方法。通过调节磁场可自由选择所需剖面，能得到其他成像技术所不能接近或难以接近部位的图像，对人体没有电离辐射损伤。原则上所有自旋不为零的核元素都可以用以成像，例如氢（H）、碳（C）、氮（N）、磷（P）等。其缺点主要和CT一样，MRI也是解剖性影像诊断，很多病变单凭磁共振检查仍难以确诊，不像内窥镜可同时获得影像和病理两方面的诊断。

（二）脑功能成像技术

另一类脑成像技术就是最近受到认知神经科学家普遍重视的脑功能成像技术。与脑结构成像不同的是，这些技术可以动态地检测机体脑的生理活动，对当代认知神经科学的发展产生了深刻而巨大的影响。

脑功能成像技术发展非常迅速，迄今进入实用阶段的已有十几种。根据所测量的内容，可以把脑功能成像技术分为三大类。第一类是各种活体脑内化合物测量技术，这些技术也可看作特殊的神经化学研究技术，它们可定位、定量（或半定量）地测量活体人脑内各种生物分子的分布和代谢；第二类是非侵入性电生理技术，可实时测量活体脑内神经元的活动，但现有的技术只能测量大群神经元的总体活动，空间分辨率有限；第三类脑功能成像技术则通过测量神经元活动引起的次级反应（如局部葡萄糖代谢和血流、血氧变化等）研究与行为相关性的脑局部神经元的活动情况，这类技术的时间和空间分辨率已能在一定程度上满足认知神经科学研究的需要，受到了普遍的关注。

1. **功能性磁共振成像（functional magnetic resonance imaging，fMRI）** 功能性磁共振成像是一种新兴的神经影像学方式，其原理是利用磁振造影来测量神经元活动所引发的血液动力改变，可满足实时动态观察人体变化的要求。因此可测量人脑在思维、视觉、听觉或局部肢体活动时，相应脑组织的血流量、血流速度及血氧含量等变化，并将变化显示在MRI图像上。

fMRI突破了既往研究脑功能主要依靠动物实验的限制，为认识人脑的功能和解剖提供了更直接的方法。fMRI的优点是无创伤性，空间分辨率较高。缺点是设备比较昂贵，结果统计复杂。由于脑血流和血氧状态的变化，赶不上神经元传

递信号速度,故时间分辨率不够高,若与脑磁图和脑电图合用,可弥补 fMRI 在时间分辨率上不高的缺陷。

2. 正电子发射计算机断层成像技术（positron emission tomography，PET） PET 显像是继 CT、MR 之后应用于临床和科研的当今世界最先进的核医学显像技术。PET 是以解剖形态的方式在活体上进行功能、代谢和受体的显像,从分子水平揭示了人体疾病的早期改变,属于代谢功能显像,能对人体代谢进行准确的定量分析。如可利用 PET 测量葡萄糖和氧代谢、局部血流、氨基酸摄取和蛋白质合成以及化疗药物的运输和代谢帮助肿瘤的定位和定性,并可了解治疗效果。还可通过测量脑局部葡萄糖代谢、各种受体的分布和密度为癫痫病、帕金森病和精神分裂症等神经、精神疾病的诊断提供量化的指标。

PET 优越性在于:①灵敏度高,可对疾病进行早期诊断。②特异性强,可做出定性、定位、定量和定期的诊断。③图像信息量大,可从三个不同断层方向或立体上对图像进行分析。④通过计算,可对病灶的代谢程度进行量化,鉴别良恶肿块,评估病灶恶性程度及预后,判断肿瘤治疗效果,帮助调整治疗方案。⑤可监测疗效,对判断肿瘤复发、估价远期预后、选择治疗方案、监测治疗反应、评价治疗效果等有重要作用。⑥误诊、漏诊的概率降低。PET 检查是探测人体内物质（或药物）代谢功能的动态变化,属于功能显像。在许多情况下 PET、X 线、CT 和 MRI 四种检查组合可以大大提高临床诊断的准确性。

3. 磁共振波谱分析技术（magnetic resonance spectroscopy，MRS） MRS 的基本原理是化学位移,不需要注射放射性药物,因此是完全无损性的,但缺点是目前只能测量脑组织局部的某些小分子化合物。这些小分子包括 γ- 氨基丁酸（GABA）、胆碱、乳酸、N- 乙酰天冬酸和谷氨酸等。由于以上化合物在脑内的分布与年龄、性别及不同的行为状态有关,而且在一些病灶部位有一定的特征性改变,因此 MRS 可用于研究脑发育的变化规律和脑部疾病的诊断。如已经有人开始尝试利用 MRS 作为颅内肿瘤、癫痫、脑血管病、多发性脑硬化等疾病的辅助诊断。还有人系统观察脑局部兴奋时的 MRS 信号的变化,若能发展成为一种

可靠而实用的研究手段,则 MRS 将可能拓展至认知神经科学领域。

4. 光学脑功能成像 光学脑成像是基于大脑的功能活动引起入射光的特性改变这一现象,为脑功能活动提供实时监测。与传统的 fMRI、PET、脑电磁检测等技术相比,光学成像方法因具有实时、高分辨率、无损、多参数检测等特点,为认知活动脑机制研究提供了新的视角和研究手段。由于脑功能成像对研究对象动作限制很少,比较便携,并且不需要特殊设备,它已经迅速地在非侵入性脑活动成像的脑研究领域广泛运用（脑的激活状态和活动区域）。光学成像技术可从不同时间和空间尺度,在不同层次研究神经系统的结构和信号,为揭示神经信号转导、神经元网络信息加工、传递和整合、皮层快事件相关信号与新皮层神经活动早期响应,以及大脑认知活动规律等提供重要的实验依据。

光学成像也可测量与神经元活动相关联的各种信号。目前大致有两大类光学成像技术。一类需要注射染料,可以测量动作电位、离子浓度和 NADH 依赖的局部能量代谢等;另一类测量局部氧代谢和血流改变引起的内源性信号。由于基于内源性信号的光学成像（intrinsic optical imaging）创伤性小,因此更适合于研究认知活动的神经机制。

目前较为成熟的内源性光学成像技术有两种类型。一种采用可见光作为光源,可直接观察脑组织表面的血液动力学变化,并借此推测神经元活动。该技术的时间和空间分辨率都很高,在功能柱水平研究神经元对刺激的反应,已在动物视觉系统研究中取得重要进展。其缺点是由于可见光穿透性较差,一般只能在开颅条件下才能应用,因此很难用于人脑功能的研究。另外,该技术只能观察到浅表脑组织的活动,也一定程度上限制了其在认知神经科学中的应用范围。另一种内源性光学成像技术以近红外作为光源,由于近红外穿透性较好,无需开颅就可观察脑组织的活动,因此可直接用于人脑的研究。这种技术被称为近红外谱分析技术（near-infrared spectroscopy，NIRS）。NIRS 已开始用于语言和记忆等人脑高级功能的研究。目前该技术在空间和时间分辨率都不够理想,而且不能记录深部核团,在认知神经科学中的应用还不够普遍。但与 PET 和 fMRI 相比,NIRS

的造价非常低廉,技术支撑背景优越,相信今后几年会有较大的发展,在认知神经科学研究中的作用也会越来越重要。

5. 测量脑内神经元活动的技术 目前最普遍的用于直接测量人脑神经元活动的技术主要有脑电图(electroencephalography,EEG)、脑磁图(magnetoencephalography,MEG)以及以这两种技术为基础发展起来的事件相关电位(event-related potential,ERP)技术。狭义的脑功能成像并不包括这些技术,但由于近年来记录技术(如多导记录)和有关分析(如信号源分析)方法的改进,它们也提供了一定的空间信息,因此许多人也把这些技术称为脑功能成像技术。

EEG通过置于头皮表面的电极记录大脑皮层不同部位的大群神经元的总体活动,而MEG利用超灵敏的超导量子干涉器记录脑磁信号的变化,这种变化由脑内电流改变引起。因此,尽管两种技术在工程实现上差别极大,但测量结果在一定程度上是等价的。EEG/MEG的主要特点是时间分辨率极高,可达到毫秒级甚至亚毫秒级,因此对研究脑活动的动态过程特别有效。

在认知神经科学研究中更有效、更常用的是ERP技术。ERP本质上是一种与特定刺激或事件相关联的脑电活动,通过有意识地赋予刺激仪特殊的心理意义,利用多个或多样的刺激所引起的脑电位,是一种特殊的脑诱发电位。它反映了认知过程中大脑的神经电生理变化,也被称为认知电位,也就是指人们对某课题进行认知加工时从头颅表面记录的电位。

以上各种脑功能成像技术都存在着这样或那样的缺点和局限性,但我们可以通过各种技术有机结合,取长补短,克服单一技术的缺点和局限性。如实验中我们可以同时进行fMRI、PET和ERP记录。这样,既可以利用fMRI较高的空间分辨率进行功能定位,又可以利用PET良好的化学选择性研究这些功能区内神经分子的分布和代谢,而且还能利用ERP出色的时间分辨率研究脑活动的动态特征。这些信息综合起来便有可能全面地理解认知功能的脑机制。

二、行为学实验技术

动物行为学是研究动物对环境和其他生物的互动等问题的学科,研究的对象包括动物的沟通行为、情绪表达、社交行为、学习行为、繁殖行为等,反映脑的高级功能,是神经科学常用的研究方法和手段之一,在各种神经系统功能性和器质性疾病的机制研究方面发挥了重要作用。

尽管不同动物种属和动物模型所反映的脑功能异常,与人类存在很大差异,尚不能完全反映人类疾病的全貌,但各领域的研究者正在试图构建不同疾病的动物模型,利用他们找到动物与人类正常或异常行为的共同点,进而解释人类高级脑功能和疾病发生发展的机制。除机制研究外,亦可用于对药物的治疗效果的评估。下面对几种常用的行为学实验进行简单介绍。

1. 条件反射 包括经典的条件反射和操作性的条件反射。经典条件反射(又称巴甫洛夫条件反射),是指一个刺激和另一个带有奖赏或惩罚的无条件刺激多次联结,可使个体学会在单独呈现该刺激时,也能引发类似无条件反应的条件反射。经典条件反射最著名的例子是巴甫洛夫的狗的唾液条件反射。经典条件反射具有获得、消退、恢复、泛化四个特征,它与操作性条件反射既有区别,又有相似之处。操作性条件反射由美国心理学家斯金纳命名,是一种由刺激引起的行为改变,指在一定刺激情境中,如果动物的某种反应的后果能满足其某种需要,则以后它的这种反应出现的概率就会提高。操作条件反射与经典条件反射不同,操作条件反射与自愿行为有关,而巴甫洛夫条件反射与非自愿行为有关。

2. 奖惩与惩罚 斯金纳认为,人的学习是否成立,关键在于强化,当一个操作发生之后,紧接着呈现一个强化刺激,这个操作的强度就增加。所谓强化,从其最基本的形式来讲,是只对一种行为肯定或否定的后果,在一定程度上会决定这种行为在今后是否会重复发生,强化是通过某种刺激物来实现的,刺激物就是强化物,凡能有助于建立某种刺激与某种反应之间的联系的东西,都可以成为强化物,包括正强化物和负强化物。斯金纳的奖赏可通过实验训练老鼠压杠杆。惩罚是指用某种令人不快的结果来减弱某种行为,可通过动物通电踏板实验来实现,惩罚会有副作用。

3. 学习记忆行为学实验 学习记忆在日常生

活中发挥着重要的作用,对于学习记忆的行为研究,新的或经过改良的研究方法和手段层出不穷,本节选择有代表性的几种方法进行介绍。

（1）Morris 水迷宫：用于研究与空间学习记忆相关的脑区功能评价,被广泛应用于学习记忆,阿尔茨海默病康复,智力与衰老,新药开发、筛选、评价,药理学、毒理学、预防医学、神经生物学、动物心理学及行为生物学等多个学科的科学研究和计算机辅助教学等领域,在世界上已经得到广泛的认可,是医学院校开展行为学研究尤其是学习与记忆研究的首选经典实验。

原理是通过观察并记录动物学会在水箱内游泳并找到藏在水下逃避平台所需的时间、采用的策略和它们的游泳轨迹,分析和推断动物的学习、记忆和空间认知等方面的能力。它能比较客观地衡量动物空间记忆（spatial memory）,工作记忆（working memory）以及空间辨别能力（spatial discriminability）的改变。

1）定位航行实验（place navigation）：用于测量大鼠对水迷宫学习和记忆的获取能力。实验观察和记录大鼠寻找并爬上平台的路线图及所需时间,即记录其潜伏期。

2）空间搜索实验（spatial probe test）：用于测量大鼠学会寻找平台后,对平台空间位置记忆的保持能力。定位航行实验结束后,撤去平台,从同一个入水点放入水中,测其第一次到达原平台位置的时间、穿越原平台的次数。

3）空间辨别能力实验（spatial discriminability）：即双平台实验,用于测量动物的"空间辨别能力"。在水迷宫中设置两个外观完全一致（排除"视觉辨别"）,但位置不同（空间差异）的可见平台。其中一个平台不会沉没（安全平台）,另一个平台一触即下沉（伪安全平台）。记录大鼠的"正确反应次数",即在一定的实验次数中,动物不接触伪安全平台而到达安全平台的次数。显然,"正确反应次数"越高,"空间辨别"能力越好。

（2）新物体识别实验（object recognition test）：根据动物先天对新物体有探索倾向的原理而建立的学习测试方法。该方法具有让老鼠在自由活动状态下进行学习记忆测试的特点,能更近似地模拟人类的学习记忆行为。同时,通过新物体（形状、大小等）的灵活变换该实验还允许测试动物

长期或短期记忆机制的形成以及动物在特定阶段的记忆形成的影响评判。新物体识别实验是另外一种常用的研究学习记忆的行为学方法。与水迷宫不同之处在于新物体识别实验利用的是啮齿类动物探索新鲜事物的天性。

（3）八臂迷宫（8-arm maze）：用来检测药物或大脑受损状态下学习和记忆方面的表现,它由八个完全相同的臂组成,这些臂从一个中央平台放射出来,所以又被称为放射迷宫（radial maze）。每个臂尽头有食物提供装置,根据分析动物取食的策略,即进入每臂的次数、时间、正确次数、错误次数、路线等参数可以反映出实验动物的空间记忆能力。相对而言,八臂迷宫操作简便、可行,而且能区分短期的工作记忆和长期的参考记忆,现已被广泛用于学习记忆认知实验功能评价。八臂迷宫主要的分析指标有工作记忆错误潜伏期、参考记忆错误潜伏期、总正确次数、总进臂次数、工作记忆错误次数、参考记忆错误次数、正确潜伏期、正确率、工作记忆错误率、参考记忆错误率等。

（4）Y 迷宫（Y maze）：主要应用于动物的辨别性学习、工作记忆和参考记忆的测试。Y 迷宫由三个完全相同的臂组成。每个臂尽头有食物提供装置,根据分析动物取食的策略即进入各臂的次数、时间、正确次数、错误次数、路线等参数可以反映出实验动物的空间记忆能力。相对而言,Y 迷宫简便可行,相对于八臂迷宫来说更加简单,有一定的实用性,现常用于学习记忆功能评价。当动物在迷宫中寻找食物时,动物需要根据迷宫周围的视觉标识,记住它已搜寻过的迷宫臂,以避免重复进入同一个臂,从而有效地获得食物。这种类型中的记忆能指导进行中的行为,被称为工作记忆。Y 迷宫实验模型用来研究啮齿类动物的空间识别记忆能力,这相对于被动回避等实验的优点在于这种迷宫利用了啮齿类动物对新异环境天然探究的自然习性,不需要动物学习任何的规则来趋利避害,能够有效地反映动物对新异环境的识别记忆能力。

（5）穿梭、避暗（明暗箱）实验方法：利用动物的好暗避光（明暗穿梭）、对厌恶刺激（如足电击）的恐惧和记忆而建立起来的。所用的刺激为温和的足电击,发生的反应是动物逃避曾经受到

电击刺激的地方。根据动物的逃避方式分为主动回避和被动回避。前者要求动物主动从有厌恶刺激的箱中逃离;后者则要求动物遏制自己而不进入有厌恶刺激的箱。根据所用仪器设备的不同又可分为穿梭回避、跳台回避、Y-形迷宫回避。

(6)条件恐惧实验(fear conditioning):是一种比较敏感的用于研究小型啮齿类动物(大鼠、小鼠)条件恐惧学习记忆的实验。在条件性恐惧训练后,对实验动物进行环境联系性(context-related)记忆测试和声音联系性(tone-related)记忆测试,分别反映海马依赖的和非海马依赖的学习记忆。啮齿类动物在恐惧时会表现出特有的不动状态(immobility),动物在这种情况下倾向于保持静止不动的防御姿势。实验过程中,实验对象被给予一个声音信号(条件刺激),随后给予电(非条件)刺激。该训练称为条件训练,训练结束后实验动物进行声音信号或环境联系实验。一般情况下啮齿类动物对相应的环境和不同环境下同样的声音信号都会做出明显的条件恐惧反应,如静止不动。这种测试可以在训练结束后立刻或几天后进行,可以提供在条件信号影响下短期和长期记忆的信息。

4. 社交、焦虑、抑郁行为学实验 焦虑、抑郁都属于情绪疾病,常用抑郁症的大鼠和小鼠模型主要从习得性的绝望、奖励等方面模拟人类的抑郁症,最广泛用于抗抑郁药筛选的动物模型就是强迫游泳,而焦虑模型与抑郁模型在方法和机制上有许多共性,许多抗抑郁药物也同时具有抗焦虑的效果,常用的焦虑水平监测有高架十字迷宫检测。

(1)旷场实验(open field test):旷场实验又称敞箱实验,将动物放置在一个封闭的平面区域中观测其活动的程序,该区域被分割成方块,通常对动物在给定时间内跨越方块的计数来度量其活动。旷场实验是评价实验动物在新异环境中自主行为、探究行为与紧张度的一种方法。例如动物对新开阔环境的恐惧而主要在周边区域活动,在中央区域活动较少,但动物的探究特性又促使其产生在中央区域活动的动机。

(2)悬尾实验(tail suspension test, TST):将实验动物通过固定动物尾部使其头向下悬挂,动物在该环境中拼命挣扎试图逃跑又无法逃脱,从

而提供了一个无可回避的压迫环境。一段时间的实验后,记录处于该环境的动物产生绝望的不动状态过程中的一系列参数,动物的表现出的这种典型的"不动状态",反映了一种被称之为"行为绝望状态",这种行为绝望模型与抑郁症类似,而且对绝大多数抗抑郁药物敏感,其药效与临床药效显著相关,所以被广泛用于抗抑郁药物的初选。

(3)强迫游泳实验(forced swimming test, FST):强迫游泳实验也被称为绝望实验,通常被用来测试老鼠抑郁类行为的实验。实验包括将大鼠或小鼠置于充满了水的圆桶,然后测量动物的活跃性。传统上,漂浮行为(动物基本上不活动并把头漂浮于水面)被用来作为分析"绝望"的参数,因此也被认为是类似抑郁的行为。

(4)高架十字迷宫(elevated plus-maze, EPM):是非条件反射模型,以动物自发的恐惧样反应为行为学基础。高架十字迷宫实验就是由于动物对新环境的探究和对高悬开放臂的恐惧而形成的矛盾冲突状态,从而反映出动物的焦虑情绪,所以高架十字迷宫既可以建立非条件反射焦虑动物模型,也可以作为测量动物焦虑反应的方法。

(5)孔板实验(the holeboard test):孔板实验是 Boissiex 和 Simon 1962 年首次建立的,此后被广泛用于药效研究。该实验是利用新奇(curiosity)和恐惧(fear)两个因素来控制动物在新环境下的行为,用逃避(escapes)来反映这两个因素的作用结果。动物反复钻头(head-dipping)反映其新奇感和对逃避的渴望。一般认为,药物在不影响动物运动活性的剂量下,增加钻头次数和时间,表现为抗焦虑作用,减少钻头次数和时间则为致焦虑作用。

5. 常用的痛行为学实验 痛觉是一种极不愉快的感觉,作为机体受到伤害的一种警告,可引起机体一系列防御性保护反应,是生命不可缺少的保护功能。疼痛行为学可以采用热板实验或甩尾实验测试。

(1)热板实验(hot plate test):热板实验是一个经典的测痛方法,高温刺激作用于机体局部,可以通过外周热感受器引起疼痛的感觉,常用于急性疼痛模型。将动物放在预先加热的平板上,动物感受到一定的温度后,常出现舔足、站立、跳等

行为。通过记录从刺激开始到动物出现反应的时间,即热痛反应时间(痛阈),得到刺激强度与反应大小的关系,常用于观察药物的镇痛效应,镇痛药可提高痛阈,延长热痛反应时间。

(2)甩尾实验(tail-flick test):甩尾实验模型常用来检测动物对高温引起的急性伤害性刺激的反应,即用热刺激动物的尾巴,其尾部受到伤害性刺激时产生的明显的躲避反应,它不受动物协调性的影响,因此比热板实验更具有优越性。

(3)Von Fray 丝实验(Von Frey hair test):Von Fray 丝实验常用来检测神经病理性疼痛等引起的痛敏(allodynia)。一般术后用不同的尼龙丝给予0.008~300g 不同程度的刺激,轻触动物后足足底,直到其轻度弯曲,同样的尼龙丝在正常侧不能引起反应,但在神经损伤侧可以引起缩足反射,可以检测机械性痛敏。

三、神经环路追踪和光遗传学技术

神经网络和神经环路是脑功能的基础,但对其现象进行研究还是非常困难的,因为人脑实在太复杂。神经环路的复杂性是由神经细胞种类的复杂、不同种类神经细胞电生理特征的复杂和不同脑区的不同种类神经细胞连接模式的复杂决定的。因此,如果希望在细胞层次上研究和认识脑功能,就必须结合分子标记和示踪、细胞操纵和干扰等方法、针对特定细胞给予标记。

光遗传学神经调控技术是整合了光学、基因工程、电生理以及电子工程的一种全新的多学科交叉的生物技术。其主要原理是首先采用基因技术将光感基因转入到神经系统中特定类型的细胞中进行表达,使其在细胞膜上形成特殊的离子通道。这些离子通道在不同波长的光照刺激下达到对细胞选择性地兴奋或者抑制的目的,从而可以对特定细胞类型的神经通路进行毫秒级精准的开启或者关闭。因此使用光遗传学工具,能够激活清醒哺乳动物的单一神经元,并直接演示神经元激活表现出的行为结果。

光遗传学技术在短短10年已经成为神经环路解析最重要的技术,应用研究领域涵盖多个经典实验动物种系(果蝇、线虫、小鼠、大鼠、绒猴以及食蟹猴等),涉及神经科学研究的多个方面,包括神经环路基础研究、学习记忆研究、成瘾性研究、运动障碍、睡眠障碍、帕金森病模型、抑郁症和焦虑症动物模型等应用。

光遗传学最为突出的优点是可以针对特定的神经细胞进行处理。而且与神经生物学领域传统的研究方法即简单的化学药物处理或电刺激相比,光遗传学技术是非侵入性的,因此可以做到在精确处理特定神经元的过程中不影响周围的其他神经元。另一个优点是光遗传学技术可以对仍保留在体内的活体大脑进行处理,对象甚至可以是仍有行为能力且神志清醒的动物,从而开启了新的研究领域。同时因为此技术的高时空精准、细胞特异性的优势,目前针对脑科学的研究已经不可或缺。除此之外,光遗传技术在将来还有可能发展出一系列针对中枢神经系统疾病的新疗法。

（李 韶 徐广银）

参 考 文 献

[1] 关兵才,张海林,李之望.细胞电生理学基本原理与膜片钳技术[M].北京:科学出版社,2013

[2] Vertes RP, Stackman RW. Electrophysiological recording techniques[M]. New York: Human Press, 2011

[3] Abrahamsson T, Lalanne T, Watt AJ, et al. Long-term potentiation by theta-burst stimulation using extracellular field potential recordings in acute hippocampal slices[J]. Cold Spring Harb Protoc, 2016, 2016(6):091298

[4] Gunning DE, Beggs JM, Dabrowski W, et al. Dense arrays of micro-needles for recording and electrical stimulation of neural activity in acute brain slices[J]. J Neural Eng, 2013, 10(1):016007

[5] Lee D, Lee AK. Whole-cell recording in the awake brain[J]. Cold Spring Harb Protoc, 2017, 2017(4):087304

[6] Plested AJ. Single-channel recording of ligand-gated ion channels[J]. Cold Spring Harb Protoc, 2016, 2016(8):087239

[7] 王庭槐.生理学[M].9 版.北京:人民卫生出版社,2018

[8] 康华光.膜片钳技术及其应用[M].北京:科学出版

社,2003

[9] 李冬梅,万春丽,李继承,等.小动物活体成像技术研究进展[J].中国生物医学工程学报,2009,6(28):917-921

[10] 朱妙章,吴国威,裴建明,等.心血管肾脏生理学实验技术方法及其进展[M].西安:第四军医大学出版社,2010

[11] Mizutani Y, Kawahara K, Okajima T. Effect of isoproterenol on local contractile behaviors of rat cardiomyocytes measured by atomic force microscopy[J]. Curr Pharm Biotechnol, 2012, 13(14), 2599-2603

[12] Verkhratsky A, Parpura V. History of electrophysiology and the patch clamp[J]. Methods Mol Biol, 2014, 1183, 1-19

[13] Ackers-Johnson M, Li PY, Holmes AP, et al. A simplified, langendorff-free method for concomitant isolation of viable cardiac myocytes and nonmyocytes from the adult mouse heart[J]. Circ Res, 2016, 119(8), 909-920

[14] Herrington DM, Mao C, Parker SJ, et al. Proteomic architecture of human coronary and aortic atherosclerosis[J]. Circulation, 2018, 137(25), 2741-2756

[15] Azeloglu EU, Costa KD. Cross-bridge cycling gives rise to spatiotemporal heterogeneity of dynamic subcellular mechanics in cardiac myocytes probed with atomic force microscopy[J]. Am J Physiol Heart Circ Physiol, 2010, 298(3), 853-860

[16] Lang D, Sato D, Jiang Y, et al. Calcium-dependent arrhythmogenic foci created by weakly coupled myocytes in the failing heart[J]. Circ Res, 2017, 121(12), 1379-1391

[17] Xu J, Carretero OA, Liao TD, et al. Local angiotensin II aggravates cardiac remodeling in hypertension[J]. Am J Physiol Heart Circ Physiol, 2010, 299(5), 1328-1338

[18] Lovelock JD, Monasky MM, Jeong EM, et al. Ranolazine improves cardiac diastolic dysfunction through modulation of myofilament calcium sensitivity[J]. Circ Res, 2012, 110(6), 841-850

[19] Agger P, Stephenson RS, Dobrzynski H, et al. Insights from echocardiography, magnetic resonance imaging, and microcomputed tomography relative to the mid-myocardial left ventricular echogenic zone[J]. Echocardiography. 2016, 33(10), 1546-1556

[20] 滕丽新,刘胜学,谢庭菊,等.大鼠心肌微血管内皮细胞的分离培养和鉴定[J].重庆医学,2010,39(4):403-405

[21] 郎娟,覃玉群,赵建军.大鼠脑微血管内皮细胞的原代培养与鉴定[J].健康研究,2011,31(6):407-409

[22] Bernas MJ; Cardoso FL, Daley SK, et al. Establishment of primary cultures of human brain microvascular endothelial cells to provide an in vitro cellular model of the blood-brain barrier[J]. Nat Protoc, 2010, 5(7): 1265-1272

[23] Navone SE, Marfia G, Invernici G, et al. Isolation and expansion of human and mouse brain microvascular endothelial cells[J]. Nat Protoc, 2013, 8: 1680-1693

[24] Wang Y, Narsinh K, Zhao L, et al. Effects and mechanisms of Ghrelin on cardiac microvascular endothelial cells in rats[J]. Cell Biol Int, 2011, 35(2): 135-140

[25] Bischoff SC, Barbara G, Buurman W, et.al. Intestinal permeability: a new target for disease prevention and therapy[J]. BMC Gastroenterol, 2014, 14: 189

[26] Camilleri M. Leaky gut: mechanisms, measurement and clinical implications in humans[J]. Gut, 2019, 68(8): 1516-1526

[27] Galipeau HJ, Verdu EF. The complex task of measuring intestinal permeability in basic and clinical science[J]. Neurogastroenterol Motil 2016, 28(7): 957-965

[28] Mariotti V, Cadamuro M, Spirli C, et al. Animal models of cholestasis: An update on inflammatory cholangiopathies[J]. Biochim Biophys Acta Mol Basis Dis 2019, 1865(5): 954-964

[29] Tag CG, Sauer-Lehnen S, Weiskirchen S, et al. Bile duct ligation in mice: induction of inflammatory liver injury and fibrosis by obstructive cholestasis[J]. J Vis Exp, 2015, 2(96): 52438

[30] 李毓斌,张奇洲,秦永德,等.电化学发光法和放射免疫法在甲状腺激素检测中的应用效果[J].当代医药论丛,2018,16(15):158-159

[31] 蒋美秀.电化学发光法与放射免疫法测定甲状腺激素结果分析[J].世界最新医学信息文摘(电子版),2015,3:117-121

[32] 焦湃,刘世铖.电化学发光法对比放射免疫法检测血清促甲状腺激素受体抗体的效果评价[J].中国医药指南,2017,15(30):66-67

[33] 范婵,陈姝,龚国忠,等.化学发光微粒子免疫法与电化学发光法测定促甲状腺激素的性能比较[J].中国医学创新,2016,13(18):61-64

[34] 盛晓光,常红叶,齐力,等.电化学发光免疫法和放射免疫法检测血清甲状腺激素的对比分析[J].中国实验诊断学,2016,20(8):1349-1350

[35] 宋丹,冉丽媛,姜如娇,等.糖尿病研究中的动物模型进展[J].中国比较医学杂志,2016,26(9):83-87

[36] 吴晓云,李昀海,常青,等.链脲佐菌素诱导树鼩2型糖尿病[J].动物学研究,2013,34(2):108-115

[37] Ola MS, Ahmed MM, Ahmad R, et al. Neuroprotective

effects of rutin in streptozotocin-induced diabetic rat retina[J]. J Mol Neurosci, 2015, 56(2): 440-448

[38] Lin M, Ai J, Harden SW, et al. Impairment of baroreflex control of heart rate and structural changes of cardiac ganglia in conscious streptozotocin(STZ)-induced diabetic mice[J]. Auton Neurosci, 2010, 155(1-2): 39-48

[39] Tong Z, Liu W. IgG-positive cells surround pancreatic ducts and form multiple layers after streptozotocin treatment[J]. Autoimmunity, 2013, 46(6): 369-374

[40] 李蜀婧. 少、弱精子症的精子优选技术[J]. 中国优生与遗传杂志, 2006, 14(9): 57-58

[41] 杜晓钟, 陕文生. 人类辅助生殖与人类精子优选技术[J]. 医药卫生, 2005, 35(1): 178-179

[42] 徐清华, 余裕炉, 张建平, 等. 人精子染色体的制备方法[J]. 中国优生与遗传杂志, 2005, 13(5): 126-127

[43] 李晓红, 王怀秀, 李弘. 人类精子培养液中果糖对精子动力学的影响观察[J]. 中国计划生育杂志, 2006, 132(10): 617-619

[44] 吕国蔚, 李云庆. 神经生物学实验原理与技术[M]. 北京: 科学出版社, 2011

第三章　生物化学（蛋白质）实验技术

蛋白质是由氨基酸通过肽键相连形成的生物大分子。氨基酸的 α 羧基与另一个氨基酸的 α 氨基脱水缩合而成肽键（CO-NH）。一系列氨基酸残基通过肽键首尾相连，折叠成具有一定空间结构的大分子即为蛋白质，通常用一级结构、二级结构、三级结构和四级结构来描述蛋白质的结构。一级结构是指氨基酸残基的排列顺序，是蛋白质空间结构及其功能的基础。二级结构是指由相邻的氨基酸残基间形成的多肽链的局部空间结构，包括 α 螺旋、β 折叠、β 转角和 Ω- 环形。三级结构是指单个蛋白亚基的三维结构。四级结构是指若干个蛋白亚基拼装为多亚基的蛋白复合体。蛋白质是生命活动的执行者，参与完成体内的各种生理生化反应。已知有些蛋白质具有多种功能，也有些蛋白质功能至今尚未阐明，蛋白质在机体内几乎无处不发挥各种特有的功能。

第一节　重组蛋白质表达技术

随着分子生物学的研究和不断发展，生产更

高水平的重组蛋白都已成为研究热点。重组蛋白表达技术已经广泛应用于基础生物研究、临床医学、药物开发、农业、环保和食品等领域。到目前为止，人们已经研究出多种表达系统用以生产重组蛋白，以期表达的重组蛋白和天然构象更加接近，且具有更高的活性和稳定性。

蛋白质表达是先将编码目的蛋白的基因转入质粒等表达载体中，然后把重组表达载体导入宿主细胞中使之表达。根据宿主细胞的性质，蛋白表达系统分为原核和真核系统两大类。外源基因高效表达涉及 DNA 克隆、转录、翻译、加工和分离纯化等步骤，精心设计的蛋白表达载体包含了上述各个步骤所需的重要元件，但是并非每个载体都包含所有元件，典型的表达载体一般有以下元件：多限制性核酸内切酶位点，起始 DNA 转录的高效启动子，转录调控序列如终止子和核糖体结合位点，选择标志序列，宿主细胞自主复制的序列，能增强 mRNA 翻译效率的序列等（图 3-1-1）。最常用的表达载体是质粒，它在大肠杆菌、酵母和哺乳动物细胞中均适用。商品化的原核或真核表

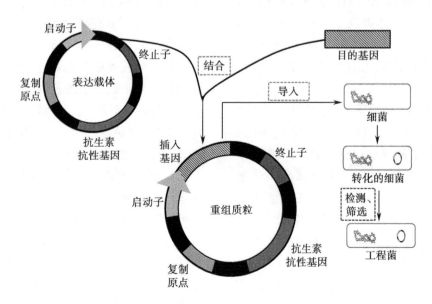

图 3-1-1　重组 DNA 转化细菌过程示意图

达载体种类繁多,在选择和使用时应仔细查阅产品说明书,了解载体特性是否与实验目的相符。

蛋白质表达实验的具体步骤包括:获得目的基因,选择表达载体,将目的基因克隆到表达载体中以构建重组表达载体,测序验证,转化或转染宿主细胞,诱导目的蛋白表达,表达蛋白的检测、分离和纯化。本节将简单介绍常用蛋白表达系统的特点(图 3-1-1),并探讨如何选择合适的表达策略,对实验可能遇到的问题进行分析。

一、重组蛋白质表达系统概述

(一)原核表达系统

原核表达是将外源 cDNA 片段克隆到适当的载体(一般为质粒)后转化大肠杆菌,然后在异丙基 -β-D- 硫代半乳糖苷(IPTG)等诱导下表达蛋白。大肠杆菌表达技术应用广泛,简单易行,能在较短时间内获得高表达蛋白,成本较低,还有多种菌株和与之匹配的不同特性质粒可供选择。然而,大肠杆菌缺乏糖基化、磷酸化等翻译后加工机制,真核蛋白不能被正确地修饰,常形成不溶性包涵体而影响蛋白构象及活性,另外大肠杆菌难以表达大量的分泌蛋白。尽管如此,大肠杆菌仍然是适合表达多种蛋白质的理想工具,在大多数科研应用中成为蛋白质表达的首选宿主。

1. 大肠杆菌表达载体 根据启动子不同大肠杆菌表达载体可分为 IPTG 诱导的启动子、噬菌体 T7 启动子。

(1)IPTG 诱导的启动子:tac 和 trc 是结构相似的强启动子,而通用载体如 pUC、pSK、pBluescript、pGEM 等均含有 lac 启动子,通过蓝白斑筛选含有插入片段的重组体,用于表达包含 lacZ 氨基端序列的融合蛋白。

(2)噬菌体 T7 启动子:以常用的 pET 系列质粒为例,克隆到 pET 质粒载体上的目的基因受噬菌体 T7 启动子强转录及翻译信号控制;表达由宿主细胞提供的噬菌体 T7 RNA 聚合酶诱导。T7 RNA 聚合酶是一种高度选择性的单链酶,充分诱导时,目的蛋白通常可以占到细胞总蛋白的50% 以上。大肠杆菌 RNA 聚合酶并不识别 T7 RNA 聚合酶的启动子,在非诱导条件下,目的基因处于沉默状态而不转录,因此也适用于有一定毒性的表达蛋白。

2. 融合表达系统 重组表达载体上两个或更多编码序列的组合可以指导融合蛋白的表达,通常由目的蛋白和携带蛋白(carrier protein)构成。携带蛋白也称为标签蛋白(tag protein),位于目的蛋白的氨基端或羧基端。融合蛋白的作用:①提供配体结合位点,便于亲和层析纯化蛋白;②提供蛋白酶切位点,便于分离活性蛋白;③抑制包涵体形成,增加蛋白的可溶性;④使目的蛋白在细胞内准确定位表达;⑤防止蛋白降解,增加表达蛋白的稳定性。

常用的标签蛋白有谷胱甘肽 -S- 转移酶(GST),硫氧还蛋白(Trx),麦芽糖结合蛋白(MBP),多组氨酸(polyhistidine),流感血凝素(HA)和 FLAG等。许多商品化表达载体含有标签蛋白序列,如 pBluescript 包含 β 半乳糖苷酶,pMAL 包含 MBP,而 pET 系列质粒分别有 His、GST、Trx 等。pGEX 系列质粒是表达 GST 融合蛋白的经典载体,包含细菌复制起始点和氨苄西林抗性基因,tac 启动子驱动融合蛋白的表达,GST 序列编码 26kD 的 GST 蛋白,多数载体在 GST 序列后包含一个蛋白酶切位点,以便需要时可以通过特异性蛋白酶去切除 GST。GST 融合蛋白也可以用谷胱甘肽琼脂糖通过亲和层析得到纯化。pTrxFus 载体表达 Trx 融合蛋白,该体系适用于在大肠杆菌胞质中表达高水平的可溶性融合蛋白,产生正确的折叠,保留生物学活性。Trx 固有的热稳定性以及可通过渗透休克从大肠杆菌胞质中定量地释放出来的特性,均有助于纯化 Trx 融合蛋白。

(二)真核细胞表达系统

常用的真核表达系统有酵母、杆状病毒 / 昆虫细胞和哺乳动物细胞表达系统。简而言之,酵母和昆虫细胞表达系统蛋白表达水平高,生产成本低,但加工修饰体系与哺乳动物细胞不完全相同;哺乳动物细胞产生的蛋白质更接近于天然蛋白质,但其表达量低、操作烦琐。

1. 酵母表达系统 最早应用于蛋白表达的酵母是酿酒酵母,后来相继出现其他种类酵母,其中甲醇酵母表达系统应用最广泛。甲醇酵母的表达载体含有大肠杆菌复制起点和筛选标志,可在大肠杆菌中大量扩增。甲醇酵母表达载体中含有与酵母染色体中同源的序列,容易整合入酵母染色体中。大部分甲醇酵母的表达载体中都含有醇氧化酶基因-1（*AOX1*），在强启动子作用下，能够以甲醇为唯一碳源诱导外源基因表达。甲醇酵母表达蛋白一般需很长时间才能达到峰值水平，实验操作过程中有甲醇毒性和一定安全风险。

2. 昆虫细胞表达系统 杆状病毒载体广泛用于在昆虫细胞中进行外源基因的表达，其中大多含有苜蓿银纹夜蛾核多角体病毒（AcNPV）的多角体启动子。杆状病毒系统蛋白表达量很高，而且大部分蛋白质能保持可溶性。杆状病毒基因组较大（130kb），可容纳大的外源DNA片段；杆状病毒启动子在哺乳动物细胞中没有活性，安全性较高。目前常用的是以位点特异性转位至大肠杆菌中增殖的杆状病毒穿梭载体，能快速有效地产生重组杆状病毒。与通过外源基因重组在昆虫细胞中产生杆状病毒重组体相比，大大简化了操作步骤，缩短了鉴定重组病毒的时间，适于表达蛋白突变体以进行结构或功能的研究。

3. 哺乳动物细胞表达系统 哺乳动物细胞能够指导蛋白质的正确折叠，它所表达的真核蛋白通常能被正确修饰，在分子结构、理化特性和生物学功能方面最接近于天然的高等生物蛋白质，几乎都能在细胞内准确定位，在医学研究中得到广泛应用。虽然哺乳动物细胞表达比大肠杆菌表达难度大、耗时久、成本高，但是对于熟悉细胞培养的研究人员表达小到中等量的蛋白非常实用。

哺乳动物细胞表达载体包含原核序列、启动子、增强子、选择标记基因、终止子和多聚核苷酸信号等。常用质粒表达载体如pCMVp-NEO-BAN、pEGFP等，都以pCMV启动子驱动外源真核蛋白高水平地稳定表达，由于载体有Neo抗性基因，转染细胞后用G418筛选，可建立稳定高效表达的细胞系。哺乳动物细胞表达常用的宿主细胞有COS、CHO、BHK、NIH3T3等，不同的宿主细胞对蛋白表达水平和蛋白质糖基化有不同的影响，因此选择宿主细胞时应根据具体情况而定。根据不同实验目的，蛋白质可以进行瞬时表达、稳定表达或者一定条件下诱导表达。

（1）瞬时表达：通常可以使蛋白在细胞中暂时表达数天到数周。瞬时表达常用于验证cDNA是否能够指导蛋白的合成，比较表达同一蛋白的

不同载体的有效性，在进行建立稳定转染的细胞系之前，通过瞬时表达来验证重组表达载体的正确性是十分必要的。然而，瞬时表达难以按比例产生大量蛋白质（>1mg），此外，整个细胞群体中只有一部分细胞暂时得到蛋白表达，不利于细胞表型的研究。

（2）稳定表达：通过利用共转染的标记筛选系统，如G418等，对DNA转染后的哺乳动物细胞进行选择，使质粒DNA稳定整合到宿主细胞染色体上，则可以获得无限表达所需蛋白的稳定转染细胞系。

（3）诱导表达：可诱导表达系统使外源基因的表达受诱导刺激强度控制，避免持续稳定表达某些蛋白带来的细胞毒性，最常用的是四环素（tetracy诱导表达系统, tet）调控的可诱导表达系统，具有严密、高效、可控制性强的优点。该系统由调节质粒和反应质粒组成，有两种调节方式：①tet-off，四环素存在时外源基因表达受抑制，而去除四环素后诱导基因表达。②tet-on，与tet-off相反，培养基中有四环素时表达外源基因，无四环素时基因表达受抑制。tet-on系统更容易操作，避免诱导蛋白时清洗四环素的步骤，由于普通血清含有四环素而容易诱导不必要的蛋白表达，因此tet-on细胞需要在无四环素的血清中培养。

除了质粒表达载体以外，病毒介导的基因转移也是将外源DNA引入不同类型细胞的有效而方便的方法，痘苗病毒是常用系统之一。痘苗病毒载体中必须表达cDNA而不是基因组克隆，病毒在感染后6小时开始形成，一直持续2天。痘苗病毒表达系统能表达多个蛋白或表达多亚基酶的几个亚基，例如，含有不同cDNA的pTM-1载体可以共转染到表达噬菌体T7聚合酶的细胞中以研究多种蛋白的表达，对研究多亚基蛋白复合物的组织尤其有用。

二、重组蛋白质表达策略选择

根据蛋白表达的目的，结合蛋白性质，选择合理的蛋白表达策略是蛋白表达实验的关键，选择涉及目的基因、表达载体、宿主细胞、外源基因引入细胞的方法、是否需要可诱导系统、分离纯化等，必须充分考虑实验条件、实验成本、表达水平、安全性等各种因素，权衡利弊来做出选择。

（一）蛋白质表达目的

1. 蛋白活性检测 为证明某一蛋白具有一定活性，可以先从瞬时表达开始。病毒表达系统往往是高效表达外源蛋白的最佳选择，但它不适于分离相互作用蛋白，因为外源蛋白表达过高会干扰相对表达低的内源蛋白结合。

2. 蛋白功能研究 基于获得保留活性的天然蛋白的必要性，真核蛋白的功能研究应在哺乳动物细胞等真核表达系统中进行。瞬时表达虽然在一定程度上可以反映蛋白功能，但是存在掩盖其生理功能的可能。为了更好地揭示蛋白质生理功能，要求外源蛋白与内源蛋白的表达量一致，那么建立稳定表达的细胞系就比较合适。可诱导表达的稳定细胞系可以调节蛋白表达量，有利于某些细胞毒性蛋白的功能研究，前提是诱导因子本身不会干扰相关的蛋白功能。融合蛋白经常用于检测蛋白间的相互作用，为功能未知蛋白的研究提供线索。表达融合蛋白时要考虑保持蛋白质原有的功能，如酶、结合蛋白或生长因子等，从目的蛋白上去除标签蛋白，有利于蛋白功能分析。

3. 抗体制备 如果表达蛋白是作为抗原来刺激产生抗体的，就没有必要一定获得活性蛋白，应重点考虑快速分离纯化蛋白方法，可以在大肠杆菌表达系统进行。方法有2种：①合成带有特异性纯化标签蛋白的融合蛋白并经亲和层析回收目的蛋白；②合成天然蛋白质或其部分片段，并在一定条件下形成不溶性的包涵体，经差速离心有效地纯化，或变性聚丙烯酰胺凝胶制备电泳产生一条孤立条带，经切割、碾碎或电洗脱制成抗原物质供注射动物用。

4. 蛋白结构研究 因为几乎不可能知道一种未知结构的蛋白质经变性后是否被精确地折叠，蛋白质必须以可溶性形式产生，纯化时就不需要变性/复性这一步骤。通常可溶性蛋白都需要在特定菌株中以诱导表达的方式来制备，以便最大限度地减少蛋白质的降解。大多数真核蛋白可通过不改变温度的诱导合成系统获得可溶性的蛋白，通过测试在不同菌株、不同温度下的表达，优化出可以获得最大量可溶性蛋白的最佳条件。

（二）蛋白质性质

1. 所需要的蛋白表达量 如果只是需要少量蛋白，比如筛选一系列点突变体的酶活性，酶学检测可以在大肠杆菌粗提物中进行，采用多数通用表达质粒即可，没有必要花很大精力去优化方案来提高表达量。如果实验蛋白需要量大，就有必要尝试不同宿主载体系统和纯化方法，从中找出大批量表达蛋白的可行方案。外源蛋白水平与生理状态下的内源蛋白相仿，有助于蛋白功能或蛋白相互作用的研究。

2. 表达蛋白的可溶性 在抗体制备时不一定要求蛋白可溶，而研究蛋白功能时可溶性蛋白是关键。利用大肠杆菌表达的融合蛋白常常形成包涵体，相对容易进行纯化，不易被降解。若需要的是可溶性蛋白，可以采用降低复性温度，降低表达水平，改变携带蛋白和尝试不同宿主菌株等方法提高蛋白溶解性。

3. 表达蛋白的稳定性 在大肠杆菌中表达的外源蛋白尤其是真核蛋白常常稳定性不足。将融合蛋白以包涵体形式表达，或者采用缺失已知蛋白酶的大肠杆菌菌株作为宿主，可减少不稳定蛋白质的降解。由于不同菌株内蛋白酶的水平不同，对于某一特定融合蛋白来说，尝试不同菌株有助于提高蛋白稳定性。

4. 蛋白质分子量 在哺乳动物细胞中，不加标签的外源蛋白和内源蛋白由于分子量相同在免疫印迹上难以区分，表达融合蛋白有助于两者的区分。一般来说小于5kD或者大于100kD的蛋白表达比较困难。蛋白越小，越容易被内源蛋白水解酶所降解，在这种情况下可以采取融合蛋白表达，在每个单体蛋白之间设计蛋白水解或者是化学断裂位点。如果蛋白较小，可以加入GST、Trx、MBP等较大的标签蛋白可能促进蛋白正确折叠；如果蛋白大于60kD则建议用6×His、HA等较小的标签。对于结构研究清楚的大蛋白可以根据实验目的表达截短蛋白（truncated protein），如果是为抗体制备，一定要保证截取抗原性较强的部分。

5. 是否需要活性蛋白 如果蛋白表达的目的仅仅是获得一些制备抗体的材料，就没有必要获得活性蛋白。如果目的蛋白表达是用于功能研究，那么保持或者恢复蛋白的活性是非常重要的，纯化难易相对不重要。如果需要表达具有生物学功能的膜蛋白或分泌性蛋白，例如细胞膜表面受体或细胞外的激素和酶，则更需要利用真核细胞表达。当表达蛋白是用于结构研究，最好是以可溶性蛋白的形式。在不同大肠杆菌菌株尝试表达蛋白，减少体内蛋白异常折叠，尽可能减少体外变性从而保持正常蛋白构象。

蛋白质表达是一个复杂的调控过程，由于插入的目的基因不同，载体构建元件不同，组装的空间位置不同，采用的表达系统不同，最终蛋白表达水平和阳性克隆筛选率都会有很大差异。另外，由于表达元件存在种属和组织特异性，所构建的表达载体不一定在所有细胞株中都高效表达。细胞生长状态的差异，转染方法的不同，培养时间的长短，筛选药物浓度的高低，对表达量都有很大影响。因此，需要综合评价一个表达载体和表达系统，排除一些不确定因素，优化实验条件。

三、重组蛋白质表达问题分析

合理的表达策略并不能保证蛋白表达都能顺利完成，实验中常常遇到检测不到目的蛋白或者表达水平过低的问题，如何解决在此做一个分析。实验前一定要有预先计划，经验不足者开始实验时最好包括阳性或阴性对照，以便快速发现问题。

（一）目的基因

目的基因片段可从商品化的含有目的基因全长开放读码框（ORF）的质粒上亚克隆获得 cDNA，也经常用 RT-PCR 扩增目的基因 cDNA，PCR 反应容易导入错配碱基，因此 PCR 体系要用高保真 DNA 聚合酶以及严格的扩增条件。克隆基因后最好进行双向测序，保证 cDNA 序列无误。

（二）重组表达载体的确认和优化

构建重组表达载体时，优先考虑产生黏性末端的不同限制性内切酶位点，以便高效连接和插入方向正确，用限制酶切谱分析确认，必要时进行测序分析。原核表达时应检查基因的密码子是否为稀有密码子，避免出现 4 个或更多这种密码子，否则会显著降低表达，这种情况下应更换为大肠杆菌常用的密码子。检查基因片段下游是否存在转录终止子，如果无则应插入一个，可增强 mRNA 稳定性而有助于表达。真核蛋白表达时完整的开放读码框（ORF）是正确翻译的必要条件，有时非翻译区（UTR）也至关重要。比如，在基因 ORF 加上 5'UTR 序列，增加 A+T 含量，可以减少 mRNA 的二级结构，常能增加翻译效率。另外，翻译起始密码子 ATG 前加上 Kozak 序列 GCCACC 可以增强真核蛋白的翻译效率。

（三）转化或转染效率

重组表达载体引入宿主细菌或细胞时，转化或转染的效率将影响蛋白表达，尤其瞬时表达蛋白与细胞摄入的 DNA 量密切相关。因此，实验时设立阳性对照，如带有另一插入片段的相同载体，来确定转化或转染是否成功，有助于优化条件。

（四）RNA 水平

转染细胞后提取 RNA，进行 RT-PCR 或者 Northern 杂交，确证 mRNA 大小和表达量是否符合预期。如果在转染的细胞中检测不到正确的 RNA，则应采用完全不同的表达载体或系统，因为一些不能预料的情况可能导致异常剪接。

（五）翻译机制的检测

用转染细胞中分离出的 mRNA 和含有插入 cDNA 的载体体外转录产生的 RNA 进行体外翻译产生蛋白质，确定编码区是否含有点突变或其他缺失从而阻碍产生全长的编码蛋白质。

四、重组蛋白质的规模化制备

重组蛋白质的生物技术在其形成产品的过程中，通常分为上游、中游和下游技术。上游技术包括基因重组、杂交瘤技术和新型菌株/细胞株构建等方面的研究与开发；中游技术包括菌株的发酵与细胞的培养；下游技术包括产物的分离纯化和后处理加工。要实现重组蛋白质的规模化制备，即实现重组蛋白质药物从实验室规模到生产规模的完美放大，首先需要进行高效表达菌株/细胞株的构建与优化，然后通过对基因工程菌株/细胞株培养条件的优化，大幅提高菌株/细胞株的培养密度，同时对诱导表达的条件进行优选，就可以实现在超高培养密度条件下目的蛋白的高效表达。

外源蛋白的表达是一个复杂的过程，不同的外源蛋白，其表达过程也不一样。采用原核表达系统生产时，目的蛋白不能进行糖基化等后修饰，会形成包涵体，包涵体内的蛋白是非折叠状态的聚集体，不具有生物学活性。如何提高外源蛋白的翻译后修饰和折叠是研究者面临的挑战。要选择适合于目的蛋白的复性工艺，进一步提高目的蛋白的纯度，显著提高目的蛋白的制备效率。对于质量要求特别严格的产品，还需要建立超高灵敏度检测方法，确保质量标准研究能够顺利推进。采用真核表达系统生产时，动物细胞的高密度培养，有赖于合适的培养基以及适宜的反应器环境。哺乳动物细胞对营养的需求差别很大，在培养基的开发过程中需特别强调"个性化培养基"的概念，即：生产细胞系所使用的培养基应根据其代谢特点进行优化、定制。实现动物细胞的高密度长期培养发酵，首先要掌握细胞代谢规律、生长速率和产物合成的关系，以寻求最佳的发酵工艺。表达蛋白的高效分离纯化是重组蛋白质规模化制备工艺的核心，对于基因工程技术生产的重组蛋白的纯化方法有很多，按照大类可分为沉淀技术、

层析技术、双液相萃取技术等。在实际工作中，需要根据具体情况设计纯化策略。对于大规模蛋白的纯化分离过程中都需把握的原则是保证蛋白活性、回收率高、步骤尽量少、纯度高。一般来说对于蛋白的纯化都是采用不同分离纯化技术的组合使得蛋白最后的活性、纯度、回收率都较高。完成各步骤技术优化后还需要规模化制备工艺进行集约化优化，达到高效率低成本制备和工艺可线性放大的目标。

总之，只有上游菌株/细胞系构建技术的突破与中下游技术的不断发展，才能为我国重组蛋白质的产业化发展进程提供有力的保障（图 3-1-2）。

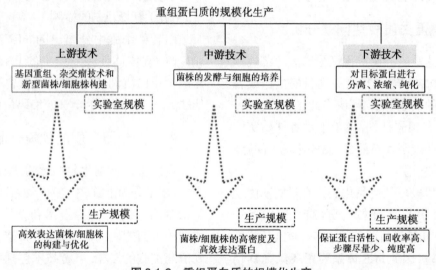

图 3-1-2　重组蛋白质的规模化生产

（王丽影　王龙龙　汤其群）

第二节　蛋白质的分离纯化与鉴定技术

蛋白质（酶）存在于一切生物体中，是非常重要的生物大分子。蛋白质分离的基本原理与方法在 20 世纪的 60、70 年代就已经建立；最近的进展主要是针对各种方法学的优化，包括仪器与分离材料的改良。另外，随着生物医学研究的进步，被研究蛋白质的所属也有所改变；早期研究大都是酶的提纯与鉴定，而现在面临的对象多数是非酶蛋白如生长因子、膜受体和转录因子或转录辅因子。这些

蛋白在天然起始材料的量都非常稀少，并且通常以异聚蛋白复合体形式存在。考虑到每一个提纯步骤都不可避免有一定比例的活力丢失，它们的提纯从设计到具体操作都是一个挑战。再考虑到一个经过多次艰苦摸索和条件优化建立起来的纯化方法还必须有可重复性，所以在操作上就需要整个流程牵涉相对少的步骤。蛋白质（酶）的提取、纯化、鉴定方法很多，首先需要掌握坚实的蛋白质化学和酶的基础理论知识，每一种蛋白质或酶都具有蛋白质的共性，也有其特性，因此在提取和纯化某种蛋白质时，首先需要了解该蛋白质的性质，才能对这种蛋白质制定正确的提取、纯化技术路线。蛋白质分离策略的大致框架见图 3-2-1。

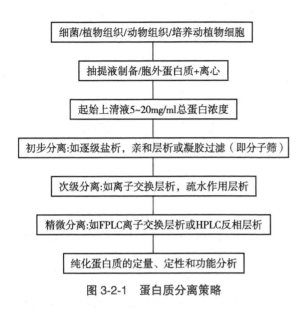

細菌/植物组织/动物组织/培养动植物细胞

↓

抽提液制备/胞外蛋白质+离心

↓

起始上清液5~20mg/ml总蛋白浓度

↓

初步分离:如逐级盐析,亲和层析或凝胶过滤（即分子筛）

↓

次级分离:如离子交换层析,疏水作用层析

↓

精微分离:如FPLC离子交换层析或HPLC反相层析

↓

纯化蛋白质的定量、定性和功能分析

图 3-2-1　蛋白质分离策略

一、重组蛋白质和天然蛋白质提取纯化方法的差异

重组蛋白质的提取、分离和纯化较简单,因为重组蛋白 C- 端或 N- 端可以人为接上一个标签如 His-Tag,可用固相金属亲和层析（immobilized metal affinity chromatography, IMAC）纯化。很多公司都提供提取分离纯化带有标签的蛋白质或酶的试剂盒,其说明书中有详细的原理、操作步骤和要点。天然蛋白质或酶没有这样的标签,因此其提取、分离、纯化通常是有难度的。

二、蛋白质的分离纯化与鉴定技术

（一）硫酸铵沉淀

高盐情况下由于与蛋白质表面极性基团作用的水分子减少而使得蛋白质溶解度下降的现象称为盐析效应。不同蛋白质表面极性基团分布的不同决定对盐析效应的反应不同。硫酸铵是用于沉淀蛋白质的最常用的盐。低浓度硫酸铵使蛋白质的溶解度增大,即所谓的盐溶（salting in）,但当硫酸铵浓度增加到一定浓度后,蛋白质的溶解度开始减小,即所谓的盐析（salting out）。当硫酸铵达到一定浓度时,蛋白质析出。不同蛋白质的盐析浓度有差异,了解目的蛋白质析出所需的硫酸铵浓度,就可部分纯化这种蛋白质。注意,目的蛋白质的浓度与盐析浓度有一定的关系,如 1mg/ml 与 0.01mg/ml 的蛋白质浓度所需的盐析浓度是不一样的,低浓度的蛋白质盐析需要较高浓度的硫酸

铵。硫酸铵沉淀不仅可去除一些杂蛋白,还可去除其他的杂质,如脂质等各种小分子。

（二）层析技术

1. **离子交换层析（ion exchange chromatography）** 这一技术是根据不同的蛋白质有不同的等电点（isoelectric point, pI）,其吸附在离子交换剂（ion exchanger）上的强弱有分别,来对蛋白质进行分离。离子交换层析是最常用的基于蛋白质与载体吸附作用而设计的蛋白质分离方法。蛋白质是表面带有多离子基团的大分子。离子交换层析是以离子交换剂为固定相,以特定的含蛋白质和溶液离子的缓冲液为流动相,利用离子交换剂对需要分离的各种蛋白质结合力的差异,而将混合物中不同解离特性蛋白质进行分离的层析技术。离子交换剂可分为两种,阳离子交换剂（cation exchanger,如羧甲纤维素 carboxymethyl-cellulose）和阴离子交换剂（anion exchanger,如 DEAE- 纤维素）。在某一 pH 条件下,当阳（阴）离子交换剂带有负（正）电荷而蛋白质带有正（负）电荷时,蛋白质就可吸附在阳（阴）离子交换剂上。各种蛋白质的等电点可能不同,因此其吸附在离子交换剂上的强度不同,用不同离子强度的洗脱液可将 pI 不同的蛋白质洗脱。由于各种蛋白质表面所带电荷的种类和数量不同,它们被吸附的程度也不同。然后用含阴离子（如 KCl 中的 Cl⁻）梯度的缓冲溶液洗柱,蛋白质可依次从含电荷由少到多的顺序被洗脱下来而达到分离的目的。

2. **亲和层析（affinity chromatography）** 亲和层析是基于目标蛋白和固相交联的载体之间的相互作用而设计的纯化策略。利用蛋白质 - 配体（如抗体 - 抗原、受体 - 激素、酶 - 底物、酶 - 抑制剂等）分子之间的特异结合性。在用亲和层析纯化时,必须首先考虑抗体 - 抗原、受体 - 激素、酶 - 底物等的解离常数（Kd）,Kd 一定要小于 0.003mM。当 Kd 小于 0.003mM 时,95% 的酶、抗体或受体等会吸附在亲和吸附剂（affinity adsorbents）上。洗脱时,流动相中的底物（配体）对酶（受体）的亲和性往往大于固定相中的底物（配体）,因此可以有效洗脱。有时,若配体不易获得或非常昂贵,也可以用其他方法洗脱,如增加离子强度,破坏目的蛋白质与其配体之间的离子相互作用,但增加离子强度可增强目的蛋白质与固相吸附剂的疏水吸附,

因此可以加一些表面活性剂如 TritonX-100 降低目的蛋白质与固相吸附剂的疏水吸附作用。如果是基于抗体-抗原作用的亲和层析，被吸附的蛋白质可以用低 pH、高 pH 或含尿素溶液（干扰抗体-抗原作用）洗脱；被吸附在 DNA 上的转录因子则可以用含高盐缓冲液洗脱。另外，基于很多转录因子有对 DNA 特殊序列的亲和性，亲和层析也被广泛地应用于纯化转录因子的策略中：把含有和目标转录因子相互作用的 DNA 序列交联在活化琼脂糖固相柱上可以纯化对应的转录因子。这种方法的优点在于每一步的纯化倍数会很高，通常是上百倍或千倍。

3. 凝胶过滤层析（gel filtration chromatography） 该技术过去也被称为分子筛（molecular sieving）。凝胶过滤层析是基于蛋白质天然分子量大小而设计的分离方法。构成凝胶的小珠（bead）中有大小不一的孔，小分子经过的路程较长而大分子经过的路程较短，所以一个特定蛋白质或复合体被洗脱所需的溶液体积与其天然分子量呈负相关。如此就可分离分子量不同的蛋白质。

4. 疏水作用层析（hydrophobic interaction chromatography） 疏水作用层析也属于吸附层析一类。该方法基于蛋白质的疏水差异，适用于不易被盐析的蛋白质的进一步提纯。在高盐溶液中，蛋白质表面的亲水/离子基团被反离子所遮盖，而表面的疏水基团会与疏水层析柱中的疏水配基相结合。通常而论，盐浓度越高，蛋白与层析柱的疏水配基相结合形成的疏水键越强。如在 2.5M 硫酸铵条件下能被盐析的蛋白质可以溶解在含 2M 硫酸铵的缓冲液中加样。在洗脱时，将盐浓度逐渐降低（如建立 2M 到 40mM 硫酸铵梯度），不同蛋白质因疏水性不同而先后被洗脱而纯化。

注：疏水层析与离子交换层析刚好互补，因此可用于分离离子交换层析或其他方法很难或不能分离的蛋白质。

5. 反相层析（reversed-phase chromatography） 该技术是指用疏水固相的一种层析技术。"反相"是相对"正相"而言，正相是指亲水的固相，如硅胶表面带有硅羟基（silanol group）。硅羟基可与被分离的化合物相互作用，被分离的化合物的亲水性越强，则滞留在正相柱上的时间越长。反相层析则在固相表面引入不同长度的烷基（C4，C8，C12，C18），使固相表面呈疏水性，烷基与被分离的化合物表面的疏水基团相互作用。不同的蛋白质分子表面的疏水基团量和空间分布不同，因此不同蛋白质的疏水性不同，疏水性越强，在反相柱上的滞留时间越长，疏水性越弱，在反相柱上的滞留时间越短。用反相层析技术可将疏水性不同的蛋白质分开（图 3-2-2）。反相层析的分辨率非常高，若不考虑蛋白质的活性，反相层析是非常有效的分离和纯化的手段。反相层析技术也可用于鉴定蛋白质纯度。反相层析技术串联质谱是当今鉴定蛋白质分子的重要手段。要注意的是，该技术对样品的制备要求非常高，样品必须是纯净无颗粒物，样品制备的质量直接影响分离，若样品制备差，会直接损毁柱子；要考虑反相柱的孔径（pore size），选择适合分离蛋白质的反相柱。

6. 固相金属亲和层析（immobilized metal affinity chromatography） 重组蛋白质可在 C-或 N-端引入组氨酸标签，一般为 6 个组氨酸残基（His-tag）。这些组氨酸残基与过渡金属（transitional

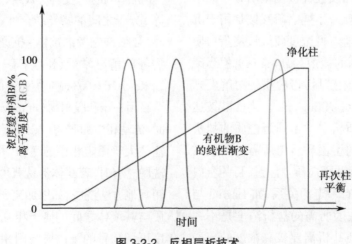

图 3-2-2　反相层析技术

metals）Ni^{2+} 或 Co^{2+} 形成配位键。用固相化的 Ni^{2+} 或 Co^{2+}（如商品化的 NiII-nitriltriacetic acid 树脂，Ni-NTA）可吸附带有 His-tag 的重组蛋白质，用含有咪唑（imidazole）的缓冲液可洗脱重组蛋白质。注意，有些含有较多组氨酸的蛋白质也可与吸附剂结合，但较弱，因此可用低浓度的咪唑洗脱；在层析过程中不能引入金属螯合剂如 EDTA；避免使用还原剂如 DTT 或 DTE，但可用低浓度的巯基乙醇。

该技术也用于提取磷酸化的蛋白质。将螯合剂交联到树脂，螯合三价铁或三价镓，该亲和吸附剂可吸附混合物中的磷酸化的蛋白质。洗去不吸附的非磷酸化蛋白质后，用磷酸缓冲液即可将磷酸化蛋白质从该亲和吸附剂上洗脱。要注意的是酸性蛋白质也可被不同程度地吸附。

（三）电泳分离技术

1. SDS-PAGE　常用于鉴定蛋白质的纯度和分子量，也可用于蛋白质的纯化。SDS-PAGE 凝胶分为两层，上层为浓缩胶，下层为分离胶。浓缩胶的作用是将样品中的蛋白质压成一个薄层，分离胶将各种分子量不同的蛋白质分开。SDS 带负电，当 SDS 与蛋白质混合后，SDS 与蛋白质分子结合形成复合物，复合物中 SDS 所带的负电荷大大超过了蛋白质分子所带的电荷，因此在电泳时，蛋白质电泳速率与蛋白质分子量的对数成反比，而蛋白质所带电荷对电泳速率的影响可忽略不计。SDS-PAGE 的分辨率非常高。

该技术要注意 4 点：①配胶时，所有溶液都要脱气。丙烯酰胺（acry 所有溶液都要脱）和交联剂亚甲基双丙烯酰胺（N, N 和交联剂亚甲基双丙烯酰胺（烯酰胺（的电荷，因此在电）的交联需要自由基的催化，自由基由过硫酸铵和 TEMED（N, N, NE, NEMED 需要自由基的催化，自由基由过硫酸铵和四甲基乙二胺）产生。空气中的氧气可有效清除由过硫酸铵和 TEMED 产生的自由基，因此抑制丙烯酰胺 - 亚甲基双丙烯酰胺的多聚化（polymerization）。不脱气也将导致凝胶质量的批次间差异。②SDS 的质量非常重要，SDS 中的不纯物（C10, C14, C16 alkyl sulfate）可导致一个蛋白质形成多个条带。③SDS 不要过量，如 30~50μl 样品中 SDS 量不要多于 200μg，不然蛋白质的条带会变宽，影响分辨率。④过硫酸铵不稳定，需在使用前配制。

2. **等电聚焦（isoelectric focusing, IEF）与双向电泳（two-dimensional electrophoresis）**　蛋白质是两性电解质，当某个蛋白质在某一 pH 时，其所带正电荷和负电荷数相等，净电荷为零，这一 pH 值就是该蛋白质的等电点。各种蛋白质的碱性和酸性氨基酸残基的量存在差异，这种差异导致蛋白质的等电点不同。根据这一特性可将等电点不同的蛋白质用等电聚焦方法分离。IEF 也可用于分离修饰与否的蛋白质，如蛋白质可被磷酸化（加入电荷）、乙酰化（中和电荷），IEF 可将修饰与否的蛋白质分离开（反相层析法也可以）。IEF 对样品的制备要求是，要预防同种或不同种蛋白质形成蛋白复合物，尽可能去除样品中的非蛋白质离子。

在分离和鉴定复杂的蛋白质成分时（如细胞裂解液），常常用双向电泳，第一向是 IEF，将不同等电点的蛋白质分离，与之垂直的第二向是 SDS-PAGE，按分子量将蛋白质分离。双向电泳可以将细胞中的蛋白质分离成数千个组分，对分离到的蛋白质组分做质谱分析，可快速鉴定蛋白质。注意，分离到的组分不一定代表单个蛋白质。

三、蛋白质纯度判断

经过针对目标蛋白的分离后，普遍面临的问题有三个：蛋白质纯度鉴定、蛋白质是二聚体或多聚体、蛋白质或个别亚基分子量的测定。答案来自于对实验程序数据的综合分析：通常的策略是单向（one dimensional, 1D）或双向（two dimensional, 2D）电泳，和常规凝胶过滤或 HPLC 凝胶过滤。如果一个蛋白质是单体或者是含有相同亚基的多聚体，那么，在单向 SDS 变性电泳（1D SDS-polyacrylamide gel electrophoresis）后，可以检测到一个单一条带或者双向（2D）电泳后检测到一个圆点就说明这个。如果一个蛋白是含不同亚基多聚体，它的纯度可以用非变性电泳（non-denaturing electrophoresis）后看到单一的条带来决定。杂质蛋白质低于 5%（最好是低于 2%）是一个蛋白质提纯的标志，它的天然分子量可以用常规凝胶过滤或 HPLC 凝胶过滤方法来估算：比较它的洗脱体积与一群已知分子量的对照蛋白质的洗脱体积。每一个亚基的分子量则可以用变性聚丙烯酰胺电泳来测定；每个亚基的数量可以通过比较天然分子量和每个亚基在变性条件下的分子量推算获得（图 3-2-3）。

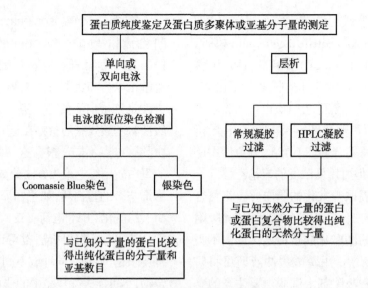

图 3-2-3 蛋白质纯度判断策略

四、纯化蛋白质的鉴定

蛋白质纯度鉴定，鉴定纯度的常用方法为 SDS-PAGE。反相 HPLC 也可用于纯度鉴定。用 Western blot 和质谱法鉴定纯化的蛋白质是否为目的蛋白质。若提取的蛋白质为酶，则除了以上鉴定外，还需鉴定酶的活性。

五、蛋白质提取纯化鉴定的策略

以上初步介绍了蛋白质提取、纯化、鉴定的常用方法，接下来介绍如何组合和运用这些方法去解决一个实际问题，举一个例子来说明纯化蛋白质的策略。

提取、分离、纯化并鉴定小鼠肝脏谷胱甘肽转硫酶（GST）及其在致癌物多环芳烃环氧化物中的解毒酶学特性

这一工作需要分为以下几个阶段：

1. 尽可能详细了解 GST 的特性 通过阅读文献，获得如下要点：

（1）GST 有多种亚型，根据其免疫学特性，可分为 α、μ、π 等。

（2）GST 有广谱的底物特异性，即 GST 有多种底物，对每一种底物的亲和性不同。然而，GSH 是各种亚型的 GST 的共同底物。

（3）各种 GST 亚型有不同的等电点，即使同一种 GST 亚型中也存在不同等电点的亚型。

（4）GST 由两个亚基组成，这两个亚基可以是同型的，也可以是异型的。

（5）GST 主要存在于胞质中，为可溶性蛋白质。

（6）各种 GST 均可催化还原型谷胱甘肽（GSH）与 1- 氯 -2,4- 二硝基苯（CDNB）的连接反应。该反应可用来检测 GST 的活性。

（7）多环芳烃是环境污染物，是一种前致癌剂。多环芳烃进入细胞后，通过细胞色素 P450 酶系的代谢生成致癌物多环芳烃环氧化物。GST 可催化 GSH 与各种多环芳烃环氧化物的偶联反应，形成多环芳烃与 GSH 的连接产物（conjugate）。这个反应通常被认为有很重要的解毒作用。

2. 选择方法学 根据以上的信息，我们可以理性地选择方法学。

（1）由于 GST 主要存在于胞质中，通过简单的组织匀浆就可提取 GST，关键是要预防 GST 的降解和变性，因此需要加入蛋白酶抑制剂，加入巯基乙醇以防 GST 分子上的巯基氧化，低温操作。

（2）组织匀浆通过高速离心得到上清液，其中含有各种 GST。

（3）根据 GST 与 GSH 特异结合的特性，制备 GSH-Sepharose 6B 亲和柱，通过亲和层析，可以得到总 GST。

（4）根据 GST 各种亚型有不同的等电点，选用聚焦层析技术或离子交换层析技术可分离得到不同亚型的 GST。

（5）用超滤技术可浓缩各种亚型的 GST。

（6）各种 GST 亚型的鉴定：用 SDS-PAGE 鉴定纯度，Western blot 法（用抗 GST e、μ、π 的抗

体）鉴定每一种 GST 的亚型。

（7）GST 由两个亚基组成，两个亚基的分子量基本相同，因此不能用电泳法鉴定 GST 是同型二聚体或异型二聚体，然而由于不同亚基的氨基酸组成不同，其疏水性不同，用反相 HPLC 法可以将不同亚基分离。

（8）测定各种 GST 亚型催化多环芳烃环氧化物与 GSH 的偶联反应的酶学常数。文献中没有测定 GST 催化这一类反应的方法。所以首先要建立测定各种多环芳烃环氧化物与 GSH 的连接产物的方法，如苯并芘环氧化物（benzopyrene diol epoxide，BPDE）与 GSH 的连接产物为 BPD-SG。由于 BPD-SG 与 BPDE 有不同的疏水性，用反相 HPLC 方法可以将 BPDE 和 BPD-SG 分离开，

并能定量测定 BPD-SG。因此，将酶与不同浓度的 BPDE 和饱和 GSH 温育，定量测定 BPD-SG 就可得到酶催化这一反应的初速度，从而计算各种 GST 亚型对 BPDE 的米氏常数 K_m 值和最大速率 V_{max}。这两个常数反映各种 GST 亚型对 BPDE 的解毒效率，因此有重要的生理意义。

提取分离纯化的每一步都必须测定总蛋白质含量、总 GST 活性和计算 GST 的比活性，总 GST 活性代表每一步的回收率，GST 的比活性（酶活性／蛋白质量）代表每一步的纯化的倍数。用催化 GSH 与 CDNB 的连接反应的酶学方法可以用来检测每一步的回收率。

3. 制定清晰的技术路线 根据以上方法学的选择，制定如下技术路线（图 3-2-4）。

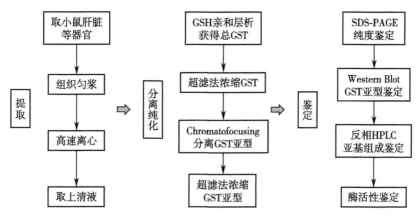

图 3-2-4 小鼠肝脏谷胱甘肽转硫酶 GST 的提取、分离、纯化与鉴定

4. 实验前准备 仔细研究以上每一种方法的原理和细节，与有蛋白质提取、纯化、鉴定丰富经验的研究者讨论会有很大的帮助。

5. 实验操作 在此不做具体的说明。尽可能彻底地理解实验中每一步操作的细节，掌握实验操作的技巧。如果实验失败，在找到实验失败原因之前，不要非理性地重复实验。

以上每一个环节都同等重要。

六、蛋白质定量方法

（一）蛋白质在溶液中的浓度测定

1. 氨基酸分析 将纯化蛋白质彻底降解成氨基酸后分析 20 种氨基酸相对的量并计算比例。如果被纯化的蛋白质是已知蛋白，那么氨基酸分析的结果也能昭示此蛋白是否被纯化。由于现有技术能够精确测定一特定氨基酸的量（纳摩尔级），所以从氨基酸比例分析的数据又可以得出蛋

白质精确的定量。下面介绍的蛋白质定量方法大都需要利用光吸收，所以不可避免受特定残基特别是芳香族氨基酸在蛋白质的丰度或溶液中其他组分的影响。因此迄今为止氨基酸分析还是最佳的蛋白质的定量方法（图 3-2-5）。

2. 近紫外吸收光谱法 利用 280nm 的光吸收。此方法基于芳香族氨基酸（色氨酸与酪氨酸）以及处于二硫键态的半胱氨酸在 280nm 的光吸收，即 A280；灵敏度在 20~3 000μg/ml 之间。

3. 远紫外吸收光谱法 利用 205nm 的光吸收。此方法是基于寡肽或多肽每个残基间的肽键都有在此波长的吸收，即 A205；灵敏度在 1~100μg/ml 之间。

4. 利用荧光散射 此方法是基于色氨酸、酪氨酸或苯丙氨酸有内在的荧光散射；通常测定的是来自色氨酸的荧光。灵敏度介于 5~50μg/ml 之间。

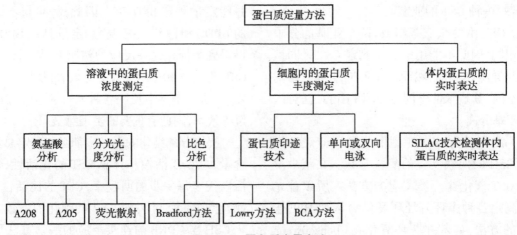

图 3-2-5 蛋白质定量方法

5. Bradford 方法 蛋白质可与染料考马斯亮蓝（Coomassie brilliant blue）结合，结合产物在可见光 595nm 达到吸收峰值。在 1~10μg 蛋白质的范围之内（通用比色杯），光吸收呈线性分布。

6. Lowry 方法 蛋白质里的酪氨酸可以与染料福林酚结合，结合后的产物在可见光 750nm 达到光吸收峰值。在 1~20μg 蛋白质的范围之内（通用比色杯），光吸收呈线性分布。

7. 二喹啉甲酸（BCA）蛋白定量法 BCA 蛋白定量法是一种快速灵敏、稳定可靠的蛋白定量测定方法，其测定范围是 10~2 000μg/ml，是比 Lowry 法更优越的方法。原理是在碱性条件下，蛋白将 Cu^{2+} 还原为 Cu^+，Cu^+ 与 BCA 试剂形成紫颜色的络合物，两分子 BCA 螯合一个 Cu^+。将该水溶性复合物在 562nm 处的吸收值，与标准曲线对比，即可计算待测蛋白的浓度。优点是所用样品少，可以在 96 孔板中完成。测定快速简便，45 分钟内完成。干扰物质少，BCA 法不受大部分样品中的去垢剂等化学物质影响，可兼容样品中高达 5% 的 SDS，5%Triton X-100，5% 的 Tween 20。

实验流程：BCA 法测蛋白浓度

A. BCA 工作液配置：根据样品数量，按 50 体积的 BCA 试剂 A 加 1 体积 BCA 试剂 B（50∶1）配制适量 BCA 工作液，充分混匀。BCA 工作液室温 24 小时内稳定。试剂 A：1%BCA 二钠盐，2% 无水碳酸钠，0.16% 酒石酸钠，0.4% 氢氧化钠，0.95% 碳酸氢钠；混合调 PH 至 11.25。试剂 B：4% 硫酸铜。

B. 准备蛋白标准品：取适量标准蛋白质溶液 BSA，5mg/ml（结晶牛血清白蛋白根据其纯度用 0.9%NaCl 配制成），取 10μl 稀释至 100μl，使最终浓度为 0.5mg/ml。

C. 各浓度标准曲线的配制：将标准品按 0μl，1μl，2μl，4μl，8μl，12μl，16μl，20μl 加到 96 孔板的标准品孔中，加标准品稀释液（0.9%NaCl）补足到 20μl。

D. 准备待测蛋白质样品：加适当体积样品到 96 孔板的样品空中，加标准品稀释液（0.9%NaCl）到 20μl。

E. 蛋白浓度测定：各孔加入 200μl BCA 工作液，37℃放置 30 分钟。注：也可以在室温放置 2 小时，或 60℃放置 30 分钟。测定 A562。

F. 根据标准曲线计算出待测蛋白浓度。

（二）蛋白质在细胞内的丰度测定

1. 用 SDS-PAGE 凝胶电泳方法检测目的蛋白质的相对表达量 本节前面介绍了 SDS-PAGE 可用于鉴定蛋白质的纯度和分子量及蛋白质的纯化。还可以用于检测蛋白质相对表达丰度。分子大小和构象不同的蛋白质，通过 SDS-PAGE 一定孔径的分离胶时，所受摩擦力不同，受阻滞的程度不同，因此也表现出不同的迁移率。即使蛋白质所带的静电荷相似，也会由于分子筛效应而在分离胶中被分离开来。所以用 SDS-PAGE 凝胶电泳方法可以通过灰度扫描来检测目的蛋白质的相对表达量。

2. 双向电泳（two-dimensional electrophoresis，2D）检测蛋白质的相对丰度 双向电泳技术的原理是：在二维平面的两个互相垂直的方向上，根据蛋白质的等电点和分子量的不同，把蛋白质混合物在二维平面分开。2D-PAGE 技术经过近些年的发展目前已经成为蛋白质组学研究的支撑技术，以其高通量、高分辨率和重复性被广泛应用到各个领域，特别是生物医学的研究中。双向电泳是研究蛋白质组学的一种经典有效方法。它可根据蛋白质的等电点和分子量在一块凝胶上呈现出几千种蛋白质的等电点、表观分子量以及蛋白质的相对丰度。

3. 蛋白质印迹技术检测蛋白质的表达量
蛋白质印迹技术先用含有 SDS 和还原剂的缓冲液制备细胞裂解液；再把所有溶解的蛋白用含有 SDS 的聚丙烯酰胺凝胶电泳分开；然后是利用电转移方法把蛋白质转到膜载体上。被转移的蛋白质结合在膜的表面，使得免疫检测成为可能。首先是利用 BSA 或者脱脂奶粉溶液把膜上非专一性结合位点饱和阻断；然后用第一抗体与膜培养使之专一性地结合于固定在膜上的抗原；经过温和冲洗后，抗体-抗原的复合体可以被带有酶标签的第二抗体检测到。该技术广泛应用于检测蛋白水平的表达。

（三）体内蛋白质实时表达的监测方法
蛋白质实时表达动态是用细胞培养条件下稳定同位素标记技术法（stable isotope labeling with amino acids in cell culture, SILAC）来检测的，其基本原理是分别采用含有轻、中或重型同位素必需氨基酸的培养基培养细胞。用于 SILAC 的稳定同位素氨基酸主要有赖氨酸（Lys）和精氨酸（Arg），新合成的蛋白质即嵌合了同位素氨基酸，如此培养 5~6 代后，细胞的所有蛋白质均被同位素标记上。经处理因素刺激后，等量混合各类型蛋白质，然后经 SDS-PAGE 分离和质谱分析，通过比较一级质谱图中同位素峰型的面积大小进行相对定量，同时二级谱图对肽段进行序列测定从而鉴定蛋白质。由于 SILAC 标记技术是体内标记技术，几乎不影响细胞的功能，同时灵敏度高，可用于蛋白质实时表达动态研究。

（王丽影　王龙龙　汤其群）

第三节　蛋白质功能的研究方法

蛋白质功能分析是用现有技术手段，从确定蛋白质特性入手理解蛋白质的多态性和功能性。除核酶具有独立于蛋白质的生物学功能以外，细胞所有的功能都由蛋白质介导。在蛋白质功能研

究过程中往往需要回答下面诸多问题：分子量大小、极性和构象、异构体、是否为膜蛋白、有无多功能性、细胞内丰度、有无组织特异性、是否存在于一个复合体以及复合体形成的动力学等。另外从一个特定蛋白质或其复合体是否分布于不同的细胞亚结构也可以推断其多功能性，与此紧密相关的是研究转录后修饰以及下游效应，这也属于蛋白质分析范畴。

一、蛋白质亚细胞定位

蛋白质作为生命活动的直接执行者，其功能与亚细胞定位密切相关，有序分布和动态调控的蛋白质是保证生命个体实现其精细的生物功能的前提。特别是对于真核细胞来说，蛋白质位于不同的亚细胞部位，其所行使的功能也不同，或者说蛋白质表达部位发生错误就会失去预期的功能，从而对细胞乃至对整个机体产生影响。目前更是提出了定位组（localizome）的概念来大规模研究蛋白质的亚细胞定位。观察蛋白质在细胞内的精确定位可以借助各种显微镜技术。激光扫描共聚焦显微镜（laser-scanning confocal microscope, LSCM）作为一种集激光、显微镜和计算机于一体的新型、高精度显微镜，与其他显微镜相比，其功能强大，能进行荧光定量测量、共焦图像分析、三维图像重建、活细胞动力学参数检测、胞间通信研究等，可对所观察的蛋白质进行定量、定性、定位的监测，在整个细胞生物学研究领域有着广阔的应用前景。免疫电镜技术（immunoelectronmicroscopy, IEM）是当今生物医学领域的一项重要研究手段，集电子显微技术与免疫细胞化学技术于一体，能在细胞微细结构水平对抗原或抗体进行定位。目前研究蛋白质的亚细胞定位已具备了多种成熟的方法。

（一）融合报告基因定位法
增强型绿色荧光蛋白（eGFP）、增强型黄绿色荧光蛋白（eCFP）、增强型黄色荧光蛋白（eYFP）和单体红色荧光蛋白（mCherry），具有不同的激发波长，均由野生型荧光蛋白通过氨基酸突变和密码子优化而来。就 eGFP 而言，相对于 GFP，其荧光强度更强、荧光性质更稳定。同时载体中构建的 Kozak 序列使得含有 eGFP 的融合蛋白在真核表达系统中表达效率更高。mCherry 是从

DsRed 演化来的性能最好的一个单体红色荧光蛋白，可以和 GFP 系列荧光蛋白共用，实现多色标记体内、外实验表明，mCherry 在 N 端和 C 端融合外源蛋白时，荧光蛋白活性和被融合的目标蛋白功能相互没有明显影响。这些荧光标签蛋白，其融合表达目的蛋白后不用破碎组织细胞和不加任何底物，直接通过荧光显微镜就能在活细胞中发出荧光，实时显示目的基因的表达情况，而且荧光性质稳定，被誉为活细胞探针。其自发荧光，不需用目的基因的抗体或原位杂交技术就可推知目的基因在细胞中的定位等情况。

（二）免疫荧光定位或共定位

20 世纪人们将电镜技术与免疫学方法相结合，逐步形成了免疫电镜检查术。近年来，随着电镜技术的不断发展，极大地拓宽了其应用领域。免疫电镜技术为抗原亚细胞水平定位提供了有力工具。利用不同标记物在电镜下呈现不同的形态和电子密度的特点，可以建立了一些双标记或多标记免疫电镜技术，在同一系统中，同时观察不同抗原及受体在细胞表面和细胞结构中的定位。

免疫荧光技术是在免疫学、生物化学和显微镜技术的基础上建立起来的一项技术。它是根据抗原抗体反应的原理，先将已知的抗原或抗体标记上荧光基团，再用这种荧光抗体（或抗原）作为探针检查细胞或组织内的相应抗原（或抗体）。利用荧光显微镜可以看见荧光所在的细胞或组织，从而确定抗原或抗体的性质和定位。如果需要对胞内蛋白进行共定位，则需要通过两到三种不同种属来源的未标记一抗，再配合两到三种带不同荧光标记的二抗以实现 IF 双标或三标。在同一组织细胞标本上同时检测两种蛋白，先用两种不同种属来源的特异性一抗孵育，再用对应的不同荧光素标记的二抗孵育，从而在荧光显微镜下观测两种荧光的叠加情况。红色和绿色是最常见的两种荧光选择，如有叠加则显示黄色。绿色荧光染料常用的是 FITC、Cy2 或新一代 Dylight 488 等荧光染料；橙红色如 TRITC、Cy3 等荧光染料，而 Cy5、Cy7、APC 或新一代荧光染料 Dylight 649 等显示深红色。目前双标一般优先选择红色和绿色；如果是三标，则第三种颜色选择蓝色，如 AMCA 或者新一代 Dylight 350、Dylight 405 等。共定位是说明两种或三种蛋白存在直接或间接相

互作用的细胞学佐证（不是直接证据）。

以下实例是通过免疫荧光的实验对神经胶质瘤细胞黏着斑的形成进行观察。黏着斑（focal adhesion）是由多种蛋白组成的细胞与周围环境的接触点，是一种复杂的质膜相关大分子的临时募集，细胞通过黏着斑的产生促进细胞的迁移。桩蛋白（paxillin）和黏着斑激酶（FAK）是黏着斑重要成分。桩蛋白是 FAK pY397（397 位酪氨酸磷酸化的 FAK）的底物。N- 乙酰氨基葡萄糖转移酶 V（GnT-V）是导致 N- 聚糖的糖的致 V 萄糖转移酶促进细分支增加的关键酶。过表达 GnT-V 组的神经胶质瘤细胞的桩蛋白和 FAK pY397 的叠加程度增加，周围的黏着斑明显增多，并且方向性更强（图 3-3-1）。结果表明，GnT-V 组神经胶质瘤细胞中桩蛋白与 FAK pY397 存在共定位，促进胶质瘤细胞表面边缘黏着斑形成。

对照组胶质瘤细胞 Mock-U138、Mock-A172 和过表达 GnT-V 的 GnT-V-U138、GnT-A172 胶质瘤细胞分别接种于无菌的盖玻片上，细胞过夜贴壁完成之后，进行免疫荧光的实验。用 FAK pY397（BD，1：200）和桩蛋白（CST，1：200）抗体对细胞进行标记。使用 Cy3 和 FITC 标记的二抗分别来标记 FAK pY397 和桩蛋白，之后 DAPI 染色，荧光显微镜下观察。

实验流程：免疫电镜技术
研究蛋白质共定位

A. 细胞以胰酶消化后，吹打成单细胞悬液，接种于无菌的盖玻片上（悬浮细胞需要用多聚赖氨酸包被过的玻璃片），密度约 2×10^5 个 / 孔（24 孔板），于 37℃、5% CO_2 环境中培养至细胞生长至完全汇合。

B. 细胞置冰上 5 分钟，用预冷的 PBS（pH=7.4）洗 2 次。加入 4% 多聚甲醛 -PBS，冰上固定 30 分钟。PBS 洗涤后，3% BSA-PBS 封闭 45 分钟至 2 小时以封闭非特异性结合位点，PBS 再次洗涤。

C. 同时加入一抗稀释液，一抗一般的稀释比为 1：50~1：200，（加入 FAK pY397 和桩蛋白抗体），置于湿盒内，4℃，过夜。PBS 洗涤后加入二抗稀释液（例如上图中 Cy3 和 FITC 标记的二抗分别来标记 FAK pY397 和桩蛋白，以 1：100 稀释），4℃，6 小时孵育。

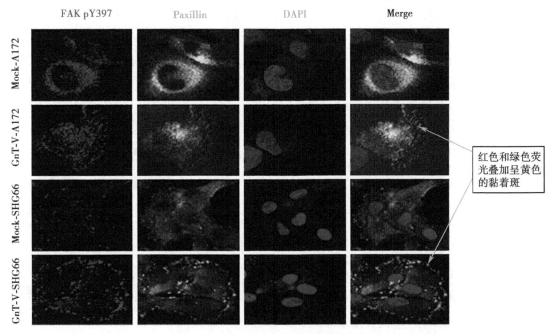

图 3-3-1　激光共聚焦检测蛋白质共定位

D. PBS 洗涤 2 次，加入 DAPI 稀释液（1∶100 以封闭液稀释），室温染细胞核 10 分钟。PBS 洗涤 2 次，将盖玻片细胞面向下置于滴有封片剂的载玻片上，尽量避免气泡，封片。在共聚焦激光扫描显微镜下观察，并采集图像和分析。

二、蛋白质与蛋白质相互作用研究方法

蛋白质 - 蛋白质相互作用（protein-protein interaction, PPI）是指两个或两个以上的蛋白质分子通过非共价键相互作用并发挥功能的过程。细胞进行生命活动过程是蛋白质在一定时空下相互作用的结果。生物学中的许多现象，如物质代谢、信号转导、蛋白质翻译、蛋白质分泌、蛋白质剪切、细胞周期调控等均受蛋白质间相互作用的调控。蛋白质相互作用是蛋白质执行功能的主要方式。以下介绍蛋白质与蛋白质相互作用几种研究方法。

（一）酵母双杂交系统

酵母双杂交系统是当前广泛用于活细胞体内蛋白质相互作用组学研究的一种重要方法。其原理是在真核模式生物酵母中，当靶蛋白和诱饵蛋白特异结合后，诱饵蛋白结合于报告基因的启动子，启动报告基因在酵母细胞内的表达，如果检测到报告基因的表达产物，则说明两者之间有相互作用，反之则两者之间没有相互作用。酵母双杂交系统是将待研究的两种蛋白质分别克隆（融合）到酵母表达质粒的转录激活因子（如 GAL4 等）的 DNA 结合结构域（DNA-BD）和转录激活域（AD）上，构建成融合表达载体，从表达产物分析两种蛋白质相互作用的系统。将这种技术微量化、阵列化后则可用于大规模蛋白质之间相互作用的研究。比如在同一个表达载体上构建 DNA-BD 的基因与已知蛋白质 bait protein 的融合蛋白 BD-bait protein。将编码 AD 的基因和 cDNA 文库的基因构建在 AD-LIBRARY 表达载体上。再同时将上述两种载体转化到改造后的酵母体内，这种改造后的酵母细胞的基因组中既不能产生 GAL4，又不能合成 LEU、TRP、HIS、ADE，因此，酵母在缺乏这些营养的培养基上无法正常生长。当上述两种载体所表达的融合蛋白能够相互作用时，功能重建的反式作用因子能够激活酵母基因组中的报告基因，从而通过功能互补和显色反应筛选到阳性菌落。将阳性反应的酵母菌株中的 AD-LIBRARY 载体提取分离出来，从而对载体中插入的文库基因进行测序和分析工作，就可以筛选出与已知蛋白相互作用的蛋白。在酵母双杂交的基础上，又发展出了酵母单杂交、酵母三杂交和酵母的反向杂交技术。它们被分别用于核酸和文库蛋白之间的研究、三种不同蛋白之间的互作研究和两种蛋白相互作用的结构和位点。

（二）噬菌体展示技术

噬菌体展示技术（phage display）是将多肽或蛋白质的编码基因插入噬菌体外壳蛋白结构基因的适当位置，在阅读框正确且不影响其他外壳蛋白正常功能的情况下，使外源多肽或蛋白与外壳蛋白融合表达，融合蛋白随子代噬菌体的重新组装而展示在噬菌体表面。展示到噬菌体表面的多肽或蛋白保持相对独立的空间结构和生物活性，可以与靶分子结合和识别（图3-3-2）。噬菌体展示的肽库或蛋白库与固相抗原结合，洗去未结合的噬菌体，然后用酸碱或者竞争的分子洗脱下结合的噬菌体，中和后的噬菌体感染大肠杆菌扩增，经过3~5轮的富集，逐步提高可以特异性识别靶分子的噬菌体比例，最终获得识别靶分子的多肽或者蛋白。目前主要的噬菌体展示技术系统包括：单链丝状噬菌体展示系统、λ噬菌体展示系统、T4噬菌体展示系统等数种噬菌体展示系统。

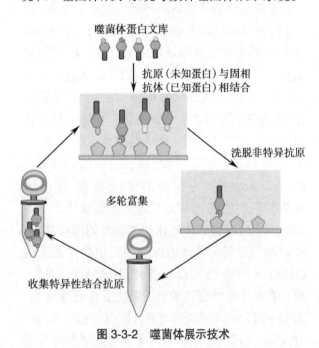

图 3-3-2　噬菌体展示技术

（三）免疫共沉淀

免疫共沉淀（co-immunoprecipitation, CoIP）以抗体和抗原之间的特异免疫反应为基础，是研究蛋白质相互作用的经典方法。基本原理是在细胞裂解液中加入抗原特异的抗体进行孵育，若裂解中有和抗原相互作用的蛋白，则会形成"抗体-抗原-抗原相互作用蛋白"的免疫复合物（图3-3-3）。该免疫复合物经纯化、洗脱、收集，即可用于SDS-PAGE，Western blot及质谱分析，进而鉴定出与抗原有相

互作用的蛋白质。与pull-down、酵母双杂交等研究蛋白互作的方法相比，免疫共沉淀鉴定到的蛋白是细胞内与目的蛋白（抗原）天然相互作用的，更加符合体内真实生理情况，可信度更高。

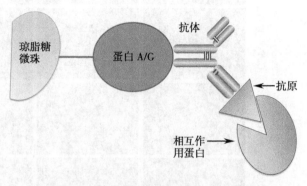

图 3-3-3　免疫共沉淀蛋白质相互作用模式图

（四）GST-pull-down

该方法是利用重组技术将探针蛋白与谷胱甘肽巯基转移酶（glutathione S transferase, GST）融合，融合蛋白通过GST与固相化在载体上的谷胱甘肽（GSH）亲和结合。因此，当与融合蛋白有相互作用的蛋白通过层析柱时或与此固相复合物混合时就可被吸附而分离。洗脱结合物后通过SDS-PAGE电泳分析或LC-MS/MS，从而证实两种蛋白间的相互作用或筛选相应的目的蛋白。此方法简单易行、操作方便。

（五）蛋白质芯片

蛋白芯片技术将蛋白质作为研究对象，通过靶分子和捕捉分子相互作用来监测蛋白分子之间的相互作用。其原理是对固相载体进行特殊的化学处理，再将已知的蛋白分子产物固定其上（如酶、抗原、抗体、受体、配体、细胞因子等），根据这些生物分子的特性，捕获能与之特异性结合的待测蛋白（存在于血浆、血清、淋巴、尿液、间质液、渗出液、细胞溶解液、分泌液等），经洗涤、纯化，再进行确认和生化分析，以确定存在相互作用的蛋白质。蛋白质芯片是一种高通量的蛋白功能分析技术，可用于研究蛋白质与蛋白质的相互作用，筛选药物作用的蛋白靶点。蛋白芯片技术的研究对象是蛋白质，其原理是对固相载体进行特殊的化学处理，再将已知的蛋白分子产物固定其上（如酶、抗原、抗体、受体、配体、细胞因子等），根据这些生物分子的特性，捕获能与之特异性结合的待测蛋白（存在于血清、血浆、淋巴、间质液、

尿液、渗出液、细胞溶解液、分泌液等），经洗涤、纯化，再进行确认和生化分析，它为获得重要生命信息（如未知蛋白组分、序列，体内表达水平生物学功能、与其他分子的相互调控关系、药物筛选、药物靶位的选择等）提供有力的技术支持。捕获分子一般都预固定在芯片表面，由于抗体的高度特异性和与抗原强结合特性，所以被广泛用做捕获分子。核酸可编程蛋白质芯片（nucleic acid programmable protein array，NAPPA）是由美国亚利桑纳州立大学生物设计学院（Biodesign Institute）开展的一项研究。这项技术不需要进行芯片应用前的蛋白质纯化步骤，而是将称为质粒的蛋白质编码 DNA 环状片段置于玻片指定位点上。在使用芯片前，将体外转录/翻译系统作为一种涂层用于玻片上，将每个芯片转变为生产蛋白质的纳米级工厂。因为蛋白质合成后便立即付诸使用，这样就可以避免蛋白质的稳定和纯化问题。目前，这种技术可使数千种基因排列在一个常规的显微镜玻片上，用于检测疾病的抗体靶标。这一技术现正用于研究蛋白质翻译后修饰以鉴别新型的自身抗体。

（六）荧光共振能量转移技术

传统研究蛋白质相互作用的研究方法如免疫共沉淀等需要破碎细胞，只能反映细胞内某个时间点的蛋白质相互作用，荧光共振能量转移（fluorescence resonance energy transfer，FRET）技术克服了传统方法的缺陷，实现了单个活细胞蛋白质相互作用的在体实时动态连续观测。

荧光共振能量转移技术的基本原理是当两个荧光基团足够靠近时（1~10nm），激发供体分子，通过偶极子相互作用，使得能量转移到邻近的受体分子，即发生能量共振转移。实际工作中常用荧光蛋白实现这种转移，即将需要进行分析的两种蛋白质编码序列分别与不同的荧光蛋白基因融合，共同导入细胞。在细胞中，携带不同荧光基团的两种融合蛋白如果可以相互作用，就可检测到荧光的变化。FRET 技术可以用于：①研究细胞内两种蛋白质分子之间的相互作用。②研究膜受体的组装。③实时分析酶活性。

（七）AlphaLISA 技术

AlphaScreen 技术是用于检测蛋白 - 蛋白生物大分子之间相互作用的一种方法。它主要依赖于 Alpha 供体微珠和受体微珠的相互作用。当生物反应使供体微珠和受体微珠相互接近时，激光激发级联反应，从而产生极大放大的信号。具体来说，在 680nm 的激光照射下，供体微珠上的光敏剂将周围环境中的氧气转化为更为活跃的单体氧。单体氧扩散至受体微珠，产生一系列的化学发光反应，最后的发射波长为 520~620nm。在生物分子不存在特异的互相作用时，单体氧无法扩散到受体微珠，则不会有信号的产生。AlphaScreen 技术用于检测生物大分子之间的相互作用时，相较于其他的生物化学技术，主要有几个特点：①灵敏度高，由于供体微珠含有高密度的光敏剂，每个微珠每秒可产生多达 60 000 个单体氧分子，极大地扩增了信号，从而使检测灵敏度达到 attomole（10^{-17}）水平。②适用于生物大分子，单体氧分子在溶液中可扩散 200nm，可检测完整蛋白质、酶复合体等非常复杂的生物分子的相互作用。

AlphaLISA 技术检测方法是在 AlphaScreen 平台上，通过双抗体夹心法来实现的。这个过程共需要两种微珠：一种是包被了链霉亲和素的供体微珠，它可以和偶联了生物素的待测物特异性抗体结合，从而识别待测物；另一种是包被了另一种待测物特异性抗体的受体微珠。如果测试的样本中存在待测物，则由于两种微珠均可与待测物特异性结合，空间距离可相互接近，在 680nm 的激发光激发时，可产生活跃的单体氧，高度放大信号并通过一系列的反应产生 615nm 的发射波长信号。

（八）双分子荧光互补实验

双分子荧光互补（bimolecular fluorescence complementation，BiFC）可以利用荧光蛋白的发光，直观、快速地判断目标蛋白在活细胞中的定位和相互作用。其实验原理是将发光的荧光蛋白在特定位点切开，形成不发荧光的 N 端（N-fragment）和 C 端（C-fragment）2 个多肽。这两个片段因为不能自发地组装成完整的荧光蛋白，因此即使在细胞内共表达或体外混合时，也不能在激发光激发时产生荧光。但是如果当这 2 个荧光蛋白的片段分别连接到有相互作用的目标蛋白上，在细胞内共表达或体外混合这 2 个融合蛋白时，由于目标蛋白质的相互作用，导致荧光蛋白的 2 个片段在空间上互相靠近互补，重新构建成完整的活性荧光蛋白分子，那就可以在该荧光蛋白的激发光激发下，产生荧光。简言之，利用该实验，可以检测目标蛋白间是否具有相互作用，如果目标蛋白质之间有相互作用，BiFC 在激发光的作用下，会产生荧光；如果目标蛋白质之间没有相互作用，则不会产生荧光。随着 BiFC 技术的进一步发展，还出现了多色荧光互补技术（multicolor BiFC），这种新技术能同时标记多种目标蛋白，检测到多种蛋白质复合体的形成，还能够比较不同蛋白质间产生相互作用的强弱。

该方法简单、直观，可以在最接近活细胞生理状态的条件下观察到目标蛋白相互作用。其利用绿色荧光蛋白（green fluorescent protein, GFP）及其突变体的特性作为报告基因，在荧光显微镜下，就能直接观察到两目标蛋白是否具有相互作用，发生的时间、位置、强弱、所形成蛋白质复合体的稳定性以及细胞信号分子对其相互作用的影响等，对于研究细胞中蛋白质相互作用及功能十分有帮助。

（九）Far-Western Blot

Far-Western Blot 是一种检测蛋白间相互作用的分子生物学方法。它可以验证已知蛋白间的相互作用，或分析已知蛋白和未知蛋白间的相互作用。Far-Western Blot 技术与 Western Blot 相似，在 Western Blot 实验中用特异性抗体（一抗）去检测膜上的蛋白，HRP 标记的二抗与一抗结合，通过显影观察膜上的蛋白。而在 Far-Western Blot 中，将靶蛋白固定在 PVDF/NC 膜上，用诱饵蛋白（已知蛋白）作为探针去检测膜上的靶蛋白，再利用特异性抗体孵育、检测，以此来分析靶蛋白是否与诱饵蛋白之间存在相互作用。Far-Western Blot 实验重复性好，也可以一次对多个组织样本进行分析，还可以立即确定相互作用蛋白分子的分子量。但是 Far-Western Blot 也存在着不足：实验过程中存在多个洗涤步骤，相互作用比较弱的蛋白可能不被检出；检测的靶蛋白需要在组织中有较高的含量，否则很难被检测到；实验涉及蛋白的变性和复性，无法检测依赖于天然结构的蛋白相互作用。

三、蛋白复合体的研究方法

细胞内很多的功能是由蛋白复合体实现的，

这种现象在转录调节过程中尤其明显。例如，真核生物的三类 RNA 聚合酶就是含有 10 多个亚基的复合体；许多辅助转录因子功能的转录辅因子是含有 20 多个亚基的复合体。如果复合体的结构比较稳定，而至少其中的一个亚基有对应的 cDNA，那么我们在进一步功能分析中可以利用抗原标签技术（epitope-tagging technology）来分离这个复合体。首先是建立稳定表达带有标签（通常用 HA、Flag 或 Myc）的上述亚基的细胞株，然后通过亲和层析法利用特定标签从细胞裂解液中进一步纯化对应的蛋白复合体。如果研究的蛋白复合体是动态的，而当下的目标暂时不是复合体的功能而是复合体的成分分析，在收集细胞前或者是亲和层析前可以用可逆转交联剂（reversible cross linker）处理细胞或细胞裂解液。通常使用的是带有由二硫键连接的双臂的交联剂，它们可以把处于相邻位置蛋白质通过游离氨基连接在一起。经过亲和层析，蛋白复合体的组分在样品经过还原处理和电泳分离后可做质谱分析（图 3-3-4）。

四、蛋白质-DNA 相互作用测定方法

转录因子（transcription factor, TF）与特定 DNA 序列的相互作用在基因表达调控中起关键作用。测定 TF-DNA 相互作用的方法有多种。

（一）胶迁移

胶迁移（gel shift）或电泳条带迁移法（electrophoresis mobility shift assay, EMSA）（图 3-3-5）。简单地说，这种方法是基于含有转录因子识别序列的 DNA 片段单独或与转录因子结合后的复合体在非变性/天然聚丙烯酰胺凝胶电泳（non-denaturing or native polyacrylamide gel electrophoresis）过程中不一样的泳动速度来检测的，主要的依据是 DNA-蛋白复合体在电泳场中比单独的 DNA 片段泳动速率要慢。图 3-3-5 的左边是胶迁移，右边是纯化一个转录因子中的一个实例。

另外，蛋白质芯片是一种高通量的蛋白功能分析技术，也可用于研究蛋白质与蛋白质的相互作用，甚至研究 DNA-蛋白质、RNA-蛋白质的相互作用。

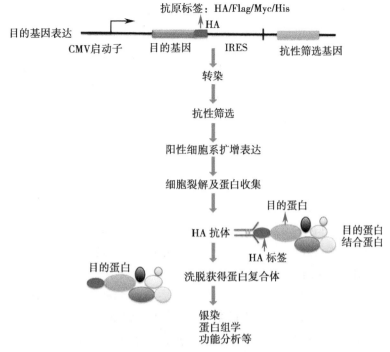

图 3-3-4　蛋白复合体的研究方法

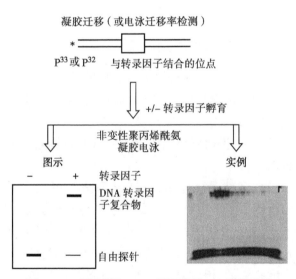

图 3-3-5　蛋白质与 DNA 相互作用——胶迁移法

（二）足迹实验

足迹实验（foot-printing assay），是一种用来检测被特定转录因子蛋白质特异性结合的 DNA 序列的位置及其核苷酸序列结构的专门实验方法。其原理是当 DNA 分子中的某一区段同特异的转录因子结合之后便可以得到保护而免受 NDase I 酶的切割作用，而不会产生出相应的切割分子，结果在凝胶电泳放射性自显影图片上便出现一个称为"足迹"的空白区。实验中，先将待检测的双链 DNA 分子在体外用 32P 标记 5' 末端，并用相应的限制性内切酶处理得到一条单链末端标记的双链 DNA。将其与体外蛋白提取物混合，形成蛋白 -DNA 复合体后，在反应混合物中加入少量的 DNase I，平均每条 DNA 链只发生一次磷酸二酯键断裂。如果 DNA 分子同蛋白质提取物中某种转录因子结合，被结合部分的 DNA 就因得到保护而免受降解，从而在凝胶电泳中显示出空白区域。如果提取物中不存在相应的蛋白质，则会在 DNase I 消化后产生一系列长度相差一个核苷酸的不间断连续 DNA 片段梯度群体。

（三）甲基化干扰实验

甲基化干扰实验（methylation interference assay）是根据硫酸二甲酯（DMS）能够使 DNA 分子中裸露的鸟嘌呤（G）残基甲基化，而六氢吡啶会特异性的化学切割甲基化的 G 残基设计的研究蛋白质和 DNA 相互作用的实验方法。这种技术可以研究转录因子与 DNA 结合位点中 G 残基之间的联系，是足迹实验的有效补充，鉴定足迹实验中 DNA 与蛋白质相互作用的精确位置。应用甲基化干扰实验可以检测靶 DNA 中 G 残基的优先甲基化，对随后发生的蛋白质结合作用有什么效应，从而更详细地揭示出蛋白质与 DNA 的相互作用模式。

（四）酵母单杂交

酵母单杂交技术（yeast one-hybrid）是从酵母

双杂交技术发展而来的研究蛋白质和特定 DNA 序列相互作用的技术方法。酵母单杂交技术的原理是在真核生物中，转录因子中 DNA 结合结构域 BD 与转录激活结构域 AD 能够独立发生作用。因此可构建各种基因与 AD 的融合表达载体，在酵母中表达融合蛋白时，根据报告基因的表达情况，便能筛选出与靶元件有特异结合区域的蛋白。酵母单杂交技术具有一定的局限性，因为高等生物基因组有染色质结构，其 DNA 很可能不能与对应的因子相结合，所以酵母单杂交技术不足以反映生理条件下，DNA 与蛋白质相互作用的真实情况。

（五）染色体免疫沉淀技术

染色体免疫沉淀技术（chromatin immunoprecipitation, ChIP）是在生理状态下将细胞内的 DNA 与蛋白质进行交联，利用超声波将染色质打碎形成平均长度在 200~2 000 个碱基的片段，再用目的蛋白特异性抗体沉淀交联复合体，沉淀出与目的蛋白结合的 DNA 片段用于后续研究的分子生物学常用实验技术。一般来说利用超声获得更短的片段可以获得更高的精确度。沉淀交联复合体经过洗涤去除非特异结合的染色质后需进行交联反应的逆转和 DNA 的纯化。再通过 Southern 杂交、DNA 芯片、PCR 等分析方法进行后续分析。利用 CHIP 得到的结果存在假阳性，目的蛋白和 DNA 靶序列结合需要通过酵母单杂交系统及荧光素酶报告系统等技术最终确定目的蛋白与靶 DNA 序列的特异性结合。近年来发展起来基因芯片（chip）染色与免疫沉淀（ChIP）技术相结合的 chip-ChIP 的方法。通过一个 PCR 步骤扩增免疫沉淀富集的 DNA 与整个基因组 DNA 芯片进行杂交。筛选出目的蛋白可能的结合序列在基因组的水平上绘制出目的蛋白的分布图谱。Chip-ChIP 法极大地促进了在基因组水平上的 DNA 和蛋白质相互作用的研究。

（王丽影　王龙龙　汤其群）

第四节　蛋白质的空间结构分析与预测

结构生物学研究允许我们在原子水平上检测到蛋白质的结构、运动和相互作用，在此基础上结合功能实验能够对生命现象做出精确和定量的描述，并能够基于结构直接设计治疗疾病的药物。

以蛋白质及其复合物、组装体为主体的生物大分子的精细三维结构及其在分子、亚细胞、细胞直至生物个体水平的生物学功能研究是生命科学的重大前沿课题，也是当前生物学领域中最具有挑战性的任务之一。

一、蛋白质的结构层次

一系列氨基酸残基通过肽键首尾相连，折叠成一定空间结构即为蛋白质，通常用一级结构、二级结构、三级结构和四级结构来描述蛋白质的结构。一级结构是指氨基酸残基的排列顺序，是蛋白质空间结构及其功能的基础。二级结构是指相邻的氨基酸残基间形成的多肽链的局部空间结构，包括 α 系螺旋、β 旋折叠、β 叠转角和 Ω- 环形。三级结构是指单个蛋白亚基的三维结构。四级结构是指若干个蛋白亚基拼装为多亚基的蛋白复合体。

二、蛋白质的空间结构解析

获得蛋白质的结构常用的有 X 线晶体学、核磁共振波谱学技术（NMR）和电子显微镜三维重组等技术，这里仅对 X 线晶体学进行详述。

（一）蛋白质空间结构解析的 X 射线晶体学技术

1. X 线晶体学原理　X 线晶体学可在原子分辨率水平上分析蛋白质的精细三维结构，是目前最主流、分辨率最高的方法，是结构生物学最有效的手段。X 线晶体学的关键在于是否能够获得高度有序的、衍射分辨率高于 4Å 的蛋白质单晶。蛋白质结晶的第一步是选择合适的缓冲液溶解此蛋白以形成稳定的蛋白溶液，再加入沉淀剂促使蛋白溶液过饱和到结晶，因而蛋白的结晶经由三个阶段：①蛋白溶液的饱和；②过饱和并形成晶核；③晶体生长。影响蛋白晶体生长的因素包括：①蛋白纯度；②沉淀剂；③溶液 pH；④缓冲体系；⑤蛋白浓度；⑥有机溶剂；⑦盐类或离子；⑧去垢剂；⑨温度。蛋白结晶有三个特点：①结晶是一个反复实验的过程，没有一种理论能够保证晶体生长；②每个蛋白都有不同的晶体生长条件和特点，因而每个样品必须设计相应的实验；③很多因素影响晶体的生长,为了得到适合 X 线衍射的晶体,可能需要试验几百甚至上万个条件,尽管经验可大幅度减少试验数量,但大分子的结晶仍然非常耗时和烦琐。

2. 步骤

（1）蛋白质结晶:气相扩散法（vapor diffusion）是目前最流行的蛋白结晶方法。气相扩散法是在一个封闭体系内,含有较低沉淀剂浓度的蛋白质溶液和含有较高沉淀剂浓度的池液之间发生蒸汽扩散,蛋白质溶液内沉淀剂浓度不断增加,使得蛋白质的溶解度逐渐降低。最后,蛋白质溶液达到过饱和,蛋白质分子有规律地排列而结晶析出。气相扩散法包括悬滴法和坐滴法（图 3-4-1）。悬滴法的具体做法是将蛋白质溶液和池液混合滴在一个载玻片上,将此载玻片倒置在含有池液的容器上,形成一个密闭的空间。坐滴法与悬滴法基本相同,只不过是蛋白质溶液和池液混合后是向上放置而非倒置。

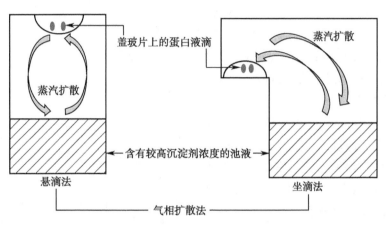

图 3-4-1　气相扩散法模式图

（2）蛋白晶体衍射数据收集:收集到的原始衍射数据需要经过处理（proces 衍射数据）用于后续的结构解析。目前最常用的数据处理软件有 HKL、MOSFLM 和 XDS 等。衍射数据的处理一般包括以下几个步骤:第一步,指标化（indexing）。确定晶胞参数和格子类型,并预测全部衍射点的记录位置;第二步,整合（integration）,包括预定点位置的强度测量及适当背景值的估算;第三步,对称等效点的比例因子的校正和平均、归并（scaling）以给出一套独立数据,同时还需要校正随时间变化的晶体损伤及晶体外形不规则所造成的吸收效应的差别。

有些时候还需要考虑探测器及光源引起的偏差,以及进行特殊的吸收效应校正。后修正（post-refinement）可改善不完整衍射点（partiality）强度偏差的估计。强度数据最终归并后（scaling）数据处理软件会给出一系列的与数据质量相关的统计参数。

数据的质量对结构分析各阶段的重要性不言而喻。衡量一套衍射数据的质量有如下几个客观的标准:分辨率（resolution）、衍射强度 R 因子（R merge）、完整度（completeness）、信噪比（I/σ）和丰度（redundancy）。分辨率越高,数据量就越大,根据此数据修正的结构就越精确可靠,确定一套数据分辨率的通用标准是:最高分辨率壳层（shell）的信噪比应大于 2,完整度大于 50%,R 因子应低于 50%。通常情况下,整套衍射数据的 R 因子不能大于 20%,好的数据的 R 因子可以小到 2%~4%。数据的完整性对初始相位及结构测定是很重要的,原始数据的完整度应超过 80%,而且缺失数据在倒易空间中应随机分布。全部数据的丰度应在 2~3 以上,提高丰度通常会略增加数据的 R 因子,但这种情况下最终电子密度图的准确性反而会提高。

为了提高数据质量,用回摆法收集数据时应考虑如下因素。①准直光束的大小:应与晶体的尺寸相当或略小,挑选衍射能力强、衍射点均匀、镶嵌度（mosaicity）小的单晶用于数据收集,仔细将晶体调在中心。②晶体到探测器的距离:在保证一定分辨率的前提下应根据晶胞的大小来决定,晶胞越大距离越远,避免衍射点的重叠。③每幅画面的晶体回摆范围通常为 0.25~1,晶体回摆范围小一些可以提高数据的信噪比；还与晶胞大小、晶体镶嵌度有关，晶胞越大回摆范围应越窄，可以避免衍射点重叠；晶体的回摆范围如果小于晶体镶嵌度则既无法提高信噪比，也无法避免衍射点重叠。④曝光时间：取决于良好的统计计数与 X 线下晶体有限的寿命之间的平衡。如果晶体耐受 X 线，增加曝光时间可以提高数据的信噪比，但曝光时间如果过长导致太多的衍射点发生过饱和现象则会降低数据质量；如果晶体不耐受 X 线则应减少曝光时间，这样可以相对多收数据，同时根据晶体的空间群和方位计算最佳数据收集策略，以在最小的回摆范围得到一套完整的数据。⑤尽可能多地收集晶体回摆角度，提高数据的丰度以提高数据的准确性。

结构因子［F（hkl）］从数学上可以表达为两个部分：振幅和相角。通过测量 X 线衍射点的强度可以得到振幅，但是得不到相角信息。由于结构因子相角的全部信息在收集数据时丢失，必须通过其他途径来得到它们的数值。确定相角是晶体结构分析中的核心问题。解析相角问题的方法通常分为两类：①无初始模型，需要在蛋白晶体中引入重原子，通过实验方法求解而得到的实验相角；②有初始模型，通过分子置换法将初始模型通过旋转和平移拟合到晶胞中相应位置从而计算得到的模型相角。

目前蛋白质晶体学中测定相角的主要实验方法有单对或多对同晶置换法（SIR/MIR）、单波长或多波长反常散射法（SAD/MAD）等。这些方法的基础都是在蛋白晶体中引入重原子，通过以测量重原子结合到蛋白质分子上有限的几个特异位点时而导致的衍射强度差从而首先测定重原子的位置，再进一步计算相角。在蛋白晶体中引入重原子通常有两种方法，一种是将母体晶体浸在重原子溶液中，使得重原子结合在特定的位置；另一种是在蛋白表达过程中以硒代甲硫氨酸取代所有的甲硫氨酸，用重原子硒取代甲硫氨酸的硫原子。

如图 3-4-2A 所示，如果重原子与天然蛋白质的结合并没有改变蛋白质的构象，那么重原子衍生物（ph）、天然蛋白（p）、重原子（h）的结构因子的关系如下：

$$F_p = F_{ph} - F_h$$

或

$$F_p e^{i\alpha_p} = F_{ph} e^{i\alpha_{ph}} - F_h e^{i\alpha_h}$$

F_{ph} 和 F_p 的振幅可从实验测量得到，F_h 和 α_h 可以从重原子模型获得。因此在上面的向量方程中，需要确定的是未知量 α_p 和 α_h。单对同晶置换法（SIR）可得到两个 F_p 的可能相角值，其中一个是真解。如果第二个重原子衍生物与第一个重原子衍生物的结合点明显不同，就可以得到两个向量方程：

$$F_p = F_{ph1} - F_{h1}$$

$$F_p = F_{ph2} - F_{h2}$$

这两个方程可获得蛋白质相角的唯一解（图 3-4-2B）。但是，这只是同晶置换的简化模型。实际上，由于可能的低占有率、非同晶或其他可能的原因，一般要求多于两个的重原子衍生物。

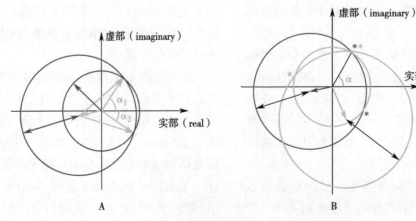

图 3-4-2 测定重原子及计算相角

当蛋白质数据库中存在与目标蛋白质结构相似的三维结构时，我们可以通过数学方法将已知结构模型正确放置在未知结构的晶胞中，并使用此结构作为一个粗略模型，计算结构因子振幅的起始相角，这种方法称为分子置换法。假设已知结构模型的坐标为 X_1，当此结构模型被正确放置在未知结构的晶胞中时的坐标为 X_2，那么这两套坐标 X_1 和 X_2 存在以下关系：

$$X_2=[R]X_1+t$$

式中，X 是（x，y，z）的坐标矢量；[R] 代表 3×3 的旋转矩阵；t 是三维空间（x，y，z）中的平移矢量。分子置换法就是通过求解旋转函数和平移函数以获得旋转矩阵和平移矢量，从而根据坐标 X_1 计算坐标 X_2，进而根据此模型计算出每一个结构因子的相角。因此，使用分子置换法一般分以下三个步骤：①计算交叉旋转函数寻找分子的正确取向；②将模型以"正确"取向放置在真实的晶胞中；③计算平移函数以寻找模型分子在晶胞中的正确位置。

分子置换法成功的关键在于寻找和使用一个和未知结构最接近的模型。通常情况下，当蛋白质与一个已知三维结构的蛋白质的氨基酸序列同源性越高（通常至少为30%同源性，50%以上更好），二者在结构上就越相似。一般情况下，成功的分子置换法，其模型分子和未知分子之间的 r. m. s. 偏差不会大于1.5Å。

判断分子置换法的结果是否正确的标准如下：①考察目标蛋白在晶胞中堆积的合理性，是最常用而又简单的方法；②比较不同分辨率范围内结果的一致性；③在多个亚基（分子）的情况下，考察亚基之间的关系是否与自身旋转函数中的结果吻合；④如有重原子衍生物数据的话，用 MR 法取得的模型相位计算差值傅里叶图，图上应能揭示出重原子位点。

获得相位信息之后，就可以利用傅里叶变换将结构因子和相位转换为电子密度图。结构因子的定义如下：

$$F(hkl)=\sum_{j=1}^{N}f_je^{2\pi i(hx_j+ky_j+lz_j)}$$

或

$$F(hkl)=|F(hkl)|e^i$$

将上式进行逆傅里叶变换，就可以得到电子密度图：

$$\rho(xyz)=\left(\frac{1}{v}\right)\sum_h\sum_k\sum_l|F(hkl)_{obs}|e^{i\alpha}e^{-2\pi i(hx+ky+lz)}$$

一般来说，采用同晶置换法（MIR）或多波长反常散射法（MAD）得到的相位信息，以结构振幅的实测值 $|F_o|$ 作为傅里叶变换的系数，这样计算得到的图形为 F_o 图。对于采用分子置换法计算得到的结构，可以用 $2F_o|F$ 作为系数计算（$2F_o|F$）图。

（3）根据电子密度图构建蛋白质分子初始结构模型：得到电子密度图之后，下一步是根据电子密度图构建结构模型。蛋白分子的电子密度图的基本特征是电子密度是连续且彼此相连的，分辨率决定电子密度图的好坏。随分辨率的不同，可以看到：①6Å 分辨率的电子密度图中可见分子轮廓，α 螺旋表现为棒状，β 折叠表现为片状；②3Å 分辨率电子密度图中，多肽链完全显现，氨基酸侧链开始可见，羰基的膨胀部显现（可确定肽平面的连接）；③2.5Å 分辨率电子密度图未知氨基酸序列清晰，可正确辨认50%的侧链，多肽主链上的羰基膨胀部清晰可见，就像紧密结合的水分子一样；④1.5Å 以上分辨率电子密度图单个原子几乎都可解决，水结构很清晰，分辨率继续提高时（1.2Å）甚至氢原子的密度也开始显现。

目前主要在计算机图像工作站上利用相应的软件自动生成电子密度图并在此基础上进行详细的电子密度图分析和模型构建。常用的模型构建软件包括 Coot、O、Xtalview 等。这些软件大多数对学术界来说都是可以免费下载使用的。当数据分辨率高（>3Å），电子密度图好的时候，当前已经有自动建模的软件可以精确地完成大多数的模型构建工作。然而当数据分辨率低时（<3Å），电子密度图模糊不清时，模型构建仍然是一个十分费时的工作，此时应首先构建电子密度相对清晰的二级结构部分，在此基础上进行详细的电子密度图解析和模型构建。进一步按顺序联系到一起，给出多肽链折叠的明确解析。

（4）蛋白质分子结构的修正与模型的调整：根据电子密度图构建的初始结构模型并不精确，通常包含部分错误的结构。为了保证结构精确，还须反复地进行结构修正和模型调整。然而结构修正并不能保证得到绝对精确的晶体结构。衡量晶体结构的质量有三个客观的标准。第一个标准是晶体学中的 R 因子，它的定义如下：

$$R=\frac{\sum_{hkl}||F_{obs}|-k|F_{calc}||}{\sum_{hkl}|F_{obs}|}$$

R 因子的巧妙应用是计算 R-free。在此法中，大约 10% 的衍射数据只用于计算 R-free 而不用于结构修正。第二个标准是模型的分子几何参数与理想值的偏差。键长和键角均方根的偏差分别小于 0.01Å 和 2° 方为可靠的结构模型。R 因子和分子几何参数在修正过程中相互关联。牺牲分子几何的精确性可以得到一个更理想的 R 因子，反之亦然。第三个衡量标准是分辨率与衍射点的数量，在结构修正时，更高的分辨率和更多的衍射点可以获得更可靠的结构。在分辨率为 2.5Å 或更高时，结构通常都是相对可靠的。

（二）蛋白质空间结构解析的核磁共振波谱学技术

作为 X-射线晶体学的重要补充，核磁共振波谱学技术是唯一能够测定在溶液状态下具有原子分辨率的生物大分子空间结构的方法。同其他方法相比，核磁共振波谱学技术在研究蛋白质及其复合物在溶液中的动态过程方面具有无可比拟的优势。核磁共振波谱学技术主要受到分子量的限制，因而常常应用于小分子量蛋白质（<30kD）的结构研究。近年来，由于核磁共振波谱学新技术的发展，可以研究的蛋白质分子量已突破 200kD。

（三）蛋白质空间结构解析的低温电镜三维重构技术

低温电镜三维重构技术在最近 10 年才开始得以广泛运用，主要适用于测量分子量较大的蛋白质复合体，其缺点是很难得到高分辨率的结构。如果将分辨率较低的低温电镜三维重构结构与通过 X 射线晶体学或核磁共振波谱学技术得到的单个组分的高分辨率结构结合起来，可以得到高分辨率的复合体结构。

三、蛋白质的空间结构预测

（一）蛋白质三维结构数据库

蛋白质数据库（protein data bank，PDB）是一个专门收录通过 X 线单晶衍射、磁共振、电子衍射等实验手段确定的蛋白质、多糖、核酸、病毒等生物大分子的三维结构资料的数据库。为了确保 PDB 资料的完备与权威，各个主要的科学杂志、基金组织会要求科学家将自己的研究成果提交给 PDB 供公众免费使用。值得一提的是，虽然 PDB 的数据是由世界各地的科学家提交的，但每条提交的数据都会经过 PDB 工作人员的审核与注解，并检验数据是否合理。PDB 可以经由网络免费访问，是结构生物学研究中的重要资源。

（二）蛋白质理化性质的计算

根据蛋白质的一级序列，计算其等电点、酶切特性、疏水性、电荷分布等理化性质，保证蛋白质序列改造的合理性。

（三）蛋白质二级结构预测

不同氨基酸残基形成不同二级结构的倾向性有一定差异，根据已知蛋白质的二级结构组成，通过神经网络和遗传算法等技术预测新的氨基酸残基序列可能形成的二级结构。

（四）蛋白质三维结构模建

蛋白质的功能与其结构密切相关。目前，蛋白质的三维结构主要通过 X 线晶体学和磁共振等技术进行解析。虽然测定蛋白质三维结构的技术方法在不断发展，但仍存在一定的局限性而无法满足所有蛋白质研究的需要。一般来说，一级结构相似的蛋白质，具有类似的基本构象及功能。同源蛋白建模，就是基于蛋白质一级序列的同源性进行蛋白质三维空间结构的预测。

同源蛋白模建的一般步骤包括：在蛋白质晶体结构库中搜寻序列同源性的模板蛋白；对模板蛋白和目标蛋白进行序列比对和联配，确定结构保守和可变序列区域；基于模板蛋白三维结构，构建目标蛋白结构保守区域的构象；运用构象搜索确定目标蛋白可变区的构象；通过 N 端和 C 端结构修饰和二硫键的连接，构建目标蛋白初始结构；最后对初始结构进行分子力学和分子动力学结构优化并评价蛋白质结构模型的合理性。

（五）根据蛋白质结构来预测蛋白质功能

结构生物学主要是用物理的手段，用 X 射线晶体学、核磁共振波谱学、电镜技术等物理学技术来研究生物大分子的功能和结构，来阐明这些大分子相互作用中的机制。以下通过实例来说明通过获得的蛋白质结构来预测其功能的方法。

从 20 世纪 50 年代开始的对钾离子通道的研究发现，钾离子通道有两个非常奇特的性质，一是它能严格区分钠离子和钾离子，只允许钾离子通过；二是它通过钾离子的速度非常快，每个钾离子通道每秒能达到 108 个，钾离子通过钾离子通道时像在水里通过一样，几乎没有电阻。KcsA 钾离子通道的晶体结构为我们理解这个特殊的性质提供了结构基础（图 3-4-3）。每个 KcsA 钾离子通道的亚基含两个穿膜 α 离螺旋（外螺旋和内螺旋），一个通道螺旋，以及一个由指纹序列构成的类似折叠片的称为离子选择筛的结构。四个 KcsA 亚基围成包含一个中央离子通道的孔道，这个离子通道从细胞膜外到细胞膜内依次由离子选择筛、中央空穴和门构成。在离子选择筛上，指纹序列 TVGY 的主链羰基指向中央离子通道，这些羰基和苏氨酸（T）的侧链羟基构成四个钾离子结合位点，每个钾离子结合位点均由上面四个氧原子和下面四个氧原子构成，这种结构和中央空穴中水合钾离子的结构非常相像。钾离子要穿过离子选择筛需要经过：①脱水进入离子选择筛；②依次跃迁过四个钾离子结合位点；③离开离子选择筛再水合为水合钾离子。通常情况下，离子在水合状态和脱水状态之间有很大的能量差异，钾离子通道离子选择筛这个特殊的结构导致钾离子在水合状态和进入离子选择筛后脱水状态之间几乎没有能量差异，使得钾离子能够无阻力地穿过离子选择筛。

（王龙龙 王丽影 汤其群）

第五节 合成生物学与蛋白质工程

一、合成生物学

近年来，"合成生物学"的概念开始进入我们的视野。合成生物学是基于系统生物学的遗传工程，从基因片段、人工碱基 DNA、基因调控网络与信号转导路径到细胞的人工设计与合成，类似于现代集成型建筑工程，将工程学原理与方法应用于遗传工程、蛋白质工程及细胞工程的生物技术新领域。作为 21 世纪生物学领域新兴的一门学科，合成生物学是分子和细胞生物学、进化系统学、生物化学、信息学、数学、计算机和工程学等多学科交叉的产物（图 3-5-1）。我国在"十三五"科技创新战略规划中，已将合成生物技术列为战略性前瞻性重点发展方向。

1979 年，诺贝尔化学奖得主 Har Gobind Khorana 合成了 207 个碱基对的 DNA 序列，合成生物学由此发端。2000 年，生物学研究进入基因组时代，DNA 合成的规模和复杂程度快速提高，人工设计与合成全新的功能基因成为可能，合成生物学进入高速发展阶段。发展迄今，已在生物能源、生物材料、医疗技术以及探索生命规律等诸多领域取得了令人瞩目的成就。

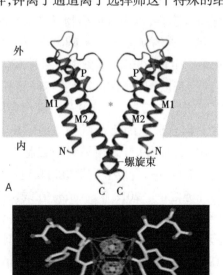

图 3-4-3 KcsA 钾离子通道的晶体结构

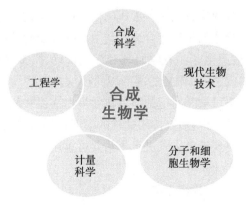

图 3-5-1 新兴交叉学科——合成生物学

合成生物学的主要研究内容分为三个层次：一是利用现有的天然生物模块构建新的调控网络并表现出新功能；二是采用从头合成的方法人工合成基因组 DNA；三是人工创建全新的生物系统乃至生命体。合成生物学的重要研究方向见图 3-5-2。

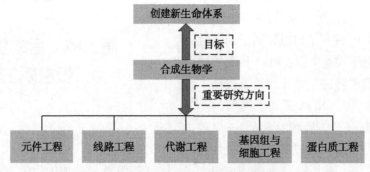

图 3-5-2　合成生物学的重要研究方向

（一）元件工程

合成生物学研究中一个重要的方向是利用分子元件创建基因线路，并利用这些基因线路重编程细胞，赋予它们新的能力。合成生物学按照工程学的理念，将生命体系中发挥功能的最简单、最基本的单元，统称为生物元件（biological part）。"生物元件"的定义是遗传系统中最简单、最基本的生物积块（BioBrick），是具有特定功能的氨基酸或者核苷酸序列，生物积块可以在更大规模的设计中与其他元件进一步组合成具有特定生物学功能的生物学装置。目前，生物元件研究主流是基于生物全基因组或转录组测序和信息挖掘的生物元件的筛选与鉴定。通过对基因组中的功能蛋白、转录和翻译特征序列分析，可以得到丰富的启动子、核糖体结合位点、蛋白质编码序列以及终止子等生物元件资源。蛋白质的定向进化技术目前仍然是生物元件改造的主要策略。

（二）线路工程

合成生物学学科形成的标志性工作就是人工基因线路的设计与合成。利用成熟表征的基因元件，按照电子工程学原理和方式设计、模拟，构建简单的、可被调控的基因线路模块。这些简单基因线路可被相对应的简单数学模型描述并利用环境信号加以调控，应用这样的模型，研究人员能够对其模块设计方式进行评估并可重设计、重合成，实现优化。

（三）代谢工程

代谢工程研究的主要目的是通过对底盘（chassis，可以让设计的遗传程序在其中发挥作用的宿主细胞）代谢途径或网络的设计、改造、构建，使其能够产生符合人类要求的产物，并逐步提高其效率。底盘是指分子机器、细菌或细胞。由于细胞代谢网络的复杂性，很难从上千个代谢基因及其调控线路中找到合适的改造靶点，而通过对大规模代谢网络的计算分析，设计出特定生物产品的最优合成途径，可以帮助人们找出合适的代谢工程改造策略，更快地得到适合的菌株。

（四）基因组与细胞工程

"人造生命"的合成是合成生物学发展史上的里程碑式事件，也为合成生物学的大规模发展奠定了最基本的使能技术基础。合成生物学则是利用系统生物学知识，借助工程科学概念，从基因组合成、基因调控网络与信号转导路径，到细胞的人工设计与合成，完成单基因操作难以实现的任务。以合成基因组及对基因组编辑为目标的基因组工程以及与此相关联的细胞工程自然成为过去 20 年中，合成生物学最为紧迫也最为受挑战的任务之一。2018 年，*Nature* 在线发表了中国科学院植物生理生态研究所团队及其合作者的重磅成果。该团队采用工程化精准设计方法，使用 CRISPR-Cas9 基因编辑技术，将酿酒酵母 16 条染色体的全基因组进行大规模修剪和重新排列，"创造"了几乎将所有遗传信息融合进一条超长线型染色体的酵母细胞，创建了第一个具有单个线性染色体的真核生物（SY14 酵母），是合成生物学基因组工程与细胞工程方面的里程碑式突破。

（五）蛋白质工程

蛋白质工程即改变单个蛋白质的特性，如提高其稳定性或催化一个新反应等。

合成生物学作为一种具有颠覆性意义的新兴技术，在许多领域都具有重要的应用。但新兴生物技术及其应用往往会引发伦理和安全问题的讨论。目前要及时确立合成生物学技术的研究和应用规范，防范实验室安全问题，以避免对环境和生态造成危害。

二、蛋白质工程

（一）概念

蛋白质工程（protein engineering），是基于已知蛋白质的结构与生物功能之间的关系，运用生物信息学、计算机辅助设计、生物化学和晶体学等理论和方法，通过物理、化学和分子生物学等技术手段对蛋白质结构进行修饰或改造，生物表达合成具有特定功能的全新蛋白质的技术。蛋白质工程是生物技术的一个分支，隶属于合成生物学。

（二）蛋白质折叠

具有特定活性的蛋白质不仅有特定的氨基酸序列，还要有由此序列形成的特定三维空间结构。从多肽链的一级氨基酸序列转化为具有特定三维结构的活性蛋白质的过程，称为蛋白质折叠。在生物体内，生物信息的传递过程可以分为两个部分：第一步是通过存储于脱氧核糖核酸序列中的遗传信息的转录和翻译来表达合成获得蛋白质的一级序列，即分子生物学的中心法则；第二步是肽链经过折叠组装形成具有特定生物活性的蛋白三维结构。也就是说，遗传密码决定氨基酸序列，而氨基酸序列决定了蛋白质三维结构，蛋白质的生物功能则取决于其有效折叠的三维结构。

1. 蛋白质折叠的热力学基础 实验证明，在给定环境（包括溶剂组分、pH、离子强度、温度或其他成分的存在）中，天然蛋白质的构象是相对于所有单键旋转自由度来说，整体系统吉布斯自由能极小的结构状态。体外蛋白质复性实验，即变性蛋白质在一定环境条件下能自发折叠恢复到变性前的三维空间构象，从而重现其原有的生物活性，是建立上述原理的主要实验依据。1965

年，中国科学家用化学方法合成牛胰岛素，具有完全生物活性，证明在适宜条件下氨基酸序列可以自发形成其正确的空间构象并表现出相应活性。

另一方面，如果仅仅依据热力学的原理，蛋白质的折叠过程是一个完全自发的随机过程，那么多肽链在折叠过程中将需要尝试每个可旋转单键中的所有可能构象，直到整个蛋白系统处于接近自由能最小点的优势构象。考虑到蛋白质实际含有的可旋转单键数量，蛋白活性结构形成过程中进行构象搜寻所需要的时间会远远超过其实际折叠所需时间。此外，随着研究的深入，人们发现蛋白质的复性并不是完全可逆的，各种因素都有可能影响多肽链在体外的折叠效率。因此，蛋白质的折叠过程也必然受到动力学因素的调控。

2. 蛋白质折叠的动力学基础 自20世纪80年代起，随着分子伴侣等生物大分子的发现，分子生物学研究逐渐证明细胞内多肽链的折叠一般来说都是有其他分子辅助参与的形成过程，而非完全的自组装过程，即辅助性组装学说。此学说认为，蛋白质的折叠是由辅助分子协同，经特定动力学途径形成具有生物功能的三维结构过程，而避免了随机组装中大量潜在的高能垒构象取样。因此，蛋白质折叠过程既是热力学的过程，也是动力学的过程。

有助于多肽链折叠的辅助分子主要是蛋白质，可分为两大类：折叠酶和分子伴侣。折叠酶包括二硫键形成酶、二硫键异构酶、脯氨酰顺反异构酶等。分子伴侣的作用机制目前尚不明确，但研究表明其不仅可以帮助多肽链折叠，还可能参与新生蛋白的转运、定位、亚基组装等多个蛋白质的成熟步骤。

（三）蛋白质工程的研究策略及目标

蛋白质工程的基本任务就是确定蛋白质的结构与生物学功能之间的关系，根据需要设计并表达合成具有特定氨基酸序列和空间结构的蛋白质，优化特性及生物活性。其基本途径是从预期功能出发，设计期望的结构，推测相应氨基酸序列，通过诱变、定向修饰和改造等方法获得该序列的目的基因，在生物表达系统中表达合成新型蛋白质并检测其结构功能。

目前,蛋白质工程的主要目标是改善已知蛋白质分子的特性和功能缺陷,包括提高热稳定性及酸碱稳定性、增强抗氧化能力和抗重金属离子能力、改善酶学性质等。

(四)计算机辅助蛋白质设计

计算机辅助蛋白质设计(computer-aided protein clesign)是指在蛋白质工程中,运用计算模拟的原理和方法,对已知蛋白质结构分别与它的功能、热力学性质、动力学性质等关系的生物学信息进行分析处理,并据此预测和评估蛋白质改造中各种方案,设计新型蛋白质分子。蛋白质分子能否正确折叠直接影响其生物功能的表达。在蛋白质工程中,全新设计的蛋白质能否折叠得到预期的空间构象就直接决定了蛋白质改造的成败。分子动力学模拟是目前模拟蛋白质动态构象最常用的计算方法。分子动力学是基于经典力学的一种分子模拟方法,该方法可以根据环境要素,分析每一个时刻蛋白质分子的受力与运动的情况,模拟蛋白质的折叠过程。分子动力学模拟的一般步骤包括:模型的设定及起始构型的选择,初始条件的设定,趋于平衡的计算,宏观物理量的计算。

计算机辅助蛋白质设计基于分析已知的实验结果,通过计算模拟对后续实验进行指导。在实际的研究工作中,实验过程与计算模拟过程两者相辅相成,相互修正,逐步提高蛋白质设计的合理性。

(五)基因诱变的技术方法及原理

通过计算机辅助设计的全新蛋白质,需要基于其新的氨基酸序列,借助定向修饰和改造等方法获得该序列的目的基因,并将该目的基因在生物表达系统中表达合成、分离纯化、检测,最终获得全新特性和功能的蛋白质。

1. 定点诱变(mutagenesin) 对于野生型蛋白质分子,采用重组 DNA 技术克隆相应的基因,在合适的特定宿主细胞中进行表达,理论上可以大量获得其纯化的产品。然而天然蛋白质的理化特性可能限制其大规模工业化生产。随着分子生物学研究的不断发展,通过碱基取代、插入或缺失的方法进行定点诱变,改变目的基因序列中的特定碱基,获得的新碱基链通过生物表达合成突变型蛋白质,优化野生型蛋白质理化性质和生物学功能。相对于传统突变方法,定点诱变技术具有简单易行、重复性高等优点,得到广泛运用。目前发展的方法主要包括寡核苷酸引物诱变、聚酶链诱变、盒式诱变等技术。

(1)寡核苷酸引物诱变(mutagenic oligonucleotide primeis):通过大肠杆菌 M13 噬菌体载体实现。M13 噬菌体是一个环状单链 DNA 分子,具有 6 407 个核苷酸,是基因工程中一种最常用的目的基因载体。M13 首先感染大肠杆菌宿主细胞但不裂解细胞,而是从感染的细胞中分泌出噬菌体颗粒,宿主细胞仍能继续生长和分裂。当单链 M13 噬菌体感染宿主细胞后,在细胞酶系统作用下单链 DNA 复制形成双链 DNA,即复制型 M13。双链 DNA 在单个感染细胞内继续复制,当累计有 100~200 个复制型 DNA 后,DNA 的合成转变为仅不对称合成子代单链 DNA,并从宿主中分泌出来,再度作用于其他宿主细胞。经混合培养后,培养液通过离心沉淀,得到的上清液中含有 M13 单链 DNA 作为复制模板。而细胞沉淀物经化学细胞破碎以质粒提取的方法获得的复制型双链 DNA,可接纳目的基因产生 M13 重组体。含目的基因的重组体经感染或转化大肠杆菌,获取带目的基因的单链 DNA,用于目的基因的定点诱变形成突变型 DNA。

如图 3-5-3 所示,寡核苷酸引物诱变方法的主要步骤为:运用体外 DNA 重组技术将待诱变的目的基因克隆到 M13 噬菌体载体上,制备含有目的基因的 M13 单链 DNA,即正链 DNA。以化学合成的含变异碱基的寡核苷酸片段作为引物,即负链 DNA,以 DNA 聚合酶启动单链 DNA 分子进行复制,新复制合成的 DNA 子链则包括此含有变异碱基的寡核苷酸片段。由 T4 DNA 连接酶连接子链两末端,合成闭环的异源双链 DNA 分子;异源双链 DNA 分子转化进入大肠杆菌中,产生同源双链 DNA 分子,经此扩增出来的基因其中一半是已发生突变的碱基序列,通过筛选和序列分析获得突变 DNA。

为了使目的基因的特定位点发生突变,设计合成的寡核苷酸引物片段除了所需的单个突变碱基之外,其余碱基与目的基因的相应区域完全互补。该片段的长度范围一般为 8~18 个核苷酸,多用固相化学方法合成获得。目前常用的突变型转化子筛选方法有链终止序列分析法、限制位点法、生物学筛选法和杂交筛选法,以分离上述野生型

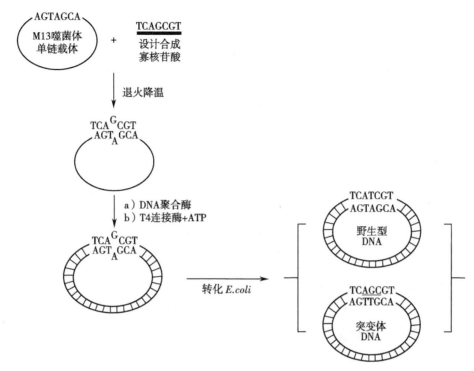

图 3-5-3 寡核苷酸引物诱变

和突变型 DNA 混合体。其中,杂交筛选法是最简单有效分离方法。使用放射性同位素标记的诱变剂寡核苷酸作为探针进行筛选则更为方便。序列分析则可以鉴定所分离的突变型 DNA。

寡核苷酸引物诱变方法的突变率较低,在此方法基础上发展了 Kunkel 突变法、基于抗生素抗性"回复"的突变方法等,可将诱变率由 1%~5% 提高至 50% 以上。

(2)聚合酶链反应诱变(PCR mutagenesis):由于 M13 噬菌体的寡核苷酸引物诱变方法实验过程烦琐,诱变周期长。因此,人们发展类似于天然 DNA 复制的 PCR 方法并运用于诱变反应中,即聚合酶链式反应诱变,以简化定点诱变技术。PCR方法是一种简便快捷的体外 DNA 扩增技术,无需 M13 噬菌体作为基因的载体。模板 DNA 在体外高温(95℃)时变性解旋为单链,低温(55℃)时引物与单链按碱基互补配对的原则结合,再调节温度至 DNA 聚合酶最适宜反应温度,DNA 聚合酶沿着 5′→3′ 的方向合成互补链,即变性-退火-延伸三个基本反应步骤为 1 个循环,每一循环的产物又可以作为下一循环的模板进行扩增。其技术的特异性取决于引物和模板 DNA 结合的专一性。

PCR 定点诱变又称 PCR 寡核苷酸定点诱变,其基本操作方法如图 3-5-4 所示。首先将待诱变靶基因克隆到质粒载体上,分装至两个反应管中;在各反应管中分别加入互补的含错配核苷酸变异而与靶标 DNA 不完全互补的合成引物 1 和 3,同时分别加入与引物 1 和 3 互补链完全互补的不含错配核苷酸引物 2 和 4;经 PCR 扩增生成含突变碱基的线性质粒 DNA;混合两反应管体系,经过高温变性和退火复性,分别来自两反应管中两条互补线性质粒 DNA 链杂交,通过两个黏性末端形成首尾相接的开口环状 DNA 分子;转化进入大肠杆菌,修复开环 DNA 分子的缺口成闭环突变型 DNA 分子。以 PCR 为基础的定点诱变可进一步分为重叠延伸 PCR 法、大引物 PCR 法、环状诱变 PCR 法、和靶向扩增突变链(targeted amplification of mutant strand, TAMS)定点诱变技术。

PCR 定点诱变方法具有显著的优点:无需单链噬菌体载体,能用双链 DNA 作为模板直接将目的 DNA 在大肠杆菌中进行表达;突变体回收率高(100%)。另一方面,PCR 方法也存在一些明显的缺点,例如:PCR 扩增 DNA 时会产生一定程度的碱基错配,而生成一些非预定突变;通常需要连接 PCR 扩增产物到载体分子上,才能对突变基因进行转录和翻译等方面的实验;采用 PCR 诱变产生的 DNA 片段在扩增的 DNA 的 3′ 末端加上非预设的碱基,必须经过核苷酸序列测定,确证有无延伸突变。

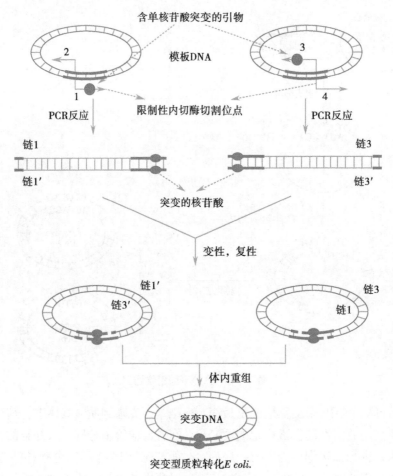

图 3-5-4　PCR 寡核苷酸定点诱变

（3）盒式诱变（cassette mutagenesis）：是利用人工合成的一段具有突变序列的寡核苷酸片段，即寡核苷酸盒，取代野生型基因中的相应序列。该寡核苷酸盒是由两条合成的寡核苷酸链组成，当它们退火降温时，会按设计要求产生克隆所需要的黏性末端。盒式诱变法要求在靶标 DNA 区段的两侧，存在一对限制性酶切位点，这可以通过寡核苷酸介导的诱变程序来产生。因此，将合成的寡核苷酸盒插入到质粒载体分子上，便可以获得数量众多的突变体。

在盒式诱变方法中，可以利用遗传密码的简并性，改变某些核苷酸序列，产生合适的限制性内切酶识别位点，以便将寡核苷酸盒插入。盒式突变 DNA 片段，则可以通过 PCR 技术、DNA 的化学合成、引物介导的 DNA 合成技术等方法获得。

盒式诱变方法简单易行，突变效率高。该方法一次可以在一个位点上产生 20 种不同氨基酸的突变体，对蛋白质分子中关键氨基酸进行饱和突变分析。盒式诱变方法可以产生嵌合蛋白质，用完全不同的氨基酸序列来置换蛋白质中的整个结构域，从而研究蛋白质特定结构区域或特定结构域的结构和功能相关性。

2. **随机诱变**　前述的几种定点诱变方法是研究基因表达和蛋白质结构功能的十分重要的方法和技术，但也具有一定的局限性。定点诱变方法必须充分了解目的蛋白序列及相关重要氨基酸残基的详细情况。如果缺少这些生化信息，则难以选择目的蛋白中关键氨基酸开展定点诱变得到相关突变蛋白。在这种情况下，可以运用随机诱变方法研究目的蛋白或核酸的结构和功能，为特异性位点突变提供一定的指导信息。

蛋白随机突变的方法包括利用化学试剂进行的随机突变、利用酶法随机错误掺入突变、利用 PCR 产生随机突变等。随机突变的缺点是必须检测每个克隆，以检测是否产生了具有期望特性的蛋白质。

（六）酶的定向进化

1. **概念及一般步骤**　定点诱变方法在蛋白

质工程中起到了至关重要的作用。然而,定点诱变只能对天然蛋白质序列中的部分单独氨基酸进行替换或修改,因而对其生物活性提高的作用有限。同时,该方法仅适用于三维结构明确、结构与功能的相互关系也清楚的蛋白质,应用空间相对有限。这些定向诱变技术本身的局限性制约了其更为快速的发展和更广泛的应用。

酶的定向进化技术（directed evolution techniques enzyme）,则是在不了解酶的空间结构和作用机制的情况下,通过人为创造特殊条件模拟自然进化过程,在体外使其基因发生大量变异,并定向筛选获得具有特定性质或功能的突变酶分子。相对于传统的定点诱变蛋白质理性设计方法,定向进化被称为蛋白质的非理性设计方法。

酶的定向进化技术一般步骤为:选择已经存在的酶分子作为进化起点,确立目标酶的性质或功能;通过随机突变和基因体外重组创建基因突变文库;确定目标酶分子的筛选方法;选择结果相对最好的突变株。通常,酶的定向进化是一个循环递进的过程,以一次循环所得的最佳突变株作为下一个突变循环起点,逐渐累积正突变直至获得期望的目标酶分子。

酶的定向进化技术是一种更接近自然进化方式的蛋白质工程新策略,使原本在自然界中需要数千万年的进化过程缩短至几个月内完成,并能定向得到符合需要的新型酶分子,大大加速了蛋白质工程的发展。目前,蛋白质的合理设计策略与酶分子的定向进化方法互相补充,为研究蛋白质的结构和功能开辟了新的道路,拓宽了蛋白质工程的研究范围和应用前景。

2. 定向进化的研究方法　定向进化一般包括随机诱变、体外重组、筛选鉴定三部分,每一部分都有多种研究技术。

（1）随机诱变:易错 PCR 技术是通过改变传统 PCR 方法的反应条件,使碱基在一定程度上随机错配而引入多点突变,进而构建突变基因库。该方法多用于较小的基因片段,其遗传变化只发生在单一分子内部,属无性进化范畴。由于在突变过程中出现有益突变的概率很低,因此该方法较为费力耗时。一般易错 PCR 过程均需要连续反复进行使得每一次的正向突变累积直至产生重要的有益突变。此外,人们还发展了化学诱变剂

介导的随机诱变和致突变菌株产生随机突变等随机诱变方法。

（2）体外重组:DNA 重组技术是将一组序列相关的 DNA 序列随机切成多重片段,在不加引物的情况下进行多次 PCR 循环,在该扩增过程中上述随机片段互为引物和模板进行扩增至完全基因。此后,再加入两端引物进行常规 PCR 诱变,获得含多种基因的突变基因库。该方法尽可能多地组合目的基因中的不同突变,从而导致更大的变异,有助于累积发现有益突变,比易错 PCR 技术更有针对性。此外,交错延伸重组、随机引物体外重组、临时模板随机嵌合生长等诸多改组方法也已得到成功运用。

（3）筛选鉴定:在酶分子的定向进化中,由于突变是随机产生的,因此建立一个灵敏高效的方法筛选特定方向的突变,可以限定定向进化的方向,大大提高酶分子向特定方向进化的效率。建立有效的筛选方法对突变体库进行筛选是决定定向进化是否成功的关键。通常筛选方法的建立要综合考虑产物特性和检测方法等以有效地确定最佳突变。目前常用的筛选方法包括:使用荧光或显色反应、改变培养条件、高通量筛选等。总体来讲,筛选方法的发展趋势是在高灵敏高通量的基础上向高效率自动化方向发展。

（七）蛋白质工程的应用

运用蛋白质工程方法和技术,可以设计和产生具有特定序列及特定功能特性的新蛋白质,以提高蛋白质的生物学功能或稳定性,并可大规模工业化生产。

1. 提高蛋白质的稳定性

（1）改变半胱氨酸残基的数目:蛋白质分子中空间相邻的两个半胱氨酸的侧链巯基间可以形成稳定的二硫键,使蛋白肽链中相隔较远的肽段联系在一起,对于蛋白质三级结构的稳定起着重要作用。通过半胱氨酸突变增加蛋白质分子中的二硫键,可以提高蛋白质的热稳定性、有机溶剂稳定性和酸碱稳定性。在进行设计时,对于要进行改造的氨基酸应保证其在空间上要互相靠近,以保证整个蛋白分子的空间构象不会因为新的二硫键的连接而发生明显变化。

半胱氨酸可以形成二硫键以稳定蛋白质分子,然而与此同时,过多游离的半胱氨酸有可能形

成不宜的二硫键连接，使得蛋白质的空间构象发生巨大变化，造成蛋白质失活。利用蛋白质工程可以减少游离的半胱氨酸残基数目，以减少蛋白质分子错误折叠的可能性，从而提高蛋白质的生物活性。

（2）改变天冬酰胺和谷氨酰胺：高温下，天冬酰胺和谷氨酰胺残基可能发生脱氨化反应变成相应的带羧基的天冬氨酸和谷氨酸，此类残基类型的改变就有可能产生蛋白质分子局部构象的变化而导致蛋白质活性的降低甚至丧失。利用蛋白质工程可以将蛋白质中天冬酰胺和谷氨酰胺定点突变为其他残基以维持原蛋白质的活性构象，提高蛋白质的热稳定性。

（3）定向进化提高蛋白质稳定性：目前，酶分子的定向进化研究的主要目的是提高酶的热稳定性、pH 稳定性和非水相稳定性，使得酶分子在与其最适条件差异巨大的工业化生产环境中也能够高效地发挥其催化活性。

2. 增加酶的活性或改变酶的特异性 在已知酶的活性位点图谱的情况下，人们可以预测酶与底物和配体的亲和程度和相互作用，通过蛋白质工程可以改变特定氨基酸残基，从而发现一个或多个活性位点关键氨基酸残基以增强底物或配体结合，提高酶活性或底物和配体特异性。

在酶催化机制不完全清楚的情况下，酶的定向进化策略则成为进行蛋白质改造最有力的工具。酶的定向进化不仅可以提高酶的催化能力，甚至可以将酶的两个或多个优良特性进行叠加，使其具备原本不具有的催化活力和性能。定向进化方法为生物催化剂从实验室研究走向工业化生产的提供了巨大的帮助。

（王丽影　王龙龙　汤其群）

参 考 文 献

[1] Watt RA, Shatzman AR, Rosenberg M. Expression and characterization of the human c-myc DNA-binding protein [J]. Mol Cell Biol, 1985, 5 (3): 448-456

[2] Ferbeyre G, de Stanchina E, Querido E, et al. PML is induced by oncogenic ras and promotes premature senescence [J]. Genes Dev, 2000, 14 (16): 2015-2027

[3] Janson JC. Protein purification-principles, high resolution methods, and applications [M]. 3rd ed. New Jersey: John Wiley & Sons Ltd, 2011

[4] Coligan JE, Dunn BM, Speicher DW, et al. Current protocols in protein science [M]. New Jersey: John Wiley & Sons, 2006

[5] Harlow E, Lane D. Antibodies: A laboratory manual [M]. New York: Cold Spring Harbor Laboratory Press, 1988

[6] Janson JC, Ryden LG. Protein purification: Principles, high resolution methods, and applications [M]. New York: VCH Publishers, 1989

[7] Zhou Y, Morais-Cabral JH, Kaufman A, et al. Chemistry of Ion Coordination and Hydration Revealed by a K+ Channel-Fab Complex at 2.0 A Resolution [J]. Nature, 2001, 414 (6859): 43-48

[8] Burley SK, Petsko GA. Aromatic-aromatic interaction: A mechanism of protein structure stabilization [J]. Science, 1985, 229 (4708): 23-28

[9] Shindyalov IN, Bourne PE. Protein structure alignment by incremental combinatorial extension (CE) of the optimal path [J]. Protein Eng, 1998, 11 (9): 739-747

[10] 罗师平, 冷希岗. 基于 PCR 的体外诱变技术 [J]. 国外医学: 生物医学工程分册, 2005, 28: 188

[11] Williams G, Nelson A, Berry A. Directed evolution of enzymes for biocatalysis and the life sciences [J]. Cell Mol Life Sci, 2004, 61 (24): 3034

[12] Stemmer WP. Rapid evolution of a protein in vitro by DNA shuffling [J]. Nature, 1994, 370 (6488): 389

[13] Wells JA, Vasser M, Powers DB. Cassette mutagenesis: an efficient method for generation of multiple mutations at defined sites [J]. Gene, 1985, 34 (2-3): 315-323

[14] Shao Y, Lu N, Wu Z, et al. Creating a functional single chromosome yeast [J]. Nature, 2018, 560 (7718): 331-335

[15] 赵国屏. 合成生物学: 开启生命科学 "会聚" 研究新时代 [J]. 中国科学院院刊, 2018, 33 (11): 1135-1149

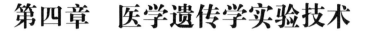

第四章　医学遗传学实验技术

第一节　染色体病的研究方法与技术

一、染色体病概述

人类的遗传物质是脱氧核糖核酸，即 DNA。DNA 主要位于细胞核内，少量 DNA 位于细胞质的线粒体中。遗传物质在细胞核内以染色质的形式存在，染色质由 DNA、蛋白质和 RNA 等构成，可以被碱性染料染上颜色，所以称为染色质，染色质在高倍的电子显微镜下呈丝状。染色质（chromatin）和染色体是同一物质的不同形式，染色质是间期细胞核内遗传物质存在的形式；染色体是细胞分裂时遗传物质存在的特定形式，是间期细胞染色质多级螺旋折叠的结果。

人类细胞中有 23 对 46 条染色体，其中 22 对常染色体，一对性染色体。男性核型为（46，XY），女性核型为（46，XX）。根据染色体的大小和着丝粒的位置，将染色体从大到小编号分成 A-G 共 7 组，常染色体标记为 1 到 22 号，其中 21 号染色体比 22 号染色体小，性染色体标记为 X 和 Y。

染色体数目或结构异常所致的疾病称为染色体病。由于人类 23 对染色体上约有 3 万~4 万对基因，而分布在每条染色体上的基因都是严格地按照一定顺序排列的，因此无论是染色体的数目异常还是结构畸变，只要涉及基因的剂量改变，都会出现不同程度的表型效应。具有较大片段染色体重复和缺失的个体一般很难存活，一些较小片段的染色体缺失和重复常导致综合征型的遗传病。即使基因剂量没有发生改变，又或者没有产生位置效应的平衡易位、倒位或者插入等，由于其会在减数分裂时产生异常配子，因而常导致自发性流产，或产生非平衡染色体的后代，使之发病。

染色体病是人类常见疾病之一，主要分为常染色体病、性染色体病、染色体异常携带者三大类。自 Caspersson 等于 1970 年发表第一张人类染色体显带照片和 1971 年巴黎召开第四届国际人类遗传大会通过人类染色体的国际命名以来，现已发现人类染色体数目异常和结构畸变近万种，已记录的染色体病综合征 100 余种。其发生率占流产胚胎的 50%、占死产婴的 8‰、占新生儿死亡者的 6‰、占新生活婴的 5‰~10‰、占一般人群的 5‰。染色体病常见的临床特征有：累及多个器官和系统，造成宫内发育迟缓，早期流产或死亡；能够成活的个体出生后一般体重轻，智力发育迟缓，面容异常，多发畸形或内脏器官的畸形，身材矮小，性发育异常，及不明原因的生长、发育迟缓等。而染色体异常携带者也具有共同的临床特征：婚后月经不调、流产、死产、新生儿死亡、生育畸形或智力低下儿等；有的染色体异常类型生育畸形儿和智力低下儿的可能性甚至高达 100%。据调查，染色体异常携带者在欧美为 0.25%，即每 200 对夫妇中就有一对夫妻的一方为携带者；而调查显示，携带者在我国为 0.47%，即每 106 对夫妻中就有一方为携带者。因此，染色体异常的检出对染色体病患者进行遗传咨询和产前诊断，阻止这类患儿的出生将产生至关重要的作用。

（一）染色体数目异常

1. 整倍体　以人类正常染色体数二倍体为标准，所出现的染色体单条、多条或成倍性的增减属于染色体数目异常。整个染色体组的改变产生整倍体，包括多倍体和单倍体。如果一个个体的细胞中含有三个染色体组，这种个体称为三倍体。细胞中含有四个染色体组的个体称为四倍体。三倍体的和四倍体的发生率非常低，但在自发性流产胚胎中并不少见,纯合的三倍体或四倍体一般导致早期流产或在出生后由于严重复杂的畸形而死亡,出生后生存者多为二倍体的嵌合体或异源嵌合体。在人类中单倍体和四倍体以上的多倍体未见报道。

2. 非整倍体 指某个体比二倍体多或少一条或几条染色体的情况。细胞染色体数为45条,缺少某一号染色体的个体称为这一号染色体的单体,如缺少一条性染色体,个体细胞中只有一条 X 染色体,称为 X 染色体单体,临床上称为特纳综合征(Turner syndrome)。细胞染色体数为47条,某一号染色体有三条的个体称为这一号染色体的三体,这是人类染色体数目异常中最多的一类,如21 号染色体三体,临床上称为唐氏综合征(Down syndrome);[47,XX(XY),+13]临床上称为 Patau 综合征;[47,XX(XY),+18]临床上称为 Edwards 综合征等。细胞中某一号染色体多出两条,细胞中染色体数为48条,则称为四体,如:48,XXXX;48,XXYY 等。

(二)染色体结构畸变

染色体结构畸变包括染色体区段的缺失、重复、易位、插入、倒位、环状染色体、双着丝粒染色体等。随着染色体显带技术和高分辨染色体技术的发展,至今已记载的染色体结构畸变达近万种,几乎涉及每一号染色体的每一个区或带。

1. 缺失(del)和重复(dup) 某一号染色体发生了片段的丢失称为缺失。某一号染色体的长臂或短臂的末端片段丢失称为末端缺失。某一号染色体的长臂或短臂的中间片段丢失称为中间缺失。

在同一号染色体上包含了两份或两份以上的某一片段称为重复。其重复的片段与原方向一致,即原来靠近着丝粒方向的近侧端仍靠近着丝粒称顺向重复;反之,其重复的片段近侧端远离着丝粒称反向重复。

2. 倒位(inv) 某一号染色体同时发生两次断裂,其中间片段发生180°变位重接后,位置被颠倒,称为倒位。如被颠倒的片段包含着丝粒,称为臂间倒位;被颠倒的片段仅涉及长臂或短臂的某一片段,则称为臂内倒位。若倒位后没有发生遗传物质的丢失,其个体没有表型的改变,就称为倒位携带者。

3. 易位(t) 一条染色体部分片段转移到其他染色体上叫易位。两条非同源染色体相互交换部分片段,称为相互易位。三条或三条以上的染色体各自发生断裂,其片段相互交换重接而形成的具有结构重排的染色体叫复杂易位。染色体片段的交换如果没有导致遗传物质的增加或减少(染色体片段没有丢失或增加)称为平衡易位。大多数的平衡易位携带者表型正常,有的平衡易位携带者如果易位断裂重接位点位于基因内部或基因的调控区域,则仍然会产生异常表型。

4. 插入(ins) 一条染色体臂内发生两次断裂产生的染色体片段,插入到同一条染色体的同一臂、另一臂或另一条染色体断裂处叫做插入。如果插入的片段原来靠近着丝粒的区带仍然靠近着丝粒,叫做顺向插入;相反,插入片段的顺序被颠倒了则称为反向插入。

5. 环状染色体(r) 染色体两臂远侧段各发生一次断裂,具有着丝粒片段的两个断端重接呈环状,称环状染色体,又称为着丝粒环。

6. 双着丝粒染色体(dic) 带有两个具有功能的着丝粒的染色体叫双着丝粒染色体。该异常大都属于非稳定型结构畸变。当带有着丝粒的两条染色体片段的断端与断端相连所形成的染色体,虽然存在两个着丝粒,但仅一个着丝粒具有功能,另一个着丝粒与常染色体的复制同步,失去了着丝粒的功能,该染色体能稳定遗传,称为假双着丝粒染色体(psu dic)。

二、染色体病实验技术的原理与选择

一般来讲,人体的任何一种在体或离体的处于旺盛有丝分裂或减数分裂的细胞群体,按图4-1-1程序,经过一定的细胞学处理都可作为人类染色体的研究和分析材料。

(一)外周血染色体制备技术

在细胞遗传学研究中,外周血染色体核型分析是最基本也是临床应用最广的染色体病诊断技术。为了使染色体彼此铺展开而又能清楚地显示缢痕,往往需要对正在分裂或已经收获的外周血淋巴细胞作一系列预处理,其目的是使染色体的状态更适于分析和研究的需要。植物血凝素(phytohemagglutinin,PHA)是外周血淋巴细胞培养中最重要的淋巴细胞刺激剂,主要作用是刺激

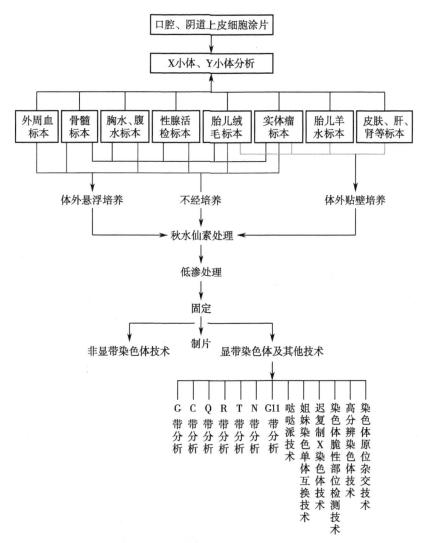

图 4-1-1　染色体标本制作的基本程序

T 细胞增殖分化,同时也可刺激 B 细胞转化为浆母细胞后增殖分化为浆细胞。在细胞培养(培养基中加有 PHA)后 72 小时,合成 DNA 的细胞占总数的 45%,有丝分裂的速率相当于每小时 1%,被激活的淋巴细胞占总数的 90%,是收获分裂期细胞、制备染色体标本的最佳时期。从收获到制片需经过加纺锤体抑制剂、低渗处理、固定等几个主要环节。

细胞分裂时,随着纺锤体的形成,染色体紧靠在一起,很难进行分析。因此,破坏纺锤体,使染色体依然呈游离状态,不再黏附至细胞内的任何结合力上,在随后制作标本时一旦受到压力,染色体就很容易铺展开来。秋水仙素具有干扰微管装配,破坏纺锤体形成和终止细胞分裂的作用,这一作用不会影响染色体的复制和着丝粒的分裂,因

此它可使分裂的细胞停留在中期。

细胞经过秋水仙素处理后,尽管染色体已经比较适合于观察了,但是还不能满足要求。因为人类细胞的染色体数目多,形状小,最大的染色体约 7~8μm,加之主要的观察与分析均在油镜下进行,这就要求标本中的染色体彼此散开,并且尽可能处于同一平面上,这些均有赖于低渗处理。1952 年,美籍中国学者徐道觉在一次偶然的失误中发现了低渗液有助于染色体的铺展,这一方法学上的革新是细胞遗传学史上的一个重要的转折点,从此运用低渗液处理制备染色体标本的方法在全世界范围内得到广泛的应用。

固定是将组织、细胞或其成分选择性地固定于某一特定阶段的过程。其目的是在杀死细胞的同时避免所研究的成分受到破坏。就染色体病诊

断而言,固定的目的在于提高染色体结构的可见性和显示染色体形态的细节,例如显示常染色质区和异染色质区,初级缢痕和次级缢痕等。

(二)皮肤成纤维细胞染色体制备技术

传统的细胞遗传学通常采取患者外周血进行淋巴细胞染色体分析,多数情况下所分析的核型可以进行诊断。但在实际工作中有部分患者特别是性发育异常患者单纯凭外周血淋巴细胞染色体分析难以建立表型与核型之间的关系,这是因为会出现组织分化过程中嵌合细胞系在组织间存在差异的现象。而皮肤组织由于取材方便,患者易于接受,培养方法和制片技术成熟而常常被应用于与外周血不同胚层来源组织的遗传学分析。

人皮肤细胞培养通常分为干贴壁法和消化法两种。皮肤致密、质硬,不易剪碎,在干贴壁时容易造成组织块干燥脱水,细胞不易获取营养,从而引起细胞破坏死亡。同时该方法获取的细胞萌出需用 5~7 天,长成片状需 20 天,故不能在短期内获取大量的细胞,且干贴壁法所获得的成纤维细胞增殖能力不如酶消化法所获得的细胞。可采用如胰酶,胶原酶,透明质酸酶等多种酶联合消化获取皮肤成纤维细胞的方法。该方法只需 2~3cm^2 的小面积皮肤即可获得较多的原代细胞,细胞经过扩增大量繁殖,在短期内(2 周左右)即可达到染色体制备所需要的细胞数。

(三)胎儿来源细胞在染色体病诊断中的应用

胎儿标本可用于染色体的诊断即染色体病的产前诊断。最常用的染色体病产前诊断技术主要有:绒毛取样术、羊膜腔穿刺术、脐静脉穿刺术。

1. 绒毛取样术 绒毛组织位于胚囊之外,又具有和胚胎同样的遗传性,故早孕期绒毛活检被广泛应用于胎儿遗传性疾病的早期产前诊断。在孕早期,绒毛组织是最清楚而且又容易取得的胎儿组织。临床绒毛可用于胎儿染色体核型分析。绒毛的取样时间一般在妊娠 10~13^{+6} 周之间进行。不同诊断目的所需的组织量不同,染色体分析约需绒毛 10mg。绒毛组织既可以直接制片进行染色体的观察,也可以经培养制备染色体,但直接法受标本量和标本新鲜程度的限制,所收获的可供分析的分裂象一般较少而不利于在临床上单独采用,培养法是采用最多也是最常规的进行绒毛染色体分析的方法。另外,在分析过程中存在

2% 的绒毛样本由于染色体嵌合,结果不能判断,需进一步行羊膜腔穿刺明确诊断。

由于染色体病的发生率占流产胚胎的 50%,绒毛组织还可以应用于流产胚胎的染色体检查。对于那些反复流产和不明原因流产或胎死宫内的绒毛组织进行细胞培养和染色体制备可以查明流产和死胎原因,为下一胎产前诊断提供遗传学依据。

2. 羊膜腔穿刺术 羊水细胞(表皮细胞、羊膜细胞、未分化细胞、吞噬细胞等)主要来自胎儿的皮肤、胃肠道、呼吸道和泌尿生殖道或羊膜内层。1966 年,Steele 和 Breg 应用羊水细胞培养诊断出第一例 21 三体综合征。此后,羊膜腔穿刺术被广泛应用于遗传病的产前诊断,由于此技术操作简单,对孕妇及胎儿基本安全,体外培养方法稳定,可直观反映胎儿组织染色体核型情况,现已广泛应用于临床。

羊膜腔穿刺术一般在妊娠 16~22^{+6} 周取样,因为此妊娠阶段子宫已超出盆腔,羊水量较大(妊娠 16 周羊水约 200ml,妊娠 20 周已达 500ml),经腹壁进针容易抽取羊水,且不易伤及胎儿。此外,此时间段羊水中的活细胞比例高,羊水细胞培养容易成功,孕中期羊水抽取量一般为 20ml。虽然国内外大量实践证明,羊膜腔穿刺术对孕妇和胎儿较安全,很少引起早产、流产或畸形。但羊膜腔穿刺过程中还是可能出现子宫收缩、腹部胀痛、阴道出血、感染或胎儿损伤等症状。相关的流产率约为 0.5%~1% 之间。

人的羊水细胞能长成单层并可连续进行传代培养,但它们的一些特征与一般成纤维细胞不同。在羊水中存在着各种不同类型的胎儿细胞,依据其外形和生长特征可分为以下三类:上皮细胞、成纤维细胞和羊水细胞。这三类细胞生长特性和生长周期不同,但其分裂细胞都可被秋水仙素阻止,收获到可供分析的中期染色体。由于受细胞量和生长条件等的限制,即使严格按照实验操作规程,也可能会出现细胞培养失败的情况,这时就需要考虑第二次羊水穿刺。

3. 脐静脉穿刺术 脐静脉穿刺术是在 B 超引导下经腹部皮肤直接穿刺胎儿脐静脉,采集到胎血经过短期(72 小时)细胞培养即可进行染色体制备、核型分析。亦可对绒毛及羊水培养出现的假性嵌合或培养失败进行校正或补救诊断。

脐血管穿刺在妊娠18周至足月妊娠均可进行。若小于18孕周,脐带直径多小于0.5cm,穿刺较为困难。相反在孕晚期虽脐带较粗穿刺相对容易,但对于后壁胎盘,胎儿躯体常妨碍穿刺针的进入而不易穿刺成功。一般认为,妊娠20周左右取胎儿血量5ml以内时对胎儿循环无影响。脐静脉穿刺的主要并发症有:穿刺部位出血、脐带血肿、短暂性胎心减慢、感染、流产或胎死宫内。大多数并发症均为短暂性及非致命性,而与之相关的胎儿流产率约为1%~2%。此外,脐带血易混有母体血,可能影响检测结果,需对采取的标本进行母血胎血的鉴别方能保证检测结果的真实性。

(四)常见染色体显带技术

染色体显带技术能显现染色体本身的细微结构,有助于更准确地识别每条染色体及染色体结构异常。染色体显带技术适用于各种细胞染色体标本。

运用一种或多种显带技术,使得染色体某个区域和附近的片段比较起来,显得深染或浅染,这个明显和周围区别的区域就命名为带。用一种方法深染的带,用另一种方法染色时可能为浅染。

显带技术一般分为两大组:①产生沿整条染色体分布的带以显示整条染色体带的分布方法,如G、Q、R显带方法,包括显示DNA复制模式的技术。②显示特殊染色体结构并且因此只限于特定带的显示。这些方法包括了显示结构性异染色质(C显带方法),端粒带型(T显带方法)和核仁组织区(nucleolar organizer region, NORs)。

染色体显带反映了调节DNA复制、修复、转录和遗传重组的基因组功能结构。这些带容量很大,每带含5~10Mb的DNA,包含数百个基因。显带方法的分子基础涉及核苷酸碱基组成、相关蛋白和基因组功能结构。一般而言,吉姆萨阳性显带(G深带,R浅带)富含AT,复制较迟,基因较少;吉姆萨阴性显带(G浅带,R深带)富含GC,复制较早,基因较多。

着丝粒DNA和近中着丝粒异染色质包含α-重复DNA和α-重复卫星DNA的各家族,可通过C显带明显地显示出来。端粒由串联的六个核苷酸微卫星重复单位TTAGGG组成,长达5~20kb,可被T显带深染。18S和28SrRNA基因聚集在一起,包含每个基因的40个拷贝,位于近端着丝粒染色体短臂上的核仁组织者区,可被银染色显示。

1. G显带技术 G显带技术是染色体显带技术中最常用的,染色体经过胰蛋白酶处理后,用一种能够结合DNA的化学染料吉姆萨染色,使染色体呈深浅相间的带型,人类的24种染色体可显示出各自特异的带纹。据此可以将这些染色体排列起来进行同源染色体比较,确定染色体数目和结构异常(图4-1-2)。

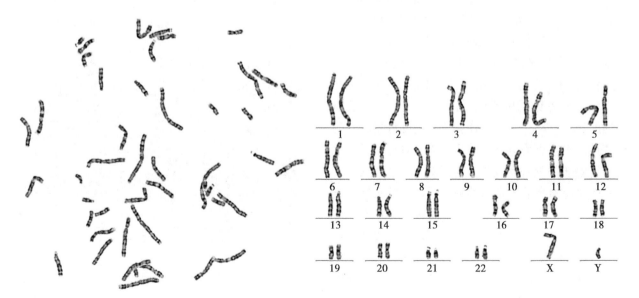

图4-1-2 染色体G显带图

2. R显带技术 R显带技术与G显带相反，染色体经过热盐处理，使富含AT的DNA变性，用吉姆萨染色后显示与G显带相反的带纹，即G显带的深带变成浅带，浅带染成深带。由于R带与G带带纹相反，有利于观察末端染色体条带的异常，因此R显带多应用于骨髓和肿瘤等发生染色体畸变率较高组织的细胞遗传学分析中，亦可为临床诊断此类疾病提供一定依据。女性R带中迟复制的X染色体为浅染（图4-1-3）。

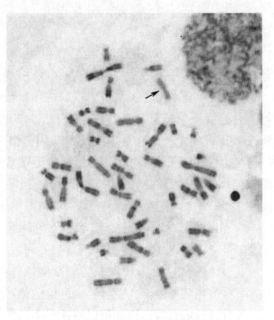

图 4-1-3　染色体 R 显带图

3. C显带技术 C显带技术由Arrighi和Hsu于1971年发明，其方法起源于原位杂交。Arrighi和Hsu发现用碱处理载玻片上的染色体使DNA变性之后，再在SSC溶液中、65℃的条件下使其复性，在受控制的条件下经吉姆萨染色可显示出染色体的一定部位深染。70年代用原位杂交的方法证明深染的区域（C带区）是结构异染色质的区域，也就是一般而言的DNA高度重复序列的区域。现在更为流行的看法认为氢氧化钡或其他碱性物质的处理是优先提取了非C带区的DNA，SSC的处理有助于带型的清晰。C显带法检测染色体的异染色质区，所获得的带型模式并不能使得体细胞中的每一条染色体得到确认，这种显带方法仅用于识别特殊的染色体。1、9、16和Y染色体的C显带区，即深染区在形态学上变化多端，但这种变化都属于人群正常变异，一般可与染色体畸变相区别（图4-1-4）。

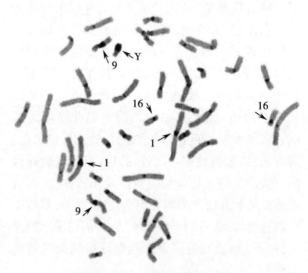

图 4-1-4　染色体 C 显带图

4. N显带技术 人类的近端着丝粒染色体（即13、14、15、21和22号染色体）的次缢痕处与核仁形成有关，故称核仁组织区，它是中期染色体上的明显结构之一。目前已有多种技术可以显示中期染色体上的核仁形成区。其中利用硝酸银将具有转录活性的核仁形成区（rRNA基因）特异性地染成黑色，是最直观和最简单的方法。通过对核仁形成区是否着色可判断D、G组染色体（13、14、15、21和22号染色体）是否存在如随体增加、随体柄增加或双随体等正常变异。另外，若G显带发现某条染色上出现类似随体区，也可以通过N显带确定，为排除染色体畸变做出正确诊断（图4-1-5）。

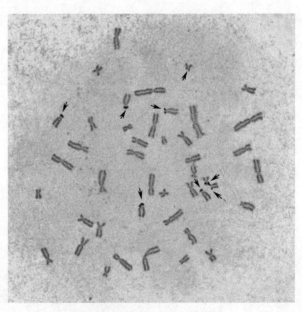

图 4-1-5　染色体 N 显带图

5. **T显带技术** 端粒是维持染色体正常复制和上下代传递的三个基本功能单位之一。它的功能包括确保染色体末端的正常复制;防止断裂的 DNA 与染色体末端的重组。它们亦是哺乳动物生殖细胞减数分裂第一次分裂时同源染色体配对的起始部位。每次细胞分裂,染色体丢失其末端的约 100 个核苷酸,此变短的端粒可为细胞提供有丝分裂的时钟。丢失的端粒序列可经端粒酶的作用逐个加回。因 T 显带特别地着色在端粒而称为 T 显带。其实验过程主要是用特殊的高热处理染色体,然后用吉姆萨染色或与荧光联合染色。

（五）高分辨染色体技术

淋巴细胞经过含有 PHA 的培养液培养,在体外便可获得丰富的生长活跃、含有丝分裂细胞的细胞群,当细胞增殖到一定数量时,加入 5-氟

尿嘧啶核苷（5-fluorouridine, Frdu）和尿嘧啶核苷（uridine）阻断 DNA 的合成,待细胞同步在 S 期后加入胸腺嘧啶核苷（thymidine, TDR）使细胞有丝分裂继续,进入分裂期后加入染色体缩短抑制剂溴乙锭（ethidium bromide, EB）,并加入秋水仙胺破坏纺缍丝的形成,从而阻止到较多具有 550 条带至 850 条带及以上的分裂象,进行人类染色体高分辨分析。应用高分辨染色体显带技术,可以显示微小的结构性染色体畸变,一般来讲,550 条带左右的高分辨染色体可分辨出大于 10Mb 的染色体结构畸变,弥补了常规染色体分辨率低的不足,从而提高了染色体异常检出率。但是,高分辨技术仍然存在着一定的局限性,若要检出 10Mb 以下的染色体异常,仍需结合 FISH 和基因芯片等技术方能达到目的（图 4-1-6）。

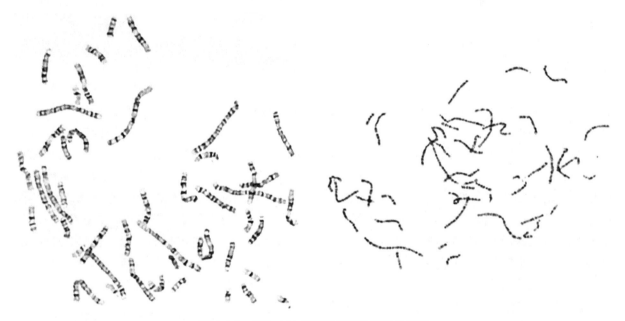

图 4-1-6　550~850 条带阶段高分辨染色体图

（六）姐妹染色单体互换（SCE）技术

姐妹染色单体互换（sister chromatid exchange, SCE）是指一条染色体的两条姐妹染色单体之间同源片段的交换。这种交换是对等的、完全的,而且是对称性的。它实际上表示染色体复制过程中 DNA 双链的等位点交换。因此,它能敏感地显示 DNA 的损伤。1973 年,Latt 等发现,在含有 5-溴脱氧尿嘧啶核苷（5-bromodexoy-uridine, BrdU）的培养基中生长的两个同期细胞,其染色体标本经某些荧光染料或吉姆萨染色后,在姐妹染色单

体之间显出不同的着色强度,从而可用来检测 SCE。SCE 分析为染色体的分子结构、DNA 复制过程,DNA 损伤与修复、细胞周期动力学以及检测多种诱变致癌剂等研究领域提供了新的手段（图 4-1-7）。

（七）X 染色质检测技术

用人体的体细胞,如口腔上皮细胞或女性的阴道上皮细胞,经过固定、滴片、染色等处理,在显微镜下可发现部分细胞核膜的内缘有一块染色较深、大小为 1μm 左右的呈半月形的小块,

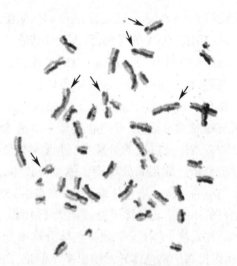

图 4-1-7 姐妹染色单体互换图

即 X 小体。一个分裂间期细胞核中仅有一条 X 染色体呈松散状态,参加细胞生理活动,另一条 X 染色体则仍保持异固缩的状态,所以染色较深而成为 X 小体。正常男性个体只有一条 X 染色体,不可能出现 X 小体;正常女性只能出现一个 X 小体。X 染色质检测技术除可用于性别鉴定外最多的是应用于临床上 X 染色体数目异常染色体病的辅助诊断。如:临床上常见的 45,X(特纳综合征)的个体只有一条 X 染色体,所以 X 染色质数目为 0。一个细胞中所含的 X 染色质的数目等于 X 染色体数目减 1。由于人体细胞中的两条 X 染色体中的一条失去活性(称为 Lyon 化现象),这样就保证了只有一条 X 染色体保持转录活性,使男女 X 连锁基因产物的量保持在相同水平上,这种效应称为 X 染色体的剂量补偿。但是,失活的 X 染色体上基因并非都失去了活性,有一部分基因仍保持一定活性,因此 X 染色体数目异常的个体在表型上有别于正常个体,出现多种异常的临床症状和体征,且 X 染色体越多,表型异常越严重。

(八)Y 染色质检测技术

1970 年,Caspersson 等发现 Y 染色体长臂经荧光染料染色后具有特异的荧光。随后,不同的研究者用同类的荧光染料对男性的各种间期细胞核,以及精子的头部进行染色,均可观察到一个类似于 Y 染色体长臂的直径约 0.3μm 的圆形或椭圆形的荧光亮点,而在女性中则没有。从而确认 Y 染色质是 Y 染色体长臂上的一部分,即 Y 小体。最初,Y 小体的检测主要用于绒毛、羊水中胎儿的性别鉴定。现主要应用于 Y 染色体数目异常和 Yq12 区结构变异的辅助诊断。

(九)荧光原位杂交技术(FISH)

荧光原位杂交(fluorescence in situ hybridization,FISH)技术是 20 世纪 80 年代发展起来的一项分子细胞遗传学技术。其原理是将荧光素直接标记的核酸探针(或生物素、地高辛等标记的核酸探针)与标本中的靶核酸序列按照碱基互补配对原则进行杂交,经洗涤后直接(或通过免疫荧光信号扩增)在荧光显微镜下观察,从而对靶目标中的待测核酸进行定性、定位或定量的研究。

由于传统的细胞遗传学分析无法识别微小缺失、插入、倒位、易位及标记染色体等。FISH 可用于外周血细胞、脐带血细胞、未经培养的羊水间期细胞以及胚胎和肿瘤细胞等进行相对于传统细胞遗传学更加快速的检查;由于 FISH 所需的标本量少、操作相对简便、快速、结果准确率高,加之后来发展起来的多色荧光原位杂交技术(multiplex-FISH)能够对全部 24 条染色体进行多色核型分析,更加扩展了 FISH 技术的应用范围。当然,由于受特异性探针制约,对于较复杂的染色体畸变 FISH 不易一次做出诊断,同时还存在一些不可避免的假阳性与假阴性结果,商业化探针价格相对昂贵,在实际临床应用中 FISH 技术不可能完全代替常规染色体核型分析,就染色体病诊断而言,染色体检查及染色体显带技术仍然是其他方法不可替代的最为基本的检测手段。若把 FISH 技术与常规染色体核型分析技术相结合,将为染色体疾病的诊断开辟更广阔的途径。

三、无创性胎儿染色体非整倍体产前检测技术

1997 年,Lo 等通过 PCR 法扩增母体外周血血浆中 Y 染色体特异 DNA 序列,证明在妊娠男性胎儿的母血浆中存在胎儿游离 DNA(cell-free fetal DNA,cffDNA)。2008 年,Chiu,Fan 等人在美国科学院院报上相继发表文章证实利用母外周血浆,通过新一代测序技术可以检测胎儿 T21 的无创产前检测在方法学上的可行性。2010 年,Lo 等人第一次证明母外周血浆中的 cffDNA 存在胎儿的全基因组序列。2011 年,Peters D. 应用类似方法成功检出染色体 4.2Mb 微缺失胎儿的报道。以

上研究为使用孕妇外周血血浆作为检测材料,对胎儿几乎全部染色体非整倍体和染色体部分重复和部分缺失进行无创伤产前检测新方法的研究提供了理论基础。

无创产前检测主要涉及的技术为应用新一代深度测序技术对母体外周血血浆中提取游离的DNA片段(来自母体和胎儿的DNA片段)进行高通量测序,并将测序结果进行生物信息分析得出相关结果,提供了策略。图4-1-8为本方法的简单技术示意图。

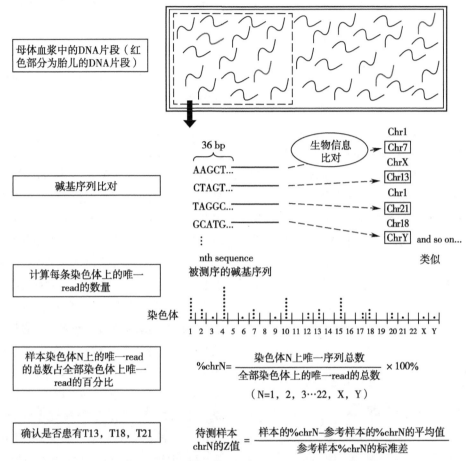

图 4-1-8 基于深度测序的无创产前检测技术示意图

新一代测序方法的出现,可实现同时针对百万以上单分子多拷贝 PCR 克隆阵列的检测,为同时分析血浆中大量的游离 DNA 序列提供可能,Sehnert 等报道,利用新一代测序技术的这种特点,应用到临床可以有效地转化为超高的灵敏度,可以针对性的开发 21 号染色体、18 号染色体非整倍体的无创性产前诊断。2008 年,Lo 和 Quake 两个小组开创性地使用第二代测序技术,对孕妇外周血浆进行测序,成功检测出胎儿 T21,后续研究表明该方法的敏感性仅受限于测序量。其分析的原理是胎儿为 T21 时,胎儿的 21 号染色体两个拷贝数变成了三个拷贝数,从孕妇外周血中检出的 21 号染色体来源的序列(包括 T21 胎儿的和正常孕妇)占整个基因组的比例较胎儿为 21 号染色体两个拷贝数时升高。

大量的研究小组和生物技术公司对该方法的临床应用进行了验证,并使得该方法逐渐成为最常用的无创检测染色体非整倍体的方法。2013 年,Liang 等报道了基于新一代测序技术的,以孕妇外周血游离 DNA 为材料的 21,13,18 三大染色体非整倍体无创产前检测技术(non-invasive prenatal testing,NIPT)研究,染色体非整倍体检出率达 99.9% 以上,假阳性率仅 0.3%,并建立了科学的临床应用路径及知情同意等相关制度与规范。2015 年,国内华大基因和贝瑞和康等生物技术公司开发了 NIPT 技术产品试剂盒以及配套的高通量测序仪,并获得国家药品监督管理局(NMPA)注册许可。2019 年,Liang 等报道了覆盖全部染色体病和常见基因组病的无创产前筛查技术（NIPT-plus），以0.25×的低测序量保持检出胎儿 2Mb 以上基因组拷贝数变异（copy number variations，CNVs），灵敏度 >92%，特异性 >99%，该研究是迄今国际上最大规模和最完整追踪的扩展无创产前筛查前瞻性临床研究，NIPT 技术已经成为染色体病产前筛查的一线应用技术。

血浆游离 DNA 中含有来自胎儿及母亲的双重 DNA 片断，现有技术无法对其进行分离，并且胎儿来源的血浆游离 DNA 的含量随孕周等因素存在一定的波动性，一般认为从 5% 到 45% 不等。所以在使用该技术进行无创产前检测时，需要足够的测序深度，来区分母亲和胎儿的 DNA 片段。这样就导致检测成本的增加，也就大大限制了测序方法对小片段缺失/重复的临床应用。然而大部分的染色体病并不是整条染色体拷贝数的数目异常，而往往只是影响染色体的一部分，这就要求我们在方法学上进一步进行探索。如何降低成本，优化数据分析方法，仍是该技术需要解决的问题。

（潘乾 夏昆）

第二节 单基因病的研究方法与技术

一、单基因病概述

单基因病（monogenic disorder）是指由单个基因的突变所引起的遗传病。这些基因突变的发生是由一对等位基因控制的，突变基因可在常染色体上或性染色体上，可呈显性或隐性。单基因病经典的遗传方式符合孟德尔定律，所以又称为孟德尔遗传。单基因病根据遗传方式的不同可以分为六大类：①常染色体显性遗传病；②常染色体隐性遗传病；③X 连锁显性遗传病；④X 连锁隐性遗传病；⑤Y 连锁遗传病；⑥线粒体遗传病。随着对单基因疾病研究的深入，人们发现了不少"例外"或非典型孟德尔遗传方式，如基因组印迹、单亲二体型、嵌合体、假常染色体遗传和三联体重复病。

截至 2022 年 10 月，国际权威的罕见病专业数据库 Orphanet 共收录了 6 172 种单基因病，已明确的致病基因 5 835 个。美国 OMIM 数据库收录了 9 787 种单基因病表型，其中基因缺陷明确的单基因病表型 6 500 种，涉及 6 191 个基因，基因缺陷尚不明确的单基因病表型 1 510 种，基因缺陷不明确的疑似单基因病表型 1 750 种。选择合适的实验技术鉴定单基因病的致病基因是我们面临的关键问题。

二、单基因病遗传学实验技术的原理与选择

单基因病致病基因可以通过定位克隆、物理图谱、候选基因法、全基因组连锁分析、关联分析、全基因组测序等实验技术方法的研究，研究的主要目的是找到致病基因并克隆，然后应用于临床基因诊断。随着人类基因组计划的完成，现阶段单基因病致病基因的克隆已不是传统意义上的基因克隆而主要是致病基因的鉴定，即将某一特定基因的突变与某一特定的疾病联系起来。针对单基因病研究可采取两个策略进行：①对已知致病基因的单基因病进行分析，即通过 PCR、电泳、测序、基因芯片等实验方法对致病基因已克隆的单基因遗传病进行基因突变筛查；②对未知致病基因的单基因病进行分析，即通过连锁分析技术、基因芯片技术、高通量测序技术等确定某一未知基因与某遗传病的关系。在实际应用中许多检测未知基因突变的方法也可用来对已知突变进行检测。

单基因病的遗传学研究对象有散发病例和家系，它的实验取材包括人体各种细胞和组织样本，从这些样本中提取 DNA 或 RNA 进行遗传学分析。样本采集的来源主要是患者和正常对照或者整个家系成员的外周血，也可采集胎儿的羊水细胞或绒毛组织进行单基因病的遗传学诊断。DNA 或 RNA 的提取可以采用手工、试剂盒和自动化仪器等方法进行。DNA 手工提取的方法主要是用酚/氯仿法；RNA 提取的方法是用 Trizol 法（Trizol 试剂），用试剂盒提取的方法一般是采用硅胶膜吸附柱吸附 DNA 或 RNA，然后用缓冲液把 DNA 或 RNA 从吸附柱上洗脱下来进行抽提。现有多家公司的自动化仪器用于 DNA 的提取，将试剂加入仪器后自动进行样本的提取。这三种方法各有

优缺点：①手工抽提的优缺点是提取的 DNA 或 RNA 总量大，片段较完整，但纯度不高；②试剂盒提取的优缺点是纯度高，但试剂盒价格较昂贵、流程比较繁杂；③仪器提取的优缺点是速度快、DNA 纯度高、但 DNA 的总量较少，而且只能用于 DNA 的提取。

（一）单基因病已知致病基因的研究方法和技术

单基因病的发生是由某基因发生突变导致的，基因突变是指基因组 DNA 分子发生的突然的、可遗传的变异现象。从分子水平上看，是指基因在结构上发生碱基对（bp）组成或排列顺序的改变。基因的突变类型包括：①点突变，点突变又包括同义突变、错义突变、无义突变、剪切突变；②碱基的插入和缺失；③框内突变；④DNA 大片段的缺失和重复。将采集到的散发或家系样本抽提 DNA，针对这些突变类型选择合适的技术方法检测致病基因。以下是检测基因突变类型常用的技术方法：

1. **蛋白截短测试（protein truncation test，PTT）** 基本原理是抽提正常人和患者的 mRNA，将所需检测基因反转录成 cDNA，反转录所用的引物含有一段 T7 启动子和真核细胞翻译起始顺序，PCR 产物经反转录后在无细胞提取液（如兔网织红细胞裂解液）中能被翻译而合成蛋白质，由于患者的突变导致了开放阅读框架的改变，因此当所合成的蛋白质经 SDS 聚丙烯酰胺凝胶检测时，患者会出现比正常蛋白质增长或截短的蛋白产物。PTT 与一般的基因突变检测技术不同，该方法主要是从蛋白质水平上来检测基因突变，而且主要检测由于碱基的缺失或插入导致了开放阅读框架改变的突变。该方法的优点是突变检出率高，一次可处理大量的样品，并可检出长达 4~5kb 片段中的突变，但需要抽提组织的 mRNA，且不能检测没有导致开放阅读框架改变的突变，如氨基酸置换等，另外移码突变如果太靠近基因的 5′ 端或 3′ 端，用聚丙烯酰胺凝胶电泳也无法检测出，由差异剪切所形成的异构体也会影响结果的分析。

2. **多重连接探针扩增技术（multiplex ligation-dependent probe amplification，MLPA）** 原理是针对目标基因的序列设计相应的寡核苷酸杂交探针对，分别杂交于与目的 DNA 相邻的部位。当杂交探针与基因组 DNA 充分杂交后在连接酶作用下连接形成一条可供扩增的完整的杂交探针，这样就将目标基因的拷贝数等比例转化为可供扩增的杂交探针的数目。只有当连接反应完成，才能进行随后的 PCR 扩增，长度各异的 PCR 产物经过毛细管电泳分析收集到相应探针的扩增峰，如果检测的靶序列发生点突变或缺失、扩增突变，那么相应探针的扩增峰便会缺失、降低或增加，因此，根据扩增峰的改变就可判断靶序列是否有拷贝数的异常或点突变存在。

MPLA 是一种针对待检 DNA 序列进行定性和半定量分析的新技术，可检测基因组序列中变异的拷贝数、新的缺失和扩增，也能检测已知的突变和单核苷酸多态性（SNP），它具有高效性和特异性，在一次反应中可以检测 40~50 个核苷酸序列，除应用于染色体非整倍体改变、SNP 和点突变外，也应用于染色体亚端粒的基因重排及常见的儿童遗传性疾病的检测。

3. **PCR- 变性梯度凝胶电泳（PCR-denaturing gradient gel electrophoresis，PCR-DGGE）** 是一种分离相似大小 DNA 片段的电泳方法。即双链 DNA 在变性剂（如尿素或甲酰胺）浓度或温度梯度增高的凝胶中电泳，随变性剂浓度升高，由于 Tm 值不同，DNA 的某些区域解链，降低其电泳泳动性，导致迁移率下降，从而达到分离不同片段的目的。变性梯度凝胶电泳分离能力很强，它可以把相差仅 1bp 的 DNA 片段分开。如果突变发生在最先解链的 DNA 区域，则其检出率可达到 100%，其检测的片段可达 1kb，尤其适于 100~500bp 的片段。但如果突变发生在 GC 富集区（如 CpG 岛），该方法也难以检测到。PCR- 变性梯度凝胶电泳特别适合于分离杂合突变的等位基因。

4. **荧光定量 PCR 技术（realtime quantitative PCR）** 指在 PCR 反应体系中加入荧光基团，利用荧光信号积累实时监测整个 PCR 进程，最后通过标准曲线对未知模板进行定量分析的方法。该技术可用于 DNA、RNA 的定量、SNP 分析、基因型分析、RNA 变异分析、溶解曲线分析等。SYBR green Ⅰ染料和水解探针 Taqman 是常用的荧光材料，以下分别介绍采用这两种荧光材料的试验方法。

SYBR green Ⅰ是一种双链特异性的 DNA 染料,只与双链 DNA 结合,并且单个存在时并不发射荧光,只有当多个 SYBY green Ⅰ嵌入双链时才能被检测到。因此双链通过变性温度时产生的荧光会快速衰减而形成特异的熔解曲线,如果在 PCR 扩增循环过程中对 SYBR green Ⅰ发出的荧光进行持续监测,那么利用这一特征可对不同产物的变性进行观测。产物的熔解曲线取决于 GC 含量、序列长度以及碱基序列。如果扩增产物中存在突变型序列,那么在变性过程中它与野生型序列之间解链温度即 Tm 就会产生差异。Tm 相差 2℃以上,就可通过它们各自的熔解曲线将其分离。SYBR green Ⅰ染料化学反应的特点是简单、快速、自动化程度较高,适合大样本量的突变筛查;但是所用的染料 SYBR green Ⅰ与溴化乙啶、YO-PRO-1 一样,缺乏序列特异性,因此将会不可避免地降低其敏感性。

Taqman 化学反应法是 1996 年由美国 Applied Biosystems 公司推出的一种新定量试验技术。该技术的工作原理是在 PCR 反应体系中加入标记荧光基团的特异性探针,该探针与 PCR 扩增的特异性序列配对结合,并在 DNA 新链合成过程中被 Taq 酶降解,而后释放荧光基团产生荧光,从而对整个 PCR 反应扩增过程实现实时监测和连续分析荧光信号,随着反应时间的延续,监测到的荧光信号的变化可以绘制成一条曲线。在 PCR 反应早期,产生荧光的水平不能与背景明显区别,而后荧光的产生进入指数期、线性期和最终的平台期,因此可以在 PCR 反应处于指数期的某一点上来检测 PCR 产物的量,并由此推断模板最初的含量。荧光定量 PCR 以其快速、特异性强、灵敏度高、重复性好、定量准确、全封闭反应等优点成为了分子生物学研究中的重要工具。该方法能快速地针对某一致病基因拷贝数的倍数差异进行缺失或重复位置的检测,还能进行基因定位。

5. 数字 PCR 技术(digital PCR) 数字 PCR 技术是近年来迅速发展起来的一种定量分析技术。其原理是根据泊松分布公式将起始待测模板细分为很多小份,使每 1 份中至多分配到 1 个核酸分子,在每个小份中进行单个拷贝核酸分子 PCR 扩增反应,最后计数有扩增反应的小份的数量即可确定目标模板的拷贝数。这种核酸定量方法实现了对单个 DNA 分子的扩增反应和检测。数字 PCR 技术的灵敏度非常高,且只需要很少的模板量,可用于基因的突变检测和拷贝数变异,尤其适用于量少及不易得到的待测样品。数字 PCR 技术非常适合用于低比例含量突变体样本的检测,如肿瘤的早期诊断。

6. 变性高效液相色谱(denaturing high performance liquid chromatography, DHPLC) 进行基因突变分析的原理是通过 PCR 对致病基因突变位置进行扩增得到 DNA 片段,经过 DHPLC 在部分变性的条件下可将发生错配的异源杂合双链 DNA 和完全匹配的同源双链 DNA 分离开来。它是一项在单链构象多态性(SSCP)和变性梯度凝胶电泳(DGGE)基础上发展起来的新型基因突变筛查技术,可自动检测单碱基替代及小片段核苷酸的插入或缺失。该技术主要用来检测 200~300 个碱基大小的 DNA 片段,与传统的杂合双链分析技术相比较,该技术耗时短,自动化程度高,通量高,且除 PCR 之外,无需进行 PCR 引物修饰、购买特殊试剂、检测标记信号或作其他的样品处理。其不足之处是只能检测到杂合突变。

7. DNA 测序技术(sequencing) 方法有 Sanger 法和化学降解法。Sanger 法的原理是,在反应体系中加入一定比例的双脱氧核苷酸(ddNTP),由于双脱氧核苷酸没有 3′-OH,且 DNA 聚合酶不能区分 dNTP 与 ddNTP,所以当双脱氧核苷酸被聚合到链的末端,DNA 链就停止延长。由于化学降解法程序复杂,而 Sanger 法操作简单,目前的 DNA 测序技术大部分都是在 Sanger 法基础上发展起来的。

DNA 测序技术既用于对已知致病基因的突变检测,也用于对未知致病基因的突变筛查,各种突变检测技术检测到的突变最后都可由测序来确定突变类型及突变位置,它检测突变的效率达到 100%。但测序也有一定的局限性,每条序列的长度最长只能是 1 000 个碱基左右,每次测序需单独设计目标引物;如果序列中含有 Poly(A)、GC 富集区等问题很难通过一次测序获得精确的数据;在临床诊断中对一些比较小、外显子比较少的基因的突变检测可直接用测序来进行,但是测序的工作量大,花费昂贵,所以对一些较大的,外显子较多的基因不宜用测序法直接检测突变,同时也不适用于临床对大量的标本进行检测。

8. 基因芯片（gene chip） 又称 DNA 芯片（DNA chip）或 DNA 微阵列（DNA microarray），其原理是将已知的核酸或核酸片段按照一定顺序排列在固相支持物上组成密集的分子阵列探针，再与样本溶液中带有荧光标记的核酸序列进行杂交，通过检测每个探针分子的杂交信号强度进而获取样品分子的数量和序列信息，利用芯片扫描检测系统对芯片进行扫描，并配以计算机系统对每一探针上的荧光信号作出比较和检测，从而推算待测样品中各种基因的情况。基因芯片是近年来迅速发展起来的一项重要的 DNA 分析技术，在单基因病的研究和诊断中有着非常重要的作用，可用于大规模检测基因突变、基因多态以及测定 DNA 序列。

对于筛查单基因病中已知致病基因的点突变，以及微缺失、微重复，我们可以定制自主设计与疾病相关位点的芯片，然后对样本进行突变筛查，目前已经有商业化的针对各类疾病的定制芯片（如 Illumina 公司的 GoldenGate 芯片、Aglient 公司的 G3 型 aCGH 芯片等）。利用这些基因芯片得到的结果准确、针对性强、上样量小、通量高，能同时检测多个位点，在单基因病的遗传学诊断、产前诊断中应用非常广泛。基因芯片也有一定的局限性，定制芯片在设计位点时有很多要求和限制，并且到货周期长，价格较昂贵。诊断芯片得到的数据量比较大，需要专门的计算机服务器和专业人员才能分析数据。

（二）未知致病基因的单基因病研究方法和技术

单基因病未知致病基因的研究方法是先收集家系样本，然后通过家系的连锁分析在染色体上定位一个区间，对定位区间内的基因进行突变筛查，或者在家系内选取至少两个患者和一个家系内正常对照，采用高通量测序技术进行测序，分析测序结果找到突变点，然后对突变点进行验证实验。

1. 连锁分析（linkage analysis） 是基于家系（pedigree）研究的一种方法，利用遗传标记（genetic markers）在家系中进行分型（genotyping），再利用数学手段计算遗传标记在家系中是否与疾病产生共分离（separation），它是利用连锁的原理研究致病基因（disease genes）与参考位点（遗传标

记）的关系，是单基因遗传病定位克隆（positional cloning）方法的核心。单基因病基因定位的连锁分析是根据基因在染色体上呈直线排列，不同基因相互连锁成连锁群的原理，即应用被定位的基因与同一染色体上另一基因或遗传标记相连锁的特点进行定位。基因定位可通过全基因组扫描和基因芯片两种方法来进行定位。

（1）全基因组扫描技术（genome scanning）：是利用特定的引物将某条染色体上特定位置的微卫星（microsatellite, MS）扩增出来，通过 DNA 测序仪进行基因扫描和分型，得到每一个体遗传标记的等位基因，检测每个微卫星是否存在与其邻近的疾病相关基因座位连锁，用统计软件（如 Linkage、GENEHUNTER 等）进行遗传统计分析，确定与疾病相连锁的染色体区间的技术。全基因组扫描是单基因病基因定位研究中最常用的方法之一，但它并不能直接搜寻具体的疾病相关基因，而是通过研究均匀分布于整个基因组的微卫星标记来间接选择其相关的基因座。在得到阳性结果后，通过增加对微卫星密度的扫描或单倍型分析等方法，将定位区域尽可能缩小到更精细的区间，对区间内的相关候选基因进行突变检测或进行下一步的研究。由于微卫星具有高度的多态性，在基因组中含量丰富且分布均匀等优点，因此这一技术广泛应用于基因定位及克隆、遗传图谱构建、数量性状位点（QTL）定位、遗传质量监测等领域，但是通过扫描基因组上的微卫星标记并不能直接搜寻具体的疾病相关基因，只能间接选择与其紧密连锁区域相关的基因座来进行分析。

（2）基因芯片技术：是单基因病连锁分析的最佳工具，多采用单核苷酸多态性（single nucleotide polymorphism, SNP）作为遗传位标，其原理是应用已知 SNP 的核苷酸序列作为探针与样本进行杂交，通过对 SNP 位点信号的检测进行定性与定量分析。它能将许多探针同时固定在同一芯片上，在一次试验中，可以同时平行分析成千上万个基因和上百万个位点，将得到的数据用 Merlin 等分析软件进行分析并计算 Lod 值，构建单体型图，在染色体上定位区间，对区间内的候选基因进行突变检测或进行下一步的研究。

基因芯片技术具有操作简单、效率高、通量

高、自动化程度高、检测靶分子种类多、结果客观性强等优点。在单基因病的连锁分析研究中，基因芯片上用于检测的 SNP 位点的密度较高，能快速准确地确定定位区间，耗时短、速度快、所需实验样品量少、检测结果精确。它的局限性是这些芯片费用较昂贵，数据分析需要专业的人员。随着芯片技术的进一步完善和成本的降低，该技术将成为未来疾病相关基因研究的主流技术。目前有 Illumina 和 Affymetrix 等公司的商业化基因芯片可应用于连锁分析。

2. 第二代测序技术（next-generation sequence, NGS） 近年来飞速发展的第二代测序技术，可直接对散发的患者或家系成员进行测序，快速鉴定致病基因。以下是几种目前常用的第二代高通量测序技术方法。

（1）全外显子组测序（whole exome sequencing, WES）：人类外显子组序列仅占人类整个基因组序列的 1%，约为 30Mb，包括 18 万个左右的外显子，据估计，85% 的人类致病突变都位于这 1% 的蛋白质编码序列上。因此，对各种疾病患者的外显子组进行测序分析，针对的是与疾病最相关的编码序列，捕捉的是疾病的致病突变信息。在单基因致病基因鉴定中，常用的策略是将测序得到的变异体通过常用数据库（如 dbSNP 数据库、HapMap 计划数据库和千人基因组计划数据库）进行过滤，再根据变异体的注释信息确定候选突变基因进行分析验证。全外显子组测序存在的问题是：①得到的信息不够完整，启动子区、增强子区、microRNAs 等区域的信息常会被遗漏。②全外显子组测序应用的是打断再拼接的策略，对大的插入、缺失等变异难以检测，对位于高度同源区的变异体难以检出。其原因是高度同源区的序列差异小，导致读到的序列难以拼接，或出现假阳性或假阴性结果。③全外显子组测序后会得到海量数据，如何对这些数据进行深入准确的分析是生物信息学面临的巨大挑战。对数据深度挖掘需要从多方面和多角度入手，包括转录水平的研究、生物信息学分析和功能基因组学的研究等（图 4-2-1）。

（2）目标区域捕获测序（targeted capture sequencing）：通过经典的连锁分析策略，研究人员通常可以把候选致病基因定位在染色体的某个区段，对该候选区域进行捕获富集，然后将这些富集的目标区域 DNA 进行高通量测序。常见的目标区域捕获富集的方法有芯片杂交捕获（on-array hybrid capture）和液相捕获（in-solution hybrid capture）、PCR、分子倒位探针（molecular inversion probes, MIP）等。目标区域可以是连续的 DNA 序列，也可以是分布在同一染色体不同区域或不同

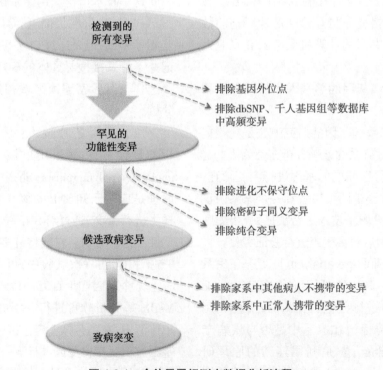

图 4-2-1 全外显子组测序数据分析流程

染色体上的片段。虽然外显子捕获具有一定序列捕获成本，但在相同测序通量下采用外显子测序能同时研究更多的样本，这意味着更高的变异检测效能，尤其对常见疾病来说，需要更大的样本量以找到致病性变异。基于序列捕获技术，研究者还可以在全基因组筛选基础上对特定染色体或疾病相关基因进行更深层次的研究，由于目标区域缩小从而大幅缩小了测序区域，在获得足量目标基因变异信息的前提下，样品的测序成本也会大幅降低。研究者可根据自身研究目的选择合适的测序策略，从而以更经济、更高效的手段达到科学发现的目的。

（3）疾病相关基因平行测序（massively paralelle sequencing，MPS）：通常与某种遗传性疾病相关的致病基因有几个到几百个不等，疾病相关基因平行测序是指将几个或几百个与某种遗传性疾病相关的致病基因的全部外显子序列进行捕获，然后富集捕获到的序列进行高通量测序。很多人类疾病都与特定的基因相关，所以对这些基因集进行测序，找出基因变异，分析致病的机制，在理解人类的疾病进程中尤为重要。与外显子测序相比，疾病相关基因平行测序加入了特定基因的非编码区域测序，非编码区由于其对基因表达具有调控作用，越来越受到研究者的重视。由于疾病相关基因平行测序的高效性以及寻找特定基因集变异的全面性，已经成为鉴定致病基因的主流技术，并应用于单基因病的临床分子诊断。

（4）全基因组测序（whole genome sequencing，WGS）：全基因组重测序是将 DNA 片段测序后，用生物信息学分析手段对序列进行拼接、组装，从而获得该物种的基因组序列图谱；或者对同一个体的不同组织进行测序，分析体细胞突变。全基因组测序能够快速全面地检测出个体基因组上所有的基因变异，从而找到个体间基因的差异。全基因组测序方法，不仅可以避免目标区域捕获富集过程中产生的偏倚，对于非编码区的变异以及基因组结构变异（structural variation，SV）、拷贝数变异（copy number variation，CNV）等大片段的变异也有较高的检出能力。随着 NGS 技术的改进和成本的进一步降低，以及生物信息学分析技术的进步，人类基因组测序将更广泛地应用于寻找人类个体间的基因差异，鉴定遗传性疾病的致病基因。

（5）DNA 甲基化测序（DNA methylation sequencing）：DNA 甲基化测序根据测序的目标不同可分为全基因组重亚硫酸盐（bisulfite）测序、甲基化 DNA 免疫沉淀（MeDIP）测序和 RRBS 测序。全基因组 bisulfite 测序是 DNA 甲基化测序的"金标准"，它可以得到单碱基分辨率的全基因组甲基化图谱。其原理是 bisulfite 处理能够将基因组中未发生甲基化的 C 碱基转换成 U，进行 PCR 扩增后变成 T，与原本具有甲基化修饰的 C 碱基区分开来，再结合高通量测序技术，可绘制单碱基分辨率的全基因组 DNA 甲基化图谱。能精确分析每一个 C 碱基的甲基化状态，适用于所有具有精确基因组图谱的物种。目前，由于重亚硫酸盐处理进一步增加了测序的成本，全基因组 bisulfite 测序技术费用昂贵。

MeDIP 测序通过使用 5'-甲基胞嘧啶抗体富集高甲基化的 DNA 片段，将基因组中的 DNA 甲基化区域富集后进行高通量测序，以较小的数据量，快速、高效地寻找基因组上的甲基化区域，从而比较不同细胞、组织、样本间的 DNA 甲基化修饰模式的差异。MeDIP 测序具有以下优势：检测范围覆盖整个基因组范围的甲基化区域；高性价比，基于抗体富集的测序方法，提高数据利用率；抗体富集偏向高甲基化 CpG 区域。由于 MeDIP 测序自身的固有缺陷，即不能精确到单碱基的甲基化水平，因此这种技术更适合应用于基于大样本量、群体水平的疾病研究。

RRBS 测序（reduced representation bisulfite sequencing）通过酶切富集启动子及 CpG 岛区域，并进行 bisulfite 测序，同时实现 DNA 甲基化状态检测的高分辨率和测序数据的高利用率。其具有以下优势：①精确度高，在其覆盖范围内可达到单碱基分辨率；②重复性好，多样本的覆盖区域重复性可达到 85%~95%；③检测范围广，覆盖全基因组范围内超过 500 万个 CpG 位点；④性价比高，测序区域更有针对性，数据利用率更高。RRBS 作为一种高性价比、单碱基分辨率的研究 DNA 甲基化的方法，主要关注 CpG 区域（例如 promotor 区域和 CpG island 区域），具有很好的重复性，因此它非常适合做样本间的差异分析。

DNA 甲基化测序的技术优势：灵活度高、能够直接对任意物种的高甲基化片段进行测序,无需已知的基因组序列信息;检测范围广,覆盖整个基因组范围的甲基化区域;精确度高,能够在实际结合位点 50 个碱基范围内精确定位;数字化信号直接对甲基化片段进行测序和定量,不存在传统芯片杂交的荧光模拟信号带来的交叉反应和背景噪声问题。

(6)转录组测序(transcriptome sequencing):转录组测序的研究对象为特定细胞在某一功能状态下所能转录出来的所有 RNA 的总和,主要包括 mRNA 和非编码 RNA,它可全面快速地获得特定细胞或组织在某一状态下的几乎所有的转录本及基因序列,可以用于研究基因结构和基因功能、可变剪接和新转录本预测等。相对于传统的芯片杂交平台,转录组测序无需预先针对已知序列设计探针,即可对任意物种的整体转录活动进行检测,是深入研究转录组复杂性的强大工具。

3. 第三代测序技术 虽然第二代测序现在已经得到广泛应用,但其基于 PCR 扩增、成本和准确性等问题都使科学家们致力于新的测序方案——第三代测序技术。第三代测序技术也叫从头测序技术(de novo sequence),即单分子实时 DNA 测序。它的基本原理是脱氧核苷酸用荧光标记,在纳米孔中进行单分子测序反应,共聚焦显微镜实时记录荧光的强度变化。目前第三代测序技术有 Heloscope 单分子测序技术(bioscience corporation)、SMRT 技术(PacBio)和蛋白纳米孔测序技术(Oxford nanopore technologies)。第三代测序技术具有快速、精确等特点,测序速度是化学法测序的 2 万倍,读长一次性达几千碱基,测序精度达到 99.999 9%,并能直接测甲基化 DNA 和 RNA 的序列。第三代测序技术正处于研发阶段,它的出现将为我们提供更便捷的突变分析方法。

三、NGS 技术在单基因遗传病致病基因鉴定中的策略

利用 NGS 技术鉴定单基因遗传病致病基

因已形成了一整套行之有效的研究方法体系(图 4-2-2):第一步,收集家系样本;第二步,选择部分样本进行全基因组扫描(全基因组重测序、外显子组测序、疾病相关基因平行测序等);第三步,利用生物信息学分析手段筛选候选基因;第四步,在大规模病例和对照样本中验证突变;第五步,在蛋白质、细胞、模式动物水平上进行基因功能验证及致病机制研究。外显子测序技术是一种新型的基因组分析技术,与传统技术相比,具有简便、经济、准确、高效的优点,为单基因病的研究带来了重大突破,现已成为单基因病研究最有效的方法。针对较大的遗传家系,选择几个样本进行全外显子组测序及生物信息学分析,通常可以得到几十个候选基因突变,在整个家系进行分离分析后即可找出致病基因。对于大量散发病例的研究,可以借用家系样本的研究思路,扩大样本量进行全外显子组测序分析,通过分析患病个体同正常个体的差异,可以找出在人群中遗传负荷较高的致病基因。在人体中,DNA、RNA、蛋白质组成了一个复杂的网络,在进行疾病研究时,有必要结合各种技术,多个层面分析疾病的致病机制,系统地阐释疾病发生的原因。因此,我们在通过外显子测序技术对疾病进行研究的同时,还需要考虑从转录组学、蛋白组学进行联合分析,从而系统地描绘出疾病的致病机制和遗传特点。

目前科学界普遍认为外显子组测序技术在价格和耗时等方面比全基因组测序更有优势,但随着测序通量的持续提高和费用的急剧降低,可以预见在不久的将来全基因组测序的时间和成本都将大幅度降低。虽然外显子捕获具有一定序列捕获成本,但在相同测序量下采用外显子测序能研究更多的样本,这意味着更高的变异检测效能,尤其对常见疾病来说,需要更大的样本量以找到致病性变异。基于序列捕获技术,研究者还可以在全基因组筛选基础上对特定染色体或特定基因进行更深层次的研究,由于目标区域缩小从而大幅缩小了测序区域,在获得足量目标基因变异信息

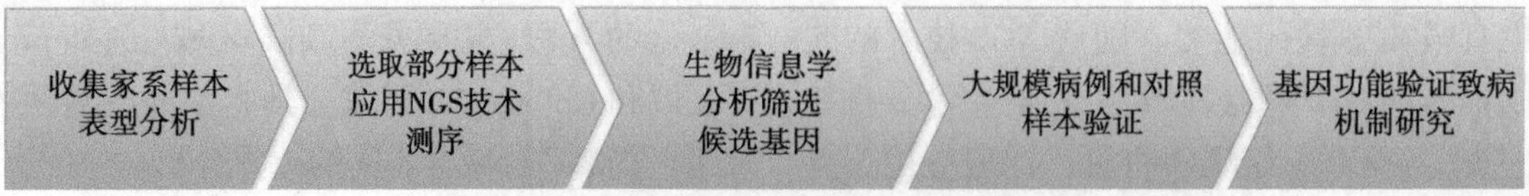

| 收集家系样本
表型分析 | 选取部分样本
应用NGS技术
测序 | 生物信息学
分析筛选
候选基因 | 大规模病例和对照
样本验证 | 基因功能验证致病
机制研究 |

图 4-2-2 新一代测序在单基因遗传病致病基因鉴定中的研究策略

的前提下,样品的测序成本也会大幅降低。因此,包括外显子测序在内的目标区域测序将成为全基因组测序的重要补充,研究者可根据自身研究目的选择合适的测序策略,以更经济、更高效的手段达到科学发现的目的。

目前,单基因疾病的研究主要集中于发现未知疾病、确定新的致病基因以及确定致病基因的突变位点。虽然单基因疾病只要一个基因发生变异就会导致疾病的发生,但一种单基因疾病并非只有一个对应的相关基因,可能有多个相关基因,只要它们的其中一个发生突变就会导致疾病的发生,而且对于同一个致病基因,不同的患者突变的位置和突变的方向各不相同,因此在单基因病研究过程中要综合考虑实际情况,选择最佳的实验方案。

(潘 乾 夏 昆 袁慧军)

第三节 基因组病的研究
方法与技术

一、基因组病概述

基因组病(genomic disorders)由 Lupski 于 1998 年提出,指基因组结构特征的变化导致基因组重排所致的一类疾病,涉及染色体微缺失、微重复综合征,单基因疾病,复杂性状疾病等。基因组疾病的基础是 DNA 重组,往往涉及剂量敏感基因的缺失、重复或打断。基因组病通常为散发性,由新发的重组事件所引起,多为新发的变异。基因组变异包括单核苷酸多态性(SNPs)以及结构变异(SVs),而结构变异依据其片段大小又分为两类:一类是显微结构变异(大于 3Mb),另一类是亚显微结构变异。

基因组拷贝数变异(CNVs)是基因组亚显微结构变异的一种类型,是人类疾病的重要致病因素之一。是指大小在 1kb 到数 Mb 范围,染色体显带不能识别的基因组之间 DNA 片段的不平衡现象,包括缺失、重复、三体、插入和不平衡易位等。CNVs 和其他不改变 DNA 片段拷贝数的大片段改变(例如倒位和易位等)一起被统称为基因组结构变异。

CNVs 产生的遗传学基础是基因组中广泛存在的重复序列,如低拷贝重复序列(low copy repeats, LCRs)、片段性重复序列(segmental duplications, SDs),以及短散在核元件(short interspersed nuclear elements, SINEs)、长散在核元件(long interspersed nuclear elements, LINEs)等造成的基因组结构重排,主要包括以下几种方式:

(1)非等位同源重组(nonallelic homologous recombination, NAHR)

(2)非同源末端连接(nonhomologous end joining, NHEJ)

(3)DNA 复制错误机制,包括复制叉迟滞和模板转换(fork stalling and template switching, FoSTeS),微同源介导的断裂诱导复制(microhomology-mediated break-induced replication, MMBIR)

CNVs 偏向于分布于基因和保守区域以外的位置,但是仍然有大量的基因分布于 CNVs 区域。2006 年 Redon R 等人发表了第一代人类基因组 CNVs 图谱,共发现 1 447 个 CNVs,总共大小约 360Mb(占人类基因组的 12%),在这 1 447 个 CNVs 中包含有 2 908 个 RefSeq 基因和 285 个 OMIM 基因。2015 年 Zarrei M 等报道的人类基因组 CNVs 图谱共发现 24 032 个 CNVs,其中包含有 935 个与临床疾病相关的基因。这说明 CNVs 区域包含了丰富的遗传学信息,提示 CNVs 是一类重要的人类遗传变异。也有研究发现 CNVs 与人类进化,个体间遗传多样性(即多态)有关。

基因组疾病可以大致分为染色体微缺失微重复综合症、孟德尔遗传的基因组病以及复杂性状基因组病。

(一)染色体微缺失微重复综合征

染色体微缺失微重复综合征是一类由于染色体微结构异常所导致的遗传性疾病,通常具有复杂临床表现,以缺失综合症最为常见。缺失或重复的片段一般小于 5Mb,低于染色体显带技术分辨率的下限,因此使用常规显带技术无法或较难发现。多为新发突变引起的散发病例,但也有少数染色体微缺失微重复综合征在亲代和子代间遗传并符合孟德尔遗传规律。目前已发现的染色体微缺失微重复综合征约 100 余种,随着检测手段的不断改进和发展,该数据还在不断增加。其常见的临床表现为不同程度的智力低下,生长发育迟缓,异常面容,多发器官畸形和精神、行为异常等。常见染色体微缺失微重复综合症有22q11微缺失综合征(22q11 deletion syndrome,22q11DS),Williams-Beuren综合征(Williams-Beuren syndrome,WBS),Angelman综合征(Angelman syndrome,AS),Prader-Willi综合征(Prader-Willi syndrome,PWS)等。

(二)孟德尔遗传的基因组病

一部分基因组病以孟德尔遗传方式在亲代和子代之间稳定遗传,其遗传方式可分为常染色体显性遗传、常染色体隐性遗传、X连锁遗传及Y连锁遗传(表4-3-1)。

(三)复杂性状基因组病

针对神经系统疾病、包括孤独症和精神分裂症在内的行为异常以及在HIV、系统性红斑狼疮易感性等复杂性状疾病的基因组学研究中发现,复杂疾病与CNVs之间有着密切的联系(表4-3-2)。

表 4-3-1　部分孟德尔遗传的基因组病

表型	OMIM	染色体区带	位点	结构变异
孟德尔疾病(常染色体显性遗传)				
Bartter 综合征Ⅲ型	601678	15q21.1	SLC12A1	缺失
面肩胛肱骨型肌营养不良	158900	4q35	D4Z4	缺失
Prader-Willi 综合征	176270	15q11.2-13	NDN, SNRPN	缺失
Angelman 综合征	105830	15q11.2-13	UBE3A	缺失
Williams-Beuren 综合征	194050	7q11.23		缺失
7q11.23 重复综合征	609757	7q11.23		重复
脊髓小脑共济失调 20 型	608687	11q12		重复
Smith-Magenis 综合征	182290	17p11.2	RAI1	缺失
Potocki-Lupski 综合征	610883	17q11.2		重复
遗传性压迫易感性神经病	162500	17p12	PMP22	缺失
腓骨肌萎缩症 1A 型(CMT1A)	118220	17p12	PMP22	重复
Miller-Dieker 无脑回综合征	247200	17P13.3	LIS1	缺失
精神发育迟滞	601545	17P13.3	LIS1	重复
DiGorge 综合征	188400	22q11.2	TBX1	缺失
腭心面综合征	192430	22q11.2	TBX1	缺失
22q11.2 微重复综合征	608363	22q11.2		重复
神经纤维瘤Ⅰ型	162200	17q11.2	NF1	缺失
成人型脑白质营养不良	169500	5q23.2	LMNB1	重复
孟德尔疾病(常染色体隐性遗传)				
21- 羟化酶缺陷症	201910	6p21.3	CYP21	缺失
家族性青少年型肾痨	256100	2q13	NPHP1	缺失
戈谢病	230800	1q21	GBA	缺失
垂体性侏儒	262400	17q24	GH1	缺失
脊髓型肌肉萎缩症	253300	5q13	SMN1	缺失
β- 地中海贫血	141900	11p15	HBB	缺失
α- 地中海贫血	141750	16p13.3	HBA	缺失

续表

表型	OMIM	染色体区带	位点	结构变异
孟德尔疾病（X 连锁遗传）				
甲型血友病	306700	Xq28	F8	倒位 / 缺失
Hunter 综合征	309900	Xq28	IDS	缺失 / 倒位
鱼鳞病	308100	Xp22.31	STS	缺失
精神发育迟滞	309590	Xp11.22	HUWE1	重复
Pelizaeus-Merzbacher 症	312080	Xq22.2	PLP1	缺失 / 重复 / 三体化
进行性神经症（智力低下 + 癫痫）	300260	Xq28	MECP2	重复
红绿色盲	303800	Xq28	Opsin genes	缺失
孟德尔疾病（Y 连锁遗传）				
男性不育 AZFa 微缺失	415000	Yq11.2	USP9Y	缺失
男性不育 AZFc 微缺失	415000	Yq11.2	USP9Y	缺失

表 4-3-2　部分与 CNVs 相关的复杂疾病

复杂疾病	OMIM	染色体区带	位点	结构变异
阿尔茨海默病	104300	21q21.3	APP	重复
孤独症	612200	3q24	C3ORF58	纯合缺失
	611913	16p11.2		缺失 / 重复
克罗恩病	266600	7p15.3/16q12.1	IL6/NOD2	缺失
	612278	5q33.1	IRGM	缺失
HIV 易感性	609423	3p22.2	CCL3L1	缺失
	612001	15q13.3	CHRNA7/OTUD7A	缺失
精神发育迟滞	610443	17q21.31	KANSL1	缺失
	300534	Xp11.22	HSD17B10/HUWE1	重复
胰腺炎	167800	7q34	PRSS1	三体化
帕金森病	168601	4q22.1	SNCA	重复 / 三体化
精神分裂症	612474	1q21.1		缺失
	612001	15q13.3		缺失
系统性红斑狼疮	152700	1q23.3	FCGR2B	缺失

二、基因组疾病遗传学实验技术的原理与选择

基因组病的研究曾受到方法学上的很大限制，直到微阵列技术的出现，使得对全基因组的分析有了一种相对快速全面的分析方法，让我们对基因组疾病有了更深的认识。自 20 世纪末以来，FISH、MLPA 以及微阵列技术在国外已经广泛应用于智力障碍、多发畸形等多种基因组疾病的遗传学病因检测中。随着新一代测序技术发展与应用，基于二代测序（NGS）技术的基因组拷贝数变异测序（copy number variation sequencing, CNV-seq）为基因组疾病的诊断提供了新的手段。

（一）荧光原位杂交技术

荧光原位杂交技术（FISH）问世于 20 世纪 70 年代后期，其技术原理是针对待检测位点设计

核酸探针,将荧光素直接或间接标记的核酸探针与待测样本中的核酸序列按照碱基互补配对的原则进行杂交,经洗涤后直接在荧光显微镜下观察。荧光原位杂交技术目前被广泛应用于染色体畸变,如非整倍体、染色体重组。FISH 的基本流程包括:探针标记、探针的变性、样本变性、杂交和荧光信号采集。荧光素和 DNA 或 RNA 探针的结合有两种方式:间接标记和直接标记。间接标记是预先将探针 DNA 或 RNA 与半抗原相连,再通过酶或者免疫化学方法将荧光素与半抗原相结合;直接标记利用的是修饰核苷酸合成的方式,直接将生物素掺和到探针上。通过带荧光的探针与 DNA 序列的特异性结合,FISH 技术可以分辨细胞分裂期染色体 1~3Mb 及间期核内 50kb~2Mb 片段的特定位点的结构改变。探针的长度可以在 5~500kb 不等,目前可以用于制作 FISH 探针的 BACs 库几乎覆盖整个基因组,探针的选择可以在 UCSC 数据库中查询(http://genome.ucsc.edu)。近年发展起来的纤维-FISH(fiber-FISH)可分辨间距小于 10kb 的标记,这一技术目前常被用于复合 CNVs 的验证工作。多色 FISH(multicolor-FISH, M-FISH)则实现了一次性标记多种不同颜色探针同时进行多位点检测,提高了检测效率。基于 FISH 基础上发展起来的比较组基因杂交(comparative genomic hybridization, CGH,分辨率 5~30kb)和光谱染色体核型分析(spectral karyotyping, SKY,分辨率 1~2Mb)可以在不知道染色体异常的信息时对基因组异常进行检测和定位。

FISH 技术结合了荧光信号的高灵敏度、直观性以及原位杂交技术的准确性,且特异性强,具有较低的假阳性率和假阴性率,可用于外周血细胞、脐血、未经培养的间期细胞染色检查,是目前分析微小缺失、重复及微小重排的重要技术。但是 FISH 技术仍有明显的局限性,例如荧光探针相对昂贵,过程相对烦琐,耗时,检测位点局限等。

(二)定量 PCR

在针对大量人群某个已知或可疑致病位点的拷贝数检测,或者进一步明确和定位全基因组微阵列技术筛查发现的可疑位点时,可使用定量 PCR 的方法进行检测。一般情况下,定量法主要分为两种:一种是直接对基因组 DNA 行 PCR 定量分析,另一种是依赖对特异位点的探针杂交 PCR 定量分析。

1. 实时定量荧光 PCR(real time quantitative PCR, RT-PCR) 实时荧光定量 PCR 技术于 1996 年由美国 Applied Biosystems 公司推出,以 PCR 为基础,是较早被用于目标区域 CNVs 分析的检测技术,它具有特异性更强、有效解决 PCR 污染问题、自动化程度高等特点。根据荧光标记的形式不同,其类型可分为荧光探针(如 TaqMan、Scorpions、FRET)和 DNA-螯合剂(如 SYBR green)。

尽管用实时荧光定量 PCR 的方法可以灵敏地检测出基因组的微小缺失和重复,但在一个 PCR 管中最多只能进行 4 个或以下的目的位点的拷贝数变化。为了实现这一点,出现了新的试验方法,如短荧光片段定量多重 PCR(quantitative mutiplex pcr of short fluorescent fragments, QMPSF),一个反应体系中可以检测 12 个位点的拷贝数。多重扩增子的定量(multiplex amplicons quatification, MAQ),通过特殊的算法,在一个 PCR 反应体系中最多进行 50 个不同的扩增子的检测。

2. 数字 PCR(dPCR) 数字 PCR 是一种基于单分子 PCR 方法来进行绝对定量的方法。该方法不仅可以检测基因组中的拷贝数变异,还能灵敏地检测嵌合体的基因组拷贝数改变以及体细胞变异,分辨率高于实时荧光定量 PCR 技术,但一个 PCR 反应体系中最多进行 3 个或以下的目的位点的拷贝数变化检测。

3. 探针依赖多重 PCR 虽然有很多不同的方法可以检测数个碱基以及大片段的缺失或者重复,但是对于数量为 kb 大小的拷贝数变异的检测方法仍有限,多重扩增探针杂交(multiplex amplifiable probe hybridization, MAPH)和多重连接探针扩增(multiplex ligation-dependent probe amplification, MLPA)技术的出现填补了这一鸿沟,这两种探针特异性检测方法可以一次性检测 40 余位点的缺失或者重复性改变。

(1)多重扩增探针杂交(MAPH):在 MAPH 技术中,通过将目的序列转载至质粒中来构建探针,使不同探针均携带有相同的侧翼序列,与黏附于尼龙膜上的基因组 DNA 杂交后,将探针洗脱下来经共同引物扩增,并通过电泳将不同长度的产物片段区分开来,通过产物荧光信号的强弱来判断拷贝数是否有改变。一套探针设计出来可以用于某一疾病基因外显子的缺失重复型检测，如 DMD、亚端粒缺失、CML 肿瘤分型等。

（2）多重连接探针扩增（MLPA）：多重连接探针扩增技术（MLPA）也可用于判断目的区域是否有拷贝数的异常。MLPA 技术一次反应可检测 45 个位点的缺失和重复情况，具有特异性强，操作简便快速，易于掌握等优点，已广泛应用于多种基因组疾病的检测。但该技术存在其局限性。MLPA 只能检测已知致病位点的缺失和重复，而不能用于检测未知的拷贝数变异，也不能检测异位、倒位等类型的变异。

（三）微阵列技术

之前介绍的 FISH 和定量 PCR 技术都适用于分析已知区域的变异，而关于未知的基因组变异的检测则需要对全基因组进行定量的分析。微阵列技术（microarray technology）又称为基因芯片技术，是一种高通量、快速的可用于全基因组拷贝数变异检测的新方法，是指将成百上千甚至数万个寡核苷酸或 DNA 片段，密集有序地排列在硅片、玻璃片、聚丙烯或者尼龙固相支持物上，作为探针，与研究样本进行杂交，再对荧光信号进行数据分析，确定待测样本 DNA 的剂量是否有改变。微阵列比较基因组杂交技术和 SNP 芯片技术是目前常用的两种微阵列技术。

1. 微阵列比较基因组杂交技术（array-based comparative genomic hybridization, array CGH, aCGH） 1997 年，Solinas 最先提出微阵列比较基因组杂交这个概念，微阵列比较基因组杂交是一种在全基因组水平高分辨率地检测染色体拷贝数变化的分子细胞遗传学技术。原理与经典 CGH 相似，将不同荧光染料（如 Cy5/Cy3）标记的等量患者基因组和参照基因组 DNA 混合，在芯片上进行竞争性杂交，通过分析芯片上的荧光来对比两个基因组的差别，从而找到患者基因组中的不平衡区域。应用这种技术，数以万计的 DNA 探针能够以微阵列的方式点制在基片上，不仅大大提高了 CGH 的特异性，分辨率也得到了十足的提高。

根据探针的不同，aCGH 芯片平台又分为以下几种：

（1）基因组 DNA 克隆 aCGH 芯片：这类探针是 150~200kb 的基因组 DNA，如细菌人工染色体（BACs）、酵母人工染色体（YAC）和 P1 衍生人工染色体（PAC）。用 BAC aCGH 芯片可以对质量较差的 DNA 样本进行分析，强大的探针提高了杂交信号、敏感性和信噪比，这种微阵列芯片设计时选择针对富含节段性重复（SDs）的重组热点附近的 BACs，大大提高 CNVs 检出率。然而，即使有很高的基因组覆盖率，它的分辨率也受到 BACs 本身大小的限制，它很难鉴别 <50kb 的 CNVs。

（2）cDNA aCGH 芯片：该芯片所用的探针是 0.5~2kb 的 cDNAs，能直接把高水平的重复或缺失与基因的表达改变联系起来，而这种检测平台也只能针对外显子区域进行检测，无法检测启动子、内含子和蛋白结合区域的 CNVs。

（3）寡核苷酸 DNA aCGH 芯片：该芯片是通过原位合成长度为 25~85 个碱基的寡核苷酸探针，其分辨率由探针的大小、数量和相邻探针在染色体上的距离等因素决定，探针越多、越密集，则芯片的分辨率更高。

由于 aCGH 芯片探针是人为合成的，所以探针可以自主选择设计，这样可以有针对性地进行基因组局部区域的拷贝数检测。代表性寡核苷酸微阵列分析法（representational oligonucleotide microarray analysis, ROMA）通过把复杂性减小的样本（待检样本 DNA 和参照 DNA 经限制性内切酶片段化后，经连接子介导 PCR 扩增，富集大小约 1.2kb 的片段进行杂交）与长寡核苷酸杂交结合起来，提高了信噪比。这类芯片因此具有高灵敏度、高分辨率、高覆盖率等特点，已广泛应用于全基因组拷贝数变异的研究。

aCGH 技术改善了传统 CGH 技术分辨率低的局限，可检测 5~10kb 大小的 DNA 拷贝数改变，是一种特异、灵敏、快速和高通量的检测技术。截至 2006 年，高分辨 CGH（high-resolution CGH, HR-CGH）能够准确检测到 200 个碱基基因组结构变异。aCGH 的局限是不能检测不产生拷贝数变化的结构变异（平衡易位、倒位等），检测嵌合体的能力也有限。

2. SNP array 微阵列技术 基于 SNP 的芯片技术平台最初的设计是用于基因分型，同样能够检测到全基因组的拷贝数变异。该技术不需要像 aCGH 一样通过比较杂交来比较正常对照与检测样本之间的拷贝数差异，而是可直接分析基因组的结构变异。SNP 芯片的基本原理是针对一个 SNPs 位点的两种基因型设计两个探针,并将覆盖全基因组的寡核苷酸探针直接或间接固定于基片上,与片段化的待测 DNA 样本杂交,再通过不同的显色方法将 SNPs 位点的两种型区分开来,通过扫描芯片进行分析,可得到全基因组染色体拷贝数变异的信息。目前提供这种技术平台的公司主要有 Illumina 公司和 Affymetrix 公司,而所提供的芯片根据检测目的性不同,又分为拷贝数变异检测芯片、表达谱芯片、甲基化芯片等。2007 年,Affymetrix 发布的 Genome-wide SNP6.0 芯片,除包括 90 多万个用于单核苷酸多态性(SNP)检测探针外,还有 90 多万个用于拷贝数变化(CNV)检测的探针,可使全基因组平均分辨率达 3kb。通过基因分型信息还可以鉴别中性拷贝数的杂合度缺失(copy neutral loss of heterozygous)、单亲二倍体(uniparental disomy, UPD)及嵌合现象(可以精确检测到 20% 嵌合体)。

SNP array 将探针 DNA 连接在微珠上,然后将携带有探针 DNA 的微珠随机黏附在基片上,平均每个探针重复数达到 30 次,由于每张芯片的微珠位置是随机设定的,因此每张芯片对应一个解码文件(decode file)用以识别不同的探针位置。SNP array 芯片检测所需的原始 DNA 量相对较少,仅需要 200ng 的总量即可完成检测,实验过程总共需要三天,第一天以非 PCR 的方式完成全基因组扩增,第二天将全基因组扩增产物酶切成小片段,沉淀纯化后与芯片杂交,第三天通过单碱基的延伸并连接上不同荧光信号的碱基,最后通过对荧光信号的扫描,得到原始的数据,并通过软件进行基因分型分析及 CNVs 的计算。目前有多种不同的分析软件用于 CNVs 的分析、计算,如 CNAT、Chromosome Analysis Suite、cnvPartition、pennCNV 等。

SNP array 技术实现了对基因组病的快速、精确、高通量以及高分辨率的检测,但该技术的局限是不能检出染色体异常携带者(平衡易位、倒位)等引起的疾病,也不能检出 D、G 组染色体短臂的拷贝数变异。

(四)新一代测序技术

利用高通量的测序技术,将测序个体序列与参考基因组序列进行比对,可检测全基因组水平的结构变异。2005 年底,454 公司(现已被 Roche 收购)推出第一个基于焦磷酸测序原理的高通量基因组测序系统 Genome Sequencer 20 System,它在读长上的优势使得其在从头测序(de novo)和宏基因组测序(meta genome)方面至今都有着不可替代的地位。2006 年,Solexa(现已被 Illumina 收购)公司也推出了自己的第二代测序系统 Genome Analyzer,Illumina/Solexa 测序系统发展最快,最新的 NovaSeq 平台只需要 1 小时即可完成全基因组测序,被认为是 Illumina 迄今为止推出的最强大的测序仪。第二代测序技术在满足高通量的同时,其技术本身具有一定的局限性,读长短(单一序列长度为 75~150 个碱基),因而难以拼接还原基因组真实情况;另外,作为测序模板的扩增产物在扩增的过程中可能产生错误、信息缺失和序列偏向性,从而导致原始序列的某些信息在扩增反应后被湮灭。因此,研究人员开发出了单分子实时(single molecule real-time, SMRT)测序技术和纳米孔(nanopore)测序技术,它们以不经扩增的单分子测序和长读长为标志被称为第三代测序。2009 年,Pacific Biosciences 推出 PacBio SMRT 平台能够实现长读长(读长为 10~100kb)检测,并且通量可达 7GB/ 天。2014 年,Oxford Nanopore Technologies 推出基于电信号测序技术的 MinION 平台,主要特点为超长读长(目前最长序列达到 900kb)、高通量和便携性。第三代测序超长读长在基因组病结构变异(SV)分析方面有着无可比拟的优势,但其检测的准确性(对 Indel 的检测错误率高)还需进行提升。

目前用高通量测序技术能够检测到的结构变异类型主要有缺失、插入、复制、倒位、易位等,弥补了其他基因组疾病检测技术在分辨率、通量和检测范围方面的不足。尤其是在基因组拷贝数变异测序(CNV-seq)方面,其利用 NGS 技术对样本 DNA 进行低深度全基因组测序,将测序结果与人类参考基因组碱基序列进行比对,然后通过生物信息学分析发现受检样本存在的 CNVs(图 4-3-1)。

CNV-seq 具有检测范围广(覆盖全染色体非整倍体、大片段缺失 / 重复以及全基因组 CNVs)、高通量、操作简便以及低比例嵌合体检测(可检测低至 5% 的染色体非整倍体嵌合)等优势,已

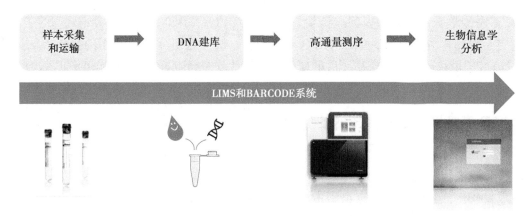

图 4-3-1　CNV-seq 检测技术示意图

经作为一线产前诊断技术应用于临床,但无法检测包括单亲二倍体在内的杂合性缺失(loss of heterozygosity, LOH)、基因组中高度重复区域、性染色体非整倍体嵌合体的拷贝数异常在内的疾病,需结合染色体核型分析、FISH、SNP array 等技术联合分析。第二代测序技术已相对成熟和准确,并已广泛应用于发现新基因以及诊断基因组疾病等,但是在 DNA 序列读取质量、读出长度和读取深度这三个方面之间的平衡,仍是它需面对的重要问题。第三代测序技术也有了一定的进展,但是目前费用较高,并且其测序的准确度还需要进一步提升。虽然新的测序技术还有各自的不足,但利用第二代和第三代测序技术进行基因组疾病的研究和检测已是一种趋势。

自 20 世纪末以来,FISH、MLPA 以及微阵列技术在国外已经广泛推广并应用于智力障碍、多发畸形、孤独症候群样患者及多种复杂类疾病的遗传学病因检测中。国内对基因组病的研究集中在少数几所医学院校及其附属医院,所使用的检测方法包括 FISH 检测和多重 PCR、SNP array,少数研究中心开展了 CNV-seq 检测。一些发病率较高、临床表型容易辨识的综合征已能被大多数临床及遗传学医师鉴别。但是人类基因组中存在着大量的基因组结构变异,而其致病性尚未完全明确,仍需大量的研究来发现致病性变异;临床医师对该类型疾病的认识参差不齐,导致漏诊或误诊;国内开展相关综合征的检测研究的单位少,国家遗传学网络诊断体系的不健全,使得病人得不到合适的遗传学检测。将基因组疾病的检测应用到临床仍然面临着巨大的挑战。

(潘乾　夏昆)

第四节　复杂疾病的研究方法与技术

一、复杂疾病概述

复杂疾病也称多基因病或多因子病,是一大类较常见的疾病,其遗传基础是多对具有加性效应的微效基因共同作用,该类疾病除受到遗传因素影响外,也受环境因素的影响,因此疾病的发生是多种遗传因素和环境因素共同作用的结果。大部分的复杂疾病具有家族聚集性,但其家族聚集性可能类似于孟德尔遗传,也可能不严格遵循孟德尔分离规律。复杂疾病致病的遗传因素并不明确,因此对该类疾病进行研究和治疗具有一定难度。

复杂疾病的发生是遗传背景和环境因素共同作用的结果,但在疾病的发生中遗传因素仍占主导地位,因此现阶段对于复杂疾病的遗传学研究仍集中于找到致病的遗传因素。而复杂疾病的遗传因素通常通过复杂的遗传方式向子代进行传递,因此相比单基因病,其发病的遗传因素通常不太明确,因此如何在庞大的人类基因组中快速、准确、有效地找到这些疾病的易感基因与风险位点,成为了复杂疾病遗传研究的主要目标和难点。近年来,大量的新技术运用于复杂疾病的研究,但尚未完全找到真正有效的技术手段和分析方法,研究者们仍在对全基因组关联分析和测序的技术手段和分析方法进行革新,不断寻找复杂疾病的研究出路。另外,由于复杂疾病的发病常受环境因素的影响,其遗传学研究开始向表观遗传学、基因与环境交互作用等方向发展,如 microRNA 和基因组甲基化,这也将成为复杂疾病今后的研究热点。

二、复杂疾病遗传学实验技术的原理与选择

复杂疾病的遗传学研究的对象可以是家系也可以是散发病例。其研究的样本类型主要是 DNA 和 RNA。DNA 的抽提方法可以用成本低廉、方法成熟的酚/氯仿法,RNA 抽提的经典方法为 Trizol 法,DNA 和 RNA 的提取也可使用试剂盒和自动化仪器抽提(操作简单但成本较高)。DNA 和 RNA 的主要来源有:

(1)病例和对照的外周血淋巴细胞:可用 EDTA 抗凝管采血。

(2)病例或对照的皮肤成纤维细胞:外周血淋巴细胞不易进行转染且基因表达方式与许多人体关键组织存在明显差别,获取病例或对照的皮肤(含真皮层)进行皮肤成纤维细胞的原代培养,是更好的实验材料。

(3)病理组织:对于肿瘤组织等异质性比较强的组织类型,需通过显微切割等方法获得均一的病理组织,再进行后续研究。

对于不同的研究对象和研究目的,需要选取不同的实验技术来进行复杂疾病的遗传学研究。复杂疾病的遗传学研究手段包含了连锁分析和关联分析等经典的群体遗传学研究方法,近年来随着芯片和第二代测序技术的发展,复杂疾病的研究开始运用高通量分析全基因组范围的技术手段来进行基因分型、连锁及关联分析、拷贝数变异(copy number variants,CNVs)和基因突变检测等,并取得了很多新进展。

(一)连锁分析

家系的连锁分析是以两代或两代以上的家系样本材料为基础,观察标记位点与致病基因位点在家系内是否共分离,并计算出遗传距离和连锁程度的一种遗传分析方法。其基于的科学假设是如果两个血缘相关个体表型类似,那么与此性状相关基因附近的遗传标记也应当类似。其相似度受很多因素影响,最主要的两个因素是:①该位点对所研究性状总的贡献有多大;②影响到该性状的位置基因与待测遗传标记之间的遗传距离。

目前连锁分析最常用的分析方法是优势对数计分法(log odds score,LODS)。该方法对连锁的判断能力强,能很好地确定连锁程度,较多地适用于孟德尔遗传模式和外显率高的单基因突变疾病的分析。但是由于该方法常常需要较为完整的家系样本材料,在实际操作中有一定的局限性,并且其分析结果受遗传模式和遗传度、外显率等参数设定的影响,故对于复杂疾病来说,由于因素众多,往往难以获得较为满意的结果。

1. 家系的连锁分析 连锁分析首先需要获得家系样本及完整的家系信息,通过在全基因组上选取与特定性状或基因紧密连锁的标签位点,如微卫星位点和单核苷酸多态性位点(SNPs),在染色体上定位相关基因。也可对家系样本用 SNP 芯片进行基因分型实验,获取芯片数据后使用计算软件进行连锁分析。根据遗传模式是否已知,可分为参数连锁分析和非参数连锁分析。在确定的模型下,参数连锁分析更有效,对于大的、多重受累的谱系来说,可以得到最大量的信息。当遗传模式未知时,就应该选用非参数连锁分析。

(1)连锁的参数分析:对于参数连锁分析,VITESSE 软件能够对扩展谱系进行快速、准确的参数连锁分析。FASTLINK 能够分析包括近亲结婚的大谱系,分析的样本量更大。而后 GENEHUNTER 的出现方便了更多中等大小谱系的参数连锁分析,该软件能够以多点的方式同时分析几十个标志物(通常是整条染色体),若已经了解了图谱位置,它会比单个标志物的分析能力强大。目前最常用的连锁分析软件是 Abecasis 等在 2002 年发布的 MERLIN 软件,其是在 UNIX 或 LINUX 系统上运行的 C++ 程序,带有命令行界面,在提高了计算速度的同时还降低了内存的限制,使之更适合于非常密集的遗传图谱。同时,其加入了错误检测程序,以提高效率,还加入了估算 p 值的模拟程序,也可以提供图谱输出,这些都是其很有吸引力的特性。

(2)连锁的非参数分析:非参数连锁分析方法是一种在分析前不需要对疾病或性状的遗传模式(如基因型频率、外显率等)进行确定的分析方法,与参数型连锁分析方法相比,其在进行复杂疾病的连锁分析时,具有一定的优势。其总的原则

是具有共有相似性状值的亲属,在一种性状基因座连锁的标志物上,共有的等位基因增加。

2. **同胞对/亲属对的连锁分析** 目前利用同胞对或亲属对定位复杂性状的易感基因时,都依赖于亲属个体对某个(些)标记位点等位基因的共享程度。等位基因共享(allele sharing)两大基本类型:状态一致性(identical by state,IBS)和血缘一致性(identical by decent,IBD)。如果两个等位基因属于某个多态的同一变异,那称它们是IBS;如果除IBS外,他们还来自于相同的祖等位基因(它们是相同的祖等位基因的拷贝),则它们是IBD。MERLIN和SOLAR被广泛使用,而SAGE和SIBPAIR可分析更大的同胞群,对于高度复杂的问题,也可以用马尔科夫蒙特卡罗法,如LOKI和BLOCK就整合了该算法。然而当参数设置大时,这些方法的计算负荷就会变得异常的大,对服务器的性能要求也会相应提高。

(二)关联研究

比较病例人群和对照人群中等位基因及单倍体型频率是否有差异,可通过关联研究实现。关联分析通常根据某些间接线索,比如基因的功能和在基因组上的位置(比如由连锁分析得到的结果),选定一个或几个候选基因,通过直接测序或是基于PCR的方法等在病例和对照中比较候选基因的序列差异,然后来确定这些候选基因与患病状态或数量性状间的关系。关联分析相对连锁分析更适宜于研究复杂疾病的易感基因或位点。

1. **经典的关联分析** 关联研究用于寻求检测标记位点和携带致病突变位点间由于连锁导致的连锁不平衡,适于在较大人群中检测与易感基因相关联的等位基因。关联研究有两种常见类型,即病例-对照研究(case-control study)和传递不平衡检验(transmission disequilibrium test,TDT)。

病例-对照研究是最常用的关联研究设计,这种设计收集一组患者以及一组匹配的对照,在病例和对照中比较候选位点等位基因频率的显著性差异。此设计不需要确认家庭单位,较容易收集研究对象,因而较多使用。其明显的缺点是疾病和位点间的等位基因关联可能因为人群混杂(population stratification)而产生,进而会出现假阳性结果。病例-对照研究的这类问题可通过使用

TDT来解决。TDT检验设计是应用家系内对照比较传递与未传递给受累子代的等位基因频率有无差异的检验方法。

2. **全基因组关联分析(genome-wide association studies,GWAS)** 全基因组关联分析是应用人类基因组中数以百万计的SNPs为标记进行病例-对照关联分析,来寻找影响复杂疾病发生的遗传特征的一种新策略。GWAS结果在帮助人们理解复杂疾病发病机制上具有重要意义,但同时也显现出很大的局限性。首先,通过统计分析遗传因素和性状与复杂疾病的关系,确定与特定性状与复杂疾病关联的功能性位点有一定的难度。其次,等位基因结构(数量、类型、作用大小和易感基因变异频率)在不同性状/疾病中可能具有不同特征,这进一步提高了GWAS分析的难度。最后,由于人群遗传背景存在差异,在一个群体中GWAS结果中显著的SNP有可能在另外的群体中并不显著,这也是GWAS分析时常会遇到的问题,因此在进行GWAS分析时,要特异性地针对所研究的人种选择匹配的人群SNP数据,这样得出来的结果才更有意义。

目前GWAS已成为复杂疾病研究的常用方法之一,对于传统GWAS的局限性,研究者们已逐渐尝试将找到的与疾病关联显著的SNP位点作为标记基因型与疾病的某些功能性研究及表型性状结合起来,如SNP位点与eQTL的结合。随之而来的后全基因组关联研究时代(post-GWAS era)在GWAS研究结果的基础上提出了新的研究内容,这包括利用有效的统计学方法对原有GWAS数据深度挖掘、应用新一代测序技术寻找高风险的低频及罕见变异和遗传变异的生物学机制研究。后GWAS时代对复杂疾病的遗传学研究面临多方面的挑战:①GWAS检测到的疾病风险位点大多位于非编码区域,如何鉴定这些位点调控的靶基因成为了目前研究重点和研究难点之一,结合一些调控数据,如GTEx的eQTL数据、ENCODE数据库中的调控元件数据可以一定程度上分析SNPs的调控基因;②单个SNP对疾病的贡献往往较低,一系列关联的SNPs是如何相互作用,影响疾病的发生发展有待进一步研究;③复杂疾病是由多方面的遗传因素和环境因素造成的,两者是如何发生交互作用,影响疾病的发生发展

有待进一步研究；④我们需要对可能易感基因位点进行深入的生物学功能研究。

（三）致病基因/疾病易感基因的突变检测

复杂疾病的遗传学研究最终需要找出致病基因或易感基因的变异，这就需要对定位克隆策略找到的候选基因或文献报道的疾病已知的致病基因，用传统的特定基因外显子筛查来找出致病的遗传学基础。突变检测可运用于散发的患者和家系研究，确定的致病突变在家系中应与疾病表型共分离，且正常对照中相同突变的基因型频率应低于患者群体（要有统计学差异）。

1. 传统的突变检测技术 目前最常用的技术是基于测序的基因筛查即基于引物延伸的直接测序法：针对外显子序列设计引物进行 PCR 之后，采用 Sanger 测序来获得个体外显子区域的序列结果，通过与参考序列比对分析，找出变异位点。Sanger 测序是突变检测的"金标准"，且技术成熟可靠，单个反应简单易行、价格低廉。但对于复杂疾病的基因筛查来说，常需要进行多个基因或者病人群体的外显子区域检测，而 Sanger 测序的检测通量有限，大量的引物合成及测序反应成本较高，因此有待于应用其他的平台进行基因筛查。2017 年，Jay Shendure 等在 *Nature* 发表综述，总结了 DNA 测序发明与应用的四十年发展历程，并对未来的测序技术进行了展望。

也有一些通量较高较经济的方法可用于突变检测，如变性高效液相色谱（DHPLC）、MassARRAY 核酸质谱等。

2. 第二代测序（NGS）进行突变筛查 NGS 的技术平台主要包括 Roche/454 FLX、Illumina/Solexa、华大基因/MGISEQ 和 Life/Ion Torrent，各有优点，Solexa 测序性价比最高、发展最快，机器的售价和运行成本较其他公司均要低。2016 年，Sara Goodwin 等在 *Nature Review Genetics* 发表综述系统介绍了第二代测序技术近十年的发展历程。

目前常用的 NGS 平台为 Solexa Hiseq system，其测序的基本原理为边合成边测序。Solexa 平台的测序读长最长可达到 200~300 个碱基（通常为150 个碱基），随着测序读长的增加，错误率也会随之上升，这是由于读长会受到多个引起信号衰减的因素影响，如荧光标记的不完全切割、酶效率的下降等。NGS 技术可进行全基因组范围的基因突变检测，根据 DNA 模板的不同可分为全基因组测序和目标序列的测序。复杂疾病研究测序个体的选择，可以是家系中的患者和正常对照，也可以是大量的病例和对照，也可用于某些特殊病例的检测。由于 NGS 的 base calling（碱基识别）会存在一定错误，而数据分析和过滤过程可能存在假阴性或假阳性结果，因此利用该技术获得的变异需要用 Sanger 测序进行验证。

（1）全基因组测序：全基因组测序可对患者基因组中的各类变异进行检测，不仅包含了编码区的变异（点突变，微缺失和微插入等），还可检测非编码区的改变，利于从不同角度对复杂疾病进行解析。此外，全基因组测序的数据还可以进行 CNV 分析、染色体上断裂点的确定及基因分型等。

虽然全基因组测序的数据含有海量的信息，但在实际研究中这并不是进行疾病基因鉴定的首选策略。由于人类的基因组较大，进行单个样本高深度的全基因组测序的成本较高；每个样品将产生大约 100GB 的原始数据，这也为数据的存储和备份及服务器的运算能力提出了较高的要求。另外，对于基因组中非编码序列和大量冗余重复序列的认识和研究还不全面，全基因组数据中大部分都是非编码的信息，这些测序数据的分析和注释均具有一定的难度和不确定性。因此，全基因组测序多用于 de novo 测序或拷贝数变异的分析。

（2）目标序列捕获测序：针对全基因组测序成本较高的缺点，生物技术公司自 2009 年起推出了外显子组捕获及用户定制的特定染色体区域捕获的 NGS 样品制备平台，随后大量研究运用该技术进行了许多单基因病和复杂疾病的致病基因和易感基因的鉴定。外显子组捕获及特定区域捕获技术均需要针对目标 DNA 序列设计单链探针文库，文库可以是结合在磁珠上的液相系统，也可以是化学合成后结合到芯片上的固相系统。将基因组 DNA 片段化，加上接头，并与文库进行杂交，对捕获下来的 DNA 片段进行 PCR 扩增后即可测序。

目标序列捕获测序可用于家系研究，也可用于较大样本量的病例-对照研究。在筛选致病变异时，先将所有个体共有的频率较高的 SNP 位点去掉,再从两患者共同的变异中过滤掉家系内正常个体的变异,最后利用 Sanger 测序验证变异并进行家系内疾病表型与基因型的共分离验证。而对于已经完成连锁分析的家系,可将疾病连锁区间及附近的 DNA 区域或外显子序列进行捕获后进行测序。

外显子组测序只对基因组的约 1% 进行测序,特定区域捕获测序仅针对感兴趣的区域进行测序,相比全基因组测序更加经济、高效,在相同预算条件下可提供更高深度的测序结果以及更高的样品通量。另外,可在每个个体的片段化 DNA 接头上加入特定的几个碱基作为标签,标签序列可将 NGS 一个测序泳道中不同个体的 DNA 分辨出来,这样可在一个反应中测试多个样本,大大节约了测序的成本。由于捕获测序需要先对感兴趣的 DNA 序列进行捕获,而探针不可能完全捕获下这些区域,因此测序也不能检测所有的外显子或目标区域;某些目标区域若含有各种重复序列和重复元件,则无法获得较好的捕获效果,后续的序列比对也会有影响;线粒体基因中的突变检测也没有很好的解决。此外,三核苷酸重复导致的疾病如亨廷顿病等并不能用该方法检测。

(四)Meta 分析

Meta 分析在复杂疾病易感基因及发病机制方面的研究中发挥了很大的作用。研究人员通过用统计学方法对收集的多个研究资料进行分析和概括,以提供量化的平均效果探寻复杂疾病发病机制方面的因素。其优点是通过增大样本含量可以增加结论的可信度,解决研究结果的不一致性。Meta 分析通常是对同一课题的多项独立研究的结果进行系统的、定量的综合性分析,也就是对于同一疾病,收集世界各地各个实验室和研究所的研究结果进行综合分析,通过对文献的量化综述,在严格设计的基础上,运用适当的统计学方法对多个研究结果进行系统、客观、定量的综合分析。Meta 分析也有一些缺点,如研究材料主要为已发表的文章,达到显著性水平的研究结果较容易得到出版机会,而那些显著性不明显的研究虽然较少得到发表但可能包含重要信息,若仅对发表的研究结果进行分析可能会产生误差,即出现发表偏倚;再如 Meta 分析是基于多个研究的某些共性而将这些研究一起分析,这样可能会忽略各研究的区别,使得到的结果出现偏差。

通过 Meta 分析,能够提出一些新的研究问题,为进一步研究指明方向,并发现某些单个研究未阐明的问题。但在进行 Meta 分析之前常常需要收集大量相关的文献和数据,并且不同的研究组的数据有一定的区别,所以要将这些种类不同的数据集中到一起做系统的分析,如何设计合适的统计学方法,就显得尤为重要。也有多项研究表明,整合多个队列的测序数据,有利于筛选鉴定复杂疾病新的风险位点与基因。

(五)CNV 分析

CNV 是一类染色体亚显微水平的结构变异,即染色体的某些区域或基因片段在基因组中发生了重复或缺失,有研究称基因组中有约 12% 的区域易于发生 CNV;许多复杂疾病的发生,如癌症、孤独症和精神分裂症等,都与其相关。虽然正常个体中由于基因组进化和变异会产生 CNV(正常 CNV 可查找 Database of Genomic Variants 数据库)。但大多数 CNV 都是有害的:拷贝数的改变可能会影响 CNV 区域内基因的表达水平;而非同源重组造成的 CNV 通常使基因的外显子发生转位、缺失或插入,进而打断原来的基因或产生新的融合基因,也可使原来的蛋白获得新的结构域或新的活性。

CNV 的分析多见于易于发生染色体结构变异的肿瘤研究中,也可用于复杂的神经精神疾病的病因学研究,如智力障碍、帕金森病和孤独症等,也可用于其他疾病的易感性分析,如银屑病、克罗恩病和一些自身免疫系统疾病。CNV 研究既可用于单个的病例分析,找到遗传高度异质性的个体致病的遗传学基础,如智力低下的病因诊断;也可用于大量的病例-对照分析,患病群体的常见 CNV 变异研究,还可用于核心家系的研究,如疾病相关新发 CNV 的研究。

1. 微阵列比较基因组杂交芯片(aCGH) aCGH 是将传统的比较基因组杂交技术(CGH)与芯片相结合的,高通量全基因组水平检测 CNV 的分子细胞遗传学技术。aCGH 所需实验材料为基因组 DNA,用人 Cot-1 DNA 与 aCGH 芯片预杂交后(用于封闭非特异性重复序列,降低背景信号),将不同波长的荧光染料(如 Cy5/Cy3)标记的等量待测和对照基因组 DNA 混合,在芯片上进行竞争性杂交。用共聚焦扫描装置或带冷光源相机的光学设备扫描获取荧光信号,通过比较各染色体沿长轴方向上两种荧光信号的相对强弱,判断待测染色体拷贝数的变化。

染色体显带已被运用了几十年,具有高度的可靠性并成为染色体分析的"金标准",但其分辨率低(约为5~10Mb),无法检测亚显微结构的CNV,且需要中期细胞,操作费时费力,结果需要有经验的细胞遗传学家进行分析判断。而荧光原位杂交(FISH)和荧光定量PCR(quantitative fluorescence polymerase chain reaction, qPCR),虽然分辨率大大提高,但需预先知道待测CNVs的类型和位置,且一次检测仅能对少数位点进行分析,不适合进行基因组筛查。传统的比较基因组杂交一次实验能对整个基因组筛查,也可检测染色体的非整倍体、缺失、复制和扩增等,但分辨率不高(约为5~10Mb)。而aCGH克服了以上各方法的缺点,具有高分辨率、高敏感性、高通量、自动化和快速等优点。但aCGH也存在缺点和不足:如aCGH无法检测不导致CNVs的染色体畸变,如点突变、平衡易位和倒位等;检测嵌合体的能力有限,由克隆的敏感性和空间分辨率决定;分辨率仍较低,一百万个探针的aCGH分辨率仅为10~25kb,无法检出小的CNV;正常个体普遍存在的拷贝数多态性使aCGH的结果分析变得困难,这也是目前aCGH难以在临床诊断中普遍运用的原因。

2. 单核苷酸多态检测平台(SNP genotyping platforms) 利用SNPs检测CNV主要采用SNP分型芯片进行。SNPs在基因组中有固定的物理位置,可作为基因组中的标记检测DNA样本中的CNV和杂合性缺失。SNP分型芯片进行CNV分析所需患者基因组DNA的量少,分辨率高,方便快捷。随着技术的发展,检测成本也在不断降低,许多SNP分型芯片已经广泛运用于疾病的遗传学诊断,而芯片上SNP的数量正在不断增加,更易于检出较小的CNV。但由于SNP分型芯片的CNV分析和确定,并不像aCGH那样直接以DNA片段来显示,而是以SNP作为基因组位置的标记物,因此SNP芯片上探针的设计和SNPs的选择均对CNV的检出有较大影响。此外,由于SNP在基因组分布的不均一及分散性,使得SNPs并不能完全

代表染色体的拷贝数改变,为避免假阳性的CNV还需要用qPCR和FISH等技术手段对CNV进行验证,这就加大了实验的工作量。

3. 第二代测序技术检测CNVs 近年来NGS技术在生命科学的许多领域得到广泛应用,取得了很多突破性的进展,该技术也被广泛运用于CNV检测上。NGS可以检出基因组中CNV的关键参数:断裂点位置(断裂点的起始位置和终止位置)、CNV的长度及CNV片段的拷贝数;其中准确的断裂点位置和拷贝数则为研究者所关注。一般来说,较短的CNV较长片段的CNV来说更难被检出;而拷贝数变化较小的CNV比拷贝数变化大的CNV更难被发现,如杂合缺失的CNV较纯合缺失更难检出。为确定更准确的断裂点位置,则需加大测序的深度和覆盖度。因此在采用NGS检测CNV时,需要考虑以上参数及其影响因素。目前借助NGS可检出小于10kb的CNV片段,这样的高分辨率是其他CNV检测方法无法比拟的。

基于NGS的CNV检测主要对DNA样本进行全基因组水平的双端测序,文库的插入片段长度一般可从200~500个碱基到2~5kb,有研究的插入片段长度可长达10kb。一个CNV检测样本的NGS测序文库采用多个不同的插入片段长度,可加大检出CNV的长度范围和断裂点精确度。其分析方法主要有两类:基于双端测序比对的方法[the pair-end mapping(PEM)based method]和基于覆盖度深度的方法[the depth of coverage(DOC)based method],均有大量的分析工具可用。基于双端测序比对的方法主要适用于分析片段较小的CNV和倒位和平衡易位的结构变异,而基于覆盖度深度的方法是更常用的CNV分析工具。

NGS具有信息量大,通量高等特点,且在CNV检测上具有较高的准确性和分辨率,相较于SNP芯片可以带来更多的数据,这对临床基础医学研究的价值很大。但若要其成为常规的CNV检测方法,还需要克服一些技术障碍:全基因组测序的确能很好地发现一些碱基插入和缺失变化(小于100个碱基),但找到基因组较大的CNV还需要更强大的分析方法;NGS的测序速度较普通PCR和Sanger测序要慢很多;为确保测序结果的真实性需要更深度的测序;NGS擅于发现基因组中的

未知变化,因此 NGS 与 PCR 和 Sanger 测序联用可用于验证 CNV 及断裂点。此外,目前 NGS 分析单个样本的成本还远远无法与 SNP 芯片抗衡,因此 SNP 芯片仍是 CNV 检测的主流技术。

(六)基于表达谱差异发掘复杂疾病易感基因

上述连锁分析和关联研究等方法均是从遗传学角度鉴定复杂疾病的易感基因或位点,但是仅仅依靠病例或家系来发掘复杂疾病繁多的遗传致病因素,往往具有一定的局限性。要找到更多的疾病相关的易感基因或位点,还可通过表达谱芯片比较病例和对照的表达谱差异,找到疾病发病关键的基因在表达上对疾病的影响,对于疾病的遗传学因素给出一定的提示。

表达谱 DNA 芯片(DNA microarrays for gene expression profiles)的原理是将大量 DNA 片段或寡核苷酸固定在玻璃、硅、塑料等硬质载体上制备成基因芯片,芯片上往往包含上千个基因。进行实验时首先需要提取待检样品的 mRNA,并通过逆转录获得 cDNA 并标记荧光,然后与 DNA 芯片进行杂交反应,将芯片上未发生结合反应的片段洗去对玻片进行激光共聚焦扫描,测定芯片上各个点的荧光强度,获取数据后进行相应的数据处理,从而推算出待测样品中各种基因的表达水平。

目前主要的表达芯片有 cDNA 芯片和寡核苷酸芯片两种,不同公司生产的不同型号的芯片会有所不同,其所针对的实验样品类型也会有所差异,市面上主流的表达芯片主要由 Affymetrix 和 Illumina 两家公司所提供。芯片数据处理方法很丰富,主要有参数分析、统计检验、聚类分析和判别分析等,研究人员可根据不同的数据集和实验目的选择相应的统计方法。对于表达芯片数据的分析和处理已有很多成熟的生物信息学工具和软件,R 和 Bioconductor 是目前应用比较多的两个统计软件,研究人员已经针对不同型号芯片数据的分析要求开发了相应的数据分析包,应用非常方便。

基因表达芯片因具有高效率,高通量、高精度以及能平行对照研究、操作快捷简便及价格低廉等特点,已被研究者广泛应用。虽然表达芯片技术相对较成熟,但其还是存在一定的局限性,比如其只能针对已知基因进行表达谱分析,对于未知剪切本的基因就有一定的劣势。

(七)蛋白相互作用及通路研究发掘复杂疾病易感基因

对于某些复杂疾病研究者已对其致病基因和发病机制进行了深入的研究,如帕金森病、阿尔茨海默病和一些皮肤病等。对于这类复杂疾病可从已知的致病因素入手,通过研究致病基因相互作用的蛋白产物来找到其他疾病可能的易感基因。而基于通路的疾病研究主要认为致病通路上的多个相关联的基因均可影响该通路,进而导致疾病的发生,因此可用来预测其他的致病基因。对于蛋白相互作用的研究结果,可以是酵母双杂交、免疫共沉淀等功能上的相互作用,也可是动物模型中观察到的遗传学上的相互作用,而通路研究可以是蛋白功能研究中发现的通路,也可以是基于 GWAS 分析的通路预测结果。

由于该研究方法首先基于蛋白功能研究的结果,因此仍需要遗传学上的直接证据来进行验证,才能确定结果的真实性,这就需要结合上述的基因突变筛查、连锁和关联分析等遗传学方法在病例中找到证据。也并不是所有的研究结果均能获得验证,如目前有大量证据证明 PD 和 AD 等神经退行性疾病的病理进程与自噬过程的紊乱有关,也有许多动物模型的支持,但目前还没有研究小组在患者中找到自噬关键基因的突变。该方法能与遗传学研究方法互为补充,但并不适用于所有的复杂疾病,对于机制不明或未找到确实遗传学证据的疾病,该方法显得无能为力。

(八)基于三代测序挖掘复杂疾病致病基因

以 PacBio 的 SMRT 和 Oxford Nanopore Technologies 的纳米孔单分子测序技术为标志,被称之为第三代测序技术。与前两代相比,最大的特点就是单分子测序,测序过程无需进行 PCR 扩增,超长读长,达到 900kb,其在复杂疾病基因组结构变异分析方面有着无可比拟的优势。

近几年利用 PacBio、Nanopore 等长读长基因组测序的研究表明,每个人类基因组都有超过 20 000 个的结构变异(长度≥50 个碱基),而这些变异带来的影响比单碱基变异(single nucleotide variation, SNV),或者是小的(<50 个碱基)插入/缺失变异(indel)带来的影响更大。目前已知,基因组结构变异可能导致的遗传性疾病已经超过 1 000 种,其中不乏我们熟知的肌萎缩侧索硬化、

精神分裂症、孤独症等。另外，基因组结构变异在肿瘤的发生中也起着重要的作用。针对基因组结构变异，短读长测序技术往往不能很好的进行检测，从而无法从全基因组二代测序数据中全面鉴定结构变异，这限制了人类遗传多样性和疾病关联的研究。

长读长技术在检测结构变异上的灵敏度是二代测序技术的三倍以上，全方位的结构变异检测有望显著提高目前的遗传病患者诊断率。在过去几年，这个诊断率一直在 25%~35% 之间徘徊。2017 年，Merker 等人报道了第一次使用 PacBio 长读长基因组测序技术来鉴定孟德尔疾病的案例。该研究在 PacBio Sequel 平台上，采用低覆盖度（8×）测序用于结构变异检测。而这一病例在过去运用短读长技术无法正确的读取结构变异因而无法给出诊断结果。最近的一项研究发表在 Cell 杂志上，作者利用三代测序技术，提供了一个很好的范例解释了非编码结构变异如何引起一种罕见的孟德尔遗传疾病（连锁性肌张力障碍的帕金森病）。几乎在同一时间，另一项类似研究发表在 Nature genetic 杂志上。作者通过多年的研究，将良性成人家族性肌阵挛癫痫的致病区间定位到了第 8 号染色体上的一段区域。但是无论是通过二代 WES 或是 WGS 均无法检测到致病变异。最终，作者通过三代测序技术发现是癫痫相关基因内含子区 TTTCA 和 TTTTA 这样一种 5 碱基的串联重复（tandem repeat）导致疾病的发生。

2018 年 4 月，由加州大学圣地亚哥医学院科学家领导的一个国际小组找到了导致自闭症的一个重要的"罪魁祸首"：非编码 DNA 区域的罕见遗传变异，也就是被人们称为"基因组暗物质"的突变。由于在非编码区域评估个体 DNA 碱基变化特别困难，因此研究人员选择了更大的基因突变形式，即结构变异。会破坏基因的调控元件的结构变异，如 DNA 片段缺失和重复等被称为顺式调控结构变异（cis-regulatory structural variants，CRE-SVs），研究团队通过结合 Nanopore 测序技术，分析了 829 个自闭症家系共 1 510 个个体的完整基因组中的 CRE-SVs 情况，结果显示遗传自亲代的 CRE-SVS 也是导致 ASD 的原因之一，而通过对非编码区域进一步追溯，发现导致疾病的 CRE-SVs 主要遗传自父亲，遗传概率超过 50%，

相关研究结果发表在 Science 上。

随着研究的深入，人们逐渐发现 SNP 这种遗传标记在复杂疾病，尤其在精神分裂症中的应用并不如预期的一样成功。而 SV 作为一类低频率但所含碱基数目较多的标记物在对人类健康和疾病的影响上较 SNP 更为显著。大量文章已报道基因组结构变异与精神分裂症疾病易感性相关。

（潘 乾　夏 昆）

第五节　遗传病的诊断

遗传病的诊断（diagnosis of hereditary disease）是指临床医生根据患者的症状、体征以及各种实验室的辅助检查并结合遗传学分析，从而对患者是否患有某种遗传病及其遗传方式做出判断。它是开展遗传咨询和遗传病预防工作的基础。由于遗传病的种类繁多，临床症状错综复杂，涉及多个组织、器官和系统，所以除一般诊断方法外，还需辅助遗传学的特殊诊断方法，如家系分析、细胞水平的染色体检查、生物化学水平的酶和蛋白质的分析以及分子水平的基因诊断等。因此，对于遗传病的诊断不但要求医生具有临床知识和技术，还必须掌握遗传病的发病原因、发病规律并和遗传实验室密切配合方可做出有效的诊断。本节主要叙述在遗传病检测相关技术领域发展较快且应用广泛的产前诊断与基因诊断。

一、产前诊断技术的原理与选择

产前诊断是指在孕妇产前对可能的出生缺陷进行筛查和诊断，是预测胎儿出生前是否患有某些遗传性疾病或先天畸形的技术方法。在遗传咨询的基础上，应用各种生物学技术，通过对胚胎和胎儿的直接检测或通过对母体的检测，预测胎儿在子宫内的状况，诊断胎儿是否有遗传缺陷及先天畸形，是预防患儿出生的有效手段。

目前能进行产前诊断的疾病大致分为 6 类：①胎儿感染，如巨细胞病毒感染、风疹病毒感染和性传播疾病等；②染色体病，如唐氏综合征和 13 三体综合征等；③先天畸形，主要是指多基因疾病，如先天性神经管缺损、先天性心脏病等；④遗传性代谢疾病，如糖原贮积症和苯丙酮酸尿症等；⑤单基因疾病，如假肥大型肌营养不良症、地中海

贫血、血友病和脆性 X 综合征等；⑥其他可进行 DNA 检测的某些遗传病。目前在我国进行产前诊断的疾病以胎儿感染、先天畸形、染色体病和单基因病 4 大类为主。产前诊断的主要内容包括妊娠前遗传咨询、植入前遗传学诊断以及妊娠期产前诊断三方面。在我国，通常把下列情况之一者列为需要进行产前诊断，即：高龄孕妇（通常指预产期时已满 35 周岁）；曾生育过染色体异常患儿者；夫妇之一是染色体平衡易位携带者或倒位者；有脆性 X 综合征家系的孕妇；曾生育过神经管缺损儿的孕妇；夫妇之一为某种单基因病患者或曾生育过某一单基因病患儿的孕妇；孕妇有环境致畸因素接触史。

（一）产前诊断的对象

开展产前诊断要符合如下条件：①疾病有明确的定义和诊断标准；②疾病缺陷严重，难以治疗或疗效很差；③疾病向下一代有很高的传播风险；④目前已有的产前诊断方法准确可靠；⑤具备足够的专业人才队伍。

通常需要进行产前诊断的对象有以下几种：

（1）年龄在 35 岁以上的高龄孕妇。

（2）曾生育过染色体异常患儿的孕妇。

（3）夫妇一方有染色体数目或结构异常，特别是表型正常的染色体平衡易位携带者。

（4）夫妇一方有先天性代谢疾病，或生育过这种患儿的孕妇。

（5）曾生育过无脑儿、先天性脑积水和脊柱裂等神经管缺陷儿的孕妇。

（6）孕妇为严重的 X 连锁隐性遗传病携带者。

（7）原因不明的多次流产、死胎、死产或生育过多发畸形儿的孕妇。

（8）夫妇一方有明显的致畸因素接触史或孕早期病毒感染，或服用不当药物的孕妇。

（二）产前诊断技术

产前诊断技术主要有两大类：有创性技术和无创性技术。

1. 有创性技术

（1）羊膜穿刺术：羊膜穿刺（amniocentesis）又称羊水取样，主要是通过对羊水中脱落的胎儿细胞进行分析，判断胎儿是否有遗传性疾病；或利用羊水上清液进行生化检测，以了解胎儿的成熟度及是否患有神经管缺陷疾病等。妊娠中期以后，羊水主要来源于胎尿与羊膜上皮渗漏，其中含有胎儿皮肤的脱落细胞、酶、激素及胎儿代谢产物，因此检查羊水成分，可以反映胎儿情况。抽取羊水进行染色体或生化分析，可了解胎儿的染色体或基因是否正常，以便采取相应的预防、治疗措施。

羊膜穿刺应注意以下几个问题：①羊膜穿刺应在 B 超监视下进行；②穿刺时间最好在妊娠的 16~18 周，此时羊水量多，穿刺成功率高，不易伤及胎儿，所获得羊水中的上皮细胞和成纤维样细胞经过培养较易生长；③有先兆流产、稽留流产现象以及盆腔或宫内有感染的孕妇，不宜做羊膜穿刺术；④要注意器械的严格消毒，避免人为造成宫内感染；⑤取羊水后应立即进行培养，穿刺与培养时间间隔越长，活细胞损失越多。

（2）绒毛取样术：绒毛取样（chorionic villus sampling，CVS）在妊娠早期诊断中常见，B 超监视下用特制的导管从预定取样位置吸取适量的绒毛组织后，采用直接法或培养法进行细胞或遗传方面的检查，如染色体分析、酶学检查或提取 DNA 进行分子遗传学检测。绒毛取样的主要优点是在妊娠早期就可进行产前诊断，异常者可以采用简单、安全的方法进行宫内治疗或终止妊娠。值得注意的是，如果绒毛取样中发现为染色体嵌合体，则应再进行羊膜穿刺予以确证，因为孕早期绒毛细胞中染色体欠稳定，容易出现假阳性结果。绒毛取样应注意以下几个问题：①妊娠 7~12 周时，在 B 超监视下进行；②使用的仪器必须严格消毒；③应以培养法所得染色体分析结果为准，直接法有时存在假阳性或假阴性。

（3）脐带穿刺术：脐带穿刺（cordocentesis）是在 B 超引导下，将穿刺针经腹壁刺入胎儿脐带并抽取胎儿血样的方法。适用于妊娠 18 周以上的孕妇。这一技术可用于妊娠中晚期胎儿遗传物质的检测，为已超过羊膜穿刺时间的孕妇赢得了产前诊断的机会，而且所获得的胎儿血液可以直接进行染色体分析或其他分子诊断，目前在产前诊断中占有重要地位。

（4）胎儿镜检查：胎儿镜（fetoscopy）检查是一种通过内镜在宫腔内直接观察胎儿生长发育以及具体组织器官变化的方法。这种检查方法容易引起多种并发症,目前未得到广泛应用。

2. 无创性技术

（1）B超检查：超声检查是一项简便、无痛、对母体和胎儿无损伤的产前诊断方法，B超应用最广。B超检查不仅能够详细检查胎儿的外部形态和内部结构，直接对胎心和胎动进行观察，还能摄像记录分析、定位胎盘、选择羊膜穿刺部位、引导绒毛取材胎儿镜操作（采集绒毛和脐带血标本供实验室检查）。B超检查出的某些细微改变，可以提示染色体异常，使胎儿的遗传性疾病得以早期诊断。

B超可进行如下诊断：中枢神经系统异常，主要包括神经管缺陷、脑积水、小脑畸形等；面、颈部异常，如唇腭裂和颈部囊状淋巴管瘤等；先天性心脏病；胸部异常，包括支气管、肺发育畸形、先天性膈疝、膈膨出和胸腔积液等；肢体缺陷；其他如先天性肾缺如、肾囊肿、先天性巨结肠等。

（2）X线检查：胎儿骨骼在妊娠20周后开始骨化，所以在妊娠24周以后，为孕妇作腹部X线片，对诊断胎儿骨骼畸形和识别胎儿的姿势及位置最为适当。诊断剂量的X线照射对胎儿并无不良影响，用X线照射可诊断无脑儿、脑积水、脊柱裂、软骨发育不全、小头畸形等骨骼畸形。

（3）孕妇外周血分离胎儿细胞：孕妇外周血中主要存在两种来源的胎儿细胞，一种是胎盘细胞，如合体滋养层细胞和细胞滋养层细胞；另一种是胎儿血细胞，如淋巴细胞、粒细胞及胎儿有核红细胞等。胎儿有核红细胞表面有多种胎儿特异性抗原标志物，且半衰期相对较短，因此是公认的较适合进行遗传诊断的胎儿细胞。

这种无创性产前诊断技术主要应用于性别鉴定、染色体异常疾病的检测及基因诊断等方面。近年来，单克隆抗体技术、流式细胞技术以及PCR技术的发展为孕妇外周血中胎儿细胞的检测、识别、富集、分离及其在产前诊断中的应用开辟了新的广阔前景，不断完善的新兴技术将有助于这项产前诊断方法向临床推广。但该方法价格昂贵、操作烦琐复杂、灵敏度和特异性不高，且前次妊娠的胎儿细胞在分娩后会在母体血中存在若干年，影响检测结果。

（4）孕妇外周血胎儿游离DNA/RNA检查：1997年，科学家首次证实胎儿DNA可以进入母体外周血循环，并以游离DNA的形式稳定存在。目前证实，胎儿游离DNA/RNA在母体外周血含量相对稳定，提取及分析过程也较简单，易于发展成为可用于临床大样本高通量的检测方法。胎儿DNA/RNA在孕早期就可检测到，且分娩后很快被清除，不会受前次妊娠的影响。因此，对孕妇外周血中胎儿游离DNA/RNA的检测优势大于对胎儿细胞的检测。

孕妇外周血胎儿游离DNA/RNA检查在产前诊断中的应用主要有：①胎儿Rh血型D抗原判断；②胎儿性别鉴定，评估性连锁遗传病的患病风险；③父系遗传的单基因遗传病及胎儿非整倍体遗传病的辅助诊断；④某些异常妊娠的早期筛查指标。

3. 胚胎植入前遗传学诊断　植入前遗传诊断（preimplantation genetic diagnosis, PGD）是在体外受精胚胎发育卵裂阶段对遗传性疾病进行诊断的一种方法。在体外受精过程中，对具有遗传风险患者的胚胎进行种植前活检和遗传学分析，以选择无遗传学疾病的胚胎植入宫腔，从而获得正常胎儿，可有效地防止有遗传疾病患儿的出生。植入前遗传学诊断是随着人类辅助生殖技术，即"试管婴儿"技术发展而开展起来的一种新技术，它是产前诊断的延伸，也是遗传学诊断的又一更有希望的新技术。

目前，可开展PGD的遗传病主要包括：①单基因遗传病；②动态突变引起的疾病；③染色体病等。与传统的产前诊断技术相比，PGD技术的优势主要体现在将胎儿诊断提前到胚胎着床前，从而避免非意愿性流产带给孕妇的身心创伤，也避免了因绒毛取样、羊膜腔穿刺等手术所带来的感染、出血和流产等并发症的风险。PGD技术的产生与完善可以避免遗传病患儿的出生，阻断致病基因的纵向传递。

由于PGD突破了产前诊断中某些伦理学的限制，近年来其应用范围得到进一步拓展，如在有地中海贫血等需要长期输血治疗的患儿家庭中进行PGD的同时进行HLA配型，选择与现存患儿HLA相配的胚胎移植，在确保出生婴儿健康的同时，其脐血和骨髓还可用于治疗现存患儿。此外PGD还可以用于某些遗传易感性疾病的易感基因筛查，降低后代发病风险。

PGD 本身还存在一些技术上的挑战。例如，可安全获得用于检测的遗传物质数量有限，限制了对样本的进一步确认；早期胚胎的嵌合现象可能使误诊率增加；将胚胎植入同步化的子宫，需要在很短时间内完成遗传分析工作，增加了工作难度；PGD 技术难度大，设备要求高，周期较长，推广受到制约。近年来，单细胞 PCR、FISH 等技术逐渐成熟，CGH、基因芯片等技术也已应用于 PGD，这些技术扩展了 PGD 检测疾病谱的范围，相信在不久的将来，PGD 也将成为临床上常规的诊断技术。

二、遗传病基因诊断技术的原理与选择

已发现的人类遗传性疾病有近万种，用普通的生化分析技术只能在发病前或产前对其中为数极少的一部分遗传病做出诊断。许多基因的表达有个体发育的阶段性（如有些基因在胎儿早期并不表达）和组织特异性（如苯丙氨酸羟化酶只在肝组织中表达），用常规的方法分析胎儿标本（羊水、羊水细胞、绒毛细胞）或其他人体材料，常常不能检出其基因的异常。然而，作为构成机体基本单位的细胞，无论其来自何种器官或组织，他们的基因组成却是一致的（免疫球蛋白、T 细胞受体基因和肿瘤细胞例外），采用基因分析的方法，在个体发育的任何阶段，以任何一种有核细胞作为检测材料，都可能检测出其基因缺陷。1978 年，Kan 等首次利用限制性片段长度多态性技术成功地实现了对镰状细胞贫血进行产前诊断，从而开创了遗传病基因诊断的新时期。这一技术的问世标志着人们对疾病的认识已从传统的表型诊断步入基因型诊断的新阶段，是现代分子生物学和分子遗传学在理论和技术上与医学结合的典范。

（一）基因诊断的特点

基因诊断（gene diagnosis）又称为分子诊断（molecular diagnosis），是指利用分子生物学实验技术，直接检测体内 DNA 或 RNA 在结构或表达水平上的变化，从而对疾病做出诊断。基因诊断直接从基因型推断表型，越过产物（酶与蛋白质）直接检测基因而做出诊断，这是基因诊断与传统诊断方法的主要差异，故基因诊断又称为逆向诊断（reverse diagnosis）。这一诊断方法不仅可对患者做出直接诊断，还可以在发病前做出症状前诊断，也可对有遗传病风险的胎儿做产前诊断。由于基因诊断不受基因表达的时空限制，也不受取材的细胞类型和发病年龄的限制，还可以从基因水平了解遗传异质性，有效地检出携带者，因此基因诊断在遗传病诊断中的重要作用日益凸显。

（二）基因诊断的基本途径及常用技术

遗传病的基因诊断主要有两种途径：直接诊断和间接诊断。

1. **直接诊断** 直接诊断是直接检测致病基因本身的异常，通常使用基因本身或紧邻的 DNA 序列作为探针，通过聚合酶链式反应（polymerase chain reaction，PCR）扩增产物，以探查基因突变和缺失等异常。直接诊断适用于已知基因异常的疾病诊断。直接诊断的指征包括：致病基因明确的单基因遗传病；患者群体致病基因突变谱已建立，有突变热点；基因较小，检测时间与成本符合临床需要。

（1）PCR 相关技术：PCR 是最基本、应用最为广泛的 DNA 突变检测技术，它模拟体内 DNA 的天然复制过程，在体外扩增 DNA 分子，主要用于扩增位于两段已知序列之间的 DNA 区段。PCR 的原理是利用一对人工合成的能分别与靶 DNA 双链序列配对的寡聚核苷酸引物，在耐热 DNA 聚合酶（Taq）的作用下扩增目的 DNA 片段。重复热变性、引物复性及延伸若干个循环，靶序列的拷贝数就会按指数成倍增长。例如，PCR- 多重连接依赖式探针扩增（multiplex ligation-dependent probe amplification，MLPA）是一种针对待测 DNA 靶序列进行定性和半定量分析的方法，在一次反应中可以同时检测多个不同核苷酸序列的拷贝数变化，具有通量高、特异性好的优势，可用于检测大的片段缺失与重复。

每对 MLPA 探针包括两条荧光标记的寡核苷酸序列，每条探针包括一段引物序列和一段特异性序列。通过与靶序列的杂交，并使用连接酶把两部分探针连接成一条核苷酸单链，再通过通用引物进行扩增。由于设计的每对探针所扩增的产物长度不一，毛细管电泳可将 PCR 产物的不同片段进行分离，最后应用 Genemarker 等软件对结果进行分析。只有当连接反应完成，才能进行随后的 PCR 扩增并收集到相应探针的扩增峰，因

此,根据扩增峰的改变,可判定靶序列是否存在点突变、拷贝数目的改变和甲基化。

（2）分子杂交:分子杂交（molecular hybridization）是根据碱基互补配对原理,利用标记探针确定单链核酸碱基序列的方法。在分子遗传学中,待测单链核酸与已知序列的单链核酸（探针）间通过碱基配对形成双螺旋片段。这种技术可在 DNA 与 DNA,RNA 与 RNA,或 DNA 与 RNA 之间进行,形成 DNA-DNA、RNA-RNA 或 RNA-DNA 等不同类型的杂交分子,根据杂交结果就可以分析待测标本 DNA 中某基因的状况或与疾病的连锁关系。

核酸杂交可分为液相杂交（solution hybridization）和固相杂交（solid-phase hybridization）。由于液相杂交后过量的未杂交探针从溶液中除去较为困难而导致误差较大,现如今使用较少。固相杂交即在醋酸纤维膜或尼龙膜上固定靶 DNA,再用探针与其杂交,洗去溶液中未结合的探针,干燥后进行检测。常用的固相杂交方法主要包括 Southern 印迹杂交（Southern blot hybridization）、Northern 印迹杂交（Northern blot hybridization）和斑点印迹杂交（dot blot hybridization）,分别代表检测 DNA 片段的杂交、检测 RNA 的杂交和 DNA 或 RNA 半定性的定量杂交。其中 Southern 印迹杂交是一种应用极为广泛的经典 DNA 杂交方法,Southern 印迹杂交用于遗传病的基因诊断可以直接检测致病基因内部的突变,包括限制性内切酶酶切位点的点突变、缺失、插入或倒位,也可以利用 RFLP 连锁分析进行致病基因的遗传标记分析。

（3）Sanger 测序:DNA 序列测定是诊断已知或未知基因突变最直接可靠的方法,也是目前了解人类疾病的遗传学基础和实施分子诊断的重要方法。经典的 DNA 测序技术称为 Sanger 测序法（Sanger sequencing）,是基因诊断的"金标准"。

在 DNA 合成过程中,DNA 聚合酶催化 3'-脱氧核苷三磷酸（dNTP）与 DNA 链的 5'-磷酸基团连接形成 3',5'-磷酸二酯键,使得 DNA 链延伸。在 Sanger 测序体系中,人为掺入 2',3'-双脱氧核苷三磷酸（ddNTP）,当 ddNTP 位于链延伸末端时,由于其无 3'-OH,不能再与其他脱氧核苷酸形成 3',5'-磷酸二酯键,DNA 合成便被终止。每一次序列测定由一套四个单独的反应体系构成,每个反应含有四种 dNTP,并分别混入四色荧光染料标记的 ddNTP。每一反应体系在 DNA 聚合酶催化的引物延伸过程中产生一系列被 ddNTP 终止的不同长度的 DNA 片段。由于 DNA 片段大小不同,经过毛细管电泳分离,DNA 在毛细管电泳中的迁移率也不同。当每个 DNA 分子通过毛细管读数窗口时,激光检测器就对荧光分子进行逐个检测,分析软件将不同的荧光自动转变为 DNA 序列,从而达到 DNA 测序的目的。

Sanger 测序法可以用于点突变、小的插入和缺失等的检测,优点是阅读 DNA 片段长、精确度高。缺点是通量低,测序成本高。

（4）高通量测序技术: 高通量测序（high-throughput sequencing）又称二代测序（next generation sequencing, NGS）,对应于以 Sanger 测序为代表的第一代测序技术而得名。高通量测序可检测整个基因组存在的点突变、插入及缺失等,与 Sanger 测序相比,高通量测序免去了 DNA 片段克隆,产生宏量的序列信息,分析速度快且分析成本明显降低。

高通量测序流程一般由模板准备、测序和成像、序列组装和比对等内容组成。目前高通量测序的主要平台代表有 454 测序平台、HiSeq 基因组分析平台和 SOLiD 测序平台。它们虽各具特点,但在原理上有很多共同之处:①将目标 DNA 剪切为小片段;②单个小片段 DNA 分子结合到固相表面;③单分子独立扩增;④每次只复制一个碱基并检测信号;⑤高分辨率的成像系统。

高通量测序技术的出现,使得获得核酸序列数据的单碱基测序费用相对于 Sanger 测序大幅度降低,随之也给基因组学研究带来了更多新方案。目前,高通量测序技术已经广泛应用于动植物全基因组测序、基因组重测序、外显子组测序、转录组测序、小 RNAs 测序和表观基因组测序等方面,并在孟德尔疾病和复杂疾病的研究以及疾病的基因诊断中发挥重要作用。

（5）基因芯片技术: 基因芯片的测序原理是杂交测序,即通过与一组已知序列的核酸探针杂交来进行核酸序列测定的方法。将大量探针分子固定于固相支持物上与荧光标记的靶基因进行杂交,再通过荧光检测系统对芯片上各个反应点的荧光位置、荧光强弱进行扫描,通过检测每个探针分子的杂交信号强度进而获取样品分子的数量和序列信息。经相关软件分析处理后,获得靶基因的基因突变结果。

基因芯片突出的特点是高效、敏感和高通量,一次性对样品大量序列进行检测和分析,解决了传统核酸印迹杂交技术操作繁杂、自动化程度低、操作序列数量少、检测效率低等不足。并且通过设计不同的探针阵列及使用特定的分析方法可使该技术具有多种不同的应用价值,如基因表达谱测定、突变检测、多态性分析、基因组文库作图及杂交测序等。

(6)等位基因特异性寡核苷酸探针:检测单碱基或几个碱基的突变或小插入、缺失突变的最佳探针是合成的寡核苷酸,其长度短,灵敏度高,甚至可以精确到探针和标本之间单个碱基的错配。人工合成的正常序列的寡核苷酸探针—等位基因特异性寡核苷酸(allele-specific oligonucleotide, ASO)一般用于检测已知的点突变,通常需要合成两种探针:一种与正常基因序列完全一致,能与之稳定地杂交,但不能与突变基因序列杂交;另一种与突变基因序列一致,能与突变基因序列稳定杂交,但不能与正常基因序列稳定杂交,这样就可以把只有一个碱基发生了突变的基因区别开来。

ASO与传统的Southern印迹的重要区别在于所用的DNA探针不同,大多数情况下,用标准的克隆DNA探针做DNA杂交,无法区分正常基因与单碱基突变或小突变(如小片段缺失或插入)的序列,只有用短的ASO探针才能够探查单核苷酸突变。不管个体的两条同源染色体上是否携带相同的正常或异常DNA序列,或一条染色体为正常,另一条染色体为异常,ASO都可以准确区分个体间特定的单个DNA序列。但必须谨慎分析ASO的检测结果,因为同一基因座的突变可能并非同样的序列改变。因此,若杂交结果为阴性,不一定表明患者的整个基因序列没有突变,可能在该突变基因的其他位点上存在ASO无法检测出的突变。

另外,ASO还可结合PCR技术,即先将含有点突变基因有关片段进行体外扩增,然后再与ASO探针作点杂交,这样可大大简化方法,节约时间,而且用极少量的基因组DNA就可完成

检测。

2. 间接诊断 当致病基因已知而异常未知,或致病基因本身尚属未知时,可通过对受检者及家系进行连锁分析,以推断前者是否获得了带有致病基因的染色体。

间接诊断的指征有:致病基因明确的单基因遗传病;未能检出致病基因功能区的致病突变,或缺乏明显的突变热点或基因较大的单基因遗传病,采取直接诊断耗时长且成本高,不符合临床的实际需求,且家系中有健在的、临床通过"金标准"诊断明确的患者。

(1)PCR-短串联重复序列分析:短串联重复序列(shot tandem repeats, STR),又称微卫星DNA(microsatellite DNA),广泛存在于原核生物和真核生物基因组中。由于重复单位及重复次数不同,使微卫星DNA在不同种族、不同人群之间的分布具有很大差异性,构成了STR的遗传多态性。STR的检测方法是针对基因组特定的多态性区域设置引物进行PCR扩增,然后通过凝胶电泳对扩增产物进行鉴别,该方法可以确定某个位点具体有多少个重复的微卫星序列,并可绘制STR图谱。

(2)全基因组关联分析:复杂疾病是指由遗传和环境因素的共同作用引起的疾病。全基因组关联分析(genome-wide association studies, GWAS)是一种利用基因组中数以百万计的单核苷酸多态性(single nucleotide ploymorphism, SNP)作为分子遗传标记,进行全基因组水平上的对照分析或相关性分析,寻找与复杂疾病相关的遗传因素,全面揭示与疾病发生、发展和治疗相关的遗传基因的研究方法。

目前GWAS研究主要采用两阶段方法。第一阶段:用覆盖全基因组范围的SNP进行对照分析,统计分析后筛选出较少数量的阳性SNP;第二阶段:采用更大数量的对照样本群进行基因分型,然后结合两阶段的结果进行分析。这种方法需要保证第一阶段筛选相关SNP的敏感性和特异性,尽量减少分析的假阳性或假阴性,在第二阶段应用大量样本进行基因分型验证,并根据验证结果最终确认其与目标性状之间的相关性。

GWAS在很大程度上增加了对复杂性状分子遗传机制的理解,在使用中应注意:①SNP位点可能在基因表达上产生短暂的或依赖时空的多种影

响,刺激调节基因的转录表达或影响其 RNA 剪接方式,在寻找相关变异时应同时注意到编码区和调控区位点变异的重要性;②等位基因结构、数量、类型、作用大小和易感性变异频率在不同性状中可能具有不同的特征。

GWAS 在人类医学领域,尤其是在复杂疾病研究领域应用广泛,使许多复杂疾病的研究取得了突破性进展,也极大地推动了基因组医学的发展。

3. 基因突变预筛查

(1)变性高效液相色谱:变性高效液相色谱(denaturing high performance liquid chromatography, DHPLC)是一项在 SSCP 和变性梯度凝胶电泳(denatured gradient gel electrophoresis, DGGE)基础上发展起来的新的杂合双链突变检测技术,可自动检测单碱基替代及小片段核苷酸的插入或缺失。它利用在部分变性条件下,同源和异源双链DNA 解链特征的差异进行变异检测。在非变性条件或完全变性条件下,DHPLC 还可用于分离或分析双链或单链核酸片段。

工作温度是决定 DHPLC 敏感性的最关键因素,将工作温度升高使 DNA 片段开始变性,则部分变性的 DNA 可被较低浓度的乙腈洗脱下来。由于异源双链 DNA 与同源双链 DNA 的解链特征不同,在相同的部分变性条件下,异源双链因为有错配区域的存在而更易变性,被色谱柱保留时间短于同源双链,故先被洗脱下来,从而在色谱图中表现为不同峰型的洗脱曲线。

DHPLC 已经成功地应用于乳腺癌相关基因(*BRCA1*)、肿瘤相关基因(*TSC1*、*TSC2*、*ATM*、*p53* 等)、先天性长 QT 间期综合征相关基因(*KCNQ1*、*KCNH2*)、隐睾病相关基因(*GREAT*)、血友病 A 相关基因(*F8C*)和多发性硬化相关基因(*MAG*)等多种疾病候选基因的变异筛选中,其功能也被开发拓展并延伸到不同的基因组研究领域。

(2)高分辨率熔解曲线:高分辨率熔解曲线(high-resolution melting, HRM)是用于突变扫描和基因分型的最新遗传学分析方法。由于其实行闭管操作,减少了 PCR 产物的外源性污染,使结果准确和灵敏度高,且成本较传统的 Sanger 测序低。近年来 HRM 方法被广泛应用于基因疾病的筛查、等位基因频率分析、甲基化研究和物种鉴定等多个领域。

该技术利用饱和荧光染料插入 DNA 双链中,仪器通过实时监测升温过程中双链 DNA 荧光染料结合 PCR 扩增产物的情况来完成全部过程。在 PCR 反应前加入饱和荧光染料,PCR 结束后检测仪器在一定的温度范围内将 PCR 扩增产物进行变性,使 DNA 双链逐渐解链,此时染料分子逐渐从 DNA 双链上脱落,荧光信号下降。若某个个体携带杂合变异,其 PCR 产物中会存在异源双链,在温度逐渐升高时,由于不匹配的碱基对的影响,异源双链会先解开,荧光染料因此被释放,荧光信号下降;而纯合个体的样本由于解链温度较高,荧光信号相对下降较慢,仪器的光学检测系统通过采集的荧光信号进而绘制出熔解曲线,通过比较待检测个体与对照者扩增片段的解链温度(melting temperature, T_m)及熔解曲线形状的差异来判读结果。

(李　光　傅松滨)

第六节　遗传多态性的检测

一、遗传多态性概述

遗传多态性(genetic polymorphism)指同一群体中两种或两种以上变异类型稳定并存的现象。在人类基因组中,存在三种主要的遗传变异多态性:高度可变小卫星 DNA(variable number of tandem repeat, VNTR)、微卫星 DNA(短串联重复,short tandem repeat, STR)和单核苷酸多态性(single nucleotide polymorphism, SNP),其中前两者又统称简单重复序列长度多态性(simple sequence repeat, SSR),在基因组中散在分布,平均每 100~200kb 有一个 SSR 位点,是一类分辨率较低的多态性标记。SNP 指出现在基因组 DNA 分子的特定位置的单个核苷酸置换,经典 SNP 定义为位点的变异在人群中出现的频率大于 1%,一般呈二态性,广泛分布于基因外(perigenic SNP, pSNP)、基因间(intergenic SNP, iSNP)以及编码区(coding region SNP, cSNP)。目前在人类基因组中已发现多达 500 万个 SNP 位点,是分辨率最高的遗传多态性标记。近年来随着海量人群多态性数据的快速积累,一些存在于特定人群中的低频多态性位点也被发现,因此,现在也将经典 SNP、低频 SNP 以及致病性碱基置换（突变）统称为 SNV（single nucleotide variation）。此外，由于连锁不平衡（linkage disequilibrium）的存在，在人类基因组的某些区段，串联排列的多个 SNP 位点倾向于连锁在一起遗传，称为单倍体型（haplotype），也是人类遗传多态性的一种表现形式。

在人群中，除同卵双生外，每个个体基因组中所携带的遗传多态性标记均不相同，这些多态性标记既是辨识每个个体的独特标签，也是造成不同个体间疾病易感性、药物反应性和免疫多态性等方面的个体差异的根源。因此，对个体或人群的遗传多态性的检测，主要应用于个体身份鉴定、胚胎植入前的亲本染色体来源鉴定，以及各类复杂疾病易感性和临床药学、移植免疫的临床检测与科研。遗传多态性的检测方法有多种，可分为可发现未知遗传多态性和遗传变异的检测方法（包括 Sanger 测序、焦磷酸测序和基于高通量技术的全外显子组测序、全基因组测序）和针对已知 SNP 位点的检测方法（包括基于 PCR 的 Taqman 探针法、高分辨率熔解曲线法和基于高通量杂交的 SNP-array 法）。此外，现有的常用 SNP 人群数据库资源包括 dbSNP（https://www.ncbi.nlm.nih.gov/snp/）、ExAc（exome aggregation consortium）、千人基因组计划（1 000 genomes project）等，可用于人类基因组多态性检测数据的检索与注释。

二、遗传多态性检测技术的原理与选择

（一）Sanger 测序

1. 实验原理 Sanger 测序即双脱氧链终止法（dideoxy chain-termination method），每个反应除加入扩增所需的四种脱氧核苷三磷酸（dNTP）之外，再加入限量的不同荧光基团标记的双脱氧核苷三磷酸（ddNTP）使之终止，其实验原理可参考本章第五节。Sanger 测序的原始数据由荧光信号给出，不同颜色的荧光代表不同碱基，分析软件可自动将不同荧光转变为 DNA 序列，分析结果以荧光吸收峰图或碱基排列顺序等多种形式输出。图 4-6-1 所示为以荧光吸收峰图显示的 Sanger 测序结果，左图为 CC 基因型，中图为 CT 基因型，右图为 TT 基因型。

2. 适用范围 Sanger 测序是基因分型的"金标准"，可以筛查基因的常见变异和罕见突变位点，或发现新发变异，也常用于高通量测序结果的进一步验证。

3. 技术特点和局限性 DNA 测序分析精度高于 98.5%，长度可达 950 个碱基或以上；且对重复序列和多聚序列的处理较好，序列准确性高，单一碱基分辨的精确率达 99.99%，每天的数据通量可以达到 600 000 个碱基。Sanger 测序技术是使用最为广泛的测序技术，是未知序列分型最好的选择。但其测序过程烦琐，费时耗力；由于该技术依赖于毛细管电泳，测序反应数受到限制，通量较低；另外该技术基于酶法测序，每碱基测序成本较高，不适合大规模平行测序。

（二）焦磷酸测序

1. 实验原理 焦磷酸测序（pyrosequencing），是一种基于聚合原理的 DNA 测序。当以目标序列为模板进行 DNA 聚合反应时，依次释放四种碱基，同时检测每次释放后的信号。如果某种碱基与模板链配对正确，会在 DNA 聚合酶作用下发生聚合反应，释放出一分子焦磷酸，经反应体系中的另外两种酶传递后，转化成光电信号，被翻译成峰图。某种碱基的峰高与该位置的连续该种碱基数成正比。如图 4-6-2 所示，该测序序列为：TAC/

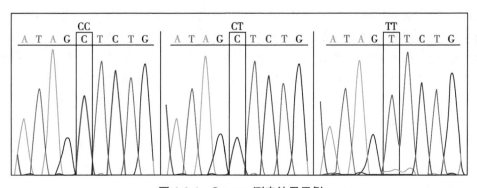

图 4-6-1 Sanger 测序结果示例

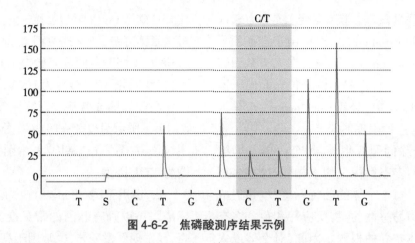

图 4-6-2　焦磷酸测序结果示例

TGGTTTG，在蓝色区域（检测区域）内图中同时存在 C、T 两种碱基峰，且等高，高度为前方 A 峰的一半，因此判定为 CT 杂合子；如该区域只有 C 峰，则判读为 CC 纯合子；只有 T 峰，则判读为 TT 纯合子。

焦磷酸测序对仪器要求较高，除需要配备普通 PCR 仪外，还需配备 Qiagen 公司的 PyroMark Q24 或者 Q96 焦磷酸测序仪及相应的配套工作站、金属浴热模块等设备。

2. 适用范围　焦磷酸测序主要用于短片段的快速测序和遗传定量分析。

3. 技术特点和局限性　该测序技术可对多种遗传变量，如单碱基替换、插入/缺失等 SNP 位点进行检测，还可对样本中的遗传多态性位点分布直接定量，定量线性范围宽（定量的线性范围为 5%~95%）；在进行 SNP 分型和突变检测的同时，不仅可以得到待检测位点的基因型，同时还可以得到多态性位点上下游的序列信息；可以使用 pooling 策略，在一次反应中混合成百甚至上千个样本，进行等位基因频率分析，加快实验进程，频率分析可检出低至 5% 的频率（这个特性可以使得该系统在 SNP 分析时，大大降低成本，节约时间，尤其适用于群体遗传学研究）；不使用胶、荧光或同位素标记等各种有毒有害物质。相对于其他 SNP 分型技术，本技术的局限性是：检测长度较短，仅为数十至 200 个碱基左右；测序引物需要 3 条，因此对测序区域序列复杂程度要求比较严格；反应体系涉及多种酶，单个样本测序成本相对较高。

（三）高通量测序

第二代测序技术（next-generation sequence，NGS）近年来飞速发展，已经成为鉴定个体多态性和发现罕见变异的常规手段。在医学领域常用的 NGS 方案包括全基因组重测序（whole genome sequencing，WGS）和目标区域捕获测序（target area capture sequencing）。全基因组测序数据全面，可全面地挖掘基因组中的各类变异，但需要处理的数据量大、耗时长、成本高，目前还主要应用于科研领域；目标区域捕获测序以全外显子组测序（whole exome sequencing，WES）为代表，还包括医学外显子组和各类针对性的 panel 测序，是目前临床上应用相对较多的高通量测序方案。关于第二代测序技术的详细内容，请参阅本章第二节。需注意的是，在医学遗传学中，对于以发现致病性变异为目标的 NGS 检测，属于多态性的数据部分是需要加以滤除的干扰因素，多态性数据注释信息可参考本节前述的各类数据库；对于以发现新的遗传多态性为目标的 NGS 的检测，通常采取大人群、低测序深度的策略。

（四）TaqMan 探针法荧光定量 PCR

1. 实验原理　TaqMan 荧光探针是一种寡核苷酸探针，荧光基团连接在探针的 5′ 末端，而淬灭剂连接在探针的 3′ 末端。PCR 扩增时加入一对引物和两种不同荧光标记的荧光探针，它们分别可与两个等位基因完全配对。正常情况下，探针完整时，报告基团发射的荧光信号被淬灭基团吸收；随着 PCR 扩增进行，与相对应等位基因完全配对的探针逐步被 Taq 酶的 5′→3′ 外切酶活性将探针酶切降解，使探针 5′ 末端荧光基团和淬灭荧光基团分离，进而导致荧光报告基团激活发出荧光。从而使荧光检测系统接收到荧光信号，而与模板特定等位基因不能完全配对的探针不能被有效切割故检测不到荧光信号，最终荧光检测系统根据所采集到的荧光信号自动进行 SNP 位点聚类后分型。如图 4-6-3，蓝色聚类位点为 AA 型少见等位基因纯合子，绿色聚类位点为 GA 型杂合子，红色聚类位点为 GG 型常见等位基因纯合子，黑色聚类位点为 NTC（空白对照）。

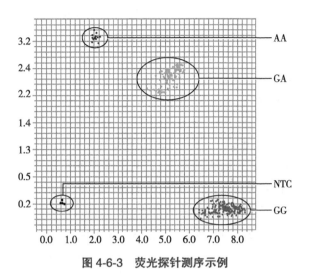

图 4-6-3 荧光探针测序示例

TaqMan 法检测需使用实时定量荧光 PCR 仪，如 ABI 公司 HT7900、StepOnePlus、罗氏 cobas TaqMan 分析仪等。

2. 适用范围 绝大多数 SNP 位点均可采用该方法分型，是数十个 SNP 位点大规模人群基因分型最佳选择。

3. 技术特点和局限性 简便快速，准确可靠、自动化、高通量，整个反应在一个封闭的管中进行，软件分析可自动给出结果，无需 PCR 后处理，减少污染。同时反应中加有 UNG 酶消除气溶胶污染使结果更加准确。适合较大规模人群基因分型的筛查。但该法只能对已知 SNP 位点实施基因分型而不能进行基因序列上未知突变位点的筛查检测，同时若待分型 SNP 位点所处基因序列二级结构较复杂、GC 含量较高或者临近序列包含有其他 SNP 位点也会使分型成功率下降或失败。另外 PCR 相关试剂及荧光标记探针需从专门公司订购。

（五）高分辨率熔解曲线

1. 实验原理 高分辨率熔解曲线（high resolution melting, HRM）是一种在 PCR 基础上加入荧光染料，通过测定 DNA 双链熔解曲线变化来检测突变的遗传学分析方法，其基本实验原理可

参考本章第五节。HRM 通过实时监测升温过程中体系内荧光信号强度，形成不同峰形的熔解曲线，可有效地区分不同基因型。如图 4-6-4，熔解曲线通过标准化后分出三簇曲线，经过与标准品比较后，得出分别为 GG、GA 及 AA 的基因型。

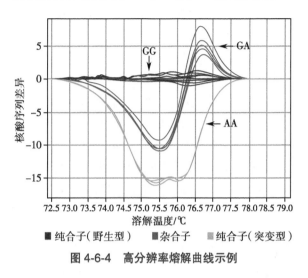

图 4-6-4 高分辨率熔解曲线示例

目前可以完成 HRM 的 PCR 仪包括 ABI 7900HT、Bio-Rad iCycler、Cepheid SmartCycler、Corbett Rotor-Gene 3000、Idaho Technology LightScanner 以及 the Roche LightCycler 1.2 等。

2. 适用范围 SNP 位点基因分型、突变位点筛查。

3. 技术特点和局限性 与传统的基因分型方法相比，HRM 成本低，速度快，通量大，操作简单，除了对已知位点进行基因分型，还可以用于未知位点的突变扫描。该检测方法的局限为实验条件要求较高，成功的应用 HRM 进行基因分型需要满足以下条件：①采用新型的饱和染料如 LC Green Plus，SYTO 9 等；②足够的 PCR 模板，起始浓度一致，产生正常的扩增曲线；③扩增产物单一，避免非特异性扩增；④扩增产物长度一般介于 100~200 个碱基；⑤分析纯度单一的产物，确保熔解的均一。另外，该技术对 A/T 及 C/G 等位基因的区分效果不佳，若目的位点邻近区域有其他 SNPs 也会降低 HRM 的准确度。

（六）SNP-array

SNP-array 技术平台通常包含适用于拷贝数分析的、覆盖全基因组范围的大量探针，其中包括独特的非多态性探针和针对 SNP 位点设计特异性的探针，能够充分地进行基因分型，准确性高

于99%,具有检测中性拷贝数的杂合性缺失(loss of heterozygosity, LOH)、单亲二体(uniparental disomy, UPD)以及血缘一致性区域的能力,也是临床上用于人类染色体组非平衡性结构异常检测和胚胎植入前遗传学筛查的主要技术平台。关于SNP-array技术的详细内容,请参阅本章第三节。

(七)基于PCR的STR多态性检测

STR(short tandem repeat,短片段重复序列)广泛存在于人类及哺乳动物的基因组中,具有高度多态性,根据人类基因组中已知的STR座位设计特异性引物进行PCR扩增,可获得每一个体的特征性STR多态性图谱,联合应用16个STR位点,其个体识别率可达0.999 999 999 998,父权排除率可达0.999 98,该技术主要应用于法医学鉴定。

三、总结

随着SNP研究的普及和深入,遗传多态性的检测方法多种多样,不同基因分型方法和技术平台均有其技术优势和局限性。商业化SNP基因分型试剂盒正向快速、经济、小型化、自动化、高通量、高质量方面发展。如果研究者旨在发现10~20个基因新的SNP,可采用直接测序方法。Sanger法为最常用直接测序方法,焦磷酸测序相对Sanger法存在测序片段偏短,成本较高问题。若进行大规模SNP发掘,目前主要采用二代测序技术。对于5~10个位点,小于1 000人份样品基因分型可以根据实验室条件考虑Sanger法、焦磷酸测序、高分辨率熔解曲线等方法。对于大于5 000样本,少于40个位点的基因分型,Taqman分型为理想选择。对于全基因组基因分型则采用SNP-array。具体研究项目中,需根据课题需要,多态性序列特点,实验室仪器条件,实验成本和周期,综合考虑后选择合适的遗传多态性的检测方法,或者几种分型方法联合运用,达到最佳分型效果。

（孙 伟）

参 考 文 献

[1] 邬玲仟,张学.医学遗传学[M].北京:人民卫生出版社,2016

[2] 江帆.出生缺陷预防知识大全[M].北京:中国人口出版社,2009

[3] 边旭明,邬玲仟.实用产前诊断学[M].北京:人民军医出版社,2008

[4] 夏家辉.医学遗传学[M].北京:人民卫生出版社,2004

[5] Lo YM, Corbetta N, Chamberlain PF, et al. Presence of fetal DNA in maternal plasma and serum[J]. Lancet, 1997, 350(9076): 485-487

[6] Peters D, Chu T, Yatsenko SA, et al. Noninvasive prenatal diagnosis of a fetal microdeletion syndrome[J]. N Engl J Med, 2011, 365(19): 1847-1848

[7] Redon R, Ishikawa S, Fitch KR, et al. Global variation in copy number in the human genome[J]. Nature, 2006, 444(7118): 444-454

[8] Rudkin GT, Stollar BD. High resolution detection of DNA-RNA hybrids in situ by indirect immunofluorescence[J]. Nature, 1977, 265(5593): 472-473

[9] Goodwin S, McPherson JD, McCombie WR. Coming of age: ten years of next-generation sequencing technologies[J]. Nat Rev Genet, 2016, 17(6): 333-351

[10] Shendure J, Balasubramanian S, Church GM, et al. DNA sequencing at 40: past, present and future[J]. Nature, 2017, 550(7676): 345-353

[11] Deamer D, Akeson M, Branton D. Three decades of nanopore sequencing[J]. Nat Biotechnol, 2016, 34(5): 518-524

[12] Zarrei M, MacDonald JR, Merico D, et al. A copy number variation map of the human genome[J]. Nat Rev Genet, 2015, 16(3): 172-183

[13] 中华医学会医学遗传学分会临床遗传学组,中国医师协会医学遗传医师分会遗传病产前诊断专业委员会,中华预防医学会出生缺陷预防与控制专业委员会遗传病防控学组.低深度全基因组测序技术在产前诊断中的应用专家共识[J].中华医学遗传学杂志,2019,36(4):4

[14] Cookson W, Liang L, Abecasis G, et al. Mapping complex disease traits with global gene expression[J]. Nat Rev Genet, 2009, 10(3): 184-194

[15] 傅松滨.医学遗传学[M].4版.北京:人民卫生出版社,2018

[16] 傅松滨.临床遗传学[M].北京:人民卫生出版社,2018

[17] Alfirevic Z, Navaratnam K, Mujezinovic F. Amniocentesis

and chorionic villus sampling for prenatal diagnosis[J]. Cochrane Database Syst Rev, 2017, 9(9): CD003252

[18] Malan V, Bussieres L, Winer N, et al. Effect of cell-free DNA screening vs direct invasive diagnosis on miscarriage rates in women with pregnancies at high risk of trisomy 21: A randomized clinical trial[J]. JAMA, 2018, 320(6): 557-565

[19] Vermeesch JR, Voet T, Devriendt K. Prenatal and pre-implantation genetic diagnosis[J]. Nat Rev Genet, 2016, 17(10): 643-656

[20] Dolan SM, Goldwaser TH, Jindal SK. Preimplantation genetic diagnosis for mendelian conditions[J]. JAMA, 2017, 318(9): 859-860

[21] Splinter K, Adams DR, Bacino CA, et al. Effect of genetic diagnosis on patients with previously undiagnosed disease[J]. N Engl J Med, 2018, 379(22): 2131-2139

[22] Choy KW. Next-generation sequencing to diagnose suspected genetic disorders[J]. N Engl J Med, 2019, 380(2): 200-201

第五章 分子克隆实验技术

第一节 分子生物学基本技术

分子生物学是集生物学、生物化学、细胞生物学、分子遗传学、蛋白质学等于一体的一门学科，是当前生命科学中发展最快的重要前沿领域。目前，分子生物学的理论与技术已渗透到生命科学的各个领域，使人们可以在分子水平了解生物体的奥秘，为人类认识生命现象的本质带来了前所未有的机遇。本节将着重介绍最基本、最常用的分子生物学实验技术方法，因为它们有很好的可操作性和稳定性。

一、大肠杆菌、质粒和噬菌体

大肠杆菌、质粒和噬菌体是分子克隆中常用的重要工具，一般用质粒和噬菌体作为将 DNA 引入细胞的载体，而大肠杆菌则用来作为质粒和噬菌体扩增的宿主。

（一）分子克隆常用载体

1. 质粒 质粒主要存在于细菌、放线菌和真菌细胞中，是独立于宿主染色体之外的辅助性遗传单位，具有自主复制和转录能力。质粒为双链、闭环的 DNA 分子，大小从 1~200kb 不等。常用的质粒载体有 pBR322、pUC 系列质粒等。

（1）pBR322 质粒：是 4 361 碱基的环状双链 DNA 载体，有两个抗生素抗性基因（四环素和氨苄西林），一个复制起始点和多个用于克隆的限制酶切位点（图 5-1-1）。当缺失抗药性基因的大肠杆菌被 pBR322 成功地转化时，它便从该质粒获得了抗生素抗性。两个抗生素基因中有用于插入外

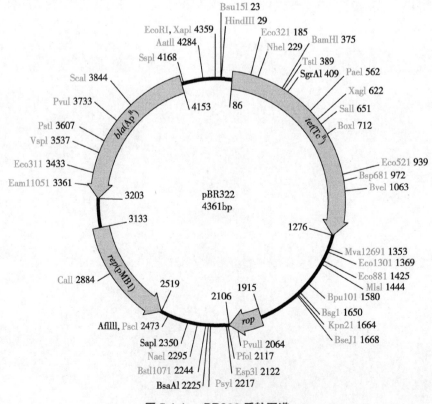

图 5-1-1 pBR322 质粒图谱

源 DNA 的不同的单一酶切位点。一般只选一个抗生素基因作为外源 DNA 的插入位点,外源 DNA 插入后该抗生素抗性失活(插入失活),另一抗生素抗性基因则在转化细菌后用来筛选阳性克隆。

pBR322 质粒载体的优点:具有较小的分子量;具有两种可作为转化子选择记号的抗生素抗性基因;具较高的拷贝数,而且经过氯霉素扩增,每个细胞中可累积 1 000~3 000 个拷贝。

(2)pUC 系列质粒:包括 pUC18、pUC19、pUC118 和 pUC119 质 粒,是 一 类 2.7kb 的 双 链 DNA 质粒,有一个复制起点,一个氨苄西林抗性基因和一个多克隆位点(图 5-1-2)。多克隆位点

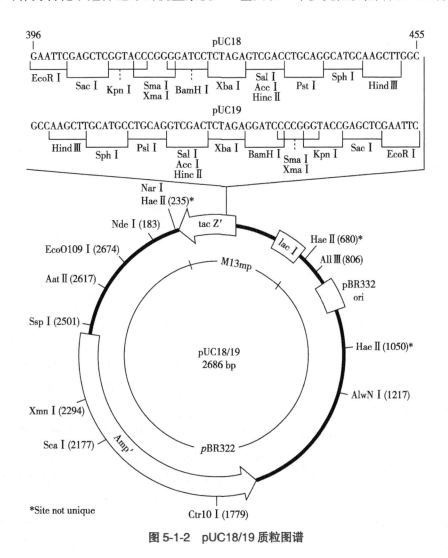

图 5-1-2 pUC18/19 质粒图谱

位于表达 *LacZ* 基因产物 β- 半乳糖苷酶的氨基端片段。用 pUC 质粒转化有 *LacZ* 基因突变的大肠杆菌株(例如 M15)时,由质粒表达的 α- 肽补充了大肠杆菌缺失的 α- 肽,所以恢复了分解半乳糖的能力(α- 互补)。在加入 IPTG 和 X-gal 的培养基上,长出蓝色克隆。如果在多克隆位点内插入外源 DNA,由于它破坏了 α- 肽的表达,因而在加入 IPTG 和 X-gal 的培养基中,不能长出蓝色克隆,这就是经典的蓝白筛选。

pUC 质粒载体的优点:具有更小的分子量和更高的拷贝数;适用于组织化学方法(例如 X-gal 显色法)检测重组体;具有多克隆位点 MCS 区段,可以使具两种不同黏性末端的外源 DNA 片段,无需借助其他操作而直接克隆到 pUC 质粒载体上。

2. λ 噬菌体 λ 噬菌体是感染大肠杆菌的溶原性噬菌体,基因组为长度约 50kb 的双链 DNA 分子,在感染宿主后可进入溶原状态,也可进入裂解循环。在噬菌体颗粒内,基因组 DNA 呈线性,其两端的 5′ 末端是含有 12 个碱基的互补

单链。当 λ 噬菌体 DNA 进入宿主细胞后,其两端互补单链通过碱基配对形成环状 DNA 分子,而后在宿主细胞的 DNA 连接酶和促旋酶作用下,形成封闭的环状 DNA 分子。

λ 噬菌体的选择标记包括:

(1)基因组大小:当基因组 DNA 长度为野生型 λ 噬菌体基因组 DNA 长度的 78%~105% 时,不会明显影响存活能力,因此外源 DNA 片段的大小可在 9~22kb 范围内。

(2)α- 互补:*LacZ* 基因也可用于 λ 噬菌体载体,通过插入或替换载体中的 β- 半乳糖苷酶基因片段,在加入 IPTG 和 X-gal 的培养基上通过噬菌斑的颜色筛选重组噬菌体。

(3)Spi 筛选:野生型 λ 噬菌体在带有 P2 原噬菌体的溶原性大肠杆菌中的生长会受到限制,称作 Spi$^+$。如果 λ 噬菌体缺少两个参与重组的基因 *red* 和 *gam*,同时带有 chi 位点,并且宿主菌为 rec$^+$,则可以在 P2 溶原性大肠杆菌中生长良好,λ 噬菌体的这种表型称作 Spi$^-$。因此,通过 λ 噬菌体载体 DNA 上的 *red* 和 / 或 *gam* 基因的缺失或替换,可在 P2 噬菌体溶原性细菌中鉴别重组和非重组 λ 噬菌体。

λ 噬菌体载体的优点:①筛选简便,如果没有外源 DNA 片段的插入,载体本身的 DNA 太小难以被包装,转化后产生的空斑一般都是重组体;②可克隆的片段大,最大可达 22kb;③转化效率高,重组的 λDNA 都要经过体外包装,成为有感染力的噬菌体,与重组质粒 DNA 转化相比,具有高得多的转化效率。

(二)质粒 DNA 的制备

1. 碱裂解法 碱变性抽提质粒 DNA 是基于染色体 DNA 与质粒 DNA 的变性与复性的差异而达到分离目的。在 pH 高达 12.6 的碱性条件下,染色体 DNA 的氢键断裂,双螺旋结构解开而变性。质粒 DNA 的大部分氢键也断裂,但超螺旋共价闭合环状的两条互补链不会完全分离,当以 pH=4.8 的醋酸钠 / 醋酸钾高盐缓冲液去调节其 pH 至中性时,变性的质粒 DNA 又恢复原来的构型,保存在溶液中,而染色体 DNA 不能复性而形成缠连的网状结构,通过离心,染色体 DNA 与不稳定的大分子 RNA、蛋白质 -SDS 复合物等一起沉淀下来而被除去。碱裂解法是较常用的质粒 DNA

提取方法,其优点是收获率高,适于多数的菌株,所得产物经纯化后可满足多数的 DNA 重组操作。

2. 煮沸裂解法 细菌用溶菌酶、Triton X-100 及加热裂解处理后,染色体 DNA 仍然附着在细胞膜上,经简单的离心就可以将它们沉至管底,再用异丙醇将质粒从上清液中沉淀。该方法十分快捷,但制备的质粒 DNA 的质量比碱裂解法差。

3. 锂沉淀法 用氯化锂(LiCl)来提取质粒 DNA 就是基于两种核酸在氯化锂溶液中的溶解度有所不同,RNA 和蛋白质在高浓度氯化锂溶液中形成沉淀,染色体 DNA 也会连同细胞碎片一起沉淀,小分子质粒 DNA 则留在溶液中,通过高速离心加以分离。该方法可靠快捷,操作简单,制备的质粒 DNA 的纯度高且质量好,可用于各方面的实验。

4. 氯化铯 / 溴化乙啶平衡离心法 该方法是纯化大量质粒 DNA 的首选方法。在细胞裂解及 DNA 分离的过程中,大分子量的细菌染色体 DNA 容易发生断裂形成相应的线性片段,而质粒 DNA 由于其分子量较小、结构紧密,因此仍能保持完整的状态。氯化铯 / 溴化乙啶密度梯度离心法,就是根据这一差别建立的纯化质粒 DNA 的经典技术。当将含有溴化乙啶的氯化铯(CsCl)溶液加到清亮的大肠杆菌裂解液中时,溴化乙啶便会通过在碱基对之间的嵌入作用而结合在 DNA 分子链上,并因此导致双螺旋结构发生解旋反应。线性的或开环的 DNA 分子,例如大肠杆菌染色体 DNA 片段,可结合相当大量的溴化乙啶分子。而像质粒这样的共价闭合环状的 DNA 分子,溴化乙啶分子的结合数量相对较少。在 DNA- 溴化乙啶复合物中,结合的溴化乙啶分子数量越多,其密度也就越高。通过氯化铯密度梯度离心之后,根据它们的不同密度,就会平衡在不同的位置,从而达到纯化质粒 DNA 的目的。

5. 柱层析法 层析法的工作原理分两种,一种是利用疏水反应纯化核酸;另一种是利用混合离子交换及吸附反应进行纯化。后者是用于制备转染真核细胞质粒 DNA 的最常用方法。商品化的层析树脂一般分为两大类,一类树脂纯化的质粒 DNA 其纯度足以用于酶操作(如 PCR、限制酶反应和连接反应等)和原核细胞转化,但不适用于真核细胞转染;另一类纯化的质粒 DNA 适用于以上所有用途。

6. 聚乙二醇沉淀法 采用聚乙二醇（6000或8000）沉淀DNA，大小不同的DNA分子所用的聚乙二醇的浓度也不同。聚乙二醇的浓度低，选择性沉淀DNA的相对分子质量大，大分子所需的聚乙二醇的浓度只有1%左右，小分子DNA所需聚乙二醇浓度高达20%。通过控制聚乙二醇浓度可以选择性沉淀DNA，其分辨率大约为100个碱基。该办法快速、可靠、方便，可以在任一步骤中终止，并且DNA回收完全。既不涉及离心，又避免了溴化乙啶的使用。

在上述方法中，碱裂解法、煮沸裂解法和锂沉淀法可用于质粒DNA的快速小量制备。其中碱裂解法和煮沸裂解法还可用于大量制备粗制质粒DNA，之后进一步通过氯化铯梯度离心法、层析法或聚乙二醇沉淀法进行纯化。

（三）质粒DNA转化细胞

在自然条件下，很多质粒都可通过细菌接合作用转移到新的宿主内，但在人工构建的质粒载体中，一般缺乏此种转移所必需的*mob*基因，因此不能自行完成从一个细胞到另一个细胞的接合转移。如需将质粒载体转移进受体细菌，需诱导受体细菌产生一种短暂的感受态以摄取外源DNA。制备感受态细胞的方法有如下两种：

1. 氯化钙法 用氯化钙处理受体菌（如大肠埃希菌），可诱导短暂的"感受态"，使之具有摄取外源DNA的能力，从而能摄取不同来源的DNA。有关氯化钙转化的原理机制，目前尚无公认的定论，有假说认为钙离子使细胞膜磷脂层形成液晶态，促使细胞膜与内膜间隙中部分核酸酶解离，诱导形成感受态。此外，钙离子能与转化混合物中的DNA分子结合，形成抗脱氧核酸酶的羟基-磷酸钙复合物，黏附于细胞表面。42℃热休克，细胞膜的液晶结构发生扰动，出现间隙，使外源DNA进入。

2. 电穿孔高效转化法 高压电转化是目前效率最高的质粒DNA转化大肠埃希菌和分枝杆菌的方法。当质粒DNA与受体菌放入盛有缓冲液（无盐或低盐的溶液）的转移电极杯中，在瞬间通入高电压时，受体菌处于电休克状态，此时膜通透性增加，质粒DNA就易从膜孔进入受体菌中。

在上述方法中，氯化钙法简单、快速、稳定、重复性好，菌株适用范围广，感受态细菌可以在-70℃保存，因此被广泛用于外源基因的转化。电穿孔法不需要预先诱导细菌的感受态，依靠短暂的电击，促使DNA进入细菌，转化率最高能达到10^9~10^{10}转化子/闭环DNA，但需要使用电穿孔仪。

二、核酸的分离与纯化

核酸分离与纯化的方法很多，应根据具体生物材料的性质与起始量、待分离核酸的性质与用途而采取不同的方案。无论采取何种方法，都应遵循总的原则：一是保证核酸一级结构的完整性，因为完整的一级结构是核酸结构和功能研究的最基本的要求；二是尽量排除其他分子的污染，保证核酸样品的纯度。大多数核酸分离与纯化的方法一般都包括了细胞裂解、酶处理、核酸与其他生物大分子物质分离、核酸纯化等几个主要步骤。每一步骤又可由多种不同的方法单独或联合实现。

（一）基因组DNA的分离与纯化

1. DNA的酚提取与乙醇沉淀 将真核生物组织、细胞在含SDS和蛋白酶K的溶液中消化，破坏细胞膜、核膜，使DNA分子以可溶形式完整地存在于溶液中，再用酚、氯仿/异戊醇抽提除去蛋白质，经乙醇沉淀进一步纯化，为获得高纯度DNA，常加入RNase除去RNA。该方法快捷、廉价并易于操作，可获得100~200kb的DNA片段，适用于构建真核基因组文库、Southern杂交分析等。

2. 甲酰胺解聚法 为构建高容量载体的DNA文库和进行大分子量DNA片段的脉冲场凝胶电泳分析，需要制备分子量大于200kb的DNA。甲酰胺解聚法的细胞裂解与蛋白质水解同酚抽提法相似，但不进行酚的抽提，而是以高浓度的甲酰胺裂解DNA与蛋白质的复合物（即染色质），然后通过火棉胶袋的充分透析以除去蛋白酶和有机溶剂。该方法因操作步骤少，尤其减少了酚的多次提取，操作简便，所得DNA分子量一般可以大于200kb。

3. 碘化钠法 从全血制备白细胞DNA，可用双蒸水溶胀红细胞及白细胞膜，释放出血红蛋白及细胞核，使核酸处于易提取状态；加碘化钠破核膜并使DNA从核蛋白中解离；用氯仿/异戊醇抽提使蛋白质沉淀完全，DNA存在于上层水相中；再以37%异丙醇沉淀DNA，离心弃去异丙醇,即可获得白细胞 DNA。该方法提取的白细胞 DNA 可用于 Southern 杂交、PCR 等。

（二）DNA 片段的回收

1. 从琼脂糖凝胶中回收 DNA 片段 从琼脂糖凝胶中回收 DNA 片段的方法主要包括二乙氨乙基（diethyl aminoethyl, DEAE）纤维素膜插片电泳法、电泳洗脱法、冷冻挤压法及低熔点琼脂糖凝胶挖块回收法等。

（1）DEAE 纤维素膜插片电泳法：DEAE 纤维素是一种阴离子交换纤维素,可以结合带负电荷的 DNA 分子。将 DEAE 纤维素膜插入到经琼脂糖凝胶电泳分离的核酸条带前,继续电泳直至所需回收的 DNA 片段刚好转移到膜上。取出 DEAE 纤维素膜,低盐条件下洗去杂质,高盐条件下洗出 DNA 分子。该法操作比较简单,可同时回收多个 DNA 片段,对 500 碱基 ~5kb 的 DNA 片段回收率好,纯度高,能满足大多数实验的要求。但该方法不适合于回收分子量大于 10kb 的 DNA 片段,也不能回收单链 DNA。

（2）电泳洗脱法：包括两个主要步骤,一是将待回收的 DNA 片段电泳出凝胶介质,使其进入一个便于回收的小容积溶液中;二是分离纯化出 DNA 片段。该方法操作很不方便而且不适合同时回收大量不同的 DNA 片段,但可有效回收 200 碱基至近 50kb 的 DNA,尤其对大于 5kb 的 DNA 有良好的回收率。

（3）低熔点琼脂糖凝胶挖块回收法：该法是从低熔点琼脂糖凝胶中切出含待回收 DNA 的凝胶块,利用其纯度高、熔点低（65℃）及凝固温度低（30℃）的特点,在室温大于 30℃,琼脂糖仍为液态的情况下,对 DNA 片段进行回收的方法。

2. 从聚丙烯酰胺凝胶中回收 DNA 片段 从聚丙烯酰胺凝胶中回收 DNA 的标准方法是压碎与浸泡法。它是将含待回收 DNA 条带的凝胶块切出,用吸头或接种针将其压碎,然后以洗脱缓冲液浸泡,使 DNA 洗脱出来。该法能很好地回收小于 1kb 的单链或者双链 DNA,且纯度很高,无酶抑制剂,也不存在对转染细胞或微注射细胞有毒的污染物,虽费时但操作简单,是小片段 DNA 回收的较好方法。

（三）RNA 的分离与纯化

目前对 RNA 的分离与纯化,主要集中在总 RNA 与 mRNA 上。RNA 分离提取的目的是要获得高纯度的具有充分长度的 RNA 分子,包括 RNA 的纯度和完整性。RNA 分离的关键是尽量减少 RNA 酶的污染。主要是使用 RNA 酶的阻抑蛋白 RNasin 和强力的蛋白质变性剂盐酸胍或（异）硫氰酸胍抑制内源性 RNA 酶,使用焦碳酸二乙酯（DEPC）去除外源性 RNA 酶。

1. 总 RNA 的分离与纯化

（1）（异）硫氰酸胍 - 酚/氯仿一步法：（异）硫氰酸胍 - 酚/氯仿法是经典的一步法,以含 4mmol/L 的（异）硫氰酸胍与 0.1mmol/L 的 β- 巯基乙醇的变性溶液裂解细胞,然后在 pH=4.0 的酸性条件下,用酚/氯仿抽提裂解溶液,最后通过异丙醇沉淀与 75% 的乙醇洗涤来制备 RNA。该法具有简便、经济和高效的特点,能同时迅速地处理多个标本,且 RNA 的完整性与纯度均很高。但该方法不适合从富含甘油三酯的脂肪组织中提取 RNA,而且有时 RNA 会带有多糖和蛋白多糖的污染。脂肪组织 RNA 的提取可用（异）硫氰酸胍 -CsCl 超速离心法。当多糖与蛋白多糖的污染比较严重时,可通过增加一个有机溶剂的抽提步骤并改变 RNA 的沉淀条件而加以消除。

（2）可同时制备 RNA、DNA 与蛋白质的一步法（Trizol 法）：该方法是（异）硫氰酸胍 - 酚/氯仿一步法的改进方法。它是以（异）硫氰酸胍 - 酚的单相裂解试剂裂解细胞,然后加入氯仿形成两相。变性的 DNA 与蛋白质位于两相的界面,保留于上层水相的 RNA 在 RNA 沉淀溶液中通过异丙醇沉淀与 75% 的乙醇洗涤进行制备。由于 RNA 沉淀溶液的使用,该法制备的 RNA 样品极少有多糖与蛋白多糖的污染,可用于 mRNA 的纯化、Northern 杂交、逆转录和 RT-PCR 反应等。处于界面的 DNA 与蛋白质可通过乙醇和异丙醇分别分级沉淀出来。该方法制备的 DNA,大小约为 20kb,可作 PCR 反应的模板,蛋白质样品则主要用于免疫印迹。

（3）其他方法：RNA 的分离纯化方法与方案还有许多,如（异）硫氰酸胍 -CsCl 超速离心法、盐酸胍 - 有机溶剂法、LiCl- 尿素法、热酚法等,因各种原因目前已较少使用。

2. mRNA 的分离与纯化

（1）oligo（dT）- 纤维素柱层析法：该方法是

mRNA 制备的一个标准方法。它是以 oligo（dT）-纤维素填充层析柱，加入待分离的总 RNA 样品，其中 poly（A）⁺RNA 在高盐条件下，通过碱基互补，与 oligo（dT）-纤维素形成稳定的 RNA-DNA 杂交体，洗去未结合的其他 RNA，然后在低盐缓冲液中洗脱并回收 poly（A）⁺RNA。从哺乳动物细胞提取大量的非放射性 RNA 时，oligo（dT）-纤维素柱层析法是首选方法，回收的 poly（A）⁺RNA 量可达总 RNA 的 1%~10%。但该法分离速度慢，易阻塞，不适合同时对多个标本的处理，而且很难回收全部的 poly（A）⁺RNA，故不适合对少量 RNA 样品的分离。

（2）oligo（dT）-纤维素液相结合离心法：为适应同时对多个标本进行处理的要求，应选用批量的层析法。oligo（dT）-纤维素液相结合离心法不经填柱，而是直接将 oligo（dT）-纤维素加入到一系列的含不同 RNA 样品的微量离心管中，通过离心收集吸附有 poly（A）⁺RNA 的 oligo（dT）-纤维素，经漂洗后，用含 70% 的乙醇洗脱液将吸附的 poly（A）⁺RNA 从 oligo（dT）-纤维素上洗脱并沉淀出来。该方法可同时批量处理多个样品，而且能从少量的 RNA 样品中分离出 poly（A）⁺RNA。

（3）磁珠分离法：该方法联合利用了 oligo（dT）与 poly（A）的互补配对特性、生物素与链亲和素的特异性结合以及磁性分离原理，对 poly（A）⁺RNA 进行高效、灵敏、快速的分离。其产量甚至比常规的 oligo（dT）-纤维素柱层析法还高，且分离的 poly（A）⁺RNA 能用于几乎所有的分子生物学实验。但它对组织或细胞的最大处理量每次不超过 1g，而且磁珠很贵并需要专门的磁性分离架。

三、核酸的鉴定与分析

（一）紫外分光光度法

紫外分光光度法可用于鉴定核酸的浓度和纯度。

1. 浓度鉴定　是基于核酸分子成分中的碱基均具有一定的紫外线吸收特性，最大吸收波长在 250~270nm 之间。当碱基与戊糖、磷酸形成核苷酸后，其最大吸收波长不变。由核苷酸组成核酸后，其最大吸收波长为 260nm，该物理特性为测定溶液中核酸的浓度奠定了基础。在波长 260nm 的紫外线下，1 个 OD 值的光密度大约相当于 50μg/ml 的双链 DNA，38μg/ml 的单链 DNA 或单链 RNA，33μg/ml 的单链寡聚核苷酸。紫外分光光度法只用于测定浓度大于 0.25μg/ml 的核酸溶液。

2. 纯度鉴定　是应用 A260 与 A280 的比值来判定有无蛋白质的污染。在 TE 缓冲液中，纯 DNA 的 A260/A280 比值为 1.8，纯 RNA 的 A260/A280 比值为 2.0，比值升高与降低均表示不纯。其中蛋白质与在核酸提取中加入的酚均使比值下降。蛋白质的紫外吸收峰在 280nm 与酚在 270nm 的高吸收峰可以鉴别主要是蛋白质的污染还是酚的污染。RNA 的污染可致 DNA 制品的比值高于 1.8，故比值为 1.8 的 DNA 溶液不一定为纯的 DNA 溶液，可能兼有蛋白质、酚与 RNA 的污染，需结合其他方法加以鉴定。

（二）荧光光度法

荧光光度法可用于鉴定核酸的浓度和纯度。

1. 浓度鉴定　是以溴化乙啶等荧光染料嵌入碱基平面后，使本身无荧光的核酸在紫外线激发下发出橙红色的荧光，且荧光强度积分与核酸含量成正比。该法灵敏度可达 1~5ng，适合低浓度核酸溶液的定量分析。

2. 纯度鉴定　用溴化乙啶等荧光染料示踪的核酸电泳结果来判定核酸的纯度。总 RNA 电泳后可呈现特征性的三条带，在真核生物中为 28S、18S 的 rRNA 及由 5S、5.8S 的 rRNA 和 tRNA 构成的条带。mRNA 因量少且分子大小不一，一般是看不见的。通过该方法可以鉴定 DNA 制品中有无 RNA 的干扰，亦可鉴定在 RNA 制品中有无 DNA 的污染。

（三）核酸的凝胶电泳法

核酸的凝胶电泳法可用于鉴定核酸的浓度、纯度和完整性。

1. 琼脂糖凝胶电泳　是以琼脂凝胶作为支持物，以溴化乙啶为示踪染料，利用 DNA、RNA 分子在泳动时的电荷效应和分子筛效应达到分离混合物的目的，可用于判定核酸的完整性。基因组 DNA 的分子量很大，在电场中泳动很慢，如果降解的小分子 DNA 片段，在电泳图上可以显著地表现出来。完整的无降解或降解很少的总 RNA 电泳图，除具特征性的三条带外，三条带的荧光强度积分应为一特定的比值。一般 28S（或 23S）RNA 的荧光强度约为 18S（或 16S）RNA 的 2 倍，否则提示有 RNA 的降解；如果在加样槽附近有着色条带，则说明有 DNA 的污染。

琼脂糖凝胶电泳操作简单、无毒且分离范围广，仍是应用最广泛的核酸片段分离技术。只需通过调整琼脂糖浓度控制凝胶孔径，制备适用于各种不同大小的核酸分子分离的凝胶。

2. 聚丙烯酰胺凝胶电泳 聚丙烯酰胺凝胶电泳是以聚丙烯酰胺凝胶作为支持介质，由单体的丙烯酰胺和甲叉双丙烯酰胺聚合而成。根据其有无浓缩效应，可分为连续系统和不连续系统两大类：连续系统电泳体系中缓冲液 pH 及凝胶浓度相同，带电颗粒在电场作用下主要靠电荷和分子筛效应；不连续系统中由于缓冲液离子成分、pH、凝胶浓度及电位梯度的不连续性，带电颗粒在电场中泳动不仅有电荷效应和分子筛效应，还具有浓缩效应，分离条带清晰度及分辨率均较前者佳。

相较于琼脂糖凝胶电泳，聚丙烯酰胺凝胶电泳具有极高的分辨率，甚至可区分分子量相差 10~3 000 碱基的 DNA 片段。在适当的条件下，可以区分大小仅差一个碱基对的 DNA 分子。

（四）核酸的酶学操作

在重组 DNA 技术中，常需要一些基本工具酶进行基因操作。例如，对目的基因进行处理时，须利用序列特异性的限制性核酸内切酶在准确的位置切割 DNA，使较大的分子成为一定大小的 DNA 片段。构建重组 DNA 分子时，必须在 DNA 连接酶的作用下，才能使目的基因片段与载体连接。常用的工具酶及其主要用途概括于表 5-1-1。

（五）核酸印迹杂交

互补的核苷酸序列通过 Walson-Crick 碱基配对形成稳定的杂合双链分子的过程称为杂交。其基本原理就是应用核酸分子的变性和复性的性质，使来源不同的 DNA（或 RNA）片段按碱基互补关系，形成杂交双链分子。

1. Southern 印迹杂交 Southern 印迹杂交是由凝胶电泳经限制性内切酶消化的 DNA 片段，将凝胶上的 DNA 变性并在原位将单链 DNA 片段转移至硝基纤维素膜或其他固相支持物上，经固定再与相对应序列的已标记的探针进行杂交反

表 5-1-1 常用工具酶及其主要用途

酶	主要用途
限制性核酸内切酶	识别 DNA 特定序列切断 DNA 链
DNA 聚合酶I 或其大片段（Klenow）	缺口平移制作标记 DNA 探针；合成 cDNA 的第二链；填补双链 DNA 的 3′ 凹端；DNA 序列分析
DNA 聚合酶	聚合酶链反应（PCR）
DNA 连接酶	连接两个 DNA 分子或片段
多核苷酸激酶	催化多核苷酸 5′ 羟基末端磷酸化制备末端标记探针
末端转移酶	在 3′ 末端加入同聚尾
碱性磷酸酶	切除核酸末端磷酸基
S1 核酸酶、绿豆核酸酶	降解单链 DNA 或 RNA 使双链核酸突出端变为平端
DNA 酶I	降解 DNA 使双链 DNA 产生随机切口
RNA 酶 A	降解除去 RNA
反转录酶	合成 cDNA；替代 DNA 聚合酶I 进行填补、标记或 DNA 序列分析

应，用放射性自显影或显色反应检测特定大小分子的含量。该方法可用于克隆基因的酶切图谱分析、基因组基因的定性及定量分析、基因突变分析及限制性长度多态性分析（RELP）等。

2. Northern 印迹杂交 Northern 印迹杂交由 Southerm 印迹杂交法演变而来，检测样品为 RNA。经甲醛或聚乙二醛变性及电泳分离后，转移到固相支持物上，进行杂交反应，以鉴定其中特定 mRNA 分子的含量与大小。该法是研究基因表达常用的方法，如可推测出癌基因的表达程度等。

3. 斑点杂交 斑点杂交是将 DNA 或 RNA 样品直接点在硝酸纤维素滤膜上，然后与核酸探针分子杂交，以显示样品中是否存在特异的 DNA 或 RNA。同一种样品经不同倍数的稀释，还可以得到半定量的结果。所以它是一种简便、快速、经济的分析 DNA 或 RNA 的方法，在基因分析和基因诊断中经常用到。但由于目的序列未与非目的序列分离，因此不能了解目的序列的长度。尤其当本底干扰较高时，难以区分目的序列信号和干扰信号。

4. 原位杂交 原位杂交是将标记探针与细胞或组织切片中的核酸进行杂交并对其进行检测的方法。该方法可用于确定探针的互补序列在胞内的空间位置,这一点具有重要的生物学和病理学意义。荧光原位杂交(FISH)对染色体DNA分析可用于生物学研究的许多领域以及临床细胞遗传学研究,其主要优点是不仅可以在细胞分裂的中期,而且可在分裂间期的细胞核中检测染色体的变化。

(六)聚合酶链反应(polymerase chain reaction,PCR)

PCR是一种体外扩增特定DNA片段的技术,基本原理类似于DNA的天然复制过程,其特异性依赖于与靶序列两端互补的寡核苷酸引物。PCR由变性—退火—延伸三个基本反应步骤循环构成,随着循环的进行,前一个循环的产物又可以作为下一个循环的模板,使产物的数量按2^n方式增长。从理论上讲,经过25~30个循环后DNA可扩增10^6~10^9倍。

除上述典型的PCR反应外,人们还根据各种用途设计了各种不同类型的特殊PCR,本节将重点介绍目前在分子克隆技术中应用最为广泛的反转录PCR和实时荧光定量PCR。

1. 反转录PCR 反转录PCR首先是在反转录酶的作用下从RNA合成cDNA,即总RNA中的mRNA在体外被反向转录合成DNA拷贝,因拷贝DNA的核苷酸序列完全互补于模板mRNA,称之为互补DNA(cDNA)。然后再利用DNA聚合酶,以cDNA第一链为模板,以dNTPs为材料,在引物的引导下复制出大量的cDNA或目的片段。反转录PCR是一种将cDNA合成与PCR技术结合分析基因表达的快速灵敏的方法,主要用于对表达信息进行检测或定量分析,还可以用来检测基因表达差异而不必构建cDNA文库克隆cDNA。对基因转录产物进行定性与定量的检测,相对传统的检测方法如Northern杂交、斑点杂交等,反转录PCR的精确度更高,且样品用量显著减少。利用反转录PCR对难检测的基因进行相应的检测与研究更易获得成功。另外,还能同时分析多个差别基因的转录。

2. 实时荧光定量PCR 为了能准确判断样品中某基因转录产物(mRNA)的起始拷贝数,实时荧光定量PCR采用新的参数Ct值,定量的根本原理是Ct值与样品中起始模板的拷贝数的对数成线性反比关系。Ct值的含义是PCR扩增过程中荧光信号强度达到阈值所需要的循环数,也可以理解为扩增曲线与阈值线交点所对应的横坐标。

实时荧光定量PCR包括探针类和非探针类两种,探针类是利用与靶序列特异杂交的探针来指示扩增产物的增加,非探针类则是利用荧光染料或者特殊设计的引物来指示扩增的增加。前者由于增加了探针的识别步骤,特异性更高,但后者则简便易行。

(1)探针法:探针法荧光定量PCR与常规PCR的不同之处在于,除上、下游引物外还加入了具有序列特异性的荧光标记探针,该探针根据需要扩增的靶序列设计,因此只能与待检测序列结合,与染料法相比特异性更高。

探针法的优点是特异性高,对探针的5′端采用不同的荧光标记就可以进行Multiplex定量PCR。探针法的缺点是实验成本较荧光法高,探针的使用需要设计及优化。

(2)染料法:利用SYBR Green分子产生的荧光信号来进行样品定量。该方法与常规的PCR类似,唯一的区别是在反应体系中加入了SYBR Green染料分子,能特异性与dsDNA结合并在497nm下激发。

染料法的优点是实验成本低,方便,与常规PCR的操作几乎相同。染料法的缺点是由于SYBR Green与dsDNA的结合只具有结构特异性而不具有序列特异性,从而造成扩增效率的降低、结果的不准确。而且,不能应用于Multiplex定量PCR技术。

(杨 爽 向 荣)

第二节 基因重组和蛋白表达方法

基因重组是指不同DNA链的断裂和连接使得DNA片段交换或重新组合,形成新的DNA分子的过程。而重组蛋白质则是应用重组DNA或重组RNA技术获得的蛋白质。通过基因重组和蛋白表达的方法获得重组蛋白质主要包括以下几个步骤：首先从复杂的生物体中获得目的基因片段，将目的基因片段连接到相应的载体分子上，形成重组 DNA 分子，然后将重组 DNA 分子转入适当的菌株中，筛选出阳性且序列正确的克隆，若此菌株能够表达目的蛋白，则对其进行扩增并诱导蛋白表达即可，若此菌株无法表达该蛋白，则扩增并纯化含有目的基因片段的载体，导入合适的宿主细胞，使之实现功能表达。本节主要内容包括基因重组实验技术、重组子筛选实验技术、蛋白表达和纯化技术三个部分。

一、基因重组实验技术

（一）工具酶

在基因重组技术中需应用一些基本酶类进行操作，称为工具酶。常用的工具酶主要有限制性内切酶、DNA 连接酶、DNA 聚合酶 I、末端转移酶和反转录酶等。

（1）限制性核酸内切酶（restriction endonuclease）：是其中最为重要的一类工具酶，它能够识别特异的 DNA 序列，并在识别位点或其周围切割双链 DNA。目前发现的限制性内切核酸酶根据识别切割特性和催化条件分为 I、II、III 型，而基因重组技术中常用的限制性内切核酸酶多为 II 类酶，例如 EcoR I、BamH I。大多数 II 类酶能够识别回文结构的 DNA 序列，即呈二元旋转对称。如果限制酶切割 DNA 双链产生的切口是交错的，即形成两条单链末端，该末端核苷酸序列互补，则称为黏性末端；如果切口平齐，则该末端称为平末端。由同一个限制酶切割而得到的任何两个 DNA 片段的黏性末端都可以相互配对，不同限制酶切割也可能产生序列互补的黏性末端，通过 DNA 连接酶连接，形成重组 DNA 分子。平末端因为没有碱基的相互配对，连接效率较低。

（2）DNA 连接酶：是来自 T4 噬菌体的 DNA 连接酶，需要 ATP 作为辅助因子，催化两个双链 DNA 片段相邻的 5′- 磷酸和 3′- 羟基间形成磷酸二酯键。T4 DNA 连接酶在分子克隆中主要用于连接具有同源互补黏性末端的 DNA 片段或双链 DNA 分子间的平末端，也可在添加有人工合成接头或适配子的双链平端 DNA 分子上使用。若载体和插入片段 5′ 端和 3′ 端为分别相同的黏性末端，可用 DNA 连接酶连接成环状的重组 DNA 分子。若载体和插入片段 5′ 端和 3′ 端共 4 个末端均为同源的黏性末端时，可能发生载体自身环化，形成假阳性克隆，可考虑在连接前用碱性磷酸酶将载体 DNA 5′ 端去磷酸化，使载体无法自连。此外，插入片段可能反向插入载体，需通过测序筛选正确的重组 DNA 分子。T4 连接酶能够连接 DNA 的平末端，除限制酶酶切产生的平末端外，限制酶酶切产生的 5′ 端突出的黏性末端可以用大肠杆菌 DNA 聚合酶 II 的大片段（klenow 片段）补齐成为平末端，而含 3′ 端 - 突出的黏性末端可用 T4 DNA 聚合酶的 3′→5′ 外切核酸酶活性补齐成为平末端，然后进行平端连接。平端连接的主要问题是其连接效率较黏性末端低，因此需较多的 T4 DNA 连接酶和较高浓度的底物。聚乙二醇（PEG）对平端连接反应有促进作用。

（二）聚合酶链式反应

聚合酶链式反应，简称 PCR，是一种体外快速扩增特定 DNA 片段的技术。该技术由 Mullis 于 1985 年发明。参与 PCR 反应的物质主要包括模板 DNA、引物、dNTP、热稳定的 DNA 聚合酶和缓冲液。模板 DNA 即用于扩增且包含目的基因片段的样品，引物包括 2 种：5′ 端引物和 3′ 端引物。一般以一条 DNA 单链（多为信息链）为基准，5′ 端引物与待扩增片段 5′ 端序列相同，3′ 端引物与待扩增片段 3′ 端序列互补，长度为 15~30 碱基，20 碱基左右较为常见。在 95℃ 左右的高温下，双链 DNA 变性解链，之后将反应混合物迅速冷却至退火温度（退火温度可根据 GC 含量计算并通过实验确定），使引物与模板 DNA 单链的互补序列配对结合，再升高温度至 72℃ 左右，DNA 聚合酶催化引物以 dNTP 为原料延伸合成子链。其中高温变性—低温退火—适温延伸三步反应反复循环，使目的基因以几何级数扩增。目前该技术发展迅速，已应用于生物学各个领域，如基因工程、DNA 测序、筛选人类遗传疾病、病原微生物检测、法医学鉴定等。

（三）目的基因

我们为得到某种感兴趣的蛋白产物，常借助基因重组和蛋白表达技术。该蛋白所对应的基因或 DNA 序列，我们称之为目的基因。目的基因可来自互补 DNA（complementary DNA，cDNA）或基因组 DNA。cDNA 是指以 mRNA 或其他 RNA 为模板经反转录酶催化合成互补单链 DNA,再聚合生成的双链 DNA;基因组 DNA 则指代表一个细胞或生物体全套遗传信息的所有 DNA 序列。

目的基因获取的常用方法主要有基因组 DNA 文库或 cDNA 文库聚合酶链式反应法、化学合成法等。

基因组文库是含有某种生物体(或组织、细胞)全部基因的随机片段的重组 DNA 克隆群体,由于其包含了染色体的所有随机片段形成的重组 DNA 克隆,因此,利用适当的筛选方法,就可以从中找出携带所需目的基因片段的重组克隆。cDNA 文库是指以细胞全部的 mRNA 为模板反转录合成的 cDNA 组成的重组克隆群体,从 cDNA 文库可以获得较完整的连续编码序列(不含内含子),便于表达成蛋白质。

化学合成法制备 DNA 片段的方法主要用于一些小 DNA 片段的合成,而对于已知全部或部分核苷酸序列的基因,可以通过聚合酶链式反应,以基因组 DNA 或 cDNA 为模板扩增得到目的基因片段。

(四)载体系统和宿主细胞

载体(vector)是能够携带插入的目的基因进入宿主细胞并进行复制或表达的运载工具,其中能使插入的目的基因转录并翻译成多肽链的载体又称表达载体。一般载体应具备的基本条件有:①能在宿主细胞中复制;②具有一个以上的单一限制性酶切位点(即多克隆位点);③具有合适的筛选标记;④载体分子量小;⑤在细胞内稳定性高,以确保重组体能够稳定复制,不易丢失;⑥表达型载体还应具有与宿主细胞相适应的启动子、增强子、加尾信号等基因表达元件。

目前常用的载体系统主要有质粒(plasmid)、噬菌体等,在实验中根据需求选择不同的载体系统。下面将简述几种载体系统的特点。

质粒是存在于细菌、酵母菌等生物中染色体(或拟核)以外的能自主复制的共价、闭环双链 DNA 分子。作为载体的质粒一般分子相对较小,复制形式多为松弛型复制,具有多克隆位点和筛选标志。

λ 噬菌体是一种双链 DNA 噬菌体,基因组约为 50kb,通过切除非必需的中央区,增减限制性酶切位点并插入适当的筛选标记基因可将其改造为 λ 噬菌体载体。根据其不同特点可分为两类:第一类为置换型载体,此类载体有两个酶切位点或两组排列相反的多克隆位点,位点之间的 DNA 片段可被目的基因置换,这类载体适于克隆 5~20kb 的目的基因片段,常用于构建基因组 DNA 文库;另一类为插入型载体,只有一个限制性内切酶位点或一组多克隆位点供目的基因插入,这类载体适于克隆 5~7kb 的目的基因,常用于构建 cDNA 文库。

黏粒(柯斯质粒)是指含有 λ 噬菌体黏端位点的质粒,由 λDNA 的 cos 序列与质粒重组而成。其主要特点是带有 λ 噬菌体黏性末端,一般可容纳大到 40~50kb 的外源 DNA 片段,适于构建真核生物基因组 DNA 文库。黏粒在宿主细胞中可自我复制,但不形成子代噬菌体颗粒。

酵母人工染色体由酵母染色体的着丝粒、自主复制序列和来自四膜虫的端粒等功能性 DNA 序列组成,它可携带长达 200~1 000kb 的 DNA 片段,常用于 DNA 大片段的克隆,是染色体克隆排序的主要工具。

宿主细胞是重组 DNA 分子的复制或表达场所,一般须符合以下条件:对载体的复制和扩增没有严格的限制;不存在特异的内切酶体系降解外源 DNA;在重组 DNA 增殖过程中不会对它进行修饰;容易导入重组 DNA 分子;符合重组 DNA 操作的安全标准。

(五)基因重组实验的基本过程

首先采用合适的实验方法获得目的基因(化学合成法、基因组 DNA 文库、cDNA 文库聚合酶链反应),根据目的基因片段的大小选择合适的克隆载体,目的基因和载体在体外进行酶切后分别纯化,纯化后进行连接,随后将连接产物转入合适的菌株中,并对重组子进行筛选。下面我们将会继续讲述重组子的筛选和后续表达等内容。

二、重组子筛选实验技术

经过基因重组实验技术获得的重组 DNA 分子必须导入适当的受体细胞中才能大量地复制、增殖和表达。依据所采用载体的种类,重组 DNA 分子导入受体细胞可采用不同的方法,包括转化、感染、转导、显微注射和电穿孔等。转化和转导主要适用于细菌一类的原核细胞和酵母这样的低等真核细胞,而显微注射和电穿孔则主要应用于高等动植物的真核细胞。

重组 DNA 分子导入受体细胞后,一般只有少数的受体细胞能够获得重组 DNA 分子并进行稳定的增殖和表达,所以筛选工作是非常必要的,需要筛选出含有重组 DNA 分子的群落,并鉴定重组子的正确性。对鉴定正确的细菌或细胞进行培养使重组子得以扩增,获得所需的基因片段的大量拷贝,以便继续研究该基因的结构、功能,或表达该基因的产物。

重组子的筛选方法是多种多样的,在构建重组 DNA 载体时,一般会设计一定的遗传标记基因,根据不同标记选择对应的筛选方案,能够将重组子筛选出来。下面简单介绍几种标记和筛选方法。

(一)抗药性筛选法

如果克隆载体携带有受体细胞敏感的抗生素抗性基因时,转化后只有含这种抗药基因的重组子细菌才能在含该抗生素的平板上存活,这样即可筛选出重组子。常用抗生素有氨苄西林(ampicillin)、羧苄西林(carbenicillin)、甲氧西林(methicillin)、卡那霉素(kanamycin)、氯霉素(chloramphenicol)、链霉素(streptomycin)、萘啶酸(nalidixic acid)和四环素(tetracycline)等。

(二)显色筛选法

最常用的显色筛选法是蓝白斑筛选法,该筛选法的依据是 *LacZ* 基因的 α- 互补原理。一些载体携带一段细菌的 *LacZ* 基因,它能够编码 β- 半乳糖苷酶 N- 端的 146 个氨基酸,称为 α- 肽。若载体转化的宿主细胞为 *LacZ Δ15* 基因型,该基因能够表达 β- 半乳糖苷酶的 C- 端肽链。未转入载体的菌落因无抗生素抗性,不能生长;转入空载体的菌落同时表达两个片段,有 β- 半乳糖苷酶活性,LacZ 能够催化特异的底物 X-gal 形成蓝色化合物,菌落呈蓝色;转入重组质粒的菌落因为外源 DNA 插入到质粒的多克隆位点后,破坏了 LacZ 的 N 端片段,不能形成 α- 互补,菌落呈白色。

部分目的基因在受体细胞中的表达产物本身就具有某种颜色,利用这种性质可以直接进行重组子的筛选。将目的基因转化入原核受体细胞能够使其高效地扩增,但多数情况下无法表达蛋白,即使能够表达,由于原核受体细胞不具备真核基

因的转录后加工机制,很难得到具有活性的产物,因此该策略在基因工程中应用并不广泛。

(三)营养缺陷型筛选法

营养缺陷型筛选法基因原理是:突变型受体细胞上缺乏合成某种必需营养物质,而载体分子上携带了这种营养物质的生物合成基因,利用缺少该营养物质的合成培养基进行涂布培养时,阳性转化子能够长出菌落。例如,已经诱变产生的合成 Lys 缺陷型菌株为受体细胞,当载体分子上含有 Lys 合成基因时,转化后利用不含 Lys(即 Lys⁻)的选择培养基即可筛选得到转化子。

(四)噬菌斑筛选法

λ 噬菌体在感染细胞时,培养平板上会产生噬菌斑,根据这种特性,DNA 重组载体转染受体菌,能够形成噬菌斑的菌落则为转化子,非转化子正常生长,不会形成噬菌斑。该方法有时可以结合蓝白斑筛选直接得到重组子。也可以利用 λ 噬菌体包装时对 DNA 长度限制的特性选用取代型载体,此时因为空载体不能被包装,所以得到的噬菌斑即为重组子。

(五)菌落或噬菌斑原位杂交

原位杂交法是指将转化菌落或噬菌斑直接铺在硝酸纤维素膜或琼脂平板上,再转移至另一膜上,然后用标记的特异 DNA 探针进行分子杂交,挑选阳性菌落的方法。该法适合进行大规模操作,一次可筛选多达 $5 \times 10^5 \sim 5 \times 10^6$ 个菌落或噬菌斑,特别适用于从基因文库中挑选目的基因。为了进一步确定重组子的正确性,可以采用内切酶图谱和菌落 PCR 的方法鉴定经过初筛的重组子菌落。

内切酶图谱鉴定是将菌落进行小量培养后,再分离出重组质粒或重组噬菌体 DNA,用相应的内切酶切割,释放出插入片段。对于可能存在双向插入的重组子,还要用内切酶消化鉴定插入的方向。

菌落 PCR 法鉴定重组子首先需要挑取多个菌落,分别放入含转化子抗性的液体培养基中进行小量培养,同时取出一部分菌液放入对应的 PCR 体系中作为模板进行扩增,引物为多克隆两侧序列。扩增后的 PCR 产物进行琼脂糖凝胶电泳检测,若条带与目的 DNA 片段大小一致,则可能为正确的目的 DNA 重组体,随后进行 DNA 测

序,若序列比对结果正确,则可进行菌种保存或后续实验。

三、蛋白表达和纯化技术

根据表达体系的不同可分为原核表达体系和真核表达体系,二者各有特点,实际应用中根据需要选择适合的表达体系。

(一)原核表达系统的宿主菌

原核表达系统的宿主菌有多种,主要有大肠杆菌、芽孢杆菌、链霉菌和蓝细菌(蓝藻)等。

1. 大肠埃希菌 革兰氏阴性菌,是迄今为止研究得最多的原核表达宿主,遗传背景明确,目标基因表达水平高,培养周期短,抗污染能力强,代谢途径和基因表达调控机制比较清楚,具备多种表达载体。

由于大肠埃希菌缺乏真核生物的蛋白质折叠系统和加工系统,若选择其作为宿主细胞表达真核生物蛋白,重组蛋白不能形成正确的空间构象,大肠埃希菌也无法对重组蛋白进行糖基化或磷酸化等修饰,可能出现表达产物不稳定或无活性等情况,难以应用。此外,大肠埃希菌内源性蛋白酶易降解空间构象不正确的异源蛋白,也可能造成表达产物不稳定。大肠埃希菌细胞膜间隙中含有大量的内毒素,痕量的内毒素即可导致人体热原反应,这也使得大肠埃希菌的应用受到限制。为了解决上述问题,在应用时必须对大肠埃希菌进行特定遗传改造,或选择经过特定遗传改造的受体菌株。目前常用于外源基因表达的大肠埃希菌受体菌株有 BL2I(DE3)、JM109 菌株等。

2. 芽孢杆菌 革兰氏阳性菌,多数为非致病菌,部分芽孢杆菌的遗传背景清楚明确。芽孢杆菌能够将表达产物分泌到细胞外的培养基中,且多数具有天然构象和生物学活性,适合表达真核生物蛋白。然而,野生型芽孢杆菌能分泌大量的胞外蛋白酶,影响外源基因表达产物的稳定性。因此,在构建芽孢杆菌表达系统宿主菌时需要将蛋白酶基因进行突变或敲除,使其活性降低或失活。针对芽孢杆菌受体表达系统的研究始于20世纪70年代,从枯草杆菌(*Bacillus subtilis*)开始,已逐步扩展至其他菌种。迄今,科学家们已在枯草杆菌及其近缘种中克隆和表达了大量原核和真核基因,部分已应用于工业生产,技术日趋成熟,成果颇丰。

3. 链霉菌 革兰氏阳性菌,广泛分布于土壤中,是一类能够产生多种生理活性物质的非致病菌,使用比较安全,表达产物可分泌到细胞外,具有丰富的次生代谢途径和初级、次生代谢调控系统,发酵技术成熟。目前,已在变铅青链霉菌中表达了多个来自于原核和真核物种的基因,包括大肠杆菌的卡那霉素抗性基因(*kanr*)、牛生长激素基因、人白细胞介素-2基因、人乙肝表面抗原(HBSAg)基因、人类干扰素(IFN-α2、IFN-α1)基因、人类肿瘤坏死因子(TNF)基因等。

4. 蓝细菌 具有植物型放氧光合作用特性,早期被归为藻类,被称为蓝藻或蓝绿藻,后续研究根据其亚显微结构,将其归入原核生物。蓝细菌作为外源基因表达的宿主菌兼有微生物和植物的优点:遗传背景简单;细胞壁主要由肽聚糖组成,便于外源 DNA 的转化;培养条件简单,只需光、CO_2、无机盐、水和适宜的温度就能满足生长需要,生产成本低;在各个生长时期均处于感受态,便于外源基因的转化;多数蓝细菌无毒,安全系数高。目前作为外源基因受体细胞的蓝藻为数不多,主要是单细胞蓝细菌和丝状蓝细菌中的某些菌株。

综上,原核表达系统的优点在于大多数原核生物为单细胞异养生物,生长快,代谢可控,能够在较短时间内获得基因表达产物,且成本相对较低。但也存在一些难以解决的问题:多数表达系统无法对表达时间及表达水平进行调控;部分基因的持续表达会对宿主细胞产生毒害作用,过量表达可能导致毒性效应;目的蛋白常以包涵体形式表达,导致产物纯化困难;原核表达系统翻译后加工修饰体系不完善,表达产物的生物活性较低。

(二)原核表达系统蛋白纯化

外源基因的表达产物可能存在于受体菌的细胞质、细胞周质和细胞外培养基中。其表达形式包括形成不溶性蛋白和可溶性蛋白两种,根据载体构建时所选择的构件序列不同,一些载体可用于表达融合型蛋白或非融合型蛋白,还有一些载体可用于表达分泌型蛋白,根据不同的表达形式可以分为以下几种表达型,不同的表达型所采用的纯化方式也各不相同。

1. 包涵体型表达 在原核细胞表达外源基

因，尤其是在以大肠杆菌为宿主菌高效表达外源基因时，表达的蛋白常在细胞质内凝集，形成无活性的不可溶颗粒，这些蛋白颗粒即为包涵体（inclusion body）。重组蛋白以包涵体的形式存在对自身和宿主细胞均能起到一定的保护作用，一方面能够防止蛋白自身被宿主蛋白酶降解；另一方面，当重组蛋白产物对宿主细胞具有毒性时，无活性的包涵体对宿主毒性较小。

包涵体形式的蛋白分离和纯化方法相对简单，易于生产，但蛋白不具有生物活性，因此必须溶解包涵体并对表达蛋白进行复性。常规方法（如超声波、匀浆等）破碎菌体后，离心即可得到包涵体，密度梯度离心后则可得到高纯度的包涵体。包涵体通常不溶于水，加入强蛋白质变性剂，如 6~8mol/L 盐酸胍、9~10mol/L 尿素可使其溶解，有时也选用 pH 为 2.0~4.5 的酸性溶液。重组蛋白肽链中含有半胱氨酸时，在包涵体内可形成二硫键，菌体破碎后，由于空气的氧化作用，重组蛋白分子间或与杂蛋白质之间也可形成二硫键，因此用变性剂溶解包涵体时，需加入二硫苏糖醇（DTT）、伊硫基乙醇等还原剂以还原重组蛋白。随着变性剂浓度的降低，重组蛋白质恢复其天然构型。降低变性剂浓度的方法有多种，常用的有稀释法、透析法、凝胶过滤及各种层析方法等。

包涵体型表达体系重组蛋白形成包涵体后，负责水解起始密码子编码的甲硫氨酸的水解酶不能完成其功能，可能产生 N 端带有甲硫氨酸的目的蛋白衍生物，而非生物体内的天然蛋白，这可能会对某些蛋白质的性质产生影响。

2. 分泌型表达 分泌型表达是指外源基因的表达产物通过运输或分泌的方式穿过细胞的外膜进入培养基中的表达形式。外源基因表达产物在细胞质中过度积累可能影响细胞的生理功能，自身也可能被细胞内的蛋白酶降解，分泌型表达可以解决这些问题，且后续分离和纯化流程更为简单，通过对分泌表达的设计也有利于形成正确的空间构象，获得具备更好的生物学活性或免疫原性的蛋白质。

3. 融合型表达 将外源蛋白基因与受体菌自身蛋白基因重组在一起，但不改变两个基因的阅读框，这样形成的蛋白质称为融合蛋白。融合蛋白含原核细胞多肽，不会被细菌蛋白酶破坏或

降解。在某些情况下，融合蛋白还具有较高的水溶性和一定的生物学活性。表达融合型蛋白需特别注意真核基因的阅读框架，应与融合的 DNA 片段的阅读框架一致，以保证翻译时不发生移码突变，从而得到正确的真核蛋白。外源蛋白以融合蛋白的方式表达时易于分离纯化，可根据受体菌蛋白的结构和功能特点，利用受体菌蛋白的特异性抗体、配体或底物亲和层析等技术分离纯化融合蛋白，然后通过蛋白酶水解或化学法特异性裂解受体菌蛋白与外源蛋白之间的肽键，获得纯化的外源蛋白产物。

除上述表达方式外，还有非融合型表达、寡聚型表达、整合型表达等表达方式。非融合型表达指的是外源蛋白不与细菌的任何蛋白或多肽融合在一起的重组蛋白表达方式，其优点在于能够高度还原真核生物体内天然蛋白质的结构和生物学功能，缺点是容易被细菌蛋白酶破坏。寡聚型表达是将多个外源蛋白基因串联在一起，克隆在质粒载体上，这种方法适用于分子量较小的外源蛋白。整合型表达是将要表达的外源基因整合到宿主菌的染色体的特定位置上，使之成为染色体结构的一部分而稳定地遗传和表达，这种方法需要将外源基因整合到宿主染色体的非必需编码区，以保证不干扰宿主细胞的正常生理代谢。

（三）真核表达系统

1. 酵母 由于大肠杆菌等原核表达体系所表达的蛋白质常以包涵体形式存在，后续尚需变性溶解及复性等操作，而酵母是单细胞真核生物，它既具有原核生物易于培养、繁殖快、成本低、便于基因工程操作等特点，又有比较完备的基因表达调控机制和对表达产物进行加工及翻译后修饰的过程，如二硫键的正确形成，前体蛋白的水解加工，糖基化作用等，因此，以酵母为宿主建立的基因表达系统得到了广泛的应用。根据不同酵母细胞的特点，已经建立了相应的表达载体和转化方法。

酿酒酵母很早就被应用于食品和饮料工业，也是至今了解最完全的真核生物之一。1996 年完成的酿酒酵母基因组全序列测序工作，为进一步深入研究和利用酿酒酵母奠定了坚实的基础。由于酿酒酵母是真核生物，可以对蛋白进行翻译后加工并以分泌形式表达，因此其产生的蛋白易

于纯化。此外，酿酒酵母系统表达外源基因时不产生毒素，安全性好，已被美国食品药品监督管理局（FDA）认定为安全性生物，在生产临床药剂方面占有重要的地位，用酿酒酵母做宿主表达的乙型肝炎疫苗、人胰岛素和人粒细胞集落刺激因子等基因工程产品均已正式上市。除酿酒酵母外，近年来人们也在其他酵母菌中发展出了多个性能优良的表达系统，这些酵母表达系统各有特点，并都在表达外源基因的实际应用中取得了很好的效果。其中甲醇酵母已被认为是最具有发展前景的异源蛋白生产工具之一，尤其是使用最多、最广泛的毕赤酵母（*Pichia pastoris*），发酵时会产生乙醇，乙醇的积累会影响酵母本身的生长，直接导致外源基因难以高水平表达，且酿酒酵母分泌蛋白质效率低，对蛋白质的糖基化修饰不够理想，表达质粒易丢失。毕赤酵母表达系统发酵密度可达到很高的水平，分泌蛋白质的能力强，糖基化修饰功能更接近高等真核生物，弥补了酿酒酵母的不足。发酵结束后，用玻璃珠机械磨碎菌体，裂解物经离心分离后，对上清液进行离子交换层析、超滤、等密度离心以及分子凝胶过滤等纯化步骤，最终可获得高纯度的目的蛋白。

2. 昆虫细胞 昆虫杆状病毒表达系统作为基因工程常用的表达系统之一，兼具原核和真核表达系统的优点，且能同时在一个载体上表达多种蛋白，在生物医药等领域应用广泛。杆状病毒是一类专一性感染节肢动物并具有囊膜的 DNA 病毒，其基因组可在昆虫细胞核内复制和转录，插入外源基因后，重组病毒在自然环境下极易失活，安全性好。该系统载体构建主要针对杆状病毒，较为简易，且该病毒基因组柔韧性好，可容纳较大片段的外源 DNA，是表达大片段 DNA 的理想载体。昆虫杆状病毒表达系统能够表达来自多种生物的蛋白，从细菌到高等动物的组织细胞皆可，目前多用于疫苗的生产。

3. 哺乳动物细胞 虽然酵母等真核细胞能够进行糖基化，但由于这类细胞的糖基化酶不同，因此表达产物的寡糖链常与用哺乳动物细胞表达的寡糖链不同，易被肝细胞、巨噬细胞表面的受体识别而清除，因此用这类细胞表达的产品对人可能有免疫原性。而利用哺乳动物细胞进行蛋白表达能够很好地解决这些问题。哺乳动物细胞能识

别和除去外源基因的内含子，剪接加工成成熟的 mRNA，其表达的蛋白质与天然蛋白在结构、糖基化类型和方式上几乎相同且能正确组装成多亚基蛋白，表达产物能够分泌到培养基中，简化提纯工艺。动物细胞表达系统主要由宿主细胞和表达载体两部分组成，目前已有不少商品化的载体，如病毒载体和质粒载体，科研人员可根据需要选择不同的载体、不同的增强子和启动子来获得高效表达的外源基因。

目前批准的由动物细胞表达的产品，其宿主细胞大多是 CHO 细胞，这种细胞内存在一种内肽酶，可以酶切表达产物，因而限制了这一体系的应用。近来，许多其他细胞系被作为宿主细胞试用于真核细胞的表达系统中，如 BHK-21 细胞，CHO-K1 细胞，C127 细胞等，有望弥补 CHO 细胞体系的不足，为真核细胞蛋白表达提供新的思路和更多的选择。

4. 动物 随着基因工程技术的运用，一些药用蛋白产品亦可以通过转基因的哺乳动物细胞来生产。但是用动物细胞生产则成本高，难以满足需求，而用动物作为生物反应器正好满足了这些要求。动物的体液（不是固体组织）是获得重组蛋白的理想来源，因为体液是不断更新的，常见的体液有血液、尿液、乳汁。在各种组织和器官中，乳腺作为生物反应器具有巨大的优势。目前，全球有多家公司在开展动物乳腺生物反应器的产业化开发。尽管动物乳腺生物反应器的研究和发展很快，但仍面临着一些问题，诸如生产效率低，基因整合效率不高，转基因动物死亡率高，动物不育导致转基因传代难，无法大规模生产等，其相关研究难度高、效率低、时间长、费用高。生产转基因动物效率低和外源基因表达受"位置效应"影响严重是目前动物乳腺反应器研究需要突破的技术瓶颈。克隆技术可以将离体培养的、基因定点修饰后的动物体细胞转变成动物个体，因此，可考虑将以体细胞克隆技术为核心的各种技术应用于动物乳腺生物反应器动物的生产，有望解决动物转基因效率和基因表达方面的问题。

（四）无细胞表达系统

无细胞蛋白表达系统是一种基于细胞提取物快速高效合成目的蛋白的蛋白质表达技术，其最大特点是反应过程无需在活体细胞内进行。在无

细胞蛋白表达系统中,以外源 DNA 或 mRNA 为模板,细胞提取物中的相关酶类和因子与 ATP、GTP、氨基酸以及能量再生物质反应,实现连续的转录和翻译。该系统较之传统的细胞内表达体系有许多优势:各个进程可控,不受细胞生理限制,无需繁杂的下游处理,尤其适合用于毒性蛋白、复杂蛋白和膜蛋白表达。

为满足科研和生产的需求,从最初的原核表达系统到目前的动物基因工程,新技术、新系统不断被开发和应用,推动着基因重组和蛋白表达的发展。

(吴佳仪)

第三节　构建转基因及基因敲除/敲入动物

一、转基因及基因敲除/敲入的基本方法和原理

构建转基因及基因敲除/敲入动物模型的技术诞生于 20 世纪 70、80 年代,发展到目前阶段已历经了近四十年的时间。不但在 DNA 原核显微注射、胚胎干细胞囊胚显微注射法等经典方法上日益完善;而且还不断涌现出具有革命意义的新技术,如锌指核酸酶(ZFN)以及类转录激活因子效应物核酸酶(TALEN)等。随着转基因及基因敲除技术的日趋成熟,构建转基因以及基因敲除/敲入动物模型已成为基础生命科学研究和新型疾病治疗药物开发不可或缺的重要手段。现阶段最成熟和最常用的转基因及基因敲除/敲入动物模型仍是小鼠模型,大鼠及大型哺乳动物转基因和基因敲除技术虽已获得很大进展,但总体尚处于摸索阶段。

(一)转基因以及基因敲除的概念

生物体从外源 DNA 获得新的遗传信息称为转基因(transgene)。转基因动物模型最初被应用于基因功能的研究。将外源基因或者其基因突变体导入受体生物体基因组内,通过观察生物体表现出的性状来研究该基因的功能。此外,转基因动物模型还被应用在以外源基因来代替缺陷基因的研究中。

虽然转基因技术能将 DNA 导入到细胞或动物体内,但是对于研究基因的功能来说,去除该基因或使其功能丧失并观察由此所产生的表型的方法无疑更有说服力。通过一定的途径使机体特定的基因失活或缺失被称为基因敲除(knock out)或基因打靶(gene targeting),用突变体替代原来的基因被称为基因敲入(knock in)。基因敲除/敲入的动物模型是目前研究基因功能最常用的工具。

(二)构建转基因以及基因敲除/敲入动物模型的基本方法和原理

1. DNA 原核注射　对于细菌、酵母这类简单生物体,通过转化包含靶序列的 DNA 就可以轻松实现转基因。然而对于多细胞生物来说,要实现转基因相对困难。DNA 原核注射是经典的构建转基因小鼠的方法。将带有靶基因的质粒 DNA 通过显微注射到小鼠卵细胞核或受精卵的原核中,然后将卵细胞移植到假孕小鼠(通过与切除输精管的雄鼠交配得到)体内。最后检测子代小鼠是否获得以及表达所获得的外源 DNA。通常情况下,15% 的受体小鼠会携带所转染序列,而且数量不等的质粒拷贝会以串联的方式整合到染色体上的单一部位。质粒拷贝数的变化范围通常在 1~150 之间,并由受体小鼠的后代继承下来。这种通过随机整合方式引入的转基因,基因表达水平随基因拷贝数和整合位点的不同而有着很大差异。

2. 利用同源重组进行基因敲除　目前通常意义上的基因敲除主要是应用 DNA 同源重组原理,用设计的同源片段替代靶基因片段,从而达到基因敲除的目的。随着基因敲除技术的发展,利用基因捕获,RNA 干扰(RNAi),乃至最新的 ZFN 和 TALEN 技术也可以达到敲除基因的目的。就现阶段来说,利用同源重组进行基因敲除仍是构建基因敲除动物模型最普遍使用的方法。

(1)利用同源重组进行基因敲除/敲入的基本步骤:建立基因敲除的动物模型,往往将胚胎干细胞(embryonic stem cells, ESCs),简称 ES 细胞的基因组作为处理对象,然后再利用其产生基因敲除动物。以小鼠为例,ES 细胞来源于小鼠的囊胚(发育的早期阶段,出现在卵细胞定植于子宫之前)。基本方法见图 5-3-1。

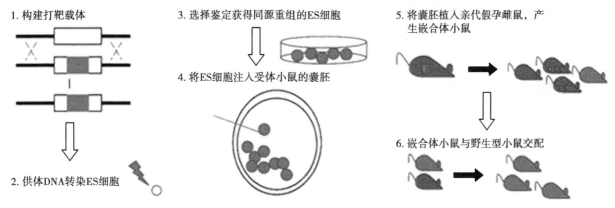

图 5-3-1 基因同源重组法敲除靶基因的基本步骤

1）设计和构建打靶载体：将目的基因和与细胞内靶基因特异片段同源的 DNA 片段都重组到带有标记基因（如 neoR 基因，胸苷激酶基因等）的载体上，合成供体 DNA。

2）筛选打靶的 ES 细胞：将供体 DNA 用常规方法（最常用的是显微注射或电转）转染 ES 细胞，然后通过正负筛选法选择鉴定获得通过同源重组方式插入供体 DNA 的阳性 ES 细胞。

3）打靶的 ES 细胞经囊胚注射得到嵌合体小鼠：将 ES 细胞以囊胚显微注射的方式注入到特定品系小鼠的囊胚，然后将囊胚植入假孕小鼠的子宫并在此发育成嵌合体小鼠。嵌合体小鼠的部分组织来源于受体鼠的囊胚细胞，另一部分组织则来源于注射的 ES 细胞。来源于受体鼠囊胚细胞和来源于注射 ES 细胞的组织比例在不同子代个体中有很大的差异。通过小鼠的毛色中来源于 ES 细胞毛色的比例可以判断嵌合程度的高低，以及该小鼠的后代中是否可能获得生殖系传递能力。

4）由嵌合体小鼠繁殖出具备生殖系统传递能力的基因敲除鼠：只有来源于 ES 细胞的生殖细胞能将供体特征遗传给后代，因此将嵌合体小鼠与缺乏供体特征的小鼠交配，所产生带有供体特征的后代都来自于注射的 ES 细胞，并具备生殖系统传递的能力。

（2）同源重组的选择鉴定技术：将供体的 DNA 导入细胞后，DNA 插入基因组的方式可能是非同源重组，也可能是同源重组。其中，同源重组相对罕见，其发生频率大约为 10^{-7}，发生率小于所有重组事件的 1%。如何筛选出发生了同源重组的 ES 细胞是至关重要的一步。通过设计恰当的供体 DNA，我们可以利用选择鉴定技术分辨出哪些 ES 细胞发生了同源重组。目前常用同源重组的选择鉴定方法有正负筛选（PNS）法，标记基因的特异位点表达法以及 PCR 法等。其中应用最多的是 PNS 法。

利用 PNS 法对同源重组进行鉴定选择，首先需要构建带有两种不同选择标记的敲除载体，通过这两种标记来鉴别细胞的非同源或同源重组。供体 DNA 除了带有目的基因以及与靶基因同源的特异性片段序列外，还需要进行两个关键性的修饰：第一，用编码选择标记的基因（最常用是对 G418 产生抗药的 neoR 基因）干扰或替换（供体）基因的一个外显子；第二，将反选标记（能被反向选择的基因）添加到基因的一侧，例如单纯性疱疹病毒的胸苷激酶（TK）基因。

将以上经过修饰的基因敲除载体导入到 ES 细胞时，同源重组或非同源重组会导致不同的结果。非同源重组中插入的是包括 TK 基因在内的整个敲除载体。这些细胞具有新霉素抗性，同时由于表达胸苷激酶，从而对更昔洛韦（经胸苷激酶磷酸化后可转化成毒素）敏感。相反地，如果发生的是同源重组，则在供体基因的序列中涉及两个交换，导致 TK 基因丢失。因此，发生同源重组的细胞与非同源重组的细胞虽然都获得了对新霉素的抗性，但是，发生同源重组的细胞由于没有胸苷激酶所以具有更昔洛韦的抗性。同时使用新霉素和更昔洛韦便可以特异性筛选出发生同源重组的由供体基因取代内源性基因的 ES 细胞（图 5-3-2）。

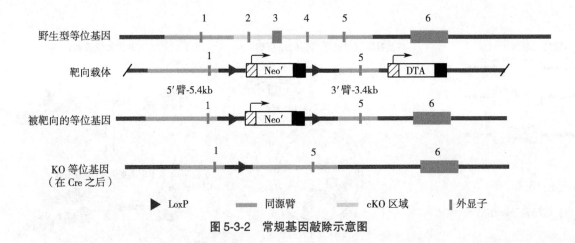

图 5-3-2 常规基因敲除示意图

由于供体基因外显子中 neoR 基因的存在破坏了翻译，因此同源重组的结果产生了一个无效的等位基因，通过这种方法可以实现敲除特定的靶基因。由于同源重组常常发生在一对染色体的其中一条染色体上，如果要得到稳定遗传的纯合体基因敲除模型，还需要进行至少两代遗传。

3. 条件性基因敲除法 近年来调控目标基因组技术一个很重要的突破就是利用噬菌体 Cre/lox 系统在真核细胞中实现位点特异性重组（类似的系统还有源于酵母的 Flp/FRT 系统）。这种将对基因的修饰限制于特定类型的细胞或发育特定阶段的特殊基因敲除方法被称为"条件性基因敲除"。条件性基因敲除是在常规基因敲除的基础上，利用重组酶 Cre 能在两个 lox 位点之间催化位点特异性重组反应的特点，进而实现对小鼠基因组修饰在时间和空间上的进行调控。

在特定细胞中，往往通过将 Cre 基因置于有调控作用的启动子下游来控制基因组修饰的过程。这一过程的启动需要两只小鼠：一只小鼠带有 Cre 基因，通常由一个能在特定细胞或特定条件下特异性开启的启动子控制；另一只小鼠带有两侧插入 lox 位点的目标序列。两只小鼠交配产生的后代就具有了 Cre/lox 系统的两种元素。通过控制 Cre 基因的启动子可以开启该系统从而使 lox 位点之间的序列以一种受调控的方式被切除。图 5-3-3 示例了通过 Cre/lox 系统和 Flp/FRT 系统实现条件性敲除的基本步骤。

Cre/lox 系统联合基因敲除技术可以实现对基因组更好的控制。通过在 neoR 基因（或其他选择程序中类似基因）两侧插入 lox 位点可以构建诱导性基因敲除。基因敲除鼠构建好以后，在

某种特定情况下（如在特定的组织中），目的基因通过诱导 Cre 切除 neoR 基因而重新活化。此外，通过对这一过程的改造可以实现基因敲入。基因敲入时，首先采用常规的选择程序用目的基因的突变类型替换内源性基因。接下来，当插入的基因通过切除 neoR 序列而被活化时，就实现了用不同类型的基因替换原来的基因。

4. 诱导性基因敲除法 诱导性基因敲除法同样是以 Cre/lox 系统为基础的。利用了控制 Cre 表达的启动子活性或所表达的 Cre 酶活性具有可诱导的特点，通过对给予诱导剂的时间进行控制或利用 Cre 基因定位表达系统中载体的宿主细胞特异性，达到在动物发育的某个特定阶段和 / 或特定的组织细胞中对基因进行遗传修饰的目的。常见的诱导性基因敲除类型包括：四环素诱导型，干扰素诱导型，激素诱导型以及腺病毒介导型。

（1）将感兴趣的基因（5-HTr）连接到能够被非哺乳动物的转录因子开启的启动子上。本例将来自 E. coli 的四环素操纵子抑制物与单纯疱疹病毒蛋白 16（HSV-VP16）活性基团融合，组成由四环素控制的转录激活物（tTA）。这种嵌合的转录因子可以激活由哺乳动物启动子（TATA box）与 7 个拷贝的可诱导细菌启动子（四环素操作子，tetO）连接的产物。将这一可诱导的基因载体插入到转基因动物的基因组中。

（2）5-HTr 的天然启动子控制 tTA 表达。利用基因打靶的方式，用编码 tTA 序列和编码新霉素抗性的序列替代 5-HTr 的编码序列。纯合子小鼠不表达 5-HTr 而是表达 tTA 蛋白。

（3）将表达 tTA 的小鼠与包含 tTA 诱导 5-HTr 表达的转基因小鼠交配。在后代中 tTA 蛋白与

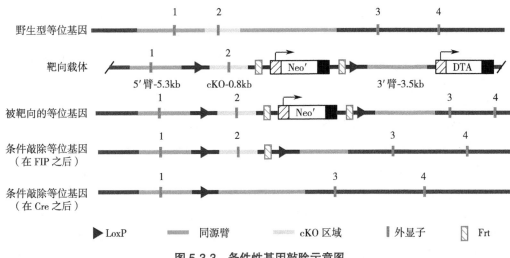

野生型等位基因

靶向载体

5′臂-5.3kb　　　cKO-0.8kb　　　　　3′臂-3.5kb

被靶向的等位基因

条件敲除等位基因
（在 FIP 之后）

条件敲除等位基因
（在 Cre 之后）

▶ LoxP　　━━ 同源臂　　 cKO 区域　　 外显子　　 Frt

图 5-3-3　条件性基因敲除示意图

tetO 序列结合后,启动 5-HTr 的表达。当这些动物给予四环素以后,四环素与 tTA 蛋白结合,从而阻断了 tTA 与 tetO 的结合,所以 5-HTr 不再表达,达到诱导性基因敲除的目的。

5. 基因捕获法　基因捕获法是近年来发展起来的利用随机插入突变进行基因敲除的新方法。需要敲除的靶基因在正常情况下通过转录和翻译得到活性蛋白,将含有报告基因的 DNA 载体随机插入基因组,产生内源基因失活突变,从而得到无活性的目标蛋白。

通常基因捕获载体包括一个无启动子的筛选标记基因,通常是新霉素抗性基因（neoR）或β-半乳糖苷酶与 neoR 的融合基因,以保证载体插入的 ES 细胞克隆可以很容易地在含 G418 的选择培养基中筛选出来。在无启动子序列的报告基因上游和下游分别含有剪接受体（splice acceptor, SA）和多聚腺苷酸加尾序列［poly（A）］。当含有顺式作用的启动子和增强子元件被捕获基因转录激活时,载体中 SA 与内源基因剪接供体（splice donor, SD）作用产生上游内源基因编码序列后与报告基因融合转录,使内源基因发生突变。同时,报告基因的表达提示内源基因的表达特点。从理论上讲,在选择培养基中存活的克隆应该 100% 地含有中靶基因。中靶基因的信息可以通过筛选标记基因侧翼 cDNA 或染色体组序列分析来获得。

6. 利用 RNA 干扰技术建立转基因动物模型　RNA 干扰（RNAi）是指具有同源性的双链 RNA 分子导入细胞后,促进与之同源的 mRNA 发生特异性降解的现象。微小 RNA（microRNA, miRNA）是新近证明的一类高度保守的、内源性的、非蛋白编码的长度约为 22nt 左右的小分子单链 RNA。它普遍存在于植物、无脊椎动物和脊椎动物的基因组中,并且在转录后水平调节基因的表达。RNAi 技术的一个重要应用就是制备 RNAi 转基因动物模型,在整体水平沉默靶基因的表达。利用 RNA 干扰技术进行基因敲除的步骤相对简单。首先,用常规方法构建带有靶基因 siRNA 的病毒载体,并通过原核注射的方法将其感染双原核期的小鼠受精卵。然后,将感染后的胚胎植入受体假孕小鼠的子宫。所得到的子代 F0 的小鼠基因组中整合有慢病毒基因组,表现为靶基因的表达明显减弱。利用 siRNA 技术可以获得与基因敲除小鼠类似的分子和表型的改变。而且,这种靶基因表达特异性的沉默可以传递至 F1 代小鼠。

7. ZFN 以及 TALEN 技术制作基因敲除鼠　ZFN 以及 TALEN 技术都是近几年发展起来的新型的、具有革命性意义的基因敲除鼠制作方法。锌指核酸酶（zinc finger nuclease, ZFN）是一种由锌指蛋白和 Fok I 核酸内切酶的剪切结构域重组形成的嵌合蛋白。ZFN 能够识别并结合到指定基因序列位点,并进行高效精确地切断。其中锌指蛋白负责特异性结合靶序列。两个 ZFN 分别结合到位于 DNA 两条链上间隔 5~7 个碱基的靶序列以后,可形成二聚体,进而激活 Fok I 核酸内切酶的剪切结构域,在特定位点对 DNA 进行剪切。再通过非同源末端连接或同源重组完成断裂 DNA 的修复。

类转录激活因子效应物核酸酶（transcription

activator-like effector nucleases，TALENs）技术的产生源于科学家们的偶然发现。来自一种植物细菌 TAL 蛋白核酸结合域的氨基酸序列与其靶位点的核酸序列有恒定的对应关系。利用 TAL 的序列模块，可组装成特异结合任意 DNA 序列的模块化蛋白，从而达到靶向操作内源性基因的目的。

8. CRISPR/Cas9 技术制备转基因小鼠 CRISPR/Cas9 即规律成簇的间隔短回文重复序列（clustered regularly interspaced short palindromil repeats，CRISPR）和 CRISPR 相关蛋白 9（Cas9）的缩写。CRISPR-Cas9 是由细菌中自然发生的基因组编辑系统改造而来的。这种细菌从入侵的病毒中获取 DNA 片段，并利用它们来创建称为 CRISPR 阵列的 DNA 片段。CRISPR 阵列能够让细菌"记住"病毒。如果病毒再次攻击，细菌就会从 CRISPR 序列中产生 RNA 片段来攻击病毒的DNA。然后，细菌利用 Cas9 或类似的酶将 DNA 切割分离，从而使病毒失效。

CRISPR-Cas9 系统在实验室中的工作原理与此类似。研究人员创建了一小段带有短"引导"序列的 RNA，该序列与基因组中的特定目标 DNA 序列相结合。该 RNA 也与 Cas9 酶结合。在细菌中，修饰的 RNA 被用来识别 DNA 序列，Cas9 酶在目标位置切割 DNA。虽然 Cas9 是最常用的酶，但也可以使用其他酶（例如 Cpf1）。一旦 DNA 被切割，研究人员使用细胞自身的 DNA 修复机制来添加或删除遗传物质片段，或者通过用定制的 DNA 序列替换现有片段来改变 DNA。

自从 CRISPR/Cas9 首次被报道以来的短短几年里，它们在编辑小鼠基因组方面的应用出现了爆炸式的增长。CRISPR/Cas9 系统是一个非常通用的工具，用于制备多种基因改变，包括敲除、删除、点突变和短插入（例如 loxP 位点、表位标记等）。迄今为止，已经证明了三种编辑小鼠基因组较为强大的 CRISPR/Cas9 方法：①经典的 CRISPR 法，即通过注射 Cas9 mRNA 和一个或多个单导向 RNA（sgRNA）直接进入小鼠胚胎生成精确的基因组编辑成特定位点。新的突变也可以添加到已经携带所需突变的现有小鼠品系中，从而减少产生双突变和三突变小鼠的时间和成本。到目前为止，已经使用 CRISPR/Cas9 成功地生成了上百种敲除模型［删除（deletion），插入／

缺失（indel）］和敲入模型（点突变、氨基酸标记、LoxP 位点和报告基因插入）。②Cas9 表达鼠，通过直接将 Cas9 mRNA 注射到胚胎中产生突变。③Cas9 和 sgRNA 表达病毒。小鼠体内基因编辑也可以通过局部或全身注射表达 Cas9 和 sgRNA 的慢病毒或腺相关病毒来完成。CRISPR/Cas9 介导的基因编辑发生在表达这两种表达载体的细胞中。潜在地，任何近交系、突变系或转基因鼠系都可以使用这种技术进行基因修饰，几乎任何已建立的鼠模型都可以进行精确的基因组编辑。因此，利用 CRISPR 基因编辑技术，可以快速设计小鼠模型，使小鼠与携带特定遗传疾病患者身上出现相同突变，并将它们用作临床前模型，用于开发和验证新的治疗方法。

二、转基因及基因敲除／敲入技术的比较及选择

（一）转基因技术的应用和缺陷

转基因技术可以帮助我们在动物体内研究新基因或者突变的基因。此外，通过转基因技术可以用有功能的基因代替缺陷基因，进而治疗基因缺陷性疾病。对性腺功能减退小鼠进行治疗的研究就是一个很好的例子。hpg$^{-/-}$ 小鼠由于缺失编码促性腺激素释放激素（GnRH）和 GnRH 相关肽（GAP）的基因而不能生育。通过转基因技术将 hpg 转基因导入到 hpg 纯合子突变小鼠。经过实验得到的子代小鼠生育功能完全正常。这一实验结果有力地证明了转基因与正常等位基因在表达方式上没有区别，因此很有希望作为基因缺陷性疾病的治疗工具。

转基因技术的缺陷在于必须将 DNA 导入到亲代的生殖细胞中，转基因表达的程度很难预测，可能仅在极小部分转基因个体中能获得足够水平的表达。此外，由于生殖细胞中导入了大量转基因以及转基因表达的不稳定性，可能导致由于基因过表达引起的损伤，如果转基因被整合到癌基因附近时还有激活癌基因从而导致癌症发生的危险。

（二）同源重组进行基因敲除的优缺点

基因敲除技术对于确定特定基因的性质以及研究它对机体的影响具有重要的意义。通过基因敲除技术可以帮助我们了解疾病的根源或者寻找基因治疗的靶标。通过同源重组可以将外源基因

定点整合到靶细胞基因组上某一确定的位点，从而达到定点修饰改造染色体上某一基因的目的。它克服了随机整合的盲目性和偶然性，是一种理想的修饰、改造生物遗传物质的方法。同源重组技术的诞生可以说是分子生物学技术上继转基因技术后的又一革命。

完全性基因敲除的主要缺点在于：①某些基因敲除后，具有胚胎致死性。使得无法研究该基因在胚胎发育晚期和成年期的功能；②某些基因在不同细胞类型执行不同的功能，完全基因敲除的小鼠会出现复杂的表型，很难确定异常的表型是由一种细胞引起的还或者是由几种细胞共同引起的；③利用完全基因敲除小鼠，很难对靶基因在特定细胞特定时间内的功能进行系统的了解；④目前研究表明，许多疾病包括大部分肿瘤是由体细胞突变导致的，利用完全基因敲除技术无法构建因为体细胞突变引起的人类疾病小鼠模型。

（三）条件性和诱导性基因敲除的优缺点

传统的基因打靶技术所获得的基因突变存在于转基因动物的生殖细胞中，用其做亲本获得的子代纯合子突变动物体内所有组织细胞的基因组中都携带此突变。这种纯合子突变动物常因严重的发育障碍而出现死胎或早期死亡，使人们无法深入研究靶基因在非生殖系或个体发育晚期的重要功能。时空特异性基因打靶解决的正是这一难题。通过时空特异性基因打靶技术可以实现在特定的时间和空间——即在特定的发育阶段和特定的组织细胞中开启或关闭特定基因。这一技术在基因突变、染色体畸变和基因功能等研究方面都能发挥巨大作用。诱导性基因敲除实现了人为诱导基因突变的时间，避免了因基因突变而导致胚胎死亡的问题；而且在两个 lox 位点之间的重组率较高；如果用病毒复合物等基因转移系统来介导 Cre 的表达，则可省去建立携带 Cre 的转基因动物的过程。

显而易见，相对完全性基因敲除，条件性和诱导性基因敲除其打靶载体的设计要求更高，实验周期也更长。虽然随着基因敲除技术的发展，早期技术中的许多不足和缺陷都已经解决，但基因敲除技术始终存在着一个难以克服的缺点，即敲掉一个基因并不一定就能获知该基因的功能，其原因在于许多基因在功能上是冗余的，敲掉一个在功能上冗余的基因，并不能造成容易识别的表型。

（四）基因捕获法的优缺点

用常规方法进行基因敲除研究需耗费大量的时间和人力，研究者必须针对靶位点在染色体组文库中筛选相关的染色体组克隆，绘制相应的物理图谱，构建特异性的基因敲除载体以及筛选中靶 ES 细胞等，通常一个基因剔除纯合子小鼠的获得需要一年或更长的时间。面对人类基因组计划产生出来的巨大的功能未知的遗传信息，传统的基因敲除方法显得有些力不从心。利用基因捕获可以建立一个携带随机插入突变的 ES 细胞库，节省大量筛选染色体组文库以及构建特异打靶载体的工作及费用，更有效和更迅速地进行小鼠染色体组的功能分析。

此方法的缺点是只能剔除在 ES 细胞中表达的基因，而单种细胞类型中表达的基因数目仅为 10^4。用基因捕获法进行基因敲除的另一个缺点是无法对基因进行精细的遗传修饰。

（五）利用 RNA 干扰技术建立转基因动物模型的优缺点

RNA 干扰技术理论上可以在任何动物模型上进行。通过制备针对靶基因 mRNA 不同区段的 siRNA 转基因动物，有可能获得对靶基因不同程度的沉默效果，从而可以模拟数量遗传性状。这一优点是基因敲除技术所不具备的。此外，这种技术不需要复杂的过程，能够在数周内花费只有基因敲除动物的很少一部分就可以对基因功能进行研究。

RNA 干扰制备基因敲除动物模型的问题在于 siRNA 载体导入的成功率较低，所涉及的 dsRNA 不能有效地沉默靶基因的转录。此外，有研究表明导入大量 shRNA 会影响内源性 miRNA 的水平和活性。

（六）ZFN 和 TALEN 技术进行基因敲除的优缺点

ZFN 能够对靶基因进行定点断裂，显著提高了同源重组的效率，使基因敲除效率能达到 10%。利用这些技术进行小鼠基因的定点敲除和敲入，可以把时间从一年缩短到几个月。TALEN 技术克服了 ZFN 方法不能识别任意目标基因序列，以及识别序列经常受上下游序列影响等问题，并且具有与 ZFN 相等或更好的灵活性，使基因操作变得更加简单方便。

ZFN 技术中是最关键的环节是设计特异性的 ZFN，目前研究者采用计算生物学方法设计高特异性的 ZFN。但 ZFN 的脱靶（off target）问题仍是目前面临的主要挑战。也正因为这个原因，利用 ZFN 技术进行小鼠的基因修饰还无法完全取代传统技术。同样由于脱靶的问题，利用 TALEN 技术进行小鼠的基因修饰仍然无法取代传统技术。

（七）CRISPR/Cas9 技术进行基因编辑的优缺点

与传统的定向诱变方法相比，CRISPR/Cas9 系统具有显著的优势，包括更低的成本、更短的时间、更准确和更高效以及同时改变多个基因的能力。CRISPR/Cas9 基因编辑是一个快速发展的领域，新的技术和方法也在不断发展。由于 CRISPR/Cas9 将在大多数小鼠品系中起作用，可以在选择的遗传背景中直接产生新的突变。这消除了将突变从一个遗传背景回交到另一个遗传背景需要的时间和资源，而这是用传统方法生成突变小鼠的典型做法。

由于目前使用 CRISPR/Cas9 技术可以有效插入的构建体大小受到限制，包括 sgRNA 表达盒、启动子、聚腺苷酸和荧光蛋白序列在内的复杂项目不能全部纳入一个包含 Cas9 cDNA 的单一病毒表达载体中。为了克服这一障碍，已经产生了具有 Cre 重组酶依赖性 Cas9 表达的小鼠株。这些小鼠品系允许在体内编辑 *CRISPR* 基因，只要注射同时表达 Cre 和 sgRNA 的病毒载体。病毒表达的 Cre 启动 Cas9 的表达，Cas9 的表达又编辑一个或多个目标基因。最近的研究已经成功地使用这种技术来编辑小鼠大脑、肺和胰腺的基因组，效率很高。Cas9 表达小鼠可以显著加快我们对涉及多个基因或突变的病理过程（如肿瘤的发展）的认知和理解。

（李 娜 谭小月）

第四节 医学分子生物学中的 RNA 实验技术

过去，科学家们认为 RNA 的功能仅仅是以 mRNA、rRNA、tRNA 等形式参与蛋白质的合成。近年来，越来越多其他种类和功能的 RNA 被发现。包括微小 RNA（microRNA，miRNA），小干扰 RNA（small interfering RNA，siRNA），PIWI 相互作用 RNA（PIWI-interacting RNA），长链非编码 RNA（long non-coding RNA，lncRNA）以及环状 RNA（circular RNA，circRNA）。这些 RNA 能够在不同水平上调控基因的表达，影响生命活动。通过研究各种 RNA 的生物学功能，以及它们在发育、正常生理状态和疾病中发挥功能的主要作用机制，能够更全面地理解疾病的发生机制，寻找新的疾病诊断标志物以及治疗靶点。以下主要从 RNA 检测技术、RNA 功能分析实验、RNA 蛋白质相互作用分析实验三方面分别做简单介绍。

一、RNA 检测技术

RNA 检测是 RNA 功能和机制研究的基础，检测内容主要包括 RNA 定量、定性、定位以及序列测定等方面。

（一）总 RNA 提取

不同组织总 RNA 提取实质就是将细胞裂解，释放出 RNA，并通过不同方式去除蛋白、DNA 等杂质，最终获得高纯 RNA 产物的过程。目前普遍使用的 RNA 提取法有两种：基于（异）硫氰酸胍/苯酚混合试剂的液相提取法（即 Trizol 类试剂）和基于硅胶膜特异性吸附的离心柱提取法。由于 RNA 样品易受环境因素特别是 RNA 酶（RNase）的影响而降解，因此获取样品后最好立即提取 RNA，若无条件立即实验，应于 -80℃或液氮中保存样品。提取时取出样品后立即在低温下研磨裂解细胞，以防 RNA 降解。RNA 实验过程所有耗材、仪器都要消除或者隔绝 RNase 污染的可能性。实验人员应该注意勤换手套，佩戴口罩，并最好在专门的清洁环境下进行实验。

提取的 RNA 使用之前需要进行质量检测，只有纯度高，降解少的 RNA 才能用于后续实验。RNA 纯度一般使用紫外分光光度计进行吸光度检测，当 RNA 样品 260nm/280nm 吸光度比值在 1.8~2.0 之间，260nm/230nm 吸光度比值在 2.0~2.5 之间说明纯度高；RNA 完整性检测一般使用 RNA 电泳法，降解少的 RNA 电泳 28S 和 18S 条带明亮、清晰、条带锐利，并且 28S 的亮度在 18S 条带的两倍以上。

（二）cDNA 合成

cDNA（complementary DNA）是以 RNA 为模板，利用依赖于 RNA 的 DNA 聚合酶（反转录酶）的催化作用在体外合成的单链或双链 DNA。cDNA 的合成是文库构建、基因表达克隆以及荧光定量 PCR 等实验的必备步骤。

1. 第一链的合成 cDNA 第一链的合成依赖反转录酶来催化反应。目前商品化反转录酶有 AMV 反转录酶和 MLV 反转录酶。MLV 反转录酶能合成较长的 cDNA（如大于 2~3kb）。两种酶都必须有引物来起始 DNA 的合成。cDNA 合成最常用的引物是与真核细胞 mRNA 分子 3′ 端 poly（A）结合的 12~18 个碱基核苷酸长的 oligo（dT）。由于实时荧光定量 PCR 只需要 RNA 部分的序列即可完成扩增，并且只需要合成第一链 cDNA，所以通常也可以使用随机引物进行反转录。另外，随机引物也可以反转录不含 poly（A）尾的 RNA，例如某些长链非编码 RNA。

2. 第二链的合成 合成 cDNA 的第二链的主要目的是为 cDNA 文库的制备做准备，因为单链 cDNA 无法与载体连接。cDNA 第二链的合成较第一链复杂，目前的常用方法是置换合成法。该方法利用第一链在反转录酶作用下产生的 cDNA∶mRNA 杂交链，利用 RNA 酶 H 在杂交链的 mRNA 链上造成切口和缺口。从而产生一系列 RNA 引物，使之成为合成第二链的引物，在大肠杆菌 DNA 聚合酶Ⅱ的作用下合成第二链。

（三）实时荧光定量 PCR

实时荧光定量 PCR（real-time quantitative PCR，RT-qPCR）是通过对 PCR 扩增反应中每一个循环产物荧光信号的实时检测从而实现对起始模板定量的分析。RT-qPCR 反应中，引入荧光标记探针或相应的荧光染料，随着 PCR 反应的进行，PCR 反应产物不断累计，荧光信号强度也等比例增加。每经过一个循环，收集一个荧光强度信号，这样我们就可以通过荧光强度变化监测产物量的变化，从而得到一条荧光扩增曲线图。

一般而言，荧光扩增曲线可以分成三个阶段：荧光背景信号阶段，荧光信号指数扩增阶段和平台期。只有在荧光信号指数扩增阶段，PCR 产物量的对数值与起始模板量之间才存在线性关系，所以可以选择在这个阶段进行定量分析。RT-qPCR 技术中有两个非常重要的概念：荧光阈值和 CT 值。荧光阈值是在荧光扩增曲线上人为设定的一个值，它可以设定在荧光信号指数扩增阶段任意位置上，但一般我们将荧光域值的缺省设置是 3~15 个循环的荧光信号的标准偏差的 10 倍。每个反应管内的荧光信号到达设定的域值时所经历的循环数被称为 CT 值（threshold value）。

实时荧光定量 PCR 的化学原理包括探针类和非探针类两种，探针类是利用与靶序列特异杂交的探针来指示扩增产物的增加，非探针类则是利用荧光染料或者特殊设计的引物来指示扩增的增加。前者由于增加了探针的识别步骤，特异性更高，但后者则更简便易行。

（四）Northern blotting

Northern blotting 是 RNA 的另外一种检测方法，主要利用凝胶根据 RNA 分子量进行电泳分离，RNA 转印到固体支持物上后，利用特性的 DNA 或 RNA 探针与其杂交，经过显影技术分析 RNA 的相对量和大小。Northern blotting 的核心，就是将凝胶上经电泳分离后的 RNA 分子转移或者印迹到尼龙膜上，以便固定以及与特定的一个或若干个探针杂交。

Northern blotting 的固相支持物目前主要使用尼龙膜。尼龙膜本身比较结实，经高温烘烤仍具有良好的拉伸强度，并且经过电荷修饰后带正电，使得其对 RNA 的吸附能力更佳。常用的将 RNA 从分离胶中转移到固相支撑物上的方法主要有毛细转膜法、真空印迹法、正压转膜法以及聚丙烯酰胺凝胶常用的电转印迹法等。转膜过程必须在干净的容器和无 RNase 的溶液中进行，否则 RNA 容易降解。RNA 转移到膜上，并经过紫外交联及热固定之后，RNA 样品会比较稳定，不再怕 RNase 的降解。之后的探针杂交及显影技术，类似于 Western blotting 中的抗体孵育及曝光。需要注意的是根据探针的退火温度和标记方法设定相应的杂交温度和显影技术。

（五）RNA 原位杂交

RNA 原位杂交，是指运用 RNA 或 DNA 探针检测细胞和组织中特定 RNA 表达量和定位的一种原位杂交技术。其基本原理是在细胞或组织结构保持不变的条件下，用标记的核苷酸探针，与待测细胞或组织中相应的 RNA 片段碱基互补配对结合（杂交），所形成的杂交体经显色反应后在光学显微镜或电子显微镜下观察其细胞内相应的RNA分子，能较为直观地对RNA进行定位或定量分析。

RNA原位杂交探针的设计及使用对杂交信号的强度和特异性至关重要。根据在RNA杂交中所使用的探针依其来源可分为三种：特异性cDNA、cRNA探针和人工合成寡核苷酸探针。目前以人工合成寡核苷酸探针最为常用，它是以核苷酸为原料，通过DNA合成仪根据设计序列直接合成。由于大多数寡核苷酸序列较短，因此组织穿透性极好，特异性较强。但是探针长度必须适宜，探针太长会可造成内部错误配对杂交，探针太短可会形成非特异性结合。

早期RNA原位杂交探针主要使用放射同位素标记，如 ^3H、^{35}C、^{32}P、^{125}I 等。由于同位素半衰期短，性能不稳定，污染环境和危害健康等因素原因，非同位素标记探针在近年来得到迅速发展，其标记物主要有生物素、地高辛、酶和荧光标记等。

（六）RNA的高通量检测技术

上述检测方法都是传统的对单一或少量RNA分子进行检测，但是大部分疾病的产生都涉及众多基因以及功能RNA分子的表达变化，逐条检测耗时耗力且成本高昂。新兴的RNA高通量检测技术为RNA的廉价快速检测提供了可行的途径。

1. RNA芯片技术 RNA芯片技术（RNA-chip）实质上就是在芯片上按照特定的排列方式固定上大量的探针，形成一种DNA微矩阵，RNA样品通过RT-PCR技术扩增并掺入荧光标记分子后，与位于芯片上的探针杂交，最后通过荧光扫描仪及计算机进行综合分析，即可获得样品中大量RNA表达的信息。芯片技术由于同时将大量探针固定于支持物上，所以可以一次性对样品大量序列进行流程化检测和分析，从而解决了传统核酸印迹杂交（Northern blotting 等）技术操作繁杂、自动化程度低、操作序列数量少、检测效率低等不足。

2. RNA高通量测序技术 高通量测序技术是对传统Sanger测序革命性的改变，可以一次同时对几百万条DNA分子进行测序。由于目前RNA直接测序仍比较困难，所以RNA高通量测序（RNA-sequencing，RNA-seq）通常是先反转录合成cDNA后利用高通量测序技术对cDNA进行测序。目前RNA-seq主要的技术平台有Roche的454Titanium和GS-FLX＋平台、Illumina的HiSeq 2000和MiSeq平台以及Life Technologies公司的SOLiD 4、5500xl和Ion Torrent PGM平台。不同平台间在测序原理、通量、数据量、准确性、读长等方面都有所不同，可以根据需要选择合适的测序平台和测序深度。

与RNA-chip技术相比，RNA-seq无需涉及探针，能在全基因组范围内以单碱基分辨率检测和量化RNA片段，并且可以发现未知的或者极低水平表达的RNA分子。另外，RNA-seq还能够揭示转录本结构和剪切事件，识别融合基因、等位基因特异性突变等。随着测序成本的降低，RNA-seq将会在基因功能研究和临床诊断方面实现更为广泛的应用。

二、RNA功能分析实验

RNA的功能分析就是在获取RNA全长序列的基础上，对细胞内或体内的表达水平进行人为的干预，观察干预后对细胞或整体的影响，进而推测RNA的功能。

（一）RACE

cDNA末端快速扩增（rapid amplification of cDNA ends, RACE）技术是一种基于mRNA反转录和PCR技术建立起来的，以部分的已知区域序列为起点，扩增基因转录本的未知区域，从而获得RNA完整序列的方法。通常RNA中部的序列比较容易通过测序等方法获得，但是5′和3′端的序列经常会缺失。RACE技术的长处即在末端序列的获取上。

1. 5′RACE 其目的是尽量获得完整RNA的5′末端序列信息，方法上主要有以下几种策略：

（1）合成第一链cDNA后，利用末端转移酶在DNA单链的3′末端以非模板依赖的方式加上核苷酸，例如 poly（G）。然后就可以使用包含poly（C）的引物与另一条已知序列设计的引物来退火进行PCR。

（2）利用一种T4 RNA连接酶在RNA 5′末端加上一段已知序列的寡聚RNA。另外，在T4连接酶连接之前，可先使用牛碱性磷酸酯酶（CIP）去除暴露在外的5′磷酸基团。CIP的作用不影响

5′帽子结构，因此那些5′端不完整部分降解的RNA分子就发生了去磷酸化反应，从而无法被T4 RNA连接酶加上寡聚RNA序列。

（3）SMART 5′-RACE的原理是先利用反转录酶MMLV具有的末端转移酶活性，在反转录达到第一链的5′末端时自动加上3~5个（dC）残基，退火后（dC）残基与含有SMART寡核苷酸序列Oliogo（dG）通用接头引物配对后，继续由体系中的MMLV酶合成第二链cDNA。这种策略的优点是所有的反应在同一个体系一次性完成，不需要DNA回收的操作，因此省事且高效。

2. 3′RACE 获得RNA 3′末端的序列通常没有5′RACE那么困难，因为通常RNA 3′末端都包含统一的poly（A）序列，只需要在第一链cDNA合成时添加以poly（T）+锚定序列作为引物进行反转录即可。

（二）RNA干扰

RNA干扰（RNAi）是通过小的双链RNA特异性沉默目的基因表达的技术。RNAi技术在基因功能研究上有其独特的优点：①简单易行，容易开展；②与基因敲除相比实验周期短，成本低；③与反义技术相比具有高度特异性和高效性；④可进行高通量（high throughout）基因功能分析。RNAi技术的诸多优点使其迅速成为目前研究基因功能的主要方法。

RNAi技术要求siRNA反义链与靶基因序列之间严格的碱基配对，所以在siRNA的设计中序列问题是至关重要的。要求所设计的siRNA只能与靶基因具高度同源性而尽可能少地与其他基因同源。设计siRNA序列应注意以下几点：①从靶基因转录本起始密码子AUG开始，向下游寻找AA双核苷酸序列，将此双核苷酸序列和其下游相邻19个核苷酸作为siRNA序列设计模板；②每个基因选择5~6个siRNA序列，然后运用生物信息学方法进行同源性比较，剔除与其他基因有同源性的序列，选出几条特异性最强的siRNA；③尽量不要以mRNA的5′端和3′端非翻译区及起始密码子附近序列作为设计siRNA的模板，因为这些区域有许多调节蛋白结合位点（如翻译起始复合物），调节蛋白会与RNA诱导沉默复合物（RNA-induced silencing complex，RISC）竞争结合靶序列，降低siRNA的基因沉默效应。

目前获得siRNA主要有三种方法，化学合成、体外酶法合成和体内转录。由于化学合成速度较快，价格低廉，所以是目前获取siRNA最常用的途径。

（三）RNA外源性表达

RNA外源性高表达本质上与之前常用的蛋白的高表达技术相似，都是通过向细胞中转入包含目的基因的高表达载体，载体在体内转录翻译形成目的基因的表达产物，所不同之处仅仅是由于RNA基因不包含完整的翻译起始信号，所以转录形成的RNA不能翻译成蛋白质。

三、RNA蛋白质相互作用分析实验

目前发现的RNA除了少部分能以"核酶"形式单独发挥功能以外，大部分RNA都是与蛋白质形成RNA-蛋白质复合物，改变蛋白的活性、定位、修饰、生成以及降解等方式行使功能。因此RNA与蛋白质相互作用分析是RNA作用机制研究中的主要内容。

（一）RNA免疫沉淀

RNA免疫沉淀（RNA immunoprecipitation，RNA-IP）技术，是检测与特定蛋白质相互作用的RNA序列的实验技术。RNA-IP运用针对目标蛋白的抗体把相应的RNA-蛋白复合物沉淀下来，然后经过分离纯化就可以对结合在复合物上的RNA进行分析。RNA-IP可以看成是普遍使用的染色质免疫沉淀（ChIP）技术的类似应用，但由于研究对象是RNA-蛋白复合物而不是DNA-蛋白复合物，所以RNA-IP实验的优化条件与ChIP实验不太相同（如复合物不需要固定，RNA-IP反应体系中的试剂和抗体绝对不能含有RNA酶，抗体需经RNA-IP实验验证等等）。RNA-IP技术下游结合芯片检测（RIP-chip）或者高通量测序（RIP-seq）等检测方法，可以帮助研究者更高通量地了解各种疾病相关蛋白相互作用RNA的整体变化。

（二）RNA捕获

RNA捕获（RNA pull-down）技术，是寻找与某RNA分子相互作用蛋白的重要方法。其基本原理是体外转录合成RNA分子，并用生物素或其他标记物标记，RNA通过变性复性过程形成特定的结构，作为捕获蛋白质的"诱饵"。然后"诱饵"同细胞裂解液一起孵育，孵育过程中RNA与特定的蛋白分子相互作用并结合在一起。通过 RNA 标记物的抗体将结合了蛋白的 RNA 分子捕获下来，分离其中的蛋白质，即为"捕获蛋白"。"捕获蛋白"可以利用质谱等后续分析方法解析，得到与研究的 RNA 分子相互作用的蛋白质信息。

（三）RNA 凝胶迁移实验

RNA 凝胶迁移实验（RNA electrophoretic mobility shift assay，RNA-EMSA）是一种在体外研究 RNA 与蛋白质相互作用的常用技术。这项技术是基于 RNA- 蛋白质复合体在聚丙烯酰胺凝胶电泳（PAGE）中有不同迁移率的原理。首先，经过标记的 RNA 探针与纯化的蛋白质一起孵育，使其发生相互作用，并且结合。然后通过非变性聚丙烯酰胺凝胶电泳分离混合物。与蛋白结合后的 RNA 在胶中的迁移速率要慢于没有结合的 RNA 探针，经过转膜与显影就可以显示出一条 shift 条带。如果 RNA 没有与蛋白发生结合就会迁移到胶的底部，无法观察到 shift 条带。通常为了验证 RNA 与该蛋白结合的特异性，还需要加入同样序列的非标记 RNA 探针，与标记的 RNA 探针竞争性结合蛋白。如果观察到随着加入的非标记 RNA 探针量的增加，shift 带变弱，就说明 RNA 探针与蛋白的结合具有特异性。传统上一般使用放射性同位素标记 RNA 探针。目前商业化的非放射性探针主要有生物素、地高辛等标记方法。

（四）RNA 足迹实验

RNA 足迹实验（RNA foot printing）是一种用来检测与特定蛋白质相结合的 RNA 序列位点的经典实验方法。蛋白质与 RNA 序列的结合可保护结合区域的 RNA 免受核糖核酸酶（RNase）的消化，这个受保护的区域被称为蛋白质的"足迹"。该方法利用生物素或者放射性物质 ^{32}P 等对 RNA 分子的 5′ 或 3′ 端进行标记，然后将特定蛋白质分子与标记的 RNA 分子进行孵育。待 RNA 与蛋白分子结合后，使用 RNase 对端部标记的 RNA 进行消化，并对消化产物进行变性聚丙烯酰胺凝胶电泳、转膜及显影分析。如果实验操作得当，消化条件适宜（即每个分子只发生一次磷酸二酯键的断裂），在未加入蛋白质的 RNA 对照组样品中，电泳条带将呈现一系列长度均相差一个核苷酸的连续 RNA 片段梯度群，而在加入了结合蛋白的 RNA 样品中，由于蛋白结合部位阻挡了核酸酶的消化

作用，导致电泳条带中出现空白区域，而这些区域即为蛋白质结合的部位。通过与对照组序列进行比较，便可以得到蛋白质结合部位的 RNA 区段相应的核酸序列。

适当的核酸酶消化条件对 foot printing 实验的成功至关重要，需要实验人员对 RNase 的适宜工作浓度进行滴定，并掌握好消化时间。而核酸酶种类的选择也对实验结果有重要影响：多数情况下，RNase I 具有良好的消化效果；在分析结构 RNA 时，RNase VI 效果较好；而在研究富含嘧啶的 RNA 时，RNase A 更可取；RNase T1 则在 G- 富集的 RNA 消化中有良好效果。尝试核酸酶的组合有助于取得最佳的消化效果。

（五）质谱辅助 RNA 蛋白质相互作用分析

质谱辅助 RNA 蛋白质相互作用分析（MS-assisted analysis of RNA protein interactions）是用来检测 RNA- 蛋白质复合物中蛋白质直接与 RNA 结合的氨基酸位点。该方法利用试剂 NHS- 生物素（N-hydroxysuccinimide-biotin）能与暴露在外的赖氨酸残基发生生物素化反应，而将赖氨酸残基进行标记。当蛋白质与 RNA 发生结合后，部分残基被 RNA 所"遮挡"而无法与溶液中的 NHS- 生物素发生反应，就不会被标记上。由于标记上生物素后，分子量增大，所以标记反应之后连接质谱，就可以区分出哪些位点未被标记，这些未被标记的位点附近可能是 RNA 与蛋白的相互作用区域。由于 RNA- 蛋白质复合物结构利用晶体衍射法或 NMR 解析通常非常困难，并且成本高，但而该方法不需要超高的蛋白纯度和复杂的结晶过程，数据分析也相对简单。

（六）CLIP-seq

紫外交联免疫沉淀结合高通量测序（cross-linking-immunoprecipitation- high throughput sequencing，CLIP-seq），亦称 HITS-CLIP，是将紫外交联免疫共沉淀技术（CLIP）与高通量 RNA 测序技术相结合的研究方法，可在全基因组水平鉴定与特定蛋白分子相互作用的 RNA 分子。该方法：①首先利用紫外照射等手段使细胞中的 RNA 分子与其结合蛋白发生耦联；②进一步裂解细胞并采用核糖核酸酶（RNase）切割 RNA 从而特异保留与目标蛋白直接结合的 RNA 片段；③采用相应蛋白的抗体进行免疫共沉淀从而获得 RNA- 蛋白质复合

体;④在 RNA 的 3′ 端加上接头,5′ 端标记上同位素 ^{32}P,然后通过 SDS-PAGE 胶电泳、转膜及放射自显影切膜回收蛋白 -RNA 复合物;⑤通过降解蛋白质、添加接头、RT-PCR 等步骤构建目的 RNA 片段的 cDNA 文库;⑥最后结合高通量测序技术获得与目的蛋白相结合的 RNA 序列位点信息。目前,根据经典 CLIP-seq 的实验原理还衍生出了其他定位 RNA 分子与蛋白质相互结合位点的实验方法,包括 PAR-CLIP 以及 iCLIP 等。

1. PAR-CLIP　光活化增强的交联免疫沉淀(photoactivatable-ribonucleoside-enhanced crosslinking and immunoprecipitation, PAR-CLIP)是一种新的高通量检测与特定蛋白相互作用的 RNA 位点的实验技术。PAR-CLIP 利用一类具有光活性的核糖核苷类似物(如 4-SU 或 6-SG)在细胞培养过程中掺入到新转录的 RNA 中,活细胞在紫外光(365nm)照射时,RNA 与蛋白质结合部分发生交联,并且 4-SU 和 6-SG 发生光敏反应,使得 RNA 结合位点的碱基 U(T)转变为 C,G 转变为 A。之后利用蛋白的 IP 抗体富集交联后的蛋白质 -RNA 复合物,酶解消化蛋白后得到结合的 RNA,然后利用 RNA-seq 并与基因组进行对比。发生 T-C 突变的位点,即可能是该蛋白质与 RNA 直接结合的位点。利用这种方法能够准确的绘制体内 RNA 结合蛋白的结合位点图谱,相对于 RNA foot printing 方法而言,其具有精确性高,通量高,噪声低等优点。

2. iCLIP　单核苷酸分辨率交联免疫沉淀技术(individual-nucleotide resolution crosslinking and immunoprecipitation, iCLIPIP)能够以单个碱基的分辨率来展示 RNA 与蛋白质相互结合的信息。iCLIP 巧妙地利用了交联位点氨基酸的残留能够导致逆转录的突变、缺失甚至终止的特点,通过识别逆转录后 cDNA 的截断位置即可定位氨基酸结合部位,即 cDNA 截断位置上游的一个核苷酸的位置即是结合位点。由于传统 PCR 扩增要求 5′ 和 3′ 连接接头,而截断的 cDNA 往往缺乏 5′ 接头,因此 iCLIP 通过在 RT 引物中引入一个带剪切位点的接头序列,并进一步通过 cDNA 环化和限制性核酸内切酶线性化步骤可为截断的 cDNA 成功加入 5′ 和 3′ 接头,从而为后续高通量测序制备文库。

（宋尔卫）

第五节　基因诊断基本技术

一、基因诊断的概念

基因诊断(gene diagnosis)是采用现代分子生物学和分子遗传学的方法,来分析被检者某一特定基因的结构或者功能是否异常,从而对相应的疾病进行诊断。因此,基因诊断包括 DNA 诊断和 RNA 诊断等方面。DNA 诊断分析的是相对静态的基因结构,它包括检测特定基因的 DNA 序列中所存在的点突变、缺失、插入、重排及易位等变异情况,以及特定 DNA 的拷贝数变化。RNA 诊断分析则是分析相对动态的基因表达,它包括对待测基因转录本进行定量检测,检测其剪接和加工的缺陷以及外显子的变异等。基因诊断以其具有直接针对病因诊断、高特异性、高灵敏性、早期诊断性的特点,大大地弥补了表型诊断的不足,有着广泛的应用前景。基因诊断的问世,标志着疾病的诊断从传统的表型诊断步入了基因型诊断的新阶段,代表了诊断学领域的一次革命。

二、基因诊断的特点

（一）针对性强,特异性高

相对于常规诊断而言,基因诊断彻底打破了常规诊断方式,不再以疾病的表型为主要依据推测疾病的发生及机制,而是更注重个体基因状态,实现从基因水平探测病因的目的,故针对性强,适用于已知基因异常的疾病。

（二）取材用量少,来源广,灵敏度高

目前,人们已建立了从各种生物样品如血液、精液、尿液、上皮细胞、唾液、骨骼中进行基因诊断的方法。由于随着基因体外扩增技术的发展,待分析的标本只需微量即可检测,目的基因只需皮克水平。

（三）实用性强,检测范围广

检测对象可为一个特定基因亦可为一种特定的基因组,可为内源性基因亦可为外源性基因。它不仅可以对患者所患疾病做出判断,也可以对表型正常但携带有某种特定疾病基因或者特定疾病的易感者做出预测。

三、基因诊断的常用技术

（一）聚合酶链反应及相关技术

聚合酶链反应（PCR）又称体外基因扩增技术，它是在模板、dNTP、Mg^{2+} 等条件下，用耐热的 Taq 酶代替 DNA 聚合酶，用合成的引物，经过DNA 变性、引物与模板结合（复性）和延伸 3 个步骤的循环过程，目的 DNA 序列可扩增 100 万倍以上。PCR 技术可以从一滴血、一个细胞中扩增出足量 DNA 产物供分析检验，它的应用解决了许多以往血清学方法无能为力的问题。离体蛋白质在自然界中的稳定性远不如核酸，所以基于 PCR 的基因诊断技术具有独到的优越性和广泛的应用价值。近年来，在 PCR 技术的基础上，已经发展了包括多重 PCR、多重巢式 PCR、实时荧光定量 PCR（qRT-PCR）、直接分析法、单链构象多态性、序列特异引物、PCR 寡核苷酸探针杂交（PCR-ASO）、多重连接探针扩增技术（MLPA）等多种衍生技术（表 5-5-1）。

在众多的基于 PCR 的基因诊断技术中，目前临床上应用最广泛的是集扩增、检测和定量于一体的 RT-PCR 技术，它具有灵敏、特异、技术成熟和操作简便等优点，不仅能对感染性疾病（如淋病奈瑟菌、沙眼衣原体、解脲支原体、肝炎病毒等）病原体的核酸进行动态、定量的检测，从而能对疗效判断和病情预后提供客观的依据，而且能检测恶性肿瘤如白血病融合基因负荷，对于临床上明确诊断、具体分型、动态观测肿瘤负荷、选择合适治疗方案、评估治疗效果和预后都有较大价值。

（二）核酸分子杂交技术

核酸分子杂交是基因诊断的最基本的方法之一，利用核酸双链的碱基互补、变性和复性的原理，用已知碱基序列的单链核酸片段作为探针，与待测样本中的单链核酸互补配对，以判断有无互补的同源核酸序列的存在。分子杂交技术可用于基因克隆的筛选和酶切图谱的制作、基因组中特定序列的定量和定性检测、基因突变分析等方面，主要包括 Southern 印迹杂交法、Northern 印

表 5-5-1　各种改良 PCR 的技术原理

改良 PCR	英文名称索引	技术原理
PCR 结合特异性寡核苷酸探针杂交	PCR-allele specific oligonucleotide，PCR-ASO	根据常见的突变类型，合成一系列具有正常序列和突变序列的等位基因特异性寡核苷酸和相应的引物，PCR 产物能与正常和突变探针都杂交者为杂合子，仅与突变探针杂交为纯合子
PCR 产物的限制性片段长度多态性分析	PCR-restriction fragment length polymorphism，PCR-RFLP	用 PCR 方法将包含待测多态性位点的 DNA 片段扩增出来，然后用识别该位点的限制酶来酶解，根据限制酶片段长度多态性分析做出诊断
PCR 结合单链 DNA 构象多态性	PCR-single strand conformation polymorphism，PCR-SSCP	PCR 产物变性后，经聚丙烯酰胺凝胶电泳，根据正常基因和变异基因的迁移位置不同，可分析确定致病基因的存在
实时荧光定量 PCR	real time fluorescent quantitative PCR，RT-PCR	通过对 PCR 扩增反应中每一个循环产物荧光信号的实时检测从而实现对起始模板定量及定性分析
PCR 结合变性梯度凝胶电泳	PCR-denaturing gradient gel electrophoresis，PCR-DGGE	几乎可以检出目的基因的 PCR 产物所有突变，当双链 DNA 在梯度变性的聚丙烯酰胺凝胶中行进到与 DNA 变性温度（熔点）一致的凝胶变性浓度位置时，DNA 发生解旋变性，此时电泳速度迅速降低。而当解旋的 DNA 链中有 1 个碱基突变时，将会影响其电泳速度变化的程度
多重连接探针扩增技术	multiplex ligation-dependent probe amplification，MLPA	一种高通量、针对待测核酸中靶序列进行定性和定量分析的新技术。基本方法是利用可与样本 DNA 正确杂交，并被连接酶连接的探针进行扩增和定量分析

迹杂交法、斑点杂交或狭缝杂交法、菌落杂交、夹心杂交法、原位杂交。早在 1978 年，有人已经在镰状细胞贫血症的基因诊断中就采用过 Southern 杂交的方法，取得了基因诊断核酸分子杂交领域的突破。目前，在分子杂交技术基础上形成多种新的技术，如荧光原位杂交（fluorescence in situ hybridization，FISH）、多色荧光原位杂交（multiplex fluorescence in situ hybridization，MISH）、比较基因组杂交（comparative genomic hybridization，CGH）等。

FISH 是目前应用最广泛的核酸分子杂交技术之一，被广泛用于检测染色体重组和标记染色体，检测多种基因疾病的染色体微缺失和非整倍体疾病的产前诊断。其基本原理是用标记了荧光素、生物素或者地高辛的单链 DNA 探针和与其互补的 DNA 退火进行杂交，通过检测附着在玻片上的分裂中期或间期细胞上的核 DNA 位置，反映相应基因的状况。适用于多种临床标本（如血液、骨髓、组织印片和体液，甚至石蜡包埋的组织标本等），具有直观、方便、敏感、可量化、方法多样和适用于适应不同检测目的等优点，同时不需提取核酸，故可完整保持组织或细胞的形态，因而能更准确地反映组织细胞的功能状态。如今，FISH 已在染色体核型分析、基因扩增、基因重排、病原微生物鉴定等多方面中得到广泛应用。通过比较基因组杂交（comparative genomic hybridization，CGH）与光谱核型分析（spectral karyotyping，SKY）等 FISH 衍生技术，使其正在越来越多的临床诊断领域中发挥作用。

（三）生物芯片

传统的基因表达、序列测定、突变和多态性分析等研究方法只适用于少数样品的测定，操作步骤复杂，不便于自动化，人们需要一种更加高效快速的基因功能分析方法。基因芯片技术可以在一次试验中同时平行分析成千上万个基因可在一次反应中进行多种信息平行分析，从而受到众多研究者的关注。它可以在一次试验中同时平行分析成千上万个基因。其优点体现在高度的灵敏性和准确性，快速简便，可同时检测多种疾病。基因芯片的基本原理是将许多特定的寡核苷酸片段或基因片段作为探针，有规律地排列固定于支持物上，形成储存有大量信息的核酸阵列。然后与待测的荧光标记的样品基因按碱基配

对原理互补配对原则进行杂交，再通过激光聚焦荧光检测系统等对芯片进行扫描，通过计算机系统对每一探针上的荧光信号强度分析，对杂交结果进行量化分析。基因芯片技术是一种新型的基因功能分析技术，具有高通量、微型化和自动化的特点，成为后基因组时代基因功能分析的最重要技术之一。按结构对其进行分类，基本可分为基于微阵列（microarray）的杂交芯片与基于微流控（microfluidic）的反应芯片 2 种，已经广泛用于以下几个方面：

1. 确定疾病亚型和选择最佳治疗方案　基因芯片技术的优越性，体现在基因表达水平可以对肿瘤进行更精确的分型分类，并为更好地预测肿瘤的治疗效果和预后提供了强有力的工具。

2. 疾病耐药基因的发现　目前检测多重耐药的方法如 RNA 印迹、实时聚合酶链反应，蛋白水平上的免疫组化、流式细胞仪等，但以上这些方法每次只能对一个基因进行研究，效率低。基因芯片可以同时对众多多种基因进行检测，有助于发现新的耐药基因，寻找药物及时进行耐药基因的逆转，提高疾病（如白血病等恶性肿瘤）复发患者的疗效。

3. 疾病临床早期诊断和预后判断　提取患者样本中的核酸进行标记作为探针，利用探针与芯片杂交，扫描杂交结果，可分析得到该例患者是否患有此类疾病，这就是临床检验芯片原理。目前，肝炎的诊断、地中海贫血病的筛选、性病的批量检测等，都有相应的基因芯片的开发和应用。

（四）基因测序

基因测序即 DNA 碱基序列分析，这是最确切、最直接的基因诊断方法。

1. 传统常用第一代测序的方法为 Sanger 建立的双脱氧末端终止法，基本原理为用双脱氧核苷酸终止 DNA 链的延伸，产生长度不等的 DNA 片段，再由高分辨力的聚丙烯酰胺凝胶电泳分离。但第一代测序的自动化程度、操作的简便程度及相应的时间成本等仍然不尽如人意，于是，第二代测序技术便诞生了。

2. 第二代测序技术又称为高通量测序技术，与传统测序相比，第二代测序技术可以同时对几百万到十亿条核酸分子进行序列测定，从而实现一次性对某物种的基因组、转录组、表观遗传学等

进行细致、全貌的分析。高通量测序技术的发展不仅大大缩短了测序的时间，推进了整个人类基因组研究进程，而且还降低了测序成本，促进了使原本遥不可及的个人基因组测序变成了可能，给生物内在信息的大规模获取工作，迎来了前所未有的大好机遇。现阶段的第二代测序技术平台的市场，主要为 Roche 454、Illumina Solexa、ABI SOLiD 和 Life Ion Torrent 等。该技术可以对基因组、转录组等进行真正的组学检测，在指导疾病分子靶向治疗、绘制药物基因组图谱指导个体化用药、感染性疾病的病原微生物宏基因组鉴定及通过对母体中胎儿 DNA 信息进行产前诊断等方面得到广泛应用。不同平台虽然各自的技术细节各有千秋，但都是先建库、再扩增、然后再边合成边测序，所以说采用的测序基本思路是一样的。然而，由于该技术需要对 DNA 片段化处理，测序反应读长较短（如 Solexa 与 SOLiD 系统单次读长仅为 50bp），需要对数据进行大规模拼接，易出现系统偏好性误差，因此对后期的测序数据分析要求较高。

3. 在第二代测序平台广泛应用和不断完善的同时，以对单分子 DNA 进行非 PCR 扩增的测序为主要特征的第三代测序技术已经崭露头角。Life Technologies（Ion Torrent 半导体测序）、Pacific Biosciences（SMRT 单分子实时测序）、Helicos Biosciences（Helicos 单分子荧光测序）等公司纷纷投入研发。每一项新技术的出现都有超过前代产品的独特之处，第三代测序技术的奥妙，就在于可以减少扩增时出现的系统偏好性误差，但是目前第三代测序检测的规模和效率仍有待提高，目前其进入产品商业化投入临床应用仍有很长的距离。对于整个生物学研究来说，高通量测序技术是一次飞跃性的提高，那么它对于直接关系人类健康的医学和相关的疾病诊断研究来说，更称得上是一次革命性的改变。

新一代测序技术除了在科研领域（比如检测人类基因组上基因拷贝数变异、基因缺失、研究人类基因的多态性等）应用广泛外，在临床医学也有着广阔的应用前景。

1）个体化医疗：新一代基因测序技术的出现，急速降低了基因测序的成本。科研工作者设想将来类似人类基因组规模的测序，预计仅 1 000 美元就可以完成。目前，临床医学已进入从群体治疗向个体化医疗转变时期，越来越多的疾病根据个体的遗传学信息，制订针对性的预防疾病措施和治疗方案，譬如为肿瘤药物靶点研发及预后判断等更深入的研究提供探索和依据。

2）感染性疾病的快速诊断：采用该技术可以有效地预防在国内曾经暴发的甲型 H1N1、H7N9 流感和非典型肺炎（severe acute respiratory syndromes，SARS）等传染疾病，避免疾病的大规模暴发流行，也为较短时间内制订疫情防控策略提供科学依据和坚实保障。

四、基因诊断的应用

随着分子生物学和分子遗传学的快速发展，更先进、更成熟的基因诊断技术不断涌现，目前基因诊断技术已经广泛应用于恶性肿瘤、感染性疾病和遗传学疾病的诊断以及法医学鉴定等领域，基因诊断技术也可应用于组织工程领域，如器官移植、组织、细胞移植的供受者检测等。

（一）在恶性肿瘤中的应用

恶性肿瘤患者常合并多种形式的遗传学异常，基因诊断技术通过分析一些原癌基因的点突变、插入突变、基因扩增、染色体易位和抑癌基因的丢失或突变，从而帮助我们了解恶性肿瘤的分子机制，有助于恶性肿瘤的诊断，对肿瘤治疗及预后有指导意义。如髓系细胞白血病和淋巴细胞白血病的重排基因以及融合基因等，为分子生物学诊断白血病提供了分子靶标，从而可以有效地进行白血病的分型诊断、微小残留病的监测及疗效评价。

（二）在感染性疾病中的应用

感染性疾病通常由病原体感染引起。对于感染性疾病来说，基因诊断相对于传统的诊断方式（如直接分离检查病原体或者对患者血清学或生物化学的分析），具有灵敏性高、特异性强等优点，可以快速实现对病毒、细菌、寄生虫、衣原体、支原体、真菌等感染性病原体的临床诊断，有利于患者临床治疗策略的制订。针对某些特定的病原体，如 EB 病毒、乙肝病毒等，基因诊断技术还能够进一步精确定量，反映体内病毒载量水平，指导下一步的治疗。此外，人体中某些基因的存在或突变，会影响个体对某些病毒或细菌的易感性，对这类携带特定易感基因的高危人群进行早期识别、预防和及时的医学干预，将有助于降低感染率。

（三）在遗传性疾病中的应用

遗传病是指由遗传物质发生改变而引起的疾病。在我国，较常见的遗传疾病有地中海贫血、甲型血友病、乙型血友病、苯丙酮酸尿症、杜氏肌营养不良症、葡萄糖-6-磷酸脱氢酶缺乏症、唐氏综合征等。这些遗传病的发病通常由遗传因素决定，一般在出生一定时间后才发病，有时要经过几年、十几年甚至几十年后才能出现明显症状。由于许多基因的表达有时间和组织特异性，常规方法无法检测这些基因的产物或代谢产物。利用基因诊断技术，不但可对有症状患者进行检测，还能够通过对遗传病家族中未发病的成员，胎儿甚至胚胎着床前进行诊断，检测是否携带有异常基因，这对早期诊断、早期治疗及优生优育都具有十分重要的指导意义。

（四）在法医学及组织器官移植中的应用

对生物个体识别和亲子鉴定传统的方法有血型、血清蛋白型、红细胞酶型和白细胞膜抗原（human leukocyte antigen，HLA）等，但这些方法都存在着一些不确定的因素。近年来对基因结构的深入研究发现，有些具有个体特征的遗传标记可用于个体识别和亲子鉴定。此外，随着医学技术的进步，组织器官移植技术已经得到广泛开展。移植后患者面临的首要问题是即如何减小机体的排异反应，目前普遍开展的术前 HLA 高分辨配型通过筛选与患者吻合度高的供者，极大减少了术后排异反应的发生，提高了移植成功率。

五、基因诊断的展望与挑战

随着"人类基因组计划"的完成（阐明人类所有基因并确定其在染色体上的位置）和"后基因组计划"的实施（对基因功能的研究以及基因与人体疾病关系的研究），分子生物学技术将会越来越普及，从而更加方便地运用到临床基因诊断领域。目前，临床工作者及科研人员更多地关注如何发展和利用基因诊断技术，寻找致病基因，解码个体基因，评估患病风险，进而对个体进行基因诊断与治疗。基因诊断的问世是诊断学的一次革命，标志着人们对疾病的认识已从传统的表现性诊断，步入基因诊断或"逆向诊断"的新阶段，成为分子生物学及分子遗传学在理论、技术和方法上与医学相结合的典范。同时也给了我们很多启示，比如是否可以探索出一条病理与基因诊断技术相结合的诊断方法，在病理等形态学无法做出明确诊断的时候，考虑辅以基因检测，从而进一步提高诊断率。但目前这一新方法的使用不仅涉及技术问题，还存在着极其复杂的伦理、法律与社会问题，需要加以认真思考与对待。

（一）高成本和技术复杂性的问题有待于进一步解决

虽然对高通量基因诊断技术来说，目前已有少数应用于临床，而但大多数仍然停留在科研阶段，可能是由于技术复杂，成本高，因此距离临床检验及疾病诊断的普及性应用还有一段距离。但是可以预见，随着现代生物科学和其他学科技术的不断发展和完善，在不久的将来，可把所有的基因都固定于一块芯片上时，就成了一块多基因疾病检测的万能芯片，它可适用于任何多基因疾病的检测，为临床检测工作带来极大的便利。

（二）准确评估疾病风险，预防治疗措施两手都要抓

在基因诊断逐渐兴盛的同时，由于不能准确地评估患病风险，以及对一些可以检测的致病基因所引发的疾病却没有正确有效的预防和治疗措施，基因检测结果反而成为思想负担和误诊误治的导火索。所以必须建立准确完善的基因诊断体系，同时完善预防治疗措施两方面工作。

（三）基因诊断的伦理问题

不可否认，基因诊断中确实存在着一系列的伦理学问题，比如被诊断为基因缺陷阳性的人如何得到法律保障，使他们不受保险、招聘单位和社会的歧视。对于身患绝症的患者做基因诊断是否符合医学伦理学要求，患者在诊断过程中出现的一系列心理问题，医院是否应负责任等。尽管基因诊断技术存在一些缺陷，但这些问题都无法抹杀该项技术对人类健康所做的贡献。针对以上问题，研究者可以采用以下适当办法加以解决：①正确认识基因诊断的意义；②注重提高医务工作者的素质，提高基因诊断的科学性与权威性；③注意在基因诊断过程中配备法律和心理咨询人员并对被检阳性者提供必要的法律保护，避免因工作失误而导致被检者个人基因隐私的泄露。

六、小结

综上所述，与传统诊断方法相比，基因诊断在临床工作中显得更加灵敏、准确、快捷。基因诊断未来的发展方向，是推动其在疾病预测、预防和个体化治疗中的作用，充分发挥该项技术在克服耐药性治疗中不可替代的角色，同时必须关注其在医学伦理和生物安全方面的问题，并加强基因诊断技术的质量控制。随着医学技术的不断发展，凭借人体基因密码预测相关疾病的风险性，做到早检测、早预防、早治疗，基因诊断技术在临床的应用将有更加广阔的前景。

（周剑峰 安 刚）

第六节　基因治疗基本技术

一、基因治疗的概念

基因治疗（gene therapy）是一种通过基因水平的改变来治疗疾病的方法，是现代医学和分子生物学相结合的新技术，它通过导入外源遗传物质或对体内遗传物质进行体外修饰，以纠正或补偿由于基因缺陷和异常引起的疾病，从而达到治疗或预防疾病的目的。基因治疗技术已有20余年的历史，从1990年美国NIH首次采用它该方法成功治愈腺苷脱氨酶（adenosine deaminase adenase，ADA）基因缺陷的患儿开始，基因治疗已经从单纯的重组技术导入DNA，发展到目前包括了两大调控策略——基因上调（如基因增补、置换等）及下调（如基因抑制、失活等），涵盖DNA和RNA两个干预水平的治疗手段，并在2009年被评为Science杂志十大科学进展之一。近十年来，针对血友病的基因疗法，使得治愈血友病成为可能，而嵌合抗原受体T细胞疗法的井喷式发展，更为肿瘤的基因治疗打开了新世界的大门。

二、基因治疗的特点

（一）高靶向性和低毒害性并存

基因治疗的技术路线是在载体系统的帮助下，将目的基因（如细胞因子、抗原、自杀基因、标记基因和肿瘤抑制物等）定向地导入到靶细胞（如骨髓细胞、血细胞、中枢神经细胞等）。在杀伤癌细胞时基本上不损伤正常组织，治疗过程中患者不会产生痛苦，不会像放化疗那样对人体有很多附加的损害和不良反应。更值得一提的是对那些中晚期复发转移的肿瘤患者尤为有效。

（二）交叉学科性和技术复杂性并存

基因治疗是一项复杂的系统工程。目的基因的选择和分离、克隆和表达的效率和稳定性，毒性反应和免疫排斥的强弱、致瘤性的概率大小等一系列问题的研究，要以分子遗传学、病毒学、免疫学、细胞生物学、临床医学和胚胎干细胞研究为理论基础。同时，它又离不开无菌实验、过敏实验、基因活性实验、致瘤性实验和细胞种类均一性实验所提供的科学事实依据。

（三）高潜力性和高风险性并存

基因治疗与常规治疗方法作用原理不同：常规治疗针对的是由于基因异常而导致的各种临床症状，而基因治疗针对的是疾病的根源——异常的基因本身。由于因为一次基因治疗即可长久改变缺陷细胞的基因表达，从而修正缺陷基因的功能，所以基因治疗在基因存在异常改变的疾病治疗中具备巨大潜力，已经成为当代生命科学中最有前景的研究方向之一。不过，由于基因治疗涉及内外源性基因的重组，因此有可能引起细胞基因突变、原癌基因的激活或抑制基因抑癌基因的关闭，从而导致细胞恶变（尽管这种概率很低）。另外，如果外源基因的产物在宿主体内大量出现表达，而产物又是体内原来不存在的，那么就有可能导致严重的免疫反应；基因治疗的复杂性大大超过了人们的最初设想，对转基因的机制、病毒载体的表达、毒性和免疫性等诸多问题还有待于进一步的论证。

三、基因治疗的常用技术

（一）基因治疗策略

基因治疗是一种根本性的治疗，它可以通过取代突变的致病基因，也可以通过改变病变细胞的基因结构，或者通过导入能增强人体免疫能力的基因等方式，来达到治疗目的。与传统的药物治疗相比，以上这些措施都是从根本上对疾病进行控制。针对不同疾病发病机制，可以采用不同的基因治疗策略。从总体上讲，基因治疗策略包括基因置换、基因添补、基因矫正、导入自杀基因、导入免疫基因和基因干预等（表5-6-1）。

表 5-6-1 基因治疗各种策略及其功能描述

治疗策略	治疗方式	功能描述
基因置换	通过同源重组或基因打靶技术,将正常基因定点整合到靶细胞基因组内,以原位替换致病基因	矫正缺陷基因,是最理想的治疗方式
基因添补	通过不去除异常基因,将有功能的正常基因导入病变细胞或其他细胞后发生非定点整合;或者导入靶细胞本身不表达的基因,利用其表达产物达到治疗目的	为补偿性的基因治疗
基因矫正	将致病基因的异常碱基进行纠正,而正常部分予以保留	改变细胞的功能特性
导入自杀基因	通过导入自杀基因在宿主细胞内编码的酶,使无毒性的药物前体转化为细胞毒性代谢物,诱导靶细胞产生"自杀"效应,从而清除肿瘤细胞	诱导细胞自杀效应
导入免疫基因	将抗体、抗原和细胞因子的基因导入人体,达到预防及治疗效果	改变免疫状态
基因干预	通过抑制某个基因的表达,或破坏某个基因的结构而使之不能表达,达到治疗目的	包括基因失活或抑制,靶基因常是过度表达的癌基因或病毒基因

（二）基因治疗的技术关键

目前,基因治疗的研究主要集中在目的基因的选择、基因编辑技术选择、基因导入载体选择以及靶细胞的选择等方面。

1. **目的基因的选择** 基因治疗的首要问题是选择用于治疗疾病的目的基因。目的基因是多样的,可以是抑制基因、生长因子及其受体信号转导基因、细胞周期调控基因、自杀基因、抗肿瘤血管形成基因、耐药基因等。对遗传病而言,只要已经清楚某种疾病的发生是由于某个基因的异常所引起的,其野生型基因就可被用于基因治疗,如用 *ADA* 基因治疗 ADA 缺陷病。但在现在的条件下,仅此是不够的。可用于基因治疗的基因需满足以下几点:在体内仅有少量的表达就可显著改善症状,该基因的过高表达不会对机体造成危害,很显然某些激素类基因,如与血糖浓度相关的胰岛素基因目前尚不能用于糖尿病的基因治疗。在抗病毒和病原体的基因治疗中,所选择的靶基因应在病毒和病原体的生活史中起重要的作用,并且该序列是特异的,如针对乙型肝炎病毒的 *HBeAg* 或 *X* 基因等。肿瘤患者多有免疫缺陷,可选用免疫因子基因转入人体,肿瘤细胞内往往存在多种形式的基因异常形式,可采用反义技术封闭细胞内活化的癌基因或向细胞内转入野生型抑癌基因,抑制肿瘤生成,所针对的癌基因或抑癌基因应对该肿瘤的发生和发展有明确的相关性。这不仅限于致病基因的发现,同时也包括已知和目前未知功能基因的表达调控序列的确定,以及其相互作用规律的阐明,这将有赖于人基因组计划尤其是功能基因组学的发展。

2. **基因导入载体的选择** 理想基因导入载体应具备下列条件:安全无毒害,不引起免疫反应,高浓度或高滴度,能高效转移外源基因,持续有效表达外源基因,可靶向特定组织细胞,可调控,容纳外源基因可大可小,可供体内注射(包括全身性静脉注射),便于规模化生产供临床应用。目前,常用的基因载体分为病毒载体和非病毒载体。病毒载体在基因治疗领域的应用最为广泛,大约 70% 的治疗方案采用了病毒载体,包括各种反转录病毒、腺病毒、腺相关病毒、疱疹病毒、痘病毒等。非病毒载体系统包括有物理法、化学法等。常用的物理法有电穿孔、基因枪、显微注射和聚乙烯纳米粒子等;化学法常用的有脂质体法和磷酸钙转染法等。这些基因导入载体方法有各自的特点,同时也存在各自的局限性(表 5-6-2)。因此,建立起一套具备"高靶向性、高效率、高承载量、低副作用"的载体系统,是今后研究努力的方向。

3. **基因编辑技术选择** 基因编辑技术包括同源重组技术、锌指核酸酶(zinc finger nucleases, ZFN)技术、转录因子样效应核酸酶(transcription activator-like effectors nucleases, TALENs)技术、规律成簇间隔短回文重复相关蛋白技术(CRISPR/

表 5-6-2 常见基因导入载体的优缺点

载体	优点	缺点
反转录病毒	1. 选择性感染分裂细胞 2. 可稳定整合于宿主基因组 3. 对感染细胞无毒性作用	1. 随机插入，可能导致突变 2. 仅感染分裂细胞 3. 容纳外源基因的大小有限
腺相关病毒	1. 无毒、无致病性 2. 能感染分裂与非分裂的细胞 3. 长期稳定表达	1. 携带外源基因能力有限 2. 难得到高滴度病毒 3. 因需要辅助病毒的参与，有污染的可能性
腺病毒	1. 可高效率体内感染不分裂细胞 2. 病毒滴度高、宿主范围广 3. 包装容量较大、制备方便且易纯化和浓缩	1. 插入外源基因能力有限 2. 免疫原性较强、高滴度时有明显的细胞毒性
脂质体	1. 无感染能力 2. 理论上无 DNA 大小限制 3. 毒性低，无生物源性，更安全可靠	1. 无特异性靶细胞 2. 体内应用困难 3. 转染效率低，且短暂表达
受体介导的转运	1. 无感染能力 2. 特异性转染靶细胞 3. 理论上无 DNA 大小限制 4. 构建灵活	1. 转染效率低 2. 体内应用困难 3. 可能有免疫原性 4. 只有短暂表达
裸露 DNA	1. 制备具有调控部件的质粒 DNA 重组体较容易 2. 导入的基因不需整合即可表达，基因直接注射法可反复使用	1. 转移效率较病毒低 2. 基因表达持续时间短

Cas9）和单碱基编辑（base editors，BE）技术。前三种基因编辑技术都是在基因组靶位点引起 DNA 双链断裂，借细胞内部修复机制进行同源重组修复实现的。这三种技术同时也会导致非同源染色体末端连接，引起碱基随机插入和缺失，造成移码突变，影响靶基因功能。BE 技术有效地改善了以上问题，BE 不引起 DNA 双链断裂，可使靶向位点的胞嘧啶脱氨基转变为尿嘧啶，随着 DNA 复制，实现 C 到 T 和 G 到 A 的单碱基精准编辑。最新型的单碱基编辑器可实现 A·T 碱基对向 G·C 碱基对的转换，引起插入或缺失的频率低于 0.1%。

4. 靶细胞的选择 理论上讲，无论何种细胞均具有接受外源 DNA 的能力，但目前基因治疗中禁止使用生殖细胞作为靶细胞，而只能使用体细胞。此外，选择靶细胞的原则是：不管是直接体内还是间接体内，选择目的基因表达的组织细胞，最好是组织特异性细胞；离体细胞易受外源遗传物质转化；易于由人体分离又便于输回体内，具有增殖优势，生命周期长；离体细胞经转染和一定时间培养后再植回体内仍较易成活。因此，可选择的细胞有淋巴细胞、造血细胞、上皮细胞、角质细胞、内皮细胞、成纤维细胞、肝细胞、肌肉细胞和肿瘤细胞等。在实际应用中，基因治疗的靶细胞应根据具体目的去选择。

四、基因治疗的应用

基因治疗，作为一种分子药物治疗形式，为许多遗传性和获得性疾病提供一种新的治疗方式，从早期单基因遗传病的治疗，到目前扩展的对人类健康威胁严重的多基因疾病，包括遗传病、恶性肿瘤、心血管疾病、代谢性疾病以及感染性疾病等，都有广泛的应用。

（一）恶性肿瘤中的应用

在恶性肿瘤的临床试验方案中，目前用得比较广泛的策略有基因工程改造 T 细胞免疫治疗、自杀基因和肿瘤抑制基因治疗。如 2004 年 1 月，我国批准将世界上第一个基因治疗产品"重组人 p53 抗癌注射液"正式推向市场，这是全球基因治疗产业化发展的里程碑。又如，2007 年，在肺癌患者中发现了棘皮动物微管样蛋白 4- 间变淋巴瘤激酶（echinoderm microtubule associated protein like 4-anaplastic lymphoma kinase, EML4-ALK）融合基因，研发其特异抑制剂 Crizotinib 并在 2011 年 8 月被美国食品药品管理局批准用于临床，这一过程仅用了 4 年时间。目前最引人注目的领域为嵌合抗原受体 T 细胞免疫治疗（chimeric antigen receptor T-Cell immunotherapy, CAR-T），利用基因工程技术，将含有特异性识别肿瘤细胞且激活 T 细胞的嵌合抗原受体的病毒载体转入 T 细胞，回输患者体内发挥抗肿瘤作用。2017 年我国学者探索了 CD19 CAR-T 治疗在儿童及成人急性淋巴细胞白血病中的安全性和有效性，完全缓解率达 90%。CAR-T 在白血病和淋巴瘤治疗中极具发展前景。

（二）单基因遗传病中的应用

人类历史上的第一个基因治疗案例，就是在单基因遗传病中的成功应用。患儿是一位 4 岁来自美国的腺苷脱氨酶（adenosine deaminase, ADA）基因缺乏的女孩，通过利用反转录病毒载体，将 *ADA* 基因导入造血干细胞，再回输至体内，成功治愈其由于基因缺失造成的重度联合免疫缺陷病。单基因遗传病基因治疗的关键是外源基因能在体内长期稳定的表达。血友病作为一类单基因遗传性出血性疾病，是基因治疗研究的良好模型。NCT02576795 临床试验表明将携带人凝血因子Ⅷ的腺相关病毒载体输入血友病 A 患者体内，中剂量和高剂量治疗组患者可完全脱离外源性凝血因子输注，安全性好。

（三）心血管系统疾病中的应用

目前心血管疾病基因治疗主要包括：促进心肌及下肢缺血的血管形成，防止急发性狭窄及血管成形术或血管移植后的再狭窄，用于血管的修复和吻合，防止血栓的形成。在临床试验中，通过对转移内皮细胞生长因子（vascular endothelial growth factor, VEGF）及成纤维细胞生长因子（fibroblast growth factor, FGF）基因的治疗，已能够在下肢缺血和心肌缺血中促进血管的生成和血液的流通。

（四）感染性疾病中的应用

目前感染性疾病的基因治疗主要集中在感染人类免疫缺陷病毒（human immunodeficiency virus, HIV），少数为治疗人类疱疹病毒、爱泼斯坦 - 巴尔病毒（Epstein-Barr virus, EBV）、乙型肝炎病毒（HBV）或者巨细胞病毒（cytomegalovirus, CMV）等感染的患者。

五、基因治疗的展望和挑战

随着分子生物学和遗传学技术的不断提高，当今人类基因组的研究开始进入功能基因组阶段。在这一阶段中，将会有大批疾病相关基因和致病基因被克隆并鉴定，从而在基因水平阐明众多疾病的发病机制。这不仅将为基因治疗提供更多的治疗基因和有效的治疗策略，而且也将使基因治疗的应用前景更为广阔。但基因治疗仍存在诸多问题有待解决，公众和学术界对基因治疗的评价也褒贬不一，如伦理学、安全性、导入基因缺乏可控性等问题亦层出不穷。目前，基因治疗的发展已经经历了"乐观与热情、失望与怀疑、理性与挑战"的过程，展望未来，机遇与挑战并存。总结一下，可以从下列五个方面进行论述：

（一）寻找新的切实有效的基因

尽管目前有多种细胞因子基因、抑癌基因等可用于肿瘤的基因治疗，但总体来讲，效果尚不理想，尚有多种疾病的基因未被分离出。因而寻找更多更具杀伤肿瘤细胞能力的基因，将大大推动基因治疗的研究，扩大其应用范围。对大部分的多基因遗传病（如恶性肿瘤等）的致病基因的互作机制还有待阐明，即使找到相关的基因，如果对整个基因网络进行干预，仍存在许多未知因素。

（二）构建高效特异载体系统

目前的基因导入系统尚不成熟，存在着结构不稳定、缺乏靶向性、效率较低、安全性低以及治疗基因难以到达靶细胞等隐患，这需要构建更有效的病毒载体。因而，发展集可控性、安全性和有效性于一体的新型载体系统是当今及未来的研究方向。

（三）通过基因调控进行更加精确的基因治疗

治疗基因到达靶细胞盲目性大、表达的可控性差，有激活致癌基因产生野生型病毒的潜在危害。要使外源基因能按需表达，最理想的方法是使导入的外源基因在人体特异组织和细胞中进行长期有效的表达，并能受生理信号的调控。从近期来说，可以期待实现的是在 cDNA 水平加上部分内含子及调控元件,应用诱导的形式达到一定程度的可控性,这样可以使得部分基因导入体内后,可通过诱导来调控表达。与基因治疗载体系统相比,治疗基因表达调控的研究和进展相对滞后,主要受制于载体的包装容量。随着人类基因组计划的进展与完成,新的基因座控制区、隔离子、内含子、特异的启动子、增强子等的发现与分离,必定带动基因治疗向前发展。今后只有对人类基因组的运转机制有了全面的解读,并充分了解基因调控机制和疾病的分子机制,才有可能在基因治疗方面取得突破。

(四)与其他手段有机结合,同时进行准确的疗效评价

基因治疗可与其他方法,如与外科手术、放疗、化疗和介入治疗等有机结合,发挥综合治疗的优势,产生叠加效应。这是一个大有可为的研究方向。同时,体外实验的结果不一定与最终临床应用的结果相一致,况且目前的人体临床试验中,限于伦理问题,多选择常规治疗失败或晚期肿瘤患者,难以客观地评价治疗效果。因此,有必要建立客观准确的评价方法体系,通过更多的临床随机对照试验进一步验证其准确疗效。

(五)基因治疗的伦理问题

基因治疗也是一把双刃剑,一系列医学、伦理和法律问题等待着令人满意的解答,例如体细胞基因治疗中的知情同意和受试者选择问题、基因治疗商业化带来的利益冲突等问题、该不该进行生殖细胞基因治疗和非医学目的的基因增强、是否会因基因干预的泛滥而导致新的优生学和优生政策等。只有在严格伦理审查和公众监督下开展的基因治疗,才可以得到医学的和伦理的辩护。

六、小结

基因治疗的着眼点必须从整体的系统观点出发,始终着眼于局部与整体、整体与外部环境相互联系、相互作用、相互制约的关系。基因治疗最终要落脚于人类疾病的治疗,但基因治疗是一种新技术,在理论和技术方面尚有一些关键问题急需发现和解决。在未来,基因治疗发展方向拟以改善和优化基因导入系统的靶向性和效率、构建新的基因定点整合载体、提高原位纠错效率,以及分离克隆新的表达调控元件和构建可控性表达载体

作为切入点,研究和解决这些关键问题。这些研究不仅将大幅度地提高基因治疗的疗效,还为基因治疗的最后成功铺平道路。我们相信,作为一种对人类健康具有广泛而深远影响的药物或治疗方式,基因治疗这个年轻的领域正朝着治愈更大范围人类疾病的领域迈进,为数以亿计的患者带来了希望,对人类疾病治疗有深远的意义。

(周剑峰 安 刚)

第七节 基因编辑实验技术

所谓基因编辑技术,是指在生物体基因组的一个或多个特定位点进行基因敲除,或将外源基因敲入甚至替换原有的基因,从而实现对生物体基因组进行目的性改造等研究。

自1953年沃森和克里克发现DNA双螺旋结构以后,人们进入了分子生物学的时代。近半个世纪以来,人们通过分子与细胞层面的手段对基因进行特异性改造从而深入了解其功能。最初的基因编辑技术是通过基因打靶将外源DNA导入缺陷细胞中,并通过同源重组修复的方式将外源DNA整合到基因组中。然而当细胞中缺乏同源性修复模板时,DNA双链发生断裂的部位则通常会通过非同源末端连接修复的方式诱导发生插入或缺失突变。早期的基因编辑工具包括归巢核酸内切酶(meganuclease)、基于真核转录因子的人工锌指核酸酶(zinc finger nucleases, ZFN)和基于黄单胞菌的类转录激活因子效应物核酸酶(transcription activator-like effector nucleases, TALENs)等,为实现基因的定点改造甚至基因治疗等方面的研究提供了一个非常有前景的技术平台。2013年,一项突破性进展——CRISPR/Cas9系统在哺乳动物中的应用,相比以往的基因编辑技术更为简便,并且编辑效率更高,特异性更强,同时大大降低了基因编辑的成本,进而成为新一代应用最为广泛的基因编辑技术。

一、归巢核酸内切酶技术

归巢核酸内切酶在20世纪90年代首次被发现,它是一种可以作为"DNA剪刀"的内切酶,并且比其他天然限制性内切酶具有更高的精确性和更低的细胞毒性,其中LAGLIDADG家族的归

巢核酸内切酶已被作为工具酶广泛应用于基因编辑。归巢核酸内切酶具有两个保守的结构域：DNA 结合域和 DNA 剪切域，其 DNA 结合域可以特异性识别 12~40 个碱基的 DNA 序列，并且可以通过修饰使其识别不同的 DNA 序列；其 DNA 剪切域则负责对基因进行切割，并通过同源重组实现对基因的敲除、替换或插入。在早期基因编辑时期，归巢核酸内切酶的出现为进行基因改造开辟了广阔的道路，但归巢核酸内切酶的局限性在于其种类有限，DNA 识别序列有限，即使是通过后期人为的引入少量氨基酸序列来改变识别位点也只能识别有限的 DNA 序列，过程冗长而复杂。

二、锌指核酸酶（ZFN）技术

锌指核酸酶是一个异源二聚体，由 DNA 结合域和 DNA 剪切域组成，其 DNA 结合域由 3~4 个锌指结构串联，每个锌指结构由 30 个氨基酸组成，并且由一个锌离子固定，形成由一个 α- 螺旋和两个反平行的 β- 折叠组成的二级结构，其中 α- 螺旋的氨基酸残基决定锌指结构对 DNA 结合的特异性，同样人们也可以通过改变 α- 螺旋的氨基酸残基来获得新的可识别 DNA 序列。目前已公布的自然存在的和经过人工改造的锌指蛋白可以识别所有的 GNN 和 ANN 以及部分 CNN 和 TNN 的三联体。锌指核酸酶的 DNA 剪切域主要由非特异性核酸内切酶 Fok I 羧基端的 96 个氨基酸组成，可以切割所识别的 DNA 序列。但在进行基因编辑时 Fok I 的剪切结构域必须二聚化后才具有内切酶活性，即在靶基因的左右两边各有一个 ZFN 识别位点，并且这两个识别位点的间距在 6~8 个碱基时，两个 ZFN 的 Fok I 单体才可以形成二聚体来发挥作用，并对靶基因进行切割实现 DNA 双链断裂（图 5-7-1）。锌指核酸酶的局限性在于其组装困难，需要烦琐的步骤来设计可以识别目的序列的 DNA 结合域，另外成本也比较昂贵，效率较低。

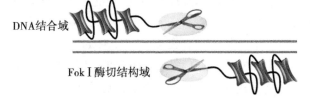

图 5-7-1　锌指核酸酶（ZFN）技术原理示意图

三、类转录激活因子效应物核酸酶（TALEN）技术

类转录激活因子效应物核酸酶（TALEN）在 2012 年首次被发现，TALEN 与 ZFN 相似，也是由 DNA 结合域和 DNA 剪切域两部分组成，但不同的是 TALEN 的编辑效率更高，特异性更强。TALEN 的出现是实现基因编辑的里程碑式事件。

TALEN 是一种人工改造的核酸内切酶，其 DNA 结合域蛋白来源于植物病原菌黄单胞菌（Xanthomonas）分泌的一种蛋白——激活因子样效应物（TAL effectors，TALEs），TALE 蛋白可以特异性识别 DNA 碱基对，通过设计特定的 TALE 可以识别并结合到任何特定的 DNA 序列，在 TALEN 系统中 DNA 识别结合域由一系列 TALE 蛋白串联组成，并且每个蛋白可以识别并结合对应的 DNA 碱基。TALE 蛋白高度保守，由 34 个氨基酸构成，其第 12 位和第 13 位的两个氨基酸可以特异性识别 DNA 碱基，并且这两个氨基酸是可变的，这个区域因此被称为重复可变双残基（repeat variable di-residues，RVD）。经过研究人们发现了氨基酸与碱基的对应关系，在这个 RVD 区域 NG 可以识别 T，HD 可以识别 C，NI 可以识别 A，NN 可以识别 G 或者 A，通过这些特异性识别将多个 TALE 蛋白串联组装在一起即可识别目的靶基因（图 5-7-2）；与 ZFN 相似，TALEN 的 DNA 剪切域也是由 Fok I 构成的，也需要在靶基因两侧设计 TALE 蛋白识别结合位点，两个 Fok I 单体形成二聚体，实现对靶基因的切割，从而产生 DNA 双链断裂，再通过 DNA 的自我修复实现对靶基因的改造（图 5-7-3）。

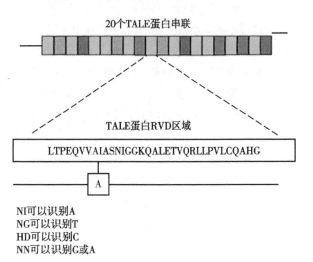

图 5-7-2　TALE 蛋白示意图

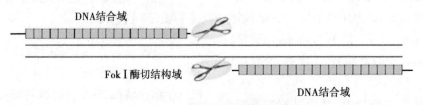

图 5-7-3 TALE 技术原理示意图

相对于 ZFN 技术而言,TALEN 技术可以通过改造去识别任意的 DNA 序列,实现对任意基因的敲除;并且在保证转染效率的前提下其成功率能达到 95%,其脱靶率低、构建周期短、成本低廉等优点使其一度成为炙手可热的基因编辑手段。

四、CRISPR/Cas9 技术

1987 年,日本科学家在 K12 大肠杆菌的染色体上首次发现很多成簇的、规律间隔的短回文序列;2002 年,科学家将这段串联间隔重复序列命名为 CRISPR 序列;2012 年,科学家将 CRISPR/Cas 系统改造为基因编辑系统,并首次在体外实现了 CRISPR/Cas 系统对 DNA 的切割,直到 2013 年将 CRISPR/Cas9 系统第一次在哺乳动物中应用,使得基因编辑的效率大大提升,为基因编辑领域带来了一场重大革新。

CRISPR/Cas 系统是一种自我防御的免疫系统,其广泛存在于各种细菌及古生菌中,其作用与之前的 ZFN、TALENS 相似,均可以特异性识别并切割 DNA 片段。CRISPR/Cas 系统根据 Cas 蛋白的不同可分为三类,分别为:Type Ⅰ,Type Ⅱ,Type Ⅲ。

CRISPR 序列是一种非编码 RNA 的转录本,可以通过不同的酶促途径成熟,Type Ⅰ 和 Type Ⅲ 系统是 CRISPR/Cas 系统中较为复杂的系统。在 Type Ⅰ 系统中,首先通过 CRISPR 相关的核糖核酸酶将重复序列裂解出 crRNA 前体,接着由 6 个 Cas 蛋白组成的 Cas 蛋白复合物诱导这些 crRNA 成熟,并与之形成防御复合物 CASCAD,防御复合物 CASCAD 中的 crRNA 可以与外源 DNA 互补配对形成 R 状结构,随后 Cas3 核酸酶被招募到级联结合的 R 环中,行使核酸酶功能使得 R 状结构的互补链被切开,随后再将非互补链切开(图 5-7-4)。

Type Ⅲ 系统与 Type Ⅰ 系统作用功能相类似,但不同的是 Type Ⅲ 系统的 Cas 蛋白复合物含有 Cas10 蛋白(Cas10 蛋白在Ⅲ-A 型 CRISPR-Cas 系统中被称作 Csm,在Ⅲ-B 型 CRISPR-Cas 系统中被称作 Cmr),Cas10 蛋白具 RNA 酶的活性,主要参与催化诱导 crRNA 的成熟和识别并剪切入侵的外源 DNA(图 5-7-5)。

Type Ⅱ 系统即为广泛应用于基因编辑的系统 CRISPR/Cas9,Ⅱ型 CRISPR/Cas 系统的结构为 5′ 端为 tracrRNA 基因,中间为 Cas 蛋白的编码基因,3′ 端为 CRISPR 序列。与前两种类型的 CRISPR/Cas 系统不同的是,Type Ⅱ 系统只需要 Cas9 核酸酶就可以酶切降解与其 crRNA-tracrRNA 杂交组成的 gRNA 所配对的 DNA。Cas9 蛋白源于嗜热链球菌和产脓链球菌,具有两个结构域,分别为 HNH 核酸酶结构域和 Ruvc 结构域,其中 HNH 结构域负责切割与间隔序列互补的外源 DNA;Ruvc 结构域则负责切割另一条 DNA 链,Cas9 蛋白在 tracrRNA 和 crRNA 的引导下识别 PAM 序列,并且在 PAM 序列上游 3 个碱基处切割 DNA 双链,在 2012 年 CRISPR/Cas9 系统经过改造,将 tracrRNA 与 crRNA 改造成为一个向导 RNA(single-guide RNA,sgRNA),sgRNA 与可以与目的基因结合,从而引导 Cas9 蛋白识别并切割目的基因序列,造成 DNA 双链断裂,随后通过 DNA 修复过程发生碱基的突变或缺失(图 5-7-6)。

由于 CRISPR/Cas9 系统的构建方法简单快捷,能高效介导基因的定点敲入或者使基因组发生点突变,并且以其精确的切口酶活性降低了基因治疗中的风险,因此,CRISPR/Cas9 系统在基础研究和临床应用等方面有着广阔的应用前景。目前,CRISPR/Cas9 系统已经被应用到多种疾病模型的研究中,例如,在 2014 年,Sanchez Rivera 等人用 CRISPR/Cas9 系统编辑已知的人肺癌相关基因,从而建立小鼠肺癌模型。由此可见,人们通过利用 CRISPR/Cas9 系统进行人类疾病的研究。

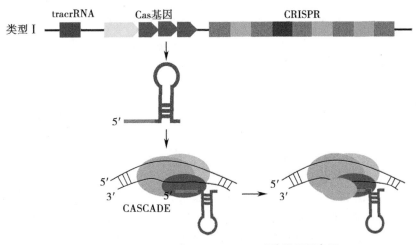

图 5-7-4　Type Ⅰ型 CRISPR/Cas 系统原理示意图

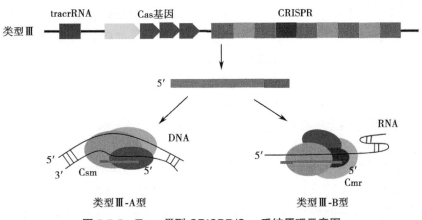

图 5-7-5　Type Ⅲ型 CRISPR/Cas 系统原理示意图

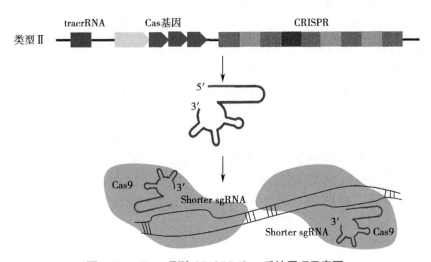

图 5-7-6　Type Ⅱ型 CRISPR/Cas 系统原理示意图

（帅 领　高 倩　姚春萌）

第八节 分子克隆实验技术中的常用数据库

随着分子克隆实验技术的发展,大量实验数据不断产生,通过对数据的分类、收集和整理,陆续建立起各种数据库,几乎覆盖了生命科学和医学的各个研究领域。如何快捷地使用数据库、挖掘出所需要的基因结构和表达等信息显得越来越重要。本节简要介绍常用的核酸序列数据库 GenBank、EMBL 和 DDBJ 以及蛋白质数据库 PIR、MIPS、PRINTS 和 Pfam,并列出了其他分子克隆实验中常用的网址和链接资源。

一、核酸序列数据库

(一) GenBank 数据库

GenBank 是具有目录和生物学注释的核酸序列综合数据库(http://www.ncbi.nlm.nih.gov/genbank/),由美国国家医学图书馆(the National Library of Medicine, NLM)的国家生物信息中心(the National Center for Biotechnology Information, NCBI)构建、维护和管理。GenBank 中的数据由全世界不同实验室的科研人员直接提供或来源于大规模基因组测序计划,序列信息通过 BankIt 或独立的 Sequin 程序提交,被 GenBank 接受后,该序列即获得特定的登录号。GenBank 数据库每天与欧洲分子生物学实验室的核酸序列数据库(EMBL)和日本的 DNA 数据库(DDBJ)进行数据交换,实现了数据库内容在全球的同步性和完整性,用户只要进入任意一个,就能得到最新数据。由于三个数据库几乎在任何时候都享有相同数据,这种几乎一直的数据库被称为"国际核酸系列数据库(INSD)"。

通过 Entrez 检索系统(http://www.ncbi.nlm.hih.gov/sites/gquery)可以灵活访问 GenBank 和其他资源的核酸、蛋白质序列和基因图谱以及蛋白质结构数据库。利用 BLAST 程序(http://blast.ncbi.nlm.nih.gov/Blast.cgi)进行序列相似性搜索,可以检测查询序列和数据库所有序列的相似性。

(二) EMBL 数据库

欧洲分子生物学实验室(European Molecular Biology Laboratory, EMBL)是欧洲主要的核酸序列收集单位(http://www.edi.ac.uk/embl/),位于德国海德堡的欧洲生物信息学中心(European Bioinformatics Institute, EBI)是 EMBL 的站点,负责维护 EMBL 核酸序列数据库。

(三) DDBJ 数据库

日本 DNA 数据库(DNA Data Bank of Japan, DDBJ)由信息生物学中心和国家遗传研究所的日本 DNA 数据库(CIB-DDBJ)共同组建,是亚洲唯一的核酸序列数据库(http://www.ddbj.nig.ac.jp/)。DDBJ 的主要任务是共同提高 INSD 的质量,当研究者通过 INSD 公开他们的数据后,全世界将共享这些序列信息,DDBJ 根据 INSD 统一规划尽量详尽地标注这些数据的信息,使用户更好地利用 DDBJ。

(四) 其他常用的核酸序列数据库网址

1. 特殊类型核酸序列数据库

(1)非编码 RNA 数据库,提供非编码 RNA 的序列和功能信息:http://www.ncrna.org/。

(2)表达序列标签数据库(dbEST),是 GeneBank 的子数据库:https://www.ncbi.nlm.nih.gov/genbank/dbest/。

(3)序列标签位点数据库(dbSTS)

(4)微小 RNA(microRNA 或 miRNA)序列和注释的数据库(miRBase):http://www.mirbase.org/; http://ngs.ym.edu.tw/ym500v2/index.php。

(5)转运 RNA 数据库(tRNAdb),提供综合序列和二级结构的 tRNA 数据库:http://trna.bioinf.uni-leipzig.de/。

(6)密码子使用数据库(Codon Usage Database),可以查询各种生物体中密码子的使用频率:https://www.kazusa.or.jp/codon/。

(7)真核生物启动子数据库(EPD),是一个针对真核 RNA 聚合酶 II 型启动子的非冗余数据库:https://epd.epfl.ch/index.php; https://epd.epfl.ch/。

(8)转录调控区数据库(TRRD):http://www.mgs.bionet.nsc.ru/mgs/gnw/trrd/。

(9)核酸数据库及结构资源(NDB):http://ndbserver.rutgers.edu/。

(10)古细菌、细菌和真核生物核糖体 RNA 序列数据库:https://www.arb-silva.de/。

(11)经实验验证过的 miRNA-target interaction

（MTI）数据库：https://mirnatarget.com/。

2. 基因组相关数据库

（1）基因组序列数据库（GSDB），收集、管理和发布完整的 DNA 序列及其相关信息，满足基因组测序中心需要：http://www.ncgr.org/。

（2）基因组在线数据库（GOLD），世界上已完成和在建的基因组序列计划的详细目录和各种信息：http://www.genomesonline.org/。

3. 核酸三维结构数据库（NDB） 网址是：http://ndserver.rutgers.edu/NDB/ndb.html。

4. 基因表达数据库

（1）基因表达库（GEO）：https://www.ncbi.nlm.nih.gov/geo/。

（2）斯坦福微阵列数据库（SMD）：http://smd.princeton.edu/。

（3）EBI 基因表达与其他微阵列数据库（Array Express）：http://www.ebi.ac.uk/arrayexpress/。

（4）利用 GenBank accession number 或基因名称搜索基因或克隆相关信息：https://source-search.princeton.edu。

（5）基因或蛋白在不同种属的不同组织、不同发育阶段的表达情况：https://www.ebi.ac.uk/gxa/home。

（6）基于 RNA-seq 的基因共表达数据库：https://rseqc.sourceforge.net/。

5. 人类基因突变及疾病相关数据库

（1）人类基因变异数据库（HMGD），收集公开发表的引起人类遗传疾病的胚系突变信息。范围限定在导致明确遗传表型的突变，体细胞突变和线粒体突变也列入其中：http://www.hgmd.cf.ac.uk/。

（2）人类孟德尔遗传在线（OMIM），综合的、权威的研究人类表型和基因型关系的数据库，收录了所有已知的孟德尔疾病，和超过 16 000 个基因的信息（涵盖一大半人类已知的基因）：http://www.omim.org/。

（3）国际人类基因组单体型图计划（HapMap），HapMap 是 Haplotype Map 的简称，Haplo 意为单一，在基因组中专指来自父母的一对染色体中的一条。Haplotype 就是单条染色体中的一段，译作单体型/单倍型，是描述遗传差异的一种主要方式：http://hapmap.ncbi.nlm.nih.gov/。

（4）人类核苷酸多态性数据库（dbSNP），是由 NCBI 与人类基因组研究所合作建立的，关于单碱基替换以及短片段插入、删除多态性的资源库：http://www.ncbi.nlm.nih.gov/。

（5）国际肿瘤基因组协会（ICGC），是全球性合作的肿瘤数据库：https://dcc.icgc.org/。

（6）癌症基因组学生物门户（cBioPortal），是一个用于研究多维癌症基因组数据集的开放平台：http://www.cbioportal.org/。

（7）癌症体细胞突变目录（COSMIC），是世界上最大和最全面的用于探索人类癌症体细胞突变的数据库：https://cancer.sanger.ac.uk/cosmic。

（8）癌症基因组图谱（TCGA），该数据库主要对样本进行外显子组和基因组测序分析，所提供的数据包括：基因组拷贝数变化、表观遗传、基因表达谱、miRNA 等：https://portal.gdc.cancer.gov/。

（9）人类表观基因组计划数据库（HEP），数据库给浏览基因组数据提供了可靠和迅速的方式，支持数据库检索和序列相似性搜索：http://www.epigenome.org/。

（10）DiseaseMeth 是一个专注于人类疾病的异常甲基化数据库，不仅包括多种癌症，同时还包括神经发育和退行性疾病、自身免疫疾病等数据集：http://bio-bigdata.hrbmu.edu.cn/diseasemeth/。

（11）EWAS 数据中心用于收集和标准化 DNA 甲基化阵列数据以及存档相关的元数据，协助检索和发现基于甲基化的生物标记物，用于表型表征，临床治疗和保健：https://ngdc.cncb.ac.cn/ewas/datahub。

二、蛋白质信息库相关数据库

（一）PIR 数据库

蛋白质信息库（protein information resource, PIR）是一个支持基因组学、蛋白组学用于系统生物学研究的综合公共生物信息学资源库，由美国国家生物医学基金会建立，帮助研究者确认和解释蛋白质序列信息。PIR 主要包括：①通用蛋白质资源库（UniProt, https://www.uniprot.org/），储存和链接其他蛋白质数据，是蛋白质序列和具有综合功能注释目录的中心资源库；②蛋白质知识整合数据库（iProClass, http://pir.georgetown.edu/iproclass/）提供来自 90 多个生物学数据库的大量整合数据，包括蛋白质 ID 谱图服务、UniprotKB 编著蛋白质摘要描述和筛选 UnParc 数据库的蛋白质序列；③蛋白家族分类系统（PIRSF, http://pir.georgetown.edu/pirsf/），根据超家族到亚家族分歧构建的多级网络分类系统，序列分歧反映了全序列蛋白和功能域进化的关系。PRISF 注释特殊的生物学功能、生物学活动和序列特征，制定功能位点和蛋白质命名规则，提供蛋白质进化相关的独立平台。

（二）MIPS 数据库

慕尼黑蛋白质序列信息中心数据库（MIPS, https://www.helmholtz-munich.de/）的重点工作是基因组信息学，特别注重基因组信息系统分析，包括应用生物学方法注释基因组，表达分析和蛋白质组学方面研究。MIPS 支持和维护一系列基因组数据库以及系统，提供细菌、真菌和植物基因组比较分析服务，以及提供基因组分析工具、数据库检索系统、表达分析、蛋白质互作等网络服务（http://helmholtzmuenchen.de/en/mips）。

（三）PRINTS 数据库

蛋白质基序指纹图综合数据库（PRINTS），每个指纹图都经数据扫描程序 ADSP 或 VISTAS 序列分析软件包反复优化后定义（http://www.bioinf.man.ac.uk/dbbrowser/prints/）。根据指纹图的复杂性分为简单和复合指纹图。简单指纹图基本上是单一的基序，而复合指纹图包含多和基序。由于识别能力的提高，数据库大部分新数据记录更适合多组合检索，检索结果更容易解释。

（四）蛋白质域家族集合数据库（Pfam）

蛋白质域家族集合数据库（Pfam）：https://pfam-docs.readthedocs.io/en/latest/ftp-site.html。

（五）其他蛋白序列数据库网址

1. 蛋白质功能数据库、结构域和蛋白质家族有关的数据库

（1）蛋白质功能位点数据库（PROSITE）：http://prosite.expasy.org/。

（2）蛋白质结构域和功能位点数据库（InterPro）：http://www.ebi.ac.uk/interpro/。

（3）蛋白质信号和细胞外结构域模式数据库（SMART）：http://smart.embl-heidelberg.de/。

（4）基于 LC-MS/MS 质谱技术的多肽数据库：http://www.peptideatlas.org/。

（5）蛋白质功能信息数据库：http://www.uniprot.org/。

（6）蛋白质保守结构域数据库：http://www.ncbi.nlm.nih.gov/Structure/cdd/cdd.shtml。

（7）蛋白互作数据库：https://string-db.org。

（8）蛋白翻译后修饰数据库，http://plmd.biocuckoo.org/。

（9）蛋白修饰位点数据库，https://www.phosphosite.org/。

2. 蛋白质三维结构数据库

（1）蛋白质数据库（PDB），主要由晶体 X 射线和核磁共振确定的三维大分子结构数据库：https://www.rcsb.org/。

（2）多肽、蛋白质、核酸等的核磁共振数据存储库（BioMagResBank）：https://bmrb.io/。

（3）蛋白质 3D 结构数据库（SWISS-MODEL Repository），收录各种双向电泳或 SDS 的电泳图，并提供蛋白在电泳图中的位置及其信息，包括人类、小鼠、大肠杆菌、酿酒酵母、盘基网柄菌，https://swissmodel.expasy.org/。

（4）比较蛋白质结构模型数据库（ModBase）：https://modbase.compbio.ucsf.edu/。

（5）CATH 蛋白质结构分类（Class, Architecture, Topology and Homologous superfamily）：https://cathdb.info/。

（6）蛋白质结构分类（SCOP）：https://scop.mrc-lmb.cam.ac.uk/。

（7）蛋白质结构相互对比的数据库（SARST）：http://sarst.life.nthu.edu.tw/。

（8）在蛋白序列中搜寻互作位点的数据库（PiSite）：http://pisite.hgc.jp。

（9）搜索 3D 结构已知的蛋白质的互作信息的数据库（3DID）：http://3did.irbbarcelona.org。可通过结构域名称、基序名称、蛋白质序列、GO 编码、PDB ID、Pfam 编码进行检索。

3. 蛋白质二维凝胶电泳数据库

（1）http://world-2dpage.expasy.org（WORLD-2DPAGE）。

（2）http://www.mpiib-berlin.mpg.de/2D-PAGE/。

（3）http://www.expasy.org/ch2d/（SWISS-2DPAGE）。

4. 信号转导及蛋白质 - 蛋白质相互作用数据库

（1）信号转导途径数据库（SPAD）：http://

signalingpathways.org/datasets/index.jsf。

（2）细胞信号网络数据库（KEGG）：http：//www.genome.jp/kegg/。

5. DNA和蛋白质相互作用数据库（STRING）

STRING 网址：https://string-db.org。

6. 蛋白质翻译后修饰数据库

（1）糖蛋白及其糖基化位点的数据库（O-GlycBase）：https://services.healthtech.dtu.dk/。

（2）蛋白质磷酸化位点数据库（PhosphoBase）：http://phospho.elm.eu.org/。

（3）蛋白质结构修饰数据库（RESID）：https://proteininformationresource.org/resid/。

三、常用的链接资源

（一）美国国家生物技术信息中心

美国国家生物技术信息中心（the National Center for Biotechnology National Library of Medicine，NCBI）提供大量的数据库和基于互联网交互形式的检索（http://www.ncbi.nlm.gov），包括 CenBank、PubMed BLAST、基因组资源数据库肿瘤资源数据库和其他资源数据库。这些资源通过 Entrez 进行整合。

（二）中国核酸公共数据库

中国核酸公共数据库（BIOSINO）由中国科学院上海生命科学研究院生物信息中心和国家人类基因组南方研究中心共同开发，是我国第一个自主开发的核酸数据库（http://www.biosino.org/）。其主要功能是提供核酸序列注册号；提供核酸序列相关信息的登录；提供基于本数据库的同源性搜索；提供序列信息的保护功能；提供基于电子邮件的提交方式。

（三）Sanger 中心

Sanger 中心（http://www.sanger.ac.ik）提供基于互联网交互形式和链接的数据库和软件应用，包括许多基因组测序项目。

（四）瑞士生物信息学研究所

ExPASy 分子生物学服务器 - 蛋白质专家分析系统主要为蛋白质结构和功能分析提供数据库和应用软件资源的链接，网址是：http://www.expasy.ch。

（五）RNA 世界

专门提供 RNA 数据库的链接，网址是：http://www.ra.uni-jena.de/rna.php。

（六）Addgene

Addgene 是一个全球性的、非盈利的质粒存储库，是一个用来帮助全球科学家共享质粒的机构，网址是：https://www.addgene.org/。

（七）Demap

Demap 是一个分析多种癌细胞系基因表达情况的数据库，包括表达数据，拷贝数变异，甲基化等，网址是：https://depmap.org/portal/。

（八）UCSC genome

包含有人类、小鼠和大鼠等多个物种的基因组图谱，并提供一系列的网页分析工具。网址是：http://genome.ucsc.edu/。

（九）蛋白质数据库（PDB）

RCSB 蛋白质数据库（RCSB PDB）是一个可视化 3D 蛋白质结构的数据库。网址是：https://www.rcsb.org/。

（十）同源基团的簇（clusters of orthologous groups，COG）

同源基团的簇数据库是一个提供蛋白注释、确定保守序列残基和分析成员蛋白进化关系的网站，网址是：https://www.ncbi.nlm.nih.gov/research/cog/。

四、医学文献数据库

1. Pubmed 网址：http://pubmed.ncbi.nlm.nih.gov。

2. Web of Science 网址：https://www.webofscience.com/wos/alldb/basic-search。

3. ACS 网址：https://pubs.acs.org/。

4. SpringerLink 网址：https://link.springer.com/。

5. ScienceDirect 网址：https://www.sciencedirect.com/。

6. Science 网址：https://www.sciencemag.org。

7. Elsevier 网址：https://www.elsevier.com/。

8. 万方数据网址：https://www.wanfangdata.com.cn/。

9. 维普网址：http://qikan.cqvip.com。

（苏位君　李　娜）

参 考 文 献

［1］ Sambrook J, Russel DW. Molecular Cloning：A Laboratory Manual［M］. 5th ed. New York：Cold Spring Harbor, 2011

［2］ Weaver RF. Molecular Biology［M］. 5th ed. New York：McGraw-Hill, 2011

［3］ Watson JD, Baker TA, Bell SP, et al. Molecular Biology of the Gene［M］. 6th ed. New York：Cold Spring Harbor, 2007

［4］ Setlow JK. Genetic Engineering：Principles and Methods［M］. 12th ed. New York：Plenum Press, 1990

［5］ Burgess RR, Deutscher MP. Guide to Protein Purification［M］. Beijing：Science Press, 2011

［6］ Krebs JE, Goldstein ES, Klipatrick ST. Lewin's Genes XI［M］. 11th ed. Jones & Bartlett Learning, 2012

［7］ Wood AJ, Lo TW, Zeitler B, et al. Targeted genome editing across species using ZFNs and TALENs［J］. Science, 2011, 15（6040）：307

［8］ Brinster RL. Germline stem cell transplantation and transgenesis［J］. Science, 2002, 296（5576）：2174-2176

［9］ Esteller M. Non-coding RNAs in human disease［J］. Nat Rev Genet, 2011, 12（12）：861-874

［10］ Reynolds A, Leake D, Boese Q, et al. Rational siRNA design for RNA interference［J］. Nat Biotechnol, 2004, 22（3）：326-330

［11］ Hellman LM, Fried MG. Electrophoretic mobility shift assay（EMSA）for detecting protein-nucleic acid interactions［J］. Nat Protoc, 2007, 2（8）：1849-1861

［12］ Hafner M, Landthaler M, Burger L, et al. Transcriptome-wide Identification of RNA-binding protein and microRNA target sites by PAR-CLIP［J］. Cell, 2010, 141（1）：129-141

［13］ Konig J, Zarnack K, Rot G, et al. iCLIP-transcriptome-wide mapping of protein-RNA interactions with individual nucleotide resolution［J］. J Vis Exp, 2011, （50）：e2638

［14］ 贾弘褆, 冯作化. 生物化学与分子生物学［M］. 2版. 北京：人民卫生出版社, 2010

［15］ 顾健人, 曹雪涛. 基因治疗［M］. 北京：科学出版社, 2001

［16］ Lee M, Kim H. Therapeutic application of the CRISPR system：current issues and new prospects［J］. Hum Genet, 2019, 138（6）：563-590

［17］ Bibikova M, Beumer K, Trautman JK, et.al. Enhancing gene targeting with designed zinc finger nucleases［J］. Science, 2003, 300（5620）：764

［18］ Boch J, Scholze H, Schornack S, et al. Breaking the code of DNA binding specificity of TAL-type III effectors［J］. Science, 2009, 326（5959）：1509-1512

［19］ Doudna JA, Charpentier E. Genome editing：The new frontier of genome engineering with CRISPR-Cas9［J］. Science, 2014, 346（6213）：1258096

［20］ Hsu PD, Lander ES, Zhang F. Development and applications of CRISPR-Cas9 for genome engineering［J］. Cell, 2014, 157（6）：1262-1278

［21］ Weaver RF. 分子生物学［M］. 郑用琏, 马纪, 李玉花, 等译. 5版. 北京：科学出版社, 2013

［22］ Benson DA, Karsch-Mizrachi I, Lipman DJ, et al. GenBank［J］. Nucleic Acids Res, 2008, 36（Database issue）：D25-D30

附：实验方法举例

（一）iCLIP 实验方法

1. 细胞的紫外交联

1.1 准备好实验用细胞，弃去培养基后，加入预冷 PBS 缓冲液。

1.2 置于冰上，取下培养皿盖子，用 254nm 波长 150mJ/cm² 照射一次。

1.3 用细胞刮刀刮下细胞，转移细胞悬液至三个离心管中。

1.4 在 4℃下，以最大转速离心 10s，弃去上清液收集细胞。如果不立即进行下一步实验，可将收集的细胞在 -80℃条件中保存。

2. 准备磁珠

2.1 按每个共沉淀实验加入 100μl 的 protein A 磁珠（适用于兔来源抗体）或 protein G（适用于鼠来源抗体）磁珠到新的 1.5ml EP 管中。

2.2 用裂解液洗两遍磁珠。裂解液组成：50mM Tris-HCl（pH=7.4），100mM NaCl，1mM MgCl$_2$，0.1mM CaCl$_2$，1% NP-40，0.1% SDS，0.5% Na-deoxycholate。

2.3 用 100μl 裂解液重悬磁珠，加入 2~10μg 针对目标蛋白的抗体。

2.4 室温旋转孵育 30~60 分钟后，用 900μl 裂解液洗涤 3 次，最后一次液体保留至步骤 4.1。

3. 细胞裂解和部分 RNA 消化

3.1 用 1ml 裂解液重悬细胞沉淀，转移至 1.5ml 的 EP 管中。

3.2 准备 1∶500 稀释的 RNase I（Ambion，AM2295），加 10μl RNase I 稀释液和 2μl DNase I 于细胞裂解物中。

3.3 37℃条件下，1 100rpm 混匀 3 分钟后立即转移至冰上备用。

3.4 4℃条件下 22 000g 离心 20 分钟，仔细吸取上层清液备用，弃去剩下约 50μl 裂解沉淀物。

4. 免疫沉淀反应

4.1 弃去步骤 2.4 中的磁珠洗涤缓冲液后，加入步骤 3.4 中的细胞裂解液上清液。

4.2 在 4℃下旋转混匀孵育 2 小时。

4.3 弃去上清液，用 900μl 高盐缓冲液（50mM Tris-HCl，pH=7.4，1M NaCl，1mM EDTA，1% NP-40，0.1% SDS，0.5% sodium deoxycholate）洗涤磁珠 2 遍。

4.4 用 900μl 洗涤缓冲液（20mM Tris-HCl，pH=7.4，10mM MgCl$_2$，0.2% Tween-20）洗 2 遍。

5. RNA 的 3′ 末端去磷酸化

5.1 弃去 4.4 中的上清液后，用 20μl 的 PNK 溶液重悬磁珠。[PNK 溶液配制：15μl 超纯水，4μl pH=6.5 的 5×PNK 溶液（350mM Tris-HCl pH=6.5，50mM MgCl$_2$，25mM dithiothreitol），0.5μl PNK enzyme，0.5μl RNasin（Promega）]

5.2 37℃条件下孵育 20 分钟。

5.3 加入 500μl 洗涤缓冲液，用 1× 高盐缓冲液洗一次。

5.4 用洗涤缓冲液洗 2 次。

6. RNA 3′ 末端连接接头

6.1 仔细弃去上清液，用 20μl ligation 溶液重悬磁珠。ligation 溶液：9μl 超纯水，4μl 4×ligation 溶液（200mM Tris-HCl，40mM MgCl$_2$，40mM dithiothreitol），1μl RNA ligase，0.5μl RNasin，1.5μl pre-adenylated linker L3（20μM），4μl PEG400。

6.2 16℃条件下孵育过夜。

6.3 加入 500μl 洗涤缓冲液，用 1× 高盐缓冲液洗涤 2 次。

6.4 用 1ml 洗涤缓冲液洗 2 次，第二次的洗涤液暂不弃去，待步骤 7.1 使用。

7. RNA 5′ 末端标记

7.1 弃去 6.4 中的上清液，用 8μl hot PNK 溶液重悬磁珠。（hot PNK 溶液：0.4μl PNK；0.8μl ³²P-γ-ATP，0.8μl 10×PNK 溶液，6μl 超纯水）。

7.2 37℃条件下孵育 5 分钟。

7.3 弃去 hot PNK 溶液，用 20μl 1×Nupage 上样缓冲液重悬磁珠。

7.4 70℃条件下混匀孵育 10 分钟，使磁珠和蛋白 -RNA 复合物分离。

7.5 立即置于磁力架上吸附洗脱后的磁珠。

8. SDS-PAGE 电泳与转膜

8.1 将步骤 7.5 中的上清液上样至 4%~12% NuPAGE Bis-Tris 凝胶的加样孔中，同时在剩余的上样孔总加入 5μl 预染蛋白质 marker，使用 1×MOPS 电泳缓冲液电泳。

8.2 180V 的电压条件下电泳 50 分钟。

8.3 用湿式转膜法将蛋白 -RNA 复合物从凝

胶转移到 NC 膜上，30V 电压条件下转膜 1 小时。

8.4　转膜完成后，用 PBS 缓冲液冲洗膜，用保鲜膜包好，放在感压胶片上置于 −80℃ 条件下，时间 1 小时至过夜。

9. NC 膜上的 RNA 提取

9.1　将步骤 8.4 中 NC 膜切成小条，放入 1.5ml 的 EP 管中，将低浓度 RNase I 加入 EP 管中，将蛋白 -RNA 复合物从 NC 膜上分离出来。

9.2　加入 200μl PK 缓冲液（组成：100mM Tris-HCl pH=7.4，50mM NaCl，10mM EDTA）和 10μl 蛋白酶 K 于膜碎片上，在 37℃ 下孵育消化 20 分钟。

9.3　加入 200μl PK urea 缓冲液（100mM Tris-HCl pH=7.4，50mM NaCl，10mM EDTA，7Murea），37℃ 下孵育 20 分钟。

9.4　收集溶液于 2ml 的锁相凝胶管（713-2536，VWR），加入 400μl RNA 苯酚 / 氯仿溶液（Ambion，9722）。

9.5　在 30℃ 下 1 100rpm 转速孵育 5 分钟。室温 13 000rpm 离心 5 分钟将液相分离。

9.6　将水相转移到新的 EP 管中，加入 0.5μl glycoblue（Ambion，9510）和 40μl 3M 醋酸钠 pH=5.5 混合。然后加入 1ml 无水乙醇再次混匀，置于 −20℃ 沉淀过夜。

10. RNA 的逆转录

10.1　在 4℃ 条件下将 9.6 中产物 15 000rpm 离心 20 分钟，弃去上清，用 0.5ml 80% 乙醇洗 1 次。

10.2　用 7.25μl RNA/ 引物混合缓冲液重悬沉淀。RNA/ 引物缓冲液：6.25μl 水，0.5μl Rclip 引物（0.5pmol/μl），0.5μl dNTP mix（10mM）。

10.3　70℃ 孵育 5 分钟后，冷却至 25℃。

10.4　加入 2.75μl RT 缓冲液（2μl 5×RT buffer，0.5μl 0.1M DTT，0.25μl Superscript Ⅲ reverse transcriptase）。

10.5　放置在热循环仪上进行逆转录，参数设置：25℃、5 分钟，42℃、20 分钟，50℃、40 分钟，80℃、5 分钟，冷却至 4℃。

10.6　在上述产物中加入 90μl TE 缓冲液，再加入 0.5μl glycoblue 和 10μl pH=5.5 的醋酸钠混合，然后加入 250μl 无水乙醇再次混匀，置于 −20℃ 沉淀过夜。

11. 凝胶纯化 cDNA

11.1　在 4℃ 条件下 15 000rpm 离心 20 分钟，弃去上清，用 0.5ml 80% 乙醇洗涤一次，再用 6μl 超纯水重悬。

11.2　加入 6μl 2×TBE-urea 上样缓冲液，然后 80℃ 加热样品 3 分钟。

11.3　将样品加入 6% 的预制 TBE-urea 凝胶，在 180V 条件下电泳 40 分钟。

11.4　根据标记指示，在 120~200nt（高）、85~120nt（中）和 70~85nt（低）的位置分别切下三个条带。

11.5　加入 400μl TE 缓冲液，37℃、1 100rpm 转速条件下孵育 2 小时。

11.6　将两个 1cm 的玻璃预过滤器（Whatman，1823010）置于一个 Costar SpinX 柱（Corning Incorporated，8161）中，然后将（5）中的上清液转移至柱子中，再放入 1.5ml 的 EP 管，13 000rpm 离心 1 分钟。

11.7　在上述离心后所得的产物中加入 0.5μl glycoblue 和 40μl pH 5.5 醋酸钠，充分混匀后，再加入 1ml 无水乙醇再次混匀，置于 −20℃ 沉淀过夜。

12. 连接引物到 cDNA 的 5′ 端

12.1　在 4℃ 条件下 15 000rpm 离心 20 分钟，弃去上清，用 0.5ml 80% 乙醇洗涤，再用 8μl ligation 缓冲液重悬后，在 60℃ 条件下孵育 1 小时。（ligation 缓冲液：6.5μl 超纯水，0.8μl 10×CircLigase Buffer Ⅱ，0.4μl 50mM MnCl₂，0.3μl Circligase Ⅱ）。

12.2　加入 30μl oligo annealing 缓冲液 [26μl 超纯水，3μl fast digest buffer，1μl cut_oligo（10μM）]，95℃ 孵育 1 分钟，然后每隔 20 秒降低 1℃，直到降至 25℃。

12.3　加入 2μl BamHI，在 37℃ 下酶切 30 分钟。

12.4　加入 50μl TE 缓冲液后，再加入 0.5μl glycoblue，充分混匀，再加入 10μl pH=5.5 的醋酸钠混合，然后加 250μl 无水乙醇再次混匀重悬，置于 −20℃ 沉淀过夜。

13. PCR 扩增文库

13.1　在 4℃ 条件下 15 000rpm 离心 20 分钟，弃去上清，然后用 0.5ml 80% 乙醇洗涤一次后，4℃ 条件下 15 000rpm 再离心 20 分钟，弃去上清，然后用 19μl 超纯水溶解 cDNA。

13.2　配置 40μl 的 PCR 体系：19μl cDNA，1μl primer mix P5/P3 solexa 10μM，20μl Accuprime

Supermix 1 enzyme（Invitrogen）。

13.3　运行 PCR 程序进行扩增（附表 1-0-1）。

附表 1-0-1　PCR 扩增程序

	温度	时间	次数
预变性	94℃	2 分钟	
变性	94℃	15 秒	25~35 循环
退火	65℃	30 秒	
延伸	68℃	30 秒	
延伸	68℃	3 分钟	
	4℃	保持	

13.4　PCR 产物经纯化、质检合格后，可用于后续测序。

【注意事项】iCLIP 实验主要由一系列的酶促反应和核酸纯化步骤组成，因此当实验结果不理想时并不容易找出错误的步骤。为了识别 RNA 交联的特异位点，以及排除假阳性结果，实验过程和计算分析过程增加阴性对照组很重要。这些对照组可以是未加入抗体的样品、非交联细胞、来自敲除细胞或组织的样品。理想情况下，这些阴性对照组不会纯化出特异的蛋白质-RNA 复合物，或仅能纯化出极少量的特异的蛋白质-RNA 复合物，即在 SDS-PAGE 凝胶上没有信号，PCR 扩增后不能检测到相应的产物，或高通量测序结果应该很少返回特异序列。一些阳性对照也可以作为实验技术参照，如一些 RNA 结合蛋白 HuR、PABP、SnRNP70 等，这些蛋白结合的 RNA 较多，因此可选择这些蛋白来验证技术的是否可靠。

（二）CRISPR/CAS9 技术的实验方法（以 PX330-GFP 为例）

1. sgRNA 的设计　sgRNA 是后来人为的将 tracrRNA 与 crRNA 整合于一体的向导 RNA。sgRNA 可以识别并结合带有 NGG 的 PAM 序列，并与 Cas9 蛋白作用结合，引导 Cas9 蛋白酶对基因组 DNA 进行特异性剪切。

sgRNA 的设计原则为：选择目的基因的外显子中带有 NGG，同时含有一个限制性酶切位点的部分，设计其适配性 sgRNA，sgRNA 的长度一般为 19~23 个碱基，并且其中的 GC% 含量在 40%~60%；sgRNA 的 3′ 末端一般含有 GG 序列，序列要避免 4 个及以上的连续的碱基 T 结尾；其中人源的 U6 启动子驱动载体的适配性 sgRNA 的其 5′ 末端的碱基最好为 G。

2. CRISPR/Cas9 敲除质粒的构建　以 pX330-GFP 为例，将合成的 sgRNA 溶解至终浓度为 100μM，将两条片段进行退火，将退火产物稀释后与用 Bbs I 酶切过的 pX330 质粒进行 T4 连接酶的连接，将连接产物化转入大肠杆菌 DH5α，次日挑取单菌落进行质粒的验证并测序。

3. CRISPR/Cas9 敲除质粒的电转　当 ES 细胞处于对数生长期时，即可进行电转，收取 $2×10^6$ 个细胞于离心管中，用 PBS 缓冲液重悬细胞，加入 60μg 大提质粒，设定好电转仪程序，将细胞与质粒混合进行电转，将细胞计数，分别按照 500、1 000、5 000、$2×10^6$ 的密度梯度进行接种，36~48 小时后在荧光显微镜下观察 ES 细胞 GFP 荧光。

4. ES 单克隆细胞团的挑取　电转次日，将荧光显微镜下观察 GFP 荧光的 ES 细胞团打圈标记，当细胞长到第 7 天，克隆团肉眼可见时，进行单克隆挑取，用枪吸取少量胰酶对准克隆团，轻轻晃动克隆团使其松动，迅速吸取细胞团，加入事先加入胰酶的 U 型 96 孔板中，37℃培养箱消化后，将细胞转移至含有滋养层 feeder 的 24 孔板中，37℃培养箱培养。

5. ES 细胞系的鉴定　待 96 孔板中的细胞长满后，取部分传代，将剩余细胞进行基因组的提取，进行目的基因的扩增，将 PCR 产物用选定的酶切位点对应的限制性内切酶进行酶切验证，若目的基因被切割则酶切位点被破坏，从而选择酶切阳性的组别，将其 PCR 产物与 T 载体连接并测序，鉴定发生移码突变的细胞。

第六章 免疫学实验技术

第一节 细胞因子生物学活性的检测

细胞因子（cytokine，CK）是由造血系统、免疫细胞和炎症反应中活化的细胞合成、分泌的一类具有生物学效应的小分子蛋白质或糖蛋白。主要包括白细胞介素（interleukin，IL）、干扰素（interferon，IFN）、肿瘤坏死因子（tumor necrosis factor，TNF）、集落刺激因子（colony stimulating factor，CSF）、趋化因子（chemokine）、转化生长因子（transforming growth factor，TGF）、生长因子（growth factor，GF）等，参与调控消化、血液循环、呼吸、内分泌、生殖、免疫和神经等系统的功能。

众多细胞因子有以下理化特性和作用特点：①分子量小于25kD的蛋白或糖蛋白，有些分子量低者仅8kD（如IL-8）；以单体、二聚体（如IL-5、IL-12、M-CSF和TGF-β）或三聚体（例如TNF）的形式发挥生物学作用；②参与调节机体的固有免疫、适应性免疫、炎症反应、血细胞生成、细胞生长以及损伤组织修复等；③由多种细胞产生，一种IL可由许多种不同的细胞在不同条件下产生，如IL-1除单核细胞、巨噬细胞或巨噬细胞系产生外，B细胞、NK细胞、成纤维细胞、内皮细胞、表皮细胞等在某些条件下均可合成和分泌IL-1；④具有多重调节作用，细胞因子不同的调节作用与其本身浓度、作用靶细胞的类型以及同时存在的其他细胞因子种类有关，在一定条件下相同的细胞因子在不同的动物种类的生物学作用有较大的差异，如人IL-5主要作用于嗜酸性粒细胞，而鼠IL-5还可作用于B细胞；⑤具有重叠调节作用，如IL-2、IL-4、IL-9和IL-12都能维持和促进T淋巴细胞的增殖；⑥以细胞因子调节网络形式发挥作用，主要有三种方式：一为一种细胞因子诱导或抑制另一种细胞因子的产生，如IL-1和TGF-β分别促进或抑制T细胞IL-2的产生；二为调节同一种细胞因子受体的表达，如高剂量IL-2可诱导NK细胞表达高亲和力IL-2受体；三为诱导或抑制其他细胞因子受体的表达，如TGF-β可降低T细胞IL-2受体的数量，而IL-6和IFN-γ可促进T细胞IL-2受体的表达；⑦具有高效性，在pM（10^{-12}M）水平即可有明显的生物学作用；⑧每个细胞表面的高亲和性受体数量在10~10 000个，主要有四个类型：免疫球蛋白超家族、造血因子受体超家族、神经生长因子受体超家族和趋化因子受体；⑨能够以内分泌（endocrine）、旁分泌（paracrine）或自分泌（autocrine）的形式作用于远距离或邻近细胞，或者作用于产生该细胞因子的细胞本身；⑩与激素、神经肽、神经递质共同组成了细胞间信号分子系统；⑪分泌形式为短时自限性，细胞因子通常没有前体状态的储存，在细胞接受刺激时得以合成、分泌，刺激停止时合成停止。

一些细胞因子表达在细胞表面，或通过膜受体结合在细胞表面。多数细胞因子被分泌到体液，成为可溶性细胞因子。正常生理条件下，体液（如外周血）和组织中的细胞因子在很低的浓度水平维持着机体稳态；而在病理条件下，一些细胞因子的浓度发生改变，与这些细胞因子相关的细胞内或细胞间信号通路的开放或关闭也随之发生。因此，快速、灵敏地检测机体内或条件培养基中的细胞因子的种类及其生物学活性，对疾病的发病机制、诊断、治疗评价、预后评估，以及在基础生物学研究中理解细胞信号调节网络的变化，都具有非常重要的意义。临床免疫学因此越来越重视细胞因子的检测。

根据细胞因子作用特点及生物学效应，检测

细胞因子的方法可分为三类：生物活性检测法、免疫学检测法和分子生物学检测法。

一、生物活性检测法

生物活性检测是根据细胞因子特定的生物学效应而设计的检测法，主要基于细胞因子对靶细胞的各种调节功效，利用体外培养的细胞模型，应用相应的指示系统和标准品来反映待测标本中某种细胞因子的水平进行检测。生物活性一般以活性单位表示。依据不同细胞因子与靶细胞之间的特异反应，细胞因子介导的生物活性大致分为：细胞生长活性（如 VEGF 促进血管内皮细胞增殖）、细胞毒活性（如 TNF-α 诱发肿瘤细胞凋亡）、抗病毒活性（如 IFN 增加细胞抵抗病毒攻击的能力）和细胞因子趋化活性（如 MCP-1 诱导单核巨噬细胞向肿瘤组织浸润）等。因此，根据特定的细胞因子靶细胞反应性，选取特定的细胞在适当的实验条件下作为细胞因子的检测工具，是生物学和医学科研工作者检测细胞因子活性重要手段。

（一）细胞增殖活性检测法

细胞增殖是指细胞通过 DNA 复制、RNA 转录和蛋白质合成以及伴随的物质能量代谢反应而进行的分裂过程，其中 DNA 的复制倍增、物质和能量代谢反应和有丝分裂是整个过程重要的三个特征。据此，检测细胞增殖的方法主要包括监测有丝分裂、观察 DNA 合成含量以及检测细胞代谢活性等三类方法，广泛应用于免疫学、药理、分子生物学、细胞生物学、肿瘤生物学等研究领域。

1. 基于代谢活性的检测方法 活细胞线粒体中的脱氢酶能使外源性四咪唑盐（如 MTT、XTT、WST-8）还原成有色的甲瓒或甲瓒盐，可通过分光光度计或酶标仪对其浓度进行检测。四甲基偶氮唑盐（MTT）是一种黄色染料，可被活细胞线粒体中的琥珀酸脱氢酶还原为不溶于水的蓝紫色结晶 - 甲瓒并沉积在细胞中，而死亡的细胞无此功能。在一定细胞数量范围内，MTT 形成的结晶量与细胞数成正比。用二甲基亚砜（DMSO）溶解细胞中形成的甲瓒结晶，在 540nm 或 720nm 波长下用酶联免疫检测仪测定其光吸收值，可间接反映活细胞数量。需要注意的是，MTT 法只能用来检测细胞相对数和相对活力，不能测定细胞的绝对数。

基于水溶性 WST-8 的快速高灵敏度的 CCK-8（cell counting kit-8）试剂盒被广泛应用于检测细胞增殖和细胞毒性。WST-8 在电子耦合试剂存在时可以被线粒体内的脱氢酶还原成高度水溶性的黄色甲瓒产物。生成的甲瓒量与活细胞数量成正比，与细胞毒性成反比。使用酶标仪在 450nm 波长处测定 OD 值，间接反映活细胞数量。该方法适用于 96 孔板培养的贴壁或悬浮细胞，能高度准确地检测细胞增殖，灵敏度比 MTT 法或 XTT 法高 5 倍，适于检测细胞数目较低的样品。

2. 基于 DNA 合成的检测方法 DNA 合成是细胞生长的必要条件，常被用来进行细胞增殖、细胞活力的检测。BrdU 或 EdU 是胸腺嘧啶的非放射性类似物，能被掺入增殖细胞的 DNA 中。通过对 BrdU 及 EdU 的定量可测定 DNA 的合成量，从而反应细胞的增殖活力。BrdU 是溴原子替代胸腺嘧啶环与 5 位碳原子连接的甲基，可竞争性掺入到 S 期新合成的 DNA 中。利用免疫荧光技术标记增殖细胞，结合其他细胞标记物进行双重染色，可判断细胞种类及增殖速度。EdU 的脱氧胸腺嘧啶环上与 5 位碳原子相连的甲基被乙炔基取代，通过快速、高度特异的反应，将 EdU 高效地掺入到新合成的 DNA 之中，通过 EdU 与染料的共轭反应可以进行快速的细胞增殖检测。

3. 基于细胞分裂的检测方法 细胞在周期调控因子的作用下，以有丝分裂的方式产生新的细胞。通过检测细胞分裂的速度可以有效的测定细胞增殖活性。羟基荧光素二醋酸盐琥珀酰亚胺脂（5, 6-carboxy fluorescein diacetate succinimidylester, CFSE）是一种能够穿透细胞膜的荧光染料，在结构上含有琥珀酰亚胺脂基团和羟基荧光素二醋酸盐基团，后者具有非酶促水解作用，前者可与细胞特异性结合，使其成为一种良好的细胞标记物。CFSE 可与细胞内的氨基结合偶联到细胞蛋白质上，当细胞进行分裂增殖时，具有荧光的胞质蛋白被平均分配到第二代细胞中，荧光强度是亲代细胞的一半。因此，在增殖的细胞群中，连续传代细胞的荧光强度逐渐递减。利用流式细胞仪在 488nm 激发光下检测细胞荧光强度可测定细胞分裂增殖的速度。

（二）靶细胞杀伤法

一些细胞因子如 TNF 具有杀伤靶细胞的作

用。TNF受体广泛分布于免疫细胞和肿瘤细胞，某些肿瘤细胞膜表面的TNF受体与TNF结合后，可导致这些肿瘤细胞的凋亡。因此可通过检测TNF对肿瘤细胞的杀伤能力来测定其生物学活性。将肿瘤细胞先用3H-TdR或荧光素标记，细胞被杀伤后3H-TdR或荧光素释放至胞外，通过检测细胞培养液中的3H-TdR或荧光素的浓度可测定TNF的杀伤活性。

（三）细胞形态分析法

一些细胞因子可以促进靶细胞生成特定的生物学结构，比如血管内皮细胞生长因子（vascular endothelial growth factor, VEGF）能够刺激细胞血管内皮细胞在基质胶上形成类似毛细血管的管状结构，集落刺激因子（colony stimulating factor, CSF）可刺激造血干细胞形成细胞集落。检测细胞因子对靶细胞的作用产生的细胞形态变化，可以测定样品中细胞因子的含量。

二、免疫学检测法

免疫学检测法的原理是基于抗原抗体特异性结合，再通过酶、同位素及荧光标记等技术结合于抗原的抗体数目进行检测，从而定量或定性地测定抗原水平。细胞因子的化学性质为蛋白质，包括糖蛋白，具有良好的抗原性。利用免疫学技术能够较为方便地获得细胞因子的多克隆抗体或单克隆抗体。目前，几乎所有的细胞因子均有商业化的抗体。常用的免疫学分析检测细胞因子的方法主要包括：酶联免疫吸附实验（enzyme linked immunosorbent assay, ELISA）、放射免疫测定法（radioimmunoassay, RIA）、免疫放射测定法（immunoradiometric assay, IRMA）、酶联免疫斑点法（enzyme-linked immunospot assay, ELISPOT）、流式细胞术（flow Cytometry, FCM）、抗体芯片技术等。

（一）酶联免疫吸附法（ELISA）

ELISA的基本原理是通过化学反应将特定的酶分子与抗体（或抗抗体分子）共价结合，并保留抗体的免疫学特性和酶的生物学活性。这种酶标记抗体与吸附于固相载体上的抗原或抗体发生特异性结合，添加特定的底物后，在酶催化下产生颜色反应。颜色的深浅与标本中相应抗体或抗原的量成正比，可通过ELISA检测仪进行定量测定。根据其性质不同分为间接ELISA、双抗体夹心

ELISA、双夹心ELISA、竞争ELISA、阻断ELISA及抗体捕捉ELISA等。ELISA法只能检测到具有免疫反应性的细胞因子蛋白的含量，因此不能完全代表细胞因子生物活性的水平。

（二）酶联免疫斑点法（ELISPOT）

细胞接受刺激后产生的细胞因子可被ELISPOT板底PVDF膜上的特异单克隆抗体捕获。细胞分解后，生物素标记的二抗与该细胞因子结合后再与碱性磷酸酶或辣根过氧化物酶标记的亲和素结合。加入特定的酶的底物后，PVDF孔板出现有色斑点反映了细胞因子的存在。可通过ELISPOT酶联斑点分析系统对有色斑点进行自动化成像和计数。

（三）流式细胞术检测法（FCM）

借助荧光抗体染色技术和流式细胞仪的分辨力所建立的细胞因子流式细胞仪检测法主要用于胞内细胞因子和细胞膜表面细胞因子的检测。利用荧光标记的抗体对细胞因子染色，能在单个细胞水平对细胞因子的存在进行简便、快捷的检测，精确判断不同细胞亚群细胞内因子和膜表面细胞因子的表达水平。检测过程主要包括分离和培养待检细胞、细胞固定、封闭非特异性结合位点、细胞因子特异性抗体染色与流式细胞仪分析。

需要指出的是，免疫学检测法的主要特点是基于抗原抗体反应，反应简单、快速、实验重复性好。大量商业化试剂盒也都是基于这种检测方法。但是，由于仅基于分子间免疫学反应所测得细胞因子含量并非一定等同于折叠正确的具备生物学活性的细胞因子。因此，在很多情况下需要借助于生物学检测法最终确定细胞因子生物学活性。

三、分子生物学方法

某些细胞因子的蛋白质水平较低，检测受到限制，需要在mRNA水平利用polymerase chain reaction（PCR）方法进行检测。分子生物学检测法因而也是研究细胞因子的重要手段。值得注意的是，此方法测定的并非细胞因子本身，而是对细胞因子的基因表达水平的分析，得到的mRNA水平并不一定反映细胞因子的蛋白水平和细胞学活性。检测方法主要有实时荧光定量PCR（qPCR）、Quantikine mRNA检测法、Northern blot和原位杂交（in situ hybridization）等。

（一）实时荧光定量PCR（qPCR）

在qPCR反应中引入特定的化学荧光物质，随着反应的进行，产物不断累积，荧光强度与产物量成比例升高。每经过一个PCR循环，对荧光强度变化进行实时检测。PCR扩增过程中，在一定实验条件下，测得的荧光强度与PCR模板的起始拷贝数存在线性关系。结合标准mRNA内参法可对样品中的特定mRNA序列的起始拷贝数进行定量分析。

（二）Quantikine mRNA检测法

这是对低含量细胞因子mRNA进行定量检测的方法，与ELISA的基本原理相近。在杂交板中将生物素和地高辛标记的探针与靶mRNA或者标准mRNA杂交，然后将产物转移到链霉亲和素包被的样孔中捕获靶mRNA。随后加入碱性磷酸酶标记的地高辛抗体，加底物，显色，使用酶标仪读数。

综上所述，细胞因子作为基础医学和临床医学研究的重要生物学分子和检测指标，其生物活性测定方法选择的核心依据是该细胞因子对靶细胞的生物学效应。选取合适的细胞培养模型，利用一种或多种恰当的免疫学和分子生物学检测方法，才能获得相对准确的定性或定量分析数据。

四、小结

1. 细胞因子的生物活性检测法敏感性较高，可直接表示其活性水平，但实验周期较长，易受实验中其他因素以及其他细胞因子的影响，且由于不同细胞对同一细胞因子的敏感性不同，使得结果难以标准化。

2. MTT最好现用现配，过滤后4℃避光保存，两周内有效，或配制成5mg/ml，小剂量分装，用锡箔纸包住避光以免分解，于-20℃长期保存，避免反复冻融。当MTT变为灰绿色时放弃使用。MTT有致癌性，使用时需要戴手套。CCK-8检测细胞增殖、细胞毒性实验的灵敏度比MTT和XTT更高，数据可靠，重复性好，操作简便，且无需放射性同位素和有机溶剂，对细胞几乎没有毒性。

3. 首先，相比于BrdU检测方法，EdU在DNA合成的过程中引入快速"click"化学反应，并且不需要苛刻的、化学性的或DNA结构酶的破坏。而BrdU抗体分子大，掺入双链DNA内的BrdU，以氢链与腺嘌呤结合，不能直接与BrdU抗体反应，需经解链暴露出DNA双链中的BrdU方能被染色。其次，EdU只有BrdU抗体大小的1/500，在细胞内更容易扩散，不需要严格的样品变性处理，有效地避免了样品损伤，有助于在组织、器官的整体水平上观测细胞增殖的真实情况，具有更高的灵敏度和更快的检测速度。此外，EdU适用于短时期和单细胞周期的实验标记，而BrdU则适用于连续标记多个细胞周期。

4. 实验要点：CFSE的建议终浓度为2.5~5μM。浓度太低，细胞标记的荧光强度不够，太高会对细胞有毒性，影响细胞增殖。标记孵育时要经常摇匀。

5. 细胞因子的这种杀伤作用与其浓度呈正相关，实验中通过设置相应细胞因子的标准品，不仅可以检测到待测样品的生物学功能，还可以通过标准品实验结果绘制标准曲线，计算出待测样品中具有生物学活性的细胞因子的含量。

6. 酶联免疫吸附法（ELISA）将抗原抗体特异性反应与酶的高效催化作用进行了有机结合，具有灵敏度高、特异性强、设备简单、操作简便等优点。其检测极限可达10^{-12}g。在生物、医学等众多领域被广泛应用。

7. 该方法是细胞免疫学研究中最敏感的检测方法之一，可以结合细胞培养及免疫学反应，检测出发生在单细胞表面的微小变化。与传统ELISA法相比，ELISPOT具有更高的灵敏度，可从几十万个细胞中检出一个分泌该细胞因子的细胞。

8. 流式细胞仪检测法特异性高，操作简便、快速，影响因素较少且易控制，重复性好，易标准化。

9. qPCR是一种检测组织或细胞中细胞因子mRNA的标准方法，具有高敏感性、准确性及良好重复性等特点。

10. 此方法具有操作简单、灵敏度高、特异性强、耗时短、无需放射性试剂等特点。

（张强哲　李鲁远）

第二节　抗原抗体检测技术

抗原抗体反应是指抗原与相应抗体在体内外发生的特异、可逆的非共价结合反应。由于抗原抗体结合的特异性,使得基于抗原抗体反应原理的检测技术已经成为生命科学、临床医学研究中最为重要、最为常用的检测手段之一,广泛应用于细胞、生物活性分子（如抗原、抗体、补体、细胞因子、酶、血浆微量蛋白、激素等）的检测、分离、纯化和鉴定等领域。

一、抗原抗体反应的原理及特点

抗原抗体结合反应是由抗原表位（epitope）与抗体分子超变区（hypervariable region）之间在空间结构上存在互补性所决定的,它们可通过范德华力、氢键、静电引力、疏水作用力等分子间的作用力,使得在空间上具有互补性的抗原、抗体发生紧密接触和相互作用。由于抗体和绝大多数抗原均属于两性电解质的蛋白质类分子,在水溶液中其外周形成一层水化膜而均匀分布在溶液中,不会自行聚合而发生沉淀或凝集。当抗原抗体特异结合时,抗原抗体复合物分子表面的净电荷减少或消失,水化层被破坏消失,使得抗原抗体复合物成为疏水胶体,同时在一定浓度的电解质参与下,可进一步使疏水胶体分子相互靠拢,形成肉眼可见的沉淀或凝集现象。

抗原抗体反应的主要特点包括特异性、可逆性、比例性和阶段性。特异性即专一性,是由抗原表位与抗体分子超变区之间在空间结构上存在的互补性所决定的,正是这种结合的特异性,使得抗原抗体反应广泛应用于临床检测、生物医学领域中对活性蛋白分子的检测、鉴定等各个领域。另外,由于抗原抗体反应是非共价结合,因此反应具有可逆性,如改变溶液的理化条件（如盐离子浓度、酸碱度等）,可使抗原抗体复合物解离形成游离的抗原、抗体,此种特性可用于对抗原或抗体的分离及纯化。抗原抗体反应的比例性是指抗原抗体比例达到一个合适范围时,其反应可形成肉眼可见的沉淀或凝集现象,因此在进行抗原抗体反应检测时,须通过预实验确定二者合适的浓度比例。抗原抗体反应分为两个阶段,一是抗原抗体特异性结合阶段,反应快,可在数秒至数分钟内完成,一般不出现可见反应;二是反应可见阶段,受电解质、温度、pH 等因素影响,出现肉眼可见的沉淀、凝集或细胞溶解现象,所需时间较长,数分钟、数小时到数天不等。

二、经典的抗原抗体反应

根据抗原的性质、抗原抗体结合反应出现的不同现象,经典的抗原抗体反应分为沉淀反应、凝集反应、补体结合反应和中和反应等。

（一）沉淀反应（precipitation）

指可溶性抗原（主要为蛋白类物质）与相应抗体在适当条件下发生特异性结合后形成沉淀的现象,沉淀反应一般可分为液体内沉淀试验和凝胶内沉淀试验。常用的免疫浊度分析是液体内沉淀试验,是在一定量的已知抗体中分别加入递增量的抗原,经一段时间反应后用浊度仪测量抗原抗体沉淀物的浊度,由于浊度与抗原浓度成正比,故可根据浊度推算出样品中的抗原含量。凝胶内沉淀试验是在固体状琼脂凝胶中,抗原抗体分子可以自由扩散且彼此接触,抗原抗体在二者比例合适处形成较稳定的白色沉淀线,主要包括单向免疫扩散试验、双向免疫扩散试验、免疫电泳等,一般用于对免疫球蛋白、补体等的检测。

1. **免疫浊度分析（immunoturbidimetry）** 可溶性抗原与抗体在特殊稀释系统中反应,两者比例合适时（一般抗体过量）形成的可溶性免疫复合物,在促聚剂（如聚乙二醇、吐温 20 等）的作用下,快速形成一定大小的免疫复合物,使反应液出现浑浊。当在检测系统中固定抗体浓度时,免疫复合物的形成量会随着受检样品中抗原量的增加而增加,表现为反应液的浊度也随之增加。将反应液浊度与一系列已知抗原含量标准品的浊度进行比较,即可计算出受检样品抗原的含量。此法可对微量的抗原、抗体及其他生物活性物质进行定量测定,是临床检验中全自动生化分析仪的基本技术原理,已经逐步取代操作烦琐、敏感性低的手工操作方法。常用免疫比浊法可分为透射比浊法、散射比浊法、免疫胶乳比浊法和速率抑制免疫比浊法等。

2. **单向免疫扩散试验（single immunodiffusion test）** 先将一定量的抗体（或抗原）均匀地分散于琼脂凝胶中制成琼脂板,在琼脂板适当位置打孔加入抗原或抗体,加入的抗原或抗体向周围扩散,在抗原、抗体的量达到一定比例时即可形成肉眼可见的沉淀环。在一定条件下,沉淀环的大小与抗原浓度成正相关,用不同浓度的标准抗原制成标准曲线,则被测标本中的抗原含量即可从标准曲线中查出。

将抗体与琼脂糖溶液(浓度一般为0.9%左右,温度在50℃至60℃)均匀混合,在凝固前倾注成平板,待琼脂糖溶液完全凝固后用打孔器在琼脂凝胶板上打孔(孔径一般为3mm,孔距为12~15mm,孔要尽可能打得圆整光滑、不要破裂),将抗原加入孔中,置于37℃让其自然扩散,一般在24~48小时后可见孔周围出现沉淀环,通过测定环的直径或面积可计算标本中待测抗原的浓度。单向琼脂扩散实验常用于对抗原的定量检测,使用的抗体或抗血清具有较高特异性和较强的亲和力,其重复性和线性均较好,但灵敏度稍差,不能测定微克以下的抗原量。琼脂质量、浓度、加样孔大小、加入抗体时琼脂糖溶液的温度、抗体是否与琼脂糖溶液充分混匀等,对结果均有较大影响。

3. 双向琼脂扩散实验(double immunodiffusion test) 把可溶性抗原和抗体分别加在含有电解质的同一块琼脂糖凝胶板的对应孔中,它们分别向四周扩散,如果抗原和抗体相遇且二者呈特异性结合,在比例适当时形成抗原抗体复合物的沉淀线。该实验为定性实验,简单易行,可用于已知抗体鉴定抗原,反之也可以用已知抗原鉴定抗体,常用于抗原抗体的滴度测定、抗血清效价的初步判断等。

双向琼脂扩散实验沉淀线一般在24小时内可出现,如抗原抗体浓度较低,则沉淀线出现时间较晚,如96小时仍无沉淀线出现,可视为反应阴性。沉淀线出现的位置、形状特征与抗原抗体浓度、纯度、分子量等有关,如沉淀线不在两对应孔的中间,说明离沉淀线较近一侧孔内的抗体或抗原浓度相对较低。若相邻两条沉淀线完全相连呈弧线状,说明此两孔内抗原完全相同;若相邻两条沉淀线呈直线状交叉而过,说明此两孔抗原完全不同;若两条沉淀线部分相连且呈毛刺状,说明此两孔内抗原有部分是相同的。此外,双向琼脂扩散试验是测定抗体效价的常规方法,可固定抗原浓度,稀释抗体,以出现沉淀线的最高抗体稀释度作为抗体的效价。

4. 免疫电泳(immunoelectrophoresis) 是将蛋白质区带电泳与凝胶内双向扩散相结合的一种免疫检测方法。先将待检抗原在琼脂凝胶板内进行电泳,不同抗原成分因其所带电荷、分子量等不同分成若干区带,再沿电泳方向平行的琼脂槽内加入抗体进行双向免疫扩散,已分离的抗原成分与抗体在比例合适时形成弧形沉淀线。与沉淀反应相比,免疫电泳技术具有灵敏度高、分辨力强、反应快速等特点,常用于分析待测样品所含成分种类和性质鉴定。

其他的免疫电泳技术,可根据抗原抗体的双向扩散或仅为抗原的单向扩散、抗原抗体反应条带显示方法等不同,分为对流免疫电泳、火箭免疫电泳、免疫固定电泳和交叉免疫电泳等。

(二)凝集反应(agglutination)

凝集反应中抗原均为颗粒性抗原,如细菌、红细胞、螺旋体等天然颗粒性抗原,或是吸附可溶性抗原的非免疫相关颗粒。颗粒性抗原与相应抗体在电解质参与下相互作用,当两者比例适当时,形成肉眼可见的凝集块即凝集反应。根据参与反应的颗粒不同,凝集反应分为直接凝集反应和间接凝集反应两大类,常用方法有玻片法、试管法和微量板法。

1. 直接凝集反应(direct agglutination) 指天然颗粒抗原(细菌、细胞等)在适当电解质的参与下和相应抗体相互作用,当两者比例适当时出现肉眼可见的凝块。直接凝集反应可分为玻片凝集试验和试管凝集试验两种,玻片凝集试验是在玻片上颗粒性抗原直接与相应抗体结合所出现的凝集现象,称为直接玻片凝集试验,常用于细菌鉴定、ABO血型鉴定等,多为定性试验。试管凝集试验是将待测的血清在试管中进行一系列稀释后,直接与一定量抗原悬液混合,孵育一定时间后根据是否出现凝集及凝集的程度,判断待测血清中是否含有相应抗体及抗体含量,是检测未知抗体的一种半定量试验方法。

2. 间接凝集反应(indirect agglutination) 是将可溶性抗原(或抗体)吸附或偶联在与免疫反应无关的颗粒性载体表面(如绵羊红细胞、细菌、胶乳微粒等),形成颗粒性抗原(或抗体),在适当电解质存在条件下与相应抗体(或抗原)发生特异性结合反应并出现凝集现象。根据反应方式,间接凝集反应可分为正向间接凝集反应、反向间接凝集反应和间接凝集抑制反应。正向间接凝集反应是将已知可溶性抗原吸附于微球上形成免疫微球,检测待测标本是否含有相应的抗体,常用于检测血清中的自身抗体如类风湿因子、抗核抗体及针对某些病原微生物的抗体;反向间接凝集反应是将抗体吸附于微球上形成免疫微球,检测待测标本是否含有相应的抗原,可用于患者血清中乙型肝炎表面抗原、甲胎蛋白等的检测。

3. 间接凝集抑制反应(indirect agglutination inhibition) 检测试剂为抗原微球及相应抗体,检测时先将被检样品与抗体反应,然后再加入抗原微球,如出现凝集表明被检样品中不存在与抗原微球相同的抗原。如标本中存在相应抗原,则能与相应抗体发生结合,当再加入抗原微球时就不会出现凝集现象,故该试验在本质上属于竞争凝集抑制试验,在胶体金试纸条用于早孕诊断试验前,此法常用于检测尿液中绒毛膜促性腺激素而用于早孕检测。

4. Coombs 试验 又叫抗球蛋白试验(antiglobulin test),是抗球蛋白参与的间接血凝试验,用于检测抗红细胞不完全抗体。不完全抗体一般是 7S 的 IgG 类抗体,能与相应的红细胞抗原结合,但因其分子量较小,体积小,不能起到桥联作用,在室温条件下不出现可见红细胞凝集现象;利用抗球蛋白抗体作为第二抗体起桥联作用,可观察到红细胞凝集现象。常用的有直接 Coombs 试验、间接 Coombs 试验。

直接 Coombs 试验,用于检测吸附于红细胞表面的不完全抗体,将含抗人球蛋白试剂直接加到表面结合抗体的受检红细胞中,37℃孵育一段时间,可见细胞凝集。常用于检测新生儿溶血症、自身免疫性溶血症、特发性自身免疫性贫血和医源性溶血等。

间接 Coombs 试验,用于检测待检血清中游离的不完全抗体,将受检血清和相应红细胞相结合,再加入抗人球蛋白抗体,观察是否出现可见的红细胞凝集。多用于检测母体 Rh(D)抗体和因红细胞不相容的输血所产生的血清中血型抗体,也可用专一特异性抗球蛋白血清分析与红细胞结合的不完全抗体的 Ig 亚类。

(三)补体结合反应(complement fixation test)

补体结合反应是一种较为古老的抗原抗体反应检测技术,它利用补体在与抗原抗体复合物结合后可被激活,进而使细菌或细胞发生溶解这一性质来判断受检体系中是否含有特异抗体或抗原。例如,蛋白质、多糖、类脂质等抗原与相应抗体结合后,抗原抗体复合物可以结合补体,如再加入红细胞和溶血素(常称为指示系统或溶血系统),即可根据是否出现溶血反应来判定反应系统中是否存在相应的抗原或抗体,如未发生溶血,说明受检样品中含有相应抗体或抗原,为反应阳性。因为补体与抗原抗体复合物的结合不具特异性,故反应的各个因子必须有恰当的比例,实验操作过程较为复杂与烦琐,该法一般用于人、畜传染病的血清学诊断。

三、抗原抗体反应在现代生命科学研究中的应用

传统的抗原抗体反应,由于检测所用抗体多来源于人和动物血清,故又称血清学反应。随着免疫学、细胞生物学和分子生物学的新进展,在现代生命科学研究的许多领域都利用了抗原抗体反应,建立了许多微量、快速、高特异、高敏感、并能进行自动化检测和数据处理分析的新方法,不断更新和充实以抗原抗体反应为原理的现代免疫学实验技术。如在细胞学研究中,可以利用针对不同分子的荧光素标记抗体,通过抗原抗体的特异反应来鉴定和分离不同亚群的 T 淋巴细胞;可以利用针对肿瘤干细胞标志性分子的荧光素标记抗体,通过流式细胞仪进行肿瘤干细胞的分选等;利用荧光素标记抗体可在荧光显微镜下直接观察相应抗原分子在细胞的表达及定位;将蛋白质通过 SDS-PAGE 进行分离并转移到固相膜上后,可用酶或化学发光标记抗体对相应抗原进行检测,这就是细胞生物学研究领域中常用的免疫印迹技术,即 Western blotting;将免疫共沉淀或 pull-down 获得的蛋白复合物进行免疫印迹,可用于蛋白分子间相互作用的检测;将抗体标记同位素后注入体内与表达相应抗原的细胞结合,可用于对某些疾病的影像学诊断或治疗;将抗体进行固相化后可以对相应的抗原蛋白分子进行分离和纯化;利用抗原抗体的中和反应原理,制备针对某些特定抗原的抗体,已成为肿瘤免疫学治疗的重要手段。

总之,在生命科学研究领域及临床医学检验

诊断中,利用抗原抗体反应这一基本原理发展起来的各种现代检测技术,已大大超出了传统的抗原抗体反应的检测范围。此外,将抗原抗体反应与免疫标记技术结合起来的技术方法,如荧光免疫技术、酶免疫技术、化学发光免疫技术等,大大提高了抗原抗体反应的灵敏度,常用于检测含量较低的蛋白分子,在生物医学研究、临床检验等领域的应用极为普遍。

（陈婷梅）

第三节 补体检测

补体是存在于人和脊椎动物血清中一组经活化后具有酶活性、不耐热的糖蛋白,能自我调节、具有免疫作用,包括 30 余种可溶性蛋白和膜结合蛋白,故又被称为补体系统。具酶样活性、不耐热的糖蛋白,在正常人血清中含量相对稳定,但在发生某些疾病时,含量及其活性可发生改变。由肝细胞、巨噬细胞以及肠黏膜上皮细胞等多种细胞产生,均为多糖蛋白,大多数电泳迁移率属 α、γ 球蛋白,含量约占血清球蛋白总量的 10%,其中 C3 含量最高、D 因子含量最低,固有成分间的分子量差异较大,其中 C1q 最大、D 因子最小。对热不稳定,56℃、30 分钟即被灭活,0~10℃条件下活性只能保持 3~4 天。多种理化因素如射线、机械振荡、酒精、胆汁和某些添加剂等均可破坏补体。

补体系统激活主要分为 3 条途径:经典途径(classical pathway, CP)、甘露糖结合凝集素途径(mannose-binding lectin, MBL)和替代途径(alternative pathway, AP)。激活的补体系统可形成膜攻击复合物(membrane attack complex, MAC)对抗病原微生物入侵、清除凋亡细胞保护个体免受损伤。中间产生的一系列活性片段可与细胞膜表面受体结合介导补体系统的多种生物学功能。

目前,血清或血浆中补体系统蛋白的检测主要分为 4 类:补体功能或活性检测,补体因子的浓度测定,补体因子自身抗体检测,补体活化片段或剪切产物的定量。

补体活性检测可分为间接检测与直接检测。间接方法包括:①补体功能检测,如 CH_{50} 和 AP_{60} 分别用于检测经典途径与旁路途径的完整性,他们是应用悬液或琼体胶体中的抗体致敏羊红细胞(CH_{50})或不致敏兔红细胞(AP_{60})与实验血清孵育后,经补体介导红细胞溶解,释放血红蛋白,然后利用分光光度计测定血红蛋白量。功能检测对于临床上罕见的补体缺乏症的诊断具有重要意义。②补体成分的定量检测,方法包括放射免疫扩散法、火箭免疫电泳、交叉免疫电泳、比浊法、放射免疫测定以及酶联免疫吸附法。多克隆抗体在免疫化学检测上的应用,不仅对补体分子而且对分解产物也可以进行检测。

补体检测关键在于样本处理和收集,补体激活试验中应该在样本中加入蛋白酶抑制剂,使补体成分保持稳定。应用单克隆抗体捕获新抗原决定簇的 ELISA 法,是检测各阶段补体转化产物的高效特异方法。RIAs 和 ELISAs 都可用于补体成分的定量检测。

下面将具体介绍临床上应用广泛的检测补体总活性的 CH_{50} 检测法,补体结合试验,以及补体单个成分的测量方法。

一、血清总补体活性测定

（一）CH_{50} 测定原理

补体总活性测定方法是以红细胞的溶解为指示,以 50% 溶血为判断终点,称为 CH_{50}。应用绵羊红细胞(sheep red blood cell, SRBC)和其相应的抗体(溶血素),作为能诱导补体活化经典途径的指示物和激活剂。补体能使溶血素特异性结合的绵羊红细胞溶解,当溶血素和绵羊红细胞浓度恒定时,溶血程度与补体含量和活性相关。将新鲜待检血清作不同稀释后,加入反应体系,测定溶血程度,以 50% 溶血时的最小血清用量作为判定终点,可测知补体总溶血活性。

在适当、稳定的反应系统中,溶血反应与补体的剂量依赖关系呈现"S"形曲线,在轻微溶血和接近完全溶血时,补体量的变化对溶血程度的影响不大,即溶血对补体量的依赖不敏感。但在 30%~70% 溶血时,补体含量仅出现较小的变动,溶血程度也会发生较大的改变。

（二）CH_{50} 测定方法要点及结果判断

1. 红细胞浓度的调整 绵羊红细胞(SRBC)采自绵羊颈静脉,制备脱纤维羊血或用阿氏(Alsever)血液保存液制成抗凝血,4℃保存备用。使用前,调制成 2%~5% SRBC 悬液。为使红细胞

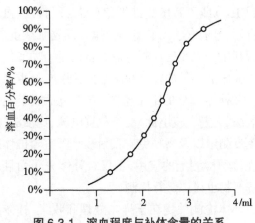

图 6-3-1 溶血程度与补体含量的关系

浓度标准化,可吸取少量红细胞悬液,加入 20~30 倍的稀释液,在 542nm 波长处测定吸光值以调整红细胞浓度。

2. 溶血素滴定 溶血素可通过 SRBC 免疫家兔获得,一般无需纯化,试验前需先行加热 56℃ 30 分钟或 60℃ 3 分钟以灭活补体。溶血素有商品销售,可按标识效价稀释使用,自行制备的溶血素需进行滴定,确定使用浓度。在补体活性测定中,大多使用 2 个单位。溶血素效价稳定,一般使用 3 个月后再作重新滴定。

3. 缓冲液 磷酸盐或巴比妥溶液,PH 为 7.2~7.4,NaCl 等渗及其他。

4. 50% 溶血标准管。

5. 50% 溶血总补体值的计算:

CH_{50}(U/ml)=1/ 血清用量 × 稀释倍数

(三)方法评价与临床意义

方法简便、快速,但敏感性低,补体的活性除与反应体积成反比外,还与反应所用的缓冲液、SRBC 的数量以及反应温度有关。总补体活性的参考范围为 50~100U/ml,CH_{50} 增高见于:急性炎症、组织损伤、恶性肿瘤等;CH_{50} 降低见于:系统性红斑狼疮、类风湿关节炎和强直性脊柱炎、急性肾小球肾炎等。

二、补体结合试验

补体结合试验(complement fixation test,CFT)是一种将免疫溶血作为指示系统,用以检测另一反应系统中抗原或抗体的传统方法。

(一)试验原理

利用补体的溶细胞作用进行各种物理状态的抗原抗体测定。

(二)试验方法:试剂的准备

1. 抗原或抗体

(1)用于试验的抗原或抗体:需要纯化,纯度愈高,特异性愈强。

(2)抗原与抗体比例适当:确定抗原或抗体相应的使用单位。

(3)采用方阵或棋盘法进行抗原与抗体滴定。

2. 补体

(1)采用豚鼠血清为补体。

(2)对补体进行滴定和确定其用量,以能产生完全溶血的最少补体用量为 1 个实用单位,正式试验时使用 2 个实用单位。

(3)补体的性质不稳定,每次试验前均应进行滴定。

由于该试验基于指示和试验两对抗原抗体系统竞争补体,因此,补体必须恒量,且以满足指示系统的溶血为度,过多会导致假阴性,而过少则引起假阳性。

3. 待测标本 采血并及时分离血清用于检测或 –20℃ 保存备用。试验前,应先将血清 56℃ 加热 30 分钟(或 60℃,3 分钟)以灭活补体。

(三)正式试验

稀释和处理后的标本与已知抗原或抗体、不同含量的补体温育,与指示系统共孵育。

(四)方法评价和临床意义

此法是利用抗原抗体复合物同补体结合,把含有已知浓度的补体反应液中的补体消耗掉使浓度减低的现象,以检出抗原或抗体的试验。补体结合试验作为一种经典的免疫方法类型,其设计和原理仍对新型免疫方法的建立有着启迪和指导作用。

三、单个补体成分的测定

C3、C4、C1q、B 因子和 C1 酯酶抑制物等常作为单个补体成分的检测指标。测定方法:免疫溶血法(检测单个补体成分的活性)、免疫化学法(检测单个补体成分的含量)、自动化免疫散射比浊法等。

(一)免疫溶血法

1. 定义 是根据补体参与抗体介导溶细胞作用的级联效应特征建立的单一补体成分检

测法。

2. 指示系统 以 SRBC- 抗 SRBC 为激活物和指示系统。

3. 参照体系 以人为设计的缺乏某种补体成分的血清为参照。

4. 结果判定 若有溶血发生,表明待检标本存在参照血清所缺乏的补体成分,且溶血程度与此补体成分的量呈正比,仍以 50% 溶血为终点。参照血清常称之 "R(remove)" 试剂,即去除某种补体成分之意。已能筛选到的血清有人 C2 缺乏、豚鼠 C4 缺乏、小鼠 C5 缺乏和家兔 C6 缺乏的血清。免疫溶血法常用于 C2、C3、C4、C5、C6 等补体成分的检测,其中以 C3、C4 两成分的检测更为常见。

(二)免疫化学法

免疫化学法分类:透射比浊法及散射比浊法。通过仪器对补体的 C3、C4、B 因子等单个成分进行自动化测定。

总之,补体的检测主要是根据补体的抗原性和溶细胞活性设计的。补体检测的方法涉及总补体活性的测定和单个补体成分的检测,总补体活性测定在临床应用广泛者当数经典途径的 CH_{50} 检测法;单个补体成分检测则包括溶血法与免疫化学法,后者可用于定量测定。补体检测技术可应用于检测补体功能、诊断病原体感染、检测单个成分的含量及活性、相关疾病时补体检测、补体参与的试验、流行病学调查、补体应用于临床治疗后的检测。

(王 悦)

第四节 抗体的制备及应用

抗体不仅是机体免疫系统重要的效应分子,它还具有识别千变万化的抗原结构的多样性,是抗原抗体反应的基本因素之一,也是用于生物机体疾病防治的重要生物制剂。近 40 年来,抗体生成技术有了突飞猛进的发展,我们不仅制备了多种动物源性多克隆抗体,还制备了鼠源性的单克隆抗体、基因工程人源性抗体,这些抗体生成的技术革命为抗体生物技术产业带来了蓬勃的发展,使抗体在疾病检测、诊断及治疗中发挥着巨大作用。

一、抗体及抗体生成的免疫学基础

(一)抗体的结构与功能

抗体由 2 条相同的重链(heave chain,H)和 2 条相同的轻链(light chain,L)构成,通过链间二硫键和非共价键进行连接,形成 "Y" 样的四肽链结构。轻链有 κ 和 λ 两种,重链有 μ、δ、γ、α、ε 五种,重链决定了抗体的不同类别。抗体分子可分为恒定区(constant region,C 区)和可变区(variable region,V 区),同一类别的 Ig 恒定区的氨基酸组成和排列顺序相同或几乎相同,可变区的氨基酸序列因结合抗原不同而不同。在可变区内有一小部分区段的氨基酸排列存在高度多样性,该区域称之为超变区(hypervariable region),该部位形成一个与抗原表位互补的表面,又被称为互补决定区(complementarity-determining region,CDR),目前认为重链、轻链各有三个超变区。一个抗体分子上的两个抗原结合部位是相同的,可同时结合 2 个相同的抗原表位。

抗体的主要效应是通过与抗原的结合,为机体提供保护作用以及清除侵入机体内的微生物、寄生虫等,并执行中和毒素、抑制病毒对宿主细胞的感染、激活补体等生物学功能,此外抗体分子 Fc 段还能与各种细胞表面 Fc 受体结合而发挥 Fc 调理吞噬、抗体依赖性细胞介导的细胞毒作用(antibody dependent cell-mediated cytotoxicity,ADCC)等生物学效应,参与清除病原微生物的过程。在现代生命科学和医学研究中,抗体更是一种不可或缺的重要工具及实现疾病靶向治疗的有效武器。

(二)抗体生成的免疫学基础

抗体是由 B 淋巴细胞产生分泌的,机体的体液免疫应答就是 B 细胞分泌的抗体执行。蛋白性抗原物质进入体内后,必须先经过抗原递呈细胞(antigen presenting cell,APC),如树突状细胞、巨噬细胞的摄取加工,在抗原递呈细胞内首先被降解为小肽片段,然后与细胞内自身的 MHC-Ⅱ类分子相结合,运送至细胞膜表面,呈递给有抗原识别功能的 T 辅助细胞(Th),Th 细胞活化,活化的 Th 一方面与 B 细胞结合刺激 B 细胞增殖,另一方面分泌 IL-2、IL-4、IL-5、IL-6 等细胞因子,促进 B 细胞进一步增殖和活化,分泌抗体。而多糖、脂类及核酸等非蛋白抗原在无 Th 细胞辅助的情况下,亦可直接诱导 B 细胞活化分泌抗体。抗体的产生也具有自限性,抗原刺激引起的抗体生成,或外源性输注抗体均可抑制相应抗体的进一步生成,其机制如下:抗体中和并清除抗原,从而消除了免疫反应的刺激;抗体与抗原形成的免疫复合物,或抗体与其相应独特型的反应,均可使 Ig 发生交联,可与 B 细胞表面的 Fc 受体Ⅱ(FcrRⅡB,CD32)结合,可介导负调控信号,阻断抗体的继续产生。

二、抗体制备技术

抗体不仅是生命科学实验研究和临床诊断的重要试剂,也是疾病的治疗药物,在现代生物医学中不可或缺,因此抗体制备技术产生及其发展一直伴随着生物医学的进程。抗体制备技术的发展经历了三个阶段:①第一代抗体——血清多克隆抗体,可以追溯到 100 多年以前。19 世纪末,以抗原免疫动物获得抗血清是获得抗体的经典方法。②第二代抗体——杂交瘤技术产生的单克隆抗体(细胞工程抗体)的出现,大大推动了抗体的应用,对生物医学领域起到了深刻的影响,其发明者因此获得了诺贝尔奖。③随着抗体基因结构阐明和 DNA 重组技术的发展,细胞工程抗体发展到第三代抗体——基因工程抗体。最初出现的基因工程抗体,是为了降低鼠单抗的异源性而进行的人源化改造,包括 20 世纪 80 年代初报导的人鼠嵌合抗体(human-mouse chimeric antibody)和随后出现的改型抗体(reshaped human antibody),随后陆续出现了各种小分子抗体和抗体融合蛋白(antibody fusion protein)等。80 年代末期到 90 年代初期出现了抗体库技术,能生产出完全人源化抗体,使抗体工程发展到了新的高度。

(一)多克隆抗体(抗血清)的制备

多克隆抗体(polyclonal antibody)是指是由多个 B 淋巴细胞克隆所产生的、可与多种抗原表位结合的一组免疫球蛋白,其制备方法一般为经抗原免疫动物后获得的抗血清。由于抗血清制备简单、耗时短、成本低,获得的抗体可识别多个抗原表位,可引起沉淀反应,在一般情况下可用于免疫细胞化学、免疫印迹等抗原抗体反应检测,在临床诊断和生命科学研究中均有广泛的应用。

1. **抗原及抗原选择** 抗原是指能够刺激机体产生免疫应答并能与免疫应答产物抗体和致敏淋巴细胞结合,发生免疫效应的物质。抗原的基本特性有两个,一是诱导免疫应答的能力,也就是免疫原性(immunogenicity),二是与免疫 Ab 或效应 T 细胞发生特异性结合反应,也就是反应原性(antigenicity)。同时具备这二种特性的抗原物质为完全抗原,如病原体、异种大分子蛋白、动物血清等;只具有反应原性而没有免疫原性的物质,称为半抗原(不完全抗原),如青霉素、磺胺等小分子物质,半抗原和大分子载体蛋白质结合可获得免疫原性而成为完全抗原。

一般而言,抗原异源性越强即同源性越低、分子(或颗粒)越大,其免疫原性也越强,越容易获得亲和力高的抗体,如天然的颗粒性抗原(细菌抗原、细胞抗原、寄生虫抗原)等,免疫原性强,而蛋白质、糖蛋白、脂蛋白、核酸均为可溶性抗原,一般在免疫动物时要辅以佐剂,以增强其免疫原性以获得高亲和力抗体。

2. **免疫动物的选择及免疫途径** 选择免疫动物的基本要求,是与抗原的种属差异要尽可能远,动物必须适龄、健壮、无感染。不同动物对同一抗原有不同的免疫反应,因此要选择对抗原敏感的动物;蛋白质抗原对大部分动物适合,但甾类激素抗原免疫时多用家兔,而酶类抗原多用豚鼠;如欲制备适用于沉淀反应的血清,多选择家兔;需要制备大量免疫血清时,可选用马、绵羊等大动物;若需要量不多,则可选用家兔、豚鼠和小鼠等小动物。

免疫途径通常有静脉、腹腔、肌肉、皮内、皮下、淋巴结及足掌等,如抗原不易获得时可采用淋巴结内的微量注射法。在确定免疫方案时应根据实验的目的要求、抗原性质、佐剂的种类来制订免疫方案。抗原的用量视抗原种类及动物而异,如免疫小鼠一次注射可以少至几个微克,如免疫兔子需要数百微克。初次免疫后一般要再经过 2~3 次以上的加强免疫才能获得较高滴度的抗血清,两次免疫的间隔一般应在 3~4 周以上。小动物如小鼠间隔时间可短些,大动物则较长,如羊应在 2 个月左右。一般在最后一次加强免疫注射后的 10~14 天内采血,采集抗血清前,要预先测定抗体效价,若抗体效价达到要求,应在末次免疫后一周内及时大量采血,常用的动物采血方法有颈动脉采血法、心脏采血法和静脉采血法。

3. 抗体的分离纯化与特性鉴定　动物采血后应立即分离血清,由于抗血清的成分较为复杂,除含有特异性抗体外,还存在非特异性抗体和其他血清成分,一般需要抗体纯化后才可使用。IgG类抗体纯化的方法有盐析法、离子交换层析、亲和层析。由于IgG与葡萄球菌A蛋白和链球菌G蛋白在碱性环境中具有高度的亲和性,因此利用这两种蛋白质制备的交联亲和层析柱是纯化IgG最常用的方法。但不同IgG亚类或不同种属IgG与A蛋白或G蛋白的结合能力不尽相同,A蛋白与G蛋白结合抗体的能力也有不同。一般而言,G蛋白与IgG的结合力高于A蛋白,它能与大部分动物种类的IgG结合,而A蛋白对小IgG1,大鼠IgG2b,人IgG3,马和绵羊IgG结合力较弱,在选择纯化方法时应予以注意。经上述方法虽然能去除许多非免疫球蛋白或获得较高纯度的IgG抗体,但获得的抗体并非都是抗原特异的,如要获得完全是抗原特异性抗体,通常需对抗血清通过抗原亲和层析柱进行纯化,以保证获得的抗体特异性强、纯度高。

此外,需对抗血清进行特异性、效价、亲和力和纯度等检测和鉴定。血清效价又称滴度(titer),是对抗血清中特异性抗体相对含量的检测,属于半定量检测;抗体的最重要性质是反应的特异性,即只与相应抗原发生特异性结合反应。但实际上制备的抗体常有非特异性反应或交叉反应,这是因为抗原不纯或抗原与其他分子之间存在共同的抗原决定簇。常用ELISA、双向琼脂扩散试验来鉴定抗体特异性。常用亲和力(affinity)表示抗体与相应抗原的结合强度,也是抗体特异性的重要指标,常用亲和常数K表示,数值越高,亲和力越强。亲和常数K与抗原抗体反应的平衡常数有关。

(二)单克隆抗体的制备

单克隆抗体(monoclonal antibody, MAb)与多克隆抗体(抗血清)最主要的区别,是其为单一B细胞克隆产生的均一的免疫球蛋白分子,它是针对一个抗原表位的特异性抗体。由于单克隆抗体比多克隆抗体具有更高的特异性,所以人们努力尝试各种制备单克隆抗体的方法和途径。在很长一段时间内,阻碍单克隆抗体制备的难题有:一方面,单克隆抗体难以从免疫动物得到的抗血清(多克隆抗体)中通过化学分离纯化的方法获得,通过免疫人体而制备人单克隆抗体,存在重大的医学伦理问题;另一方面,抗体主要由浆细胞分泌,浆细胞是一种终末分化的B细胞,在组织培养基中不能长期生长,常规方法无法得到在体外持久稳定分泌特异性抗体的B细胞。

根据Burnet细胞系选择学说,一个B细胞克隆只接受一个抗原决定簇刺激,所分泌的抗体也是均一的同质抗体,即单克隆抗体,那么在体外能得到持续分泌抗体的单一B细胞克隆,是解决单克隆抗体制备难题的关键点。

1975年,Kohler和Milstein以"分泌预定特异性抗体融合细胞的持续培养"(Continuous culture of fused cells secreting antibody of predefined specificity)为题,在 Nature 首次报道用仙台病毒使小鼠骨髓瘤细胞和经绵羊红细胞免疫的小鼠脾细胞融合,产生的杂交瘤细胞既具有脾细胞分泌抗羊红细胞抗体的能力,又具有小鼠骨髓瘤细胞永生的特性。这一划时代开创性工作翻开了人类抗体制备技术的新篇章,是生物技术发展史上的重要里程碑,Kohler和Milstein亦因此获得1984年诺贝尔医学奖。Kohler和Milstein发明的小鼠杂交瘤技术成功制备小鼠来源的MAB,随后又相继出现了大鼠杂交瘤技术、兔杂交瘤技术和人杂交瘤技术等,但以小鼠杂交瘤技术最为成熟、也最常用。

1. 小鼠单克隆抗体的制备原理　杂交瘤技术的基本原理是,能分泌抗体但不能长期培养的B细胞与在体外能长期培养传代的肿瘤细胞进行融合,融合后的杂交瘤细胞既具有B细胞分泌抗体的能力,又具有肿瘤细胞可以在体外进行长期传代培养的特性。

小鼠单抗的制备一般使用Balb/c小鼠的B细胞和骨髓瘤细胞。B细胞源自经抗原免疫小鼠的脾脏,骨髓瘤细胞一般是经过诱变和筛选得到次黄嘌呤-鸟嘌呤磷酸核糖转移酶(hypoxanthine-guanine-phosphoribosyl transferase, HGPRT)或胸腺嘧啶核苷激酶(thymidine kinase, TK)缺陷型的细胞。氨基蝶呤(aminopterin)是一种叶酸拮抗剂,可以阻断细胞DNA合成的主要途径。在

HAT（hypoxanthine/aminopterin/thymidine）选择培养基中含有氨基蝶呤,因此细胞在 HAT 培养中,DNA 合成的主要途径被阻断,此时细胞需要利用补救途径来进行 DNA 的合成。利用补救途径合成 DNA 需要依赖次黄嘌呤(H)和胸腺嘧啶(T)等 DNA 合成前体的存在,同时需要细胞内有 HGPRT 和 TK,若缺乏其中一种酶,该补救途径便不能发挥作用。在 HAT 选择培养基中,酶缺陷型的瘤细胞因正常的核酸合成途径被培养基中的氨基蝶呤所阻断,加之细胞缺乏 HGPRT 或 TK 不能利用而培养基中的次黄嘌呤(H)和胸腺嘧啶(T),即 DNA 合成的补救途径也不能发挥作用,结果是导致酶缺陷型瘤细胞的死亡;未融合的 B 细胞因不能传代,在培养中会发生自然死亡;瘤细胞的自身融合细胞因同样存在酶缺陷也不能生长;而酶缺陷型瘤细胞与 B 细胞融合后形成的杂交瘤细胞,因带有 B 细胞的基因,可利用其 HGPRT 和 TK 的作用,在 HAT 选择培养基中通过补救途径合成 DNA,所以杂交瘤细胞在 HAT 选择培养基中能被选择性地生长繁殖,因此,利用 HAT 培养基最终筛选到的只能是 B 细胞与瘤细胞的融合细胞,即杂交瘤细胞存活（图 6-4-1）。

2. 小鼠单克隆抗体的制备与纯化 一般可分为动物免疫、细胞融合、阳性杂交瘤细胞筛选与克隆化、单克隆抗体的生产与纯化等过程（图 6-4-2）。动物免疫过程参考多克隆抗体制备。

（1）细胞融合:动物免疫方法与抗血清制备相同。为保证得到的 B 细胞有较强的分泌抗体活性,在融合前 3 天须进行一次静脉加强免疫。融合时小鼠骨髓瘤细胞（如 SP2/0 细胞株）要处于对数分裂期的良好生长状态,对在无菌条件下获得的鼠脾脏 B 细胞,需用无血清培养液洗 2~3 遍,以去除小鼠血清。融合时脾细胞和骨髓瘤细胞的比例一般为 5∶1~10∶1,常用的融合剂为 50% 的聚乙二醇,完成融合后要用培养液缓慢稀释后离心,除去 PEG,然后将细胞用 HAT 选择培养基（RPMI1640 含 10%~20% 胎牛或小牛血清和 HAT）悬浮后接种于 96 孔板中。在融合后的第 3、4 天在光镜下即可看到克隆的生长,在第 10 天后可以进行筛选。

PEG 虽融合效率较低,但方法简单,成本低廉,故较为常用,电融合法融合率较高,但一次融合的细胞数少,且需专门设备,故较少使用。在融合后的细胞培养过程中,可同时添加同种动物的

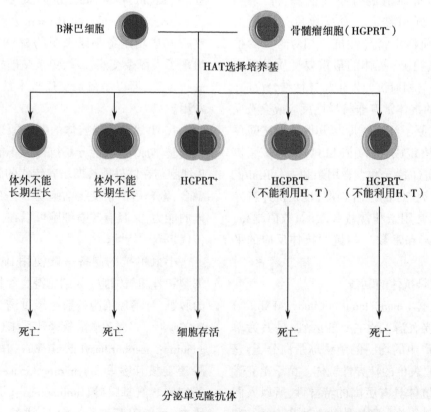

图 6-4-1 HAT 培养基对 B 细胞 - 骨髓瘤细胞融合后的选择作用

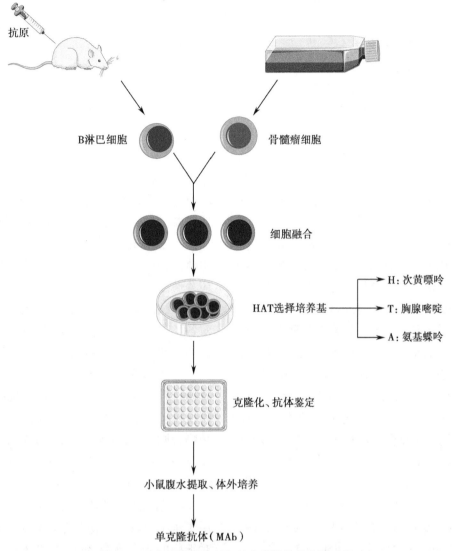

抗原

B淋巴细胞　骨髓瘤细胞

细胞融合

HAT选择培养基 ──→ H：次黄嘌呤
　　　　　　　 ──→ T：胸腺嘧啶
　　　　　　　 ──→ A：氨基蝶呤

克隆化、抗体鉴定

小鼠腹水提取、体外培养

单克隆抗体（MAb）

图 6-4-2　杂交瘤技术制备单克隆抗体的主要过程

腹腔巨噬细胞（即饲养细胞），巨噬细胞能清除死亡细胞碎片，有助于杂交瘤细胞的生长。商品化的杂交瘤细胞的生长因子，也可以促进杂交瘤细胞的生长。

（2）阳性杂交瘤细胞的筛选与克隆化：杂交细胞经约 10~14 天培养后（此间要换培养液 1~2 次），可采用 ELISA 进行 Ab 鉴定，对获得的阳性克隆细胞要通过有限稀释法进行亚克隆，以保证抗体分泌细胞来源于单个细胞。由于融合细胞的染色体容易发生丢失，故一般要通过数次亚克隆，直至来自同一克隆的所有亚克隆细胞均为反应阳性，表明该克隆的抗体编码基因已较稳定，可以扩大培养并建株。

（3）单克隆抗体的扩大生产：采用什么方法进行单克隆细胞株的扩大培养和抗体制备，取决

于实际需要。目前生产大量单克隆抗体的常用方法有小鼠腹水制备、大瓶培养瓶和中空纤维反应器三种，前者多用于实验室制备，后两者适用于工业化生产。腹水制备方法成本低，但因腹水中杂蛋白多，易使抗体失活，故腹水收集后应尽快纯化，以防止抗体降解。大瓶培养获得的上清液体积大，但抗体浓度低，培养成本和抗体纯化成本均较高；相对于大瓶培养，利用中空纤维反应器进行单克隆抗体生产是比较经济的方法，但投入设备装置的费用较大。

对实验室研究或非药物性抗体生产而言，通过腹水制备及蛋白 A 或蛋白 G 的纯化获得的抗体已能基本满足需要。杂交瘤培养上清液的抗体浓度一般为每毫升微克级，可直接用于免疫印迹、免疫沉淀等实验。用特殊的无血清培养基进行杂

交瘤培养，也可较为容易地获得一般实验的抗体需要量。

（三）基因工程抗体的制备

小鼠单克隆抗体几乎能满足所有的体外实验研究和体外诊断试剂需要，但作为鼠源性异种蛋白，它不能用于人体疾病的治疗。虽然有用人的瘤细胞株与人外周血 B 细胞融合以获得人杂交瘤细胞，或通过病毒感染使人淋巴细胞获得不死性等诸多尝试，但效果均不理想，目前临床使用的抗体几乎均是通过基因工程技术制备获得的人源化抗体、小分子抗体等。

基因工程抗体（genetic engineering antibody，GEAb）是运用 DNA 重组技术及蛋白工程技术，从基因水平对编码抗体的基因进行改造，经导入适当的受体细胞重新表达的抗体，主要包括人源化抗体、小分子抗体、双特异抗体、抗体融合蛋白、胞内抗体等。人源化抗体有嵌合抗体、改形抗体，如用编码人抗体稳定区与小鼠可变区基因进行重组表达获得的嵌合抗体，用小鼠抗体 CDR 区置换人抗体 CDR 区后获得的改形抗体。嵌合抗体和改形抗体还不属于完全人源化抗体，完全人源抗体是抗体药物的最理想形式，主要制备技术是抗体库技术和转基因小鼠技术。还有一类基因工程抗体是小分子抗体，它不是完整的抗体分子，仅为抗体的片段，主要包括抗原结合片段（Fab）、可变区片段（Fv），单链可变区片段（ScFv）等。

由多克隆抗体到单克隆抗体，再到基因工程抗体，制备的抗体由不均质的异源抗体到均质的异源抗体，直至人源抗体，是抗体制备技术的三个时代，从一个侧面反映了生命科学由整体水平、细胞水平到基因水平的进展，同时也为抗体作为医药生物技术产业的一个重要支柱奠定了基础。

三、抗体制备方法的选择与抗体的应用

（一）抗体制备方法的选择

选择什么技术方法制备抗体，完全取决于研究目的和实际需要。相对于单克隆抗体，多克隆抗体（即抗血清）虽然特异性相对较差，但其制备容易，能满足对致病微生物及许多细胞分子生物学实验的需要；同时因其可与同一抗原的不同表位结合，故亲和力更高，更适合于免疫沉淀等实验。当抗原分子与其他分子有较高同源性，可选

择差异最大的区域合成小肽，再与其他大分子交联后进行免疫动物制备抗血清，当然也可以通过杂交瘤技术制备获得特异性更高的单克隆抗体。一般而言，除了研发检测试剂盒或商业化特异性抗体，为保证抗体质量稳定需制备单克隆抗体外，大部分情况下均可选择制备多克隆抗体，基因工程抗体技术一般在研发抗体药物时使用。

（二）抗体的应用

抗体在疾病预防、诊断、治疗及生命科学研究中有着极为广泛的应用，它不仅是诊治疾病的重要武器，也是生命科学研究中不可或缺的工具。

1. 抗体在疾病预防中的应用 如对破伤风、Rh 血型不合的新生儿溶血等，可用相应抗体进行应急性预防。

2. 抗体在疾病诊断及预后判断中的应用 对各类微生物如病毒、细菌等感染诊断、对肿瘤标志物等的检测，均需要抗体。

3. 抗体在疾病治疗中的应用 在抗感染、抗移植排斥、抗肿瘤等疾病治疗中，抗体有着广泛的用途。近年来针对肿瘤基因位点突变的靶向治疗药物、肿瘤免疫检查点 PD-1、PD-L1 抗体，均为抗体药物，甚至 CAR-T 细胞表面重组表达的 ScFv 片段，也是抗体的小分子片段。

4. 在生命科学研究中的应用 抗体广泛应用于医学及其他生命科学的各类研究领域中，如对细胞的分类分型、蛋白质的分离、纯化与鉴定、蛋白质的相互作用及定位、蛋白表达水平的检测等。抗体在研究中的应用一般都需与酶、荧光素等进行交联，以便检测，由于单克隆抗体只识别一个抗原表位，有时可能只与变性蛋白结合，仅适用于免疫印迹或组化的检测，而不能用于免疫沉淀或细胞标记等，故在研究中应根据目的选择相应的抗体。

（陈婷梅）

第五节 免疫细胞的功能检测

一、T 淋巴细胞功能检测

T 细胞是淋巴细胞的主要细胞群体，参与重要的免疫应答和免疫调控，具有多种生物学功能，在人体中抵抗各种病原体入侵及清除突变的细胞，

抑制肿瘤形成中发挥重要作用。T 细胞主要介导机体的细胞免疫应答，在受到非特异性刺激因素或特异性抗原的刺激后，导致 T 细胞活化，随后活化的 T 细胞发生增殖。细胞增殖作为 T 细胞的重要功能之一，其检测已被广泛应用。此外，T 细胞的抗原特异性及非特异性免疫应答、T 细胞的杀伤活性的检测也是评价 T 细胞功能的重要方法。

（一）T 细胞增殖实验

1. 3H-TdR 掺入法 细胞的增殖可伴随细胞内 DNA 的合成，在细胞增殖的高峰期时将氚胸腺嘧啶核苷（tritiated thymidine, 3H-TdR）加入培养体系中，处于增殖的 T 细胞可摄取 3H-TdR 用于 DNA 合成，通过检测掺入到细胞内 DNA 的 3H-TdR 的放射性强度，从而反映 T 细胞的增殖情况。本法的优点是简单方便，灵敏度高。缺点是由于高灵敏度而引起的高变异性，另外放射性污染也是该法的缺点之一，使用时需严格防护以避免放射性伤害。

2. CFSE 标记法 羧基荧光素二醋酸琥珀酰亚胺酯（carboxy fluoroscein succinimidyl ester, CFSE）可通过细胞膜进入细胞，进入细胞前为无色且不发生荧光，进入细胞后可被细胞内醋酶催化分解成高荧光强度的物质并与细胞内胺稳定结合，从而使细胞标记上高荧光强度的 CFSE。被 CFSE 标记的非分裂细胞的荧光非常稳定，当细胞进行分裂增殖时，CFSE 被平均分配到第二代细胞中，这样与第一代细胞相比，其荧光强度便会减弱一半；以此类推，每分裂一代，强度减弱一半。通过流式细胞仪检测细胞荧光强度，从而分析出细胞分裂增殖情况。CFSE 已被广泛应用于体内外检测 T 淋巴细胞的增殖，并可用于追踪 T 淋巴细胞的体内迁移与定位。

3. BrdU 标记法 BrdU 是胸腺嘧啶脱氧核苷类似物，可在细胞周期的合成期掺入细胞 DNA 中。利用荧光标记的抗 BrdU 单克隆抗体，通过流式检测 BrdU 掺入的强度，从而反映细胞的增殖。与 3H-TdR 检测增殖相比，该方法简单、迅速，且无放射性污染。如与标记 T 细胞亚群的荧光抗体联用，可以比较不同细胞亚群的增殖情况，而无需对细胞进行纯化。

4. Cell counting kit-8（简称 CCK-8） 是 MTT 的改进方法，利用 2-（2- 甲氧基 -4- 硝基苯基）-3-（4- 硝基苯基）-5-（2,4- 二磺酸苯）-2H- 四唑单钠盐（[2-（2-methoxy-4-nitrophenyl）-3-（4-nitrophenyl）-5-（2,4-disulfophenyl）-2H-tetrazolium, monosodium salt]，WST-8），它在电子载体 1- 甲氧基 -5- 甲基吩嗪镓硫酸二甲酯（1-methoxy PMS）的作用下被细胞中的脱氢酶还原为具有高度水溶性的黄色甲䐩产物（formazan dye）。生成的甲䐩产物的数量与活细胞的数量成正比。因此可利用这一特性直接进行 T 细胞增殖分析。具体方法见 http://www.apexbio.cn/。

（二）CTL 杀伤实验

CD8+T 细胞通过 T 细胞受体（T cell receptor, TCR）识别靶细胞表面的抗原 -MHC 分子复合物，在黏附分子等辅助下，与靶细胞紧密接触，通过细胞裂解或诱导凋亡的机制杀伤靶细胞。细胞裂解主要由穿孔素介导，而细胞凋亡则通过释放颗粒酶或死亡受体如 FasL 等介导，经过一系列酶的级联反应，最终激活靶细胞内源型 DNA 内切酶而导致靶细胞凋亡。

1. 51Cr（chromium, Cr）释放法 此法是体外检测细胞毒活性的"金标准"，是将待检效应细胞与铬酸钠（Na$_2$^{51}CrO$_4$）标记的靶细胞一起培养。铬酸钠可以进入到细胞内，与细胞质蛋白牢固地结合。若待检效应细胞能杀伤靶细胞，则 51Cr 从靶细胞内释放至培养液中，吸取上清，液闪仪读取的 51Cr 放射性脉冲数则反映效应细胞的杀伤活性。本法结果准确、重复性好，但敏感性较低，且 51Cr 的放射性不利于安全操作及废物处置，还需特殊测定仪器。

2. 乳酸脱氢酶（lactate dehydrogenase, LDH）释放法 LDH 在活细胞胞质内含量丰富，正常情况下不能通过细胞膜。当细胞受损或死亡时，细胞膜通透性改变，LDH 可释放到细胞外，释放的 LDH 活性与细胞死亡数目成正比。LDH 能够通过吩嗪二甲酯硫酸盐（PMS）还原碘硝基氯化氮唑蓝（INT）或硝基蓝四氮唑（NBT）形成有色的甲䐩类化合物，在 570nm 波长处有一高吸收峰，利用读取的吸光值，即可计算效应细胞对靶细胞的杀伤率。该法敏感、需要的细胞数量少、经济、快速、简便，无放射性危害。但因 LDH 分子较大，靶细胞膜严重破损时才被释出，故不能较早地检测效应细胞功能。

3. 流式细胞标记法 正常细胞的磷脂酰丝

氨酸（PS）位于细胞膜内表面,细胞凋亡时翻转露于膜外侧,可与血管蛋白 Annexin-V 高亲和力结合。放线菌素 D（7-aminoactinomycin D, 7-AAD）是一种核酸染料,它不能通过正常的细胞膜,但是在细胞凋亡、死亡过程中,细胞膜对 7-AAD 的通透性逐渐增加,7-AAD 在细胞内结合 DNA 而显色。核酸染料 PI 也具有 7-AAD 类似特性,但其发射波谱较 7-AAD 宽,对其他检测通道的干扰较大。通过 Annexin V-FITC 和 7-AAD 双染色细胞,可以精确地区分细胞所处状态,再用 PE 标记的抗体来标记 CTL,就能够轻易地分析出杀伤培养体系中靶细胞的凋亡、死亡情况,由此计算出 CTL 的杀伤活性。本法简单快捷,无需预标记,可以取代放射性物质标记,减少潜在的放射性危害;且能够标记出早期死亡细胞,比 ^{51}Cr 释放法、LDH 释放法更为灵敏。

（三）抗原特异性 T 淋巴细胞反应

T 淋巴细胞针对特定的抗原所产生的特异性免疫反应,一般由抗原提呈细胞通过 MHC-I 类或 II 类分子将抗原提呈给 T 淋巴细胞,促进其活化及增殖。在未接受免疫的小鼠或人体内,针对抗原的特异性 T 淋巴细胞的量是极少的,只有在采用特异性抗原连同佐剂进行免疫后其特异性 T 淋巴细胞的数量才会明显增加。考虑到机体中内源性 T 细胞的数量太少而难以研究,近年来人们采用 TCR 转基因小鼠来源的 CD4$^+$ T 或 CD8$^+$ T 淋巴细胞来研究 CD4$^+$ T 或 CD8$^+$ T 淋巴细胞反应,而且除了采用过继法将淋巴细胞回输给受体鼠后进行体内研究外,在体外也可用抗原与抗原提呈细胞诱导出相应的免疫反应。

二、B 淋巴细胞功能检测

B 细胞主要介导机体的体液免疫应答,B 细胞的功能状态部分反映了机体的免疫状态,对 B 细胞功能的研究可为基础理论研究及临床疾病的发生机制、诊断和治疗提供依据。在此将介绍检测 B 细胞的活化及增殖的方法,其他如鉴定免疫球蛋白类别转换、生发中心和浆细胞检测、B 细胞信号转导及 B 细胞脂筏的研究方法可参考其他专业书籍。

（一）B 淋巴细胞的活化方法

B 细胞在抗原、抗 Ig 抗体或促有丝分裂原等的刺激后,可发生活化、增殖反应。活化的 B 细胞表面 MHC-II 类分子、CD80 和 CD86 的表达增强,可用荧光标记的单克隆抗体检测相应分子的表达。最常用的诱导 B 细胞活化的物质是抗 IgM 抗体,其他如 LPS、CD40 配体和抗 CD40 抗体都能激活 B 细胞。

（二）B 淋巴细胞的增殖检测

B 细胞在受到抗原等特异性或非特异性的刺激后,可导致细胞发生活化、增殖反应。B 细胞增殖反应的检测在一定程度上反映了 B 细胞的功能状态。检测 B 细胞增殖的方法同 T 细胞类似,主要包括 3H-TdR 渗入法、CFSE 标志法及 BrdU 标记法,具体参考前述。

三、NK 细胞功能检测

自然杀伤细胞（natural killer cell）,简称 NK 细胞,是一群大颗粒淋巴细胞,它们不需要抗原激活,以 MHC 非限制性的方式杀伤肿瘤细胞。成熟的 NK 细胞离开骨髓进入外周免疫器官,主要分布在脾脏、肝脏和外周血中。NK 细胞是固有免疫的第一道防线,参与免疫监视和免疫调节等过程。人 NK 细胞表型为 CD56$^+$CD16$^+$CD3$^-$,而小鼠 NK 细胞为 NK1.1$^+$DX5$^+$CD3$^-$。NK 细胞可以通过分泌细胞因子调节免疫,通过释放颗粒酶、穿孔素等直接杀伤靶细胞,或者通过其表面表达的 FasL、TRAIL 等分子诱导靶细胞凋亡。

NK 细胞功能检测:NK 细胞的功能与 NK 细胞的表面功能性分子的表达、对靶细胞的自然杀伤活性、抗体依赖的细胞介导的细胞毒作用（antibody-dependent cell-mediated cytotoxicity, ADCC）,以及分泌细胞因子的能力等密切相关,因此通常通过在体外检测 NK 细胞表面功能性分子的表达、杀伤活性、细胞因子分泌的水平来反映 NK 细胞的功能活性。NK 细胞的杀伤功能可通过前述的 ^{51}Cr 释放法、LDH 释放法及流式细胞标记法检测,在这些实验中,通常采用人 K562 或小鼠 YAC1 细胞株作为靶细胞。NK 细胞表面功能性分子及细胞因子的分泌可分别通过流式细胞术及 ELISA 等方法检测。

四、单核吞噬细胞功能检测

单核吞噬细胞系统（mononuclear phagocytic

system, MPS)包括血液中的单核细胞和组织中的巨噬细胞(macrophage)。单核细胞来源于骨髓的多能干细胞,后者在骨髓微环境中发育为前单核细胞及单核细胞,单核细胞从骨髓释放入血,穿越血管内皮细胞,进入组织后分化为巨噬细胞;而组织中部分驻留巨噬细胞来源于胚胎期的卵黄囊。单核吞噬细胞是天然免疫系统的重要组成部分,可非特异性地吞噬异物、细菌、衰老和突变的细胞等,参与维持人体内环境稳定、天然抗感染、抗肿瘤免疫。此外,巨噬细胞在特异性免疫应答的诱导与效应中也具有十分重要的调控作用,能够作为APC摄取和加工抗原并提呈给Th细胞,启动特异性免疫应答。活化后的巨噬细胞能够趋化到病灶周围,更有效地吞噬细菌、杀伤靶细胞。活化后的巨噬细胞还分泌多种活性物质,如溶菌酶、补体、凝血因子、细胞因子等,发挥相应的生物学功能。

(一)巨噬细胞的活化检测

经典的巨噬细胞活化途径中,在致敏因子如IFN-γ的作用下,巨噬细胞首先进入一种无杀伤活性的中间阶段,然后才能被LPS等因子激活,完全活化后的巨噬细胞具有较强的抗原提呈能力,分泌大量细胞因子和趋化因子,产生一氧化氮(nitric oxide, NO)和活性氧(reactive oxygen species, ROS)等介质,具有很强的杀伤活性,此为M1型巨噬细胞,在机体抗感染、抗肿瘤中发挥重要作用。IL-4、IL-13或糖皮质激素等因子可诱导M2型巨噬细胞活化,M2型巨噬细胞抗原提呈能力较低,不产生NO,而主要产生多胺和脯氨酸,参与炎症后组织修复。活化后的巨噬细胞表型变化可用特异性抗体进行流式标记;分泌功能的变化可用ELISA法等检测培养上清中细胞因子、趋化因子的含量,或用流式胞内染色法检测胞内细胞因子的表达。

1. 超氧阴离子的检测　活化后巨噬细胞通过呼吸爆发(respiratory burst)产生大量超氧阴离子,如过氧化离子、H_2O_2等,在巨噬细胞杀菌过程中起重要作用,可作为评价巨噬细胞杀伤功能的指标。呼吸爆发产生的超氧阴离子可将无荧光的2,7'-二氯荧光素二乙酸酯(2,7'-dichlorofluorescin-diacetate, DCF-DA)氧化生成具有荧光的2,7-二氯荧光素(DCF),且DCF的量与呼吸爆发的超氧阴离子水平成正比,通过流式

或共聚焦显微镜检测荧光的强度可反映超氧阴离子生成的情况。此法敏感,并可定量。

2. NO的检测　活化后巨噬细胞分泌NO到培养上清中,NO为活化的自由基,含有未配对电子,不稳定,迅速分解成亚硝酸盐和硝酸盐,因此常通过检测亚硝酸盐的含量,间接反映巨噬细胞培养上清中NO的分泌水平。通常采用Griess法检测亚硝酸盐含量,此法具有操作简单、所需细胞少、灵敏度高等优点。

(二)巨噬细胞吞噬功能检测

巨噬细胞可非特异吞噬和杀伤细菌或靶细胞。用荧光素标记细菌或细胞颗粒,将之与巨噬细胞混合,根据巨噬细胞胞质中吞噬的颗粒的荧光强度,反映巨噬细胞的吞噬功能。这种荧光标记法操作简单、客观、重复性好,如联合EB染料还可进一步区分巨噬细胞内吞或黏附于其表面的细菌。

(三)巨噬细胞杀伤功能检测

1. ADCC杀伤功能　抗体可增强巨噬细胞的吞噬和杀伤功能,称为抗体的调理作用,此时抗体与靶细胞表面抗原特异性结合,抗原-抗体复合物通过抗体的Fc段与巨噬细胞表面的FcR结合,促进巨噬细胞对靶细胞的吞噬和杀伤。检测FcR介导的巨噬细胞吞噬和杀伤功能时,需先制备抗体调理的靶细胞,然后与巨噬细胞混合,此时常将靶细胞用同位素标记,通过检测靶细胞被杀伤后释放到上清中同位素的放射活性,反映巨噬细胞的吞噬和杀伤功能。

2. 巨噬细胞抗肿瘤活性检测　单核巨噬细胞除了能够通过ADCC杀伤多种靶细胞外,还能直接杀伤肿瘤细胞,特别是细胞因子活化后的巨噬细胞具有更强的抗肿瘤活性。检测时,活化后巨噬细胞和靶细胞共培养一段时间,检测靶细胞的杀伤情况反映巨噬细胞的抗肿瘤活性。杀伤后靶细胞的检测有多种方法,如^{51}Cr释放、LDH释放法或Hoechst 33342荧光标记法等。

五、抗原呈递细胞功能检测

Steinman和Cohn于1973年在小鼠脾脏中发现具有树枝状突起的独特形态的细胞,并将之命名为树突状细胞(dendritic cell, DC)。目前已知DC分2大类,存在于淋巴组织、血液和非淋巴组

织的经典 DC（conventional DC，cDC）及分泌I型干扰素的浆细胞样 DC（plasmacytoid DC，pDC）。cDC 的主要作用是诱导针对入侵抗原的特异性免疫应答并维持自身耐受，而 pDC 的主要作用则是针对微生物，特别是病毒感染产生大量的I型干扰素并激发相应的 T 细胞应答。此处只介绍 cDC 的分离、培养及功能检测。

（一）DC 的培养鉴定

DC 在体内数量极少，检测前需要利用小鼠骨髓中的前体细胞，加入 GM-CSF 和 IL-4 定向诱导 DC 的前体细胞向 DC 分化发育。由该方法可获得用于研究的足量的、分化发育状态基本一致的 DC，这是目前最常用的小鼠 DC 的获得方法。人源 DC 的培养主要是利用不同的细胞因子组合由外周血单核细胞或 CD34+ 前体进行定向诱导，目前因子组合有很多种，如 IL-4/GM-CSF，IFN-a/GM-CSF，TNF-a/GM-CSF 等，由此产生的 DC 的特性也各不相同。目前最常用的方法是 GM-CSF/IL-4 联合诱导外周血单核细胞或 TNF-a/GM-CSF 联合诱导 CD34+ 前体细胞。

（二）DC 的功能检测

1. 吞噬功能检测 DC 在非成熟期具有较强的吞噬功能，而成熟 DC 的吞噬功能减弱，因而 DC 吞噬功能的变化通常可作为检测 DC 成熟程度的重要指标之一。检测 DC 吞噬功能时，可采用荧光素标记的大分子蛋白质（如 FITC-BSA）与 DC 共孵育，然后利用流式检测荧光强度来反映 DC 吞噬功能。

2. NO 检测 某些亚群的树突状细胞在受到特定刺激后会产生大量的一氧化氮（NO），从而发挥负向免疫调节作用。NO 检测一般采用 Griess 法，具体见巨噬细胞功能检测。

3. 细胞因子检测 DC 在活化后会分泌多种细胞因子和趋化因子，可利用 ELISA 试剂盒来检测细胞培养液上清中因子的含量或采用胞内染色法利用流式细胞仪进行检测。

4. 抗原提呈功能检测 DC 最重要的特征就是具有抗原提呈功能，能够刺激初始 T 细胞活化增殖。目前检测小鼠 DC 抗原提呈功能最常用的体系是抗原特异性 TCR 转基因小鼠来源的 T 细胞在该抗原存在的情况下与 DC 共孵育后检测其增殖情况。最常用的抗原特异性 TCR 转基因

小鼠是 DO11.10 和 OT-I、OT-II 小鼠。利用此种 TCR 转基因小鼠来源的 T 细胞，可以检测 DC 通过 MHC-II 类分子和 MHC-I 类分子提呈抗原的能力。检测 T 细胞增殖可采用 MTT 法或 3H-TdR 掺入法。MTT 法灵敏度较低，3H-TdR 掺入法因涉及同位素标记，容易造成同位素污染。

（罗云萍）

第六节 流式细胞术

一、流式细胞仪的原理

（一）液流系统

流动室（flow chamber）是流式细胞仪的核心部件，流动室由石英玻璃制成，单细胞悬液在细胞流动室里被鞘流液包绕通过流动室内的一定孔径的孔，检测区在该孔的中心，细胞在此与激光垂直相交，在鞘流液约束下细胞成单行排列依次通过激光检测区。流动室里的鞘液流是一种稳定流动，控制鞘液流的装置是在流体力学理论的指导下由一系列压力系统、压力感受器组成，只要调整好鞘液压力和标本管压力，鞘液流包裹样品流并使样品流保持在液流的轴线方向，能够保证每个细胞通过激光照射区的时间相等，从而使激光激发的荧光信息准确无误。

（二）光路系统

流式细胞仪的光学系统由若干组透镜、小孔、滤光片组成，大致可分为流动室前和流动室后两组。流动室前的光学系统主要作用是将激光光源发出的横截面为圆形的激光光束聚焦成横截面较小的椭圆形激光光束，使激光能量成正态分布，使通过激光检测区的细胞受到激光照射的强度一致，最大限度地减少杂散光的干扰；流动室后的光学系统主要由多组滤光片组成，滤光片的主要作用是将不同波长的荧光信号送到不同的光电倍增管。

（三）检测分析系统

当测定标本在鞘液中形成单行细胞依次通过激光检测区时产生散射光和荧光信号，散射光分为前向角散射（forward scatter，FS）和侧向角散射（side scatter，SS）。荧光信号也有两种，一种是细胞自发荧光，荧光信号是非特异的，一般较弱。另一种是细胞样本经标有特异荧光素的抗体染色后

发出的荧光,它是我们要测定的荧光,荧光信号较强。前向角散射信号由正对着流动室的光电二极管装置接收并转变为电信号,侧向角散射信号和荧光信号分别由一个光电倍增管(PMT)接收并转变为电信号,这些电信号存储在流式细胞仪的计算机硬盘或软盘内。流式细胞仪测定常用的荧光染料有多种,他们分子结构不同,激发光谱和发射光谱也各异,荧光染料要依据流式细胞仪所配备的激光光源种类来选择。

(四)分选系统

分选系统位于可见液流部分,在喷嘴部位多了一个高速振荡器,使可见液流在下段形成互相独立的液滴,而不是连续的液流,激光照射点位于上段的连续液滴。当液滴位于激光照射点时,仪器收集该点内细胞的散射光信号和荧光信号,经过后台的检测分析系统,分析该液滴内的细胞是否为目标细胞。当液滴到达可见液流的当断未断处时,系统根据对该液滴的判断对上段液流加上不同大小的正电或负电。加上不同电荷的独立液滴就会在电场中发生偏转落入相应的收集管中。然而,必须等待该液滴到达可见液流的断点处,处于当断未断时,才能给液滴加电,这个过程就会产生液滴延迟(drop delay)。液滴延迟就是流式分选时可见液流的激光照射点到达断点的距离,只有正确设定了液滴延迟的大小,分选过程才会准确。激光照射点的位置一般不会变化,但是断点的位置变化较大。分选型流式细胞仪喷嘴部位的高速振动形成断点,振动的振幅越大,断点越高,液滴延迟就越小,它的大小是由操作者在流式分选前调试仪器的过程中设定的。

二、流式细胞仪介绍

(一)传统流式细胞仪

传统流式细胞仪按照不同的应用主要分为分析型流式细胞仪和分选型流式细胞仪。分析型流式细胞仪只能用于流式分析,细胞样品最终进入废液桶,不能回收利用。分选型流式细胞仪能够分选出目标细胞,用于后续实验。分选型流式细胞仪比分析型流式细胞仪多了一个分选系统,因此它既能用于流式分析,也能用于流式分选。但由于分选型流式细胞仪的进样管道较长并且要求无菌,所以一般不用来做流式分析用。

(二)成像流式细胞仪

Amnis 公司的 ImageStream 系列开创性地将流式细胞检测与荧光显微成像结合于一体,既能提供细胞群的统计数据,又可以获得单个细胞的图像,从而提供了细胞形态学、细胞结构和亚细胞信号分布的完整信息。ImageStream 技术建立在传统的流式细胞术基础之上,结合了荧光显微成像技术,它具有多个检测通道,可以对通过流动室中的每个细胞进行成像,实现了对细胞图像进行多参数量化分析,获得全新的细胞形态统计学数据。ImageStream 技术与传统流式细胞仪很类似,其系统平台也是由液流系统,光学系统和检测系统三大部分组成。ImageStream 系统配有功能强大的数据分析软件 IDEAS,可以对每个细胞分析超过 500 种量化参数。这些参数不仅包括细胞整体的散射光和荧光信号强度,还包括对细胞形态,细胞结构及亚细胞信号分布的分析。目前,Amnis 量化成像流式分析仪被广泛应用于生物化学、药物研发、血液、免疫、微生物、海洋研究、肿瘤、寄生虫、干细胞、毒理、病毒等领域。

(三)质谱流式细胞仪

质谱流式细胞技术(mass cytometry)是利用质谱原理对单细胞进行多参数检测的流式技术。它继承了传统流式细胞仪的高速分析的特点,又具有质谱检测的高分辨能力,是流式细胞技术一个新的发展方向。传统流式细胞技术和质谱流式细胞技术相比,主要有两点不同:①标签系统不同,前者主要使用各种荧光基团作为抗体的标签,后者则使用各种金属元素作为标签;②检测系统不同,前者使用激光器和光电倍增管作为检测手段,而后者使用 ICP 质谱技术作为检测手段。与传统流式细胞技术相比,质谱流式细胞技术具有以下优势:①通道数量增加到上百个;②通道间无干扰,无需计算补偿;③金属标签数量多,并具有极低的背景;④多样化的数据处理方式,实现对样品的深入分析。质谱流式细胞技术可以实现对细胞群体进行精准的免疫分型,对细胞内信号转导网络进行全面的分析,分析细胞亚群之间的功能联系,以及对于大量样品的高通量多参数检测。在造血、免疫、干细胞、癌症以及药物筛选等多个领域的研究有着广泛的应用前景。目前,质谱流式技术还处于起步阶段,美国 DVS Sciences 公司研发的质谱流式细胞仪已经发展到第二代，即 CyTOF2 质谱流式细胞仪（CyTOF2 Mass Cytometer）。

三、流式细胞术的操作

（一）样品制备

1. **细胞样品制备** 悬浮细胞，直接离心收集细胞。贴壁细胞，需用胰酶消化成单个细胞后，再离心收集。

2. **外周血样品制备** 人外周血可以静脉采血，收集与抗凝管中。小鼠外周血可以眼眶取血，麻醉小鼠后用弯头镊子将一侧眼球连同血管一起拉出，摘除眼球，倒置小鼠，眼眶对准收集管。外周血可采用 Ficoll-hypague 密度梯度离心法收集外周血单个核细胞（peripheral blood mononuclear cell，PBMC）。

3. **免疫器官样品制备**

（1）骨髓单细胞悬液制备方法：颈椎脱臼处死小鼠，分离小鼠股骨和胫骨，用 1ml 注射器在两端钻孔，吸取培养基反复冲洗骨髓腔，将细胞冲洗出来，反复吹打骨髓细胞成单细胞悬液，离心收集，裂解红细胞，离心弃上清，去除红细胞碎片，PBS 重悬后流式检测。

（2）胸腺、脾脏和淋巴结单细胞悬液制备方法：干净平皿上放入钢网，脏器置于钢网上，加适量 PBS 或者培养基，用研磨棒轻轻研磨脏器，直到只剩下结缔组织为止。收集平皿内的细胞悬液，离心收集，裂解红细胞，离心去除红细胞碎片，PBS 重悬后流式检测。

4. **实体脏器样品制备** 实体脏器如肺脏、肝脏和肿瘤组织内含有较多的结缔组织，直接研磨无法得到理想的单细胞悬液。因此，先加入Ⅳ型胶原酶消化，再进行研磨。如果研究脏器内浸润的免疫细胞，可以用 Percoll 密度梯度离心法富集免疫细胞，然后再进行流式分析。

（二）荧光素偶联抗体的标记

荧光素（fluorochrome）包括化学试剂和蛋白质，当被特定波长的激光激发后，释放出特定波长的荧光。不同荧光素具有特定的激发光和发射光，其发出的荧光可以被不同的荧光通道接收，信号采集和分析不会相互干扰，从而可以分析多种荧光。流式细胞术最常用的是荧光素偶联抗体（fluorochrome-coupled antibody），由抗体和荧光素两部分组成。在标记细胞时，荧光素偶联抗体中的抗体能够与相应的抗原分子特异性结合，这时细胞就被标记上荧光素，通过流式细胞仪检测荧光信号就可以分析该细胞表达相应抗原分子的情况。抗体标记包括直接标记法和间接标记法。直接标记法是直接用荧光素偶联抗体标记样品细胞，抗体直接与样品细胞上的抗原分子结合。间接标记法分为两步，第一步用生物素（biotin）偶联抗体标记细胞，第二步用荧光素偶联链霉亲和素（streptavidin，SA）标记细胞。

在标记抗体过程中应注意：由于抗体的 Fc 段可以与 Fc 受体（FcR）结合，而 FcR 常表达于巨噬细胞、DC、B 淋巴细胞表面，为了排除 Fc/FcR 的非特异性结合，可以在抗体标记细胞前先进行"封闭"，例如使用无关 IgG 抗体或者抗 CD16/CD32 单克隆抗体与细胞孵育，使细胞上的 FcR 都与之结合，从而不能与荧光素偶联抗体再结合。

（三）光电倍增管电压的设定

流式细胞仪利用光电倍增管（PMT）将各通道检测到的荧光信号转变为电子信号进行分析，PMT 在流式分析时是可以实时调控的，就是通过分析软件调节光电倍增管的电压。每一个流式通道都配有一个光电倍增管，所以每一个流式通道的电压都是可以分别设定的。光电倍增管的电压值没有一个固定的最合适的值，影响该值的因素有很多。流式细胞仪的类型、仪器的结构、不同的流式通道、不同的细胞、荧光素偶联抗体的种类和标记方法等都会影响光电倍增管的电压设定，所以每次实验时都必须调整各通道的电压值，以确保流式检测得到正确的结果。

光电倍增管电压设定的原则：FSC 和 SSC 通道基本每次流式检测都有用到，其电压设定原则是使目标细胞位于流式图的中央位置。荧光通道设置电压的基本原则是将自发荧光控制在数轴的 1/4 范围内，即荧光信号在 1/4 内的细胞都是阴性细胞，荧光信号超过 1/4 的细胞都是阳性细胞。

（四）对照的设置

细胞表面不结合荧光素，在特定激发光激发下也会产生荧光，称为非特异性荧光。为了排除非特异性荧光的干扰，就要设置阴性对照。阴性对照主要包括两类：①不加任何荧光素偶联抗体；②加抗体同种属且同类的荧光素偶联的同型对照抗体。设置阳性对照是为了检测荧光素偶联抗体的有效性，一般刚开始使用新的抗体或者使用储存时间较长的抗体需要设置阳性对照。一般有两种方法：①使用已知表达相应抗原的细胞来检测该抗体；②使用已知有效的抗体作为阳性对照。

（五）补偿的调节

流式荧光通道之间需要调节补偿是因为荧光素在相应激发光激发后发射的荧光波长范围并不是集中在一个很小的范围，其他荧光通道也有可能会接收该荧光信号。一般单色分析不用调节补偿，双色或者多色分析需要调节补偿。调节补偿的方法是根据荧光素的种类数分别设置不标记抗体的阴性组，只标记一种荧光素的单染组，同时标记多种荧光素的实验组。荧光通道之间补偿的大小主要受仪器的型号、荧光素偶联抗体和细胞这三方面因素的影响。

（六）流式分选模式的选择

流式分选包括纯化模式、富集模式和单细胞模式三种。纯化模式较常用，如果液滴内含有非目标细胞，就不分选该液滴内的细胞，分选出的目标细胞纯度较高。富集模式下，如果液滴内含有目标细胞，不论有没有非目标细胞，就分选出该液滴内的细胞，该模式提高了目标细胞的得率，但纯度降低，适合分选数量稀少的目标细胞。单细胞模式不常用，当液滴内只含有一个目标细胞时才分选该液滴，纯度与纯化模式差不多，但是得率比纯化模式要低，适用于对目标细胞有特殊要求的实验中。

四、流式图的分析

流式通道主要可以分为散射光通道和荧光通道，散射光通道包括 FSC 通道和 SSC 通道。FSC，即前向角散射，代表细胞的大小。SSC，即侧向角散射，代表细胞的颗粒度。由于不需要标记任何荧光素偶联抗体，FSC/SSC 散点图又称为细胞样品的"物理图"。荧光通道表示的是其化学特征，一般先用荧光素偶联抗体标记目标细胞，然后检测荧光素的荧光值。

（一）直方图

流式直方图形成的原理与统计学中的直方图相似，是在统计学直方图的基础上进一步发展而成的。流式直方图的 x 轴表示一个通道的值，y

轴表示细胞数量。流式直方图是在统计直方图的基础上，由于统计的细胞数量不断增加，使统计区间不断缩小，这时的直方图好像是由光滑的曲线所围成（图 6-6-1），x 轴上的一个点就是一个统计区间，而曲线上该点对应的 y 轴值就是荧光信号值对应的细胞数。这时，统计细胞群体比例时可以通过计算曲线下所围的面积的比例来表示。

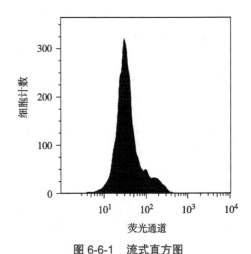

图 6-6-1　流式直方图

（二）散点图

流式散点图能够同时表示两个通道的信息，其 x 轴表示一个通道的值，y 轴表示另一个通道的值，图中每一点代表一个细胞（图 6-6-2）。流式散点图不仅可以同时显示两个通道的信息，而且能够表示这两个通道值的相互关系，如其中一个通道值低的细胞，其在另一个通道的值是高还是低。同样，也可以利用荧光素偶联抗体来识别细胞表达的特异性蛋白，根据不同细胞群表达的蛋白不同使细胞进行分群，这时 x 轴和 y 轴表示的是两个不同荧光通道的值。

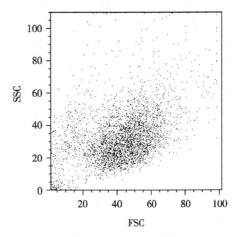

图 6-6-2　流式散点图

（三）等高线图

流式等高线图也能同时显示两个通道的信息,它借助地理等高线图的形式表示细胞的密集程度,流式等高线图的环线代表的是细胞密度相同的区域,所以,环线聚集越多的地方表示此区域细胞密度变化越快,环线的中央区域代表细胞聚集的中心。流式等高线图可以看作是流式散点图的一个变体,相比之下,流式散点图更为直观,所以应用也更为广泛。当然,流式等高线图也有其自身的优点,它能够直观地体现不同细胞群的集中点,所以在某些情况下,流式等高线图比流式散点图更能直观地体现细胞的分群(图 6-6-3)。

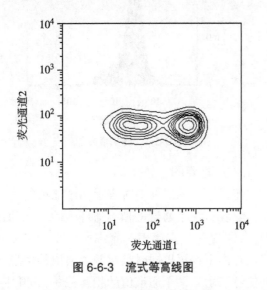

图 6-6-3　流式等高线图

五、流式细胞术在免疫学中的应用

（一）免疫细胞的分群

测定某细胞群体或者细胞亚群的比例是流式细胞术最基本的应用。完成细胞群体比例测定首先要明确这个细胞群体相对于总体内的其他细胞群体具有或者缺少哪些特征性抗原,利用该抗原的相应荧光素偶联抗体,就可以进行比例测定。目前,很多免疫细胞的特征表型都已明确,见表 6-6-1。

（二）细胞内染色法检测细胞因子

流式细胞术研究的对象是细胞,而细胞因子是蛋白质,所以流式细胞术不能直接检测分泌到细胞外的处于游离状态的细胞因子,但细胞因子是由细胞合成和分泌的,所以流式细胞术可以检测细胞内新合成的细胞因子,这就是胞内染色法检测细胞因子。但是活细胞是排斥荧光素偶联抗

表 6-6-1　免疫细胞的表面标志

免疫细胞	表面标志
T 淋巴细胞	CD45$^+$　CD3$^+$
CD4$^+$ T 淋巴细胞	CD3$^+$　CD4$^+$
CD8$^+$ T 淋巴细胞	CD3$^+$　CD8$^+$
调节性 T 细胞（Treg）	CD4$^+$　CD25$^+$
B 淋巴细胞	CD19$^+$ 或 CD20$^+$
NK 细胞	NK1.1$^+$（小鼠 C57 品系）,CD56$^+$（人）
单核细胞	CD14$^+$
巨噬细胞	CD11b$^+$　F4/80$^+$
粒细胞	Gr-1（Ly6-G）$^+$
树突状细胞	CD11C$^+$

体的,如果直接标记,荧光素偶联抗体无法进入细胞内部与细胞因子特异性结合。所以在标记时,第一步要用多聚甲醛固定细胞,使细胞在破膜时其形状不发生改变;第二步,需要用打孔剂在细胞膜上打孔,同时加入荧光素偶联抗体,使抗体通过小孔进入细胞内部与细胞因子结合。细胞因子合成后经高尔基体处理主动分泌到细胞外,位于细胞内的细胞因子的量其实很少,可以利用高尔基体阻断剂（brefeldin A，BFA）阻断细胞因子的分泌,而不影响细胞因子的合成,从而使细胞因子不断在细胞内部累积,达到流式检测的标准。

（三）检测细胞内活化的激酶

配体和受体结合后通过活化细胞内的激酶将信号传递下去,最终引发生物学效应。这些激酶一般存在活性形式(磷酸化)和非活化形式(去磷酸化),检测激酶的活化对于研究信号转导通路非常重要。检测激酶磷酸化可以使用蛋白质免疫印迹法,但是该方法步骤烦琐,需时较长,对于磷酸化水平较低的激酶检测不够灵敏,流式细胞术只需要先固定细胞,然后给细胞打孔,加入合适的磷酸化抗体就可以检测,耗时较短,能够检测丰度较低或者活化状态维持时间较短的激酶,并且还可以分析激酶在不同类细胞中的活化水平。

（四）CFSE 染色法检测细胞增殖

能够用于流式细胞术检测细胞增殖的示踪染料可以与细胞发生非特异性的不可逆结合,并且很稳定。当细胞分裂时,母细胞内的染料会被平

均分配到子细胞中,细胞的荧光信号就会减弱一半,所以通过检测染料荧光信号的减弱程度,就可以判断细胞增殖的强弱。CFSE(carboxyfluorescein succinimidyl ester)是一种化学染料,全称为羧基荧光素琥珀酰亚胺酯,是由羧基荧光素二乙酸盐琥珀酰亚胺酯(carboxyfluorescein diacetate succinimidyl ester, CFDA-SE)进入细胞内后被非特异性酯酶切除其乙酸基后形成的,能够与细胞内的多肽和蛋白质发生非特异性的、不可逆的、稳定的共价结合。CFSE 对细胞毒性很低,化学性质稳定,并且带有绿色荧光基团,所以,CFSE 是流式细胞术检测细胞增殖的理想染料之一。CFSE 标记法测定细胞增殖时,先用 CFSE 标记细胞,然后将 CFSE 标记的细胞置于增殖体现中,第二代子细胞 CFSE 荧光强度下降一半,第三代子细胞只有 1/4,以此类推,荧光强度减弱到标记时的 1/2 以下的细胞都是增殖后的细胞,这些细胞所占的比例越高,说明细胞增殖越活跃。

(五)Annexin V/PI 双染色法检测细胞凋亡

细胞凋亡,也称细胞程序性死亡,是指在一定的生理或者病理条件下,细胞主动、有序进行死亡的过程。活细胞中磷脂酰丝氨酸(phosphatidylserine, PS)位于细胞膜的内表面,细胞发生凋亡时,PS 翻转到细胞膜的外表面。Annexin V 是一种对 PS 有高度亲和力的磷脂结合蛋白,它可以特异性地识别凋亡细胞表面的 PS,由于坏死细胞的 PS 也会外翻,所以 annexin V 无法区分凋亡和坏死细胞。而 PI 染料能够与细胞内的 DNA 结合,由于凋亡细胞和活细胞的细胞膜仍然完整,PI 染料无法进入,因此可以用来区分坏死细胞和活细胞,所以 annexin V 和 PI 同时使用,就可以区分活细胞、凋亡细胞和坏死细胞。

标记方法:加入适量 FITC-annexin V 和 PI,4℃ 静置 30 分钟。图是 annexin V/PI 双染色法检测细胞凋亡的散点图,图中右上象限是 annexin V$^+$PI$^+$ 细胞,代表坏死细胞;右下象限是 annexin V$^+$PI$^-$ 细胞,代表凋亡细胞;左下象限是 annexin V$^-$PI$^-$ 细胞,代表活细胞。通过 annexin V/PI 双染色法可以非常明确地区分活细胞、凋亡细胞和坏死细胞及其所占的比例。

(六)PI 染色法检测细胞周期

细胞周期是指从细胞分裂产生的新细胞生长开始到下一次细胞分裂形成子细胞结束为止所经历的过程,主要分为 G0 期、G1 期、S 期、G2 期和 M 期。G0 期为静止期,细胞是二倍体;G1 期为 DNA 合成前期,还是二倍体;S 期为 DNA 合成期,DNA 经过复制增加一倍,处于二倍体到四倍体的连续增加过程;G2 期为 DNA 合成后期,此时 DNA 合成完成,为四倍体;M 期为细胞分裂期,分裂完成前仍为四倍体。处于不同细胞周期的细胞 DNA 含量不同,利用非特异核酸荧光染料与细胞内 DNA 结合的特性,通过流式检测可以区分不同的细胞周期。PI 是流式检测细胞周期应用最为广泛的荧光染料,能够与细胞内的双链 DNA 和 RNA 结合,488nm 激光激发后发射红色荧光。PI 染料不能通过完整的细胞膜,标记时需先用乙醇固定细胞,使细胞膜通透性增加,PI 染料才可以进入细胞,用低渗的柠檬酸溶液一步法标记 PI 更加简便,应用更广。

流式检测细胞周期时,粘连在一起的两个二倍体细胞会被当做一个四倍体细胞,因此要尽量排除粘连的细胞:①样品处理过程中可以加入 EDTA,减少细胞粘连;②流式检测前,用 40μm 滤网过滤;③流式分析时尽量降低上样速度;④在 FSC-SSC 物理图中圈定单细胞群体;⑤粘连在一起的两个二倍体细胞 FL2W 信号要大,可以先选出单细胞后再分析细胞周期。

(七)检测免疫细胞的杀伤能力

T 细胞(CTL)和 NK 细胞具有杀伤功能,它们能够通过表达诱导细胞凋亡的配体(FasL),分泌诱导细胞凋亡的细胞因子(TNFα, TRAIL 等),分泌细胞毒性分子(穿孔素,颗粒酶等),从而杀伤靶细胞。检测方法:首先,将 NK 细胞或者 CTL 细胞与靶细胞根据不同的比例培养于 96 孔板中,同时设置对照组检测靶细胞的自然死亡率;然后,收集培养板中的细胞,标记荧光素偶联的抗体。CTL 用 CD8 标记,NK 用 CD56(人)或 NK1.1(小鼠)标记,阴性细胞就是靶细胞。对照组只标记 annexin V 和 7-AAD,其中 annexin V$^-$7-AAD$^-$ 细胞的比例是活细胞的比例,算出自然死亡率。所以,靶细胞死亡率减去靶细胞自然死亡率就是细胞杀伤靶细胞的死亡率,代表杀伤活性。

(八)检测免疫细胞的吞噬能力

巨噬细胞、中性粒细胞和树突状细胞都具

有吞噬功能,能够清除外源病原体并将抗原递呈给 T 细胞,是机体的第一道防线。检测方法:使用荧光素偶联的小颗粒物质,如 FITC 偶联的 BSA 或者 OVA 等,与目标细胞在 37℃孵育 2~4 小时,目标细胞将小颗粒物质吞噬进细胞内部,使目标细胞带上荧光,通过流式细胞术检测目标细胞的荧光强弱就可以分析其吞噬功能的强弱。检测吞噬细胞吞噬凋亡细胞,可以先用 CMFDA (5-chloromethylfluorescein diacetate)等非特异性染料标记靶细胞,再诱导靶细胞凋亡,然后将靶细胞与吞噬细胞共培养,流式检测 CMFDA 阳性的吞噬细胞比例。

(陈翀)

第七节 免疫细胞的分离与分选

免疫细胞起源于骨髓,主要由髓样造血干细胞或淋巴样造血干细胞分化而成,是免疫系统的功能单元。根据细胞的起源,免疫细胞可以分为髓样干细胞和淋巴样干细胞。髓样干细胞可以分化为单核巨噬细胞、肥大细胞、中性粒细胞、嗜碱性粒细胞、嗜酸性粒细胞、巨核细胞。淋巴样干细胞可以分化为 T 淋巴细胞、B 淋巴细胞和 NK 细胞。树突状细胞既可以由髓样干细胞分化而来,也可以由淋巴样干细胞分化而来。根据细胞的功能,又可以将免疫细胞分成固有免疫细胞和特异性免疫细胞两类。固有免疫细胞包括吞噬细胞、肥大细胞、嗜碱性粒细胞、嗜酸性粒细胞、树突状细胞、NK 细胞、NKT 细胞、γδT 细胞、B1 细胞以及固有淋巴细胞,其中吞噬细胞主要包括单核巨噬细胞和中性粒细胞。特异性免疫细胞包括 T 淋巴细胞和 B 淋巴细胞。每种免疫细胞表达特定的标志分子,具有区别于其他类型细胞的表型特征。

除了可以作为循环细胞分布于外周血和淋巴系统,免疫细胞还可以聚集在淋巴器官,以及分散分布于各种组织中。为了更好地研究免疫细胞的功能,研究人员往往需要将免疫细胞从循环系统或者是组织中分离/分选出来。从外周循环系统和从组织中分离免疫细胞的方法略有不同。前者主要根据各种细胞的密度和大小差异,选择性地应用特定密度的分离液,通过梯度离心的方法进行分离。后者针对存在于组织中的免疫细胞,常常需要先将组织切碎,并消化成单个细胞后再借助分离液进行分离;或者采用激光捕捉-显微解剖的方法;或是根据疾病特征,在某类细胞富集的组织中直接获取免疫细胞。

经上述方法粗略分离细胞后,若要进一步获得某一类甚至某一特定亚群的免疫细胞,可以采用尼龙棉柱分离法吸附 B 细胞、E 花环分离法结合 T 细胞、贴壁法分离单核巨噬细胞、微量细胞毒法借助补体破坏被特异性细胞毒抗体结合的细胞、磁珠分选法和流式分选法借助抗体标记特定细胞进行目的细胞的富集或分离。其中磁珠分选法和流式分选法因为效率高、特异性强、适用范围广等特点,逐渐取代了尼龙棉柱法、E 花环分离法、微量细胞毒法,成为目前分离特定免疫细胞的常用方法。本节后续将针对这两种方法做具体阐述。

一、分离循环系统免疫细胞

密度梯度离心法是一种分离外周血免疫细胞的经典方法。1959 年,de Duve 等人在前人的理论基础上加以修正,提出了在重力加速度为 1g 的环境下,非球型颗粒的沉降速度符合如下公式:

$$u = \frac{2r^2 (Q - Q_0) g}{9\theta\eta}$$

其中 u 为速度,r 为半径,Q 为颗粒密度,Q_0 为分离液密度,g 为重力加速度,η 为分离液绝对黏度,θ 代表形状系数。由此可见,细胞的沉降速度跟它的颗粒大小和密度成正比。沉降速度越大的细胞,经过一段时间的沉降后,分布于分离体系的越下端,从而使得大小和密度不同的细胞可以分离。值得注意的是,当分离液的渗透压高于细胞本身时,细胞失水引起密度增大,会加快细胞的沉降。而当细胞聚团时,细胞团的半径增大,也会导致细胞的沉降速度加大。这些因素都会影响分离的效率和纯度。另一方面,基于这些原理,人们也可以使用一些试剂,如葡聚糖(dextran)、聚蔗糖(ficoll)、羟乙基纤维素(hydroxyethylcellulose)、甲基纤维素(methylcellulose)等,通过促进红细胞的聚集,更好地将红细胞和淋巴细胞分离开来。目前市面上常用的一种分离液的主要成分就是 ficoll。当使用密度为(1.077±0.001)g/ml、渗透压为290~350mOsm/kg H$_2$O 的ficoll分离液分离人外周血样本时,经500~1 000g水平转子离心20~30分钟,样品可出现明显分层,从上至下依次为:血浆层、淋巴细胞层、分离液层以及红细胞层。除了ficoll,另一种常用分离液的主要成分是percoll。Percoll是一种包有聚乙烯吡咯烷酮的硅胶颗粒。大小不同的硅胶颗粒混悬液经高速离心后可形成连续的密度梯度溶液。由于percoll本身的渗透压低,使用前往往需先将9份percoll与1份10×生理盐水溶液(8.5% NaCl或1.5M PBS)混合配成生理性等渗液。然后根据目的细胞的密度,用1×PBS或生理盐水配制成合适密度的分离液。小心地将不同浓度的percoll分离液逐层叠加在一起可以配制成不连续密度梯度的分离液。目前有的公司提供商品化的可分离淋巴细胞的采血管,管内除了含有抗凝剂、分离液之外,还有一个凝胶层,用于分隔分离后的单个核细胞与红细胞、粒细胞等。其主要的分离原理与上述分离液相同。

二、分离组织中的免疫细胞

有的时候,研究人员需要从动物(包括人)的组织中分离免疫细胞,比如脾脏、胸腺、骨髓、淋巴、黏膜相关淋巴组织、扁桃体或者疾病发生部位。倘若在疾病发生部位主要聚集的就是免疫细胞,则可以直接分离获得免疫细胞。例如类风湿关节炎患者的关节处有强烈的炎症反应,从关节处抽取的滑膜液中即含有大量与自身免疫反应相关的免疫细胞。又如分离小鼠腹腔的巨噬细胞。未经刺激的小鼠腹腔中可得到$2 \times 10^6 \sim 3 \times 10^6$个的腹腔细胞,其中静止状态的巨噬细胞占50%~70%。如果先将一些刺激物(如巯基乙酸或淀粉)注入小鼠腹腔,几天后收集腹腔细胞,可以得到大量炎性巨噬细胞(每只小鼠$1 \times 10^7 \sim 2 \times 10^7$个)。小鼠腹腔细胞除含有巨噬细胞外,还含有少量淋巴细胞和粒细胞,可以通过体外培养一段时间,根据巨噬细胞会贴壁的特性进行分离,也可用磁珠分选法或流式分选法进一步分离获得高纯度的单核巨噬细胞。另一种从组织学样本中获得免疫细胞的方法是激光捕捉-显微解剖法。该方法可以在获得目的细胞的同时,尽可能地保留目的细胞所存在组织的完整性。它先是在有样本切片的载玻片上覆盖一层称为转移膜

(transfer-film)的聚合物,接着在光学显微镜的观察下,根据目的细胞所在的位置,用红外或紫外激光使聚合物融化并与目的细胞形成复合物。然后可以用激光将其与其他组织部分切割开,最后通过取出转移膜,将目的细胞分离。

倘若目的细胞存在于还含有大量其他细胞的组织中,如目的细胞为肿瘤组织浸润的免疫细胞。此时,则需先根据组织特性,灌注清洗去除血管中的免疫细胞,再结合刀切的物理方法和胶原酶、DNA酶消化的生物方法,将肿瘤组织制备成细胞悬液,过滤除去组织/细胞团块后,获得单细胞悬液。随后再采用密度梯度离心、磁珠分选或者流式分选的方法,收集组织中的免疫细胞。

三、磁珠分选

磁珠分离法(magnetic activated cell sorting, MACS)的原理是将抗细胞表面标志的特异抗体偶联到磁珠上,形成免疫磁珠,与混合体系中的细胞反应后,利用磁力作用,使与磁珠结合的细胞与其他细胞分离,达到纯化、分离的目的,是一种简单、快捷、分选纯度高的细胞分离方法(图6-7-1)。因为磁珠是纳米级的,一般不会对细胞后续培养造成影响。磁珠分选法包括阳性及阴性2种分选方法,前者是利用抗体偶联的磁珠直接结合所要获得的细胞,后者是采用磁珠结合其他细胞,通过去除杂细胞从而获得所需细胞,阴性分选法获得的细胞功能不受磁珠影响,但费用较高。以磁珠分选法分离B细胞为例。采用偶联抗CD19或IgM抗体的磁珠可把CD19或IgM阳性的B细胞分离出来。分离出的B细胞包括成熟及不成熟的B细胞,进一步利用偶联抗IgG抗体的磁珠可从中分离出记忆性B细胞。也可使用抗体偶联磁珠结合T细胞、单核细胞、粒细胞、NK细胞、巨噬细胞、肥大细胞、嗜碱性粒细胞及血小板,从而去除非B细胞,这样获得的B细胞功能不受影响。同样地,若阳性分离T细胞则可以采用偶联抗CD3、CD4或CD8抗体的磁珠。分离NK细胞可以利用偶联抗CD56或DX5抗体的磁珠,从而把CD56$^+$或DX5$^+$的NK细胞分离出来。利用偶联抗Vα24或抗Vα24-JαQ TCRα链抗体(如6B11单抗)的磁珠,则能够通过阳性选择分离得到纯化的NKT细胞。小鼠NKT细胞特异性识别

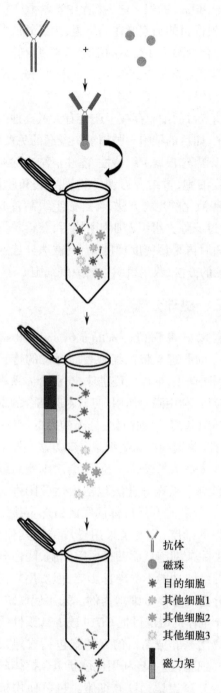

图 6-7-1 磁珠分选原理

- ⅄ 抗体
- ● 磁珠
- ✳ 目的细胞
- ✳ 其他细胞1
- ✳ 其他细胞2
- ✳ 其他细胞3
- ▮ 磁力架

CD1d 分子提呈的脂类抗原 α- 半乳糖神经鞘胺醇（alpha-galactosylceramide, α-GalCer），所以利用 α-GalCer/CD1d 二聚体能够特异结合小鼠 NKT 细胞从而进行分离。小鼠树突状细胞表面相对特异性表达 CD11c，人的树突状细胞相对特异性表达 CD1α、CD1c、CD209（DC-SIGN）、CD303（BDCA-2）、CD141 等标志，采用偶联上述标志的特异抗体的磁珠能够分离纯化树突状细胞。

磁珠分离法的分离效果可与流式分选法相媲

美，并具有比流式分选法省事节时、操作简单、快速等优点，因此在实验中得到广泛应用。但磁珠分选所得的阳性率很难达到百分之百，故当对目的细胞的纯度要求极高时，或者目的细胞数量极少时，或者当目的细胞的表型特征比较复杂时，又或者细胞本身表达易于流式分选的特征（例如表达荧光蛋白）时，我们往往选择流式分选法或者先磁珠分选再流式分选的方法。

四、流式分选

本法是最常用的细胞分选方法之一，其原理是利用荧光标记的抗体染细胞，对细胞进行各种荧光的分析测定之后，使含有细胞的液体流束形成带电液滴，当这些细胞滴流经带有几千伏恒定静电场的偏转板时，液滴将根据自身所带的电荷性质发生偏转，进入两侧的收集管中，而不带电荷的水滴则径直落入废液收集管中（图 6-7-2）。如前面章节所述，抗体的标记可以分为直标法和间标法。直标法操作简便，结果准确，易于分析，适用于同一细胞群多参数同时测定。虽然直标抗体试剂成本较高，但减少了间接标记法中较强的非特异荧光的干扰。而间接法费用较低，但由于二抗一般为多克隆抗体，特异性较差，非特异性荧光背景较强，易影响实验结果。另外，由于间标法步骤较多，增加了细胞的丢失，不适于测定细胞数较少的标本。不过，间标法放大了荧光信号，也增加了多色染色时荧光配色的选择，为实验者提供了更多的便利。与 MACS 相比，FACS 具有以下优点：稀有细胞分选时比 MACS 精确得多；可以多个标记分选、阳选阴选同时进行，而 MACS 一般只能对单个标记进行阳选或者多个标记的阴选。但是 FACS 需要大型设备，不适合大多数实验室工作条件，而且操作复杂，需要专门的有经验的操作人员。

为了达到最佳的分选目的，流式分选时需注意如下几方面因素：①喷嘴的选择：目前常用流式分选仪可选择的喷嘴包括三种规格：70μm、100μm 和 130μm。喷嘴选择的原则是细胞大小一般不超过喷嘴规格的 1/5。若用大喷嘴分选小细胞会影响得率，用小喷嘴分选大细胞会影响细胞活性，而且容易堵塞喷嘴。因此，样品分选前必须经不超过 40μm 的滤网过滤，以去除细胞团

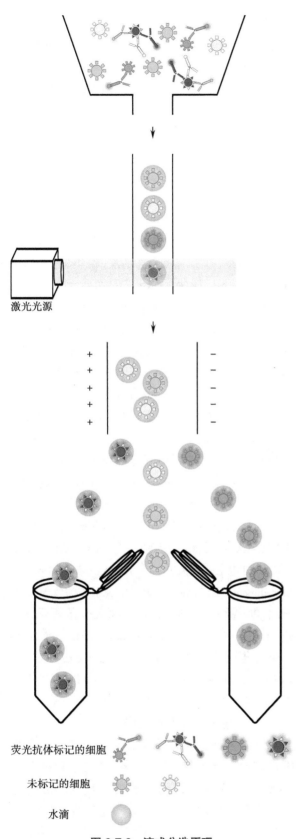

荧光抗体标记的细胞

未标记的细胞

水滴

图 6-7-2 流式分选原理

的风险因素之一,而样品浓度太少则增加分选时间,降低了细胞的活性。因此,合适的细胞浓度也与分选的质量密切相关。大多数情况下,样品浓度为 $1 \times 10^7 \sim 5 \times 10^7$ 个 /ml 比较适宜。③分选速度:分选速度指的是每秒被激光分析的细胞数,它由样品浓度和液流速度共同决定。分选时不能一味追求速度快,因为速度过快会降低目标细胞的得率。一般建议使用 100μm 的喷嘴进行分选时,速度不过超过 6 000 个 /s,具体还要综合考虑目的细胞的含量以及分选模式。④分选模式:分选模式是指仪器面对冲突事件时的处理方案。目前常用流式分选仪至少提供以下三种分选模式:纯化模式(purity)、富集模式(enrich)、单细胞模式(single)。所谓纯化模式是指当液滴包裹的细胞中有一个不是目的细胞,此液滴就不收集。故液滴中的其他符合分选要求的细胞也不会收集。这样所分选得到的细胞纯度高,但得率较低。富集模式则恰好相反,只要液滴中包含一个目的细胞,此液滴就会被收集,这种模式的得率很高,但是纯度就低了。单细胞模式是指收集的液滴须同时满足液滴中只有一个细胞,且此细胞符合分选要求的两个条件。该模式要求样品的浓度尽量低,常常用于单克隆扩增实验。

流式分选前需对样品进行抗体标记,研究人员根据自己的实验需要选择直接免疫荧光标记法或间接免疫荧光标记法。常用的 T 细胞分选抗体有抗 CD3、CD4、CD8 等抗体。CD19、B220 常用来标记 B 细胞,在流式细胞分选仪中圈出 CD19+ 或 B220+ B 细胞,即可分离出高纯度的成熟 B 细胞。通过增加其他的表面标志抗体,可进一步分离出不同的 B 细胞亚群。人 NK 细胞通常为 CD56+CD16+CD3- 表型,并依 CD56 的表达密度不同,可进一步分为 CD56bright 和 CD56dim 两群,利用荧光标记的抗 CD3、CD16、CD56 抗体标记细胞,用流式分选的方法可以得到高度纯化的 CD56bright 和 CD56dimNK 细胞。而采用抗 CD3、NK1.1 或 DX5 抗体组合可分选出 CD3-NK1.1+ 或 CD3-DX5+ 小鼠 NK 细胞。若用抗 Vα24 单抗标记细胞,流式分析并分选出 Vα24+ 的细胞即为人 NKT 细胞,为了流式分析时能更清晰显示 NKT 细胞群,可以再联合使用抗 Vβ11 单抗或者抗 6B11 单抗,流式分选将更为精确。同样,使用荧光标记抗 α-GalCer/CD1d

块、大颗粒杂质等。在分选过程中,也可以加入血清和 EDTA 以保持细胞活性,减少细胞的聚集。②样品的浓度:样品浓度过大也是造成喷嘴堵塞抗体联合抗 TCRβ 及 CD19 抗体可以精确分选出小鼠 NKT 细胞。流式分选 NKT 方法简便、细胞纯度高。但人外周血中 NKT 含量少，分选较为耗时，可与磁珠分选法联合应用，以提高效率。

（段昭君）

第八节 免疫学技术及其应用的趋势和展望

一、免疫学技术概论

随着现代免疫学的飞速发展，出现了一大批新兴的免疫学科，其研究领域涉及免疫代谢学、免疫表观遗传修饰、微生态与免疫、免疫与人类重大疾病、精准与个性化免疫治疗以及免疫组学与免疫信息学等。这些新兴学科的出现必将带来一系列高特异性、高敏感性、高通量技术，如单细胞技术、新型影像技术、基因编辑技术、高通量测序技术、细胞能量代谢分析技术、精准分子生物学技术以及大数据和人工智能的开发与应用。这些技术不仅涉及常规免疫学技术与传统分子生物学技术，更涉及现代免疫学和生物学技术的应用。本节主要介绍现代免疫学相关技术的应用和展望。

（一）免疫代谢学

免疫代谢学主要研究免疫与代谢在生理及疾病中的相互作用。一方面，免疫细胞活化需要大量的能量和代谢中间物来满足生物合成需求，从而完成增殖、分化及效应功能的执行。重要的是在整个激活过程中发生"代谢重编程"，如巨噬细胞极化时，糖代谢模式发生改变，M1 型刺激因子能够促进细胞糖酵解增强，而 M2 型刺激因子会导致细胞氧化磷酸化增强。另一方面，天然或获得性免疫系统参与了以往传统概念所认为的非免疫性疾病如肥胖的发生。研究发现肥胖患者可产生代谢调节与免疫功能的异常，对 2 型糖尿病、心血管疾病和癌症易感。免疫代谢可通过控制关键的代谢节点来控制免疫细胞的功能，这为通过调控代谢达到治疗炎症和自身免疫性疾病带来希望。

免疫代谢领域的快速发展离不开先进的免疫学和生物学技术。该领域主要涉及以下几方面技术：①XF^e 细胞能量代谢分析系统。该系统通过实时监测耗氧率（oxygen consumption rate，OCR）和细胞外酸化率（extracellular acidification rate，ECAR）对细胞内两条主要的能量通路即线粒体呼吸和糖酵解进行同时测量，从而对活细胞线粒体呼吸功能和糖酵解效率进行评估；②代谢组学相关实验技术，如气相色谱质谱联用（gas chromatography mass spectrometry，GC-MS）、高效液相色谱质谱联用（high performance liquid chromatography-mass spectrometry，HPLC-MS）和核磁共振图谱（nuclear magnetic resonance spectroscopy，NMR）。这些技术可覆盖多类有机化合物的检测，包括脂类、氨基酸、糖类、有机胺和有机酸等；③代谢物的体内和体外检测还涉及代谢物成像技术，如荧光探针成像技术（fluorescence sensors imaging，FSI），核磁共振成像（nuclear magnetic resonance imaging，NMRI）、磁共振波谱（magnetic resonance spectrum，MRS）、正电子发射断层扫描（positron emission computed tomography，PET）、基质辅助激光解吸电离质谱（matrix-assisted laser desorption/ionization mass spectrometry，MALDI-MS）、次级离子质谱和解析电喷雾电离质谱（desorption electrospray ionization mass spectrometry，DESI-MS）等。通过这些技术可达到对活细胞及各种亚细胞结构中代谢物成分的实时动态、特异性的检测与成像；④X 射线晶体衍射分析（X-ray diffraction，XRD）和电镜三维重构（electron microscopy and three-dimensional image reconstruction）等为代表的分子结构分析方法；⑤Biacore 生物大分子相互作用分析（biomolecular interaction analysis，BIA）技术以及单分子荧光共振能量转移技术（single molecule fluorescence resonance energy transfer，smFRET）都被广泛应用到免疫代谢学领域的研究中。

（二）免疫表观遗传修饰

免疫表观遗传修饰调控是以整个染色质组成及其动态调控为研究对象、形成了以非编码 RNA、DNA 甲基化、组蛋白修饰、能量依赖的染色质重塑和核小体的动态重组研究为核心的科学。细胞在外界信号的作用下建立起独特性的非编码 RNA 如 microRNA 和 lncRNAs 表达谱、组蛋白修饰谱、DNA 甲基化谱等，并通过这些在全基因组范围内进行整合，建立细胞特异性的表观遗传状态，控制细胞特定基因的转录和决定细胞的分化和功能。免疫表观遗传修饰技术主要包括 lncRNA 和组蛋白修饰相关技术。①LncRNA 技术包括 5′,3′-cDNA 末端快速扩增（5′,3′-RACE）、RNA pull-down、凝胶迁移或电泳迁移率实验（electrophoretic mobility shift assay, EMSA）、RNA 结合蛋白免疫沉淀技术（RNA binding protein immunoprecipitation, RIP），即紫外交联免疫沉淀结合高通量测序（cross linking- immuno-precipitation and high throughput sequencing, HITS-CLIP）以及 RNA 绑定的 DNA 和蛋白的高通量测序方法（chromatin isolation by RNA purification, CHIRP-seq）等；②组蛋白修饰技术包括染色质免疫共沉淀（chromatin immunoprecipitation, ChIP）和基因芯片相结合的 ChIP-on-chip 技术以及以基因芯片和蛋白质芯片为主的基因功能分析技术，各种蛋白质的翻译后修饰技术如磷酸化修饰、泛素化修饰、乙酰化修饰、甲基化修饰和糖基化修饰技术及转录激活样效应因子核酸酶（transcription activator-like effector nuclease, TALEN）技术和锌指核酸酶（zinc finger nuclease, ZFN）技术以及 CRISPR/Cas 9 敲除技术等都广泛应用于组蛋白的表观遗传修饰研究。

（三）微生态与免疫

微生态如肠道微生态，在长期的共同进化过程中，与人体形成了密不可分的互利共生关系，肠道微生物参与人体的多种基本生理活动，在肠和机体免疫中发挥重要作用。现有研究表明，肠道菌群与人体免疫、神经、内分泌系统相互协调，甚至能够改变人类的表观基因组，重要的是一些肠道菌群与免疫系统疾病和多种人类慢性疾病相关联。肠道微生态与免疫相关研究主要包括肠道微生态分析、肠道微生态与肠道免疫系统的相互作用以及对机体生理与病理的调控。对肠道微生态研究所涉及的实验技术主要包括肠道细菌的体外分离和鉴定、肠道微生物多样性分析如以 16s RNA 肠道细菌测序为代表的高通量测序技术（high-throughput sequencing）、对粪便样品中的细菌细胞平行开展微生物组测序和流式细胞计数的定量微生物组谱技术（quantitative microbiome profiling, QMP）、以细菌元基因组学（metagenomics）分析为代表的肠道细菌代谢组学相关技术、细菌荧光原位杂交技术、X 射线荧光显微成像技术

（X-ray fluorescence microscopes, XRF）和声学报告基因（acoustic reporter gene）细菌检测技术以及对细菌超微结构进行分析的高通量冷冻电子断层扫描和亚断层扫描平均技术等。在肠道微生态/代谢物与肠道免疫系统相互作用方面应用最广泛的将是单细胞测序技术（single-cell sequence, SCS），包括质谱流式细胞技术（mass cytometry, MC）、10×Genomics 单细胞测序技术和 BD Rhapsody 单细胞分析系统（BD Rhapsody single cell analysis system）等。通过构建各种动物模型如无菌鼠模型、葡聚糖硫酸钠（dextran sulfate sodium salt, DSS）诱导的急/慢性肠炎模型、高脂饮食诱导的肥胖模型、抗生素处理的粪便菌群移植模型等，结合临床检测指标分析肠道微生态对免疫细胞的活化及功能的影响。通过 RNA 测序结果进行非监督型聚类分析（unsupervised clustering）结合 Monocle、TSCAN、Wanderlust、Scuba 和 Wishbone 等构件分析技术能够初步发现免疫细胞的活化途经。

（四）免疫与人类重大疾病

人类重大疾病如肥胖、代谢病、心血管疾病、肝脏疾病和神经退行性病变等的发生发展与免疫密切相关，如肥胖能够通过炎症驱动非代谢性疾病的发生。天然免疫已被证实在系统性炎症相关的肥胖等疾病中起着重要的作用。脂肪细胞产生的各类炎症因子包括肿瘤坏死因子（TNF）、白细胞介素 6（interleukin 6, IL6）、IL18、抵抗素（resistin）、视黄醇结合蛋白 4（retinol-binding protein 4, RBP4）以及相关的人脂质运载蛋白 2（lipocalin 2）、趋化因子配体 2（chemokine ligand 2, CCL2）、内脏脂肪素和 CXC 趋化因子 5（CXCL5）可以随着脂肪组织的扩张而增加，由此引发慢性炎症导致疾病的发生。免疫与人类重大疾病主要涉及的研究方法包括：①各种疾病动物模型的制备，如自身免疫疾病动物模型、炎症性疾病动物模型、各种感染性疾病动物模型、移植排斥动物模型、肿瘤动物模型和基因修饰动物模型等；②可见光活体成像技术和活体生物发光成像技术；③免疫细胞分析技术如单细胞分析技术、质谱流式细胞技术以及高速显微成像流式细胞技术；④高通量测序技术以及基因编辑技术。目前有三种基因编辑技术，应用最为广泛的当属 CRISPR/Cas 9 技术。CRISPR/Cas 9 系统适用于各

类细胞,在免疫细胞中,它不仅可以进行基因敲除或敲入,还能实现基因定向调控,同时也用于免疫细胞的信号转导与免疫检查点的调节等,为研究免疫系统在人类重大疾病中的调控机制提供了很好的科研工具。

(五)精准与个性化免疫治疗

免疫治疗包括分子、细胞和免疫调节剂治疗等。随着人类基因组测序等大规模生物数据库的建立,高通量组学包括蛋白质组学、代谢组学、糖组学和脂质组学等相关技术以及各种检测手段也随之兴起。使得精准与个性化免疫疗法如嵌合抗原受体 T 细胞免疫疗法(chimeric antigen receptor T-cell immunotherapy, CAR-T)和免疫检查点抑制剂逐渐应用于临床疾病的诊断和治疗中。①CAR-T 治疗主要从患者身体中分离出免疫 T 细胞,利用基因工程技术给 T 细胞加入能识别靶细胞的元素,获得具有杀死该靶细胞的嵌合体 T 细胞,经实验室大量培养后输回患者体内,起到杀死靶细胞的作用。如经嵌合抗原受体修饰的 T 细胞,可以特异性地识别肿瘤相关抗原,使效应 T 细胞的靶向性、杀伤活性和持久性均比常规应用的免疫细胞高。该治疗方法可克服肿瘤局部免疫抑制微环境并打破宿主免疫耐受状态。②免疫检查点抑制剂治疗已发展了多种治疗方法如癌症免疫药物易普利姆玛(ipilimumab)可针对 CTLA-4,激活杀伤性 T 细胞,用于晚期黑色素瘤的治疗。免疫检查点的单克隆抗体药物纳武单抗(nivolumab)、派姆单抗(pembrolizumab)、德瓦鲁单抗(durvalumab)和阿特珠单抗(atezolizumab)靶向 PD-1 和 PD-L1,能激活癌细胞凋亡途径,对于晚期黑色素瘤还有非小细胞肺癌这些以往无法治愈的疾病有很好的疗效。吉非替尼(gefitinib)靶向 EGFR,对非小细胞肺癌也有显著疗效。此外,中医分子靶向免疫治疗把中医药理论与当代免疫理论、细胞分化增殖及基因理论等有机结合,创立了各种恶性肿瘤的中医药免疫疗法。预计将来会有更多的检查点抑制剂和疫苗陆续问世。

(六)免疫组学

免疫组学包括免疫基因组学、免疫蛋白质组学和免疫信息学三方面的研究,强调在基因组学和蛋白质组学研究的基础上,充分利用生物信息学、生物芯片、系统生物学、结构生物学和高通量筛选等技术。免疫组学应用于人类免疫相关新基因及其编码蛋白质的功能研究、免疫相关疾病的致病基因和易感基因的鉴定、肿瘤免疫组学、病原体免疫组学和基于基因组学的新型免疫药物。免疫信息学是生物信息学的分支学科,是计算机科学与免疫学相结合的交叉学科。核心是利用计算机技术开展免疫学的生物信息学分析和计算,开展免疫相关基因和蛋白质的结构域分析、同源序列检索、基因定位分析、SNP 分析、表达谱分析、结构建模和功能预测、免疫系统学数学模型建立、虚拟免疫细胞(E-immunocell)分析等,这些技术的运用促进了免疫学科研水平的提高。今后免疫学研究的每个环节都将不能脱离免疫信息学的帮助。虚拟相关技术是基于计算机仿真技术的网络化,包括以计算机仿真技术为核心的生物仿真引擎、处理因素数据、虚拟环境界面和网络化硬件平台等部分,如利用生物信息学技术开展免疫细胞虚拟分选。虚拟分选是根据标签基因表达水平的相对高低,将样本划分为不同的组别并计算差异表达基因,求得与标签基因密切相关的一组正、负相关基因,并用于免疫细胞亚群特征性基因分析及功能评估。这些结果提供了免疫信息学研究的新思路,为免疫细胞表型的实验研究提供了新的有价值的大数据线索。

二、几个重要的现代免疫学技术

1. 单细胞分析(single cell analysis)技术 目前主要用于对不同细胞之间以及同一组织内不同类型细胞的基因结构和基因表达状态分析,同时发现新的细胞亚型。目前主要单细胞分析技术包括 10×Genomics 单细胞测序技术、BD Rhapsody 单细胞分析系统以及质谱流式细胞技术。10×Genomics 单细胞测序技术和 BD Rhapsody 单细胞分析系统是基于单个细胞开展的 DNA 和 RNA 测序技术,通过对单一细胞基因组、转录组和表观组不同层面进行高通量测序的一项新的分析技术。质谱流式技术使用金属元素作为标签,联合电感耦合等离子质谱(inductively coupled plasma mass spectrometry, ICP-MS)技术对单细胞进行多参数检测,具有传统流式的高速分析和质谱检测的高分辨率等特点。与传统流式细胞技术相比,质谱流式技术主要使用各种金属元素作为标签,用来作为标签的金属元素在细胞中的含量极低,非特异性结合弱,与传统的荧光基团标签相比具有特异性强,信号背景低等优势,结合 ICP 质谱超高的分辨能力,可以完全区分各种不同的金属元素标记,达到快速简便并节约标本和试剂的目的。

2. 影像(imaging)技术 新型影像技术主要包括小动物磁性粒子成像系统(magnetic particle imaging,MPI)、新型免疫 PET/CT 和光学成像探针技术。①MPI 的工作原理是受检测者服用无害的磁性颗粒后置于一个强的静态梯度磁场中,体内的超顺磁性纳米颗粒成像的分布便会随着外界震荡磁场而变化,由于超顺磁性纳米粒子在震荡磁场中的非线性响应,通过变换检测到的信号包含的高阶谐波便可以用于成像。MPI 在免疫治疗成像中主要用来追踪免疫细胞在体内的分布过程和评价免疫治疗的效果和不良反应等,不仅能够进行早期诊断检测,还支持转化方案中的新方法,以跟踪人体细胞,从而尽早确定治疗效果。MPI 非常适合免疫和干细胞追踪领域研究,是体内追踪免疫细胞和评估免疫治疗效果的一种理想成像方法。②免疫 PET 可以监控免疫治疗后的免疫细胞转运和治疗效果。传统的 PET 空间分辨率较低,难以实现微小结构成像。因此新型高效的 PET 示踪剂的发现和临床应用将有效提高分子成像质量和分辨率,助力临床免疫治疗的监测。③光学成像探针在揭示肿瘤细胞与免疫细胞相互作用、评估疗效等方面具有很大的潜力。伴随着新一代示踪技术如新型材料示踪技术、基于金属有机骨架的新型磁性介孔碳材料等新型示踪材料的应用,将更加促进新型影像技术的发展。

3. 基因编辑(gene editing)技术 基因编辑技术指能够让人类对目标基因进行"编辑",实现对特定 DNA 片段的敲除、敲入和调控等。利用该技术,可以准确地定位到基因组的某一位点上,在位点上剪断靶标 DNA 片段并插入新的基因片段。目前主要有三种基因编辑技术,分别为人工核酸酶介导的锌指核酸酶(ZFN)技术、转录激活因子样效应物核酸酶(transcription activator-like effector nucleases,TALEN)技术和 RNA 引导的 CRISPR(clustered regularly interspaced short palindromic repeats)/Cas 核酸酶技术(CRISPR/Cas RGNs)。应用最为广泛的当属 CRISPR-Cas RGNs 技术,其中

CRISPR/Cas 9 技术的发明和应用使得基因编辑技术得到了更大程度的推广。CRISPR 是指规律成簇间隔短回文重复,而 Cas 9 是动物体内执行这种任务的最佳酶。目前 CRISPR/Cas 9 技术主要用于动物模型的制备和体外细胞的修饰。由于伦理和技术监管方面的原因,编辑人类 DNA 的 CRISPR 技术发展相对缓慢。随着 CRISPR 研究的飞速发展,该技术的应用领域已经超越了基础 DNA 编辑,由美国 Salk 研究所设计的 CRISPR/Cas 9 系统,能够在没有编辑基因组的情况下激活或关闭目标基因。CRISPR/Cas 9 技术有着其他基因编辑技术无可比拟的优势,技术不断改进后,更被认为能够在活细胞中最有效、最便捷地"编辑"任何基因。相信该技术将会不断完善并广泛应用于基础和临床免疫领域研究。

4. 高通量测序(high-throughput sequencing)技术 高通量测序又叫"下一代"测序、深度测序,能一次并行对几十万到几百万条 DNA 分子进行序列测定,这使得对某一物种的转录组和基因组进行细致详细全面的分析成为可能。现在使用的二代测序平台主要包括罗氏公司的 454 测序仪(Roch GS FLX sequencer)、Illumina 公司的 Solexa 基因组分析仪(Illumina genome analyzer)和 ABI 的 SOLiD 测序仪(ABI SOLiD sequencer)。在二代测序不断完善和广泛使用的同时,第三代测序技术如单分子测序技术(single-molecule sequencing)也应运而生,与二代测序不同的是单分子测序技术基于全内反射显微镜的测序技术原理,针对单分子 DNA 进行非 PCR 测序,该技术在测序速度、读长和资金成本方面都有着巨大的优势和潜力。三代测序平台主要包括 Heli-cos 公司的真正单分子测序技术(true single-molecule sequencing,tSMSTM)、Oxford Nanopore 公司的单分子纳米孔测序技术(the single-molecule nanopore DNA sequencing)、Pacific Biosciences(PacBio)公司的单分子实时测序技术(single-molecule real-time,SMRT)等。其中 tSMSTM 是利用合成测序理论开发的第一个单分子测序技术,其原理是将待测序列打断成小片段用末端转移酶阻断,经过杂交、定位点、合成等步骤检测带有荧光信号的单个碱基。SMRT 测序技术在小型基因组中已有良好应用,在大型基因组、甲基化研究及 RNA 直接测序等领域也越来越具备优势。随

着单分子测序技术的不断发展和完善,未来的第三代测序将会实现更短的测序时间、更低廉的成本、更强的灵活性、更高的通量、更长的读取长度、更高的测序质量等一系列技术目标。

5. **XF^e细胞能量代谢分析** XF^e代谢分析系统采用固态探针(无需对探针进行标记),利用独有的微室技术,通过实时监测耗氧率(OCR)和细胞外酸化率(ECAR)对细胞内两条主要的能量通路线粒体呼吸和糖酵解进行同时测量,从而对活细胞线粒体呼吸功能和糖酵解效率进行完整评估。XF^e细胞培养微孔板适用于几乎所有的细胞类型包括原代细胞、各种细胞系以及悬浮细胞,也适用于胰岛、线虫、酵母和分离出的线粒体成分。通过XF^e技术分析可以获得功能性代谢数据,同时运用XF^e技术还可以用于活化免疫细胞的化合物或者抗原成分靶向运输给免疫细胞,诱导免疫细胞活化,从而检测免疫细胞与其代谢物之间的关联和相互作用。该项技术主要应用于代谢免疫学研究、癌症治疗、代谢性疾病治疗和神经退行性疾病的诊疗等。通过鉴定代谢表型与重编程,寻找可作为治疗靶标的代谢途径,揭示免疫细胞活化和功能调控的新机制,从而促进免疫学与代谢干预的交叉。通过代谢干预,可以了解潜在治疗方案对目标抗原和免疫系统的影响。

6. **精准分子生物学技术** 近年来一系列精准分子生物学技术如BIAcore技术、分子三维晶体结构分析技术、单分子荧光共振能量转移技术和高速显微成像流式细胞技术等得到迅速发展。①BIAcore技术提供了实时观察生物分子间相互作用的技术。该技术可以通过对分子反应全过程中各种大分子反射光的吸收获得初步数据,并经相关处理获得各动力学参数从而完成对分子间相互作用的研究。该技术广泛应用于免疫细胞分子之间的相互作用分析。②三维晶体结构分析技术包括X射线晶体衍射分析和多维核磁共振波谱。X射线衍射法的分辨率可达到原子的水平,使它不仅可以测定亚基的空间结构、各亚基间的相对拓扑布局,还可清楚地描述配体对蛋白质的影响。多维核磁共振波谱技术已成为确定蛋白质

和核酸等生物分子溶液三维结构的唯一有效手段。晶体结构分析服务于许多不同的学科,因而许多学科的发展都对晶体结构分析产生深刻的影响。③单分子荧光共振能量转移技术。smFRET技术是将2个相互作用的分子标记上颜色不同的荧光基团,一个作为能量的供体,另一个则作为能量的受体,运用荧光共振能量转移技术对体系进行研究。因此,该技术比单个荧光基团标记更具有优势。基于smFRET的工作原理,抗肿瘤及抗神经退行性疾病中药成分的高通量筛选技术也得到广泛推广。④高速显微成像流式细胞技术是将流式细胞术与荧光显微成像结合于一身,它具有多个检测通道,能够对通过流动室的细胞逐个进行图像采集,从而提供细胞群的统计数据以及细胞形态学、细胞结构和亚细胞信号分布的信息。可用于细胞信号转导/通路分析、细胞间相互作用的研究、分子内摄与共定位和细胞形态学研究等。

7. **大数据分析与人工智能技术** 大数据分析是通过对海量的、多维度、多形式的数据进行对比分析,来掌握和推演出更加优化的解决方案。人工智能是利用计算机系统,通过学习等方式获得履行原本只有人类智慧才能胜任的复杂指令的本领,通过研究开发来找到用于模拟延伸和扩展人类智慧的集理论、方法、技术和应用于一体的一门新兴的综合性科学技术。这两大技术是未来科技发展的"风向标",大数据是人工智能的基础,而人工智能是大数据分析的一种终极表现形式。以组学大数据为基础的各种分析及应用有利于系统探索免疫分子之间的相互作用及其运行变化规律,在组学层次更有利于遴选和揭示重要免疫分子和免疫细胞亚群的功能及其属性,并有助于揭示它们在免疫应答和疾病中的作用。伴随人工智能技术的发展,图像识别、深度学习等关键技术正逐渐渗透到药物研发、影像诊断识别、临床辅助治疗等多个医疗领域。医疗人工智能技术通过对大量样本数据进行收集,建立数据模型,成功地节约了药物研发的周期和成本,并为疾病的诊断治疗提供了便捷有效的路径。

(杨荣存　苏小敏)

参 考 文 献

［1］ Mitre-Aguilar IB, Barrios-Garcia T, Ruiz-Lopez VM, et al. Glucocorticoid-dependent expression of IAP participates in the protection against TNF-mediated cytotoxicity in MCF7 cells［J］. BMC Cancer, 2019, 19（1）: 356

［2］ Martín-Fernández M, Rubert M, Montero M, et al. Effects of Cyclosporine, Tacrolimus, and Rapamycin on Osteoblasts［J］. Transplant Proc, 2017, 49（9）: 2219-2224

［3］ Liu G, Qi M, Hutchinson MR, et al. Recent advances in cytokine detection by immunosensing［J］. Biosens Bioelectron, 2016, 79: 810-821

［4］ 曹雪涛. 精编免疫学实验指南［M］. 北京: 科学出版社, 2009

［5］ 李金明, 刘辉. 临床免疫学检验技术［M］. 北京: 人民卫生出版社, 2015

［6］ 魏林. 单克隆抗体的制备［M］. 北京: 人民卫生出版社, 2010

［7］ Coligan JE. Current protocols in immunology［M］. NewYork: John Wiley and Sons, 2007

［8］ Sheehy ME, McDermott AB, Furlan SN, et al. A novel technique for the fluorometric assessment of T lymphocyte antigen specific lysis［J］. J Immunol Methods, 2001, 249（1-2）: 99-110

［9］ 陈朱波, 曹雪涛. 流式细胞术——原理、操作及应用［M］. 北京: 科学出版社: 2010

［10］ Chattopadhyay PK, Hogerkorp CM, Roederer M. A chromatic explosion: the development and future of multiparameter flow cytometry［J］. Immunology, 2008, 125（4）: 441-449

［11］ Bendall SC, Nolan GP, Roederer Met, et al. A deep profiler's guide to cytometry［J］. Nat Biotechnol, 2012, 33（7）: 323-332

［12］ Bendall SC, Simonds EF, Qiu P, et al. Single-cell mass cytometry of differential immune and drug responses across a human hematopoietic continuum［J］. Science, 2011, 332（6030）: 687-696

［13］ Hristov M, Schmitz S, Schuhmann C, et al. An optimized flow cytometry protocol for analysis of angiogenic monocytes and endothelial progenitor cells in peripheral blood［J］. Cytometry A, 2009, 75（10）: 848-853

［14］ Kenneth Murphy, Casey Weaver. Janeways immunobiology［M］. 9thed. New York: Taylor & Francis Group, 2016

［15］ Morsy MA, Norman PJ, Mitry R, et al. Isolation, purification and flow cytometric analysis of human intrahepatic lymphocytes using an improved technique［J］. Lab Invest, 2005; 85（2）: 285-296

［16］ 曹雪涛. 免疫学技术及其应用［M］. 北京: 科学出版社, 2010

［17］ 曹雪涛, 何维. 医学免疫学［M］. 3版. 北京: 人民卫生出版社, 2016

［18］ Magnitsky S, Pickup S, Garwood M, et al. Imaging of a high concentration of iron labeled cells with positive contrast in a rat knee［J］. Magnetic resonance in medicine, 2019, 81（3）: 1947-1954

［19］ Peng S, Bie B, Sun Y, et al. Metal-organic frameworks for precise inclusion of single-stranded DNA and transfection in immune cells［J］. Nature communications, 2018; 9（1）: 1293

［20］ Seeley JJ, Baker RG, Mohamed G, et al. Induction of innate immune memory via microRNA targeting of chromatin remodelling factors［J］. Nature, 2018, 559（7712）: 114-119

［21］ Bekkering S, Arts RJW, Novakovic B, et al. Metabolic Induction of Trained Immunity through the Mevalonate Pathway［J］. Cell, 2018, 172（1-2）: 135-146

［22］ Lee YS, Wollam J, Olefsky JM. An integrated view of immunometabolism［J］. Cell, 2018, 172（1-2）: 22-40

［23］ Shah PT, Stratton JA, Stykel MG, et al. Single-cell transcriptomics and fate mapping of ependymal cells reveals an absence of neural stem cell function［J］. Cell, 2018, 173（4）: 1045-1057

［24］ Landhuis E. Single-cell approaches to immune profiling［J］. Nature, 2018, 557（7706）: 595-597

［25］ Cohen J. 'CAMERA' records cell action with new CRISPR tricks［J］. Science, 2018, 359（6377）: 728

［26］ Gerber T, Murawala P, Knapp D, et al. Single-cell analysis uncovers convergence of cell identities during axolotl limb regeneration［J］. Science, 2018, 362（6413）: 0681

［27］ Young G, Hundt N, Cole D, et al. Quantitative mass imaging of single biological macromolecules［J］. Science, 2018, 360（6387）: 423-427

［28］ Bian S, Hou Y, Zhou X, et al. Single-cell multiomics sequencing and analyses of human colorectal cancer［J］.

Science, 2018, 362 (6418): 1060-1063

[29] Wang P, Han W, Ma D. Virtual sorting has a distinctive advantage in identification of anticorrelated genes and further negative regulators of immune cell subpopulations [J]. Journal of immunology, 2017, 199 (12): 4155-4164

[30] Tao R, Zhao Y, Chu H, et al. Genetically encoded fluorescent sensors reveal dynamic regulation of NADPH metabolism [J]. Nature methods, 2017, 14 (7): 720-728

[31] Bourdeau RW, Lee-Gosselin A, Lakshmanan A, et al. Acoustic reporter genes for noninvasive imaging of microorganisms in mammalian hosts [J]. Nature, 2018, 553 (7686): 86-90

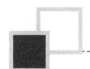

第七章　微生物学实验技术

第一节　细菌学实验技术

细菌学实验技术是微生物学实验技术中重要的一部分，主要包括细菌形态学观察技术、分离培养技术、细菌鉴定技术、抗细菌药物敏感性实验技术、快速诊断技术、消毒与灭菌技术及其他医学细菌学实验技术等。

一、细菌形态学观察技术

形态学观察是细菌检验中重要的鉴定手段之一，该技术能初步了解细菌的形态和结构，对进一步研究细菌的致病性和免疫性，以及诊断和防治细菌性感染有着重要的作用。细菌个体微小，常以微米（μm）为测量单位，无法直接通过肉眼观察，因而显微镜是观察细菌的重要工具。依据研究的需求，可以选择普通光学显微镜、相差显微镜、暗视野显微镜、荧光显微镜和电子显微镜等。此外，由于细菌呈半透明状，如需对其进行更为细致的观察还需要进行染色，因此，显微镜观察细菌形态有不染色标本检查法和染色标本检查法两种。

（一）不染色标本检查法

不染色标本主要用于观察活菌的动力及运动状况，由于细菌未染色呈半透明状，因而依靠细菌和周围环境的折光率差别进行观察，有些病原菌通过不染色标本的动力检查可作出初步鉴定，如疑似霍乱患者，镜下观察到来回穿梭似流星状运动的细菌。制动试验阳性，可初步推断为"疑似O1群霍乱弧菌"。不染色标本检查法的常用方法主要有：

1. 压滴法　取适量的菌液一滴，置于清洁载玻片中央，轻轻覆上盖玻片，避免气泡的产生和外溢，置于高倍镜下观察。

2. 悬滴法　取洁净的凹窝载玻片一片，将凹孔四周的平面上涂上适量凡士林，取一滴菌液置于盖玻片中央，将凹窝载玻片的凹面向下，对准盖玻片的中央，盖上凹玻片，然后迅速翻转玻片，用小镊子轻压使盖玻片与凹孔边缘粘紧置于镜下观察，先低倍后高倍，注意不可压碎盖玻片。镜下观察可发现有鞭毛的细菌的运动可从一处移到另一处，而无鞭毛的细菌呈布朗运动。

3. 毛细管法　该方法适用于观察厌氧菌的动力和运动状况，具体先将待检菌接种在适宜的液体培养基中，经厌氧过夜培养后，以毛细管接触培养物，使菌液吸入毛细管中，用火焰封闭毛细管两端后将毛细管固定在载玻片上，显微镜下观察。

显微镜观察可采用普通光学显微镜或暗视野显微镜下观察，暗视野观察是指使显微镜视野变暗，而菌体发亮，更容易观察菌体的运动。

（二）染色标本检查法

细菌胞质无色透明，不易识别，可采用适宜的染料使细菌着色，以便进一步观察其形态和特殊构造，染色的原理主要基于物理吸附作用、化学反应和其他如细胞膜的通透性、膜孔的大小、细胞结构完整等因素。常用的染色方法有单染法和复染法。单染法是指用一种染料染色，可用于观察细菌的形态、大小和排列情况，但不能用于细菌的鉴别。复染法是指用两种或两种以上的染料染色，该方法既可以观察细菌的形态，又能观察细菌的特殊结构，可用于细菌的鉴别。染色包括涂片、固定、染色、水洗、镜检等步骤。

（1）涂片：将标本直接涂抹在洁净的载玻片上，或将细菌的液体培养物加一小滴在载玻片后稍加涂布，如果细菌菌落在固体培养基上，则先用接种环取一环生理盐水置于玻片上，然后从培养基上取少许菌在盐水中轻轻磨匀后再涂布。

265

（2）固定：涂片干燥后，在火焰上迅速通过3次加以固定。固定除了能使细菌涂膜在染色过程中不被冲洗脱落，还能够杀死细菌，固定细胞结构，增加细菌细胞对染液的通透性。

（3）染色：滴加染液覆盖涂膜，根据不同的需要可以选择单染法和复染法。

（4）脱色：一般应用乙醇、丙酮或酸类作为脱色剂，根据需要和经验适当掌握脱色时间以获良好的效果。

常用染料按酸碱性和特殊性质可分为：碱性染料，其主要特点是电离后显色离子带正电荷，易与带负电荷的被染物结合。由于细菌的等电点大多在 pH 2~5 之间，在碱性、中性、弱酸性的环境中细菌均带负电荷，因此易与带正电荷的染料结合而着色。常用的染料有碱性复红、甲紫、亚甲蓝等；酸性染料，染料电离后显色离子带负电荷，易与带正电荷的被染物结合，由于一般情况下细菌都带有负电荷因而不易着色，如降低菌液的 pH 时细菌带正电荷，则可与细菌结合，常用的酸性染料有伊红、刚果红等，通常用来染细胞质，而很少用于细菌的染色；复合染料（中性染料），复合染料是碱性染料和酸性染料的复合物，如瑞氏染料（伊红亚甲蓝）、吉姆萨染料（伊红天青）等；荧光染料，如荧光标记的抗体，荧光素常用异硫氢基荧光素，常用于某些特殊的染色技术中。

单染法常用的染色液有：吕氏亚甲蓝液，即亚甲蓝乙醇饱和溶液（乙醇 100ml 含亚甲蓝 2~5g）30ml，加蒸馏水 100ml 及 10% 氢氧化钾 0.1ml 混合即成；稀释苯酚复红液，即以碱性复红乙醇饱和液（乙醇 100ml 含碱性复红 3~7g）10ml 与 5% 苯酚液 90ml 混合，配成苯酚复红染液，再将此染液以蒸馏水稀释 10 倍用于染色。其中以吕氏亚甲蓝染色的菌体呈蓝色，以稀释苯酚复红染色的菌体呈红色。单染法的步骤主要包括以上所介绍到的涂片、固定、染色、水洗、镜检等。而复染法的基本过程包括涂片、固定、染色、脱色、复染等步骤，复染液应与初染液的颜色不同，以形成对比。

复染法有许多不同的方法，其中革兰氏染色法是最为常用的细菌复染法，本法是细菌学中最经典、最常用的染色方法，此外还有一些特殊的染色方法，下面将主要讲述如何选择合适的染色方法。

1. 革兰氏染色法 最基本的染色法，可用于标本涂片或菌落涂片，可将细菌分为革兰氏阳性菌和革兰氏阴性菌两大类。大多数革兰氏阳性菌的致病物质是外毒素，而革兰氏阴性菌多产生内毒素，有利于分析细菌的致病作用，因此细菌在分离培养之前通常进行革兰氏染色，镜检。简单步骤可参考以下的内容：固定后先加结晶紫初染 1 分钟，水洗，然后卢戈氏碘液媒染 1 分钟，水洗，之后 95% 乙醇进行脱色 0.5 分钟，水洗，最后加稀释苯酚复红液（同单染法）或沙黄溶液复染 0.5 分钟，水洗，干后镜检，革兰氏阳性菌呈紫色，革兰氏阴性菌呈红色（图 7-1-1）。

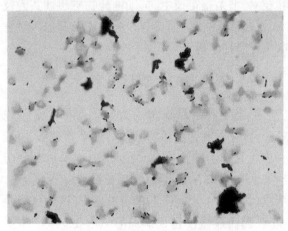

图 7-1-1　革兰氏染色肺炎双球菌
（图中蓝紫色的革兰氏阳性双球菌为肺炎双球菌）

2. 抗酸染色法 该方法可将细菌分为两大类，即抗酸性细菌和非抗酸性细菌。因为临床上绝大多数病原菌为非抗酸性细菌，所以一般临床上只针对结核病、麻风病等致病菌检查。疑似结核分枝杆菌感染的标本，经抗酸染色后以油镜检查，即可做出初步鉴定，若镜下见红色抗酸杆菌，则是发现抗酸分枝杆菌，这对于临床疾病的诊断和治疗具有重要参考价值。简单步骤可参考以下内容：先在玻片上滴加石炭酸复红染液，徐徐加热至有蒸汽出现，切不可沸腾，染液因蒸发而减少，需随时补加染液，防止干涸，染 5 分钟（若染色诺卡菌需要加长时间），冷却后，水洗，然后用盐酸乙醇脱色约 1 分钟，脱色后用单染法中提到的吕氏亚甲蓝液染色 0.5 分钟，水洗。干后镜检，在显微镜下抗酸菌呈红色，背景及其他细菌呈蓝色（图 7-1-2）。

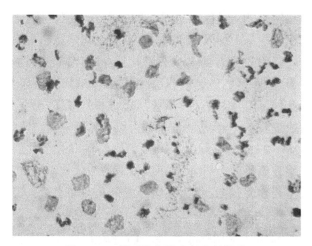

图 7-1-2　抗酸染色快生长分枝杆菌
（图中红色的抗酸阳性分枝杆菌为快生长分枝杆菌）

3. **鞭毛染色法**　鞭毛的染色可选用魏-张鞭毛染色法，采用的染液是将饱和钾明矾液 5ml，5% 苯酚液 5ml，20% 鞣酸液 2ml 混合，在用之前加碱性复红乙醇饱和液 1ml，混合后静置过夜，次日过滤后使用。由于是染色鞭毛，所以菌的处理也与之前不同，先将细菌在肉汤培养基中传代 6~7 次，取出斜面培养基管内的凝结水，换以无菌生理盐水 2ml，之后取细菌的肉汤培养物 1 环，接种在斜面琼脂与盐水交界处，再自该部向上画一直线，35℃ 培育 7~16 小时，若为变形杆菌，则在 22~25℃ 下培育 16 小时，培育后以接种环自交界处取出 1 环菌液，轻放在加有 3~4ml 水的小碟表面，使细菌自由分散，静置在温箱内 4~5 分钟，之后用接种环自液面取 1 环菌液，放在高度洁净无油的载玻片上，切勿研磨和摇动，置 37℃ 温箱内让其自行干燥，切勿用火焰固定，干燥后滴加染液染色 30 秒 ~1 分钟，水洗，待干镜检，镜下菌体鞭毛均呈红色，该染色法需要注意，鞭毛染色的细菌需新鲜的培养物，涂片的制作不可用接种环转动涂抹，应将细菌轻轻加在玻片上，防止鞭毛脱落，载玻片要求高度洁净。

4. **异染颗粒染色法**　如果要染色细菌的一些特殊结构，如异染颗粒可采用阿尔培（Albert）异染颗粒染色法或奈瑟（Neisser）异染颗粒染色法，阿尔培异染颗粒染色法采用第一染色液，即甲苯胺蓝（0.15g）和孔雀绿（0.2g）溶于 2ml 的 95% 乙醇中，加 100ml 水和 1ml 冰乙酸，静置 24 小时后过滤，第一液染色 3~5 分钟，水洗后加入第二液染色 1 分钟，即碘化钾 3g 溶于蒸馏水 10ml，加碘 2g，溶解后再加水至 300ml，水洗，待干后镜检，镜下异染颗粒呈蓝黑色，菌体呈绿色。奈瑟异染颗粒染色法采用第一液，即亚甲蓝 100mg 溶于无水乙醇 2ml 中，加入 5% 冰乙酸 98ml，充分混合，过滤，染色 30 秒 ~1 分钟后水洗，加入第二液，即俾斯麦褐 1g 溶于无水乙醇 10ml 后，加水至 100ml，充分混合，过滤，染色 30 秒 ~1 分钟，水洗，干后镜检，镜下白喉杆菌菌体染成淡黄褐色，异染颗粒呈深蓝色。

5. **芽孢染色法**　将有芽孢的细菌制成涂片，自然干燥后固定。滴加石炭酸复红液于涂片上，并弱火加热，使染液冒蒸汽约 5 分钟，冷后水洗，并用 95% 乙醇脱色 2 分钟。水洗，碱性亚甲蓝液复染 0.5 分钟，水洗，干后镜检。镜下芽孢呈红色，菌体呈蓝色。镜检应注意观察：芽孢的形态、位置、大小等。少数芽孢梭菌很难形成芽孢，可接种于疱肉培养基内 30℃，10 天后检查。

6. **其他染色方法**　其他染色方法还有荚膜染色法和荧光染色法等。荧光染色法敏感性强、效率高、容易观察，因此结果在临床细菌鉴定中有很大的实用价值，主要用于结核分枝杆菌、麻风分枝杆菌、白喉棒状杆菌及痢疾志贺菌等的检测。常用的荧光染料有吖啶橙、金胺 O、荧光抗体等。荚膜的染色可采用黑氏（Hiss）荚膜染色法采用甲紫染色液，即甲紫乙醇饱和液 5ml 加水 95ml，加温染 1 分钟，不用水洗，之后用 20% 硫酸铜溶液冲洗，冲洗后以吸水纸吸干镜检，镜下菌体呈紫色，荚膜为淡紫色或无色。此外荚膜的染色可选择负染色法，即背景着色而菌体不着色，主要染色的方法有墨汁染色和刚果红染色等，墨汁染色即用印度墨汁与菌液混合后，推片或压片成薄膜后镜检，镜下背景应呈黑褐色，而菌体无色；刚果红染色即将极少量的菌体与 1 小滴 2% 的刚果红水溶液混合于载玻片，以极少量的培养菌与其混合于载玻片上，涂成均匀厚片，干燥后以 1% 盐酸乙醇洗涤，干燥后镜检，镜下背景为蓝色，菌体无色。

二、分离培养技术

（一）培养技术

细菌需要从周围环境摄取营养，进行新陈代谢等生命活动。不同细菌对生长条件的要求不同，根据细菌的需求，选择最佳培养条件能够缩短培养时间。细菌的培养需要培养基，即人工配制的适合细菌生长繁殖的混合营养制品。

1. **培养基种类**　培养基按其物理状态可分为固体培养基、液体培养基和半固体培养基三类。按照营养组成及用途的不同可分为基础培养基、增殖培养基、选择培养基、鉴别培养基以及厌氧培养基等。不同的培养基在细菌培养中具有不同的用途。

液体培养基即不添加任何凝固剂的培养基，其成分均匀，细菌在培养的过程中能够充分接触和利用培养基中的养料，一般用于细菌增殖和鉴定。半固体培养基一般在液体培养基中加入0.2%~0.5%的琼脂而使其呈半固体状态，一般用于观察细菌的运动、鉴定、保存菌种和测定噬菌体的效价。固体培养基即在液体培养基中加入1.5%~2.5%的琼脂而呈固体状态，固体培养基常用于微生物分离、鉴定、计数和菌种保存等方面。

此外，按成分组成不同，可分为以下几类：

（1）基础培养基：是指含有一般微生物生长繁殖所需的基本营养物质的培养基，牛肉膏蛋白胨培养基是最常用的基础培养基，如果某些细菌需要特殊的营养成分，也可以在基础培养基中添加其所需的营养物质，这种添加了特殊营养物质，如血液、血清、酵母浸膏、动植物组织液等的培养基则称为营养培养基，例如化脓链球菌、肺炎链球菌等需要在含有血液的培养基中才能生长良好。

（2）选择培养基：是用来将某种或某类微生物从混杂的微生物群体中分离出来的培养基。根据不同种类微生物的特殊营养需求或对某种化学物质的敏感性不同，在培养基中加入相应的特殊营养物质或化学物质，抑制不需要的微生物的生长，有利于所需微生物的生长。例如培养肠道致病菌的 SS 培养基，其中添加的胆盐、柠檬酸钠和煌绿能抑制大部分革兰氏阳性菌和大肠埃希菌，从而分离到致病的沙门菌和志贺菌。

（3）鉴别培养基：是用于培养和鉴别不同细菌的培养基。在培养基中加入某种特殊化学物质，利用细菌在培养基中生长后能产生某种代谢产物，而这种代谢产物可以与培养基中的特殊化学物质发生特定的化学反应，产生明显的特征性变化，根据这种特征性变化，可将该种细菌区分开来，如常用的糖发酵管、三糖铁培养基等。

（4）厌氧培养基：是用于厌氧菌分离、培养和鉴别的培养基。这种培养基营养丰富，且通常在培养基中加入还原剂，或用物理、化学方法去除环境中的游离氧，以降低氧化还原电势，如庖肉培养基、硫基乙酸钠培养基、牛心脑浸液培养基等。此外，还可根据对培养基成分的来源将其分为合成培养基、半合成培养基和天然培养基三类。

2. **培养基配制与保存**　①培养基的配制：所用玻璃器具应洁净，不可残留清洁剂或化学物质。主要步骤包括：称量各组分成分及蒸馏水或去离子水，称量时减少试剂暴露时间，避免潮解，灭菌前测 pH；根据配方选择灭菌方法和条件。无不耐热成分培养基通常选择压力灭菌法灭菌，不耐热成分采用过滤法灭菌；无菌操作添加营养成分至约 50℃的培养基中；在超净工作台中进行倾倒分装，培养基凝固后将平皿倒置，以免水蒸气聚集于盖子，标示名称、日期等信息并进行记录和质量控制。②培养基保存：根据培养基特性保存于适宜环境中，在有效期内使用。试管培养基可保存3~4 个月，甚至半年。大多数平板培养基密封倒置 4~8℃，可保存 1~3 个月。

（二）接种技术

接种技术贯穿分离培养的全过程，其目的是获得单个菌落或纯培养。接种技术需注意无菌操作，做好标识。近年来出现了自动化接种系统，其在标准化、规范化、无菌操作及工作效率等方面取得了很大进步，在临床实验室的应用也越来越广泛。

常用的方法如下：

1. **划线法**　多用于粪便等含菌量较多的标本，主要为将标本或培养物接种于固体培养基表面，此为最常见的方法。主要有分区划线法、涂布法和蛇形划线法。分区划线的具体操作如下：

（1）用接种环先将标本均匀涂抹于培养平板的第一区并进行划线，再在二、三、四区依次用接种环划线。

（2）再进行下一区划线时，应将接种环在酒精灯上烧灼依次，然后每一区的划线应接触上一区域的接种线两到三次，使菌量逐渐减少，以形成单个菌落。

（3）划线完毕，将平板加盖，倒置于 35℃培养箱中进行培养。

2. **悬浮法**　接种环或接种针挑取少许纯菌悬浮于液体培养基。无菌体液标本增菌培养可用此法,但是目前该方法基本已经被商品化的培养瓶替代。

3. **穿刺法**　接种针挑取少许细菌,自半固体培养基表面中心垂直刺入培养基高度 1/2~2/3,再沿穿刺线拔出。此法常用于保存菌株及观察细菌动力和某些生化反应。

4. **倾注平板法**　根据培养基内的菌落数和稀释倍数计算标本细菌量,多用于牛乳、饮水、尿液等液体标本的菌落计数。

（1）将灭菌生理盐水适量稀释的标本 1ml,置于灭菌平皿内,注入已融化并冷却至 50℃左右的培养基 15ml,混匀,待冷却后倒置。

（2）于 35~37℃培养箱中培养 24 小时后计算培养基内菌落数,乘以稀释倍数,即可计算出每毫升被检物的细菌数。

5. **菌落分纯法**　主要用于分离琼脂平板上的混合菌。

（1）用接种针垂直挑取所需分纯细菌的单个菌落,点在另一个固体琼脂平板上的第一区,用接种环划线、涂布。

（2）第一区接种后烧红接种环,再划第二区,依次接种至第四区。

三、细菌鉴定技术

致病菌能引起多种感染和传染病,其诊断除了可以根据临床症状、体征和一般检验外,采取合适的临床标本进行细菌学和血清学检验在明确病因上也是极为重要的。首先是标本的采集与送检过程:①在采取标本时须注意无菌操作,尽量避免杂菌污染;②根据致病菌在患者不同病期的体内分布和排出部位采取不同标本;③应在使用抗菌药物之前采集标本,否则这种标本在分离培养时要加入药物拮抗剂,例如使用青霉素的加青霉素酶,磺胺药的加氨苯甲酸;④采局部病变标本处不可用消毒剂,必要时宜以无菌生理盐水冲洗拭干后再取材;⑤尽可能采集病变明显部位的材料,例如菌痢患者取其沾有脓血或黏液的粪便,肺结核患者取其干酪样痰液等。标本须新鲜采集后尽快送检,送检过程中除不耐寒冷的脑膜炎奈瑟菌、淋病奈瑟菌等外,多数菌需要冷藏运送。

从无菌部位采取的血液、脑脊液等标本可直接接种至液体或固体培养基。从正常菌群存在部位采取的标本应接种至选择或鉴别培养基,接种后经 37℃孵育 16~20 小时后大多可生长形成菌落。分离培养的方法耗时较长,因此遇到白喉等急性传染病时可根据患者临床表现和直接涂片镜检结果作出初步诊断并及时治疗。

标本送检后进行细菌鉴定,主要包括镜下形态特点、生长特征、生化试验、血清学等。近年来迅速发展起来的细菌学快速检验技术还包括质谱技术、核酸杂交和 PCR 技术等。

（一）镜下形态特点

显微镜下观察细菌在形态、大小、排列和染色性特征,具有特征的致病菌进行镜检有助于初步诊断。

（二）生长特征

细菌在分离培养基上的生长速度、需氧性或菌落特征可作为快速鉴定或进一步鉴定的线索。菌落特征包括:菌落大小、形状(蔓延生长、鼓起、扁平、脐窝状等)、边缘、表面特征(平滑、粗糙、皱褶、放射状等)、颜色、气味、溶血性（α- 溶血、β- 溶血、γ- 溶血）及盐水乳化等。

（三）生化反应

细菌的代谢活动依靠系列酶的催化作用,不同致病菌具有不同的酶系,因而其代谢产物不尽相同,因此可以通过生化实验对一些致病菌进行鉴别。例如肠道杆菌种类很多,形态、染色性基本相同,菌落亦类似,但它们的糖类和蛋白质分解产物不完全一样,因而可利用不同基质进行生化实验予以鉴别。现已有多种微量、快速、半自动或自动的细菌生化反应试剂条板和检测仪器应用于临床检验中,商品化的试剂或仪器具有规范、快速、简单、方便的特点。

（四）血清学鉴定

采用已知的特异性抗体的免疫血清与纯培养细菌进行的抗原抗体反应,以明确病原菌的种或型。有一些细菌生化鉴定已经获得鉴定结果后,还必须进行血清学鉴定后才能报告临床,如沙门菌、志贺菌、霍乱弧菌、肠道致病性大肠埃希菌、大肠埃希菌 O157：H7、嗜肺军团菌等。

（五）分子生物学特征

16SrRNA 存在于细菌细胞中,具有高度保守区及可变区,可变区基因的变异性具有种、属,甚至株的结构特征。同一种细菌 *16SrRNA* 基因测序可以在属或种水平鉴定微生物,该方法尤其适

合于常规手段不能培养或鉴定的细菌，以及未知的新菌种，现已成为临床细菌鉴定的"金标准"。

（六）MALDI-TOF MS 质谱鉴定技术

基质辅助激光解吸电离飞行时间质谱（matrix assisted laser desorption ionization time-of-flight mass spectrometry，MALDI-TOF MS）主要包括进样器、离子源、质量分析器、离子检测器、控制电脑及数据分析系统。其原理是：通常在外部激光能量作用下，样品经分离后形成不同的分子或原子，经电离后进一步分解生成各种离子在质量分析器（通常是电场或磁场）作用下，按照不同分子的质荷比不同而分离排列。MALDI-TOF MS 是当前研究蛋白质组学应用最普遍的质谱仪，现已广泛应用于细菌等微生物的鉴定中。具体为将被分析物（或溶液）与基质液分别点在加样板上混合，溶剂蒸发后形成样品和基质的共晶体，再用一定波长的脉冲式激光进行照射，基质从激光中吸收能量使样品解析，基质与样品之间发生电荷转移使得样品分子电离，经过飞行时间检测器，根据到达检测器的飞行时间不同而被检测，即通过测定离子的质荷比（M/Z）与离子的飞行时间成正比来检测离子的分子量，不同菌种形成特异性的核糖体指纹图谱，通过专用软件分析比较特异性的菌种指纹图谱模式峰来进行菌种鉴定。

MALDI-TOF MS 作为一种新兴的软电离质谱技术，由于其具有快速、准确、灵敏、自动化及高通量等检测特点，已成为一项革命性病原体快速鉴定技术被用于临床微生物实验室，并将逐步取代常规病原体生化鉴定方法（图 7-1-3）。

四、抗细菌药物敏感性实验技术

各种病原菌对抗菌药物的敏感性不同，同种细菌的不同菌株对同一药物的敏感性也有差异，而长期应用同一种抗细菌药物时，占多数的敏感菌株不断被杀死，耐药菌株就大量繁殖，代替敏感菌株，而使细菌对该种药物的耐药率不断升高，因而检测细菌对抗菌药物的敏感性，可筛选最有疗效的药物，对指导临床选择用药，及时控制感染有重要意义。此外，通过药物敏感试验可为新抗菌药物的筛选提供依据。抗微生物药物敏感性试验是测定抗菌药物或其他抗微生物制剂在体外抑制细菌生长的能力。临床微生物实验室药敏试验适用于：①进行常规药敏试验，辅助临床合理使用抗菌药物；②临床治疗效果差而考虑更换抗菌药物时，应对拟选药物进行药敏试验；③了解所在医院或地区常见病原菌耐药性的变迁情况，定期通报临床，有助于临床的经验治疗选药。④评价新抗菌药物抗菌谱和抗菌活性。⑤对细菌耐药谱进行分析有助于某些菌种的鉴定，并作为医院感染流行病学调查的手段之一。

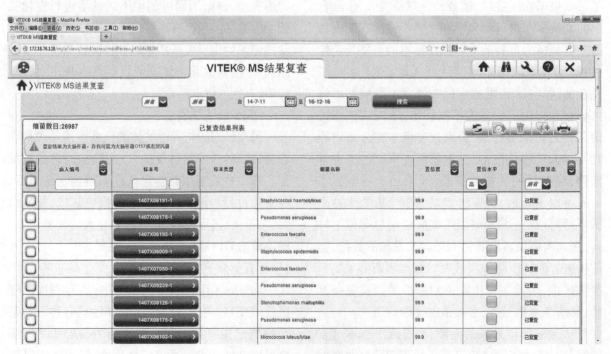

图 7-1-3　质谱结果

试验方法有纸片扩散法(改良 Kirby-Bauer, K-B 法)、稀释法、E-试验法、联合药敏试验、全自动药敏检测系统等,其中较为常用的是纸片扩散法和稀释法。纸片法是根据抑菌圈有无、大小来判定试验菌对该抗菌药物耐药或敏感。稀释法是当抗菌药物的最高稀释度仍能抑制细菌生长时该管含药浓度即为试验菌株的敏感度。对于不同种类的待测菌的药物选择、具体操作方法及判读标准均应参照美国临床实验室标准化研究所(CLSI)抗菌药物敏感性试验执行标准(M100 每年更新修订)。

(一)纸片扩散法

将含有一定浓度抗生素的纸片贴在已接种试验菌的特定琼脂平板上,纸片与培养基接触后即可吸收培养基中的水分而使抗生素均匀扩散,形成一种递减的浓度梯度,在纸片周围的细菌生长被抑制而形成透明的抑菌圈,根据抑菌圈直径的大小可测定细菌对此种药物的敏感程度,抑制作用与细菌对测定药物的敏感程度及其他诸因素有关。此方法特别适于肠杆菌科细菌等快生长的致病菌,但不适用于某些专性厌氧菌及酵母菌等菌种。此方法操作简单,重复性好,为 WHO 推荐方法。具体方法如下:

1. 制备菌悬液 挑取临床标本分离的细菌纯菌落 4~5 个制备菌悬液,方法有两种,直接配制菌悬液法和生长配制菌悬液法。直接调制菌悬液法较为常用,方法如下:用接种环挑取生长在琼脂平板上新鲜菌落 4~5 个,悬浮于生理盐水中振荡混匀后,用比浊仪或标准比浊管比浊,调整浊度为 0.5 号麦氏浊度(其细菌浓度相当于 10^8 CFU/ml);生长法制备菌液时,挑选琼脂平板上形态相同的菌落移种于 Muellor-Hinton 液体培养基中,置 35℃水浴箱中孵育 4 小时,校正浊度至 0.5 号麦氏浊度,制备好的接种菌液必须在 15 分钟内使用。

2. 接种 用灭菌棉拭子蘸取已调整好的菌悬液,在试管壁上旋转挤压去掉过多的菌液后,用棉拭子在琼脂表面均匀涂抹接种 3 次,每次将平板旋转 60°,最后沿平皿内缘抹一周,保证均匀涂布满整个培养基表面,盖上平皿室温下放置 15 分钟待琼脂表面的菌液稍干。

3. 贴纸片 用无菌镊子夹取纸片平贴在接种好的平板上,确保与琼脂表面完全接触,一旦纸片与琼脂接触就不可再移动,纸片必须分布均匀。

直径为 90mm 的平板最好贴 6 张,纸片间距不少于 24mm,纸片中心距平皿边缘不少于 15mm。

4. 孵育 贴上纸片后,须在 15 分钟内倒置平板,并放(35±2)℃孵箱培养。平板在孵箱内最好单独摆放,不要两个以上叠在一起,平板孵育规定时间(一般为 18~24 小时)后读取结果。

5. 结果观察与报告 将平板置于黑色背景的明亮处,用校准过的游标卡尺从背面精确测量抑菌圈直径,结果以毫米(mm)为记录单位。抑菌圈边缘以肉眼见不到细菌明显生长为限。有的菌株(如变形杆菌属)可出现蔓延生长,磺胺类药物在抑菌圈内会出现轻微生长,这些都不作为抑菌圈的边缘。根据 CLSI-M100 的判读标准进行细菌敏感性的判断(图 7-1-4)。

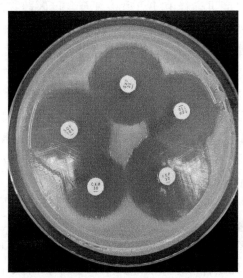

图 7-1-4 纸片法药敏试验
粉红色代表有菌生长,为耐药;蓝紫色代表无菌生长,为敏感

6. 注意事项 ①M-H 琼脂必须符合试验要求,pH 以 7.2~7.4 最适宜;②室内质量控制必须达到标准中的要求范围;③药物纸片须在有干燥剂的容器内低温(-20℃以下)保存,拿出少量放 4℃备日常工作用;装纸片的容器从冰箱取出后,必须室温放置 10 分钟后才可打开使用,如立即打开易潮解。

(二)稀释法

稀释法药敏试验(dilution antimicrobial susceptibility test)是通过抗菌药物与肉汤或琼脂培养基混合稀释后接种试验细菌,孵育过夜,出现抑制细菌生长的最低抗菌药物浓度即为该抗菌药物的最低抑菌浓度（minimum inhibitory concentration，MIC）。稀释法测得的 MIC 值的对数与纸片扩散法测得的抑菌圈直径之间呈近似线性负相关。常见方法有琼脂稀释法、常量肉汤稀释法、微量肉汤稀释法三种。

1. 琼脂稀释法 琼脂稀释法与液体稀释法相比重复性好，每个平板可同时测多株细菌，并且可观察被检菌落生长是否良好，是否有污染，另外可以自动化提高工作效率。简单操作步骤如下：①按照所需的不同倍比稀释浓度（由高浓度到低浓度依次倍比稀释）的抗菌药物，分别加于融化高压灭菌后并冷却至 45~50℃的定量琼脂培养基中混匀，倾注到无菌平板上，即为一组含有某药物的浓度递减的培养基。②配制好菌悬液（0.5 麦氏浊度再稀释 10 倍）后接种至含抗菌药物的一系列平板上。一次可接种大约 36~52 个菌株，每根针约可接种 2μl 菌液。接种前平板必须相当干燥，操作时从最低浓度的琼脂平板接种起，做好阴阳性对照及质量控制。③接种好的平板放置室温让接种液被充分吸干后，置（35±2）℃温箱内孵育 16~20 小时。④孵育结束后读取结果。⑤注意事项：薄雾状生长的单个菌落忽略不计；如发现数个平板上呈拖尾或跳板生长等现象应重复。

2. 肉汤稀释法 这是最早使用的细菌药物敏感性测定方法之一，可分为常量肉汤稀释法和微量肉汤稀释用法。这两种方法的基本原理相同，均是将待检测细菌接种于一系列含有不同浓度抗菌药物的液体培养基中，经孵育后，以肉眼观察无细菌生长的试管或微孔板中所含的最低药物浓度为 MIC；将完全清晰无细菌生长的孔中培养物转种在普通营养琼脂平板上培养过夜后观察，平板上无菌落生长的最低药物浓度即为最低杀菌浓度（minimal bactericidal concentration，MBC）。以微量肉汤稀释法为例简单介绍一下操作方法。①将倍比稀释后不同浓度的抗菌药物溶液分别加入无菌的 96 孔板中，每孔 10μl，并设置生长对照及空白对照，冰冻干燥后密封，-20℃以下保存备用；②配制 0.5 麦氏浊度的菌悬液，经 MH 肉汤 1：1 000 稀释后，向每孔中加 100μl，密封后置 35℃普通孵育箱中 16~20 小时后判读结果；③以小孔中完全抑制细菌生长的最低药物浓度为 MIC 值；④微孔板孵育前要加盖胶纸，以减少水分蒸发（图 7-1-5）。

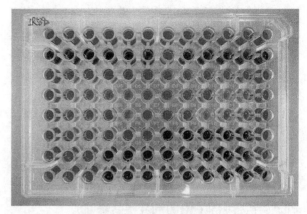

图 7-1-5 微量肉汤稀释法

（三）E- 试验法

E- 试验（E-test）的原理基本同扩散法，它结合稀释法和扩散度法的原理与特点，具备两者的优点：操作简便，可同时测定多种抗菌药物的 MIC 值，结果准确，重复性好。但 E- 试验试纸条价格较昂贵。简单操作步骤：培养基与菌液的准备同纸片扩散法；用加样器或镊子将试条放在已涂布细菌的平板上，保证与琼脂平板紧密接触，刻度面应朝上，一旦与琼脂表面接触就不能再移动；孵育环境和时间因不同细菌而异；孵育结束后读取结果，椭圆形抑菌圈与 E 试条的交界点值为 MIC 值，若细菌无椭圆形抑菌圈时，MIC 值为≥最大浓度，若抑菌圈延与试条无交点时，MIC 值为≤最小浓度。注意事项：忽略变形杆菌的迁徙现象；忽略溶血性细菌溶血圈，读取生长完全被抑制处；肺炎链球菌读取结果时可倾斜平板或用放大镜观察，并注意是否有高耐亚群存在；交点位于两刻度之间或两边产生不同的交点时，读取上方高浓度值。

（四）联合药敏试验

在临床工作中，如需同时使用两种或多种抗菌药物的患者，应进行联合药物敏感试验来检测抗菌药物在联合应用时的相互作用，以作为临床用药的参考，目前实验室常用定量方法是棋盘稀释法。其利用肉汤稀释法原理，首先分别测定拟联合的抗菌药物对待测菌的 MIC 值。根据所得 MIC，确定检测药物的稀释度（一般为 6~8 个稀释度），药物最高度浓度为其 MIC 的 2 倍，两种药物分别在方阵的纵列和横列进行倍比稀释，这样获得不同浓度组合的两种药物混合液。接时种菌量为 5×10^5 CFU/ml，35℃孵育一定时间后观察结果。计算部分抑菌浓度指数（fractional inhibitory concentration, FIC）: FIC 指数 =A 药联合 MIC/A 单药 MIC+B 药联合 MIC/B 单药 MIC。判断标准: FIC 指数 <0.5 为协同作用, 0.5~1 为相加作用, 1~2 为无关作用, >2 为拮抗作用。

（五）全自动药敏测定系统

目前在各级医院全自动药敏测定系统应用非常广泛,应用原理主要是利用比浊法或荧光法来测定不同浓度的抗菌药物溶液中待测菌的生长情况,得出最低抑菌浓度值（MIC）以判断细菌敏感性。全自动药敏测定系统的灵敏性高、速度快,最短可缩短至 6 小时,并且可以对药敏试验的结果进行自动分析,减少了人工判读的误差,大大地节约了人力。

五、快速诊断技术

感染性疾病的快速诊断有利于尽早开展精准治疗,采取恰当的措施救治患者及采取相应的预防措施,进而提高诊疗效率,减少病原体传播,缩短住院时长及费用。近年来,细菌感染的快速诊断技术发展迅速,常见的以抗原检测及分子生物学技术为主,目前已用于分枝杆菌、军团菌等特定的难培养细菌的检测。

（一）抗原检测

抗原抗体的快速诊断试剂盒多采用免疫荧光、免疫层析技术,产品种类较多,基本为商品化的试剂盒。该方法试验周期短,操作简单,能够快速发布报告,敏感性、特异性较高。人体受致病菌感染后其免疫系统被刺激发生免疫应答而产生特异性抗体。抗体的量常随感染过程而增多,表现为效价或滴度升高。因此用已知的细菌或其特异性抗原检测患者体液中有无相应特异抗体和其效价的动态变化可作为某些传染病的辅助诊断。血清学诊断试验最好取患者急性期和恢复期双份血清标本,当后者的抗体效价比前者升高≥4 倍时方有意义。

（二）分子生物学技术

近年来应用核酸杂交和 PCR 技术检测致病微生物核酸是临床诊断学的重大发展,已广泛应用于感染性疾病的病原体检测、耐药性分析、定量检测等。该技术主要应用于不能培养或生长缓慢的微生物;另外还可用于耐药基因的检测,如结核分枝杆菌利福平耐药 *ropB* 点突变、肠球菌 *vanA* 基因检测、金黄色葡萄球菌 *mecA* 基因检测等;除此之外,呼吸道、脑脊液、肠道等部位的病原体检测组合也有商品试剂盒供应,即单个反应体系中多种病原体同时扩增,几个小时可检测多个常见病原菌。

核酸杂交技术的原理是利用经放射性核素或生物素、地高辛、辣根过氧化物酶等非放射性物质标记的已知序列核酸单链作为探针,在一定条件下,按照碱基互补配对原则与待测标本的核酸单链退火形成双链杂交体,然后通过杂交信号的检测鉴定血清、尿、粪或活检组织中有无相应的病原体基因及其分子大小。核酸杂交技术有液相与固相之分。固相核酸杂交较常用有原位杂交、斑点杂交、Southern 印迹、Northern 印迹等。核酸杂交是一项特异性强、敏感、简单、快速的检测方法。可以对细菌种属的亲缘关系做出鉴定,可从标本中直接检出病原体而不受标本中的杂质干扰,对尚不能或难分离培养的病原体尤为适用。用核酸杂交技术来检测细菌感染中的致病菌有结核分枝杆菌、幽门螺杆菌、空肠弯曲菌、致病性大肠埃希菌等。

PCR 技术是利用 DNA 天然复制双螺旋结构,在体外经 DNA 聚合酶的作用,科学设计引物,通过变性、退火和延伸三步法,数十个周期的循环,即可将标本中极少的 DNA 片段进行数百倍扩增。PCR 技术具有快速、灵敏和特异性强等特点,现已用于生物医学中的多个领域。在细菌学方面可用 PCR 技术检测标本中的结核分枝杆菌、淋病奈瑟菌、幽门螺杆菌、肠产毒素型大肠埃希菌、军团菌等细菌特异性 DNA 片段。但根据目前实际的临床检验需求该方法已经显示出了一定的弊端,如引物设计需求更加多样化,操作较为烦琐且专业性较强,非特异性扩增及引物二聚体的形成难以避免等,都将对检测的结果产生较大的影响。

（三）纳米芯片和微流控芯片技术

除 PCR 外,目前纳米芯片和微流控芯片等新兴技术也逐渐应用于血液中细菌的检测。相较于传统方法其具有通量高、检测菌种多、检测时间短,各个菌种检测互不干扰等优点。但其目前仍处于科学研究阶段,制作成本较为昂贵且还需要一定的技术优化,目前还没有广泛应用于临床检验工作中。

（四）其他

目前检测血液中病原菌的新方法还有基于适配体的表面标记法。该方法的主要原理是设计一种结合物,锚定至细菌特定物质的表面起到标记作用,该标记作用在纳米层面利用了结合物高特异性的特点,极大地减少了非特异性结合和黏附的可能性。同时该方法相较于 PCR 技术减少了扩增核酸所需的步骤,操作更加简便,同时可使检测下限达到 100CFU/ml,检测时间控制在 2 小时左右。然而该方法目前仍处于实验室研究阶段,仅对常见的细菌如金黄色葡萄球菌、大肠埃希菌等常见菌进行了临床验证。同时,各个菌种表面特定物质不同,对于罕见菌种等表面结构尚未完全了解,可能会对结合物的设计造成一定的困难从而导致检测失败,仍然达不到目前临床所要求的检测标准。

(叶丽艳　王成彬)

第二节　医学病毒学实验技术

一、常见病毒分离、培养、鉴定与保存

病毒学用于研究病毒与人类疾病的关系,病毒学研究涉及的实验方法各种各样,其中包括许多分子生物学以及细胞生物学技术。无论进行何种研究,病毒的分离、培养是第一步。本节主要介绍与病毒分离、鉴定、培养及储存相关的基本的实验方法,其中一些方法也可以用于人、动物以及植物病毒性疾病的诊断。

(一)病毒的分离

病毒的分离纯化是把病毒粒子从病毒组织、细胞培养物或者病毒传播途径的体外环境中分离,去除病毒粒子以外杂质,获得纯净的病毒粒子并浓缩的过程。一般情况下分离病毒可以用传代细胞、原代细胞或者直接用动物接种或者鸡胚接种。只有在找不到适合病毒生长的原代细胞或者传代细胞的情况下,才运用动物接种或者鸡胚接种的方法分离病毒。

病毒分离的基本过程如下:

1. 病毒分离样品的获取　从动植物及临床上采样获得样本,注意保持样本的新鲜,以维持病毒的活性,通常需要低温或者冷冻保存。同时该过程应该特别注意病毒的生物安全性,对于人和动物有高致病性的病原,还需特殊的处理和保护。

2. 病毒分离样品的前期处理　不同的病毒会有不同的样品前期处理方法,常见的处理方法

有研磨、冻融、低速离心,以及滤菌器过滤。

3. 接种与观察　将病毒接种后,经过一定时间的产毒,进行观察和检查。细胞接种培养观察的是细胞病变,有些潜伏感染的病毒还需要依赖其他方法(如免疫荧光等)来检测病毒分离接种是否成功。接种模型动物,可通过观察动物的病变症状,或者直接检测动物的分泌物,以及动物体内的免疫产物来判断接种是否成功。不同的病毒分离具有较大的差异,表 7-2-1 就不同病毒分类简列如下。

表 7-2-1　不同病毒采集、分离、接种

病毒类型	采集标本位置	用于接种的细胞
呼吸道病毒	鼻拭子、喉拭子、咽拭子以及鼻腔洗液等	犬肾细胞系、猴肾细胞系或人胚肾
肠道病毒	脑脊液、血液、尿液、粪便、直肠拭子或者喉拭子等	猴肾、人胚肾、人羊膜细胞、Hep-2、HeLa 等
虫媒病毒	血液、脑、肺与肾	乳鼠脑内接种、金黄地鼠肾原代细胞、AP61 或 C6/36 蚊传代细胞等
疱疹病毒	斑丘疹、水疱、脓疱、溃疡、结痂性皮损等	原代细胞(兔肾、貂肺、人胚肺或人胚肾)、二倍体细胞、Hep-2、BHK21

除此之外,弹状病毒科的狂犬病病毒可在多种原代细胞(鸡胚成纤维细胞、小鼠和仓鼠肾上皮细胞)培养增殖;轮状病毒分离培养采用原代猴肾细胞培养后,转种猴肾传代细胞增殖。

(二)病毒的鉴定

人们已经发展了很多方法用于鉴定病毒及病毒组分。有些方法可以在实验室用于病毒疾病的诊断。这些技术可以分为以下四个方面:①病毒颗粒的鉴定;②病毒感染力的鉴定;③病毒抗原的鉴定;④病毒核酸的鉴定。

1. 病毒颗粒的鉴定　样品经过负染后,在电子显微镜下可以观察到病毒颗粒的存在。例如,利用这种技术我们可以从胃肠炎患者的排泄物中检测到轮状病毒颗粒的存在。这种方法的缺点是所用设备花费高,并且灵敏度有限,要求病毒颗粒的最小浓度不得低于 10^6/ml。

2. 病毒感染力的鉴定　感染力表示病毒复制的能力,并不是所有的病毒都有能力在宿主细胞中复制。那些有能力复制的病毒具有感染力,缺乏感染力的病毒颗粒可能是因为它们的基因组不完整或者病毒颗粒本身存在缺陷。

为了判断一个样本是否含有感染性病毒,我们可以将已知的能够允许待检测病毒复制的细胞或者宿主组织与病毒在合适的温度下孵育。然后通过光学显微镜检测是否有病毒感染而引起的细胞特性的改变,细胞变圆、坏死、从瓶壁脱落等现象,从而判断感染性病毒的存在。这种细胞特性的改变称为致细胞病变效应(cytopathic effect, CPE),利用此种病变效应,可进行病毒定量。例如,脊髓灰质炎病毒感染的细胞会收缩变圆,而由单纯疱疹病毒感染的细胞可以通过膜融合形成多核的合胞体。

3. 病毒抗原的鉴定　病毒抗原可以用病毒特异性血清或者单克隆抗体鉴定。在大部分技术中,阳性结果可以通过检测标签的存在来指示,这个标签可以连接到抗病毒抗体上(直接检测)或者一个二抗上(间接检测)。抗病毒抗体由注射了病毒抗原动物体产生,二抗是由注射了第一个动物体产生的抗病毒抗体的第二个动物体产生的。

抗体有许多种标签,而标签可以通过许多种方法鉴定。一些标签及其鉴定方法见表 7-2-2。

表 7-2-2　用作标记抗体(核酸)的分子及其鉴定技术

标签	鉴定技术
酶	酶联免疫吸附分析
荧光	荧光显微镜荧光鉴定法
金	电子显微镜
放射性物质	放射自显影

4. 病毒核酸的鉴定　病毒基因组或者病毒信使 RNA(mRNA)可以通过带有适当标签的序列特异性探针鉴定,用于抗体标记的一些标签也能够标记探针。将标记的探针与细胞或组织中的核酸进行杂交称为原位杂交。

杂交可以发生在 Southern blotting(DNA)或者 Northern blotting(RNA)之后特定的膜表面。超薄组织也可以利用杂交的方法鉴定特定核酸的存在。

当一个样品可能包含低拷贝数的病毒核酸时,我们可以通过利用 PCR 的方法扩增病毒 DNA,以有利于病毒的鉴定。扩增的产物可以通过琼脂糖凝胶电泳鉴定,之后将其转移到硝化纤维素膜与被标记的探针孵育。当病毒核酸为 RNA 时,可由特定核苷酸引物作用反转录成 DNA。

近年来在常规 PCR 上发展了一系列核酸检测技术,如连接酶链反应(ligase chain reaction, LCR),依赖核酸序列的扩增(nucleic acid sequence-based amplification, NASBA),环介导等温扩增(loop-mediated isothermal amplification, LAMP),转录介导的扩增(transcription mediated amplification, TMA),实时荧光定量 PCR(real time PCR),基因芯片等。

（三）病毒的培养

对于病毒学家来说,要想研究病毒,首先要学会培养病毒。人们已经发明了各种各样的方法培养病毒,有些方法是在无细胞系统下培养病毒,但是大部分情况下都是在病毒允许细胞中培养病毒。

用细菌来培养噬菌体,特定的植物或者去除细胞壁的植物细胞培养植物病毒,而培养动物病毒可以用生物体,例如鼠、含有鸡胚胎的鸡蛋或者昆虫幼虫。

根据接种的宿主不同,接种方法可以分为以下三种。

1. 动物接种　是最原始的病毒培养方法。常用的动物有小鼠、大鼠、豚鼠、兔和猴等,接种的途径有鼻内、皮下、静脉、脑内等。根据病毒种类不同,可以选择不同的敏感动物及适宜接种部位。

2. 鸡胚接种　是最常用的方法之一,鸡胚组织分化程度低,细胞幼嫩,有利于病毒的生长。接种鸡胚对多种病毒敏感,根据病毒种类不同,可将标本接种于鸡胚的羊膜腔、卵黄囊、尿囊腔或者绒毛尿囊膜上。

3. 组织培养　将离体活组织块或分散的活细胞加以培养。组织培养法有三种基本类型:器官培养、移植培养和细胞培养。细胞培养最常用于培养病毒,根据细胞的来源、染色体特性及传代次数可以分为下列四种类型:原代细胞培养、次代细胞培养、二倍体细胞系和传代细胞系。

（四）病毒的储存

大部分病毒很容易被冻存在细胞培养基中。病毒是一种无细胞结构的生命体,个体小、结构简单并且不含水,因此比其他微生物更稳定。病毒的感染力在低于 −60℃会保存得很好,如果温度逐渐升高（超过 4℃），其感染力会显著下降。

一般而言，小病毒比大病毒稳定；DNA 病毒比 RNA 病毒稳定；在室温条件下，无包膜病毒比有包膜病毒稳定，这种差别在低温或者极低温度下不明显。一般不推荐将病毒悬液储存在 -20℃ 环境中。但是如果对病毒感染力没有要求，储存的样品只用于临床诊断（例如利用 ELISA 检测病毒抗原），可以将样品储存在 -20℃ 下，在这个温度下病毒的抗原活性不变。在液氮中储存的病毒库，如果没有保存在热收缩管中，可能会造成交叉污染。蛋白质对于病毒保存来说是一种有效的保护剂，一般来说，使用的悬浮培养基为包含 10% 或者更高含量血清或者其他蛋白的组织培养基。尽管蛋白保护的具体机制现在还不太清楚，但是在病毒冻存期间其对 pH 变化（病毒储存的最佳 pH 在 7.0~8.0）的缓冲能力都有利于病毒感染力的保存，并且能够帮助病毒颗粒储存在胶体分散体中，减少或者抑制有损核酸的反应。储存不稳定的病毒时，可以利用特殊的蛋白保护剂，包含 1% 的牛血清蛋白的蔗糖-磷酸-谷氨酸溶液或者高渗透性的蔗糖溶液，例如呼吸道合胞病毒。一般来说，推荐使用高滴度的病毒悬液，并且小体积（0.1~0.5ml）快速冷冻储存。在使用病毒之前，应将冻存的病毒小管迅速放到 37℃ 水浴锅里解冻。包含病毒病原物的样本可以保存在 -70℃ 或者 -80℃ 环境下几年时间，而病理学特性不会改变。在组织或者血液来源的样本中，病毒可以储存在极低温度下，而不用特殊处理。储存在加有 10% FBS 和 10% DMSO 的 RPMI 1640 的外周血淋巴细胞一般用来分离 HIV。另外，一定要注意多次冻融血清样本对核酸稳定性的影响。

二、病毒感染及相关功能检测

病毒是一类结构简单，体积微小的非细胞微生物，其在细胞内增殖和释放会对细胞造成不同程度的病理损伤。目前有两种基本方法识别病毒感染：细胞病变效应及红细胞凝集试验。病毒增殖导致细胞病变，可判断病毒的感染性和毒力，并可对感染性病毒颗粒数进行粗略定量。红细胞凝集试验可推测被检材料中有无病毒存在，是非特异性的。

（一）病毒感染性测定方法

1. 空斑形成法　病毒在单层细胞培养物中增殖时会引起细胞变圆、坏死、脱落，最终形成一个空斑，通过结晶紫或免疫染色，可在显微镜下看到近似圆形的斑点。其方法是将 10 倍梯度稀释的病毒样本接种并使吸附于单层细胞上，在细胞上覆盖一层含营养液的琼脂，防止游离的病毒通过营养液扩散。增殖后的病毒只能扩散至邻近细胞。经过一定时间培养，进行染色，感染病毒的细胞及病毒扩散的周围细胞会形成一个近似圆形的斑点。

空斑形成法可用于病毒克隆，一个空斑可能由一个以上病毒颗粒感染所致，因此可将获得的单个空斑制成悬液，进行梯度稀释后再做空斑试验，最终可获得只含一个病毒颗粒及子代的空斑。由于不同病毒形成空斑的形态不同，因此空斑技术常用于病毒的鉴定。借助空斑技术不仅可以纯化病毒，还可以对病毒定量，定量单位为空斑形成单位（plaque-forming unit, PFU）。通过 PFU 的计数及 PFU 减少的试验，可滴定血清中抗体的效价。许多动物病毒如疱疹病毒、水疱性口炎病毒等均可通过此法做定量分析（图 7-2-1）。

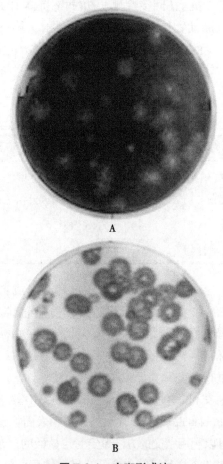

图 7-2-1　空斑形成法
A. 结晶紫染色；B. 免疫染色

2. 血凝分析法 某些病毒或病毒的血凝素，能选择性地使某种或某几种动物的红细胞发生凝集，这种凝集红细胞的现象称为血凝（hemagglutination，HA），利用这种特性设计的实验称血凝试验。血凝原理因病毒的不同而不同，如痘病毒对鸡的红细胞发生凝集的原因并非病毒本身，而是痘病毒的产物类脂蛋白；流感病毒的血凝作用是病毒囊膜上的血凝素与红细胞表面的受体相互吸附而发生。可根据红细胞凝集的程度判断阳性反应的强弱：①-：红细胞沉积于孔底；②+：红细胞沉积于孔底，周围有散在少量凝集；③++：红细胞形成层凝集，边缘较松散；④+++：红细胞形成片层凝集，面积略多于++；⑤++++：红细胞形成片层凝集，均匀布满孔底，或边缘皱缩如花边状（图7-2-2）。

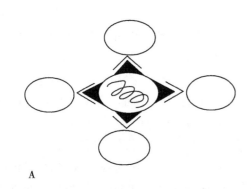

A

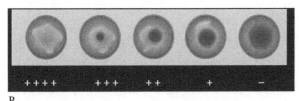

B

图7-2-2 血凝试验
A. 血凝试验原理；B. 血凝试验结果判定

由于除了痘类病毒的血凝素与病毒颗粒不相关之外，绝大多数的血凝素是与病毒颗粒相关联的，因此血凝试验不仅用于病毒抗原的鉴定，还可对样品的感染情况进行判定。

（二）病毒的血清学检查

病毒的血清学检查可用病毒特异性抗体测定未知病毒抗原，或用已知病毒抗原来测定患者血清中的病毒特异性抗体。常用的方法有血凝抑制试验、中和试验、补体结合试验等。

1. 血凝抑制试验 前面已经讲过病毒具有凝集红细胞的能力。当病毒悬液中加入特异性抗体，相应抗体与病毒结合后，阻止病毒表面血凝素与红细胞结合，这时病毒的红细胞凝集现象就被抑制，称为血凝抑制试验（hemagglutination inhibition test，HAI）。试验结果用血凝抑制效价来表示，将能完全抑制红细胞凝集的血清最高稀释度作为该血清的凝集抑制效价。HAI试验具有便于操作、快捷、成本低的特点，其敏感性和特异性较高，通常用于病毒抗体的快速检测。在病毒的血清学检测中具有重要地位。

2. 中和试验 中和试验是指病毒或毒素与特异性抗体结合后，失去对易感动物的致病力，可阻止病毒感染细胞，引起疾病。中和试验常用的有两种方法：一种是固定病毒稀释血清法，另一种是固定血清稀释病毒法。以固定病毒量-稀释血清法为例介绍其操作步骤：①将血清与病毒混合，在96孔微量培养板中将血清作连续倍比稀释；②在每孔中加入稀释好的病毒液，混匀，使血清与病毒液相互作用一定时间；③接种于宿主系统以检测混合液中的病毒感染力。宿主系统可以是鸡胚、动物或细胞培养物等。目前大多采用细胞中和试验。根据其产生的保护效果的差异，可判断该病毒是否已被中和，并根据一定方法计算中和程度，代表中和抗体的效价。计算方法主要有两种：一是半数致死量LD50，即测定能使动物或细胞死亡数目减少至50%时血清稀释度。中和试验特异性强，反应结果明显，易于观察，在临床上应用广泛（图7-2-3）。

3. 补体结合试验 补体结合试验是利用抗原抗体复合物同补体结合，消耗掉已知浓度的补体反应液中的补体，以检出抗原或抗体的试验，为高灵敏度检出方法之一。补体结合试验有5种成分参与反应，分属三个系统：第一，检测系统，即用已知抗原检测未知抗体或用已知抗体检测未知抗原；第二，指示系统，绵羊红细胞与相应溶血素（试验时常将其预先结合，成为致敏绵羊红细胞）；第三，补体系统（补体的作用无特异性，既能与检测系统中抗原抗体复合物结合，也能与致敏绵羊红细胞结合）。补体结合试验的步骤为：先加入检测系统及补体，让其优先结合，然后加入致敏绵羊红细胞，检测是否有游离补体存在。如果抗原与抗体结合形成抗原抗体复合物，抗原抗体复合物与补体结合，导致体系中没有游离补体，致敏

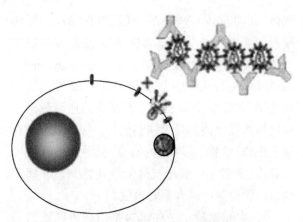

图 7-2-3　抗体中和病毒示意图

绵羊红细胞不溶解,不发生溶血现象,为补体结合试验阳性。如果抗原没有与抗体结合,没有形成抗原抗体复合物,反应液中有游离补体存在,补体可与致敏绵羊红细胞结合,使其溶解,发生溶血现象,为补体结合试验阴性。

与中和试验相比,补体结合试验同样具有敏感度高,特异性强,结果易于观察等优点,但由于其参与成分多,操作烦琐,且补体性质没有中和抗体稳定,因此补体结合试验在临床上已很少采用。

(三)病毒感染的快速诊断方法

免疫学与分子生物学技术在病毒检测的应用,使病毒感染检测与诊断的敏感性、特异性、速度及其所需样品量的减少都得到极大的改善。根据诊断方法的原理,可将病毒感染的快速诊断方法分为三类:一是以抗原抗体特异性结合的免疫学技术为基础,包括免疫电镜法、免疫荧光抗体法、免疫组织化学试验、酶联免疫吸附试验等;二是用已知的病毒核酸片段经同位素或生物素标记后制备探针,以核酸分子杂交技术检测样品中的同源核酸片段,包括原位杂交、斑点杂交等;三是基于 PCR 技术发展而来的核酸检测技术,如实时荧光定量 PCR、环介导等温扩增、基因芯片等。

1. 免疫电镜技术(immunoelectron microscopy, IEM) 利用带有特殊标记的抗体与病毒的相应抗原结合形成具有一定的电子密度的抗原抗体复合物,该技术能在电镜下观测出相应病毒抗原所在部位,是一种在超微结构水平上定位、定性的技术方法。免疫电镜技术经历了三个主要发展阶段:铁蛋白标记技术、酶标记技术以及胶体金标

记技术。

铁蛋白标记技术适用于细胞膜表面病毒抗原的定位,但由于铁蛋白对电镜包埋剂具有非特异性吸附作用,其应用受到很大程度的限制。酶免疫电镜技术是将酶与抗体相交联,利用酶的高效催化作用催化其底物反应形成不同的电子密度,但是酶反应产物比较弥散,分辨率不如颗粒性标记物高。胶体金是目前应用最广的免疫电镜标记物,它具有以下优点:一是能稳定并迅速地吸附蛋白,且蛋白生物活性不发生明显改变;二是胶体金颗粒在电镜下易于辨认,定位更精确;三是胶体金标记物易于制备。这些优点使该技术在科研及临床上得到了广泛应用。

2. 酶联免疫吸附技术(ELISA) 是一种固相酶免疫分析技术,包括双抗体夹心法、间接法、酶联免疫斑点试验等测定方法。以双抗体夹心法为例,其原理为:将已知病毒成分相关抗体,多为核衣壳抗体或包膜蛋白抗体包被在固相载体上,加入待测标本。如果标本中含有相应抗原,则会与固相上的抗体结合。加入该抗原特异的酶标记抗体及酶底物,根据酶分解底物的颜色反应,检测颜色的光密度值可判断试验结果。目前已经有检测不同病毒的 ELISA 快速检测试剂盒,可根据需要选择合适的商品化试剂盒,并按照说明书进行检测。

3. 斑点杂交法 DNA 斑点杂交法(DNA dot blot hybridization)是根据两条互补的核苷酸单链可以杂交结合成双链的原理所建立的,用一段已知序列的放射性或非放射性标记的核苷酸单链做探针,与待检标本中的 DNA 杂交来探查待检标本中有无与之相互补的核酸。以非放射性标记物-地高辛(DIG)标记 DNA 片段做探针为例,来阐述斑点杂交法检测病原微生物 DNA 的原理:用地高辛类固醇半抗原标记特异 DNA 片段作为探针,与待检标本中 DNA 杂交,然后加入碱性磷酸酶标记的抗 DIG 抗体,再加入碱性磷酸酶的作用底物,若待检标本中有与探针同源的 DNA 序列,则探针与其杂交并与抗 DIG 的抗体结合,碱性磷酸酶催化底物呈色,则在杂交膜上出现斑点或条带。

4. 实时荧光定量 PCR 实时荧光定量 PCR 技术是在 PCR 反应体系中加入荧光基团,利用荧

光信号积累实时监测整个 PCR 进程，通过标准曲线对未知模板进行定量分析的方法。该技术实现了 PCR 从定性到定量的飞跃，提高了检测敏感度和特异度，减少了污染机会，具有很好的临床应用前景。

5. 环介导等温扩增技术（LAMP） 环介导等温扩增技术针对靶基因的 6 个区域设计 4 种特异引物，利用链置换 DNA 聚合酶在等温条件下（60~65℃）保温 30~60 分钟即可完成核酸扩增反应，通过肉眼观察白色浑浊或绿色荧光的生成进行结果判读。该技术具有高特异性、高敏感度、简便快速、经济高效等优点，结果判读简单，对仪器设备要求低，适合现场、基层快速诊断。

6. 基因芯片技术（microarray） 又称基因微阵列，是指将大量靶基因片段有序地高密度地排列固定在固相载体上，然后与待测的标记样品基因进行杂交，利用激光共聚焦系统进行检测，经软件处理后获取大量生物信息的检测技术，广泛应用于病原微生物的监测和诊断。除了固态芯片，Luminex 公司还开发了液态芯片，将核酸或蛋白探针集成在小的微珠上，微珠包被 2 种不同颜色的荧光，通过 2 种颜色荧光的不同强度组合将微珠分成 100 种，每一种微珠只包被一种探针，与标本杂交之后，采用流式细胞仪对微珠逐个进行分析。基因芯片技术最大的特色在于其高通量检测，但费用较高，步骤复杂，周期较长。

免疫电镜技术、酶联免疫吸附技术、DNA 斑点杂交法、实时荧光定量 PCR、环介导等温扩增等的灵敏度高、稳定性和重复性较好，因此，在医学领域中已广泛用于病毒或细菌引起的感染性疾病的诊断。可根据实验室仪器条件而选择相应的

实验技术，从而达到诊断目的。

三、病毒载体介导的基因转移

随着现代分子生物学的发展，基因转移已经成为最常用的分子生物学技术。基因转移所使用的载体种类很多，可分为病毒载体系统和非病毒载体系统。病毒载体介导基因转移技术是将目的基因克隆至病毒载体，利用病毒感染宿主细胞，随着病毒载体基因组进入细胞进行复制并感染细胞，从而将目的基因导入细胞。病毒载体的选择要遵循的基本原则：①对宿主安全、不致病，具有最小的免疫原性；②能携带外源基因并能包装成感染性病毒颗粒；③能够介导外源基因的转移和表达。

（一）病毒载体的种类

目前，病毒载体的类型主要包括：腺病毒载体，腺病毒相关载体，疱疹病毒载体，痘苗病毒载体，反转录病毒载体（慢病毒载体），以上各病毒载体的基本特征和优缺点见表 7-2-3。

了解了以上几种病毒载体的特性，实验者要根据自己的实验要求和目的来选择相应的病毒载体。如对于神经细胞的基因转移，就可以选择嗜神经特性的疱疹病毒载体。表 7-2-3 可以帮助实验者在实际应用中快速、准确地选择理想的病毒载体。

（二）病毒载体的构建和包装技术

由于野生病毒具有感染力和致病性，为实现操作方便、安全以及插入外源基因的要求，要对病毒基因组进行改造。病毒载体的构建和包装的流程如图 7-2-4 所示，首先要构建病毒包装质粒，然后转染包装许可细胞系，最后收获病毒。

表 7-2-3 不同病毒载体的基本特性比较

		腺病毒 （adenovirus）	腺相关病毒 （AAV）	疱疹病毒 （herpesvirus）	痘苗病毒 （vaccinia virus）	反转录病毒 （retrovirus）	慢病毒 （lentivirus）
基本特征	基因组类型	dsDNA	ssDNA	dsDNA	dsDNA	（+）ssRNA	（+）ssRNA
	基因组大小	39kb	5kb	120~200kb	130~280kb	3~9kb	9kb
	包膜蛋白	无	无	有	有	有	有
	靶细胞受体	CAR	HSPG	Nectin-1/2	GAGs	GLUT-1	CD4，CXCR4

续表

		腺病毒 （adenovirus）	腺相关病毒 （AAV）	疱疹病毒 （herpesvirus）	痘苗病毒 （vaccinia virus）	反转录病毒 （retroivirus）	慢病毒 （lentivirus）
病毒载体特性	细胞范围	分裂和非分裂细胞	分裂和非分裂细胞	分裂和非分裂细胞	分裂和非分裂细胞	分裂细胞	分裂和非分裂细胞
	是否整合	否	否	否	否	是	是
	包装基因容量	7.5kb	4.5kb	>30kb	25kb	6kb	8kb
	包装细胞系	293T	293T	Vero	293T	PT67，293T	293T
	外源基因表达时效	短暂表达	短暂表达或长期表达	短暂表达	短暂表达	长期表达	长期表达
	优点	人是腺病毒的天然宿主，安全性高，宿主范围广，原位感染	复制缺陷病毒，能建立溶原性感染	可插入大片段外源基因，载体易于操作，嗜神经特性	基因组结构背景明确，可插入大片段外源基因，易于培养，致癌的可能性小	外源基因整合后，可以长期表达，更加安全	RNAi实验的优选工具，可产生转基因动物，外源基因可长期表达
	缺点	插入外源基因片段较小，靶细胞特异性差，高免疫原性	可插入外源基因片段小，制备较复杂，滴度相对不高	在人体容易产生感染性的疱疹病毒	对靶细胞有细胞毒性作用，应用限制于没有接种天花等痘病毒的个体	插入外源基因较小，随机整合会导致插入突变和致癌的风险	插入外源基因相对较小，随机整合会导致插入突变和致癌的风险

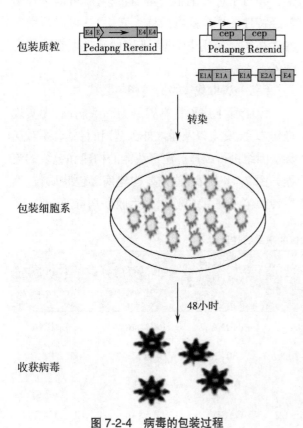

包装质粒

转染

包装细胞系

48小时

收获病毒

图 7-2-4　病毒的包装过程

1. 病毒载体的构建　就是将外源基因导入病毒基因组的过程。病毒载体的构建是在病毒原有的基础上，删掉一些不必需或者致病的基因，或者把病毒的结构基因分布到不同的质粒中。

（1）反转录病毒载体：慢病毒载体是目前反转录病毒载体中使用较多的病毒载体。如图 7-2-5 所示由 HIV 病毒改造而来的慢病毒载体。将外源基因插入到载体质粒上，HIV 的结构基因 *gag*、*pol*、*env* 分布到不同的辅助质粒上。如果将这些质粒共转染于包装细胞系中，就可以获得含有目的基因的病毒。

（2）腺病毒载体：对于腺病毒载体和痘苗病毒载体等 DNA 病毒，由于其基因组较大，普通的 PCR、酶切等载体构建方法不易操作，而且容易产生突变。通常采用如图 7-2-5B~图 7-2-5D 所示的基因同源重组的方法来进行外源基因的插入。同源重组是指利用同源序列的 DNA 分子之间或分子之内的重新组合的原理，将外源基因导入病毒基因组的过程。同源重组可以依靠与病毒基因组相同的同源序列重组完成，多数情况下会利用穿

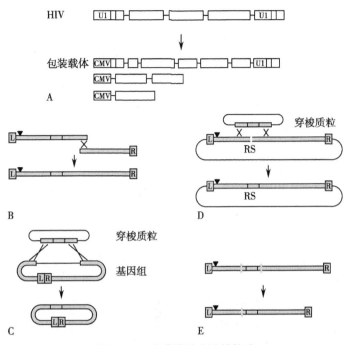

图 7-2-5　病毒载体方法的构建

A. 慢病毒载体的构建：HIV 的基因组分布到不同的质粒中，其中外源基因被插入到载体质粒中，*gag*、*pol* 和 *env* 被分到不同辅助质粒中；B. 重叠病毒基因组之间的同源重组；C. 穿梭质粒与环形腺病毒基因组之间的同源重组；D. 穿梭质粒与线性病毒基因组之间的同源重组：将穿梭质粒与线性病毒基因组共转染细菌或酵母后，发生重组后可获得环形的病毒载体质粒；E. Cre-loxP 辅助重组：该系统最常用于辅助依赖型腺病毒载体的构建

梭质粒进行同源重组。穿梭质粒上含有与病毒序列相同的同源序列，同时容易导入外源基因。利用穿梭质粒与环形或线性的病毒基因组之间的同源重组，最终将外源基因导入病毒基因组。

2. 病毒载体的包装　当病毒载体已经构建成功后，就要进行病毒载体的包装。通常利用转染包装细胞系的方法获得病毒载体。将病毒载体质粒和包装质粒转染于包装细胞系中（如 HEK 293T 细胞），转染 48 小时后即可获得相应的病毒。

有些细胞已经整合了病毒包装所需要的结构基因：*env*、*gag*、*pol*。只需要将包装质粒转染到该细胞系中，就可以包装出含目的基因的病毒颗粒，这种方法能够比较简单地获得相应的病毒。例如 PT67 细胞系已经整合了鼠白血病病毒的结构基因 *gag*、*pol*、*env*，直接转染表达 siRNA 的慢病毒载体 pSIREN-RetroQ 就可以获得表达相应基因的慢病毒。

（三）病毒载体的应用

随着病毒载体的发展，病毒载体的应用也越来越广泛，尤其在人类疾病的基因治疗中发挥着重要作用。

1. 在肿瘤基因治疗中的应用　根据肿瘤的类型和分布，可采用多种技术来抑制和消除肿瘤细胞。复制缺陷型和条件复制型腺病毒载体已经应用于肿瘤的生物治疗，这主要是通过病毒载体将肿瘤抑制基因、免疫激活基因或凋亡基因导入靶细胞中来实现的。例如腺病毒载体 ONYX-015 已经应用于多种肿瘤的治疗中，并已经用于Ⅰ期和Ⅱ期临床试验。疱疹病毒（HSV）胸苷激酶（TK）基因缺失的病毒载体能够在动物肿瘤模型和肿瘤组织中抑制肿瘤的生长。痘苗病毒载体可以传递很多的肿瘤特异性抗原，并诱导机体产生很强的针对该肿瘤抗原的细胞免疫。慢病毒介导的 RNA 干扰、免疫基因的激活也应用于肿瘤的基因治疗中。

2. 在疫苗中的应用 腺病毒载体可以迅速刺激机体产生高水平的免疫反应，故常应用于HIV、H5N1等病原体疫苗的研制中。如腺病毒载体Ad5就应用于研制HIV疫苗。美国Merck公司开发的HIV疫苗（MRK Ad5）即采用了Ad5腺病毒载体。虽然Ad5疫苗最终失败，但是为后续的HIV疫苗研制积累了宝贵的经验。现在又开发出了DNA-腺病毒联合免疫的方法，它将腺病毒载体与其他载体联合起来，以实现持久、有效的免疫保护。将外源基因插入疱疹病毒的非必需基因的位置，构建出来的疱疹病毒载体可用于疫苗的研制。HSV最早应用于构建乙肝病毒（HBV）表面抗原的表达，并成功研制出HBV的疫苗。

3. 在神经生物学中的应用 疱疹病毒是一种嗜神经性病毒，它在感染外周神经后可逆行进入中枢神经系统，并可建立无细胞毒性的隐性潜伏感染，然后高效、长期地表达外源基因，而不影响神经细胞的功能，所以可利用疱疹病毒载体将外源基因导入中枢和外周神经系统来治疗神经紊乱和神经疾病。此外，慢病毒载体可以转染非分裂细胞并可以长期表达外源基因。慢病毒载体也被用于神经疾病病理模型的建立，以及表达神经生长因子以促进神经损伤后的修复治疗等。

在基因转移过程中，病毒载体的成员很多。本节仅仅介绍了人和其他哺乳动物中最常用的几种病毒载体及其应用。除此以外，还有其他的一些诸如噬菌体、杆状病毒和植物病毒也都被用作病毒载体，也常被用于细菌、昆虫或植物的基因转移研究中。在以后的实验技术发展过程中，病毒载体还将被广泛地应用于体内或体外的基因转移中。此外，一些病毒载体很可能会作为疫苗或药物载体用来治疗各种疾病。

四、病毒与宿主相互作用体系的建立

作为细胞内寄生因子，病毒与宿主之间形成非常紧密的联系。病毒自身的基因组无法编码合成完备的酶系统和细胞器来执行生物合成及新陈代谢，因此病毒必须依赖宿主细胞完成这些功能并完成繁殖。宿主被病毒感染后，为病毒提供其复制所必需的能量、化学物质和细胞器。尽管许多病毒能够编码核酸聚合酶和其他核酸反应相关的酶类（例如反转录病毒的整合酶和痘病毒的RNA加帽酶等），还有其他的一些酶类（例如细小核糖核酸病毒的蛋白酶和流感病毒的神经酰胺酶等）。但是病毒复制需要的大部分酶类及其他成分仍旧由宿主细胞提供。同时，病毒进化出许多机制用来适应、调整、修改甚至篡改宿主细胞的正常生化过程。病毒的一些调节性蛋白和RNA能够与宿主系统在不同层次上发生相互作用。

（一）病毒对宿主毒性的检测

病毒的毒性是指病毒对宿主的致病能力。同一种病毒不同株系的毒性也不大相同。毒性的研究对病毒性疾病发病机制的阐明有着重要的意义。病毒的定性依赖于许多变量，例如毒株、传播途径、宿主的易感性等。

1. 病毒毒性的衡量标准 有很多方法可以用来衡量病毒的毒性，包括死亡或症状体征等。无症状感染的情况可以用感染比例来衡量病毒毒性。另外，疾病的潜伏期、病情的严重程度、器官受到的病理损伤程度也可作为衡量毒性的标准。人们已经针对不同病毒建立了许多实验模型来对病毒的毒性进行定量，例如计算半数致死量和蚀斑形成试验等。

2. 不同致病性毒株的获得 在研究病毒毒性时，有时需要获得不同致病性特征的毒株。自然界中分离的毒株往往具有不同的致病性。另外许多实验方法也被用来获得病毒变种。人们发现，病毒在传代的过程中会发生致病性的变化。在动物体内传代时，病毒往往变得更适应特定物种的宿主，这可以用来获得不同致病性毒株。在细胞培养中进行病毒多代传代后，病毒对动物的毒性往往发生下降，这个特征被用来进行减毒病毒变种的获得，有助于进行预防性疫苗的研发。

（二）蛋白质相互作用

蛋白质是细胞执行生命活动的关键物质，起到调控代谢、信号转导、物质运输、构成细胞结构等作用。在病毒感染的生命周期中，普遍存在病毒与宿主蛋白之间的相互作用。例如HIV-1感染

细胞后,人们已经通过实验证实了上千例病毒蛋白与宿主蛋白之间具有功能性的相互作用事件。通过病毒 - 宿主蛋白质的相互作用完成病毒与宿主之间的通信。因此要破解病毒与宿主之间的复杂相互作用,就需要研究病毒与宿主蛋白质相互作用。虽然已经通过实验手段鉴定并深入研究了很多病毒与宿主蛋白之间的相互作用,然而全面并且准确地对病毒与宿主蛋白相互作用的鉴定工作目前还远未完成。

许多实验手段被广泛应用于检测病毒和宿主蛋白之间的相互作用。根据一次实验能够检测的相互作用蛋白质的数量,这些技术手段可以大致分为小规模和大规模鉴定实验。

1. 小规模蛋白质 - 蛋白质相互作用实验 小规模实验中,被检测的蛋白有一定的目的性,通常是由前期的实验或假设决定。此时同时检测的蛋白质小于 10 个,不同于高通量筛选。小规模实验具有劳动密集型和费时的特点。涉及的技术包括生物化学、遗传学以及生物物理学的方法。现将常用的分析蛋白质相互作用的方法列举如下:

免疫共沉淀:利用抗原抗体反应将待检测蛋白与目的蛋白共同沉淀到固相,然后通过 Western

blot 等方法进一步检测。免疫共沉淀技术既能够检测转染蛋白的相互作用,也能检测细胞内源蛋白质间的相互作用。

Pull-down:与免疫共沉淀类似。原理是把靶蛋白通过亲和标签固定在固相载体上作为诱饵,然后与含有待测蛋白的细胞裂解液或纯化产物进行共孵育。如果有相互作用,猎物蛋白将被捕获,通过 Western blot 等方法检测。与免疫共沉淀技术相比,pull-down 实验能够确认诱饵蛋白和猎物蛋白之间的直接相互作用。图 7-2-6 为 GST pull-down 的示意图,大肠埃希菌中表达 GST 融合蛋白作为诱饵,TNT 系统中表达猎物蛋白,进行 pull-down 检测。

荧光共振能量转移:两个蛋白融合不同荧光标签并在同一细胞中表达。荧光共振能量转移是指两个不同的荧光基团中,如果一个荧光基团(供体)的发射光谱与另一个基团(受体)的吸收光谱有一定重叠,当这两个荧光基团间的距离合适时(一般小于 10nm),会发生能量由供体荧光标签向受体标签转移的现象。能量转移时可观测到供体荧光标签发射光的衰减和受体标签发射光的增强(图 7-2-7)。

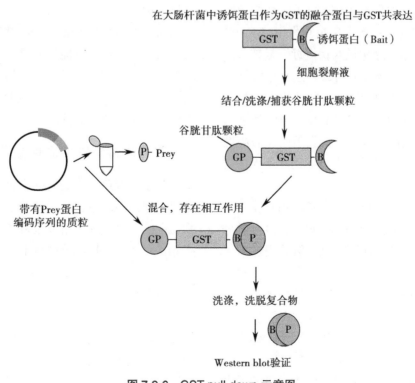

图 7-2-6 GST pull-down 示意图

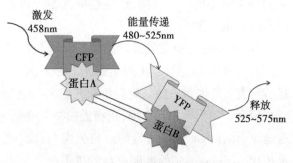

图 7-2-7　荧光共振能量转移

X 线晶体衍射：将相互作用的蛋白共结晶，通过 X 线衍射技术从原子水平分析蛋白质的相互作用。

2. **大规模蛋白质 - 蛋白质相互作用实验**　具有高通量的特点，但是假阳性和假阴性情况比较常见。鉴定到的相互作用需要通过小规模实验做进一步验证。酵母双杂交是大规模蛋白质相互作用鉴定的常用方法。其基本原理是：酵母转录因子 GAL4 在结构上是组件式的，往往由两个或两个以上结构上分开、功能上相互独立的结构域构成，其中有 DNA 结合功能域和转录激活结构域。这两个结构域分开时不能激活转录，只有二者在空间上较为接近时才能重新呈现转录因子活性。因此在酵母双杂交系统中，诱饵蛋白与 DNA 结合结构域融合，其他猎物蛋白与转录激活结构域融合。当诱饵与猎物蛋白质发生相互作用，DNA 结合结构域和转录激活结构域互相接近恢复转录因子的活性，从而激活报告基因的表达。尽管酵母双杂交系统被广泛应用到筛选与目的蛋白相互作用的蛋白质实验中，并被用来筛选与病毒蛋白相互作用的宿主蛋白，但是高的假阳性和假阴性率以及不同实验室间的重复率差异仍然是无法避免的。

亲和纯化 - 质谱法也是鉴定新的相互作用的有力手段。大致的方法是首先通过亲和层析分离含有目的蛋白的蛋白质复合物，然后通过质谱分析鉴定这些相互作用的蛋白。常用的亲和层析方法包括：利用目的蛋白的特异性抗体进行免疫共沉淀，或者通过目的蛋白融合的标签蛋白进行免疫共沉淀；利用目的蛋白融合的 GST 标签进行 GST pull-down 等。与酵母双杂交相比，亲和纯化 - 质谱法可以检测蛋白质复合物中与目的蛋白

相互作用的蛋白，不需要两个蛋白必须存在直接相互作用。

（三）病毒编码的 miRNA 的检测

一些病毒，例如疱疹病毒、腺病毒等已被报道可以编码 miRNA。病毒 miRNA 的加工、成熟过程依赖宿主细胞的 Drosha、Dicer 等相关酶。并且病毒编码的 miRNA 可能会对宿主蛋白起到调控作用，从而影响宿主的生命周期。因此鉴定病毒编码的 miRNA 有助于深入了解病毒和宿主的相互作用。在众多报道中，有两种鉴定病毒编码的 miRNA 的方法被认为是可靠和有效的。

1. **从病毒感染的细胞中根据片段大小分离并克隆 micro RNA**　通过丙烯酰胺凝胶分离并纯化 18~25nt 长度的 micro RNA 并在纯化的 RNA3′ 和 5′ 端加上 linker。利用 linker 序列对 micro RNA 进行反转录和 PCR 扩增。并利用 linker 中的限制性酶切位点将 PCR 产物克隆到载体质粒上。对 micro RNA 序列进行测序分析。

2. **通过计算机程序预测病毒编码的 miRNA**　分析病毒基因组中的茎环结构，来寻找可能的 miRNA 基因。此方法的优点是计算机程序可以扫描大量的序列来寻找潜在的能稳定形成的二级茎环结构。候选的序列可以通过 Northern 印迹来分析表达。

第一种方法需要的病毒 miRNA 的表达丰度较高，miRNA 才有可能被克隆出来，并且具有耗时耗力的缺点。第二种方法通过计算机软件预测，虽然具有针对性，检测的灵敏度较高，但是软件仍存在误算的可能性。

五、病毒复制适应性系统的建立

关于病毒适应性的研究是病毒学研究的一个热门领域，涉及灵长类、脊椎动物、无脊椎动物、植物和细菌病毒。许多研究报道了与人类感染性疾病相关的 RNA 病毒，例如 HIV-1、流感病毒以及登革热病毒等。对 RNA 病毒的研究包括药物耐受，免疫逃避，突变效应，准种多样性等。在病毒适应性领域的研究中，常用病毒突变体在宿主个体或者培养的细胞中的复制情况来评价病毒的复制适应性。在此主要介绍几种研究病毒复制适应性的系统。

近年来,人们之所以倾向于研究病毒的复制适应性,其主要原因可能是其最容易在实验室中进行。典型的复制适应性研究是比较来自于同一病毒株的各个突变体之间的复制能力。最常用的分析实验包括平行感染实验和生长竞争实验。两者之间的差别见图7-2-8。

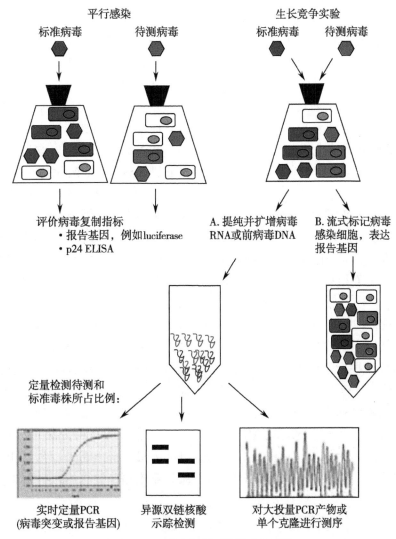

图 7-2-8 病毒复制适应性分析系统

生长竞争实验在检测病毒复制适应性方面要优于平行感染实验。其原因主要有以下几个方面:第一,在生长竞争实验中待测病毒的复制和标准病毒的复制是在相同条件下比较的,这就排除了在平行感染实验中可能出现的由于培养条件的差异而导致的潜在的人为因素。如果待测病毒有更低的复制适应性,那么在生长竞争实验中,待测病毒的生长优势相对于标准病毒来说将会逐渐下降。第二,如果将待测病毒与标准病毒相对比例在感染后多个时间点进行比较,那么生长竞争分析对于病毒接种量来说相对不敏感,这是相对于平行感染实验的另一个显著优势。第三,生长竞争实验能够发现在复制适应性方面较小的差异,而这些差异在平行感染实验中有时会检测不到。然而生长竞争实验需要定量分析区分待测病毒与标准病毒,这样通常会大大增加分析的复杂性以及费用。除此之外,在生长竞争实验中,可能会出现病毒重组的问题,如果重组的子代病毒在遗传上多个位点不同于标准病毒,那么就可能会改变待测病毒的复制适应性检测,因此生长竞争实验需要严格的质控,防止病毒之间重组发生。

用于测量病毒复制适应性定量分析的方法有很多。传统的定量方法是菌斑形成单位(PFU)。

最近人们可以通过测量病毒 DNA、RNA 或者蛋白水平来进行病毒定量。这些指标可以通过定量 PCR、异源双链示踪检测法（heteroduplex tracking assay, HTA）、ELISA、荧光探针标记和子代测序等技术来获得。这些分子相关技术不仅可以估计病毒载量，而且可以进行高通量分析，具有更高的灵敏度，还可以在混合感染中用于区别病毒的基因型。然而它们不能像 PFU 那样用来定量具有感染性的病毒。此外，HTA 需放射性同位素检测，昂贵、费时；定量 PCR 批量间差异比较大，重复性相对较差；而且这些分子技术常需要提取感染宿主细胞基因组，之后对其进行相应目的基因的检测。

为了克服上述一些检测方法的缺陷，近年来有人建立了新型荧光重组病毒竞争实验体系。该实验体系将待测病毒与标准病毒分别以不同的荧光蛋白标记，构建荧光重组病毒（图 7-2-9）。在该系统中，两种携有不同荧光蛋白的竞争病毒分别单独感染或共感染靶细胞。单独感染的两种不同病毒分别作为两种竞争病毒的自身对照，不同的荧光蛋白作为区分两种竞争病毒的标签，通过流式细胞技术分别计算带有不同荧光的细胞个数可以快速准确地获得不同病毒感染的细胞数量。经过相应的计算可以得到两种竞争病毒的相对适应性（relative fitness）。

对于一种病毒来说，其基因组的不同区域对于复制适应性的影响不同。如今随着分子生物学的快速发展，快速 DNA 序列测定及 PCR 的广泛应用，人们得以获得大量核苷酸序列数据。通过对不同毒株的序列进行分析，能够使人们清楚地了解它们之间的遗传学关系，同时我们也可以对影响病毒复制适应性的基因组区域进行进化分析。进化分析的原始数据是各种各样的，可以是形态学方面的，胚胎学方面的，亦可以是分子数据如氨基酸序列，限制性内切酶图谱，核苷酸序列等。而对病毒毒株的进化分析多采用分子数据。一组相关病毒的进化史称为种系发生，通常以分叉的进化树表示。进化树的推导受各种因素的影响。由于测序技术的快速发展，病毒序列数据积累越来越多，从中可能推导出的进化树的种类越来越多，这就给分析工作增加了难度。此外，病毒样本收集不全也会使得出的进化树与真实情况不符，因此就需要多种方法的结合。目前进化分析的主要手段是分析软件的运用，每种软件大都结合了多种方法进行分析，它们都是基于分子数据的差异来推导进化树，只是不同的方法事先做了不同的假设。运用这些方法进行分析时要依据不同的条件选择运用。现介绍几种最基本的进化分析方法（表 7-2-4）。

另外还有几种方法可以用于进化分析，如 likelihood、compatibility 等，其中 likelihood 是基于统计学模型来计算的，它几乎能利用所有的序列

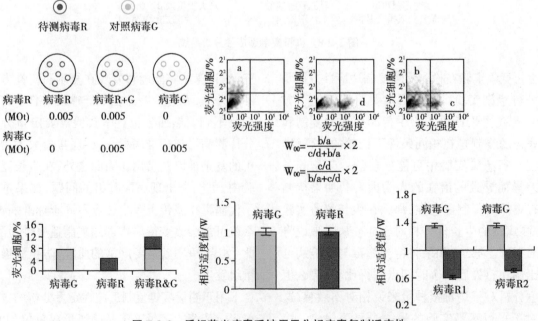

图 7-2-9 重组荧光病毒系统用于分析病毒复制适应性

表 7-2-4 进化分析方法的比较

分析方法	前提假设	特点	缺点
算数平均不加权对群法（UPGMA）	不同毒株的进化速度相同	得出的进化分支长度相同	缺失了部分信息
maximum parimony 法	将序列中相同的碱基全部删除，将在单一序列中出现的核苷酸位点也删除	最大可能缩小了分支长度	将趋同进化省去，所以在趋同进化较多时不很适用

信息，是较为精准的一种方法。总而言之，上述方法都只不过是对一系列基因序列的假设，要想使结果更加可靠，则需运用一种以上的方法进行分析，不同方法的结合可增加结果的可靠程度。

（王成彬）

第三节 医学真菌学实验技术

医学真菌是一类可以引起人类感染、中毒及超敏反应性疾病，甚至与某些肿瘤的发生相关的真核细胞型微生物。真菌种类繁多，有 5 万多种，目前已知对人类有致病性的真菌约 150 余种。掌握医学真菌的相关实验技术，可以实现对医学真菌的分离培养与鉴定，有助于研究其相关的形态特征、生理生化反应、致病性、免疫性等生物学特征，并指导临床合理用药，为临床诊断、治疗、预防和流行病学调查及医院内感染监控提供可靠依据。本节所介绍的医学真菌学实验技术包括：真菌形态学观察、分离及培养、鉴定及保存、真菌药物敏感性试验。

一、医学真菌形态学观察

真菌由营养体和繁殖体构成。依据营养体形态分为单细胞真菌（酵母菌）和多细胞真菌（丝状真菌）。还有一类，在含有动物蛋白的培养基上 37℃培养时为酵母菌型，25℃普通培养基上呈丝状菌，在不同环境条件下，两种形态可以相互转换的真菌，称为双向型真菌。一般从以下三方面对医学真菌进行观察：

（一）菌落形态

单细胞真菌的菌落呈现酵母型和类酵母型两类。二者在菌落形态上较为相似，形态简单，多呈圆形、柱形或椭圆形（图 7-3-1A）。但类酵母型真菌在沙保罗培养基内可观察到假菌丝体，菌落由假菌丝连接形成（图 7-3-1B）。多细胞真菌菌落形态差异较大，和单细胞真菌不同，形态多呈丝状体，表现为絮状、粉末状或绒毛状，而且从培养皿观察可见菌落正反两面呈不同颜色。此外，多细胞真菌除观察菌落形态外还需观察菌丝和孢子的结构及形态。

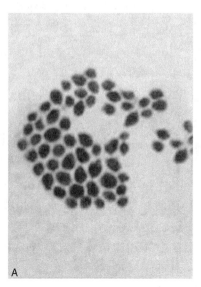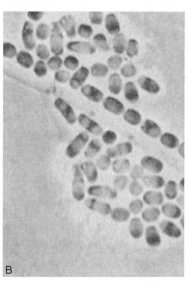

图 7-3-1 真菌菌落形态

（二）菌丝结构及形态

菌丝是由成熟的孢子在基质上萌发产出的芽管，经过进一步伸长，并产生分支不断生长，或是由一段菌丝细胞增长形成的，可进化为真菌的营养器官或繁殖结构。各种真菌菌丝形态在显微镜下表现多样，有网状、球拍状、螺旋状、梳状、鹿角状等。菌丝结构以菌丝体连接有无横隔分为有隔菌丝及无隔菌丝。医学相关致病真菌多为有隔菌丝，有隔菌丝的菌丝体分为含有单个或多个核的多个细胞，这样便于细胞流动（图7-3-2A）。与有隔菌丝不同，无隔菌丝的菌丝体为一个多核单细胞，无细胞流动，因此减弱了致病性（图7-3-2B）。临床上可借助菌丝形态鉴别真菌。

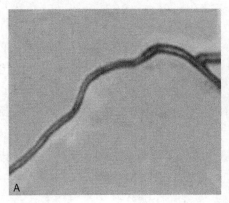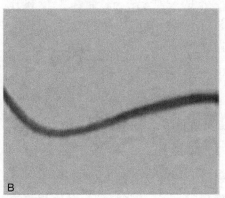

图7-3-2　真菌菌丝形态

（三）孢子形态

孢子据其繁殖状态分为无性孢子和有性孢子。无性孢子有5种：孢子囊孢子、分生孢子、芽生孢子、厚壁孢子和关节孢子。有性孢子包括卵孢子、接合孢子、担孢子、子囊孢子和休眠孢子囊。根据细胞组成数量（单个或多个）、体积大小将其分为大分生孢子和小分生孢子。大分生孢子含多个细胞，形态多样，呈砖形、镰刀型、棒状及纺锤形等。小分生孢子仅含单个细胞，形态较小，呈梭形、卵形、梨形等。自然界中真菌主要通过各种有性和无性孢子进行繁殖。不同真菌都有其特有的孢子，其形状大小、表面纹饰和色泽等各不相同，产生孢子的器官（子实体）也有差别，孢子和子实体是鉴别真菌的重要依据。

二、真菌的分离及常用培养基介绍

医学真菌形态学观察是认识真菌的第一步，但仅通过光学显微镜对其进行观察并不能直接鉴定真菌，需要对疑似相关病变部位的标本进行采集及分离，然后选择合适的培养基进行培养。

（一）病变部位标本的采集分离

标本正确采集和立即送检是成功完成临床标本中真菌分离和鉴定的第一步。组织和体液是最好的标本。由于某些真菌可能需要特殊培养基和培养程序，若临床医生怀疑为某种特殊真菌感染，应通知实验室工作人员。

通常采集血液、骨髓、脑脊液、脓液、伤口分泌物、引流液、疑似病变部位的皮肤附属物、眼部标本、呼吸道标本、泌尿生殖道标本、粪便以及各种体液标本等，注意标本的新鲜度、无菌性、充足性。脑脊液标本，需进行离心，收集沉淀物进行培养，也可先增菌再分离。血液和骨髓标本，需要先行增菌培养后再分离，这样可增加阳性率，未增菌培养的阴性结果并不能排除真菌感染。呼吸道和泌尿生殖道标本要注意避开正常菌群的污染。脓液、伤口分泌物标本先用70%酒精擦去表面渗出物，开放性伤口用拭子采集深部伤口或溃疡基底部的分泌物；封闭的脓肿用注射器抽取脓液，放入无菌瓶内。

（二）真菌培养常用的培养基

真菌培养的标本必须接种于各种组合的培养基上，以保证尽可能检出所有可能有临床意义的真菌。目前商品化的真菌培养基多为干粉形式，可以按照配制说明书进行配制，大部分商业成品的试管固体培养基和平板培养基也可直接购买。当使用一批新的培养基时，必须进行阳性和阴性菌株质量控制。

1. 沙保弱培养基及含抗生素的沙保弱培养基 沙保弱培养基是培养真菌最常用的培养基，绝大多数的真菌均可以在其上生长，沙保弱培养基还可以添加抗生素，从而抑制多数细菌和污染真菌的生长。含抗生素的沙保弱培养基多用于皮肤癣菌和绝大多数致病真菌的分离和培养，但值得注意的是含有抗生素的培养基会抑制念珠菌属、隐球菌和少量丝状真菌的生长。

2. 玉米琼脂培养基 多用于鉴别念珠菌属。培养基中的吐温 80 可以促进真菌分生孢子形成，用于区分不同属的酵母菌和各种念珠菌。白假丝酵母菌产生厚壁孢子。如果加入 1% 葡萄糖，可以通过产生的色素来区分红色毛癣菌和须毛癣菌。白假丝酵母菌作为产生厚壁孢子和芽生孢子的质量控制。

3. 土豆葡萄糖培养基 此培养基适用于临床上常见真菌的培养，一些实验室将其作为初代培养的培养基。这种培养基能够更好地刺激真菌产生分生孢子和色素，因此常用作玻片培养或诱导菌株产生特殊色素的培养基。

4. 脑 - 心浸液琼脂培养基（BHI） 是一类营养丰富的真菌培养基，人工配制过程较为烦琐，一般通过商品化的培养基按照说明书进行配制。BHI 多用于室温培养致病真菌，也可用于 35~37℃ 培养致病真菌的酵母相。推荐用于培养苛养病原性真菌如荚膜组织胞浆菌和皮炎芽生菌的培养。

5. 科玛嘉念珠菌培养基 是临床检验酵母菌的重要选择鉴别培养基，所有的酵母菌和丝状真菌都会生长，但是氯霉素会抑制细菌的生长。将培养基放置 37℃ 培养 24~48 小时，可以鉴定出 4 种念珠菌：翠绿色菌落为白念珠菌，铁蓝色菌落为热带念珠菌，淡粉红色菌落为克柔念珠菌，紫色菌落为光滑念珠菌。

6. 刀豆氨酸 - 甘氨酸 - 溴麝香草酚蓝（CGB）琼脂 CGB 琼脂培养基用来鉴别格特隐球菌和新型隐球菌。格特隐球菌产生阳性反应，培养基会由黄绿色转变成钴蓝色；新型隐球菌产生阴性或者非常微弱的阳性反应，培养基仍然保持黄绿色。

三、医学真菌培养和保存技术

医学真菌的培养和保存技术很重要，培养技术可以实现从患者病灶或环境中分离培养真菌，扩增真菌，以备进行后续检测实验。保存技术可以实现真菌的长期稳定保存，以用于日后相关实验。医学真菌培养技术的重点和难点在于从外界环境中特异性分离并培养所感兴趣的真菌，同时排除外界细菌或不相关真菌的干扰。而医学真菌保存技术的重点和难点在于在较长的一定时间内稳定地保持真菌的生物学性状，并且方便所保存的真菌再次复苏培养。

（一）医学真菌培养技术

医学真菌的培养技术具有通用的方法模式，主要是直接从被感染的组织上取材，在相应的合适的真菌培养基上进行分离培养。同时对于一些难于培养的真菌，可以先进行富集而后进行培养。下面我们对不同的培养方式均进行简要介绍。

1. 直接平皿培养法 对于分泌物、脓液、引流液、尿液、痰液、粪便等标本，直接取适量标本接种相应培养基。组织标本应使用手术刀将其切碎或用组织研磨器将其研磨，也可加入少量的无菌盐水或肉汤以促进其研磨。如怀疑有接合菌感染，应采用切碎组织标本的方法而不采用研磨，因为研磨会破坏菌丝并降低病原菌的活力。因此，建议将组织分成两部分，一部分研磨，另一部分切碎，然后将这两部分处理后的标本混合接种于相应培养基。平皿培养法表面较大可使标本散布，便于观察菌落形态，但水分易蒸发，只能培养生长较快的真菌。

2. 试管培养法 是真菌分离培养、传代和保存菌种最常用的方法。用灭菌接种针挑取少量标本，接种于试管的斜面中下部，将标本浅埋入培养基，用胶塞封口，放置于（27±1）℃ 恒温培养，某些双相型真菌需要同时放置 37℃ 培养。对于怀疑高致病性真菌感染时，只能采用试管培养法。

3. 肉汤增菌培养法 该方法适用于血液、脑脊液及部分无菌体液标本。目前大多数临床微生物实验室在使用自动化、连续监测的血培养系统进行真菌增菌培养。商品化血液培养系统可以培养出酵母菌和部分丝状真菌。由于真菌败血症可能是间歇性的，推荐至少采集两套血液标本进行培养。

4. 玻片小培养法 该方法是保持和观察真菌实际结构最好的方法，小培养目的在于鉴定真菌的菌种。小培养常用方法主要有琼脂方块培养法和小型盖片直接培养法。小培养和制片操作应在Ⅱ级生物安全柜中进行，在高倍镜下观察孢子和菌丝的形态特征、位置、大小和排列，尤其是观察产孢结构以正确鉴定菌种。一个菌株的小培养，最好做多块琼脂块，以便多次观察菌株生长的不同阶段。玻片培养法：玻片培养前常需做常规镜检，若怀疑为组织胞浆菌属、芽生菌属、球孢子菌属或班替枝孢瓶霉菌属则不应进行玻片培养。

5. 滤膜培养法 对于来自血液和脑脊液的真菌可以先通过过滤的方法进行富集，而后进行培养，但该方法不适用于大多数临床实验室。其主要原理是通过微孔滤器过滤液体，将微生物截留于滤膜，随后将带有微生物的滤膜面向下置于培养基内进行培养，形成菌落。

6. 嗜角蛋白真菌毛发诱饵培养 皮肤癣菌均为嗜角蛋白真菌，而毛发的主要成分是角蛋白，因此可以使用毛发诱饵富集培养土壤中的嗜角蛋白真菌。应用传统培养技术很难从土壤中分离出皮肤癣菌，而毛发诱饵培养将其变为现实。具体过程如下：①取少量人发，将毛发剪成1~2cm的小段，在含有乙醇或乙酸的小瓶中振荡20~30秒去除油脂，使用镊子取出毛发自然干燥，将毛发置于玻璃平皿中高压灭菌。②收集土壤样本，填充无菌培养皿，压实土壤，添加少许无菌水湿润土壤。无菌水中可添加抗生素提高获得嗜角蛋白真菌的概率，抗生素参考浓度：青霉素500mg/ml、链霉素300mg/ml、放线菌酮0.5mg/ml。③使用无菌镊子将毛发散播于土壤上，部分毛发置于土壤内，盖上培养皿盖子，室温条件培养。④培养1~2周，毛发段上可生长出绒毛状、白色菌丝体，可将带有菌丝体的毛发置于载玻片上，滴加乳酸酚棉蓝溶液（配方可见下面章节），加盖玻片直接镜检，或将带有菌丝体的毛发，置于含抗生素的沙保弱培养基上进行进一步培养增菌。

（二）医学真菌保存技术

短时间的医学真菌保存，可以直接在室温条件下培养基的平板上进行，而较长时间稳定保存医学真菌，则需要一些特殊的实验技术。没有一种保存方法适合所有类型的真菌。不论采取何种方法，一个新鲜、生长活跃的真菌培养物是菌种保存的关键。本部分将向大家介绍几种方便易行的医学真菌保存技术。

1. 真菌冷冻保存法 可以有效抑制皮肤癣菌发生多形性变化。多形性变化是指真菌培养物转变为白色蓬松绒毛状，失去特征性颜色及形态，停止产生孢子，导致菌种鉴定困难。冷冻保存方法首先使用含沙保弱葡萄糖琼脂或马铃薯葡萄糖琼脂斜面培养基的带盖试管在25~35℃培养相关真菌至成熟并活跃产孢，旋紧盖子，将试管放置于−20℃冰箱中进行保存，−70℃最佳。进行真菌传代时，需从冰箱中取出试管，室温复苏几分钟后，使用接种针挑取少量培养物转接新鲜培养基进行复苏培养。值得注意的是，原始培养物应盖好后立刻放回冰箱继续保存；如培养物解冻，则不应再冷冻，应将真菌转种到新鲜的斜面培养基上，孵育成熟后再冷冻。

2. 真菌水保存法 是最为简便的真菌保存方法，培养皿培养菌落2~3周，待菌落成熟后，加入适量无菌水（5~6ml）覆盖全部接种面，使用无菌接种针切划菌落表面形成悬浊液，用移液器将悬浊液分装于无菌的EP管中，室温或4℃保存。复苏时，可取悬浊液2~3滴接种新鲜培养基，多数真菌可以使用该方法保存数年，该种方法较为便利且节省储藏空间。

3. 液体石蜡密封真菌保存法 是一种较为便利且可靠性高的真菌保存方法。准备含3~4ml沙保弱培养基的带盖试管，灭菌后垂直放置自然冷却凝固成固体培养基。使用无菌接种针接种少量欲保存的真菌于培养基表面，进行培养，至菌落几乎覆盖全部培养基表面，加盖灭菌液体石蜡（液体石蜡不容易灭菌，建议高压灭菌1小时以上），覆盖真菌表面约2cm。复苏时，使用无菌接种针挑取小块菌落，沿试管壁内侧挤压多余液体石蜡（多余的液体石蜡有可能干扰真菌的生长），将小块菌落接种至新鲜沙保弱培养基复苏生长。该种方法可在室温条件下保存多数真菌达数年。

四、医学真菌的鉴定方法

医学真菌的传统鉴定主要通过形态学的方法，通过观察真菌在培养基上菌落生长的形态特征，以及显微镜下检测真菌的菌丝和孢子的形态类别，从而进行鉴别分类。免疫学方法由于其特异和便捷的特点也被广泛地应用于医学真菌的鉴定，此外，近年来随着大规模基因测序以及数据库的建立,也使得医学真菌的大规模核酸检测鉴定成为现实。

(一)显微镜检法鉴定真菌

1.不染色标本直接镜检 直接镜检既可为临床医生提供早期信息,也有助于判断后期经培养鉴定出的病原菌的意义。标本制备方法:将少量标本置于载玻片上,加适量生理盐水,盖上盖玻片,如为毛发、皮屑标本,需加入 10%~20% 氢氧化钾。检查时遮去强光,先用低倍镜检查有无菌丝和孢子,然后用高倍镜观察孢子和菌丝的形态、特征、位置、大小和排列等。

2.染色标本镜检法 采用生化试剂对真菌进行着色,随后显微镜下检测其菌丝和孢子的形态特征,进行分类鉴定。常用的医学真菌染色方法如下。

(1)印度墨汁标本制备:将脑脊液离心沉淀物与印度墨汁混合,观察有荚膜的酵母细胞。若在脑脊液标本中观察到酵母细胞周围存在一个外观明显、界限清楚的晕轮(荚膜),提示为隐球菌,但最终鉴定结果需通过培养和分离株的鉴定来确认。

(2)吉姆萨染色:主要用于组织或血涂片中的荚膜组织胞浆菌和马尔尼菲篮状菌酵母细胞染色。将血液样本推片或组织涂片,自然干燥;100% 甲醇脱水固定后,滴加吉姆萨染色剂,蒸馏水洗片,自然干燥后镜检。

(3)亚甲蓝染色:主要用于检测汗斑皮屑的病原菌。将感染皮屑置于载玻片上,滴加亚甲蓝染液,混合充分,加盖玻片进行镜检,可进行油镜检测。

(4)过碘酸雪夫(PAS)染色:主要用于组织内真菌染色,在 PAS 染色下真菌为淡红色或紫红色。使用清蛋白涂布载玻片,制备的玻片可长期保存。

(5)六胺银染色(GMS):此方法能提供更好的对比度,并且能观察到许多其他染色方法不能观察到的真菌成分。真菌在淡绿色背景下染成鲜明的黑色,菌丝内部成分染成炭灰色。是检查肺孢子菌常用的染色方法(图 7-3-3)。

(6)钙荧光白染色:钙荧光白是一种优良的检测标本,它是真菌的荧光着色剂,和 β-1-4 多糖结合,当暴露于长波长的紫外灯下时会发出荧光(图 7-3-4)。

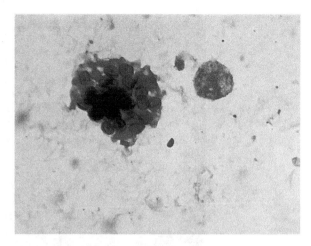

图 7-3-3 六胺银染色 - 耶氏肺孢子菌
图中细胞壁增厚、中心有单个或成双的黑点、呈圆形或者卵圆形、成簇存在的细胞是耶氏肺孢子菌包囊

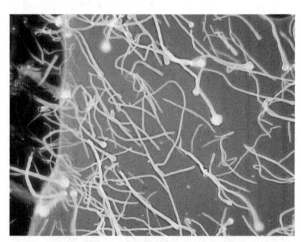

图 7-3-4 真菌荧光染色 - 烟曲霉
曲霉菌的菌丝和分生孢子头荧光染色为阳性

3.真菌培养物显微镜检查 真菌培养物的显微镜检查最好在菌落开始生长及形成分生孢子或孢子时进行,分生孢子及产孢的方式对鉴定真菌很重要,而这些特征在陈旧培养物中不易观察。

乳酸酚棉兰染色法:将约 4cm 的透明胶带反向绕成环状,黏性面朝外,用镊子牢固地夹住环的末端。将胶带黏性面的最低点紧紧压在真菌菌落正面,再轻柔地将胶带拿开,气生菌丝就黏附在胶带上。然后打开胶带,将其置于载玻片的 1 小滴乳酸酚棉兰上,使整个胶带的黏性面黏附在载玻片上,在显微镜下观察。或者直接用小培养玻片进行棉兰压片观察。这种方法通常可保持真菌特征性结构的原始位置(图 7-3-5)。

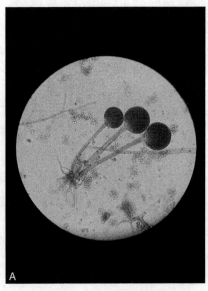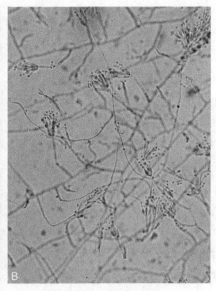

图 7-3-5 乳酸酚棉兰染色法（棉兰将真菌特征结构着染为蓝色）
A. 根霉菌；B. 马尔尼菲篮状菌

（二）医学真菌免疫学测定

医学真菌免疫学可作为诊断真菌性疾病的辅助方法，该方法主要利用抗原抗体的特异性结合，检测对象可以是感染机体后所产生的特异性抗体或真菌的特异性抗原。医学真菌免疫学检测主要针对深部真菌性疾病，例如着色真菌和孢子丝菌引起皮下组织感染，一般经外伤侵入皮下，感染部位比较局限，有时也可以通过血液或淋巴系统扩散到周围组织。申克孢子丝菌感染患者的血清具有诊断意义。以申克孢子丝菌制备的抗原与患者血清做凝集试验，效价大于 1：320 具有诊断意义，此外利用孢子丝菌素（sporotrichin）做皮试，24~48 小时出现结节可作为辅助诊断。

除了感染者的特异性抗体，真菌的某些特异性抗原也是免疫学鉴定的对象。临床常用医学真菌免疫学测定方法主要有：1, 3-β-D- 葡聚糖检测（G 试验）、曲霉半乳甘露聚糖抗原 ELISA 检测方法（GM 试验）和隐球菌抗原检测（乳胶凝集试验、胶体金免疫层析法）。这些方法具有取材简便和快速诊断的优势，G 试验用于念珠菌属、曲霉属、毛孢子菌属、镰刀菌属、枝顶孢属、肺孢子菌、组织胞浆菌属等所致侵袭性感染的辅助诊断，不能检测隐球菌和接合菌；GM 试验仅用于侵袭性曲霉病辅助诊断。G 试验和 GM 试验符合标准的阳性检测结果仅能提示感染，不能作为确诊指标，

还需要结合涂片和培养检查结果以及患者临床症状和体征。隐球菌抗原检测敏感度和特异度均较好，可以作为确诊依据。

（三）采用基质辅助激光解吸电离飞行时间质谱仪鉴定真菌

基质辅助激光解吸电离飞行时间质谱仪（MALDI-TOF）是基于菌株内有机生物分子的光谱分析对菌株进行鉴定。将提取的待鉴定真菌蛋白质点到金属板上，加有机基质覆盖样本，干燥后将金属板插入质谱分析仪。样本 - 基质混合液在一定频率的脉冲激光束作用下被部分离子化并气化，菌株中完整的生物分子都变成了气相。气相化的分子通过强电压真空漂移管，带电粒子加速通向检测器；较小的离子抵达检测器的时间比较大的离子短。带电粒子抵达检测器所需时间即为"飞行时间"，简称 TOF，质荷比不同的分子 TOF 值也不相同。大量分子的 TOF 值被记录下来并得到了样本唯一的质谱，将质谱与数据库进行比对即可进行菌株鉴定。

（四）医学真菌核酸鉴定方法

根据分子生物学的中心法则，基因组 DNA 转录为信使 RNA（mRNA），mRNA 翻译为蛋白质，最终通过蛋白质完成各种生命活动。因此真菌的形态结构表型特征在其基因组水平核酸序列均有所体现，这也是医学真菌核酸鉴定方法的理论基

础。随着高通量测序技术的发展以及真菌基因组数据库的建立，分子技术在真菌鉴定中的应用越来越广泛，其具有以下优势：可用于显微镜镜检阳性而培养阴性的真菌菌种的鉴定；可用于常规技术手段不能鉴定真菌的鉴定；确定分离株准确的基因型，更准确地评估微生物之间的异同，并相应地调整分类和命名。目前常用的真菌分子鉴定方法主要有：第一，真菌鉴定靶基因，常用于真菌鉴定的基因包括内转录间隔区 ITS、β- 微管蛋白、钙调蛋白、28S 核糖体 RNA 的 D1/D2 区域和延伸因子（EF-1α）等；第二，基于测序的鉴定方法，测序能够全面解析菌株的遗传背景，不仅可以进行准确鉴定，同时还可以明确菌株的特性、耐药和毒力分析及进化关系。

（五）真菌毒素的检测

真菌毒素可以引起中毒以及多种肿瘤的发生，严重危害人类健康，因此对真菌毒素快速准确的检测，尤其是对食物中真菌毒素的检测是保障人民健康的重要方面。目前确定的真菌毒素超过200 余种，其中最为常见、毒性较强且研究最为深入的是黄曲霉毒素。对真菌毒素的检测方法大致可以分为化学法和免疫法，其中包括：高效液相色谱、间接竞争 ELISA、放射免疫分析（RIA）等。色谱分析一般需要专门的分析仪器，因而其应用受到限制，而免疫学检测毒素的方法因其操作简便、快速灵敏的特点被广泛应用。本部分主要对真菌毒素的快速分析方法进行简要的介绍。

1. 薄层色谱法　原理上属于化学分析法，是以涂布于支持板上的支持物为固相，以合适的溶剂为流动相，对混合样品进行分离鉴定和定量的一种层析分离技术。适合真菌毒素的定量和半定量检测，设备要求简单，操作方便，可实现快速检测，但灵敏度较低且重复性较差。我国现行标准中采用薄层色谱法检测谷物和大豆中赭曲霉毒素 A 的检测限为 10.0μg/kg，食品中黄曲霉毒素 B1 和 G1 的检测限为 5.0μg/kg，黄曲霉毒素 B2 和 G2 的检测限为 2.5μg/kg。

2. 酶联免疫吸附法　是利用抗原和抗体的特异性免疫反应结合酶催化作用的常用免疫学技术。该方法具有不要求昂贵仪器、特异性高、方便快捷等优点，更是尤其适合初筛阶段短时间快速大量筛选检测样品是否感染真菌毒素。目前已经开发针对不同样品（大米、面粉、食用油等）中不同真菌毒素（黄曲霉毒素 B1、赭曲霉毒素 A 等）检测的 ELISA 快速检测试剂盒，可根据需要选择合适的商品化试剂盒，按照说明书进行检测。

3. 胶体金免疫层析法　是一种将胶体金免疫技术和色谱层析技术相结合的固相膜免疫分析方法。该种方法具有不需仪器设备、特异性好、操作简便、稳定性好等优点，适合真菌毒素的快速检测。该种方法对食品中黄曲霉毒素 B1 的检测限可以达到 2μg/kg，对赭曲霉毒素 A 和伏马菌素B1 的检测限可以达到 1.0ng/ml。

4. 分子印迹技术　是指将各种生物分子从凝胶转移到一种固定基质上的过程，是一种近年来新兴发展的技术，是制备对特定的靶分子具有特异性选择结合的聚合物的过程。该种聚合物称为分子印迹聚合物（molecular imprinted polymer, MIP），MIP 具有构效预定性、特异识别性和广泛应用性三大特点。MIP 对靶分子具有较高的选择性和亲和性，与生物抗体相比，具有一定的机械和化学强度，且对温度、压强、酸碱度、有机试剂均有一定的抗性。利用 MIP 制备的膜感应器检测黄曲霉毒素，检测范围可以达到 1~1 000ng/ml。

5. 高效液相色谱法　是目前粮油食品中真菌毒素定量检测的主要方法，其检测过程一般包括样品粉碎、提取、过滤、净化和进样分析等步骤。由于高效液相色谱法对样品的纯度要求较高，因此净化过程是检测中的关键步骤。在我国新颁布的真菌毒素检测标准方法中主要采用免疫亲和柱净化 - 高效液相色谱法，该方法已经成为国家标准的主流方法。

五、抗真菌药物敏感性试验

真菌已成为免疫功能低下、烧伤、透析、导管、移植、化疗等患者发病和死亡的重要病因，耐药真菌感染已成为临床治疗的难题，抗真菌药物敏感性试验对监测耐药真菌的出现和耐药性变化以及帮助临床选择敏感的抗真菌药物具有重要作用。临床常用抗真菌药物包括以下几类：多烯类、唑类、丙烯胺类、氟胞嘧啶、棘白菌素。药物敏感性试验方法主要有：纸片扩散法、琼脂稀释法、液体稀释法、浓度梯度稀释法。实验室根据真菌种类，需要测定的抗真菌药物以及自身设备条件进行选择。无论使用何种方法，均应注意抗真菌药物的正确溶解、稀释和储存，菌液浓度的制备，培养基的选择，孵育时间以及判读标准，并做好质量控制。

（王丽凤　王成彬）

第四节　支原体、衣原体、立克次体及螺旋体

一、支原体及其相关检测技术

（一）简介

支原体（mycoplasma）于 1898 年由 Nocard 等发现，为目前发现的最小的类似细菌但不具有细胞壁的原核生物，直径 50~300nm，能通过细菌滤器。过去曾称之为类胸膜肺炎微生物（pleuropneumonia like organism, PPLO），1967 年正式命名为支原体。其结构较简单，多数呈球形，形态具有较大的可变性。临床多见的支原体感染主要有肺炎支原体（mycoplasma pneumonia）和解脲支原体（ureaplasma urealyticum），前者可引起肺炎，后者可引起泌尿生殖系统感染。

（二）培养

常用培养基为牛心浸液或蛋白胨，其中含 1% 新鲜酵母浸液，10%~20% 动物血清及 0.5% 氯化钠，还可加葡萄糖和精氨酸以促进人型支原体和生殖支原体生长，加入尿素以供解脲支原体代谢，适量加青霉素抑制杂菌。临床样本多来自咽拭子、痰液标本、泌尿生殖试子或刷片，少数取自前列腺液、精液、关节液等。

（三）血清学检测

支原体感染机体后，体内可产生特异性的 IgM、IgG 类抗体，其中 IgM 抗体在感染 1 周后可检测出阳性，3~4 周后达高峰，能作为早期感染的诊断指标；IgG 抗体出现较迟，其浓度峰值出现于感染后第 5 周，一般提示有既往感染，单独检测意义不大。

1. 非特异性抗体试验　支原体感染机体后，刺激机体产生的非特异性冷凝集素能与 O 型 Rh 阴性红细胞在 4℃ 条件下发生凝集反应，血清滴度高于 1:64 时判断为阳性，效价越高提示支原体感染的可能性越大。该方法操作简单，但其特异性相对较低，除支原体感染外，流感病毒、立克次体和腺病毒等感染也会出现阳性结果，因此该方法为辅助诊断支原体感染的方法。

2. 特异性抗体实验　支原体检测相关特异性抗体实验包括补体结合试验、颗粒凝集试验、间接血凝试验、间接免疫荧光试验和酶联免疫吸附试验。补体结合试验以支原体糖脂类抗原为标记物，检测血清中是否存在支原体抗体，抗体效价成倍增长或单份血清效价为 1:64~1:128 时有诊断价值。颗粒凝集试验是采用致敏粒子与患者血清进行孵育观测其是否发生凝集，间隔 2 周的双份血清抗体滴度呈 4 倍及以上倍数上升或抗体滴度持续 >1:160 时，均可确诊为支原体感染。间接血凝试验主要用于检测 IgM 抗体，通过在被检血清与对照血清中加入致敏红细胞震荡混匀观测凝集程度的方法实现，当凝集程度为"++"、血凝抗体滴度在 1:32 以上时有诊断意义。间接免疫荧光试验以培养基后的支原体菌落制作印片，与被检血清孵育形成抗原抗体复合物，再用荧光标记抗体着色，荧光显微镜下观察，效价大于 1:16 为阳性。酶联免疫吸附试验则是使用具有生物活性的酶标记抗体，结合发光底物完成检测。

（四）分子生物学检测

最早主要是利用 DNA 探针对支原体诊断，该方法特异性较强但敏感性稍差。目前聚合酶链式反应（polymerase chain reaction, PCR）技术是国内外发展较快的检测支原体的方法之一。PCR 可以分为普通 PCR 和实时荧光定量 PCR，前者只能实现定性检测，后者检测速度快，检测特异性强且灵敏度较高，可以实现定量检测。

二、衣原体及其相关检测技术

（一）简介

衣原体（chlamydia）是一类能通过细菌滤器、在细胞内寄生、有独特发育周期的革兰氏阴性原核细胞微生物，多呈球状、堆状，直径 250~500nm，有细胞壁。它没有合成高能化合物 ATP、GTP 的

能力,必须由宿主细胞提供,因而为能量寄生物。衣原体广泛寄生于人类、鸟类及哺乳动物,能引起人类疾病的有沙眼衣原体(chlamydia trachomatis)、肺炎衣原体(chlamydia pneumoniae)、鹦鹉热肺炎衣原体(chlamydia psitaci),可引起沙眼、呼吸系统以及泌尿生殖系统相关疾病。

(二)培养

可选择对衣原体敏感的细胞株作为宿主细胞进行培养,常用细胞种类包括 McCoy 细胞、Hela-229 细胞和 BHK 细胞,实验室应用最多的是经放线菌酮处理的单层 McCoy 细胞。

(三)检测方法

1. **生物学检查**　使用显微镜检查的方法,在感染细胞内可观察到衣原体的包涵体。首先从感染部位取细胞标本作涂片,然后使用吉姆萨染液进行染色,染色后包涵体是蓝色或暗紫色,衣原体数量超过 10 个判读为阳性。这种方法敏感性差(40%),目前已较少采用。

2. **免疫学检测方法**　衣原体感染免疫学诊断方法主要包括直接抗原检测法、微量免疫荧光法(MIF)、间接血凝试验、被动凝集试验、胶体金免疫分析、酶联免疫吸附实验(ELISA)等。直接抗原检测法是用荧光标记的衣原体特异性单克隆抗体鉴定培养后细胞中的衣原体,该方法需要前期的培养步骤,检测耗时较长。微量免疫荧光法是血清学检测的"金标准",其灵敏度、特异性高,但也存在一定的局限性,如待测标本保存时间有限、检测人员要求高、检测成本高等。胶体金免疫分析对衣原体特异性抗体进行标记,以试剂条为载体进行检测,操作方便,而酶联免疫吸附实验在普通实验室即可开展,操作方便,检测成本相对较低。

3. **分子生物学检测**　最早主要使用衣原体核酸探针进行检测(核酸探针斑点法),该方法敏感性较差;后续出现基于核酸扩增的各种检测方法,包括普通 PCR、实时荧光定量 PCR、巢式 PCR 以及 LAMP 和 SAT 恒温扩增的方法。这些基于核酸扩增的检测手段,相比于核酸探针直接进行检测,灵敏度有了大幅度的提升;与 PCR 相比,恒温扩增技术的使用大大缩短了检测时间,其不足之处在于不能进行定量检测。除以上方法外,限制性片段长度多态性分析法和连接酶链式反应法

在衣原体的检测中也有所应用。

三、立克次体及其相关检测技术

(一)简介

立克次体(rickettsia)是一类专性寄生于真核细胞的,介于细菌与病毒之间而接近于细菌的革兰氏阴性原核生物,多呈球状或杆状,有细胞形态,体积为(0.3~0.6)μm ×(0.8~2.0)μm,一般不能通过细菌滤器,可通过瓷滤器,镜下可见。立克次体可分为普氏立克次体(rickettsia prowazekii)、莫氏立克次体(rickettsia mooseri)、立克次氏立克次氏体(rickettsia rickettsii)和恙虫病立克次体(rickettsia tsutsugamushi)四种类型,主要引起伤寒和恙虫病。

(二)培养

立克次体的培养为其研究奠定了重要基础。最为经典的培养方法为鸡胚接种,也可采用细胞培养(如 Vero 细胞)的方法。

(三)检测方法

1. **生物学检查**　经培养的立克次体可通过染色后显微镜直接观察的方法完成鉴定和诊断。现阶段常用的染色方法有吉姆萨染色法、吉姆尼茨染色法,可以使用直接免疫荧光法,在培养的基础上完成鉴定。但这种方法检测成本较高且耗时长,存在一定的安全隐患,故而该方法仅用于基础研究,不作为临床实验室检测的常规方法。

2. **免疫学检测方法**　立克次体的部分种属和变形杆菌的抗原有交叉,故而可利用变形杆菌属 X2、X19 和 Xk 菌株的菌体 O 抗原代替立克次体抗原,与患者血清进行交叉凝集反应,检测患者血清中相应立克次体抗体,这种方法即为外斐反应。外斐反应为立克次体诊断最经典的方法,检测成本低,操作简单,安全性高,但其特异性较差。目前实验室诊断方法还包括免疫荧光法、免疫沉淀法和酶联免疫吸附试验,其中,间接免疫荧光法为立克次体感染诊断的"金标准"。

3. **分子生物学检测**　立克次体诊断的分子生物学方法主要包括基于核酸扩增 PCR 技术、限制性片段长度多态性分析(RFLP)、多位点序列分型(MLST)和全基因组序列分析。PCR 技术在立克次体诊断中的应用,大幅度提高了检测速度

和检测的灵敏度,随后改良的巢式 PCR 技术进一步提高了检测灵敏度,但存在假阳性率过高的问题。实时荧光定量 PCR 利用特异性探针,解决了假阳性问题,并实现了对立克次体的定量检测。RFLP 可对病原体进行初步分型,但操作步骤复杂,检测成本较高,特异性较低。MLST 可对立克次体进行准确的分型鉴定,但目前并没有完善的分型标准。全基因组序列分析检测结果准确,但检测成本过高。

四、螺旋体及其相关检测技术

(一)简介

螺旋体(spirochaeta)是一种细长、柔软、弯曲呈螺旋状的单细胞原核生物,全长 3~500μm,具有细菌细胞的所有内部结构,有鞭毛状轴丝,运动活泼。螺旋体包括 3 科 13 属,其中对人致病的有三个种属,即密螺旋体属(Treponema)、疏螺旋体属(Borrelia)、钩端螺旋体属(Leptospira),可引起梅毒、回归热、钩端螺旋体病。

(二)培养

螺旋体营养要求复杂,不同种属培养条件不同。钩端螺旋体属的培养,常使用加入 10% 新鲜、灭活的兔血清的 Korthof 培养基,最适生长温度为 28~30℃,其生长速度缓慢,耗时较长。疏螺旋体中常需加入 10% 新鲜、灭活的兔血清或牛血清,培养时间较长。梅毒螺旋体为代表的密螺旋体属,人工培养的难度较大,有报道使用绵尾兔上皮细胞作为组织培养载体,完成其培养,但该方法要求较高,仅适用于实验室研究。

(三)检测方法

1. 生物学检查 使用显微镜检查的方法,在培养之后,使用暗视野或墨汁显影,如观察到运动活泼的密螺旋体即可诊断。

2. 免疫学检测方法 对于螺旋体的免疫学检测,最早应用的检测方法是间接免疫荧光检测(IIFA),酶联免疫吸附试验(ELISA)也广泛应用于螺旋体感染的辅助诊断。以梅毒螺旋体为例,目前临床上其免疫学检测的方法分为非特异性类脂质抗原试验和特异性螺旋体抗原实验两种,前者包括性病研究实验室试验(VDRL)、不加热血清反应素实验(USR)、快速血浆反应素环状卡试验(RPR)和甲苯胺红不加热血清试验(TRUST)等;后者包括梅毒螺旋体血球凝集试验(TPHA)、梅毒螺旋体抗体明胶颗粒凝集试验(TPPA)、荧光梅毒螺旋体抗体吸收试验(FTA-ABS)和梅毒螺旋体酶联免疫吸附试验(TP-ELISA)等。TPPA 检测灵敏度较高,特异性好,但成本高,且操作复杂,多用于梅毒的确诊试验。TP-ELISA 对于梅毒螺旋体的诊断假阳性率偏高,主要用于其筛查。另外,现阶段实验室常规检测梅毒螺旋体感染的方法还有化学发光和电化学发光技术,检测灵敏度高,特异性好。

3. 分子生物学检测 螺旋体分子生物学检测方法主要是 PCR,类似其他病原微生物,PCR 的应用又发展出巢式 PCR 和实时荧光定量 PCR。与免疫学检测方法相比,基于核酸检测的 PCR 技术可以省去培养、观察及操作中的时间损耗,检测速度更快且更为灵敏。在 PCR 的基础上,可以结合不同的手段完成螺旋体的诊断,如限制性片段长度多态性分析(RFLP)和反向线状印迹实验(RLB),但联合检测增加了整个流程的复杂程度,对实验操作要求较高。此外,恒温扩增技术在螺旋体的检测中也有所应用,进一步提升了检测速度,但相比于实时荧光定量 PCR 的定量检测,该方法只能实现半定量检测且温度较难把控。

(王成彬)

第五节 动物实验技术

动物实验是生物学研究中必不可少的实验方法,在生物医学研究中,在应用到临床前必需借助动物实验来观察疾病的发展以及承担药物的安全评价和效果试验。在微生物领域,主要用于分离和鉴定病原菌,检测细菌毒力,制备相关免疫血清及生物安全制品等。常用的实验动物有小白鼠、大鼠、豚鼠和家兔等。本书第十三章对实验动物模型有详细的介绍,本章仅介绍微生物领域的实验动物。

一、实验动物的选择标准

(一)易感动物的选择

选择合适的实验动物关系到实验结果的准确性、可靠性和重复性。标准的实验动物在遗传水平应消除个体不均一性引起的实验误差，同时需排除实验动物所携带的微生物、寄生虫和潜在疾病对实验结果和人员健康的干扰。标准的动物实验条件提供了良好的实验环境和动物营养条件，减少了对动物实验结果的影响。规范的实验操作可减少人为因素的干扰，保证了动物质量和实验条件的有效性。常见的微生物实验动物模型有小白鼠腹腔接种的肺炎链球菌感染模型、豚鼠的结核分枝杆菌感染模型、肠道病毒恒河猴感染模型、小白鼠急性肺曲霉病感染模型等。

（二）等级动物的选择

根据实验性质和要求不同可选择健康纯系动物、突变动物、无菌动物、已知指定病原体动物和无特定病原动物等。

（三）实验动物的微生物学分类

根据国家标准，按微生物和寄生虫的控制程度，将实验动物的微生物标准划分为普通级动物、清洁级动物、无特定病原体动物和无菌动物四个等级，无菌动物还包括悉生动物或已知菌动物。

1. 普通级动物（conventional animal，CV） 这类动物是指不携带所规定的人兽共患病和动物烈性病病原的动物，饲养于开放环境中，是微生物控制等级最低的动物。饲养管理中要采取一定的防疫措施，进入人员必须穿白大衣，更换拖鞋，该级别目前只适合大型动物。

2. 清洁级动物（clean animal，CL） 除普通动物应排除的病原外，不携带对实验干扰较大的微生物和寄生虫的动物为清洁级动物，饲养于屏障环境中，管理要十分严格。所有用于动物和实验的物品，都必须经过严格的消毒，工作人员需更换灭菌隔离服，戴灭菌口罩手套，穿灭菌鞋，才能进入动物实验室。我国规定现在科学研究中所使用的小型动物，必须达到清洁级和清洁级以上级别。因这类动物实验效果较好，成本较低，所以广泛应用于我国各大实验室中。

3. 无特定病原体级动物（special pathogen free animal，SPF） 这类动物是指除清洁级动物应排除的病原外，不携带主要潜在感染或条件致病和对科学实验干扰较大的病原的动物，饲养于空气水平或垂直层流的屏障环境中，对微生物的

控制和管理操作要求更加严格。SPF动物是国际上公认的科研用实验动物，涉及免疫学、肿瘤学及疫苗研制等科研项目应使用SPF动物。

4. 无菌动物（germ-free animal，GF） 是指不携带任何微生物的动物，这类动物饲养于无菌的隔离环境中，培养代价较高，很少直接使用。主要用于制作悉生动物或免疫学的研究。

5. 悉生动物（gnotobiotic animal，GN） 悉生动物也称已知菌动物或已知菌丛动物，是指在无菌动物体内接种已知细菌培育的动物，一般接种1~3种已知的细菌，需饲养于无菌隔离环境中，常用于研究微生物和宿主动物之间的协同关系，研究某种细菌的功能，制备纯度及效价较高的抗体以及研究过敏反应等。

（四）实验动物环境要求

1. 普通环境（conventional environment，CE） 是指开放的环境，符合动物居住的基本要求，不能完全控制疾病传染因子，适用于饲养教学普通级实验动物或大型实验动物。

2. 屏障环境（barrier environment，BE） 指室内相对密闭、空气形成气流屏障的设施环境，适用于饲养清洁级实验动物或无特定病原体实验动物。进入屏障内的人、动物以及物品都要经过严格的微生物控制，从专门通道进出设施。

3. 隔离环境（isolation environment，IE） 指保持装置内无菌或无外来污染、动物与人完全隔离的设施环境。隔离装置内的空气、饲料、水和设备均为无菌。该设施适用于饲养无特定病原体、悉生动物及无菌动物。

二、动物接种技术

动物接种根据实验要求和实验目的选择不同的接种方式、不同的接种部位，常见的接种方式包括以下五种：

1. 皮内注射 常选择动物的背部或腹部皮肤，去毛，以75%乙醇消毒，用小针头刺入真皮层内，注射局部应有小圆隆起，注射量为0.1~0.2ml。

2. 皮下注射 常选择动物的背部或腿部，去毛消毒后，轻轻捏起皮肤，在皮下注射，应出现扁平隆起，避免注入腹腔。

3. 肌内注射 一般选用臀部或大腿部，局部消毒后将接种物注入肌肉，注射量为0.2~1.0ml。

4. 腹腔注射 将动物固定,腹部用酒精棉球擦拭消毒,然后在左或右侧腹部将针头刺入皮下,沿皮下向前推进约0.5cm,再使针头与皮肤呈45°方向穿过腹肌刺入腹腔,此时有落空感,回抽无肠液、尿液后,缓缓推入注射物。此法多适用于大鼠、小鼠。注射量为0.5~1.0ml,应避免损伤内脏。

5. 静脉注射

(1)大、小鼠尾静脉注射:将鼠置于固定架内,露出尾巴,用75%乙醇棉球擦拭、消毒,可看见两侧尾静脉,针头从尾尖端开始,顺血管方向刺入。

(2)兔耳缘静脉注射:将兔置于固定架内,用75%乙醇棉球擦拭、消毒耳部外缘,静脉即明显可见,由耳尖部开始,顺血管方向刺入。

三、动物采血技术

实验中,经常需要采集动物的血液进行常规质量检测、细胞学实验或进行生物化学分析,故需掌握正确的采血方式。动物采血可因动物种类、采血量和采血要求的不同分为若干种,一般微生物学研究中主要的采血方式为心脏采血和静脉采血法。

1. 心脏采血 心脏采血常用于家兔和豚鼠。将动物仰面固定于固定架上,局部用碘酒或乙醇消毒后,用手指触到心脏跳动的部位(胸部左侧第3~4肋间),刺入心脏后血液当即涌出,抽至所需血量。

2. 静脉采血 常用于家兔、绵羊等的采血。找出家兔耳内侧的静脉,用手指轻弹静脉,使静脉充血、扩张。用针头刺耳缘静脉末端,或用刀片沿血管方向割破一小口,血液即流出。此法可多次重复使用。

四、动物解剖技术

实验动物死亡或处死后,应立即进行解剖观察病变部位有无炎症、脓肿等表现,此外,还可以检查皮下组织和淋巴结有无病变,必要时须做涂片检查。检查腹腔内有无渗出液,以及肝、脾、肾有无病变。检查胸腔内心、肺有无病变。解剖后的动物尸体应用厚纸包好或进行高压消毒后掩埋,使用解剖器材后应严格消毒处理。

综上,动物实验在微生物领域主要用于分离、鉴定致病菌测定菌株产毒性等。常用实验动物有小鼠、豚鼠和家兔等。应按实验要求选用一定的体重和年龄,具有高度易感性的健康动物。接种途径有皮内、皮下、腹腔、肌肉、静脉、脑内和灌胃等。接种后应仔细观察动物的食量、精神状态和局部变化,有时尚要测定体重、体温和血液等指标。若死亡应立即解剖检查病变或进一步作分离培养,证实由何病菌所致。含杂菌多的标本也可通过接种易感动物获得纯培养,达到分离致病菌的目的,例如将疑似肺炎链球菌性肺炎患者痰接种至小鼠腹腔。测试细菌的产毒性可用家兔或豚鼠皮肤检测白喉棒状杆菌是否产生白喉毒素,家兔结扎肠段测定大肠埃希菌不耐热肠毒素等。

(王成彬)

第六节 微生物实验室生物安全

一、实验室风险评估

实验室风险评估是生物安全管理的基础,对该实验室涉及的感染性物质或相应的实验活动进行全面的评估,可以明确存在的危害并制订相应的应对措施。风险评估能够确保生物安全应对措施与风险水平相对应,在保证生物安全的同时有效的分配资源。

(一)病原微生物的分类

实验室根据操作的病原体和进行的实验活动进行风险评估,病原体的分级见《人间传染的病原微生物名录》,该名录能够协助相关实验室和个人进行病原体风险评估。病原体评估主要考虑其致病性/毒力、传播途径、传播模式、感染剂量、在外环境中的耐受性以及是否有有效的预防和治疗手段等。国家根据病原微生物的传染性、感染后对个体或者群体的危害程度,将病原微生物分为四类。

第一类病原微生物,是指能够引起人类或者动物非常严重疾病的微生物,以及我国尚未发现或者已经宣布消灭的微生物。

第二类病原微生物,是指能够引起人类或者

动物严重疾病，比较容易直接或间接在人与人、动物与人、动物与动物间传播的微生物。

第三类病原微生物，是指能够引起人类或者动物疾病，但一般情况下对人、动物或者环境不构成严重危害，传播风险有限，实验室感染后很少引起严重疾病，并且具备有效治疗和预防措施的微生物。

第四类病原微生物，是指在通常情况下不会引起人类或者动物疾病的微生物。

第一类和第二类病原微生物统称为高致病性病原微生物。

（二）防护级别

根据病原体的分类和风险评估的结果，对相应的操作进行防护级别的考量。除了确定本实验室常见的病原体，同时还要考虑操作中是否有气溶胶生成、操作病原体的量级、病原体的浓度及预计的操作类型等。当本实验室内病原体的操作发生变化时，防护级别可能改变，这是需要我们注意的。

综合以上考虑，生物安全防护水平（biosafety level，BSL）分为四级，以 BSL-1、BSL-2、BSL-3 和 BSL-4 表示，其中 BSL-4 的防护级别最高。

BSL-1 和 BSL-2 实验室不得从事高致病性病原微生物实验活动。BSL-3 和 BSL-4 从事高致病性病原微生物实验活动应当通过实验室国家认可。

（三）特殊考虑

当实验室中接收到的生物材料涉及含有病原体的组织、毒素、朊粒（朊病毒）等时，无法按照现有的文件将其归类为某一风险级别或确定进行何种级别的防护，这时必须进行现场的风险评估，以保证对此类感染性物质采取合适的预防措施。

二、实验室生物安全防护

微生物实验室专门从事采集、处理和操作致病性的细菌、病毒等病原体，因此需要在各个环节加强防护，保证不会对实验人员或周边环境造成危害。实验室生物安全防护包括个体防护装备和安全设备等。

（一）个体防护装备

个体防护装备包括呼吸防护（不同等级的口罩和呼吸器）、手脚防护装备（不同等级的手套和防护鞋）、头部和眼睛防护装备及全身防护装备。工作人员需要根据防护程度和设备的适用性选择正确的个体防护装备，换而言之，所选择的防护设备要与所从事的操作相适应。员工应了解各种防护装备的正确穿脱方式、使用的局限性及使用后的处理。

（二）空气处理系统

BSL-3 和 BSL-4 级生物安全实验室需要有独立的负压保护通风系统，该系统能保证污染区域的负压，气流按照清洁区→半污染区→污染区方向流动，最后经过高效空气（HEPA）过滤系统过滤后由专用管道排出建筑物外。

HEPA 过滤器能够过滤掉空气中 99.97% 的直径 0.3μm 的粒子。在安装后，过滤器需要进行可靠性和性能验证后再投入使用，此后也要根据需求定期进行验证，当过滤效率降低，气流无法维持时，要及时更换过滤器。

（三）生物安全柜

各级别和类型的生物安全柜都是通过外来空气源源不断地流入，阻止空气中的悬浮颗粒通过生物安全柜前部的开口逸出来保证人员的安全，排出的空气则通过 HEPA 过滤器过滤，从而保证了环境的安全。实验室应按要求分别配备Ⅰ、Ⅱ、Ⅲ级生物安全柜，其中Ⅰ级生物安全柜提供人员与环境的保护，Ⅱ级和Ⅲ级生物安全柜还提供对实验对象的保护。需要注意的是，不得用超净工作台代替生物安全柜。

三、微生物感染的防治

微生物实验室内的操作涉及各种病原生物，因此对于微生物感染的防治是生物安全的重要组成部分。微生物感染的防治包括受污染物质的净化处理、工作人员从事该项工作前的预防和暴露后的紧急治疗。

（一）基本原则

所有受到污染的物质在离开防护区之前必须进行处理，包括灭菌、消毒和净化，这对于降低致病因子在环境和社区播散的风险具有重要作用。

（1）灭菌：彻底杀灭包括细菌芽孢在内的全部活体微生物的过程。无菌水平是指在灭菌过程结束后，微生物的存活率应该低于百万分之一。

但是由于朊粒（朊病毒）和毒素并不是活体微生物，因此灭菌的概念不适用于此类物质。

（2）消毒：仅杀灭病原微生物，从而达到无害化的效果。

（3）净化：去除微生物和毒素的过程，可以确保实验材料及物体表面的感染性物质和毒素不再对防护区内的工作人员和相关环境有害。

（二）化学消毒剂

化学消毒剂常用于物体表面或不适宜高压灭菌方法消毒的物体，同时也适用于房间消毒及溢洒事故的处理。

不同类型的微生物对化学消毒剂的敏感性已经多有定论，同时消毒剂的消毒效果还取决于其活性成分、浓度、接触时间、温湿度和酸碱性等因素。在实际的实验室操作中，消毒剂的效果与标准化测试环境中产生的效力会有差异，因此实验室可自行评价消毒剂在本实验室使用条件下的消毒效果。

（三）压力蒸汽灭菌

感染性物质和毒素连同相关的实验废弃物如培养皿、污染的吸管和试管等可以用下排气式压力蒸汽灭菌器或预真空压力蒸汽灭菌器有效地灭菌。为了确保达到灭菌效果，需要每次蒸汽灭菌时进行灭菌效果监测。进行灭菌效果验证时，要同时使用化学指示卡、生物指示剂和物理记录。化学指示卡提供日常监测的瞬时结果，该结果仅表明高压的物品已经按程序处理过，不能作为无菌监测证据单独使用；生物指示剂是含有标准数量的细菌芽孢，灭菌指示剂的选择应该与灭菌物相对应；物理记录是本次高压灭菌时的温度和压力表的读数。

灭菌周期结束后取出生物指示剂和阳性对照一起培养，检测指示剂生长情况，灭菌处理过的生物指示剂如有菌生长，说明灭菌失败；若无菌生长，说明灭菌成功。灭菌时间短、装载不当或者过载可造成压力蒸汽灭菌失败，应进行重复灭菌，直到达到标准程序设置要求的装载方式、灭菌时间和温度。

（四）空气净化

空气净化是降低室内空气中微生物、颗粒物等使其达到无害化的技术或方法。紫外线消毒可用于普通情况下室内空气消毒。如果发生感染性物质或毒素意外泄漏、生物安全柜等大型设备需要移动、受污染实验室进行维护保养前或通风空调系统进行验证前，需要化学熏蒸进行空气净化，此时通常会使用甲醛、气化过氧化氢、二氧化氯或环氧乙烷等有毒有害的化学物质。

（五）生物毒素和朊粒（朊病毒）的净化

生物毒素的净化需要更严格的参数设置，如使用热力净化，高压蒸汽灭菌需要常规的 121℃ 持续 60 分钟以上；或使用焚烧法 815℃ 持续 10 分钟以上，此时多数毒素可被灭活。对于热稳定性的毒素，应选用有效的化学净化法。

朊粒（朊病毒）对常规的净化方法有抵抗力，因此需要使用 850℃ 焚烧或碱性水解法将其灭活，或者使用 134℃ 持续 60 分钟以上灭活。

（六）实验室获得性感染的防治

实验室工作人员存在暴露于所操作感染性物质的风险，有可能发生实验室获得性感染，因此应该在工作人员工作的各个阶段予以医学监测和评估，并且当实验室项目发生改变或工作人员岗位发生变动时及时更新监测程序。

对于初次从事病原微生物操作的工作人员应首先进行个人健康状况的评估，判断其目前的身体状况是否会增加其从事该项工作相关危害的风险，包括个人的健康体检和健康访谈，并对其进行相关生物安全培训，告知工作中存在的潜在风险和暴露事件发生后的处理步骤，所操作的病原体有预防性疫苗的应要求其进行接种，并在接种后定期对抗体滴度进行检测。具有相关病原体感染风险的工作人员需提供血液标本做血清学检查，并保存好工作前的本底血样。这些血样的基线数据可以用来确定抗体的出现是工作前的疫苗接种还是工作后的感染所导致的。

实验室须有暴露后应急预案，工作中出现暴露的，应立即按预案要求进行上报，根据职业暴露的病原体种类进行紧急被动免疫或药物抗感染阻断治疗。

〔刘　洁　王成彬〕

<h1>参 考 文 献</h1>

[1] 王镜岩.生物化学[M].北京:高等教育出版社,2007

[2] 李凡.医学微生物学[M].北京:人民卫生出版社,2008

[3] 严杰.医学微生物学[M].北京:高等教育出版社,2012

[4] 尚红.全国临床检验操作规程[M].4版.北京:人民卫生出版社,2015

[5] 王辉.临床微生物学手册[M].11版.北京:中华医学电子音像出版社,2017

[6] Degand N, Carbonnelle E, Dauphin B, et al. Matrix-assisted laser desorption ionization-time of flight mass spectrometry for identification of nonfermenting gram-negative bacilli isolated from cystic fibrosis patients[J]. J Clin Microbiol, 2008, 46(10): 3361-3367

[7] Qian J, Cutler J E, Cole R B, et al. MALDI-TOF mass signatures for differentiation of yeast species, strain grouping and monitoring of morphogenesis markers[J]. Anal Bioanal Chem, 2008, 392(3): 439-449

[8] Valentine N, Wunschel K, Wunschel D, et al. Effect of culture conditions on microorganism identification by matrix-assisted laser desorption ionization mass spectrometry[J]. Appl Environ Microbiol, 2005, 71(1): 58-64

[9] Okolie C E, Wooldridge K G, Turner D P, et al. Development of a new pentaplex real time PCR assay for the identification of poly-microbial specimens containing Staphylococcus aureus and other staphylococci, with simultaneous detection of staphylococcal virulence and methicillin resistance markers[J]. Molecular and cellular probes, 2015, 29(3): 144-150

[10] Xu Y, Wang H, Luan C, et al. Aptamer-based hydrogel barcodes for the capture and detection of multiple types of pathogenic bacteria[J]. Biosensors & bioelectronics, 2018, 100: 404-410

[11] Shen H, Wang J, Liu H, et al. Rapid and selective detection of pathogenic bacteria in bloodstream infections with aptamer-based recognition[J]. ACS applied materials & interfaces, 2016, 8(30): 19371-19378

[12] Domiati-Saad R, Scheuermann RH. Nucleic acid testing for viral burden and viral genotyping[J]. Clin Chim Acta, 2006, 363(1-2): 197-205

[13] Kay MA, Glorioso JC, Naldini L. Viral vectors for gene therapy: the art of turning infectious agents into vehicles of therapeutics[J]. Nat Med, 2001, 7(1): 33-40

[14] Kong X, West JT, Zhang H, et al. The human immunodeficiency virus type 1 envelope confers higher rates of replicative fitness to perinatally transmitted viruses than to non-transmitted viruses[J]. J Virol, 2008, 82(23): 11609-11618

[15] Popovic M, Sarngadharan MG, Read E, et al. Detection, isolation, and continuous production of cytopathic retroviruses (HTLV-Ⅲ) from patients with AIDS and pre-AIDS[J]. Science, 1984, 224(4648): 497-500

[16] Thomas CE, Ehrhardt A, Kay MA. Progress and problems with the use of viral vectors for gene therapy[J]. Nat Rev Genet, 2003, 4(5): 346-358

[17] Watzinger F, Ebner K, Lion T. Detection and monitoring of virus infections by real-time PCR[J]. Mol Aspects Med, 2006, 27(2-3): 254-298

[18] Gay V, Moreau K, Hong SS, et al. Quantification of HIV-based lentiviral vectors: influence of several cell type parameters on vector infectivity[J]. Arch Virol, 2012, 157: 217-223

[19] 蓝雨,王大燕,马学军,等.呼吸道病毒实验室诊断的现状和进展[J].中华结核和呼吸杂志,2014,37(1): 6-8

[20] 沈定霞.医学重要真菌鉴定指南[M].北京:中华医学电子音像出版社,2016

[21] Wadhwa V, Rai S, Thukral T, et al. Laboratory quality management system: road to accreditation and beyond[J]. Indian J Med Microbiol, 2012, 30(2): 131-140

[22] 李青翠,史文元,陈虹亮.肺炎支原体的实验室检测技术研究进展[J].中国人兽共患病学报,2017,33(9): 841-844

[23] 谢翠,熊礼宽.沙眼衣原体检测技术与分型方法学研究及应用[J].国际检验医学杂志,2012,33(4): 427-430

[24] 张骁鹏,李炘檑,郑波,等.立克次体与立克次体病的检测与鉴定[J].微生物与感染,2015,10(3): 194-198

[25] 胡晓玉,吴学忠.TP主要膜蛋白研究及梅毒实验检测方法应用进展[J].临床输血与检验,2018,20

（1）：108-110

［26］蒋健敏．实用医学实验动物学［M］．杭州：浙江人民出版社，2009

［27］Paul Singleton. Bacteria in biology, biotechnology, and medicine［M］. 6th ed. New York：John Wiley & Sons,
2004

［28］周庭银．临床微生物学诊断与图解［M］．2版．上海：上海科学技术出版社，2007

［29］赵赤鸿，李晶，刘艳．加拿大生物安全标准与指南［M］．北京：科学出版社，2017

第八章 组织病理学实验技术

第一节 常规组织病理学技术

常规组织病理学技术包括组织和细胞的固定、切片制作及各种染色(如 HE 染色和特殊组织染色等),是形态学研究必不可少的基本方法,也是现代技术的基础。因其简单易操作,一直是日常病理工作和形态学研究的重要方法。组织细胞的恰当处理对组织细胞内待检物质客观地在显微镜下显示和准确定位至关重要。组织和细胞标本的处理及制备过程包括取材、固定、脱水、透明、包埋、制片等,然后完成各种染色后进行观察。

一、组织和细胞标本的取材

(一)组织标本的来源及取材

1. 组织标本的来源 组织标本可来自手术切除标本、钳取活检、穿刺活检,也可取自尸体剖验或穿刺、动物标本。尸体组织最好在死亡后立即取材,否则因自溶,抗原将丧失或弥散,核酸分子被降解破坏。

2. 组织标本的取材 组织取材是指从大体标本上切除适量的病变或可疑病变组织材料进行研究,切取标本应求准而非量多。

取材过程中应注意如下几个问题:

(1)选取代表性组织:具有代表性的不同病灶都应取材,包括病灶与正常交界处;且尽量避开坏死区。

(2)勿使组织块受挤压:切取组织块的刀要锋利,尽可能迅速,避免来回搓动组织;夹取组织时动作要轻,尽量避免组织受挤压引起组织细胞变形。

(3)组织块力求小而薄:切取组织面积不超过 24mm×24mm,脱水包埋组织块厚度不超过 3mm。取材时,组织块可稍大一点,以便在固定后,将组织块的不平整部分修去。

(4)保持材料的清洁:组织块上的血液、污物、黏液、粪便等,先用生理盐水洗掉,然后再入固定液。

(5)选好组织块的切面:应熟悉器官组织的组成并据此决定其切面的走向,纵切或横切根据观察目的而定。

(6)尽量保持组织的原有形态:新鲜组织固定后,或多或少会产生收缩现象,有时甚至完全变形,可将组织展平,尽可能维持原形。

(7)切除不需要的部分:如组织周围的脂肪和钙化等,否则会影响切片,出现假阳性或假阴性的结果。

3. 动物标本取材 动物标本取材时,应先将动物麻醉后处死,处死的主要方法如下。

(1)空气栓塞法:向动物静脉内注入一定量的空气,使动物很快死亡。一般适用于大动物,例如兔、犬、猫等动物。

(2)乙醚吸入麻醉法:将浸有乙醚或氯仿(三氯甲烷)的棉球连同动物一起放入密闭容器内进行麻醉,适用于鼠等小动物的取材,但容易引起动物内脏淤血。

(3)戊巴比妥钠和乌拉坦麻醉法:静脉或腹腔注射 4% 的戊巴比妥钠水溶液或 20% 乌拉坦进行麻醉,注射剂量约为 1~2ml/kg。

(4)断头法:用剪刀剪去动物的头部,待血液流出后立即取材,适用于小动物。

(二)细胞标本的取材(制备)

细胞标本片制备不需要经过繁复的处理过程,故对细胞表面抗原的保存较好,但如要检测分泌性抗原,细胞应充分洗涤以除去血液或组织液中抗原黏附所引起的干扰。此外,在显示胞质内抗原时,预先用皂角苷(saponin)等处理,增加细胞膜的通透性,使抗体得以进入。细胞片制成后需经干燥(短时间晾干)、固定、冷藏,如不经过短时间晾干,直接入固定液,细胞会丢失。

细胞标本片的制备因所取细胞的来源不同,可采取不同的方式。

(1)组织印片法:主要用于活检和手术标本。新鲜标本以最大面积剖开,充分暴露病变区,将洁净载玻片轻压已暴露病灶的切面,细胞即黏附于载玻片,晾干后入固定液中固定10分钟,自然干燥后进行染色或放入 –20℃冰箱内保存备用。

该法操作简便省时,缺点是细胞分布不均,细胞有重叠,影响观察效果。此法适合于检测上皮性恶性肿瘤细胞核上的一些指标,如 DNA 含量,染色体倍率等。

(2)细胞爬片法:对有贴壁生长能力的细胞,可将清洁载玻片或盖玻片置入培养皿中的培养液内,细胞自动爬行至玻片表面并贴附伸展,达到适当密度后取出固定,供染色。也可将细胞培养在多格培养片(slide's chamber)上,然后同上处理。多格培养可在同一玻片上同时检测多种细胞或指标,既保证了染色条件一致,又能大大节省时间。

(3)细胞悬液涂片法:主要用于胸腔积液、腹水、尿液、脑脊液等体液多、细胞少的标本。体液采取后须及时处理,不宜加固定液。

根据标本内细胞数量的多少选用不同处理方法:①细胞数量极多者,可吸取少量液体直接涂在玻片上。②细胞数量较少者,将液体自然沉淀,然后吸取底部5ml 左右沉淀液,以1 500r/min 离心 10分钟,弃上清液,将沉淀涂片,略干后固定备用。如用细胞离心涂片器,可将标本制成 $2 \times 10^5 \sim 2 \times 10^6$ 个 /ml 的细胞悬液,吸取 50~10μl 加入涂片器内,离心后制成分布均匀的细胞涂片。

制备细胞涂片应注意:①标本反复离心洗涤,在免疫组化染色过程中容易脱片,因此在制备涂片前载玻片上应涂黏附剂;②为节省试剂和便于镜下观察,应将细胞集中到直径 0.6~1.0cm 的圆圈内;③黏液丰富的标本,如痰液、胃液等,未经特殊处理,不宜做免疫组化标记。

(4)组织穿刺吸取涂片法:主要常用于实质器官的病变区,如骨髓、淋巴结或其他实质性组织(肝、肾、肺和软组织等)。用细针穿刺吸取病变区成分,如穿刺液较少,可直接均匀涂抹在玻片上;如穿刺液较多或细胞丰富时,可将穿刺液滴入盛有 1~2ml Hank(RPMI1640)液的试管内,轻轻搅拌,以 500r/min 离心 5~10 分钟后弃上清液,将沉淀制成细胞悬液(1 × 10^6/ml),吸取 1 滴滴于载玻片上,轻轻涂抹,待涂片略干即可固定。

二、组织和细胞标本的固定

固定(fixation)能抑制细胞内溶酶体酶的释放和活性,防止自溶,抑制组织中细菌的繁殖,防止组织腐败。固定可使细胞的蛋白质、脂肪、糖等成分凝固成不溶性物质,维持原有的组织形态结构。而且,固定后的组织有利于染色和切片。凡进行病理研究的标本均要固定,固定后要用流水或其他液体(根据固定液而定)进行冲洗,将组织中的固定液洗去后,再进行下一步过程。

1. 固定的主要方法 固定的方法有物理固定和化学固定两类:物理固定可采用空气干燥(血涂片)、骤冷(在液氮中迅速冷冻)或微波固定等;化学固定有浸润法(immersion method)和灌流法(perfusion method)。

(1)浸润固定法:适用于手术取材组织标本和细胞涂片标本。将取下的标本浸泡在固定液内(必要时在 4℃条件下),保证组织细胞充分固定,固定时间根据抗原稳定性及固定液性质而定,一般 2~12 小时。

(2)灌流固定法:适用于动物实验中对缺氧敏感器官(如神经系统等取材)的研究。经血管途径,把固定液注入血管,经血管分支到达整个组织和全身,从而得到充分的固定。常把插管从左心室插入主动脉,剪开右心房作为出口,先用生理盐水灌洗,冲洗血液,再以泵、吊筒或 50~100ml 注射器注入固定液。外周组织一般灌注后 30 分钟内取材,并将组织置于同一固定剂中浸泡 1~3 小时,然后修整组织块。灌流固定对组织结构和酶活性保存较好。

2. 组织固定时的注意事项

(1)组织固定必须新鲜:新鲜组织尽快取材,越早固定越好。

(2)固定液的选择:根据研究目的选用合适的固定剂。

（3）防止材料变形：对一些柔嫩或薄的材料（如神经、肌腱、肠系膜等）应先平摊于吸水纸上，再投入固定剂中。

（4）固定剂的用量：固定组织时，应有足够的固定剂，一般为组织块体积的20倍。

（5）固定的时间：根据组织的不同种类、性质、大小及固定剂种类、性质、渗透力的强弱及温度的高低而定。某些固定剂（如Carnoy）对组织的硬化作用较强，固定时间不宜长。

3. 常用固定液的种类和选择

（1）组织标本观察常用的固定液

1）甲醛（formaldehyde）：是常用的醛类固定剂，其缺点可经一定处理加以纠正，因此甲醛是首选固定剂。主要使用的甲醛固定剂有：①10%福尔马林液：市售的甲醛试剂为37%~40%甲醛水溶液，常按1∶9比例使用，即是10%福尔马林液（甲醛原液10ml，蒸馏水90ml混匀）。②10%中性缓冲福尔马林液：目前最常用的固定剂。由于甲醛易氧化为甲酸，使溶液变酸，影响核的染色，为克服此缺点，制成缓冲福尔马林液［甲醛原液10ml，0.1mol/L磷酸缓冲液（PB，pH=7.4）90ml混匀］。

2）丙酮（acetone）：渗透力强，能使蛋白质沉淀凝固，但不影响蛋白质的功能基团且保存酶的活性，用于固定磷酸酶和氧化酶效果较好。缺点是固定快，易使组织细胞收缩，细胞结构保持欠佳。一般4℃下30~60分钟为宜。

3）乙醇（alcohol）：用于固定时以80%~95%的浓度为好，它具有固定、硬化和脱水的作用，能很好保存尿酸结晶、糖类和高分子蛋白等。但因其渗透力不如甲醛，核着色不良，不利于染色体的固定及高浓度酒精固定使组织变脆等缺点，目前已很少单独使用于固定。

4）混合固定液：①甲醛溶液-乙醇（甲醛溶液10ml，90%乙醇90ml），虽然作为常规固定剂并不理想，但对糖原固定效果较好。在蛋白质完全固定之前可以防止糖类溶解。②Bouin氏液（苦味酸75ml，甲醛溶液25ml，冰乙酸5ml），保存性良好，穿透力迅速而均匀，且很少引起收缩，过量苦味酸使组织呈黄色，需将切片用乙醇处理或延长冲洗时间以去除。配制较繁复，有时须新鲜配制。③Carnoy氏液（无水乙醇60ml，氯仿30ml，

冰乙酸10ml），穿透力非常快，对核固定良好，并可保存Nissl氏物质和糖原，但对组织收缩性影响很大，且可破坏或溶解大多数胞质成分。在0℃以下固定能减少组织收缩程度。属于快速固定剂，可用于紧急诊断。④以重铬酸钾为主的固定液：如Zenker液、Helly液、Müller液等。Zenker液（氯化汞5g，重铬酸钾2.5g，硫酸钠1g，蒸馏水加至100ml，冰醋酸5ml临用时加入）固定的组织细胞核、细胞质染色颇为清晰。

（2）常用于冰冻切片的固定液

1）冷丙酮：常用于冰冻切片或细胞涂片的后固定，保存抗原较好，切片在冷丙酮中只需固定5~10分钟。

2）AAA液（无水酒精85ml+冰醋酸5ml+甲醛原液10ml），多用于冰冻切片后固定。

（3）（免疫）电镜组织的固定液

1）戊二醛-多聚甲醛缓冲液：在4%多聚甲醛磷酸缓冲液中加入0.5%~1%戊二醛。

2）1%锇酸固定液：配好后应置4℃冰箱可保存1~2周，变色后则不可再用。

这两种可用于电镜组织的固定，也可用于光镜免疫组织化学组织的固定。

三、组织脱水、透明、浸蜡及包埋

（一）组织的脱水

1. 脱水（dehydration） 组织固定和水洗后，会有大量的水分留在组织中，因水不能与苯或石蜡相融合，故石蜡包埋前（或透明前）必须脱去组织中的水分。用不同浓度的脱水剂（常用酒精）逐步将组织中的水分置换出来的过程称为脱水。

2. 常用脱水剂的种类 乙醇（酒精）是最常用的脱水剂，其脱水能力强，并能使组织硬化，与二甲苯能混合。其缺点是组织在高浓度乙醇中停留时间过长会引起组织收缩、变脆而影响后续的切片。高浓度乙醇很容易吸收空气中的水分，在透明前最好将组织取出，用滤纸吸干后再透明。此外，丙酮、正丁醇、叔丁醇、环己酮等也可作为脱水剂使用。

3. 脱水的注意事项 ①由低浓度到高浓度，一般从70%酒精开始，以防止组织收缩过快变脆。②脱水时间要适当，各级酒精最长不要超过12小时，无水酒精不要超过4小时。③为保证脱

水彻底,最后 2 次无水酒精必须保持无水。

（二）组织的透明

在制片过程中有两次透明,第一次是脱水后组织块的透明,第二次是染色后切片的透明。组织块透明的目的是便于浸蜡包埋,有利于显微镜下的观察。使用能与乙醇和石蜡相溶的媒浸液替换出组织内乙醇,从而使组织块呈现透明状态,此液称为透明剂,透明剂浸渍过程称为透明。透明的时间根据组织块大小及属于囊腔或实质器官而定。透明时间过短,透明不彻底;时间过长,组织硬化变脆,不易切出完整切片。透明剂的种类包括二甲苯、甲苯和苯、氯仿、香柏油、苯甲酸甲酯及苯胺油等。许多透明剂都具有毒性,操作时需要注意。

（三）组织浸蜡

组织块经过脱水、透明后置入液态石蜡中,使石蜡逐渐取代组织中的透明剂的过程称为浸蜡。浸蜡的顺序是先软蜡,后硬蜡,浸蜡的时间因组织不同而长短不一。通常先把组织块放在熔化的石蜡和二甲苯等量混合液中,浸渍 1~2 小时,再先后移入两份熔化的石蜡液中浸渍 3 小时左右。在高于石蜡熔点 3℃左右的温箱中浸蜡有利于石蜡浸入组织内,温度过高,将使组织(尤其是某些抗原成分)受到影响。蜡箱内的石蜡需过滤后再重复使用,以免因含杂质而影响切片质量,且可能损伤切片刀。通常采用熔点为 56~58℃或 60~62℃的两种石蜡,可根据季节及操作环境温度选用。

（四）包埋

包埋的目的是使组织块保持一定的形状和硬度,以便在切片机上切成薄片。使用石蜡进行包埋最常见,其他也有用明胶,火棉胶和树脂等进行包埋的方法。在此介绍较常用的石蜡包埋和冷冻包埋法。

1. 石蜡包埋法 优质石蜡通常作为组织切片技术中的包埋剂。进行石蜡包埋时,先将熔化的石蜡倒入包埋框,用加温的镊子将浸好蜡的组织块放入包埋框中。包埋时应特别注意有无特殊的包埋面(如分层组织、皮肤、内镜活检标本等),包埋面必须平整,破碎组织应聚集平铺包埋,不能混入其他杂物或者组织。

2. 冷冻包埋法 冷冻包埋能较好保存抗原,新鲜及已固定的材料均适合于冷冻包埋、切片。

组织块用 OCT 包埋后放入恒冷切片机恒冷箱内以备切片。在此过程中,防止冷冻过程中产生的冰结晶破坏组织细胞结构是非常关键的,可将已固定、冲洗的组织块放入 20%~30% 蔗糖缓冲液内(4℃冰箱过夜),或速冻(液氮法或干冰 - 丙酮法)防止冰结晶产生。在使用液氮和干冰时要注意安全。

四、组织切片

切片是进行组织染色和形态观察准备工作的最后一步,切片质量直接影响观察的结果。主要有石蜡切片、冰冻切片、塑料包埋切片等。

（一）石蜡切片法

1. 切片 ①将预先冷却的蜡块固定于切片机固定器上,注意蜡块组织切片与切片刀口要垂直平行;②根据需要调整切片厚度,一般在 4~5μm,肾穿切片一般在 3μm 以下;③左手平持毛笔,右手摇动切片机手轮,先修整切片,直到切出完整的最大组织切面后,再切制;④切片带出来后,左手用毛笔托起蜡片,协调地进行切片操作;⑤用镊子轻拉起切下的切片带,应尽可能将切片带拉直展开,用毛笔将切片带从刀口向上挑起,拉下切片带,然后轻拖,铺于恒温水面上。

2. 贴片 将漂浮于水面上的已展开没有皱褶的切片捞于载玻片上的过程称为贴片或捞片。贴片时水温很关键,一般在 45~55℃,如水温过高,超过石蜡的熔点,切片会被熔化掉;如水温过低,切片则皱皱巴巴,不能完成展片。贴片时应距载玻片一端至少 1cm,一般靠一边,以利于显色安全。切片的烘烤也是一个关键,如果切片烘烤不好,染色时切片容易脱离载玻片(掉片)。具体做法如下:当切片贴于载玻片后,在烘烤箱边竖立起来,控干水分,然后将附贴好的贴片置 60℃恒温箱内干燥 2 小时,蛋白质凝固后即可进行染色。

（二）冰冻切片法

冰冻切片的优点是能较完整地保存抗原性,而缺点是在冷冻过程中形态结构可能被破坏,抗原易弥散,不能用于常规病检及回顾性研究。

1. 冷冻切片法分类 ①直接冷冻切片法:多采用恒冷箱冰冻切片机,将新鲜组织置于 -25℃左右的恒冷箱中,待组织完全冷冻后即可切片;②明胶冷冻切片法:多用于冷冻切片易碎的组织,特别是某些有树枝状突起的组织,可防止切片入水后组织结构的分散甚至丢失。

2. 冰冻切片的注意事项　①切片刀要快,且预先冷冻,恒冷箱的温度一般调至 –25℃左右,不能太低,否则组织表面易出现冰碴。②恒温冷冻切片机的抗卷板的角度要恰当,否则难成片。③贴片时动作轻而迅速,否则易出现皱褶。④组织从液氮内或 –80℃取出,必须进行温度平衡后才能切片,切完的组织如下次还用,应在冷冻头没有完全溶解时取下,密闭后低温保存。⑤冰冻切片同样要求附贴平整,为此载玻片应清洁无油污,但一般无需涂抹黏附剂。⑥附贴后的冰冻切片应用电吹风冷风吹干或在室温下自然晾干 1~2 小时后,入冷丙酮或醋酸 - 乙醇固定 10 分钟,染色或封存于 –20℃。切片后,如在短时间内用,可全部进行固定,固定后 PBS 洗,吹干后低温冰箱内保存。

冰冻切片的切片技术要求较高,不易得到连续性很好的切片,其形态结构亦不如石蜡片,且冻块和切片不便于长期贮存,因此,冰冻切片的应用受限。

五、显微切割技术

显微切割技术(microdissection technique,MDT)是在显微状态或显微镜直视下通过显微操作系统对欲选取的材料进行切割、分离并收集,然后可提取蛋白质、DNA 和 RNA 等,用于免疫印迹、核酸印迹、PCR 等蛋白质和核酸的相关分析。

(一)显微切割的方式

1. 手动直接显微切割　在倒置显微镜下,手持切割用针分离细胞和细胞群,该法对操作者的操作技能要求较高,切割精度低,仅适合于较大块组织中局部或细胞群的分离,切割较小区域或单个细胞十分困难。

2. 激光捕获显微切割(laser capture microdissection,LCM)　是目前最先进的方式。它快速方便,可以从大量的研究材料中迅速捕获较多的目的组分。由于整个操作过程是在计算机控制下完成,使 LCM 操作更简单、定位更准确,自动化程度高,但设备昂贵。

(二)显微切割的材料

石蜡组织切片、冷冻组织切片、细胞铺片、细胞爬片、细胞甩片、培养细胞、常规制备的染色体等以各种方式贴附于固相支持物上的各种组织成分均可作为显微切割的材料。

(三)显微切割的影响因素

显微切割成功与否受标本质量、操作者技术经验等影响。更重要的是,其往往与多种方法结合使用,一切与显微切割技术相结合的技术中的影响因素均是影响显微切割实验最终结果的因素,在分析实验结果时应充分考虑。如需进行核酸或蛋白质研究的样本,应避免核酸酶或蛋白酶降解并尽可能保存其抗原性。其次运用显微切割技术时应该分离多少细胞或亚细胞才能满足实验研究的需要,依据研究目的、标本固定方式、切片厚度、细胞大小、DNA 提取方式、PCR 扩增片段长度的不同而有差异。如在单细胞显微切割用于 DNA 分析时,冷冻切片至少需要选取 10 个细胞,而石蜡切片一般需要选取 30 个细胞。

(四)显微切割技术在分子病理学中的应用

显微切割技术在分子病理学研究中的应用经历了显微组织切割、细胞群切割、单个细胞切割、单细胞内组分切割、染色体切割等阶段,目前应用最为广泛的是分离单个细胞的单细胞显微切割和在染色体水平上的显微切割。从显微切割的最终目的看,目前应用最多的还是用于对细胞基因的分析,特别是对肿瘤的突变检测和特异的基因表达分析。未来,其在分子病理学及新的研究领域中的应用还会不断拓展。

六、常用组织切片染色方法

(一)染色的目的和原理

1. 染色的目的　染色是使细胞组织内的不同物质结构经过一种以上的染料处理后,呈现不同的颜色以便于观察。未经染色的组织切片,在显微镜下仅能看到细胞和组织的轮廓,不易辨认。经染色可显示不同类型的细胞组织以及细胞内不同的细胞器和内含物。

2. 染色的原理　染色是染色剂和组织细胞相结合的过程,一般认为其原理主要包括化学作用和物理作用,二者相辅相成,同时存在。

(1)化学作用:常用的染色液均可分为两种类型,酸性染液和碱性染液。酸性染液中有染色作用的为阴离子,组织细胞中的碱性物质(如细胞质中碱性蛋白)能够与之结合,亲和力高。碱性染液中有染色作用的为阳离子,组织细胞中的酸性物质(如细胞核核内染色质)能够与之结合,亲和力强。由于反应的部位不同,结果着色有异,便于观察。需要注意的是,细胞中的成分与染液的亲和力是相对的,易受到温度、pH 等的影响。

(2)物理作用:在染色过程中,染液中的色素微粒子浸入到被染组织的粒子间隙内,由于受到分子的引力作用,色素微粒子被吸附而使组织着色。由于各种组织成分有不同的吸附能力和不同的吸附程度,可以吸附不同离子,故可显示出不同的颜色并具有一定的特异性。

(二)常规染色

常规染色又称普通染色或是苏木精-伊红染色(hematoxylin-eosin staining,HE 染色),是组织学、胚胎学和病理学教学与科研中最基本、使用最广泛的方法。

1. 常规染色的原理　HE 染液由苏木素和伊红组成。苏木素经过氧化变成酸性染料苏木红,苏木红和铝结合形成一种带正电荷的蓝色色精,即为碱性染料。带正电荷的蓝色色精和带负电荷的细胞核结合,使细胞核成蓝紫色。伊红即伊红Y,是一种酸性红色胞质性染料,可以将细胞质和细胞外基质的成分染成红色。

任何固定液固定的各类组织切片均可以用HE 染色。

2. 常规染色的主要步骤和注意事项　①脱蜡至水:石蜡切片需经过二甲苯彻底脱蜡才能染色。脱蜡不净是导致染色不佳的重要原因之一。②染色:一般情况下,新鲜配制的苏木素染色时间约 1~3 分钟,而新稀释的伊红染色约 1 分钟。苏木素染色后需经过盐酸乙醇分化,可在显微镜下观察分化结果。分化后的切片应立即在自来水中冲洗,直至细胞核变蓝(蓝化)。蓝化也可用温热水或是稀氨水加速反应。③脱水:伊红染色后须从低浓度到高浓度直至无水的各级乙醇脱水。脱水需彻底,否则会使切片发雾,影响后续透明效果,在显微镜下组织结构显示不清。④透明和封片:组织在染色脱水后,须用二甲苯进行透明处理,才能用中性树脂封片。二甲苯透明效果,会影响切片的染色质量。

(三)特殊染色

1. 特殊染色的概念和应用价值　特殊染色是相对于普通或常规染色而言,为了显示特定的组织结构、细胞成分或是其他特殊成分,包括正常结构或病理过程中出现的异常物质和病原体等,需要选用相应的染色方法进行染色。特殊染色是对常规染色的必要补充,是常用组织切片染色中不可缺少的部分,在病理诊断中起到重要的辅助作用。

2. 特殊染色的分类　特殊染色一般按照所染的目的组织、细胞或成分分类,有血液及造血组织、神经组织、肌肉组织、结缔组织、脂类物质、糖类、色素类、酶类等。

3. 常用的特殊染色　组织的特殊染色方法多种多样,现将常用的特殊染色根据其适用范围、染料原理、染色结果以及染色特点做如下介绍,以供研究者选择合适的方法进行实验。

(1)瑞氏染色(Wright's staining):是临床医学检验中应用最高,使用最广泛的染色法之一,能够清晰地观察细胞内部结构,识别各种细胞及异常变化。

1)适用范围:外周血涂片、骨髓涂片、脱落细胞等。

2)染料原理:瑞氏染液由溶解在甲醇中的酸性染料伊红和碱性染料亚甲蓝组成。伊红通常为钠盐,有色部分是阴离子,与细胞中的碱性物质亲和力高,染粉红色;亚甲蓝容易氧化成天青,通常为氯盐,有色部分是阳离子,与细胞中的酸性物质亲和力高,染蓝紫色。

3)染色结果:①红细胞,原始红细胞和早幼红细胞呈蓝色,中幼红细胞呈灰红色或红蓝色,完全成熟红细胞呈浅粉红色或淡橘红色;②中性粒细胞,其颗粒处于等电状态,呈淡紫红色;③嗜酸性粒细胞,其颗粒含大量碱性蛋白,呈鲜红色或橘红色;④嗜碱性粒细胞,其胞质为酸性,与碱性染料亚甲蓝结合,呈蓝紫色。⑤淋巴细胞和单核细胞,核深蓝紫色,胞质蓝色。

4)染色特点:染色时间短,胞质和中性颗粒显色效果好。但是染色过程不易控制,易污染,着色保存时间较短。

(2)吉姆萨染色(Giemsa stain):原理和结果与瑞氏染色类似,也是最常用的染色方法之一。

尤其对细胞核、染色体和寄生虫着色较好,结构显示更清晰,而对胞质和中性颗粒的染色较差。

1）适用范围:血涂片、染色体、寄生虫和螺旋体等。

2）染料原理:吉姆萨染液由亚甲蓝和伊红组成,改进了染料的质量,使细胞核着色好,结构显示更清晰,但胞质和中性颗粒染色较差。

3）染色结果:吉姆萨染色结果与瑞氏染色结果类似,细胞核呈蓝紫色或紫红色,可见清晰的染色体图像,胞质呈粉红色。

4）染色特点:染色过程易控制,不易污染,对细胞核和疟原虫染色效果好,着色保存时间久。但是染色时间长,价格高,染色效果易受 pH 影响。

（3）瑞氏 - 吉姆萨复合染色（Wright-Giemsa stain）:一方面发挥了吉姆萨染色对细胞核着色好的优势,另一方面利用瑞氏染液弥补了胞质和中性颗粒染色差的不足,使细胞染色更鲜艳、分明。其中瑞氏 - 吉姆萨复合染色对嗜酸性粒细胞和嗜碱性粒细胞的颗粒着色最清晰,易于分辨。

1）适用范围:外周血涂片、骨髓涂片、脱落细胞等。

2）染料原理:瑞氏 - 吉姆萨复合染色法可以分为两种:①以稀释的吉姆萨液代替瑞氏染色的缓冲液,按瑞氏染色法染细胞;②先用瑞氏染色法染色后,再用稀释的吉姆萨染液复染。

3）染色结果:瑞氏 - 吉姆萨复合染色法结果与瑞氏染色和吉姆萨染色结果相似,颜色更鲜艳、分明。细胞核呈蓝紫色或紫红色,胞质呈粉红色。嗜酸性粒细胞和嗜碱性粒细胞的颗粒着色最清晰。

4）染色特点:对胞质和胞核的染色效果均较好,结构清晰。但是染液变性快、易污染,着色保存时间较短。

（4）迈格吉染色（May-Grunwald Giemsa stain,MGG stain）:由 May-Grunwald 染液（曙红亚甲蓝Ⅱ）和吉姆萨染液组成,前者对胞质着色较好,后者对胞核着色较好。二者合用可以兼顾两种染色的优点,减少染色步骤。

1）适用范围:外周血涂片、脱落细胞、胸腹水细胞涂片和穿刺涂片、淋巴造血系统的细胞标本等。尤其应用于恶性淋巴瘤类型的鉴别。

2）染料:MGG 染色液,由 May-Grunwald 染液和吉姆萨染液组成。

3）染色结果:细胞核呈紫红色,胞质和核仁呈紫蓝色,核质粉色清晰。红细胞呈粉红色,黏液呈紫红色或是紫蓝色。

4）染色特点:所染细胞比 HE 染色的细胞大,对胞质胞核染色效果均较好,结构清晰。对细菌、霉菌及胆固醇结晶的染色清楚。

（5）Mallory 三色染色法（Mallory trichrome stain）:是常用的纤维性结缔组织多色染色法之一。

1）适用范围:区分结缔组织和非结缔组织,显示各种纤维成分。

2）染料:酸性复红、苯胺蓝和橘黄 G。

3）染色结果:胶原纤维和网状纤维呈深蓝色,软骨、黏液和淀粉样物质呈淡蓝色,肌纤维、神经胶质纤维、纤维素呈鲜红色,弹力纤维和髓鞘呈橘红色,细胞核呈蓝黑色。

4）染色特点:利用三种染料对结缔组织和非结缔组织进行染色,便于区分和鉴别。

（6）Masson 三色染色法（Masson trichrome stain）:Mallory 三色染色法的改进,是目前常用的纤维性结缔组织特殊染色。

1）适用范围:组织切片的结缔组织。

2）染料:Regaud 苏木素染液、丽春红酸性复红液、醋酸苯胺蓝液和苦味酸乙醇液。

3）染色结果:胶原纤维、软骨和黏液呈蓝色,弹力纤维呈棕色,肌纤维、纤维素和红细胞呈红色,细胞核呈蓝黑色（图 8-1-1）。

4）染色特点:常用于上皮、甲状腺、脑垂体和神经的正常和肿瘤组织的结缔组织染色,也用于胶原纤维和肌纤维的鉴别染色。

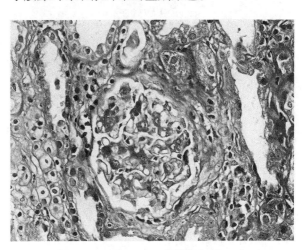

图 8-1-1　Masson 三色染色（ 400× ）,
肾病标本（ 胶原纤维呈蓝色 ）

（7）Van Gieson 苦味酸酸性复红法（V.G 染色法）：是病理组织学技术中常用的多色性对比染色法，能较好地区别胶原纤维和肌纤维。

1）适用范围：组织切片的结缔组织。

2）染料：Van Gieson 染液（酸性品红 + 苦味酸）和 Weigert 铁苏木素染液。

3）染色结果：胶原纤维呈红色，肌纤维、红细胞和胞质呈黄色，细胞核呈黑色。

4）染色特点：主要用于鉴别胶原纤维和肌纤维。

（8）Gomori 银染色法：常用于鉴别组织中的网状纤维成分。网状纤维由网状细胞产生，细而有分支，大量堆积时形成致密的网状，多分布于结缔组织和其他组织交界处。这种纤维用 HE 染色不易分辨，但易被银氨溶液浸染成黑色，又称嗜银纤维。

1）适用范围：组织切片的网状纤维。

2）染料原理：Gomori 银染色主要利用氨性银溶液中的银氨配位化合物（带正电荷的二氨银离子）可以和具有嗜银性的网状纤维结合。在甲醛还原剂的作用下，使与网状纤维结合的银氨还原成棕黑色的金属银（图 8-1-2）。

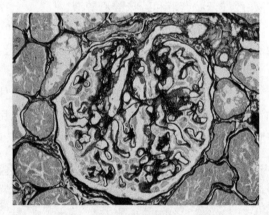

图 8-1-2 Gomori 银染色（400×）
肾病标本（网状纤维呈黑色）

3）染色结果：网状纤维呈灰黑色，胶原纤维呈红色，基质呈黄色。

4）染色特点：用于观察病变组织网状支架的破坏情况等。

（9）Gomori 醛复红染色法：是显示弹力纤维的常用特殊染色。

1）适用范围：组织切片的弹力纤维。

2）染料原理：Gomori 醛复红染液对含硫酸根的黏多糖具有很强的亲和力，与弹力纤维结合紧密。

3）染色结果：弹力纤维呈深紫色，黏液、肥大细胞颗粒，胰腺的 B 细胞颗粒和脑垂体的嗜碱细胞颗粒呈紫色。

4）染色特点：常用于肥大细胞、胰腺细胞、胃主细胞和脑垂体细胞染色。

（10）甲苯胺蓝染色法（toluidine blue stain）：神经系统最常用的特殊染色之一，主要用来显示神经元中的尼氏小体（Nissl's body）。尼氏小体分布于神经元除轴突和轴丘以外的胞质中，由粗面内质网及其间的核糖体构成。

1）适用范围：神经元尼氏小体。

2）染料：甲苯胺蓝。

3）染色结果：尼氏小体呈紫蓝色，细胞核呈棕红色。

4）染色特点：常用于神经元染色，观察神经元病变情况（如炎症、变性和中毒等）。

（11）Cajal 银浸染色法：常用的神经元和神经纤维特殊染色之一，能够显示清晰的交错成网的细丝存在于神经元细胞质中，以及轴突末梢和其他胞体间的联系情况。

1）适用范围：神经元和神经纤维。

2）染料原理：硝酸银染液经过还原剂（如氢醌甲醛还原液）处理后，使银颗粒沉着于轴索的轴质中，呈现棕色或黑色。

3）染色结果：神经元纤维呈深棕色或黑色，背景呈紫灰色。

4）染色特点：该法对小脑原纤维着色效果最好，可用于肿瘤的研究。

（12）Luxol fast blue 染色法（LFB 染色法）：即罗克沙尔固蓝法，常用的神经髓鞘的特殊染色法之一。神经纤维分为有髓鞘纤维和无髓鞘纤维。髓鞘是一层较厚的管状结构，具有节段性，由 60% 的脂质和 40% 的蛋白质构成。每一节髓鞘均有一个施万细胞。

1）适用范围：神经髓鞘染色。

2）染料：酞菁铜的磺酸二芳基脒盐。

3）染色结果：神经髓鞘呈深蓝色，背景组织呈浅蓝色或白色。

4）染色特点：该方法简单易行，结果可靠。

（13）苏丹Ⅲ染色法（Sultan Ⅲ stain）：脂肪的

重要染色法之一。苏丹类染料对脂类物质染色的原理主要是物理的溶解作用或是吸附作用。苏丹类染料在冷冻切片内脂质的溶解度高于有机溶剂,所以在染色时,苏丹类染料可以从自身的有机溶剂中转移至切片的脂质中从而使脂肪染色。苏丹类染料只可以将组织切片中的液态或是半液态脂肪染色。当组织中的脂质是固态时,需将切片加热后再染色。

1)适用范围:冷冻组织切片的脂类物质染色。

2)染料:苏丹Ⅲ。

3)染色结果:脂肪呈橘红色,细胞核淡蓝色,脂肪酸不着色。

4)染色特点:使用广泛,操作简便。

(14)Lison-Dagnelia 苏丹黑法:苏丹黑 B 也是脂肪常用的特殊染料,可以显示较小的脂滴。

1)适用范围:冷冻组织切片的脂类物质染色和细菌脂肪染色。

2)染料:苏丹黑 B。

3)染色结果:脂肪呈黑色,细胞核呈红色。

4)染色特点:苏丹黑 B 能显示较细小的脂滴,对磷脂质有很好的显色效果。

(15)油红 O 染色法

1)适用范围:冷冻组织切片的脂类物质染色。

2)染料:油红 O。

3)染色结果:脂肪呈红色,细胞核呈蓝色。

4)染色特点:油红 O 主要用于中性脂肪的染色,着色深,可以显示较小的脂滴。

(16)过碘酸-Schiff 染色法(periodic acid Schiff stain,PAS):糖类特殊染色的基本方法。组织中的糖类种类繁多,其中多糖类物质分布广泛,包括糖原、黏多糖、糖蛋白和糖脂等。

1)适用范围:组织切片的糖类染色,鉴别细胞内的空泡状变性(糖原/脂肪)。

2)染料原理:高碘酸和品红醛试剂(Schiff 试剂)。组织切片经过碘酸氧化后,其中的糖类物质可以与 Schiff 试剂起反应而显色。

3)染色结果:糖类物质和 PAS 反应阳性物质呈红色,细胞核呈蓝色。

4)染色特点:除了常见的糖原显示 PAS 反应阳性以外,透明质酸、中性黏液物质、基底膜、部分脂质、淀粉样物和软骨等也有 PAS 阳性反应,呈现不同程度的红色。

(17)普鲁士蓝染色(Perls blue stain):较早也是较敏感的用于含铁血黄素的特殊染色。含铁血黄素是一种血红蛋白源性色素。在组织内出血时,巨噬细胞摄入的红细胞经溶酶体降解,使血红蛋白中的三价铁与蛋白质结合,形成电镜下可见的铁蛋白微粒,若干铁蛋白微粒聚集成光镜下可见的棕黄色较粗大的折光颗粒,即为含铁血黄素。

1)适用范围:组织切片中的含铁血黄素染色,用于显示和证明组织内局部的各种出血性病变。

2)染料原理:Perls 染液。含铁血黄素中的三价铁离子被稀盐酸分离出来后与亚铁氰化钾反应生成蓝色的亚铁氰化铁(即普鲁士蓝)。

3)染色结果:含铁血黄素呈蓝色,其余组织呈复染的颜色(图 8-1-3)。

4)染色特点:操作简便,反应灵敏。

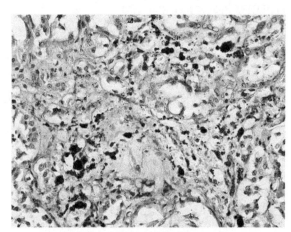

图 8-1-3　Perls blue 染色(400×)
血色病患者的肾脏标本(含铁血色素呈蓝色)

(18)Gomori 改良钙钴法:检测组织中碱性磷酸酶(ALP 或 AKP)活性的常用方法之一。ALP 广泛分布于人体各脏器官中,尤其以肝脏最多。ALP 在碱性环境下催化醇或酚类磷酸酯的水解。ALP 可以通过金属沉淀的钙钴法显色。

1)适用范围:组织切片中碱性磷酸酶活性检测,常用于肝脏疾病、白血病的研究诊断,以及骨发生和代谢疾病的研究。

2)染料原理:孵育液含巴比妥钠、甘油磷酸钠,无水氯化钙和硫酸镁。组织切片在 pH=9.4 和钙离子存在的情况下,其中的 ALP 能够将甘油磷酸酯催化反应释放磷酸酯,后者与钙离子结合形成磷酸钙,磷酸钙可以转变为磷酸钴,最后转变成黑色硫化钴。

3）染色结果：碱性磷酸酶活性处有黑色的硫化钴沉淀。

4）染色特点：组织固定需在4℃冰箱内进行，固定时间不超过24小时，否则易导致酶活性减弱或降低。钙钴法对组织内的含铁血黄素和钙盐也可形成黑色沉淀，必要时需鉴别。

七、切片封固和保存

常规HE染色、特殊染色和多数免疫酶染色后的切片可用树胶封片，既利于观察、摄影，又能保存较长时间。切片经脱水、透明后滴加树胶、加盖盖玻片。有些免疫酶呈色反应后，有色沉淀物能溶于乙醇，则不能用乙醇脱水，可烘干（或晾干）后直接树胶封片。另一些免疫酶染色及免疫荧光染色须水溶性封固剂，如明胶、甘油缓冲液，也可用聚乙烯乙醇（Elvanol）。

染色切片在室温、避光下一般能保存较长时间。荧光染色后，荧光强度随时间延长而减弱，4℃以下避光情况下可作短期保存（数天），经紫外光激发后淬灭更快，因此一般在染色后尽快观察并摄影记录。

（刘秀萍）

第二节　组织细胞抗原检测

一、组织细胞抗原检测方法概述

抗原是指能够刺激生物体产生特异性的免疫应答，并能与对应抗体和致敏淋巴细胞在体内外结合，发生特异性免疫反应的物质。利用这种特性，人们将某种抗原注射入动物体内，可以生产出针对该抗原的特异性抗体，后者广泛应用于临床治疗、诊断和科学研究中。本节介绍如何借助特异性抗体来检测组织细胞内的抗原物质，包括蛋白质、多肽、酶、激素和病原体等。

抗原检测的原理是通过带标记物的特异性抗体在组织细胞原位与相应的抗原结合，经过化学显色反应，借助显微镜（包括普通光学显微镜、荧光显微镜和电子显微镜等）的显像和放大作用，对待测抗原进行定位、定性，甚至定量的测定。这种抗原检测方法称为免疫组织/细胞化学（immunohistochemistry/immunocytochemistry，IHC/

ICC）。根据标记物的不同又分为：免疫酶组织/细胞化学、免疫荧光组织/细胞化学、免疫金银组织/细胞化学、亲和免疫组织/细胞化学以及免疫电镜。

组织细胞抗原检测可以在组织的石蜡切片或冷冻切片上进行。二者各有优缺点：石蜡切片着色稳定，保存时间久，但是待测抗原容易丢失，有时需要抗原修复的步骤（详见后述）；冷冻切片抗原保存更好，但通常切片较厚，保存时间短。需要研究者根据实验条件和目的进行合理选择。通过组织印片、细胞培养片和细胞悬液涂片技术制备的细胞标本，也可以采用本节方法检测抗原。

二、免疫酶组织/细胞化学

（一）原理

免疫酶组织/细胞化学（immunoenzyme histochemistry /cytochemistry）是组织细胞抗原检测方法中最常用的方法之一。该方法先将抗体与酶通过共价键连接，制成酶标抗体，再使其与细胞/组织切片中的抗原结合，随后借助酶对底物的催化作用，生成有色沉淀或具一定电子密度的颗粒，研究者可在光学显微镜或电子显微镜下观察，从而知晓待检抗原存在的部位及量。该技术是临床病理常规检查方法，被广泛地应用于肿瘤性质的判定和疾病预后的评估，也是形态学研究领域中不可或缺的技术手段。

用于抗体标记的酶最常用的是辣根过氧化物酶（horseradish peroxidase，HRP）和碱性磷酸酶（alkaline phosphatase，AP）。

辣根过氧化物酶分子量较小（40kD），稳定性好，是最常用的酶，其底物是H_2O_2。当酶与底物反应时，使同时加入的无色还原型染料（供氢体，DH_2）转化为有色的氧化型染料（D）沉积于局部。常用的供氢体有：①二氨基联苯胺（3'3'-diamino-benzidine，DAB），反应产物呈棕色，不溶于水，不易褪色，电子密度高，最为常用；②氨基乙基卡巴唑（3-amino-9-ethylcarbazol，AEC），为橘红色反应产物，呈色后用水溶性封固剂；③4-氯-1-萘酚（4-chloro-1-naphthol，CN），为灰蓝色反应产物，最后用水溶性封固剂。

碱性磷酸酶为磷酸酯的水解酶，可通过2种反应显色：①偶氮偶联反应，底物α-萘酚磷酸盐经水解得α-萘酚，与重氮化合物如坚牢蓝（fast blue）

或坚牢红（fast red）形成不溶性沉淀，分别呈蓝色或红色。②靛蓝-四唑反应：溴氯羟吲哚磷酸盐（5-bromo-4-chloro-3-indodyl phosphate, BCIP）经酶水解并氧化形成靛蓝，而氮蓝四唑（nitro-blue tetrazolium, NBT）在此氧化过程中被还原成不溶性紫蓝色沉淀。

（二）方法

1. 直接法

（1）基本原理：直接在针对待检抗原的特异性抗体上标记酶分子。将酶标抗体与组织细胞中的待检抗原直接结合，再通过酶对底物的作用显色（图8-2-1）。

（2）适用范围：临床最常用于检测肾组织活检标本中的免疫复合物成分（如IgG、IgA、C3和C4等），也用于检测系统性红斑狼疮和其他结缔组织疾病中的免疫球蛋白和补体等。

（3）优点：该法操作简便、迅速，特异性高，非特异性背景低。

（4）缺点：一种酶标抗体只能检查一种抗原，且敏感性不高。

2. 间接法

（1）基本原理：使用酶标记的第二抗体。第一抗体是针对待检抗原的特异性抗体（通常为IgG，如兔抗HBsAg），第二抗体是针对第一抗体IgG的FC片段的特异性抗体（如羊抗兔IgG）。间接法中，先用第一抗体与组织/细胞标本中的待检抗原反应，然后用缓冲溶液洗去未结合的抗体，再用酶标第二抗体与第一抗体结合，形成抗原-第一抗体-酶标第二抗体的复合物。最后通过酶对底物的作用显色（图8-2-1）。

（2）适用范围：广泛应用于细胞组织的抗原或抗体的检测。

（3）优点：一种酶标第二抗体可应用于同一种属来源的第一抗体（如羊抗兔IgG可与兔来源的所有IgG抗体相结合）。该法敏感性比直接法高。

（4）缺点：种属间可能存在抗原抗体的交叉反应，所以该法的非特异性着色机会较多，实验步骤较多，染色时间长。

3. 酶桥法和酶复合物法

（1）基本原理：以酶免疫动物得到抗酶抗体。酶桥法是在组织切片上贯序滴加第一抗体、第二抗体（桥抗体）、抗酶抗体、酶，最后通过酶对底物的显色作用显示抗原的分布。其中抗酶抗体与第一抗体为同一种属来源，故桥抗体能与两者结合。酶复合物法是先将酶和抗酶抗体制成免疫复合物，以代替酶桥法中的先后加入的抗酶抗体和酶。由HRP及其抗体形成的酶复合物称为PAP复合物（peroxidase anti-peroxidase complex），是3个HRP分子和2个抗HRP抗体分子结合形成性质稳定的环形分子，其中含酶量多，冲洗时酶分子不易脱落，敏感性提高（图8-2-2）。碱性磷酸酶（AP）亦

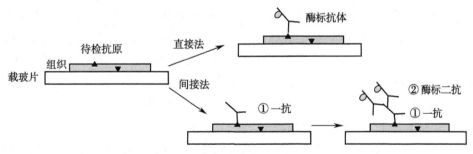

图8-2-1 免疫酶组织化学（直接法与间接法）

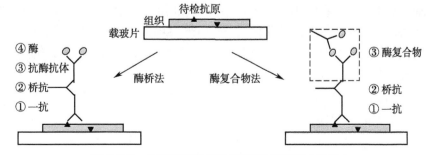

图8-2-2 免疫酶组织化学（酶桥法和酶复合物法）

可以免疫复合物 APAAP 的方式进行,同样得到满意的效果。

在 PAP 法基础上发展的双 PAP 法(即在 PAP 上片后尚未显色前,重复使用桥抗体及 PAP,再显色)敏感性可进一步提高。

(2)适用范围:广泛应用于细胞和组织标本的抗原检测。

(3)优点:该法中酶是通过免疫学原理与抗酶抗体结合,避免酶与抗体的共价链接对抗体和酶活性的损害。PAP 是一种高度稳定的复合物,不存在游离的抗体,故不会引起非特异性染色。PAP 制品也可较长时间保存,使用便利,故酶复合物法已取代了酶桥法。与酶标法相比,PAP 法的敏感性可提高几十至几百倍。

(4)缺点:在抗酶抗体制备过程中,可能产生非特异性抗体;后者与桥抗体结合,但不与酶结合,从而影响组织抗原的显色。PAP 的制备较为复杂,实验步骤较多,染色时间长。

三、免疫荧光组织/细胞化学

(一)原理

免疫荧光组织/细胞化学(immunofluorescence histochemistry /cytochemistry)采用荧光素标记的抗体(或抗原),作为分子探针检查细胞或组织内的相应抗原(或抗体),借助荧光显微镜确定待测物的性质、定位,亦可利用定量技术测定其含量。用荧光素标记抗体检测相应抗原称为荧光抗体法,最常用;用荧光素标记抗原检测相应抗体称为荧光抗原法。

用于标记抗体的是小分子的荧光素,经某种特定波长的光照射激发后,能发射出一种比激发光波长更长而能量较低的荧光。常用的标记荧光素有:①异硫氰酸荧光黄(fluorescein isothiocyanate,FITC),②四甲基异硫氰酸罗达明(tetramethyl rhodamine isothiocyanate,TRITC),③四乙基罗达明 B200(RB200)。此外荧光素碘化丙啶(PI)或 DAPI 能渗入核酸,可作为荧光复染剂衬染细胞核。每种荧光素有各自独特的吸收光谱(激发光谱)和荧光光谱(发射光谱),如 FITC 的最大吸收波长为 490~495nm(紫外线),最大发射波长为 520~530nm(翠绿色荧光)。荧光显微镜下观察时,需要根据观察的对象调整滤光片。

石蜡组织切片含较多的自发荧光,导致较强的非特异荧光背景,影响结果的观察。供免疫荧光染色的标本以新鲜未固定组织、冰冻切片为好。染色后必须用不含荧光的水、缓冲液、甘油等封裱,对阳性结果应尽早摄影记录。目前多光谱荧光成像技术可以去除样本自发荧光的干扰,提高组织切片成像的信噪比,已应用于组织石蜡切片上抗原的检测及多重荧光标记。

(二)方法

1. 直接法

(1)基本原理:将荧光素与已知的特异性抗体(或抗原)结合,制作成荧光特异性抗体(或抗原),直接与细胞或组织中相应抗原(或抗体)结合,荧光显微镜下观察即可(图 8-2-3,图 8-2-4)。

(2)适用范围:细菌、真菌、原虫、螺旋体和浓度较高的蛋白质抗原,如肾、皮肤的检测和研究。

(3)优点:操作简便,时间短;只有抗原和抗体两个因素参加反应,特异性较高。

(4)缺点:一种荧光抗体(或抗原)只能检查一种抗原(或抗体),每一种抗体都需要用荧光色素标记;其敏感性比间接法差。

2. 间接法

(1)基本原理:采用荧光标记的二抗或荧光标记的针对特异抗原的抗体。

间接法检测抗原(双层法),先用未标记的第一抗体与细胞或组织标本反应,用缓冲溶液洗去未结合抗体,再加入荧光素标记的第二抗体,形成抗原-第一抗体-荧光二抗的复合物(图 8-2-3)。因第二抗体的放大作用,使结合的荧光基团显著多于直接法,提高了检测的敏感性。

间接法检测抗体(夹心法),先用特异性抗原与细胞或组织标本反应,再加入针对该抗原的荧光素标记抗体,在原位形成抗体-抗原-荧光抗体的复合物。由于抗原夹在组织细胞待测抗体与荧光抗体之间,所以这种方法也被称为夹心法(图 8-2-4)。

(2)适用范围:细胞和组织的抗原和抗体的检测。

(3)优点:该法敏感性比直接法高。检测抗原的双层法中,只需要制备一种种属的荧光二抗,就可以用于多种第一抗体的标记显示,是目前应用最广泛的免疫荧光组织/细胞化学技术。

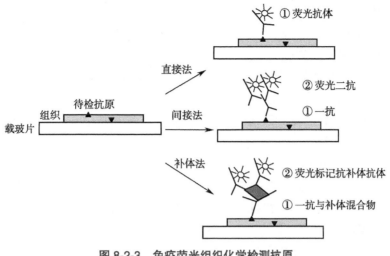

图 8-2-3 免疫荧光组织化学检测抗原

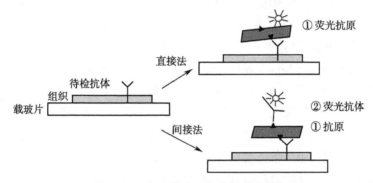

图 8-2-4 免疫荧光组织化学检测抗体

（4）缺点：种属间或不同抗原抗体间可能存在抗原抗体的交叉反应，所以该法的非特异性着色机会较多；实验步骤多，染色时间长。检测抗体的夹心法中，荧光素标记的特异性抗体仅与已知特异性抗原结合，故一种荧光抗体只能检测一种待测抗体，相对成本高，应用范围不广。

3. 补体法

（1）基本原理：采用荧光素标记的抗补体抗体。将新鲜补体与特异性的抗体（第一抗体）混合同时加在细胞或组织切片上，经 37℃ 孵育后，如果第一抗体与标本中的待测抗原形成抗原抗体复合物，新鲜补体就可以结合在此复合物上。再加入荧光素标记的抗补体的抗体，形成抗原 - 抗体 - 补体 - 抗补体荧光抗体复合物（图 8-2-3）。荧光素标记的抗补体抗体也可以用来检测组织细胞的抗原抗体复合物，因为抗原抗体复合物形成后会有补体结合上去。在细胞或组织切片上，直接加入荧光素标记的抗补体抗体，与结合在抗原抗体复合物中的补体反应，通过荧光显微镜即可观察到免疫复合物的存在。

（2）适用范围：常用于肾穿刺组织的活检诊断，以及立克次体、病毒颗粒或低浓度抗原的检测。

（3）优点：制备一种抗补体的荧光抗体，可检测多种抗原抗体复合物，并可用于各种不同种属来源的第一抗体。补体法检测抗原的敏感性比间接法高。

（4）缺点：补体法检测抗原需要新鲜的补体，实验步骤多，操作较复杂。用补体法检测抗原抗体复合物的敏感性和特异性一般。

四、亲和细胞化学

亲和细胞化学（affinity cytochemistry）是利用两种物质之间的高度亲和力及其可标记性，以显示其中一种物质的方法。虽然从广义上来看抗原抗体结合也是一种亲和作用，但在此提到的亲和细胞化学技术是区别于抗原抗体反应的另一种常用的组织细胞抗原检测方法。目前，常用的亲和物质包括生物素与亲和素、植物凝集素与糖类、葡萄球菌 A 蛋白（SPA）与免疫球蛋白（IgG）、阳离子与阴离子等。在实际应用中，亲和细胞化学常与免疫组织化学相结合,称为亲和免疫组织化学。下面介绍最常用的亲和素-生物素法。

(一)亲和素-生物素的基本原理

亲和素(avidin)又称卵白素,是一种碱性糖蛋白,目前使用更多的是从链霉菌中提取的链菌素(streptavidin)。而生物素(biotin),即维生素H(B族维生素),是一种小分子物质,与抗体结合,不影响抗体的活性。每个亲和素分子有4个生物素结合的位点,二者可以形成牢固结合的不可逆的复合物,具有特异性强、亲和力大的特点。

(二)亲和素-生物素的特点

适用于组织细胞的抗原检测。优点是对抗原检测的敏感性高。缺点是标记抗体的制备较复杂,操作步骤较多。

(三)亲和素-生物素的应用方法

1. 标记亲和素-生物素法(labelled avidin-biotin method,LAB法) 先用亲和素标记HRP,一个亲和素可结合多个HRP;其次用生物素标记抗体,一个抗体分子可以连接多个生物素分子,抗体的活性不受影响。组织细胞中的待测抗原先与生物素化的第一抗体结合,继而通过亲和素将HRP结合到第一抗体的生物素上;或者抗原先与未标记的第一抗体结合,再与生物素化的第二抗体反应,接着通过亲和素将HRP结合到第二抗体的生物素上,经过多层放大效应,大幅度提高抗原检测的敏感性。

2. 桥联亲和素-生物素法(bridged avidin-biotin method,BAB法) 以游离的亲和素作为桥梁,先使组织中的待测抗原与生物素化的抗体结合,再通过游离的亲和素与酶标生物素连接,也可以大幅度提高抗原检测的敏感性。

3. 亲和素-生物素-过氧化物酶复合物法(avidin-biotin-peroxidase complex method,ABC法) 是前两种方法的改进,先按一定比例将亲和素与酶标生物素结合,形成亲和素-生物素-过氧化物酶复合物(即ABC复合物),标本中的待测抗原先后与第一抗体、生物素化的第二抗体以及ABC复合物结合,最终形成晶格样结构的复合体。

五、免疫金银细胞化学

免疫金银染色(immunogold-sliver staining,IGSS)将免疫金法与银显影相结合,是一种更为敏感的免疫细胞化学检测技术。可用于常规石蜡切片和冷冻切片的组织抗原检测。

(一)基本原理

与间接法类似,组织中的待测抗原与特异性的第一抗体结合,再与用金标记的第二抗体反应。沉积在抗原位置的胶体金颗粒起一种催化作用,催化还原剂(氢醌)将银离子还原成金属银。被还原的金属银围绕金颗粒形成一个"银壳","银壳"本身也具有催化作用,进一步吸附更多被还原的银颗粒,大大提高了抗原检测的灵敏度。

(二)特点

①抗体可通过物理吸附作用与胶体金颗粒结合,制备方法简单、易行;不接触致癌性试剂,背景染色浅;②适用范围广,免疫金银染色可用于光学显微镜、电镜(透射和扫描电镜)和X线能谱分析;③抗原检测敏感性高,标本可长期保存;④适用于标记活细胞和经前固定的细胞表面抗原,对检测神经内分泌细胞中肽类物质有较多的优点。

六、免疫电镜

免疫电镜(immunoelectron microscopy)是免疫组织化学技术和电镜技术结合的产物。利用抗原与抗体特异性结合的原理,在高分辨力的水平上对细胞器等超微结构中的抗原进行定位、定性和半定量的分析。

(一)基本原理

根据实验过程中免疫染色的时间不同,免疫电镜可分为包埋前染色、包埋后染色和超薄冷冻切片免疫染色三种。包埋前染色即先行免疫染色,在立体显微镜下将阳性部位取出,修整成小块后再按常规电镜方法处理。包埋后染色是组织标本经过固定、脱水及树脂包埋制成超薄切片后再进行免疫染色。超薄冷冻切片的组织置于2.3mol/L蔗糖中以液氮速冻,冷冻超薄切片机进行切片后直接进行免疫染色。根据抗体标记方法的不同,免疫电镜又可分为酶标记免疫电镜、胶体金标记免疫电镜和铁蛋白标记免疫电镜。

(二)酶标记免疫电镜

酶和抗体通过偶联剂结合,在抗原与抗体反应后酶与底物作用生成电子致密物,再通过电镜观察检出抗原反应的部位和强度。最常用于抗体标记的酶是过氧化物酶，底物为过氧化物和氢供体（DH$_2$）。优点是稳定性好，相对分子量较小，使与其交联的抗体易穿透细胞膜而用于细胞内抗原的定位。缺点是酶反应产物比较弥散，分辨率不理想。

（三）胶体金标记免疫电镜

在还原剂作用下，氯金酸（HAuCl$_4$）可聚合成一定大小的金颗粒，在静电作用下成为一种稳定的胶体状态，形成带负电的疏水胶溶液，称为胶体金。胶体金和蛋白通过静电结合，所以不影响蛋白质的生物特性。金颗粒具有高电子密度，电镜下结合的金标蛋白呈现黑褐色颗粒。在组织超薄切片上，胶体金标记的抗体或抗抗体可用于病毒形态和病变组织的观察和检测。

（四）铁蛋白标记免疫电镜

免疫铁蛋白技术广泛应用于细胞膜表面的标记研究中，且应用面较广，既可用于透射电镜、扫描电镜，又可用于冷冻蚀刻复型。优点是定位抗原分子的分辨率比较高。与前面的方法相比，其颗粒的电子密度深，容易辨认，还能更好地显示细胞的超微结构背景。但由于铁蛋白相对分子质量大，不易穿透组织和细胞，故不适合包埋前染色。铁蛋白在中性条件下带负电荷，容易产生非特异性吸附而使背景着色，近年来逐渐被胶体金标记所取代。

七、组织衬染和抗原修复

（一）组织的衬染

免疫组化显色反应后，为显示组织形态，常配以相应的衬染（或称对比染色），如以苏木精或甲基绿染细胞核，分别呈紫蓝色或绿色；以亮绿或核固红使组织背景呈绿色或红色。免疫荧光染色后一般不用衬染，故组织形态的分辨有一定困难，必要时可以 PI（红色荧光）或 DAPI（蓝色荧光）显示细胞核。

（二）石蜡组织切片的抗原性修复

常规福尔马林固定、石蜡包埋处理的组织，其中的蛋白大分子发生分子内或分子间的交联（cross-links），从而屏蔽了抗原决定簇或使其三维结构的构象发生改变。其他固定剂也有类似的抗原屏蔽作用。如不做特殊的预处理，石蜡切片中的抗原大部不能被检出，出现假阴性结果。尽量使石蜡组织切片中的抗原暴露的方法为抗原性修复（antigen retrieval），其是免疫组化（荧光）染色成功的关键一步。

目前抗原修复的方法很多，究竟采取何种方法，应根据固定剂、固定时间、所检抗原的不同来决定。下面介绍几种常用的方法。

1. 蛋白酶消化修复　用于抗原性修复的蛋白酶有多种，最常用的是胰蛋白酶、胰糜蛋白酶、链霉蛋白酶、蛋白酶 K、胃蛋白酶等。有些抗原需用特殊的酶进行消化，如 IgE 要用蛋白酶ⅩⅩⅣ消化才能获得满意的免疫组化染色结果。蛋白酶消化修复抗原性的机制尚不完全清楚。大多数学者认为蛋白酶消化可能通过切断蛋白分子间的交联来暴露抗原决定簇。为了达到预期的目的，除了选用最合适的蛋白酶外，还应注意酶的工作浓度、辅酶的使用、pH 及最适反应温度。

1）常用蛋白酶的工作浓度：胰蛋白酶（含 0.1% CaCl$_2$）为 0.05%~0.1%；链霉蛋白酶为 0.002 5%；胃蛋白酶为 0.1%。

2）消化时间与固定时间有关，固定时间久者应适当延长消化时间。

有时蛋白酶会因生产厂家不同或虽同一厂家因批号不同而影响抗原性的修复。在没有现成资料可作参考时，应通过预实验摸索出效果最佳的酶及其工作参数。蛋白酶消化虽可修复抗原性，但不合适的蛋白酶消化可能出现假阳性或假阴性。如消化不足，抗原决定簇未充分暴露，阳性染色会很淡或根本不显示。消化过度，组织形态结构破坏并可引起脱片。

2. 热修复　热修复的原理众说纷纭，其中两种观点有一定说服力，一种认为福尔马林固定主要通过甲烯桥形成的共价键和席夫碱（Schiff base）形成的弱分子引力使蛋白分子发生交联，加热后，虽对共价键没有影响，但可消除席夫碱引力，此时蛋白分子的构象处于固定与未固定的中间状态，不同程度地恢复了抗原分子的自然构象。另一种观点认为加热可削弱或打断由钙离子介导的化学键，从而减弱或消除蛋白分子的交联，恢复抗原性。与蛋白酶消化相比，热修复不仅可增加染色阳性细胞数及阳性强度，而且热修复所需的时间与固定时间关系不大。但对固定时间过长的组织,加热的时间也应适当延长。热修复的方法很多,常用的有微波照射、加压加热、热水浴等。

（1）微波照射抗原修复:是通过微波的辐射作用和其热效应实现的。微波照射所用的介质溶液有 20 余种,最常用的是 pH=6.0 的 0.01M 柠檬酸缓冲液和 pH=8.0 的 0.1mM 的 EDTA 溶液。也可将这二种溶液混合使用。微波照射时所用输出功率一般在 750~1 000W。介质溶液的体积、每次欲修复抗原性的切片数量、照射时间等参数都要在预实验中订出一个最佳方案。一般当微波炉输出功率在 950W,介质溶液体积为 400ml,切片数量为 25 张时,可将照射时间设在 10 分钟;在第 7.5 分钟时,溶液开始沸腾。对大多数抗原而言,保持沸腾 2.5 分钟左右即可获得良好的抗原修复效果。但对某些抗原,尤其是核抗原,应适当延长照射时间或多次照射。微波照射加热的缺点是受热不均匀,当切片过多、介质溶液体积过大时更为明显。

（2）高压加热抗原修复法:为了克服微波照射受热不匀的缺点,采用厨用高压锅对组织切片进行抗原修复。高压锅的压力可达 103kPa,温度约 120℃,加热 2 分钟即可使抗原修复,尤其是核抗原的修复,当其他方法失败时,该法常常可获成功。

具体方法是先在高压锅内注入 2/3 容积的介质溶液,加热使之沸腾,然后轻将切片放入锅内,密封锅盖继续加热,使压力升至最大（103kPa）,2 分钟后,立即将锅移至水斗,用自来水冷却之,减压降温后,取出切片,用蒸馏水和 pH=7.6 的 Tris 缓冲液洗后,即可进行免疫组化染色。

（3）水浴加热抗原修复法:有人认为加热的水温恰在沸点以下（95~98℃）对抗原性的修复更为有效,且该法不需要专用设备,经济实用,但加热所需时间较长。可将盛有介质溶液的容器（如大烧杯）放在水溶锅内加热到 95~98℃,并维持这一温度勿使沸腾,然后将组织切片放入溶液,继续加热 30 分钟,室温冷却后即可。

3. 微波照射与蛋白酶消化联合应用 先用微波照射后,再用蛋白酶消化可以使某些抗原（如 κ 和 λ 轻链）的抗原性恢复更有效。因微波照射可增加组织对蛋白酶的敏感性,故可缩短消化时间。相反,如先进行蛋白酶消化,后用微波照

射,也可缩短微波照射的所需时间。联合应用微波照射与蛋白酶消化对显示某些淋巴细胞的标记常可取得很好的效果。

（曾文姣 朱荣 刘秀萍）

第三节 原位核酸检测

原位核酸检测的方法就是原位杂交（in situ hybridization, ISH）,是运用核酸分子间碱基互补的性质,应用带有标记物的核酸探针（DNA 或 RNA）与组织、细胞中待检测的核酸特异性结合而形成杂交体,继而应用组织化学和免疫组织化学技术在组织切片（或细胞片）上显示杂交信号,通过光学显微镜或电子显微镜进行杂交信号的观察和定位。该反应是在组织（细胞）原位,通过核酸分子探针与靶核酸链间的互补杂交来实现的,也称杂交组织化学（hybridization histochemistry）或原位杂交组织化学（in situ hybridization histochemistry）。

杂交组织化学属于核酸杂交（nuclear acid hybridization）技术的一种,该技术结合了核酸杂交的高特异性与敏感性,并且对被检测的靶序列进行组织、细胞原位显示,故原位杂交不需从待检组织中提取核酸,完好地保存了组织、细胞的形态结构,能在成分复杂的组织中对某一个或一类细胞进行观察而不受组织中其他成分的干扰;同时可经后续图像处理对靶核酸表达进行定性和定量测定。因此,原位杂交技术在生物学和病理学等诸多临床和基础医学领域的研究中有着广泛的应用价值。

一、原位杂交的原理

RNA 和单链 DNA 都是由 4 种核苷酸或脱氧核苷酸通过 3′, 5′- 磷酸二酯键相连组成的多核苷酸。两条互补的 DNA 链又可通过配对碱基间（A-T、C-G）形成的氢键相连组成双链,进一步形成稳定的 DNA 双螺旋结构。DNA 在复制或转录时,螺旋的 DNA 双链互相分离成为单链,以此为模板,在酶的作用下生成与之碱基互补的 DNA 子链或 RNA 链。

核酸杂交的原理是利用两条多核苷酸链的互补碱基间可以通过氢键形成双链的特性,在体外采用加热或用变性剂的方法,人为地使待检双链

DNA 间的氢键断裂,双链 DNA 解离为两条 DNA 单链。这个过程称为 DNA 的变性。变性的互补单链 DNA 在去除变性条件后又可以恢复双链状态。这个过程称为 DNA 的复性或退火。如果在复性或退火的过程中加入带有标记物的探针,即已知序列的核酸片段,探针就会与互补的待测 DNA 单链通过碱基配对形成核酸双链分子,实现分子间的杂交(图 8-3-1)。

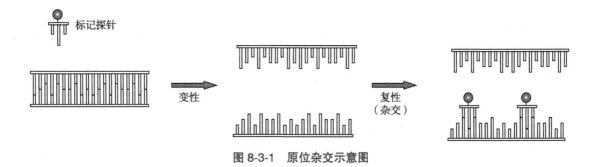

标记探针

变性

复性
(杂交)

图 8-3-1　原位杂交示意图

核酸分子杂交除了能在变性的单链 DNA 间进行外,也可在 DNA 与 RNA 间、RNA 与 RNA 间以及寡核苷酸与 DNA 或 RNA 间通过碱基配对(A-T、C-G、A-U)实现。

原位杂交可分为直接法和间接法两类。直接法即探针用放射性核素、荧光素或一些酶标记,探针与组织细胞内靶核酸所形成的杂交体可分别通过放射自显影、荧光显微镜术或成色的酶促反应直接显示。而间接法一般都用半抗原来标记探针,最后通过用免疫组化对半抗原进行检测和定位,间接显示探针与组织细胞内靶核酸所形成的杂交体。

原位杂交是在组织切片或细胞片上进行原位核酸分子杂交,再经标记物的呈现使杂交分子得到定位。其成功与否主要取决于 4 方面:①合适的探针(种类和特异性、适当的长度、良好的标记);②优良的组织(细胞)保存(被测核酸和组织结构的完好);③可靠的实验试剂和正确的实验方法;④相当的形态学(细胞学、组织学、病理解剖学)知识。

由于核酸探针的种类和标记物的不同,在具体应用的技术方法上也各有差异,但其基本方法和应用原则大致相同,实验步骤包括标本制备,杂交前处理,杂交反应,杂交后处理及杂交体的检测以及对照实验。

二、探针类型、制备及标记

探针(probe)是指原位杂交中用于与细胞内特定的 DNA 或 RNA 序列结合的特殊核酸片段,常用的有 DNA 探针(双链或单链)、RNA 探针和寡核苷酸探针。

探针的特异性在原位杂交中的意义不言而喻。探针序列的选择一般应避免重复序列,大多采用特异性较强的基因 5' 或 3' 端部分。探针的长度对杂交结果的特异性和敏感性甚为重要。总的来说,探针越长,杂交敏感性越高,而特异性越差。多选择 100~400 个碱基或碱基对。

探针的常用标记物分为同位素和非同位素两大类。同位素标记的探针应用较早,常用的同位素有 ^{35}S、^{125}I、^3H。应用同位素作标记物敏感性较高,但曝光时间较长,且标记的探针使用周期受限,对实验室的要求较高,一般不适用于普通实验室和日常检验工作。目前探针的非同位素标记方法应用越来越多,多采用生物素或地高辛(digoxigenin, DIG)和荧光素作为标记物。由于组织内有内源性生物素存在的干扰,而以地高辛为标记物的杂交后抗 DIG 抗体敏感性与同位素标记的探针相仿,切片背景好、细胞定位准确,使得 DIG 作标记物的探针比生物素流行。各类探针的制备及优缺点见表 8-3-1。

三、组织和细胞标本的制备

原位杂交可应用于冰冻或石蜡片、细胞培养片、细胞甩片或细胞切片等。为了获得良好的杂交结果,组织和细胞标本的取材和处理十分重要,既要充分保留被测核酸不被降解,又要尽可能维持原有组织或细胞的形态结构。其基本要求与免疫组织化学技术相似,新鲜取材、及时固定。

表 8-3-1　各类探针的制备及优、缺点

探针类型	标记方法	优点	缺点	检测对象
双链 DNA 探针	缺口平移法、随机引物法、PCR 扩增标记法	特异性高 不需再一次克隆 能选用各种标记方法 杂交适宜温度的范围较大	易自身粘连 使用前需变性处理杂交体 不如 RNA 探针稳定 要用凝胶电泳来移除载体序列	DNA
mRNA 单链 DNA 探针	同上	不产生自身粘连	探针制备上有难度	DNA
mRNA 单链 RNA 探针	通过转录进行	特异性高 形成的杂交体稳定 不产生自身粘连	需灭活 RNA 酶处理 需要再克隆到含启动子的载体中	mRNA
寡核苷酸探针	末端（加尾）标记	特异性好 探针易制备 杂交时间短	杂交适宜温度的范围较窄	mRNA DNA

DNA 的稳定性较好，一般不需特殊处理。常规的石蜡或冰冻切片均适用于 DNA 的原位杂交检测，即使长期保存的石蜡块也可用于回顾性研究。但 RNA 非常容易降解，RNA 酶在周围环境中几乎无处不在，而且一般的消毒方法不能将其灭活。因此，当检测标本中的 RNA 或采用 RNA 探针时，从标本准备到杂交结束前，都要注意预防 RNA 酶污染对杂交结果的影响。细胞培养片和细胞甩片的制备与免疫组化染色相同，但由于探针穿透力的问题，原位杂交检测细胞内 DNA 和 RNA 时更倾向于用细胞切片。

用于原位杂交标本的固定剂与免疫组化相似，以醛类固定剂应用最多，尤其是 4% 多聚甲醛（用 0.1M PBS 配制）固定可以较好地保存组织中的靶核酸，组织形态结构的保存也优于沉淀类固定剂（如乙醇）。固定时应尽量早期固定，另外固定时间不能太长，最好采用 4℃ 下固定，一般不超过 24 小时。

四、原位杂交过程

原位杂交是一个复杂的、多步骤的过程，除了滴加标记（如 DIG）杂交探针、酶标抗 DIG 抗体、酶底物等必不可少的几步外，更多的步骤是为了改善杂交的结果，如提高敏感性，降低非特异性和背景着色。通常可以把整个杂交过程分为杂交前处理、杂交和杂交后处理 3 个阶段。

（一）杂交前处理

杂交前处理的主要目的是：①增强组织或细胞的通透性，以利于探针的穿透；②尽可能减少与探针产生非特异吸附的背景。采用的方法有：

1. **增强组织通透性和探针的穿透性**　采用去污剂或某些消化酶处理，可以增强组织的通透性和探针的穿透性，提高杂交信号，但同时也会降低 RNA 保存量，影响组织结构形态，导致组织脱离载玻片，因此，在用量和时间上应当加以注意。常用的去垢剂是 0.01%~0.3% 的 Triton X-100。蛋白酶消化常用的有蛋白酶 K（proteinase K），还有胃蛋白酶（pepsin）、链霉蛋白酶（pronase）等。各种酶的最佳作用通常要求 37℃，且与反应溶液的 pH 相关，如蛋白酶 K 和链霉蛋白酶在中性 pH 下才能发挥最大的酶活力，而胃蛋白酶最大活力是在 pH 1.8~2.5 之间。消化酶的浓度、作用时间等参数的选择应根据组织的类型、固定的程度、切片厚度、探针的大小、酶的批号和活性等做具体分析，经过多次预实验才能选定最佳方案。

2. **减低背景染色**

（1）稀酸处理：常用 0.2 M HCl 使碱性蛋白变性，消除其对杂交反应的干扰，有利于靶核酸的暴露，减少背景。在蛋白酶消化后的稀酸处理还具有清除蛋白酶的作用。

（2）乙酰化：组织细胞中的碱性蛋白带有正电荷，可以与探针中的磷酸根和标记物所带的负电荷产生静电吸附。乙酰化可中和标本中的正电荷，减少静电吸附，从而减低背景着色。常用的方法是在杂交前用 0.25% 乙酸酐或无水乙酸（溶于 0.1 M 三乙醇胺，pH=8）处理切片。

（3）其他：检测靶 DNA 时可加 RNA 酶处理，消除因 DNA 探针与标本 RNA 之间可能出现的交叉反应。酶处理后须彻底洗涤以防其继续作用。采用非同位素探针时，应注意针对其检测系统中可能出现的背景染色作相应的处理，如抗体蛋白的非特异吸附，内源性过氧化物酶、生物素等。

（二）杂交过程

杂交时，探针和靶核苷酸必须均是单链，两者才能结合。如果探针和靶核苷酸二者或其一是双链，必须在杂交前解链（变性），若探针和靶核酸均为 DNA 则可将探针滴加在标本上后一起变性。常规的变性方法是用高温处理切片（90~100℃，5~10 分钟）。微波处理也可使双链 DNA 探针和靶 DNA 变性，此法不仅能使双链核酸变性，也能使杂交信号增加。这可能与微波辐射引起蛋白变性，使核酸暴露有关，也可能是微波辐射导致靶核酸构型改变，使杂交效率提高。

理论上解离的核酸互补链，重新形成碱基配对的螺旋结构的复性（杂交）速度取决于：①反应温度；②正离子浓度；③DNA 浓度；④DNA 片段大小。欲达到最佳的信号 - 背景着色比，应注意以下问题。

1. 杂交温度　一般采用低于该 DNA Tm（Tm 为 DNA 分子 50% 解链时的温度）25℃的温度。杂交液中甲酰胺可降低杂交温度，每增加 1% 甲酰胺，可下降 0.35~0.65℃。故杂交液中加入适当的甲酰胺可避免因为杂交温度过高导致的细胞形态及结构的破坏以及避免组织从玻片上脱落。

2. 杂交时间　杂交时间可随探针浓度增加而缩短，实际操作中常定为过夜孵育 16~20 小时。杂交反应不要超过 24 小时，反应时间过长，形成的杂交体会解链，杂交信号反而会减弱。反应的常用条件是：50% 甲酰胺，42~65℃，杂交 16~20 小时。

3. 杂交液中离子强度和 pH　杂交液中含有较高浓度的钠离子可使杂交率增加，还能降低探针与组织标本间的静电结合。常用的 pH 在 6.5~7.5 之间。

4. 探针的浓度　在杂交液中加入大分子非离子性多聚体，如硫酸葡聚糖、聚丙烯酸和聚乙二醇等可增加杂交液中探针的相对浓度，加快杂交的进行。杂交常用的探针浓度为 0.5~5.0μg/ml。

5. 杂交液的构成　基于以上原理，杂交液内除了探针外，还含有适量的甲酰胺，并保持一定的离子强度和 pH；含有一些封闭物质，如葡聚糖、聚乙烯吡咯烷酮（PVP）和牛血清白蛋白（BSA）等，以阻止探针与组织内的一些成分发生非特异性结合。为了提高杂交的特异性，在杂交反应前常先用不含探针的预杂交液处理切片（与杂交温度相同，20 分钟左右）。此外，杂交液的量也要适当，一般每张切片 10~20μl 为宜。杂交液过多不仅造成浪费，也会导致染色背景升高。

6. 杂交的严格度（hybridization stringency）　表示通过杂交及冲洗条件的选择对完全配对和不完全配对杂交体的鉴别程度，或指决定探针能否特异性结合的程度。影响严格度的因素有甲酰胺的浓度、杂交温度和离子强度等。

杂交的严格度可在杂交反应及杂交后洗涤过程中调节。杂交反应在低严格度的条件下进行，以保证探针与组织标本上靶核酸的充分结合，而杂交后的冲洗则在高严格度的条件下进行，以去除含不相配碱基对的杂交体（非特异性结合）的杂交体。

（三）杂交后处理

该步骤是为了尽可能把未杂交或非特异吸附于切片上的探针清洗干净（洗片），及通过免疫组化反应显示靶核酸的存在与分布。

洗片是减少背景着色的重要环节。通常洗片的液体是不同浓度的 SSC。为提高洗片的效果，可以提高洗片时所用的温度、减低所用洗液的离子浓度和提高甲酰胺的浓度。在用 RNA 探针时还可用不含 DNA 酶的 RNA 酶处理切片，将残存的单链 RNA 探针消化掉，从而明显降低非特异性背景。

（四）对照

每次进行原位杂交实验时应设立若干个对照，以评估所用试剂的可靠性和结果的准确性，排除假阴性和假阳性的干扰。常用的对照有阴性标本对照、阳性标本片对照、未标记探针竞争抑制、不含探针的阴性对照、无关的标记探针对照等。

五、原位杂交技术的进展及应用

除了经典的原位杂交，原位杂交可与其他组织化学技术相结合，或与其他分子生物技术相结合，使其应用范围扩大，成为更有应用价值的技术。

（一）原位 PCR 技术

聚合酶链式反应（polymerase chain reaction, PCR）是一种基因放大技术。在组织或细胞片上利用 PCR 技术进行基因扩增，而后经杂交技术扩增阳性信号，即为原位 PCR，又称原位基因扩增。根据其操作方法可分为直接法和间接法两种。可在此基础上，以待测 mRNA 为模板反转录 cDNA，然后再以此 cDNA 为模板进行 PCR 扩增，称为原位反转录 PCR（in situ RT-PCR）。

原位 PCR 可应用于：①检测外源性基因片段，提高检出率，集中在病毒感染的检查上；②观察病原体在体内分布规律；③检测内源性基因片段，如人体的单基因病、重组基因和易位的染色体基因片段等；④检测导入基因；⑤遗传病基因检测，如 β- 地中海贫血。

原位 PCR 技术能用于低拷贝的内源性基因的检测和定位，在完整的细胞样本上能检测出单一拷贝的 DNA 序列，可用于基因突变、基因重排和染色体易位等的研究和观察；还可用于外源性基因的检测和定位，如对各种感染性疾病病原的基因检测，如 EB 病毒、人乳头状瘤病毒、肝炎病毒和麻风杆菌基因的检测等；在临床上还可用于对接受了基因治疗患者体内导入基因的检测等。

目前该技术还不够完善，如特异性差，特别是假阳性，因此，必须设计严格的实验对照，包括已知阳性和阴性对照、引物对照、PCR 反应体系对照和用 DNA 酶和 RNA 酶处理后样本的阴性对照等；技术操作复杂，影响因素多；原位 PCR 仪价格昂贵等，故其应用受到一定限制。

（二）双重或多重原位杂交技术

在同一标本上，以两种或多种标记探针与靶核酸杂交，利用后继不同的检测手段分别显示各种靶核酸的存在和分布，研究其相互间的关系。这一技术与免疫组化中的双重或多重反应相同，除了探针本身的特异性外，对结果的干扰主要来自标记物及其检测试剂的互相影响。在一般的原位杂交中最好选择不同的标记和检测系统，如同位素 - 非同位素、生物素 -DIG、DIG- 荧光素等。

运用较多的是多种荧光素的套用，尤其著名的是染色体基因分布研究中的荧光原位杂交（fluorescence in situ hybridization, FISH）技术。它将荧光信号的灵敏性、安全性及直观性和原位杂交的高特异性结合起来，通过荧光标记的核酸探针与待测样本核酸进行原位杂交，在荧光显微镜下对荧光信号进行辨别和计数。目前 FISH 技术在临床诊断及科研工作中应用很广泛，并显示出比传统技术更显著的优势，主要表现为可同时采用两种或两种以上不同颜色的荧光素标记多个基因序列。计算机图像分析技术在 FISH 中的应用极大地提高了 FISH 技术的敏感性及结果的直观性和可信度。

FISH 技术作为非放射性检测体系，具有以下优点：①荧光试剂和探针经济、安全，在标记和杂交过程中没有污染，探针稳定，一次标记后可在两年内使用；②敏感性高，可定位长度在 1kb 的 DNA 序列，特异性强，定位准确，实验周期短；③FISH 不仅可以用于分裂期细胞染色体的分析，还可用于检测间期细胞核中染色质的异常，甚至可以显示核内 DNA 的三维结构。

FISH 技术广泛应用于人、动物和植物等各种生物正常及异常疾病的（如肿瘤）组织切片、细胞涂片（培养细胞、血液、绒毛、精子及卵裂球 PGD 等）和脱落细胞收集制片（如羊水）等组织材料中。FISH 可进行分裂期和间期细胞的染色体核型分析（如 21 三体综合征），染色体异常（额外小染色体、微缺失或重复、易位、重排、缺失与扩增等）、染色体印迹（chromosome painting），基因或 DNA 片段的染色体定位等的分析，均显示了高度的敏感性和可靠性，除科学研究应用外，也广泛应用于细胞遗传学、产前诊断、传染性疾病病原生物确定及肿瘤诊断、靶向治疗药物选择等临床实际工作中。

（三）杂交 - 免疫组化联合检测

这是原位杂交与免疫组化技术的结合，主要用于在一张标本切片上同时检测某一基因在核酸和蛋白质水平的表达，以推测待定基因表达异常可能出现的环节。具体操作时，方法间的配伍和先后次序主要取决于待检对象的稳定程度。一般而言是先做免疫组化染色，后做杂交反应。与双重原位杂交和双重免疫组化相似，该法应用时也要注意选择不同的标记和检测系统。若检测 mRNA，则在组织处理及定位酶或抗原时，都需注意防止组织内靶 RNA 降解。

（四）电镜下的原位杂交

杂交电镜的原理及常用方法与光镜下的原

位杂交基本相同,其操作与意义同免疫电镜相似。为了兼顾超微结构保存和杂交效率,标本固定剂多采用与免疫电镜相同的固定剂,如 1%~4% 多聚甲醛和 0.5% 戊二醛混合的 PG 液,也可用 PLP 固定液。杂交可采用包埋前法、包埋后法和冰冻超薄切片法。常用的是包埋后法,即在超薄切片上进行原位杂交,其超薄切片的制作方法与普通电镜相同。此法较简便,但要注意及时取材固定,并采用低温包埋法,杂交标记的方法与普通原位杂交相似。包埋前法是在冰冻或振动切片机切得的厚片上先进行原位杂交,然后作电镜包埋、超薄切片。此法可与光镜原位杂交检测相连续,易获得阳性结果,但超微形态损伤较严重,且细胞膜可阻碍探针和标记物进入靶位。在杂交过程中,可采用 0.2mol/L HCl、Triton X-100、蛋白酶 K 消化等预处理增强细胞膜的穿透性。冰冻超薄切片的技术要求高、费用高,尚难普及。探针多采用非同位素标记,加上胶体金标记抗体技术来显示靶核酸的亚微分布,阳性反应的金颗粒在电镜下较为清晰。

(五)原位标记杂交

原位标记(primed in situ labeling, PRINS)技术,即将核苷酸(包括带标识者)、变性后的未标记探针(或特异的寡核苷酸引物)和 DNA 聚合酶一起加至变性的待检标本上。在 DNA 聚合酶驱动下,以靶 DNA 链为模板,探针为引物,使探针逐步延伸并与靶 DNA 链结合,形成探针及其带有标识的延伸段与相配对的靶 DNA 链结合的杂合体,再经检测系统检出。此法不仅缩短了时间,而且背景低,杂交信号强。

(刘　颖　刘秀萍)

第四节　原位细胞增殖和凋亡检测

一、原位细胞增殖检测

(一)概述

细胞增殖(cell proliferation)是人体的生物学特性之一,指细胞在周期调控因子的作用下,通过 DNA 复制、RNA 转录和蛋白质合成等复杂反应而进行的分裂过程,其中核 DNA 的复制倍增是整个过程的重要特征。细胞增殖检测技术广泛应用于分子生物学、遗传学、肿瘤生物学、免疫学、药理学和药代动力学等研究领域。原位研究细胞增殖活性,不仅涉及生理性及反应性细胞增生,更多的是研究肿瘤细胞增生活性。

增殖性细胞或潜在增殖性细胞由静息状态(G0 期)进入增殖状态后,经由间期及有丝分裂期(M 期),使细胞数量成倍增长的过程。间期分为 DNA 合成前期(G1 期)、DNA 合成期(S 期)及 DNA 合成后期(G2 期)三个不同时相。通过检测增殖性细胞在细胞周期中发生的一系列特征性变化和 / 或出现的某些特征性标志,可以反映细胞是否处于增殖状态,并了解其增殖的程度。

(二)常用方法

1. 直接观察 M 期细胞有丝分裂的形态学变化。用显微镜直接观察 M 期细胞形态变化或细胞核变化,并进行有丝分裂计数的方法。直观简便,能对核分裂象记数(mitotic figure counting, MFC),但不准确。其中一种记数法为高倍视野法,即在高倍镜(×400)下,随机选择多个视野(≥10),分别观察和计数其中的核分裂象,然后计算出每个高倍视界中核分裂象的平均值。

2. 在 S 期 DNA 合成过程中,用放射性同位素标记的胸腺嘧啶核苷、或胸腺嘧啶核苷类似物掺入法检测细胞增殖。如 ^{3}H-TdR 掺入法、BrdU 或 EdU(5- 乙炔基 -2′ 脱氧尿嘧啶核苷)掺入法。

(1)^{3}H-TdR 掺入法:氚(^{3}H)标记胸腺嘧啶核苷即 ^{3}H-TdR(thymine deoxyriboside)法是较老的、经典的细胞增殖检测法。使用时需要放射性同位素 ^{3}H,一般可在细胞培养时掺入 ^{3}H,通过液闪法定量测定 ^{3}H 掺入量。但用液闪法无法同时了解同位素的定位情况;也可采用放射自显影法了解同位素的定位情况,但放射自显影法一般不能显示清晰的形态结构。

(2)BrdU 掺入检测法:5- 溴 -2′ 脱氧尿嘧啶核(bromodeoxyuridine, BrdU)掺入检测法是在活体内注入 BrdU,增生细胞在合成 DNA 时 BrdU 替代脱氧胸腺嘧啶掺入到新合成的 DNA 中;取得组织后用抗 BrdU 单克隆抗体以免疫组织化学方法检测 BrdU 的存在及定位。该法可在石蜡切片中进行,完成显色反应后,可用亮绿或淡淡的伊红衬染胞质,在获得满意的免疫组织化学结果同时可获得较好的组织结构。因组织结构保存良好,衬染后免疫呈色定位清晰,可计数阳性细胞的百分比,了解增殖细胞的亚群,故该法在细胞增殖的原位检测中运用较广。缺点是 BrdU 是外源性物质,不可能先注入人体中再进行检测,所以在人体材料中的使用受到限制,目前常用于动物实验中。

3. 直接检测细胞周期相关的抗原物质 PCNA、Ki-67、MCM 蛋白(微染色体维持蛋白)、AgNORs 等。

(1)增殖细胞核抗原(proliferating cell nuclear antigen, PCNA)的检测:PCNA 是真核细胞 DNA 合成所必需的一种核蛋白,G1 期 PCNA 的表达逐渐增加,S 期达最高峰,而 G2/M 期则减少。PCNA 广泛存在于增殖细胞中,用抗 PCNA 单克隆抗体对人体组织作免疫组化染色后,加苏木素衬染,可以获得满意的组织结构,并可对阳性细胞计数,算出组织中不同细胞的增生指数。免疫组化法检测 PCNA 在人体材料中广泛应用,检测 PCNA 可以客观评价肿瘤细胞增殖状态。

(2)Ki-67 检测:是目前应用最广泛的增殖细胞标记之一(图 8-4-1),其存在于增殖细胞中的核抗原,其确切功能尚不清楚。研究认为 Ki-67 是检测肿瘤细胞增殖活性最可靠的指标之一。数据显示在多种实体恶性肿瘤中 Ki-67 的表达高于正常组织,并与恶性肿瘤的发展、转移及预后有关。

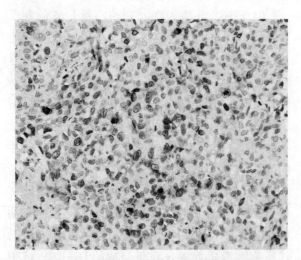

图 8-4-1 免疫组化检测增殖活性指标 Ki-67
肝癌细胞株 Hep3B 细胞裸鼠皮下移植瘤中 Ki-67 的表达。Anti-Ki-67 抗体为兔单克隆抗体(货号 ab16667),二氨基联苯胺(DAB)显色,苏木素复染。

除了上面的方法外,还有通过检测细胞周期蛋白的表达来反映细胞增殖情况的方法。各种方法都有其适用条件和局限性,应根据实验目的选择适当的方法,必要时应结合多种手段检测。随着研究的不断深入,还将有更多的研究手段问世,就目前而言,增殖细胞的 Ki-67、PCNA 抗原检测是较常用的方法。

二、原位细胞凋亡检测

(一)概述

细胞凋亡(apoptosis)又称程序性细胞死亡(programmed cell death, PCD),是细胞在一定的生理或病理条件下,按照自身程序,由基因控制的细胞自主性死亡方式。它与细胞增殖的动态平衡是维系生长发育、内环境稳定和免疫调节所必需的基本过程,不仅如此,细胞凋亡在心血管病变、神经性病变、肿瘤的发生等疾病中也具有重要作用。一些通过激活或抑制细胞凋亡来治疗疾病的方法也不断出现,因此,研究细胞凋亡对基础研究和临床应用有重要价值。

细胞凋亡涉及一系列基因的激活表达以及调控。凋亡一经启动,细胞内即发生一系列的生物化学连锁反应和代谢变化,有新的 RNA 和蛋白质合成。凋亡过程中已知核酸内切酶、蛋白酶和谷氨酰转移酶均参与其中,起着重要作用。核酸内切酶降解核染色质 DNA,使之产生若干大小不一的核苷酸片断,在琼脂糖凝胶电泳上呈现阶梯状 DNA 区带图谱(DNA ladder)。谷氨酰转移酶是一种钙依赖性转氨酶,能使细胞骨架蛋白分子间发生广泛交联,防止胞质内容物释放,并与凋亡细胞和凋亡小体形态的形成和维持有关。细胞凋亡过程中伴随着一系列的形态学变化,首先是细胞变圆并与邻近细胞脱离,细胞质及胞浆浓缩,染色质固缩并聚集于核膜附近。细胞膜突出形成质膜小泡,脱落后形成凋亡小体,其内可保留完整的细胞器和致密染色质。

检测凋亡的方法包括形态学观察、生化检测,如琼脂糖凝胶电泳、酶学检测、免疫学检测、线粒体膜电位的检测、流式细胞术等。实践中多种检测方法配合起来判断,才能取得可信结果。本节重点介绍原位凋亡检测常用的几种方法。

（二）原位凋亡检测常用方法

1. 形态学检测　凋亡小体的形成是细胞凋亡的主要形态学特征。光镜检查凋亡最好的方法是在细胞培养中用时间延迟拍摄显微镜（time-lapse microscope）连续记录细胞形态变化过程，其特征性改变包括细胞膜发泡、棘突形成、凋亡小体形成；在组织中用常规 HE 染色可见细胞膜发泡、核固缩、核碎裂。光镜检测凋亡的缺点为在组织中由于凋亡细胞一旦形成，往往很快被吞噬细胞清除，所以敏感性很低，一般仅在组织中偶然见到。

电镜形态学观察法比较简单、快捷。通过透射电子显微镜能清晰地观察到细胞微绒毛的消失、内质网、高尔基复合体及核被膜的膨大，染色体的边集化及凋亡小体。该法优点为高度特异性，敏感性也高于光镜检查，被公认是在检测细胞凋亡的方法中最经典、最行之有效的。其缺点是费时费力，观察具有主观性，只能定性不能定量，不适合大量样本的检测。

2. 半胱氨酸蛋白酶家族（caspases）活性的检测　caspase 家族是细胞凋亡过程中的关键元件，其激活与超常表达均引起细胞凋亡，故又称死亡蛋白酶。caspase 的功能为识别并特异性地在天冬氨酸残基部位切断肽链，正常时该酶以无活性酶原状态存在于胞浆及细胞器中，而在凋亡中被激活。caspases 活性可用抗该酶裂解后新产生的肽段末端的抗体在免疫组化中检测。在凋亡细胞中，细胞支架蛋白细胞角蛋白 CK18（cytokeratin18）会被 caspase 酶切割，鼠源单抗 M30 CytoDEATH antibody 能特异性地识别 caspase 切割残基（caspase cleaved CK18），无法识别正常细胞中未被切割的 CK18。因此在上皮细胞及组织切片中，通过检测 CK18 的 caspase 酶解片段能更灵敏地检测早期凋亡情况。

3. 原位缺口末端标记法（TUNEL）　细胞凋亡时，染色体 DNA 链断裂产生大量黏性 3'-OH 末端，可在脱氧核糖核苷酸末端转移酶作用下，将脱氧核糖核苷酸和荧光素、过氧化物酶、碱性磷酸酶或生物素形成的衍生物标记到 DNA 的 3'-OH 末端游离羟基上，进行原位凋亡细胞的检测。正常的或正在增殖的细胞几乎没有 DNA 链断裂，没有 3'-OH 形成，故很少被染色。TUNEL 法是分子生物学与细胞形态学相结合的研究方法，对完整的单个凋亡细胞核或凋亡小体进行原位染色，能准确反映细胞凋亡最典型的生物化学和形态特征，可用于石蜡包埋组织切片、冰冻组织切片（图 8-4-2）。灵敏度比一般的组织化学和生物化学测定法高，在细胞凋亡的研究中已被广泛采用。但该法操作过程若处理不当，易造成假阳性，且结果主观性强。因此，TUNEL 试验要设阴性、阳性对照。

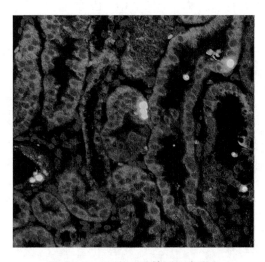

图 8-4-2　TUNEL 法检测细胞凋亡

Tsc1$^{-/-}$ 小鼠中肾小管上皮细胞凋亡情况，免疫荧光显色，DAPI 复染细胞核。阳性染色细胞仍附着在小管基膜上，个别已脱落至小管腔内。

（三）TUNEL 法操作要点

1. 器材　光学显微镜及其成像系统、小型染色缸、湿盒、塑料盖玻片或封口膜、吸管及各种规格的加样器等。

2. 主要试剂　酶溶液（TdT 10×）、标记液（荧光素标记的 dUTP 1×）和 Converter-POD（标记荧光素抗体的 HRP），三种试剂来自 TUNEL 细胞凋亡试剂盒。

3. 实验步骤

（1）操作流程：制作石蜡切片→脱蜡、水合→细胞通透→加 TUNEL 反应液→加 Converter-POD →与底物 DAB 反应显色→光学显微镜计数并拍照。

（2）具体操作步骤（石蜡包埋切片的检测）：

1）石蜡切片用二甲苯浸洗 2 次（5min/ 次）；梯度乙醇脱水。

2）用 Proteinase K 工作液在 21~37℃处理组

织 15~30 分钟（温度、时间、浓度均需摸索）。如果凋亡细胞染色较弱时，可用高浓度的 Proteinase K（400μg/ml）处理 5 分钟。PBS 漂洗 2 次。

3）制备 TUNEL 反应混合液：处理组用 50μl 酶溶液（TdT 10×）加 450μl 标记液（荧光素标记的 dUTP 1×）混匀；而阴性对照组仅加 50μl 标记液，阳性对照组先加入 100μl DNase I，25℃，反应 10 分钟，后面步骤同处理组。

4）加 50μl TUNEL 反应混合液于标本上，加盖玻片或封口膜在暗湿盒中反应 37℃，1 小时。

5）PBS 漂洗 3 次（5min/次）。此时可加 1 滴 PBS 在荧光显微镜下计数凋亡细胞（激发光波长为 450~500nm，检测波长为 515~565nm）。

6）加 50μl Converter-POD（标记荧光素抗体的 HRP）于标本上，加盖玻片或封口膜在暗湿盒中反应 37℃，30 分钟。PBS 漂洗 3 次（5min/次）。

7）在组织处加 50~100μl DAB 底物，反应 15~25℃，10 分钟；PBS 漂洗 3 次（5min/次）。

8）拍照后再用苏木素或甲基绿复染，几秒后用自来水冲洗。梯度酒精脱水、二甲苯透明、中性树胶封片。

9）加一滴 PBS 或甘油在视野下，用光学显微镜观察凋亡细胞（共计 200~500 个细胞）并拍照。

对于培养细胞的预处理：①在载玻片上铺一层薄薄的多聚赖氨酸，干燥后在去离子水中漂洗，干燥后 4℃ 保存；②适当方法诱导细胞凋亡，同时设未经诱导的对照组，各组离心收集约 1×10⁶ 个细胞，PBS 洗 1 次，重悬，加到铺好的多聚赖氨酸载玻片上，自然干燥，使细胞很好地吸附到载玻片上；③将吸附细胞的载玻片在 4% 多聚甲醛中固定 25 分钟；④PBS 浸洗 2 次（5min/次）；⑤将吸附细胞的载玻片在 0.2% 的 Triton X-100 中处理 5 分钟；⑥PBS 浸洗 2 次（5min/次）。后续操作如同石蜡包埋切片。

4. 注意事项

（1）石蜡切片的预处理可根据实际情况采用下述三种替代方法之一，即蛋白酶 K 处理的步骤改用下述方法，其余步骤均相同。替代方法：①将脱蜡及水合好的切片浸入通透液中 8~10 分钟（通透液：0.1%TritonX-100 溶于 0.1% 柠檬酸钠，需新鲜配制）。②将脱蜡及水合好的

切片浸入胃蛋白酶或胰蛋白酶中 8~10 分钟（胃蛋白酶：0.25%~0.5% 溶于 0.01N HCl，胰蛋白酶 0.25%~0.5% 溶于 0.01N HCl）。③将脱蜡及水合好的切片浸入含 200ml 0.1M 的柠檬酸缓冲液，pH=6.0 的塑料盒中，置于微波炉中 350W（低档）处理 5 分钟。

（2）用甲基绿（Methyl Green）染液（3%~5% 甲基绿溶于 0.1M 醋酸巴比妥，pH=4.0）染色后，用灭菌蒸馏水清洗多余的甲基绿。然后用 100% 乙醇进行洗净、脱水、透明、封片后通过光学显微镜观察。如此时用 80%~90% 的乙醇洗净，甲基绿较容易脱色，注意快速进行脱水操作。

（3）显微镜观察结果时，可结合凋亡细胞形态特征来综合判断细胞凋亡情况。未染色细胞变小，胞膜完整但出现发泡现象，晚期出现凋亡小体，贴壁细胞出现皱缩、变圆、脱落；而染色阳性细胞呈现染色质浓缩、边缘化，核膜裂解，染色质分割成块状/凋亡小体。

结果分析时注意：在坏死的晚期阶段或在高度增殖/代谢的组织细胞中可产生大量 DNA 片断，从而引起假阳性结果；而有些类型的凋亡性细胞死亡由于没有断裂 DNA 或 DNA 裂解不完全，以及样品固定不良、细胞外基质阻止 TdT 进入胞内反应等因素，进而产生假阴性结果。

（刘国元 刘秀萍）

第五节 组织芯片

一、组织芯片的概念及原理

组织芯片（tissue chip），也称为组织微阵列（tissue microarray，TMA），该技术是将数十个甚至上千个不同个体组织标本以规则阵列方式排布于同一载体上，进行同一指标的原位组织学研究，是一种高通量、大样本、快速的分子水平分析工具。组织芯片的制作原理与单个切片相同，只是样本数量增加。

TMA 的种类包括人的常规石蜡包埋样本的组织芯片、各种实验动物的组织芯片、细胞株及一些病原微生物的芯片等。在石蜡包埋 TMA 的基础上又创建了冰冻组织微阵列技术。TMA 主要用于各种原位组织技术实验中，包括常规形态学

观察、各种特殊染色、免疫组织化学染色、核酸原位杂交、原位 PCR 和荧光原位杂交等；其次用于临床和基础的研究，如分子诊断、预后指标筛选、治疗靶点定位、抗体和药物筛选、基因和表达分析等。

TMA 的设计应考虑组织的种类及芯片上每一样本组织片的大小和数量。此外，组织片的大小和数量对某一器官或组织所存在病变的代表程度如何也是考量因素。一般而言，芯片上组织样本数量越大，组织片的面积越小，细胞数量也越少。在直径约为 2mm 的 TMA 上有约 1×10^5 个细胞，而在直径为 0.6mm 的组织片上只有约 3×10^4 个细胞，故在 TMA 的设计中并不是组织片的数量越多越好，最常用的 TMA 的样本含量仍以 60~100 个为主，组织片的直径可为 2mm，这样既可提供较大面积的组织进行形态学观察，又可定位和半定量观察免疫组化或原位杂交等的检测信号（图 8-5-1）。

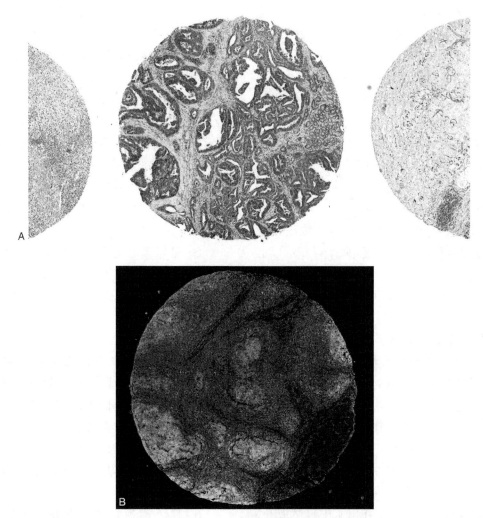

图 8-5-1 不同直径的 TMA

A. 可定位和半定量观察免疫组化的信号检测；B. 可定位和半定量观察多重染色免疫荧光的信号检测

二、TMA 的制作

TMA 的制作有两种实现途径：选择商品化的 TMA 或自己制作。若选择商品化的 TMA，标本的收集一定要严格按照相关流程处理。若自己制作芯片，大致步骤为：取材、脱水、石蜡包埋、制备石蜡组织阵列模块、在样本蜡块切片指导下

打孔所需区域、确定样本蜡模方位、在组织芯片仪上二次包埋组织样本蜡块、常规切片、按要求进行免疫组化、原位杂交等操作。TMA 制作的具体步骤如下：

1. 芯片微陈列设计 构建 TMA 之前，应预先计划检测样本数量，然后进行相应的设计。在大多数研究，一个常规的载玻片上放置 60~100 个

样本就足够了。如样本超过 100 例, 上样、切片、染色及研究每个步骤都要求相当熟练, 并且由于样本排列太密, 可能导致芯片制作和研究失败。

2. 收集病例及相关蜡块 挑选所需病例及蜡块, 例如 (具有随访资料的) 不同发展阶段的肿瘤组织蜡块。根据 HE 切片对石蜡标本中有代表性的点进行标记, 包括典型的肿瘤和相应的正常组织, 以构建肿瘤 TMA。

3. TMA 受体蜡块制备 取 97.5 克莱卡石蜡 +2.5 克蜂蜡 (2.5%) 混合, 制成长 36mm, 宽 26mm, 高 17mm 的空白蜡块, 在该蜡块 20mm × 16mm 范围内设计 10×8 点组织陈列。组织四周预留 5~7mm 空间, 用组织仪打孔制成 TMA 蜡块。

4. 在 TMA 制作机上用细针对受体蜡块打孔, 孔径以 1.0~1.5mm 为宜。

5. 同样在供体蜡块上标记的相应部位打孔采集组织芯, 孔径同样为 1.0~1.5mm。

6. 将组织芯转移到受体模块的孔中, 每个组织芯间的间距以 0.5~1.0mm 为佳。

7. 为防止在打点、切片、染色或免疫组化过程中出现漏点、滑片及掉片现象, 每个样点可以上样 1~2 个复点。

8. 将构建好的 TMA 芯片蜡块放在相宜的塑料盒内, 严密固定防止移位。放入 55℃ 温箱中约 10 分钟, 在蜡即将完全溶解前取出, 在室温下冷却, 使受体模块的蜡与新插入的小圆柱状组织芯融为一体, 取下蜡块, 于 4℃ 冰箱中保存备用。

9. 切片前, 蜡块需在 4℃ 中预冷 4 小时左右, 然后夹在切片机上进行修正, 修到全部组织完整为止。用 –20℃ 预冷冰袋贴在蜡块上 5~10 分钟, 快速连续切片 30~50 张左右, 再用冰袋冷冻组织块, 或直接在冷冻切片机内进行, 直至将组织切完为止。将连续切片分别漂在凉水中自然展开, 按顺序将切片转移至 45℃ 的温水中展片 2 分钟左右, 将其贴在浸有 APES 切片黏合剂的载玻片上晾干, 烤片过夜后 –20℃ 下保存备用。

TMA 的取材可略厚于常规病理取材, 以 0.4cm 为宜。病变区域的选择包括对相应的蜡块切片行 HE 染色复核诊断和选择目的区域并进行标记。提取组织芯和构建阵列是 TMA 技术的主要操作步骤, 不仅要保证获得高质量的 TMA, 且对收集的蜡块组织的破坏程度也应降到最低。实验表明, TMA 制作的好坏, 关键环节是提取的组织是否得到充分、良好的固定, 尤其是在 TMA 上进行免疫组化等分析时, 结果的可靠性和准确性在很大程度上取决于组织的固定。其次, 原始蜡块的质量是保证 TMA 完整性的重要条件, 组织过硬、过软均不利于获得完整的组织芯, 既不利于组织芯的提取, 也不利于阵列构建之后的制片。

三、TMA 的优势和局限性

(一) TMA 的优势

1. 高通量及高效性 TMA 体积小、信息含量高、省时、省力、节约经费、节省试剂, 1~2 周之内可完成数千个组织标本的数十个基因表达或蛋白分子的定位、定量、定性分析, 可最大限度地利用有限的标本资源, 不破坏原始蜡块的完整性, 有利于原始蜡块的保存。

2. 平行性 组织芯片技术采用同一标准选材、操作和判定结果, 所得结果均一可靠, 实验误差小。

3. 可与其他实验方法相结合 不仅适用于形态学观察, 还能用于免疫组织化学染色、原位杂交和各种原位组织及细胞学的观察和研究, 具有高效、快速、低消耗、良好的自身内对照和可比性强等优势。

4. 可批量制作 TMA 及实验结果的计算机分析 生物芯片信息计算机处理系统 (biochips computer processing database, BCPD) 已问世, 使 TMA 的自动分析成为可能。TMA 在医学科学研究中可单独或与基因芯片配套用于基因及其产物表达水平的分析和基因功能的研究, 具有广阔的应用前景。

5. TMA 虚拟切片的应用 虚拟病理切片是先通过计算机控制显微镜移动, 并逐幅自动采集数字化的显微图像, 然后自动拼接成一幅完整的切片数字图像, 这张数字切片称为虚拟病理切片 (图 8-5-2)。该技术可应用在 HE 切片、免疫组化、原位杂交、TMA 等具有切片载体的图像扫描中, 具有广泛的应用前景。例如应用于病理会诊, 避免来回借阅切片和切片的破碎与丢失; 应用于疑难病例的相互学习交流, 避免调阅众多切片的情况等。

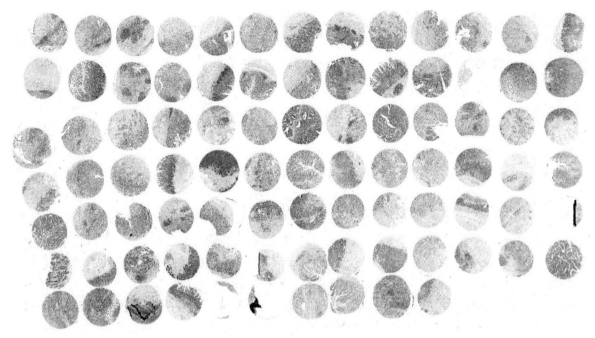

图 8-5-2 虚拟 TMA 病理切片

（二）TMA 的局限性

TMA 制作中可能出现的技术问题有无效组织和制片过程中组织片的移位或脱落。无效组织的主要形成因素有目标组织的定位错误和组织的厚度不当。组织片的移位和脱落问题可分别通过石蜡切片辅助带移系统进行干裱片及紫外灯烤片来加以解决。

由于 TMA 本身的局限性，在使用中还可能出现如下问题：

1. 虽然 TMA 可制成高密度点阵，但其精确性并不与点阵数目完全成正相关。主要原因是取样点小，在构建 TMA 时所取样本不能保证准确性。

2. 由于肿瘤细胞存在异质性问题（同一常规切片中肿瘤组织学类型不一，分化程度迥异），所取位点不能完全代表肿瘤的全貌。故在制作 TMA 前需要病理医生阅片，并圈出有代表性的区域，方可进行打孔取样。

3. TMA 染色时，常在靠近载玻片长轴两端的部分组织片呈假阴性或假性反应（即边缘效应），可通过增加或减少工作稀释液的用量加以解决。

4. TMA 切片抗原性保存时间不确定。制备 TMA 的组织来源主要是存档蜡块，一般使用近 20 年的组织蜡块，但 TMA 切片后的抗原能保存多长时间尚不明确。能否将 TMA 切片在室温下保存 1 年以上，而不影响抗原性，目前没有可靠的证据。

5. 有些组织不适合使用 TMA 技术进行形态学观察和原位组织病理技术的研究，如胃肠道、呼吸道、皮肤、膀胱和子宫壁的全层形态学观察等。

四、最新进展和有待解决的问题

传统方法制备的组织芯片可以获得 200~300 张切片，但约从 50 张开始就出现丢失芯点。产量有限、芯点不全始终是困扰着科研和临床工作人员的问题。

复旦大学上海医学院附属中山医院病理科发明了相关工具，建立了系列方法，突破了组织芯片高产和量产的瓶颈，1 克组织可以快速制备 3 万张芯片。制作模式可从新鲜组织、固定组织、石蜡包埋组织以及脱落和培养的细胞开始，部分方法为国际上首先报道。将对组织芯片的普及应用和充分发挥组织芯片的价值起到极大的推动作用。

近年来出现了一种新技术，称为新一代组织芯片技术（next-generation tissue microarray, ngTMA），该技术将组织学专业知识与数字化病理技术及自动化 TMA 技术相结合，能精准定位所需要的组织区域或细胞类型，避免无效组织的出现，有助于肿瘤微环境中的病理学研究。

组织芯片技术尚处于不断完善成熟过程中，许多问题都有待于在实际工作中加以解决，但已显示了重要的科研和应用价值，也存在很大的经济价值，一定会为病理学的发展发挥重大的推动作用。

（王漱阳 刘秀萍）

第六节 图像分析技术

图像分析技术（image analysis）即采用图像分析仪或分析系统，对图像中感兴趣的目标进行检测和度量，以获得它们的精确信息，建立对图像的客观描述。图像分析仪或分析系统一般由几个部分构成：图像源、图像采集、图像处理和分析、图像储存、图像通信、图像显示。图像分析技术涉及光学、电子学、计算机技术等多学科，医学图像处理是其中的一个分支，而组织病理图像的定量分析仅是这个分支中的一个方面。

一、数字病理图像的采集

（一）基于 CCD 传感器的图像采集系统

电荷耦合器件（charge coupled device，CCD）是 20 世纪发展起来的新型半导电传感器，因具有集成度高、功耗小、寿命长、成本低等显著的优点广泛应用于图像采集领域。当显微镜配备了以光导纤维与电脑主机相连的 CCD 相机时，拍照所得的光信号就可转变为电信号传送到 CCD 上进行图像采集，然后再通过图像采集卡传送到计算机上。这样，用户不仅可以在电脑显示屏上看到相应的数字病理图像，还可根据需要对此数字病理图像进行后续处理。

近年飞速发展的数字切片技术，在图像采集上也离不开 CCD 采集设备。传统的玻璃切片易褪色、损坏，还不易保存、检索。而基于 CCD 采集设备获取的数字切片具有如下优点：①可在任何装有配套软件的计算机上以不同放大倍数进行全视场浏览；②可即时在病变的关键区域上标注信息，避免了文档形式的数据管理；③可在网络上

传输共享，为进行远程会诊提供了便利。根据图像采集原理进行划分，CCD 采集设备分为面阵成像和线阵成像两大类。面阵 CCD 多用于自动显微镜，可直观地对显微镜视场中的图像进行观察，但也存在单视野只有通过拼接才能获得大视野切片的缺点，故处理起来数据量大，速度慢，容易造成拼接错误。相比之下，线阵 CCD 因每行像元数要多于面阵 CCD，在配合高速平台移动的情况下，就能达到更快的扫描速度，而被大部分扫描仪系统所采用。但这些系统一般为全自动化的封闭系统，对机械和控制的要求都很高。同时，线阵成像还要求必须与平台运动配合，聚焦方法也不同于面阵 CCD，从而增加了相应数字切片扫描系统的开发难度。

（二）基于 CMOS 传感器的图像采集系统

互补金属氧化物半导体（complementary metal oxide semiconductor，CMOS）传感器已是当今图像采集领域中的主流技术。CMOS 传感器能取代原先 CCD 传感器的霸主地位，不仅仅是由于其优越的物理性能参数（更灵敏、更广的光谱覆盖范围、更好的分辨率等），更多的是在于其符合标准的 CMOS 集成电路制造工艺，无需单独的制造工艺，就可使图像传感器的光电转换部分和其他的相关控制电路、模拟数字转换电路及信号处理电路等功能电路集成在一张芯片上，从而使整个系统的集成度大幅提升。由于 CMOS 传感器和 CCD 传感器在结构原理上存在一定差异，导致两者的数据输出速率不同。总体而言，目前 CCD 传感器在成像性能上优于 CMOS 传感器，但这一优势随着集成工艺、嵌入式系统、网络化数据传输、远程控制等硬件设计的不断进步而逐渐缩小。CMOS 在集成度和数据输出速率等方面的优势则不断扩大，代表了当前高性能图像采集系统的顶尖水平。

在众多 CMOS 图像采集应用领域中，医学成像领域，尤其是细胞检测方向的光流体显微镜（optofluidic microscope，OFM），一种"芯片级"的显微镜备受关注。此技术的出现避开了普通光学显微镜的发展瓶颈，即昂贵的物镜、笨重的体积以及复杂的操作，将微流体技术和近场扫描技术结合于无透镜的图像传感器对细胞进行分辨、计数、形态分析以及结构检测，以采集表征人类健康状况和疾病治疗的细胞成像信息。

（三）基于DICOM的图像采集系统

1983年美国放射医学会（ACR）和美国国家电子设备制造联合会（NEMA）联合组建了委员会，并于1985年发表了ACR-NEMA标准，即医学数字成像和通信（digital imaging and communications in medicine, DICOM）标准的雏形。随后几经修订，至1993年正式更名为DICOM。目前，该标准涵盖了医学数字图像采集、归档、通信、显示、查询等几乎所有信息交换的协议，内容十分复杂庞大。

对于遵循DICOM标准的设备，可直接通过DICOM网络获取数字图像。但对于很多老设备，即非数字成像的设备，需要通过一些图像数字化的方法对原数据进行格式转化，把非标准的图像转化为支持DICOM标准的图像。这种转化的图像在DICOM标准中称为二次获取图像。DICOM文件一般由文件头和数据集合两部分组成。前者包含了表述数据集合的相关信息；后者则是由一系列数据元素按标签从小到大的顺序排列而成，可包含图像的行数、列数、帧数、模态信息、序列信息、位置信息、切片顺序、切片层间距等内容，是设计相应解析软件的重点之所在。数据元素是DICOM数据的最小单位，每个数据元素又是由一个数据标签，VR字段，值长度字段和值字段构成。

二、数字病理图像的传输

（一）基于Web的远程数字图像传输

基于Web的数字病理图像传输系统主要包含了数字图像传输和流媒体传输。前者主要是快速、低成本、高质量地传输数字化切片。后者则是在网络上实时、高效地传输流媒体信息。

传输的数字图像一般分为病灶区和非病灶区两个部分。病灶区是指包含重要病理诊断价值的信息，一般只占图像的小部分，因此，病灶区又叫感兴趣区域（region of interest, ROI），采用无损或近似无损的高比特率压缩。而非病灶区只提供相应的空间位置信息，但占图像大部分信息，因此，非病灶区又称作背景区域（background, BG），都是采用低比特率的有损压缩。在传输数字图像时，先传输图像的轮廓信息，接着边传输数据边解码，以得到质量不断提高的图像。这样既能保证不丢失重要信息，又可最大限度地提高

图像的压缩比，以实现数字图像ROI编码与渐进传输。

实时在线病理会诊的流媒体传输，对传输质量有更高的要求，包括带宽、延迟抖动、丢失率、吞吐量等指标。鉴于目前数字切片扫描系统的广泛应用，上传的数字切片可暂存于相应诊断服务平台的服务器即云端，再根据专家的专长进行网络分配，专家可不受时间和地点的限制登录诊断服务平台进行会诊。这样极大地缓解了实时在线会诊所致的网络拥塞，并通过优化管理专家数据库提高了会诊的效率。

（二）基于物联网的远程数字图像传输

物联网（internet of things, IOT），即万物联网，是利用各种无线射频和传感设备，如光线感应器、红外传感器、陀螺仪、射频识别（radio frequency identification, RFID）装置，全球定位系统（global position system, GPS）和其他许多传感器设备，通过Wi-Fi、蓝牙、RFID、ZigBee、数字移动通信系统等无线传输网络与现有的因特网相结合而成的一个大型网络。与传统的宽带移动网络对比，基于蜂窝网络的窄带物联网（narrow band internet of things, NB-IOT）具有全覆盖、低延时、低功耗、低成本、连接数量超大、安全稳定性强等特点，与5G移动通信技术相结合后，接入的终端设备将越来越多，采集的数据量也会越来越大，再结合云计算、大数据、图像识别等技术，未来会推动无线远程医疗向更加高效便捷的方向发展。

物联网通信系统普遍采用物端-网端-云端的结构：物端主要是集成了各种传感器，采集所需的数据，并集成特定的通信模块，通过特定的网端发送至云端，在云端对数据实行统一处理，该技术在我国逐步普及。

三、数字病理图像的分析

（一）图像处理

数字图像处理，广义而言，是指利用计算机或者其他数字硬件设备对数字图像进行处理，包括图像的采集、获取、压缩、编码和传输；图像的合成、绘制和生成；图像的显示和输出；图像的变换、增强、复原和重建、图像的分割；图像中目标的检测、表达和描述；特征的提取和测量；多图像或图像序列的校正和配准；三维图像的重建和复原；

图像数据库的建立、索引和抽取;图像的分类、表示和识别;图像模型的建立和匹配;图像的解释和理解;以及基于图像处理结果的判断决策和行为规划等。下面将分别介绍图像变换、图像分割、图像的增强与复原及边缘检测。

1. 图像变换 一般最基本的变换技术就是几何处理,实现图像的坐标变换,如移动、缩小、放大、旋转等。还可通过其他一系列变换技术,如离散余弦变换、沃尔什变换、傅里叶变换等,用变换域处理替换空间域处理,这样对于列阵很大的图像处理能够极大地提高计算效率,减少计算量。

2. 图像分割 即把图像分成具有不同特性的区域,并提取感兴趣目标的技术和过程。可基于亮度值的不连续性和相似性的两个基本特征,选择其中的一个特征来处理。

3. 图像的增强与复原 为了提高图像的质量,对图像的视觉效果进行改变。其重要性在于减少或呈现不重要的图像像素来表示图像信息,便于和利于后续计算机对其识别。通常,直方图增强法和伪颜色增强法都是很常用的图像增强法。图像的复原主要是利用退化现象的某种先验知识来重建或复原已退化的图像,即建立退化图像的数学模型,然后采用相反的过程进行处理,最终复原图像。

4. 边缘检测 对图像而言,最基本的特征就是边缘,即图像当中灰度发生急剧变化的区域边界,边缘检测分如下四步来完成:①图像滤波,因图像主要运用图像导数对图像的边界进行检测,而噪声会极大地影响图像导数,故常需运用滤波技术来降噪;②边缘增强,即通过梯度幅值进行计算,将灰度变化较为明显的点展现出来;③边缘检测,是因为图像当中灰度变化幅度较大的点也不一定都是图像的边缘点,需借助一定的技术进行检测;④边缘定位,是运用子像素分辨率来定位图像的边缘。

(二)图像配准

在对图像进行处理的过程中,图像配准是图像拼接、图像融合的基础。由于图像之间存在较大的差异,传统的特征算法很难得到高精度的匹配结果。图像配准的目的就是作用于包含相同目标但来源于不同视点、传感器、时间和光照等的图像,寻找到这些图像之间满足的最优几何变换方式。图像配准算法的研究融合了多个学科的理论成果,如数学、物理学、计算机科学、生物学等,具有非常广泛的应用领域。根据图像配准技术自身的特点可分为如下三类方法:

1. 基于区域的图像配准 这类方法将图像直观、丰富的灰度值结合模板匹配来进行图像间的变换参数的求解。此类方法实现起来比较简单,但计算量很大,且无法有效解决重叠部分较少的两幅待配准图像间的配准问题,配准方法容易受到噪声和光照变化的影响。故此类方法通常只用于处理同一传感器系统中差异较小的图像间的配准。

2. 基于特征的图像配准 这类方法只利用图像上提取的显著特征,用对图像局部某种显著性特征的分析代替对整个图像的分析,使得运算量大为减少,运算效率大幅提高。但基于特征的图像配准对特征的要求特别高,如果获取的特征信息不准确,就会导致配准的结果出现偏差。因此,特征点提取和特征点匹配是此类图像配准的两个关键部分。

3. 基于图模型的图像配准 由于通过图能很好地描述特征点之间的关联信息,因此,图常被用作一种结构特征信息的描述方法。其中,特征点作为图的定点,特征点之间的几何关系作为图的边,利用图模型进行结构表示和相似性约束建立起两个图定点间和边之间的正确对应关系是这类图像配准方法的应用前提。

(三)三维重建

数字图像的三维重建即运用计算机图形学和图像处理技术,将通过医学数字成像设备获取到的二维图像序列在计算机中重建成三维图像。因三维图像较二维图像而言,能携带更为直观立体的空间结构信息,可以更加高效准确地描述目标的整体特征,所以,医生就可从不同方位的立体视图来观察病灶的各种几何尺寸及位置,单独显示不同的组织或多种组织重叠显示,从而给出更为快速和准确的诊断。根据绘制原理的不同,可将三维重建的方法分为面绘制、体绘制和混合绘制。

1. 面绘制 也称为表面绘制或间接绘制法,是从图像中提取感兴趣的等值面,并通过多边形拟合近似和逼近显示物体表面,最后通过图形学算法显示出三维立体图像。这种方法忽略物体内部信息,只关注三维物体表面的拟合和光滑,因而可以提供较全面的物体轮廓信息,且计算量小,运行速度快,依靠专用硬件的支持,可实现实时显示。面绘制的方法主要包括移动立方体法、划分立方体法和基于切片的表面重建法。

2. 体绘制　又称为直接体绘制,以体素,即数据场中每一个元素,为基本单元。体绘制直接由体素数据集生成三维物体的图像,能够表示对象体的内部信息,成像清晰可靠,但计算量大。体绘制主要分为按图像顺序体绘制和按对象顺序体绘制的两种基本方法。前者是发出一条通过某一像素的光线进入场景,然后用某一特定的为计算像素值的函数计算沿光线所遇到的数据,以确定图像平面中的该像素值。后者则是对体数据集逐层、逐行、逐个地计算出每一个数据点对图像平面中像素的贡献而后加合成最后的图像。

3. 混合绘制　由于绘制原理不同,面绘制和体绘制在绘制效果、时间开销和交互性能等方面存在较大差异,各有利弊。混合绘制将面绘制及体绘制方式结合起来,发挥各自优势,既能充分显示物体表面的特征,还能反应物体的空间信息。

四、人工智能与病理诊断

(一)基于大数据的 AI 病理数据库管理系统

在大数据时代,数据库技术的应用日益多样化,尤以与人工智能(artificial intelligence, AI)相结合的技术研究最为重要,备受关注。因为,数据库技术可高效地处理数据,但缺乏逻辑推理方面的能力。而 AI 技术,是一种研究计算机模拟人的大脑思维和模拟人的活动的科学,注重逻辑推理和判断,但缺乏高效处理数据的能力。二者正好可以优势互补,进行融合性发展。目前,应用研究已在如下三个方面初见成效。

1. 专家知识数据库　将专家系统应用到传统的关系数据库中,从而建立起面向知识的问题求解系统。借助这一系统,数据库的信息可实现高度共享,并进一步提升了数据挖掘技术的水平,

为更多的应用人员提供更为便利、更加强大的数据库系统服务。

2. 人工智能求解　基于 AI 的推理能力,将智能算法融入数据库系统中,从而实现规则的随机激活,并对规则激活时的数据库装填以及状态恢复、一致性维护等进行记录,优化分解查询搜索任务,并能为一些特殊应用提供启发式的搜索查询服务。借助专家系统对某个专科领域中的专业技术与专家经验进行分析总结,最终将其录入数据库,并形成一段智能程序,用以逻辑处理时,调取相应的专家知识进行诊断评估。

3. 优化管理与系统评价　利用数据挖掘技术,结合 AI 的优势,实现智能化数据信息的挖掘管理、分析评价,推动数据库的管理与评价向更加科学化和系统化的方向发展。首先,AI 的研究范围涵盖了专家系统、神经网络、模糊控制法等,其中 AI 的模糊化信息处理不仅可极大提升数据库的运行速度,还可加强对不确定因素与未知问题的有效管控。其次,AI 所具备的强大学习能力,可通过数据挖掘的方式对海量的数据进行学习、分析与推理。最后,AI 能自我选择最优的计算任务,节省了大量的计算资源,从而使数据库的管理更加高效、更加完善。

(二)基于深度学习的 AI 病理辅助诊断系统

深度学习(deep learning, DL)是机器学习(machine learning, ML)的一种,是革新 AI 医学影像分析即计算机辅助诊断(computer-aided diagnosis, CAD)的关键技术。ML 是 AI 的子集,能够凭借经验学习识别和预测新数据,分为有监督学习、无监督学习和强化学习三类。有监督学习用带标记的数据训练模型,适用于分类和回归问题,但所需训练数据多,人工添加标记的工作量大。无监督学习不必人工标记训练数据,训练期间无指导分类正误的反馈信号且不知道数据将被归为哪几类,更贴近于人脑学习。强化学习则介于前两者之间,不直接反馈正误信号而是通过给予奖惩措施,反复训练模型,动态调整参数,直至分类准确度最大化。DL 的概念自 2006 年提出,到现今其应用已在序列预测、语音识别、图像识别等领域取得了显著的研究成果。在病理学的 DL 研究包括有丝分裂检测和计数、个体细胞识别和分割、胶质瘤分级、上皮和基质分割、原发性乳腺癌检测、前

列腺癌诊断等。

1. 基于 DL 构建 CAD 的优势　与传统的基于浅层 ML 如人工神经网络、支持向量机、贝叶斯分类、决策树等的 CAD 相比,基于 DL 构建 CAD 具有如下优势:

(1) DL 是从大数据中自动学习更具表征能力的特征,而非手工设计的特征,特别适用于变化多端的自然数据,具有非常优良的鲁棒性和优化能力。

(2) DL 从像素级原始数据到抽象的语义概念逐层提取信息,依次获取低维、稀疏和更高层的特征,在提取图像的全局特征方面具有突出优势。

(3) DL 的无监督学习算法不用事先知道样本的标签值,无需人工参与(标记)也能自动学习和提取良好的特征,是 DL 发展的研究热点。

2. 构建 CAD 常用的 DL 模型　DL 的核心技术有监督学习与无监督学习算法。如卷积神经网络(convolutional neural network, CNN)是一种有监督学习的 DL 算法模型,而深度置信网络(deep belief nets, DBN)则是一种无监督学习的 DL 算法模型。还有一些介于上述两者之间的,弱监督学习的 DL 算法模型,如多示例学习(multiple instance learning, MIL)。

(1)基于 CNN 的 CAD 在训练过程中会提取高级别和中等级别的数字病理图像特征,而后将其组合,对模型进行训练,从而更好地模拟病理医生的诊断过程。基于 CNN 的数字病理切片 CAD 有望在人工判读之前,正确排除阴性切片,从而减少病理医生的阅片数量,减轻病理医生的工作量。

(2) DBN 是根据生物神经网络的研究及浅层神经网络发展而来,由若干层受限玻尔兹曼机(restricted Boltzmann machines, RBM)和一层反向传播组成的深层神经网络。基于 DBN 的 CAD 会先通过无监督学习预先训练 RBM,然后根据反向传播算法来调整权重。其优点在于,可利用所有提取特征,并从中择优选取突出特征。

(3) MIL 是有监督学习算法的变体,将图像表示为多示例"包",基于"包"成分标签进行分类,这样就可避免详细的数字病理图像注释,从而大大降低训练成本。"包"含有可变数量的示例,即使只有其中一个示例属于阳性,"包"也会被标记为阳性。只有当"包"中所有示例均为阴性时,才会被记为阴性。

3. 目前存在的问题与挑战　经过近年的发展,DL 应用已取得了一些成效,但仍存在一些挑战性的问题有待解决:

(1)表达能力限制:鉴于 DL 是通过一定的训练方法训练样本数据得到多个层级网络结构的 ML 过程,DL 对数据的需求量就会随着模型的增大而增加。因此,如何获取大批高质量的数据,以避免过拟合问题,即因各类别数据训练不平衡所致的预测结果偏向样本量多的类别的情况,是改进基于 DL 的 AI 病理辅助诊断系统的一个重要问题。

(2)训练平台要求高:对于从事 DL 技术研发的人而言,首先要解决的是利用并行计算平台来实现海量数据训练的问题。DL 需要频繁迭代,目前的 AI 大数据平台尚无法适应。

(3)模型复杂度高:随着模型复杂度的提升,其参数的个数及所需的数据量也会对应增加,且病理表型组学还将与其他多学科的数据融合,如放射组学,基因组学,这就更加需要病理医生参与到相应综合 CAD 的研发中去,只有这样计算机专家才能开发设计出更贴合病理专家要求的算法模型。

总体而言,AI 在病理诊断中的研究及应用目前均尚处于初级阶段,全面推开或开展更高级别的诊断应用,需要针对各种疾病诊断模型的建立收集更多的病例、辅以更精细的标注以及采用更优异的算法模型。但可以肯定的是,在不远的将来,基于 DL 的 CAD 必能胜任病理医生的部分工作,如疾病的初筛,从而使病理医生从简单重复的劳动中解放出来,以从事更具创造性的医疗工作。

(李　慧　刘秀萍)

参 考 文 献

[1] 龚志锦,詹镕洲.病理组织切片和染色技术[M].上海:上海科学技术出版社,1994

[2] 周庚寅.组织病理学技术[M].北京:北京大学医学出版社,2006

[3] 刘颖,朱虹光.现代组织化学原理及技术[M].3版.上海:复旦大学出版社,2017

[4] 路建平.非放射性杂交技术[M].海口:南海出版公司,1996

[5] 章毓晋.图像工程[M].4版.北京:清华大学出版社,2018

[6] Klöppel G, La Rosa S. Ki67 labeling index: assessment and prognostic role in gastroenteropancreatic neuroendocrine neoplasms[J]. Virchows Arch, 2018, 472(3): 341-349

[7] Short B. TUNEL vision spots apoptotic cells[J]. J Cell Biol, 2015, 208(1): 7

[8] Gonzalez RC, Woods RE. Digital image processing[M]. 4th ed. New York: Pearson, 2017

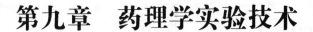

第九章　药理学实验技术

第一节　药物效应动力学研究技术

一、药效学研究的基本概念

药物效应动力学（pharmacodynamics，PD）简称药效学，是从多水平（整体、系统、器官、组织、细胞、分子及基因水平）阐明药物的作用和作用机制。通过药效学研究可以明确药物的作用与效应、治疗作用与不良反应、量-效关系、构-效关系、药物作用机制等。

（一）药物作用与药理效应

药物作用（action）是指药物引起效应的初始反应，是动因，而药理效应（effect）是指药物作用的结果，是效果。药理效应的基本类型有兴奋（excitation）或抑制（inhibition），分别为机体原有功能的增强或减弱，如肾上腺素升高血压或吗啡镇痛。药理作用的选择性（selectivity）是指药物引起机体产生效应的范围的专一或广泛程度。通常药物作用靶点专一，其选择性高、效应范围窄，而作用靶点多，则选择性低，效应范围广，药物选择性低是产生副作用的基础。

（二）治疗作用与不良反应

治疗作用（therapeutic effect）指符合用药目的、有利于防治疾病的药物作用。不良反应（adverse reaction）是指不符合用药目的、并引起病人其他病痛或危害的反应。治疗作用分为对因治疗和对症治疗，不良反应包括副作用、毒性反应、停药反应、后遗效应、变态反应及特异质反应等。治疗作用与不良反应是由药物生物活性、作用机制决定而且必定存在的两重性作用，在评价药效的时候均应关注。

（三）量-效关系

量-效关系（dose-effect relationship）是指药物的药理效应与剂量或血药浓度在一定范围内成比例。研究药物量-效关系时，首先要确定药理效应的性质，以便定量描述。药理效应按性质可分为：①量反应（quantitative response），指效应可用连续性数量值表示的反应，如血压、心率等。实验时，量反应数据可通过逐步增减药物剂量并测得相应的药理效应数量值，通常取实验的一组观察对象观察值的均数绘制量效曲线图。量反应量效曲线的分析参数包括：斜率（slope）、最小有效量（minimal effective dose）或最小有效浓度（minimal effective concentration）、个体差异（individual variability）、效能（efficacy）或称最大效应、效价强度（potency）。②质反应（qualitative response），指效应以全或无的方式表现的反应，如阳性或阴性、生存或死亡等。实验时，按照用药剂量分组给药，得到的数据以阳性百分率为纵坐标，以剂量或浓度为横坐标绘制出与量反应的直方双曲线类似的曲线图。质反应量效曲线的分析参数包括：斜率、半数有效量（50% effective dose，ED50）、半数致死量（50% lethal dose，LD50）、治疗指数（therapeutic index，TI）、安全范围（margin of safety）。

（四）药物作用机制

药物作用机制（mechanism of action）是研究药物作用起始到产生效应的过程，是理解、掌握药物药理作用的重要基础。大多数药物的作用起始于药物与机体生物大分子之间的相互作用，然后引起机体生理、生化功能的改变而产生效应。

多数药物的生物活性和作用强度与其化学结构的特异性有关，构-效关系（structure activity relationship，SAR）是指药物的结构与药理活性或毒性之间的关系。化学结构相似的药物与相同的靶点可通过分子间力的相互作用导致特异性识别和结合,引起相似或相反效应。可应用高性能计算机辅助进行三维定量结构活性关系(3DQSAR)研究,对药物与酶或受体的结合进行预测。

受体(receptor)是药物作用的主要靶点,其具有两个基本特点:①具有特异性识别与之相结合的配体/药物的能力(亲和力);②配体/药物-受体复合物可引起生物效应(内在活性)。根据亲和力和内在活性的不同可将药物分为:①激动药(agonist),既有亲和力又有内在活性,可与受体结合并产生效应。按其内在活性又分为完全激动药(高亲和力和高内在活性)和部分激动药(高亲和力和低内在活性)。②拮抗药(antagonist),有亲和力但无内在活性,可与受体结合但不产生效应,还可能影响激动药与受体结合。按其与受体结合是否具有可逆性又分为竞争性拮抗药(与受体结合可逆)和非竞争性拮抗药(与受体结合相对不可逆),作用强度分别用拮抗参数(pA2)和减活指数(pA2′)表示。

二、新药药效学研究

新药药效学研究包括:主要药效学研究、一般药理学研究和复方药理学研究。

(一)主要药效学研究

主要药效学研究是指与新药防治作用有关的主要药理作用,主要包括实验研究(发现或评价新药)和临床研究。在机体(主要是动物)器官、组织、细胞、亚细胞、分子、基因水平等模型上,在整体和离体模型上,进行综合和分析的实验研究,以阐明药物防治疾病的作用及其作用机制。通过药效学研究,可以明确新药是否有效(有效性、优效性),药理作用的强弱和范围(量-效关系、时-效关系、构-效关系)。

主要药效学研究按来源可分为中药与天然药物药效学研究、化学药物药效学研究、生物技术药物药效学研究;按适应证分为抗肿瘤药物药效学研究、抗病毒药物药效学研究、神经精神系统药物药效学研究、心脑血管系统药物药效学研究等。可根据国家食品药品监督管理局(China Food and Drug administration,CFDA)和国际协调会议(International Conference on Harmonization,ICH)颁发的技术指导原则进行,如2006年颁布的《抗HIV药物药效学研究技术指导原则》《细胞毒类抗肿瘤药物非临床研究技术指导原则》等。

基本要求包括:①实验方法:药效应在体内外两种以上实验方法获得证明,其中一种必须是整体的正常动物或动物病理模型;②实验模型:必须能反映药物作用的本质,并与治疗指征有关联性;③对照设置:应有空白对照和已知标准阳性药物或治疗措施对照;④剂量选择:应能反映量-效关系,尽量求出ED50或有效剂量范围,量效关系不明确的药物应说明原因;⑤给药途径:应采用拟推荐临床应用的给药方法,如该方法在动物上无法实施时,应予说明,再改用他法;⑥观察指标:应能反映主要药效作用的药理本质,选择客观、灵敏和准确的定量或半定量检测方法。

(二)一般药理学研究

一般药理学研究包括安全药理学(safety pharmacology)和次要药效学(secondary pharmacodynamic),是对新药主要药效作用以外广泛药理作用的研究,主要检测药物对清醒动物的中枢神经系统、心血管系统和呼吸系统的影响。基本要求是:动物可选择小鼠、大鼠、猫、狗等,循环和呼吸系统不宜用小鼠和兔,应尽量在清醒动物上进行实验;给药途径、剂量(2~3个,低剂量应参照ED50)及耐受剂量应与主要药效学一致,可一次或多次给药;观察指标应广泛。一般药理学研究的原则和具体研究内容可参见CFDA于2005年颁布的《化学药物一般药理学研究技术指导原则》。

(三)复方药理学研究

复方药是由两种以上的药物组成的制剂,复方药利用多个单药的作用特点以达到增强疗效、减少用量、减轻毒性或不良反应等目的。复方药理学的研究内容包括:复方组成的依据和合理性;各组分在复方中的相互关系;各组分对主要药效或毒副作用的影响,确定组分间的拮抗和协同作用;证明复方在药效和毒副作用方面的优点。

三、药效学研究的基本方法及技术要求

药效学研究的基本步骤包括:了解疾病的发病机制及治疗措施;选择合适的体内体外动物模型,筛选潜在的活性药物;合理的实验设计;规范的原始记录;正确的数据处理;结果判

定与总结。药效学实验设计有三个基本要素（药物、动物、指标）和三个基本原则（对照、随机、重复）。

（一）实验设计基本要素

1. 药物　受试"药物"在整个实验过程中应做到标准化，否则会影响实验的评价。药物的来源、批号、剂型、给药途径、剂量必须保持不变。若为创新药物，则该受试药需经过品种鉴定，生产工艺基本定型，质量标准及稳定性试验需基本符合要求，剂型也与临床用药应基本相同。凡是未经鉴定的药材，其处方、生产工艺、剂型尚未确定，或有变动者，不宜用于药效学研究。

受试药物可分为单水平/多因素或单因素/多水平设计。给药途径要与临床应用一致。口服制剂可对动物灌胃给药，静脉注射剂可考虑腹腔注射、皮下注射或静脉给药。给药剂量常常根据预实验结果、文献资料、人与动物、动物与动物换算而确定。至少应设置3个剂量，尽量能反映量-效关系（或时-效关系），高剂量一般应低于长毒实验的低剂量。

2. 动物　根据不同的实验目的应选择国际公认的相应动物。整体动物实验一般应用小鼠、大鼠、兔、猫、猴、狗。有时会根据研究目的选择相应某一功能高度发达或敏感性较高的动物，如鸽、狗、猫的呕吐反应敏感，常被用来评价引起催吐和镇吐的药物的作用，而鼠类和兔则不能用于此类研究。同理，可根据不同情况选用正常动物、麻醉动物或病理模型动物。病理模型动物可以通过自发、诱发、转基因和基因敲除建立模型。理想的动物模型应与人体疾病相似。此外，动物实验分组要注意构成比，年龄、体重、性别等要一致，以消除非药物因素干扰。

3. 指标　"指标"是受试药作用于研究对象的反应和结果，可通过相应的观测来体现。所选择的观察指标常应具备以下特性：①特异性，指标专属性好，能反映变化本质及主要药效，且不与其他现象相混淆。②灵敏性，指所选指标能敏感、准确地反映出病情微小变化和受试药效应，由实验方法和仪器的灵敏度共同决定。灵敏度高的指标能将受试药效应更好地显示出来，而敏感性差的指标往往会遗漏某些阳性变化，而造成假阴性结果。③客观性，主观指标易受研究者和受试对象心理状态、感官差异等的影响，而客观指标借助测量仪器和检验等手段，易于量化而获得，具有较好的真实性和可靠性。在实验设计中，对一些半客观或主观指标，一定要事先规定严格的标准，以提高实验结果的可信度。④重现性，即在相同条件下指标可以重复出现，因此所选指标稳定、重现性好，结果才可靠。为提高重现性，需注意仪器的稳定性，减少操作误差，控制动物功能状态和实验环境条件。⑤可行性，即指标既有文献依据或实验鉴定，又符合本实验室和研究者的技术设备和实际水平。

为了准确判断药物的作用，必须有量的概念、量的比较，选用可测量的定量指标（即计量指标）。形态学指标（如组织病理学）的特点是能准确地定性、定位，但难于定量。可采用分级组织学方法，使之定量或半定量，更准确的判断药物的作用。在选择指标时，还应注意以下关系及特点：①计量指标优于计数指标，可将计数指标改为半定量指标；②动态指标优于静态指标，如体温、疗效、体内激素水平变化等，可按时、日、年龄等作动态观察；③所选指标要便于统计分析。总之，各种指标均有其优点，也常有其局限性或不足，为了准确、全面地判断受试药的有效性，常需要多指标综合运用。

（二）实验设计基本原则

1. 对照原则　"对照"是比较的基础，没有对照就没有比较、没有鉴别。对照应符合"齐同可比"的原则。在药效学研究中，除了受试药外，对照组的其他一切条件应与给药组完全相同，才具有可比性。对照可分为以下几种：①阴性对照，包括空白对照（不给任何处理）、假处理对照（除受试药以外的一切处理）、安慰剂对照（临床研究常用）等。②阳性对照，采用已肯定疗效的药物或标准品药物做对照，便于评价受试药，应产生阳性结果。其目的一是考察实验方法及技术的可靠性，二是比较受试药与阳性药的效价强度，三是排除假阴性。③模型对照，复制与人类疾病相似的整体动物、离体组织器官或细胞模型，通过观察这些不同水平模型的指标变化，作为受试药是否有效的对比标准。④自身对照，指实验与对照在同一对象上进行，即不另设对照组。自身对照的方法简便，容易观察到实验处理前后现象变化的差异。

2. **随机原则** "随机"是减少实验差异的最基本方法,其目的是将样本的生物差异平均分配到各组。实验中凡可能影响实验结果的一切非研究因素都应随机化处理,使各组样本的条件尽量一致,消除或减小组间的误差,从而使受试药产生的效应更加客观,实验结果更为可靠。药效学实验中常用的随机化方法:①简化分层随机法,常用于单因素小样本的一般实验。即将同一性别的动物按体重大小顺序排列,分组时由体重按照由小到大的次序随机分到各组。一种性别的动物分配完后,再分配另一性别的动物。②完全随机法,主要用于单因素大样本的实验。先将样本编号,按《随机数字表》任取一段数字,依次排配各样本。然后按这些新号码的奇偶(两组)或除以组数后的余数(两组以上)作为分配归入的组次。最后仍同前再随机调整,以使各组样本数达到均衡。

3. **重复原则** "重复"就是在不同的空间和时间下,按相同实验方法和条件可获得同样的实验结果。"重复"包括两方面的内容,即良好的重复稳定性和足够的重复数,两者含义不同但紧密联系。有了足够的重复数才会取得较高的重现性,为了得到统计学所需要的重现性,必须选择相应适当的重复数。一般而言,计量资料的样本数每组不少于5例,以10~20例为好,计数资料的样本数则需每组不少于10例,以30例为好;一般小动物8~10只,大动物4~6只。

(三)不同水平的研究方法及特点

药效学研究要明确受试药的主要功效,力求反映受试药的作用特点。高类别受试药要尽可能揭示其作用机制。药效学研究方法很多,以体内实验为主,注重在多水平(整体动物水平、离体器官水平、细胞分子水平)开展研究。整体动物水平(包括正常动物和模型动物)多用于证实药物的效应,离体器官水平(包括离体肠管、离体心脏、血管、子宫及离体神经肌肉制备等)单一地证实药物对某一器官的作用,而细胞、分子水平和转基因、基因敲除动物多用于深入研究药物的作用机制。

1. **整体水平研究** 研究药物对疾病的疗效常采用病理模型动物。如采用大白鼠或豚鼠制备实验性溃疡模型来研究和评价抗溃疡药物。溃疡病模型主要有应激刺激法、组织胺法、幽门结扎法等。整体动物实验时常用麻醉动物,但应注意麻醉深度的控制和麻醉药物的选择。如评价镇咳药时,麻醉过深则明显抑制咳嗽反射,从而影响实验结果。在研究药物对子宫影响时,最好不用乙醚和氯仿,而选用戊巴比妥钠,因前者对子宫有明显抑制。观察受试药对动物行为的影响是研究中枢神经系统药物作用的基本方法之一,常用正常动物。可参照文献方法将动物行为进行分级及评分,求均值并进行组间比较,从而判定受试药是否具有中枢兴奋或抑制作用。

2. **离体器官水平研究** 用离体标本可较直观地观察药物的作用。离体器官实验常根据研究的需要,选择有针对性的脏器。不同动物的同一脏器其敏感性不尽相同,如离体蛙心和兔心是观察受试药对心脏活动(如心率、心输出量、心收缩力等)影响最常用的标本;猫、兔、豚鼠和狗乳头肌标本制备比较简单,在适宜条件下,可较长时间保持良好状态,是观察受试药心肌基本生理特性(如收缩性、兴奋性、自律性)影响的较好实验标本。

3. **细胞分子水平研究** 细胞分子水平研究具有重复性好、节省药物和动物、易于分析机制等优点。近年来,随着对药物作用机制的深入认识,酶和受体与疾病的关系不断阐明,一系列新技术(如受体技术、重组受体、双杂交技术、转基因动物、基因芯片技术、蛋白质组学技术)的出现,为建立高特异性的筛选模型奠定了基础,促使药物筛选由整体动物实验为主转变为体外实验为主,形成了高通量药物筛选的模式。

(郭 喻)

第二节 药物代谢动力学研究技术

一、药物代谢动力学研究概述

药物代谢动力学(pharmacokinetics, PK)是研究药物在生物体内吸收(absorption)、分布(distribution）、代谢（metabolism）和排泄（excretion）随时间变化的规律，这四个过程简称为 ADME。药物代谢动力学可影响药物效应和安全性，对药物评价、新药设计、药物剂型改进、指导临床用药均具有重大的实用价值。20 世纪的研究发现，临床阶段淘汰的药物约 40% 因药物代谢动力学而淘汰。创新药物要具成药性并走向市场，必须具备的一个条件是要有理想的药代动力学特性。因此，药代动力学实验是药物临床前筛选的必须过程。

二、药物代谢动力学研究技术

（一）药物代谢中的分析技术

药物代谢动力学研究中绝大部分实验都涉及药物及其代谢产物分析，包括：①药物在组织的吸收、分布、代谢和排泄；②药物代谢产物的鉴定和定量；③药物代谢程度和途径；④药物代谢酶及体外代谢动力学参数；⑤药物对代谢酶的抑制；⑥各种属体外代谢比较等。这些研究需要借助多种分析技术，包括光谱、液相色谱、气相色谱、质谱、同位素示踪等技术。

1. **光谱法（spectroscopy）** 常用的光谱法包括紫外 - 可见光分光光度法和荧光分谱法。前者是利用化合物的分子或离子对某一特定波长范围光的吸收作用，依据产生的吸收光谱来进行定性，根据朗伯 - 比尔定律来进行定量分析。荧光光谱法则是利用激发光照射样品，使待测样品的原子外层电子吸收光子，电子产生能级跃迁再返回基态时发射一定波长的荧光，根据荧光波长及强度进行定性和定量分析。光谱法的样本前处理和方法学较其他分析技术简单，但单用时灵敏度较低，可与液相色谱法联用。

2. **高效液相色谱法（high performance liquid chromatography，HPLC）** 是目前分离复杂混合物最常用的分析仪器之一。利用样品在固定相和液态流动相之间吸附、洗脱、再吸附、再洗脱的连续作用，实现各组分之间的分离。分离的程度取决于溶质组分与固定相之间相互作用的程度。高效液相色谱法按分离机制的不同分为液 - 固吸附色谱法、液 - 液分配色谱法（正相与反相）、离子交换色谱法、离子对色谱法及分子排阻色谱法。由于该技术对色谱分离性能要求较高，且分

析灵敏度有限，分析时间较长，故目前越来越多地采用液相色谱与质谱联用。美国 Waters 公司研制的超高效液相色谱（ultra performance liquid chromatography，UPLC）也可显著提高检测灵敏度和缩短分析周期，其原理是采用小粒径填料装填色谱柱，可耐超高压。

3. **气相色谱法（gas chromatography，GC）** 根据样品中各组分与固定相和载气间的分配系数不同而达到分离效果。各组分按分配系数不同被载气依次带出色谱柱，分配系数小的组分先流出，分配系数大的组分后流出。气相色谱法具有分离和分析两种功能，具有高选择性、高灵敏度、样品量少、速度快、成本低等优点，但所分析物质必须具有一定的挥发性和热稳定性。

4. **质谱法（mass spectrometry，MS）** 将样品分子转化为运动的带电气态离子，根据离子的质荷比（m/z）大小不同而分离和鉴定，测定各种离子的谱峰丰度对样品进行定量分析。一般情况下质谱仪常与色谱仪联用，也可与气谱仪联用。与常规液相色谱法相比，LC-MS 或 LC-MS/MS 具有方法学简单、灵敏度高、分析速度快等优势。

5. **同位素示踪法（isotopic tracer method）** 利用放射性物质标记受试药，通过检测放射性核素的放射活性，确定药物的组织分布和代谢速度。放射性核素的检测可采用放射性 HPLC、放射性流动检测和液闪法检测。受试药标记时应考虑同位素的特性、标记化合物的化学稳定性和生物学稳定性。标记位置应远离化学活性位点和代谢易受攻击位置。

（二）药物代谢动力学的体外实验方法

1. **药物吸收** 评估口服药物吸收的体外实验方法主要有细胞培养模型、离体组织法、物理化学模型等。其中药物小肠细胞上皮通透性的 Caco-2 细胞是新药研发中用于评价药物口服肠吸收最常用、最成熟的方法。Caco-2 细胞来源于人结肠腺癌，具有和小肠上皮细胞相似的形态和功能，能表达多种刷状缘酶、细胞色素 P450（cytochrome P450，CYP）同工酶（Ⅰ相代谢酶）和Ⅱ相代谢酶，同时还表达多种主动转运系统（如 P-糖蛋白）。该细胞正常培养 21 天可自动分化成类似小肠上皮细胞刷状缘侧的单细胞层，因此可用于研究口服药物吸收及药物在小肠上皮细胞中摄

取、外排和跨膜转运机制研究。除此以外，人源细胞系 HT29、HT29-18、HT29-H、T84 和动物源细胞系 MDCK、CHO、LLC-PK1、IEC、2/4/A1 等也可用于小肠药物转运功能的评估。

2. 代谢表型　指不同个体中所表现的代谢过程和代谢能力的特征。体外药物代谢表型研究用于检测代谢酶介导的药物代谢过程，确定参与药物代谢的酶亚型，如 CYP 和 II 相代谢酶。I 相代谢表型研究通常采用重组的单个 CYP 酶进行代谢反应，和 / 或应用特异性 CYP 酶抑制剂或抗体检测肝微粒体中参与代谢的酶亚型。目前已有商品化的重组 CYP 酶，可以快速、准确地了解受试药的主要代谢酶亚型，鉴定不同酶催化生成的代谢产物，还可以通过控制孵育体系中的酶含量，结合各个酶亚型在肝脏的表达量，预测该 CYP 酶对受试药的清除率。反应体系包括酶、受试药、NADPH 和反应环境（缓冲液），通过检测单位时间内代谢产物的生成量来反映酶参与代谢的能力。为了保证实验的准确性，酶蛋白量和反应时间这两个反应条件需经预实验摸索确定，以保证代谢反应在线性条件下（符合一级动力学）进行。

3. 酶动力学　创新药物前期代谢研究通常用最大反应速度（maximum reaction velocity，V_{max}）、米氏常数（Michaelis constant，K_m）和内在清除率（intrinsic clearance，CL_{int}）对受试药的体外代谢进行快速和简单评价。这些酶动力学参数还可结合人体血流、酶蛋白含量等生理数据，采用合适的代谢模型，用于预测受试药在人体的代谢清除情况。

酶动力学参数 V_{max} 和 K_m 由米氏方程得到，CL_{int} 为 V_{max} 与 K_m 的比值。反应体系与代谢表型研究类似，但受试药需设置不同浓度。在进行酶动力学研究前，需先通过预实验确定代谢产物生成与酶蛋白量、反应时间的线性关系，并摸索受试药浓度范围，使选择的受试药浓度能涵盖 Km 值，最终设定 6~8 个浓度点进行实验。根据不同受试药浓度得到的反应速率和药物浓度做双倒数图，或通过计算机拟合得到 V_{max} 和 K_m。

4. 代谢酶的诱导与抑制　药物在代谢环节发生相互干扰是最常见的药物相互作用原因，药物对代谢酶的诱导或抑制都可能会引起药物代谢时的相互作用。目前最常见、研究最多的酶诱导和抑制引起的药物相互作用都与 CYP 酶有关。

（1）药物对代谢酶的诱导：通常采用原代人肝细胞或报告基因技术。原代人肝细胞提供了类似于人肝功能的整合模型，但来源困难，价格昂贵，报告基因技术则能快速、准确、经济的预测药物的酶诱导作用。以检测 CYP 酶诱导的报告基因为例，首先构建调控 CYP 活性的核受体基因（如 AHR、CAR 和 PXR）表达质粒，将核受体基因与荧光蛋白或抗生素等报告基因在质粒载体中融合，并转染细胞，通过报告基因的表达活性反映受试药对 CYP 酶的诱导程度。

（2）药物对代谢酶的抑制：通过检测受试药对探针底物代谢的影响来实现，可在肝细胞、微粒体或重组 CYP 酶等体系中进行。此研究对探针底物的特异性要求较高，通过检测给予不同浓度受试药后特异性探针底物的代谢产物在单位时间的生成量，利用拟合软件得到 V_{max}、K_m、抑制常数（inhibition constant，K_i）和半数抑制浓度（half inhibitory concentration，IC_{50}），进而评价受试药的酶抑制能力。还可以通过给予受试药后 V_{max} 和 K_m 的改变，判断酶抑制反应的类型。V_{max} 不变而 K_m 值增大，为竞争性抑制；V_{max} 值变小而 K_m 不变，为非竞争性抑制；V_{max} 值变小而 K_m 值增大，为不可逆性抑制。

（三）药物代谢动力学的在体实验方法

1. 药物吸收　在体药物吸收实验包括原位肠灌流法和体内法。原位肠灌流通过暴露动物肠腔并在两端行插管术，用恒流泵给麻醉动物灌注受试药，收集不同时间点灌流液，测定灌流液中药物浓度，根据灌流液中受试药的减少率来评价其吸收速度和程度。同时也可检测血中药物出现率，结合灌流液中药物的消失情况进行综合评价。体内法是在药物口服后，通过测定血液或尿液中药物量，计算药代动力学参数，对药物吸收进行评价。此法不仅可反映药物吸收的情况，还可全面反映药物的 ADME 特征。

2. 代谢表型　代谢表型在体实验与体外实验目的不同，在体实验是为了确定基因多态性对创新药物代谢的影响。如果受试药代谢主要经过具有基因多态性的代谢酶介导，需要测定药物在不同基因型人群的代谢情况。通过给予受试者相同剂量药物,在多个时间点采集血样和尿样,计算药物及其代谢产物的浓度 - 时间关系,确定药物在不同基因型人群的代谢差异。结合药物在不同基因型人群的效应和毒性数据,可对药物做出全面评估或制订合理的个性化用药方案。

3. 代谢酶诱导 在体动物模型为研究药物对代谢酶的诱导提供了一个完整的生理体系,但应用常规动物模型进行酶诱导的筛查存在很多问题。主要问题是动物种属的诱导分子调控机制以及其他信号分子与人类可能存在较大差异。近年来,研究者将人类特异性基因转入小鼠构建人源化动物模型,为解决这一问题提供了可能性。如小鼠的 PXR 核受体和人体中的结构不同,造成 CYP3A 诱导信号级联放大存在种属差异,无法准确预测药物对人 CYP3A4 的诱导情况。通过将人 *pxr* 基因转入小鼠并敲除小鼠自身 *pxr*,得到的人源化小鼠能较准确地预测受试药对人 CYP3A4 的诱导能力。

4. ADME 研究 通过给予受试药后,在不同时间点检测整体动物或人体血液、尿液中药物及其代谢产物的浓度,提供药物代谢的全面数据。给药前,受试动物或人群需禁食,以避免食物对药物代谢的干扰。给药剂量为有效的安全剂量,动物实验可考虑设置多个剂量点(如高、中、低),给药方式通常采用口服或静脉注射。采样点的确定至关重要,需具有一定时间长度,获得给药后的完整药物浓度 - 时间曲线。除给药前需留取一个零时间的空白血样外,其他采样点应兼顾药物的吸收相、分布相和消除相,如静脉给药则只需考虑分布相和消除相。采样点分布应该先密后疏,对于口服给药,保证在峰浓度点前或吸收相有 2 个以上的采样点。为保证最佳采样点,在正式实验前应进行预实验。检测到的药物浓度和 / 或代谢产物浓度可绘制血药浓度 - 时间曲线,并经计算机拟合处理,得到主要药代动力学参数,包括:峰浓度(peak concentration, C_{max})、达峰时间(time to peak, t_{max})、消除半衰期(half life, $t_{1/2}$)、表观分布容积(apparent volume of distribution, V_d)、曲线下面积(area under the curve, AUC)和清除率(clearance, CL)等。

(四)药物代谢动力学中常用的拟合软件

药物代谢动力学特征需要通过药代动力学参数来反映,以往是通过做药 - 时曲线图,选择合适的模型方程计算理论估算值,根据特定的药代动力学公式,计算出动力学参数。目前国内外已开发出多种药动学拟合软件,能快速、专业地计算出各种药动学参数。目前比较常用的软件有 WinNonlin、GraphPad Prism、BAPP、Kinetica 和 DAS 等。

1. WinNonlin 是美国 Pharsight 公司开发的一款药代动力学计算软件。WinNonlin 的功能齐全,包含了药动学和药效学数据分析的各种工具(包括房室模型各种参数的拟合、处理各种非线性回归问题、各种微分方程系统),并提供了广泛的模型库(如药代模型、药效模型、药代药效联合模型等)。同时,该软件还兼具统计功能,不仅对数据进行常规的统计(如计算均数、标准差、可信区间及加权统计),还可提供更专业的统计功能(如分析来自交叉设计、平行设计甚至非均衡设计的数据)。

2. GraphPad Prism 是 GraphPad 软件公司开发的一个集生物学统计、曲线拟合和作图于一体的软件。除了绘制各种科研图形和进行基本的数据统计外,它还可以用于体外酶代谢动力学和抑制动力学参数的计算,以及米氏曲线和抑制曲线的拟合。但缺乏处理在体代谢数据和其他代谢动力学研究数据的模块。

3. BAPP(Bioavail ability program package) 是中国药科大学在 EXCEL 基础上开发的生物利用度数据处理软件。其功能包括:药物代谢动力学参数的拟合、生物等效性检验、其他药代动力学参数的计算、生物等效性检验、权重直线回归、缓释制剂体内外相关性分析、t_{max} 非参数检验等。其主要特点是兼具强大的常规和专业数据处理能力,操作简单。所有表格、图表、药动学数据处理等结果可导出至 WORD 软件中并自动排版,并支持数据缺失和低于检测限的数据。

三、药物代谢动力学研究举例

例:奥美拉唑在不同 *CYP3A4* 基因型中国人群的代谢表型研究

1. 研究对象 选择健康汉族 140 名志愿者,

其中男性 89 名,女性 51 名,年龄范围 17~23 岁。根据知情同意原则,每人采集 2ml 外周静脉血,EDTA 抗凝,–20℃保存备用。

（1）基因型确定:提取外周血中的基因组DNA,采用目的 DNA 的聚合酶链反应（PCR）和非放射性单链构象多态性分析（SSCP）确定志愿者的基因型。

（2）受试者选择:在已经进行基因型筛选的对象中选择 30 名受试者（男女各半）,参加 HPLC的研究。根据基因型结果将 30 名受试者分成两组:15 名为基因正常型组,15 名为基因突变型组。两组受试者年龄、性别和体重匹配且在试验前未服用其他药物。

2. **给药及样本采集** 受试者禁食 12 小时后,用 100ml 水口服 20mg 奥美拉唑胶囊,分别于给药前和给药后 0.5 小时、1 小时、1.5 小时、2 小时、2.5 小时、3 小时、3.5 小时、4 小时、6 小时、8 小时、10 小时和 12 小时静脉采血 5ml,3 000g 离心 5 分钟后,血浆置 –80℃保存待测。

3. **生物样本的预处理及测定** 奥美拉唑及其经 CYP3A4 代谢产物奥美拉唑砜的血药浓度用HPLC 方法测定。在血浆中加入内标,二氯甲烷抽提,充分振荡 10 分钟,3 000g 离心 20 分钟后,氮气吹干后用流动相溶解,取 20μl 进样分析。

4. **检验方法的回收率测定** 选取奥美拉唑和奥美拉唑砜三个浓度（25、100、500ng/ml）的血浆,以当日的标准曲线计算样品的测得质量浓度,与配制的质量浓度对照,计算出低、中、高三种浓度的回收率。

5. **检验方法的精密度测定** 选奥美拉唑和奥美拉唑砜三个浓度（25、100、500ng/ml）的血浆,考察其精密度。即每个浓度样本的日内差,连续测定 3 天的日间差,并与标准曲线同批测定。以当日的标准曲线计算样品的测得质量浓度,与配制的质量浓度对照,求得精密度。

6. **数据处理** 利用 WinNonlin 药代动力学软件程序包（Version 5.2, Pharsight, USA）,对各受试者的血药浓度 - 时间数据进行处理,拟合药 - 时曲线,并求算其药代动力学参数值。配对 t 检验用来考察组间的差别,$p < 0.05$ 认为具有显著性差别。

（郭 喻）

第三节 药物毒性研究技术

一、药物毒理学概述

药物毒理学（drug toxicology）是药理学中研究药物的毒副作用及机制,评价新药安全性的分支学科。其主要目的在于指导临床合理用药,降低药物的副作用,减少因药物毒性导致的新药开发失败。目前药物毒理学科的两大任务是:结合药品注册为药物开发提供技术支撑,即实施药物非临床研究质量管理规范（good laboratory practice of drug, GLP）,规范常规的药物毒性实验;同时,为学科发展开展基础或应用基础研究,即开展毒性机制和新技术 / 新方法应用的研究。

二、不同系统药物的毒性研究技术及其特点

（一）一般毒性和特殊毒性研究方法

此两部分内容为实施 GLP 的药物毒性试验,具体原则需参照 CFDA 颁布的针对化学药物的一般或特殊毒性的多个试验技术指导原则,此处不再赘述。药物的一般毒性包括:全身毒性和局部毒性,前者又分为急性毒性、长期毒性和亚急性毒性。急性毒性用于了解药物毒性作用的大小和性质,为后续的毒理学研究提供参考,常用研究方法包括半数致死法、最大给药量法、近似致死剂量法、固定剂量法等。长期毒性研究的目标是确定重复给药的药物毒性,找出靶器官。局部毒性是评价静脉及口服给药以外的其他给药途径在给药局部的毒性。药物特殊毒性评价内容包括遗传毒性、致癌性、生殖与发育毒性、药物依赖性评价。

（二）血液系统毒性研究方法

药物对血液和造血组织产生毒效应,从而影响血液的形成与功能,称为药物的血液毒性。无论药物影响的是外周血液功能还是骨髓造血功能,均是干扰了血细胞的生成及生理功能,因此药物对血液系统的毒性可根据其作用的靶细胞分为3 类。①红细胞毒性:包括贫血、高铁血红蛋白血症;②白细胞毒性:包括白血病、粒细胞缺乏症;③血小板及凝血因子毒性:包括血小板减少症、凝血因子缺乏。

研究药物对血液系统毒性的指标包括：

1. 血常规检查 反映各类细胞的数量以及形态分布，是判断毒性最基本的指标之一。包括：①红细胞参数：红细胞计数（RBC）、血红蛋白浓度（HGB）、血细胞比容（HCT）、平均红细胞体积（MCV）等；②白细胞参数：白细胞计数（WBC）、中性粒细胞计数（PN）、淋巴细胞计数（LY）、单核细胞计数（MONO）等；③血小板参数：血小板计数（PLT）、血小板体积分布宽度（PDW）、平均血小板体积（MPV）等。

2. 凝血功能检查 药物的血液系统毒性引发疾病的常见表现之一就是出血，因此应进行凝血功能检查。除了上述血常规里血小板相关指标外，还有血浆凝血酶原时间（PT）及活动度（ACT）、活化的部分凝血酶原时间（APTT）、凝血酶时间（TT）、纤维蛋白原（Fbg）等。

3. 骨髓检查 包括骨髓穿刺和活检。骨髓穿刺取骨髓液，能较好反映细胞形态。骨髓活检取骨髓组织，保持了完整的骨髓组织结构，比穿刺涂片更能准确反映骨髓增生和细胞浸润情况。

4. 特殊指标 利用体外扩散盒琼脂培养技术或外源性脾结节测定法观察造血干细胞损伤；用骨髓微循环法观察骨髓损害；用骨髓铁动力学实验验证红细胞是否被破坏等。

（三）免疫系统毒性研究方法

药物可直接损伤免疫器官、免疫细胞的结构和功能，影响免疫分子的合成、释放和生物活性，干扰或破坏神经-内分泌-免疫作用网络，使免疫系统对抗原产生过高或过低的应答，从而造成靶器官的损伤。由于免疫系统组成和功能的高度复杂性，以及免疫毒性作用靶细胞和靶分子的多样性，目前还没有一种免疫毒理学实验方法能够全面地反映药物对整个免疫系统的影响。因此评价药物免疫毒性常利用一组体内/体外实验来观察，主要有以下几个方面：

1. 免疫病理学检查 常取免疫器官胸腺、脾脏的重量和器官指数进行检查，组织学检查主要是观察胸腺、脾脏、淋巴结和骨髓的组织结构和细胞类型，同时要注意检查局部黏膜相关淋巴组织，包括鼻黏膜、支气管黏膜、皮肤黏膜相关淋巴组织等。

2. 免疫功能检测 包括全血细胞计数及分类、NK细胞活性测定、巨噬细胞功能检测、体液免疫功能检测、细胞免疫功能检测、宿主抵抗力实验。

3. 过敏反应和自身免疫反应检测 一般用主动全身过敏实验、被动全身过敏实验、主动皮肤过敏实验。其中，主动皮肤过敏实验用来检测I型超敏反应。Ⅳ型超敏反应最常用Buecher实验和豚鼠最大值实验检测，此外还有小鼠耳肿胀实验、小鼠局部淋巴结实验和光变态反应等。目前还没有预测药物Ⅱ型、Ⅲ型超敏反应的标准实验方法。对于自身免疫反应，目前还没有非常合适的动物模型来研究此类相关疾病。

4. 细胞因子检测 细胞因子在免疫系统功能调节的机制中发挥着重要作用，是免疫系统与其他系统之间联系的纽带。目前开展的细胞因子研究方法有免疫分析、mRNA表达、全血细胞因子测定等。

（四）神经系统毒性研究方法

神经系统是机体最重要的功能调节系统，也是最常见的药物毒性靶器官。药物可通过损伤神经元、干扰轴索运输、干扰髓鞘的形成和维持、干扰神经传递系统等机制来损伤神经系统。

目前对药物神经毒性的评价方法有：

1. 神经行为学方法 研究药物特别是低剂量慢性接触对感觉、学习、记忆、运动等中枢神经系统功能的毒性效应，已成为评价药物神经毒性的重要方法。行为毒理学实验方法分为一般行为毒性和行为致畸学两大类。

2. 神经病理学方法 神经系统形态学或组织化学改变是确认神经损害及其病变可逆性程度的重要手段，也是确认神经毒性的最经典方法。一般先进行肉眼观察，并辅以脑的绝对和相对重量测量；其次，在光学显微镜下观察其基本病变，并进一步应用电子显微镜检查并确定毒性作用的精确部位。为确认神经毒性的细胞特异性及某些特殊生化过程的影响，还可应用神经组织化学和免疫组织化学的方法。

3. 神经电生理方法 电变化是神经系统最基本的表现形式，神经电生理测定是检测药物神经毒性的敏感指标。常用的电生理学检查包括脑电图（EEG）、大脑诱发电位（BEP）、肌电图（EMG）、膜片钳技术。

4. 神经化学方法 神经化学的改变是许多药物神经毒性的作用机制，因此研究药物与靶分子的相互作用是明确其毒理学机制的基础。对在体研究可进行微透析、磁共振，并可采用示踪剂评价药物对机体能量利用、物质合成的影响；离体研究可分离突触膜、突触体、线粒体，并结合脑薄片技术来研究药物对机体生物化学反应的影响。

5. 离体实验方法 常见方法包括离体组织器官培养、原代细胞培养、转化细胞培养、无细胞系统等。但离体实验方法亦具有局限性，如神经系统本身对外源物的代谢具有区域特异性，而且许多药物需经代谢活化才能发挥作用，因此体外实验中常需加入微粒体酶代谢系统。

（五）呼吸系统毒性研究方法

呼吸系统是气体进出和气体交换的场所，吸入性药物或气源性毒物首先对呼吸道和肺产生影响。肺同时接受全部心脏的排血，血源性毒物同样会对呼吸系统产生毒性。药物可影响呼吸系统颗粒物的沉积、氧化负荷，产生毒性细胞介质和过度增殖。

评价药物呼吸系统毒性的方法包括：

1. 肺功能测定 不仅是对机体呼吸功能的客观评价，并能够对肺损伤时呼吸功能异常程度和类型进行评估。肺功能检测主要包括肺容积、肺通气、通气和血流在肺内的分布、血气分析等。

2. 形态学检测 大体病理学改变（如炎症和癌组织）在光学显微镜下就可以观察到。为了观察气道和肺泡表面各种细胞类型和辨别损伤的Clara细胞质改变，需要厚塑胶或环氧树脂切片。透射电子显微镜可以观察到Ⅰ型上皮细胞或毛细血管内皮细胞的变性、坏死，还可鉴别肺泡间质中的细胞。扫描电镜可以观察到肺细胞表面的细微结构。

3. 肺灌洗 采用多次少量等渗盐水灌洗染毒动物的肺，检测灌洗液中白细胞、巨噬细胞、单核细胞的数量和活性，以及测定乳酸脱氢酶、酸性磷酸酶或碱性磷酸酶、溶酶体水解酶、白蛋白以及唾液酸等的含量，可以对肺急性或慢性损伤类型、发病机制和转归提供重要的参考。

4. 离体实验方法 目前常用的离体实验方法有肺分离灌流、肺外植和切片、器官型细胞培养系统和分离肺细胞群等。

（六）肝脏毒性研究方法

肝脏是许多内源性物质（如多种激素、血红蛋白代谢物等）和外源性化合物（如药物、毒物等）代谢、灭活和排泄的重要场所，是机体最易受药物损伤的器官之一。药物引起肝损伤的类型从组织病理学和机制上有肝细胞坏死、脂肪肝、胆汁淤积、肝血窦损伤、纤维变性和肝硬化、肝肿瘤等。

评价药物肝脏毒性的方法包括：

1. 形态学改变 用光学显微镜观察实验动物肝组织切片是确定是否有肝损害最有价值的方法，可发现许多病理改变，如脂肪变性、肝细胞坏死、肝纤维化增生等。电子显微镜观察可发现肝损伤早期的形态学改变，如线粒体形态改变。

2. 组织化学改变 最常用于评价肝损伤的组织化学指标为脂质成分测定、葡萄糖-6-磷酸酶活性、脂质过氧化物、肝毒物及其代谢产物的形成、肝纤维化测定。

3. 血液学检查 血液学检查能很好地了解肝脏损伤的性质和程度。①肝细胞损伤指标：包括谷丙酸氨基转移酶（alanine transaminase, ALT）、门冬氨酸氨基转移酶（aspartic aminotransferase, AST）、碱性磷酸酶（alkaline phosphatase, ALP）等；②肝脏分泌和排泄功能指标：包括总胆红素、直接胆红素、总胆汁酸等；③胆汁淤积损伤指标：包括胆红素、胆汁酸、ALP、谷氨酰转肽酶等；④肝脏合成储备功能指标：包括前白蛋白、白蛋白、胆碱酯酶、凝血酶原时间等；⑤肝纤维化和肝硬化指标：包括白蛋白、总胆红素、单胺氧化酶、血清蛋白电泳、透明质酸、层粘连蛋白、Ⅳ胶原等；⑥肝脏肿瘤血清标志物：目前只有甲胎蛋白。

4. 离体实验方法 包括肝脏离体灌流实验、肝细胞毒性实验、原代肝细胞培养实验、肝匀浆实验以及肝切片孵育等。

（七）肾脏毒理学研究方法

肾脏是绝大多数药物或其代谢物的最主要排泄途径，肾脏组织容易接触到药物并易受其损害。药物可通过直接作用、免疫机制、梗阻性损伤、缺血或缺氧性损伤机制损伤肾脏。药物对肾脏各部位都能造成损伤，包括肾小球、肾小管、集合管、肾间质性及肾血管等损伤。

评价药物肾脏毒性的方法包括：

1. 尿液检查　简便易行，可作为粗略表示药物肾毒性的重要指标。动物实验中应随时间进程采集肾脏损伤相关的尿液指标，如排尿量、尿液外观等，并进行尿常规检查，包括尿比重、渗透压、pH、蛋白、胆红素等。

2. 尿酶检测　尿酶主要来源于肾单位各细胞、泌尿道上皮细胞及血浆，是反映肾脏早期损伤的敏感指标。肾脏不同部位细胞所含酶不同，可作为肾损害部位的标志物。尿 N- 乙酰 -β-D 氨基葡萄糖苷酶的升高反映肾小管损伤。碱性磷酸酶和 γ- 谷氨酰转移酶的升高反映肾小管刷状缘受损，乳酸脱氢酶和谷氨酸脱氢酶活性的升高提示可能有较大范围的细胞损害。

3. 形态学和组织化学检测　形态学检查包括大体检查、光镜检查和电镜检查，如观察肾脏有无水肿、充血、萎缩及纤维化等大体变化，以及在细胞及亚细胞水平上有无细胞坏死、凋亡，损伤的部位、程度、性质及范围。必要时进行酶组织化学检查定位。

4. 血液检查　主要测定血清尿素氮（blood urea nitrogen，BUN）和血肌酐（blood creatinine，BCr）水平。这两个指标不能作为肾损伤的早期功能测定指标，但对判断损伤的发展趋势有重要意义。

5. 肾功能检查　包括肾小球滤过率、血流量、排泄比、酚红排泄和肾浓缩 - 稀释实验等。

6. 离体实验　主要有离体肾脏灌注、悬浮肾小管分离、肾组织切片培养、原代肾细胞培养、肾系细胞株培养等。

（八）心血管毒理学研究方法

心脏和血管具有其独特结构与功能特点，与药物所引起的毒性损伤范围与程度密切相关。药物对心脏及血管的毒性作用不仅反映在心血管系统本身，还会影响到其他系统及器官。许多药物可通过影响离子通道及离子泵的功能、缺血缺氧、代谢障碍、机械性损伤、血管内皮损伤、血管平滑肌损伤、氧化应激或炎性损害等机制而产生各种心血管毒性。

1. 药物心脏毒性的评价方法

（1）心脏功能检测方法：用蛙、大鼠、兔、猫、犬的在体心脏，记录血压、心电图和心肌收缩力；或用这些动物的离体心脏，观察药物对心排血量、冠脉流量、心肌收缩性、兴奋性、不应期及自律性的影响；还可用心脏乳头肌来研究药物对心肌收缩性能的影响。

（2）心肌细胞检测方法：用培养的乳鼠原代心肌细胞，测定膜电位、收缩性能、细胞存活数量及凋亡检测等。

2. 药物血管毒性的评价方法

（1）血流流速：常用测定方法有费氏技术、指示剂稀释法、电磁流速测定术、激光多普勒技术等。

（2）微循环实验：借助显微镜，选择小鼠耳郭部位，直接观察微循环状态。

（3）离体血管条实验：用大鼠、兔的主动脉条及冠状动脉条，测定其张力变化。

三、药物毒理学新技术和新方法

（一）基因修饰动物技术

基因修饰动物包括转基因、基因敲除、人源化基因敲入动物，基因修饰技术为阐明某些基因或生物大分子在药物毒性发生中的作用提供了新途径。国外 GLP 毒理学研究中，利用基因敲除或基因组中稳定整合外源基因并能遗传和表达的动物，用于评价药物的毒性。在药物致癌性评价中，已将转基因动物模型与野生型动物模型相结合作为替代致癌性研究方法。

（二）表观遗传修饰及芯片技术

基因组 DNA 甲基化、染色体组蛋白化学修饰、小分子 RNA（microRNA，miRNA）等表观遗传修饰形式都能引起基因表达模式的异常，与疾病发生、发展的机制密切相关。其中 miRNA 因具有显著的组织特异性、物种间的一致性和在体液中的稳定性等优点，成为预测药物毒性的敏感指标，还可用于鉴定药物毒性的敏感靶器官。新一代的高通量检测技术包括：①MeDIP-chip：是甲基化免疫共沉淀与甲基化芯片技术的结合，可对疾病组织异常的甲基化区域进行高通量的快速筛选；②ChIP-on chip：为染色质免疫共沉淀与芯片技术的结合，可以高通量地研究组蛋白的甲基化、乙酰化修饰等对基因表达水平的影响。同时，该技术亦可用于分析转录因子与基因组 DNA 之间的相互作用；③miRNA 芯片或 miRNA 测序：可快速检测药物作用后 miRNA 的差异性表达。

（三）计算机虚拟筛选技术

利用计算机模型或专家系统预测药物的潜在毒性，先比较各种已知毒物的毒性作用和化学结构之间的关系，再以数学模型定量预测新化合物的潜在毒性。常用软件有 TOPKAT、CASE/MULTICASE、DEREK、Hazard Expert 和 Onco-Logic 等。在致癌性、致突变性和肝毒性方面，计算机定量构效关系研究已取得较大的进展。

（四）模式生物斑马鱼毒性检测技术

斑马鱼基因组与人类相近，许多基因与人体存在一一对应的关系，尤其肿瘤情况与人极为类似。斑马鱼体型小，世代周期短，繁殖率高，饲养管理廉价方便，胚胎透明，且在体外受精和发育。作为模式生物，其优点还在于：实验时间短（3~5天），单剂量即可，使用的药物量小，使用的实验动物数能达到统计学意义，实验终点可量化，处理操作方便，对大量药物可做出快速评估。

（五）干细胞毒性检测技术

胚胎干细胞是早期胚胎或原始性腺中分离出来的一类细胞，具有体外培养无限增殖、自我更新和多向分化的特性。胚胎干细胞实验可同时检测不同受试物对细胞增殖和分化的影响，通过受试物对细胞及个体的发育毒性和致畸能力的判断，可将受试物分成不同毒性等级。干细胞（尤其是人体胚胎干细胞）实验方法有望成为研究受试物胚胎毒性的体外替代实验模型。另外，由于胚胎干细胞类似于早期胚胎细胞，它们有可能用来揭示哪些药物可干扰胎儿发育和引起出生缺陷。

（六）组学技术

组学技术是对组织、细胞、体液中 RNA、DNA、蛋白质、代谢产物的整体分析技术，包括基因组学（genomics）、蛋白质组学（proteomics）和代谢组学（metabonomics）等。这些组学技术有助于药物毒性的机制研究以及发现新的生物标志物。基因组学采用 DNA 微阵列技术，比较组间、化合物间或不同模型间基因表达的变化。蛋白质组学则是采用高通量和大规模的研究手段，检测蛋白种类和表达变化。代谢组学是利用磁共振技术（nuclear magnetic resonance，NMR）、液谱-质谱联用（liquid chromatography-mass spectrometry，LC-MS）等仪器分析生物的体液、组织中的内源性代谢产物谱的变化。其分析方法主要是通过偏最小二乘法（partial least square method，PLS）、主成分分析（principal component analysis，PCA）等进行数据降维。

（郭　喻　高　洁）

第四节　抗感染药物研究技术

一、抗感染药物概述及分类

感染是针对病原体而言。引起感染的病原体包括病毒、细菌、立克次体、衣原体、支原体、真菌和寄生虫。根据病原体的种类，抗感染药物主要分为抗菌药物、抗病毒药物和抗寄生虫药物。根据药物作用靶位的不同，抗菌药物可分为：①干扰细菌细胞壁合成的药物；②损伤细菌细胞膜，破坏屏障作用的药物；③影响细菌细胞的蛋白质合成的药物；④影响核酸代谢的药物。抗真菌药物一般亦分为：①作用于真菌细胞膜的固醇药物；②作用于真菌细胞壁的药物；③抑制核酸合成的药物。由于病毒是严格细胞内寄生生物。抗病毒药物的研究多从病毒增殖周期入手，按其作用机制可分为：①影响病毒的吸附穿入的药物；②影响病毒核酸合成与复制的药物；③影响病毒颗粒装配及释放的药物。这些药物主要有核苷类和非核苷类两种。根据药物来源，抗感染药物又分为化学合成药物、天然植物药物（亦称中草药）和生物技术药物。为了寻找新的抗感染药物，此处就抗感染药物的研究技术作介绍。

二、抗感染药物研究方法

评价抗感染药物的抗微生物效果有体外（细胞内）抗微生物活性测定、药物在感染动物体内疗效评价，临床试用研究主要观察药物安全性和有效性。抗菌药物和抗病毒药物是当前研究热点，此处就体内外研究作介绍。

（一）抗菌药物研究方法

1. 细菌的生物学特征　细菌属于原核细胞型的单细胞微生物，可分为球菌、杆菌、螺形菌，需染色后用光学显微镜进行观察。细菌结构简单，由细胞壁、细胞膜和细胞质构成，某些细菌具有荚膜、鞭毛、菌毛和芽孢等特殊结构。细菌具有细胞壁，这是它与哺乳动物细胞最主要的区别之一。

根据细胞壁组成的差异,可将细菌分为革兰氏阳性细菌和革兰氏阴性细菌。革兰氏阳性菌细胞壁肽聚糖层厚,内有磷壁酸,类脂质、脂多糖、脂蛋白较少;革兰氏阴性菌细胞壁肽聚糖层薄,无磷壁酸,类脂质、脂多糖、脂蛋白含量丰富。细胞膜主要由磷脂和蛋白质组成。细胞质中含有质粒、核糖体、胞质颗粒和核质。

2. 细菌的培养与检测 根据培养细菌的目的和培养物的特性,培养方法分为以下三种:

（1）需氧培养法:是实验室最常用的培养方法,适于一般需氧和兼性厌氧菌的培养。将已接种好的平板、斜面和液体培养基等,置于35℃温箱中孵育18~24小时,一般细菌可于培养基上生长,但有些难以生长的细菌需培养更长的时间才能生长。另外,有的细菌最适生长温度是28~30℃,如鼠疫耶尔森菌等。

（2）二氧化碳培养法:主要用于某些细菌的初次分离。如脑膜炎奈瑟菌、淋病奈瑟菌、牛布鲁菌等细菌初次分离培养时须置于5%~10% CO_2 环境才能生长良好。可采用二氧化碳培养箱、烛缸法、化学法供给 CO_2。

（3）厌氧培养法:适用于专性厌氧菌和兼性厌氧菌的培养。常用的厌氧培养法有疱肉培养基法、焦性没食子酸法、厌氧罐法、气袋法和厌氧手套箱法。

3. 抗菌药物的敏感性实验 测定抗菌药物在体外对病原微生物有无抑制作用的方法称为药物敏感性实验(简称"药敏试验"),其结果可直接显示药物的疗效。药敏试验以抑制细菌生长的能力作为评定标准,一般以最低抑菌浓度(minimal inhibitory concentration, MIC)表示,即肉眼观察下未见细菌生长的最低药物浓度;或以杀灭细菌为标准,以最低杀菌浓度(minimal bactericidal concentration, MBC)为灭菌标准,即抗菌药物使活菌总数减少99.9%或以上所需最低抗菌浓度。目前,实验室多使用 MIC50 和 MIC90、MBC50 和 MBC90、抑菌率或敏感率以及抗菌药物后效应(the post antibiotic effect, PAE)等指标对新的抗菌药物的体外药效进行评价。

常用的药敏实验方法有如下几种:

（1）稀释法:用含有被试菌株的培养基将抗菌药物进行一系列不同倍数稀释,培养后观察最低抑菌浓度。"试管稀释法"是用肉汤培养基在试管内进行试验;"微量稀释法"则在微量板中进行。这两种属于液体稀释法,试验时细菌接种菌量为 105CFU/ml,过夜培养后,肉眼观测试管或微量板中细菌生长浊度,判定药物 MIC。琼脂稀释法是以含药物的琼脂平板代替肉汤试管进行。将细菌以 104CFU/ 点接种至不同浓度药物的琼脂平板上,过夜培养后,无菌落生长的平板中最低药物浓度即为该药 MIC。肉汤稀释法测定药物 MIC 时,从肉眼无细菌生长的试管中,每管取 10μl 肉汤接种至不含抗菌药物的琼脂平板上,过夜培养后,平板上菌落计数不超过5个的相应肉汤管的最低药物浓度即为 MBC。

稀释法可精确测定药物最低抑菌浓度。肉汤法成本较高,需耗费较多人力物力,微量稀释法则相应节省材料。琼脂稀释法可同时进行大量菌株的药敏测定,但是不能测定 MBC。

（2）扩散法:扩散法也称纸片法,将浸有抗菌药物的纸片贴在涂有细菌的琼脂板上,药物以纸片为中心向四周扩散,在纸片周围一定距离内细菌生长受到抑制,过夜培养后形成抑菌圈,抑菌圈直径大小与药物浓度呈对数关系。纸片法操作简单,成本低,目前是临床上使用最为广泛的药敏测定法,主要适用于生长较快的需氧菌和兼性厌氧菌的药敏测定。

（3）E 测定法:该方法在琼脂扩散法基础上进行改良。将抗菌药物设置 15 个稀释度,以 log2 滴度递减,药物放置于薄型塑料带上。将塑料带代替纸片进行药敏实验,操作同纸片法。过夜培养后,可形成椭圆形抑菌圈,抑菌圈边缘与塑胶带交叉处的药物浓度即为该药 MIC。该法成本较高,但可用于营养要求较高、生长缓慢或需特殊培养条件的病原菌药敏检测。

（4）自动化药敏测定仪:药敏检测仪的原理是使用光学测量法,通过检测细菌浊度,测定抗菌药物对细菌的作用。该法快速,重复性好,但仪器成本较高,对生长缓慢或特殊培养条件的病原菌使用有一定限制。

4. 耐药菌的检测 可采用扩散法、肉汤或琼脂稀释法进行耐药菌的检测。细菌对 β- 内酰胺类抗生素耐药的最常见耐药机制是产生 β-内酰胺酶。快速 β- 内酰胺酶试验常用检测方法有：头孢硝噻吩法、碘测定法、酸度法及微生物法。

（二）抗真菌药物研究方法

1. 真菌的生物学特征 真菌是一类具有细胞壁、典型细胞核结构和完善细胞器，能进行无性或有性繁殖的真核细胞型微生物。与细菌相比，真菌体积大，可用普通光学显微镜观察，细胞壁无肽聚糖，细胞膜含有固醇。真菌分为单细胞和多细胞两大类。单细胞真菌，形态简单，包括酵母型真菌和类酵母型真菌。酵母型真菌以出芽方式繁殖，不产生菌丝。类酵母型真菌可形成假菌丝，形成类酵母菌落。多细胞真菌形态较复杂，可长出菌丝。菌丝分为营养菌丝体、气生菌丝体和生殖菌丝体。生殖菌丝体可产生孢子。真菌对热抵抗力不强，可耐受干燥、紫外线和一般的消毒剂，对常用抗生素不敏感。真菌孢子抗逆性强，但对热抵抗力不强。

2. 真菌的培养与检测 真菌营养要求不高，一般采用沙保培养基。培养最适 pH 为 4.0~6.0，浅部感染真菌的最适培养温度为 22~28℃，深部感染真菌培养温度为 37℃。真菌生长缓慢，培养时间长，一般需要 1~4 周形成菌落。在沙保培养基上，一般可形成酵母型、类酵母型和丝状菌落三种类型的菌落。

3. 抗真菌的药敏试验方法 与抗菌药物敏感试验相同。念珠菌、隐球菌等生长较快的真菌可使用肉汤稀释法和微量稀释法；生长较慢者可采用琼脂稀释法。酵母菌的药敏测定一般使用纸片法。对于多烯类不稳定药物的测定，可采用 E 测定法。

（三）抗病毒药物研究方法

1. 病毒的生物学特征 病毒不具有细胞结构，由核酸蛋白质和少量其他成分组成。病毒的核心为核酸。核酸外层的蛋白质外壳称为衣壳，与核酸共同组成核衣壳。无包膜的病毒，核衣壳即是病毒体。有些病毒在核衣壳外还包被有包膜。病毒是以自身基因为模板，借助宿主的细胞器和酶系统完成的自我复制。不同病毒的复制机制不完全相同，主要包括：吸附、穿入、脱壳、病毒生物合成、组装与释放等过程。抗病毒药物体外药效学评价则是基于这一过程而设计的。

2. 抗病毒药物的体外研究技术

（1）细胞培养：由于病毒必须依赖宿主细胞的酶和代谢系统才能增殖，因此抗病毒药物筛选需要在活细胞上进行。根据培养细胞的传代特性，可分为原代细胞、二倍体细胞和传代细胞系。原代细胞直接来源于动物机体，在体外生长能力有限，存在各种类型分化细胞。二倍体细胞是正常无恶变的细胞，只能进行有限的培养，一般只能传几十代。传代细胞系是能在体外无限传代的单层细胞，一般由癌细胞或二倍体细胞转化而成。该类细胞能在实验室传代保存，对病毒敏感性较稳定，是抗病毒药物的体外筛选的常用细胞。

（2）病毒培养与检测：病毒的培养分为细胞培养、动物接种和鸡胚培养。将病毒体外扩增时，一般选用敏感细胞。当细胞长成单层后，弃去生长液，接种病毒液，使之覆盖细胞，在培养温度下吸附 1~2 小时后弃去，加入维持液，逐日观察。

在细胞培养中观察检测病毒的方法主要有：细胞病变法、免疫荧光法、电镜等。细胞病变（cytopathic effect，CPE）主要有以下几种：①细胞圆缩，如肠道病毒、痘病毒、鼻病毒等；②细胞聚合，如腺病毒；③细胞融合形成合胞体，如疱疹病毒；④轻微病变，如狂犬病毒。通过观察细胞病变，可直观了解病毒在细胞中的扩增情况。有些病毒不产生明显的细胞病变，可采用免疫荧光法检测病毒的抗原。根据荧光颗粒多少、亮度强弱及阳性细胞的数目来判定病毒感染情况。电镜法是最直接观测病毒的方法。在电镜下可直接观察病毒颗粒的大小、形态特点，以及它在细胞内存在部位与增殖过程。它可进行病毒的鉴定、病毒抗原的定位。

（3）病毒滴定：在单位体积中测定感染性病毒的量称为滴定。测定病毒感染性一般可分为定量测定和半定量测定。病毒定量测定是评价药物抗病毒效果的关键指标。

1）定量测定：一般采用空斑测定技术。空斑实验可较精确的测定病毒的感染力。空斑是指病毒在已长成的单层细胞上形成的局限性病灶。适当稀释的病毒悬液接种经长成单层的敏感细胞后，在覆盖的固体或半固体介质（琼脂糖、甲基纤维素）的作用下，病毒在最初感染的细胞内增殖后,只能进而感染并破坏临近的细胞,经过几个增殖周期后,形成一个局限性的肉眼可见的病变细胞区,即局限性的病灶。通过计数每毫升病毒悬液中所形成的空斑数,即可获得病毒悬液中的感染性病毒浓度。非杀细胞性病毒可按类似方式(如免疫荧光法、血吸附或干扰法)进行空斑测定。

2)半定量法:为系列终点稀释法,不记录接种物中感染病毒数量,而是根据有无病变来判定的定性测定法。评判标准以半数致死量(50% lethal dose, LD50)、半数鸡胚感染量(egg 50% infective dose, EID50)、半数细胞培养物感染量(tissue culture 50% infective dose, TCID50)来反映。

(4)抗病毒药物的安全性评价:由于病毒必须在细胞内复制生长,筛选抗病毒药物必须在体内外对药物进行安全性评价。体内对药物进行安全性评价方法与药物急性毒性实验相同。在体外对药物进行安全性评价的过程如下:将待测药物除菌后配制成储存液,将药液用维持液等比稀释或等距稀释成不同浓度,接种于细胞。37℃,5% CO_2 培养72小时后,采用 MTT 法检测细胞存活率。

细胞存活率(%)= 药物处理细胞孔 OD 值 / 正常细胞对照孔 OD 值 × 100

根据不同浓度细胞存活率,采用 SPSS 软件,Probit 回归分析计算药物对细胞的半数毒性浓度(half toxic concentration, TC50)。选择药物对细胞无毒的最大浓度进行体外抗病毒实验。

(5)抗病毒药物的体外研究:在体外筛选抗病毒药物时,根据病毒复制周期,实验一般分为3组:

1)药物抗病毒生物合成组:先将一定量病毒液加入到单层细胞中,吸附一定时间后,再用 PBS 洗涤单层细胞,最后更换为不同浓度含药维持液,置37℃、5% CO_2 培养。

2)药物直接作用病毒组:将一定量的病毒液与不同浓度药物在4℃混合作用一定时间后,加入到细胞上,吸附一定时间后,再用 PBS 洗涤,更换细胞维持液,置37℃、5% CO_2 培养。

3)药物阻断病毒吸附穿入组:先将不同浓度含药维持液加入到细胞上作用一定时间后,然后弃去药液,用 PBS 洗涤3次,加入一定量病毒

液,作用一定时间后,最后更换成细胞维持液,置37℃、5% CO_2 培养。

以上每种方式同时设病毒对照组和正常细胞对照组。在药物半数毒性浓度范围内,选取5个浓度,每个浓度重复4孔,实验重复3次。对药物抗病毒效果的判断可采用 CPE 法观察病毒感染细胞生长情况和病毒抗原表达、MTT 法检测病毒感染细胞存活情况、空斑减数法检测病毒滴度变化、PCR 检测病毒载量变化或者病毒基因表达水平等。

(6)抗病毒药物的体内研究:抗病毒药物经过体外筛选后,还应通过体内动物实验验证其抗病毒效果。首先应在实验动物中复制病毒致病模型,计算病毒的 LD50 剂量。人为使实验动物感染一定量的病毒,使动物组织、器官或全身损伤,出现某些类似人类疾病的功能、代谢、形态结构变化的疾病指征。实验动物对病毒的易感性是构建模型的首要条件。不同病毒的易感动物不同,应根据实验对象选择动物。如小白鼠对流感病毒、柯萨奇病毒等易感;豚鼠对疱疹病毒易感;家兔对天花、单纯疱疹病毒、狂犬病毒等敏感。根据实验研究目的,不同的病毒应选择不同的接种途径。常见接种途径有:脑内接种法、皮下注射法、皮内注射法、腹腔注射法、静脉注射法、鼻腔接种法、角膜注射和小鼠经口接种。

在成功构建病毒病的动物模型并得到病毒的 LD50 剂量后,在动物体内进行药物的安全性评价,即药物的 LD50 剂量范围。在药物 LD50 范围内,根据药物性质确定给药方法,一般常用方法有灌胃、静脉注射、腹腔注射、肌内注射以及外用。

在得到病毒的 LD50 剂量和药物的 LD50 剂量范围后,即可进行动物体内药效学实验。进行药物体内抗病毒药效试验时,可将动物分为预防性给药组和治疗组。同时设置阳性药物对照、安慰剂、病毒对照。预防性给药组动物在接种病毒前给药,治疗组则在接种病毒后给药。给药后观察动物体温、体重等一般状况,计算动物存活率和存活时间。在不同时间点,采取动物病毒感染的靶器官,检测组织中病毒滴度,病毒抗原、病毒基因表达情况以及组织病理学改变等指标,与病毒对照组动物比较,评估药物在体内抗病毒效果。

三、抗感染药物研究的安全操作技术

进行抗感染药物研究时,必须用活的有感染性微生物开展实验研究,这些活的有感染性微生物对人或者动物具有不同程度的致病作用和有害作用。因此,认识与了解病原微生物的特性与实验室防护水平的关系也是抗感染药物研究与安全操作的必须环节。根据病原微生物的致病性及感染后对个体或者群体的危害程度,将其分为四类:①能够引起人类或者动物非常严重疾病的微生物,以及我国尚未发现或者已经宣布消灭的微生物。如天花病毒、埃博拉病毒等。②能够引起人类或者动物严重疾病,比较容易直接或者间接在人与人、动物与人、动物与动物间传播的微生物。如鼠疫耶尔森菌、O1 和 O139 群霍乱弧菌、炭疽杆菌、结核分枝杆菌、高致病性禽流感病毒、人免疫缺陷病毒等。③能够引起人类或者动物疾病,但一般情况对人、动物或者环境不构成严重危害,传播风险有限,感染后很少引起严重疾病,具有治疗和预防措施的微生物。如流感病毒、乙型肝炎病毒、钩端螺旋体等。④在通常情况下不会引起人类或者动物疾病的微生物。如生物制品用菌苗、疫苗生产用的各种减毒、弱毒菌种等。通常所说的高致病性病原微生物是指第一类和第二类病原微生物。

抗感染药物研究必须在有生物安全防护的实验室进行。当知道微生物的危害程度后,应选择合适的生物安全防护水平实验室开展抗感染药物研究。感染性实验的废弃物中含有病原体的培养基、标本和菌种、毒种保存液、动物尸体、排泄物、实验用医器械等高危废弃物,应先在实验室进行灭菌消毒或者化学消毒处理后,再按照一般废弃物分类处理。根据实验室对病原微生物的生物安全防护水平(biosafety level, BSL),并依照实验室生物安全国家标准的规定,将实验室生物安全防护水平分为 4 级:即 BSL-1、BSL-2、BSL-3 和 BSL-4 实验室。动物实验室的安全防护水平则用动物生物安全水平表示:即"ABSL"(animal biosafety level, ABSL)表示,也分为 ABSL-1、ABSL-2、ABSL-3 和 ABSL-4 实验室。其防护水平 1 级最低,4 级最高。表 9-4-1 列出了病原微生物的危害等级与实验室安全防护水平的关系。

表 9-4-1　病原微生物的危害等级与实验室安全防护水平的关系

生物安全防护水平	病原微生物种类与特征
BSL-1/ABSL-1	适合所有一、二、三类动物疫病的不涉及活病原的血清学检测以及疫苗用减毒或者弱毒株,基因表达用重组菌,如大肠杆菌等的操作
BSL-2/ABSL-2	适合 BLS-1 含的病原微生物外,还包括 3 类动物疫病、2 类动物疫病(布病、结核病、狂犬病、马鼻疽及炭疽病等芽孢杆菌引起的疫病除外),克隆表达毒素的工程菌,重组病毒等的操作
BSL-3/ABSL-3	适合除 BSL-2 含的病原微生物外,还包括 1 类动物疫病、2 类动物疫病中布病、结核病、狂犬病、马鼻疽及炭疽病等引起的疫病、所有新发病和部分外来病等的操作
BSL-4/ABSL-4	适合通过气溶胶传播的,引起高度传染性致死性的动物致病;或导致未知的危险的疫病的操作。与 BSL-4 微生物相近或有抗原关系的微生物也应在此种水平条件下进行操作

四、抗感染药物研究举例

(一)抗菌药物

苏木对甲氧西林耐药金黄色葡萄球菌抗菌活性研究

1. **材料**　甲氧西林敏感金黄色葡萄球菌(MSSA)标准菌株 ATCC29213;已鉴别证实的苏木;M-H 琼脂培养基、M-H 牛肉汤;溶剂均为分析纯。仪器:0.01mm 游标卡尺。

2. **方法**　称取苏木心木 8 000g,碾成粉末,过20 目筛,备用。取 300g 苏木心粉溶于 1 000ml 甲醇和 1 000ml 氯仿,室温浸泡 72 小时,过滤,浓缩,减压干燥,称重。将提取物用二甲基亚砜(DMSO)配制浓度 8mg/ml 的药液备用。提取物药液 10ml倍比稀释,溶于 90ml M-H 肉汤中,倾注平板,形成800μg/ml、400μg/ml、200μg/ml、100μg/ml、50μg/ml、25μg/ml、12.5μg/ml、6.25μg/ml、3.125μg/ml、0μg/ml共 10 个浓度梯度;制备浓度为 107CFU/ml 菌液;

接种细菌,35℃培养 18~24 小时后判读 MIC 值,比较不同提取液对 MRSA 及 MSSA 的 MIC 值。

3. **结果判断**　苏木甲醇提液有无抗 MRSA 作用。

(二)抗病毒药物

大黄素抗单纯疱疹病毒Ⅰ型作用体外实验

1. **材料**　病毒:HSV-ⅠF 株(在 Hep-2 细胞上测定 HSV-Ⅰ病毒半数组织细胞感染剂量 TCID50,实验用感染量为 100 TCID50);细胞:人喉癌上皮细胞(Hep-2 细胞),培养用 DMEM 培养基 +10% 小牛血清,常规加入青霉素(100U/ml)、链霉素(100μg/ml)。药物:大黄素,0.08MPa、15 分钟消毒灭菌。阳性对照药物选择阿昔洛韦。

2. **方法**

(1)药物细胞毒性测定:将细胞悬液以 8×10^5/ml 密度接种于 96 孔细胞培养板中,每孔 100μl,37℃、5% CO_2 培养 24 小时。药物倍比稀释为 0.4、0.8μg/ml、1.6μg/ml、3.2μg/ml、6.4μg/ml,加入细胞悬液孔中,每一药物浓度重复 4 孔,另设正常细胞对照。MTT 法检测细胞存活率。

(2)药物对 HSV-Ⅰ的直接灭活作用:将药物与 100TCID50/0.1ml 的 HSV-Ⅰ等体积混合,37℃作用 90 分钟后,以此病毒药物混合液感染 Hep-2 细胞 2 小时后,每孔加入 1% 甲基纤维素覆盖物。每日观察 CPE,72 小时后用 10% 的甲醛溶液覆盖 10 分钟,1% 结晶紫染色 30 分钟后,用清水漂洗,晾干,对空斑进行计数。以空斑减数法检测病毒抑制率。采用治疗指数(TI)作为评价指标来衡量药物对病毒的抑制效力。每一药物浓度重复 4 孔,同时设置正常细胞对照、药物对照及病毒对照。

(3)药物对 HSV-Ⅰ侵入细胞的阻断作用:用药物预先处理细胞 90 分钟,洗涤后感染 100TCID50/0.1ml 的 HSV-Ⅰ,37℃、5% CO_2 吸附 2 小时后洗涤,同上法培养与检查。

(4)药物对 HSV-Ⅰ生物合成的抑制作用:将病毒感染细胞,吸附 2 小时后洗涤,加入不同浓度的药物,同上法培养与检查。

3. **结果判断**　包括①大黄素对细胞的毒性作用;②大黄素有无抗 HSV-Ⅰ作用,通过何种途径发挥作用;③与阳性对照药物的抗病毒效果比较。

(彭碧文)

第五节　心血管系统药物研究技术

一、心血管系统药物概述

心血管疾病又称循环系统疾病,是主要涉及心脏、血管的急慢性疾病,是人类死亡率最高的疾病之一。除先天性心脏病和血管瘤,多为继发性心血管病,主要包括动脉粥样硬化及其引发的冠心病、心肌梗死(缺血性心脏病)、高血压、心律失常、风湿性心脏病、肺源性心脏病、感染性心脏病、心力衰竭等。疾病类型繁多,起因不同且复杂,可有遗传因素、糖脂代谢异常、神经内分泌系统异常、氧化应激、炎症等造成血管硬化、狭窄、血栓形成、心率改变、心肌缺血坏死,心内膜炎等多因素的共同作用,故防治的原则也应针对不同病因和病机采用不同的手段和治疗药物。心血管系统药物主要作用在于改进心脏功能,调节心脏血液输出量,提高血管弹性,扩张血管及降低血黏滞度,从而保证机体各系统部分的正常血液供应。

二、心血管疾病治疗中的药物分类

针对不同疾病的治疗药物种类繁多,根据作用机制和药物性质的不同,临床常用的心血管系统药物可分为以下分类:

1. **按药物作用机制分类**

(1)血管扩张剂:常用的有肾上腺素受体阻断剂(β- 受体阻断剂常用)、钙通道阻滞剂、肾素 - 血管紧张素系统抑制剂,主要用于缓解心绞痛、控制高血压、充血性心衰及心肌梗死的治疗。外周血管扩张药(硝酸甘油、硝普钠)降压作用强大,主要用于速效救治心绞痛、高血压危象、高血压脑病和急性心左衰。

(2)强心药:包括洋地黄类强心苷,可选择性增加心肌收缩力,减慢心率;非糖苷类正性肌力药则是通过抑制心肌细胞 cAMP 降解,增强对钙的摄取而增加心肌收缩力,用于慢性心衰和部分心律失常。

(3)抗心律失常药:通过阻滞钠通道或钙通

道,延长动作电位及拮抗心脏交感效应等作用,降低异位起搏活动、消除折返达到抗心律失常。

（4）利尿剂:分为碳酸酐酶抑制剂、Na$^+$-Cl$^-$转运抑制剂、渗透性利尿剂、袢利尿剂、保钾利尿剂。可消除水钠潴留,降低血容量和外周阻力,改善心脏功能,用于高血压的心衰治疗。

（5）血脂调节药:可抑制脂质吸收合成、促进排泄清除而降低低密度脂蛋白-胆固醇（low density lipoprotein-cholesterol, LDL-C）或升高高密度脂蛋白-胆固醇（high density lipoprotein-cholesterol, HDL-C）,主要用于高血脂、动脉粥样硬化、冠心病的防治。

（6）抗血栓药:包括溶血栓药、抗血小板及抗凝血药物,用于不稳定心绞痛、心肌梗死后及心血管手术后的治疗。

2. 按药物来源分类 可分为天然药物和人工合成药物。天然药物是指主要从自然界材料中提取的药物成分,如各种动物源性药、植物源性及矿物源性的中药或中成药;人工合成药物包括化学合成药物和生物技术药物。

三、心血管疾病药物研究的相关技术及特点

（一）心血管疾病药物研究中的基本思路

近年来对心血管疾病发病机制和防治措施的研究有了很大进展,但许多问题仍未解决。如有些降压药并不能阻止靶器官并发症的发生;胆固醇酯转运蛋白（cholesteryl ester transfer protein, CETP）抑制剂托彻普可升高HDL-C,但会增加患者的死亡率及心血管疾病的患病风险,未能走向临床;β-受体阻断剂能有效改善心衰症状,但对不同类型心衰效果不一。因此,不断寻找毒副作用小、治疗效果明显、靶向性强的药物是今后心血管疾病药物的研究方向。

进行心血管药物研究的一般实验设计思路如下:

（1）首先确定研究针对的心血管疾病种类及主要病理特征,拟解决何种重要疾病的防治问题,或根据药物的已知药理作用探讨对某种心血管疾病的治疗效果。

（2）寻求来源可靠的药物品种或创新制备药物成分,鉴定药物的分子结构、基本性质、样品纯度、药理作用、参考的使用剂量等。在新

药研发时应关注传统中药成分的作用机制,研发基因工程生产的功能活性蛋白及多肽,以及治疗性干细胞、内皮祖细胞、miRNA等前沿领域;也宜根据药物作用机制探讨"老药新用"的课题,如β-受体阻断剂选择性用于治疗慢性心衰、抗炎药物和免疫调节药物用于心血管疾病的治疗。

（3）从疾病相关的细胞水平观察药物产生的细胞生物学效应,并从分子水平解析药物作用可能涉及的细胞间和细胞内信号通路的调节机制及药物靶点。心血管系统功能调节有多种重要的信号通路,且不同的信号途径间存在相互调节。如神经递质作用于心肌细胞表面的离子通道型受体,可调控离子通道的开关,刺激细胞兴奋;膜上G蛋白偶联受体介导的cAMP信号通路和磷脂酰肌醇信号通路,酪氨酸激酶介导的Ras/MAPK信号途径等;细胞内也存在非受体即气体信号分子（如NO、CO和H$_2$S）介导的信号转导机制在高血压、肺动脉高压、动脉粥样硬化中发挥作用;AMP活化的蛋白激酶（AMPK）介导的信号通路及NF-κB信号通路在炎症、氧化应激中发挥重要作用。调节关键信号分子及其受体的浓度、影响它们的识别和亲和力,是心血管疾病药物治疗的作用目标之一。

（4）选择和制备合适的疾病动物模型。实验动物选择的原则是必须符合伦理规范、可控制、可复制、可选择、相似性好且花费少。主要注意:①优先考虑与研究目的相匹配、对疾病敏感的动物品系;②实验动物遗传背景明确,也应注意没有一种动物模型是绝对能模仿人心血管疾病的理想状态;③不同种类动物模型的应用范围也有所侧重,小动物模型（如鼠类）常用于分子机制研究,大动物模型（如家兔、犬、小型猪）常用于手术操作模型。

（5）利用药物评价系统进行安全性评价是开展药物临床前研究的必经之路,具体内容见本章第三节。

（二）细胞水平实验技术方法的选择与应用

心血管疾病主要累及的细胞包括心肌细胞、血管内皮细胞、平滑肌细胞、单核巨噬细胞等。体外细胞培养可从细胞水平直接研究疾病发生发展过程中某种细胞的生物学变化。开展不同类型心

血管病药物研究,首先应选择合适的靶细胞(系)进行体外实验,从相关的细胞形态学和功能学检测指标判断药物的药效和药理作用。根据心血管病发病机制和细胞病理特征,现将常用的细胞水平研究技术方法作归纳介绍。

1. 细胞形态及亚细胞结构检测方法 显微镜观察是检测药物对细胞形态及结构影响的最直观、简便的常规方法,其特点在于:①相差显微镜可观察心血管细胞的典型特征:如单层铺路石状的内皮细胞、"峰与谷"生长的合成型平滑肌细胞、多形性的巨噬细胞及脂质沉积的泡沫化细胞等;②电镜可进行细胞超微结构的原位分析,其中透射电镜用于测细胞膜、胞核、线粒体、高尔基体等细胞器和相关的超微结构,扫描电镜则用于对细胞表面精细结构的观测;③倒置荧光显微镜可直接甚至连续监测细胞内某些发荧光的特殊成分和结构的变化;④激光扫描共聚焦显微镜不仅用于对细胞特定荧光染色成分和细胞形态结构更精细的观察及定量测定,还可用于观测药物对细胞骨架构成、核膜结构、大分子组装、跨膜大分子转位及细胞间通信的影响。

2. 观察细胞活性及细胞数量的方法 细胞计数、细胞活力测定和细胞增殖检测方法参见细胞学实验技术相关章节。这些方法常用于:①测定药物的细胞毒性作用,②筛选促进或抑制细胞增殖的药物,③新药的高通量筛选。

3. 细胞周期及细胞凋亡的检测 流式细胞仪检测细胞是分析细胞周期的最广泛方法,利用核内 DNA 荧光染料(Hoechest 33342、碘化丙啶等)可分辨出 G0/G1 期、S 期、G2/M 期细胞,同时对细胞周期蛋白(cyclin)进行标记的细胞周期分析方法,可真实详细地显示细胞增殖的分期情况。

细胞凋亡在急慢性心衰、再灌注损伤、特异性扩张型心肌病、动脉粥样硬化及再狭窄等心血管疾病中广泛存在。药物研发时常检测药物是否对病理性细胞凋亡的抑制作用。常规细胞凋亡实验方法及相关原理见细胞学实验技术相关章节。

4. 细胞趋化与迁移的检测 心血管内皮细胞、平滑肌细胞、单核巨噬细胞等均能在一定因子作用下趋化与迁移,研究中可采用的 Transwell 实验、细胞划痕实验、三维立体培养等方法来检测细胞的迁移。

5. 细胞生物学功能相关分子的检测 药物作用机制研究需明确其影响的信号通路或分子靶标,流式细胞技术可测定细胞表面特征性抗原或细胞内和细胞膜受体的种类和数量;RT-PCR、Western blot、ELISA 等技术检测分子 mRNA 和蛋白质表达水平;双光子显微镜可观察活细胞状态下药物对基因表达的影响。

(三)动物水平实验技术方法的选择与应用

心血管疾病的发病机制、病理生理过程、病理表现各不相同,因此对动物模型的要求也不一样。根据研究需要可分为急慢性诱发模型、生理诱发模型和基因敲除模型等。常用的心血管疾病动物模型及采用的研究方法有:

1. 心肌缺血动物模型与研究 最常见的心肌缺血模型动物有狗、家兔、大鼠等。可由手术结扎冠状动脉主侧支造成冠状动脉阻塞而引起心肌缺血坏死;大鼠短时钳夹左冠状动脉近端可造成缺血再灌注损伤模型;常在 LANGENDORF 离体心脏和工作心装置上进行离体心脏灌流实验,可测定心脏收缩力、冠状动脉流量、心脏节律及进行电生理评价;利用反复注射 $50\mu m$ 塑料微球至麻醉狗的左冠状动脉可导致左心衰的模型,从而可进行血液动力学监测。

2. 心律失常模型与研究 心律失常可按引发部位分房性和窦性,或中枢源性与外周刺激源性;按诱发因素分为药物诱发、电刺激诱发及结扎冠状动脉所致。常选用的动物有小鼠、大鼠、兔、猫、狗等。

3. 高血压模型与研究 分为实验性和自发性高血压模型两种。给予儿茶酚胺或血管紧张素注射可引起急性高血压;手术使肾动脉狭窄可产生持续性高血压;选择最多的是自发性高血压大鼠(spontaneously hypertensive rats,SHR)。

4. 动脉粥样硬化动物模型与研究 常见方法是高胆固醇、高脂肪饲料喂养动物造成血脂紊乱进而形成动脉粥样硬化,其中常用的有家兔、猪、大鼠或鹌鹑、鸽子等。普通小鼠为不敏感动物,但载脂蛋白 E(apolipoprotein E,ApoE)基因敲除小鼠可自发动脉粥样硬化,其病理改变类似于人的斑块,且繁殖能力强、饲养方便,成为目前应用广泛的理想模型。

（四）不同心血管系统药物研究涉及的特殊实验技术

心血管系统的组织细胞各有其特定的功能，药物研究也涉及一些特殊的实验技术方法。①膜片钳技术：检测药物对细胞膜上离子通道蛋白的作用以反映心肌细胞收缩的动作电位，鉴定钙通道及不同类型 K^+ 通道等，该技术已用于评价抗心律失常药物；②研究血管平滑肌收缩：将动物（豚鼠、大鼠）胸主动脉或肺动脉条固定在器官槽中，用水平换能器等记录血管条长度变化，用张力换能器测定等长收缩力；③心血管血液动力学研究监测血压：将麻醉大鼠颈动脉插管，连接压力换能器连续监测血压。尾套管法则是无创性监测清醒高血压大鼠血压的常规方法。

四、心血管系统药物研究举例

动脉粥样硬化（atherosclerosis，AS）是一种以血管壁脂质斑块为主要特征的慢性炎症性血管疾病。传统防治 AS 的药物以降脂药为主，如降低总胆固醇的他汀类，降低甘油三酯的贝特类、烟酸类等。近年来应用的抗血栓药、抗氧化药物（如普罗布考）、多不饱和脂肪酸类（DHA、EPA 等）、多糖类防治 AS 也成为重要途径。目前对 AS 不断深入的认识为药物研究提供了许多新思路和新趋向，如作用于血管紧张素-醛固酮系统药物及钙拮抗剂在抗 AS 的应用，作用于炎症信号转导的抑制剂、单克隆抗体和受体拮抗剂等抗炎性药物的研发，各种生物活性蛋白多肽的研发以及基因沉默技术在调脂治疗中探索等。

（一）动脉粥样硬化模型的选择及其特点

细胞水平常见的有内皮细胞氧化损伤模型，常检测其分泌单核趋化蛋白-1（monocyte chemoatt-ractant protein-1，MCP-1），细胞间黏附分子-1（intercellular adhesion molecule 1，ICAM-1），缩血管肽如 AII、内皮素、NO 等的能力；血液单核细胞的黏附与分化、巨噬细胞泡沫化、平滑肌细胞的迁移与增殖等均是 AS 起始及中晚期斑块形成的重要细胞模型。

经典 AS 动物模型常指用高脂喂养的家兔、鸽子、猴。目前转基因小鼠已被广泛应用研究，主要有两种：低密度脂蛋白受体基因敲除（LDLR$^{-/-}$）小鼠和 ApoE 基因敲除（ApoE$^{-/-}$）小鼠。LDLR$^{-/-}$ 小鼠表现血 LDL 含量较高，脂蛋白谱近似于人类的，仅在高脂饮食下诱发 AS 斑块生成；而 ApoE$^{-/-}$ 小鼠引发的高胆固醇血症可导致自发性、进展性 AS，高脂饮食下可加快斑块进程，其病变处的病理学改变与人类的极为相似，AS 病变遍布动脉树，以主动脉根部最常见，但其脂蛋白谱与大多数人群不同。因此仍有必要寻找并建立更符合人类 AS 病变特点的动物模型。

（二）抗动脉粥样硬化药物相关指标的测定方法及意义

根据 AS 的病理特征及机制，常用指标采用的测定方法有：

1. 血液常规生化指标的检测 血脂常规、氧化型 LDL、脂质过氧化物（MDA）、ROS 等可采用生化分析，这些指标检测可直接反映药物对机体脂代谢及氧化状态的调节。

2. 血管壁细胞功能的检测 单核细胞趋化、平滑肌细胞增殖与迁移的检测见前述的细胞水平研究方法，巨噬细胞胆固醇外流的检测常采用同位素标记脂质荷载法，油红 O 检测细胞泡沫化等，均能针对性反映血管壁细胞的功能状态或受损情况。

3. 炎症因子及 AS 相关信号通路分子的检测 炎症因子、重要蛋白或酶可采用 ELISA、吸光光度法测量物质含量和活性；qPCR 和 Western blot 技术分别用于检测关键基因 mRNA 及蛋白表达水平等。检测意义在于分析药物抗炎、调脂等分子机制。

4. AS 相关的病理学分析 血管取材、固定切片、组化及免疫组化用于观察 AS 斑块大小、细胞成分及动脉中内膜的比例等，肝、肾的病理变化可反映整体脂代谢异常、血管硬化的情况，此为在体研究中最直接反映药物抗 AS 药效的指标。

5. 影像学技术 超声测量颈动脉内膜-中膜厚度的临床监测可用性广，但技术要求高，变异性高；计算机断层扫描（CT）可无创性显示血管腔面积，斑块体积和钙化，但有辐射且图像分辨率有限；^{18}F-FDG-PET、MRI 可高灵敏度且无创性显示血管腔面积，斑块体积和斑块成分。

（三）抗动脉粥样硬化药物研究的实例

以一种功能性载脂蛋白 AI（ApoAI）多肽——

FAMP5 的抗 AS 研究为例。

1. 实验技术路线

（1）分子设计与获得：根据 ApoA I 功能域进行多肽设计，然后化学合成一组拟肽 FAMPs。

（2）分子结构学鉴定：用 HPLC、质谱鉴定拟肽 FAMPs 的纯度、分子量；用圆二色谱（CD）法比较拟肽与 ApoA I 的结构。

（3）细胞水平实验：利用原代和传代培养的巨噬细胞筛选促进细胞胆固醇外流的 FAMPs，如 FAMP5。

（4）动物水平的药效实验：利用高脂喂养 ApoE$^{-/-}$ 小鼠制备 AS 动物模型，给予 FAMP5 腹腔注射 16 周；ELISA 法测血清炎症因子如 IL6、C 反应蛋白（CRP）和 MCP-1 的水平；取心血管组织观察 AS 斑块大小；取肝、肾做病理组织切片，分析脂质代谢的改变及相关分子机制。

（5）在体动物水平药代、药物毒理实验：利用 C57BL6 野生型小鼠检测标记的 FAMP5 体内血药浓度和生物半衰期，快速蛋白液相层析（FPLC）分析 FAMP5 在脂蛋白中的分布及与 HDL 的结合能力，红细胞溶血实验鉴定 FAMP5 的细胞毒性等。

（6）研究证明：设计筛选出 FAMP5 能增强 HDL 功能，显示 FAMP5 有可能成为具有抗 AS、治疗冠心病的新型生物技术药物。

（吴东方 高洁）

第六节 神经系统 药物研究技术

一、神经系统药物概述

用于治疗神经系统相关疾病的药物，根据作用的部位可大致分为中枢神经系统药物及外周神经系统药物。主要包括中枢神经兴奋药、抗震颤麻痹药、镇痛药、镇静催眠药、抗焦虑药、抗躁狂药、抗抑郁药等。

二、神经系统药物研究的基本思路

新的生物、物理、化学技术的出现使神经系统药物的研究方法得以突破：从形态学的束路追踪、组织化学、原位杂交、共聚焦激光扫描显微镜，到生理学的脑内微透析、脑片、微电泳及行为学研究；从电生理的电压钳、膜片钳和脑电图，到生物化学的层析、放射免疫、免疫印迹等；从多种多样的分子生物学方法到各种脑成像技术，每种新方法的出现都将神经系统药物的研究引入一个新领域。

三、神经系统药物研究的相关技术及其特点

1. 行为学研究方法 常见于镇痛药物的动物行为学研究：根据镇痛药物的作用机制，可以选择不同的疼痛模型。①炎性神经疼痛模型：甲醛溶液、弗氏佐剂致炎等；②神经病理性疼痛模型：脊髓损伤模型、坐骨神经慢性挤压伤（chronic constriction injury，CCI）模型、脊神经/坐骨神经结扎（spinal nerve ligation，SNL/sciatic nerve ligation，SNL）模型等；③疾病相关的痛觉行为学模型：疱疹感染后神经痛模型、糖尿病疼痛模型、肿瘤相关疼痛模型等。

2. 神经形态学检测方法（神经系统特殊组织染色） 神经系统需要显示的成分较多，如尼氏小体、髓鞘（变性髓鞘）、神经纤维和神经胶质细胞等。经典的银浸染技术可用于这些结构的显色。形态学染色常用于神经系统相关疾病的研究，包括创伤、中毒、感染等引起的神经系统疾病。如正常和变性髓鞘的染色可以观察髓鞘的变化及脱失情况，但有些疾病单纯依赖银浸染技术还不容易鉴别，如脱髓鞘假瘤与弥漫的纤维星型细胞瘤，应做胶质细胞和神经纤维染色。

神经细胞及神经纤维髓鞘和轴索是我们常见的研究对象，其染色方法也很多，一般均为单一染色。

（1）中枢神经的苏木素染色法：染色后细胞为灰黑色，髓鞘为灰白色，胶原为红色，肌纤维为黄色，神经细胞细胞质为黄色或琥珀色，胶质纤维为琥珀色。

（2）神经细胞尼氏体染色：正常的神经细胞都含有一定数量的尼氏体，主要分布于神经细胞质中，形状大小不一，三角形或椭圆形可见。尼氏体为嗜碱性斑块或细颗粒，能被大部分蓝色染料染色，如焦油坚牢紫（cresyl fast violet）、亚甲蓝

（methylene blue）、甲苯胺蓝（toluidine blue）、硫素（thionin）等。神经细胞受伤后，胞内尼氏体可减少甚至消失。光镜下神经细胞为紫-蓝色，细胞核为紫-蓝色，尼氏体为紫-深蓝色。

（3）神经纤维染色：改良的 Marsland Glees 法及改良的 Palmgren 氏法均可将神经纤维染成深棕色至黑色，背景淡棕色。

（4）变性轴索染色：改良的 Eager 法可将变性神经纤维染成棕色到黑色，而正常的神经纤维则为灰黄色。

（5）神经髓鞘的染色：改良的 Loyez 氏法下，髓鞘及红细胞显示深蓝色，轴索呈淡白色至淡黄色，其他组织也呈现淡黄色或灰黄色。

3. 神经生理学检测方法　神经生理学研究的对象包括神经递质、受体和离子通道等分子结构的功能；单个神经元或感受器、效应器水平上的工作原理；神经网络研究；神经通路的研究等。

①单个神经细胞功能检测：神经细胞钙离子检测、可兴奋细胞动作电位的记录、培养的脑细胞膜的电学特性等；②神经组织功能检测：神经干复合动作电位的记录、海马脑片的场电位等；③神经系统功能在体实验：各种诱发电位的检测、在体细胞内神经电活动记录、在体细胞外电活动记录等。

4. 神经化学实验　脑的神经化学非常复杂。神经元的电信号在突触处转化为化学信号，然后又转化为电信号。在这些转化中，神经递质起着关键的作用。脑内的神经递质有 100 多种，可以大致分为两大类：一类为小分子，如单胺类；另一类为大分子，如内源性阿片肽、P 物质等。神经递质介导的突触反应快速而短暂，时程以毫秒计；如果经第二信使系统介导，则时程以秒或分计。

①脑匀浆提取液的检测：将模型动物的脑匀浆提取液注射给其他动物，以证实模型动物脑组织中某种物质的存在，如缺氧耐受小鼠脑匀浆的抗缺氧作用；②神经递质的检测：常用酶标法、放射免疫法及高效液相光谱法等检测中枢神经系统中某一类神经递质的含量；③脑脊液生化检测：脑脊液中的金属离子，如 Ca^{2+} 和 Mg^{2+} 对神经系统功能活动和神经递质释放起着重要的作用，可用 EDTA 络合法检测 Ca^{2+} 及 Mg^{2+} 的含量。

5. 神经组织免疫细胞化学实验　免疫组织化学用标记抗体追踪某种抗原。常用于标记抗体的物质有：酶、荧光素、铁蛋白、胶体金、亲和物质等。酶标记因其操作简单易行而被广泛应用。

（1）确定神经递质的性质、定性和分布：如应用胆碱能神经元的标志酶-胆碱乙酰化酶（choline acetylase，ChAc）的单克隆抗体就能准确地确定胆碱能神经元；应用多巴胺羟化酶（DβH）抗血清研究 NA 神经元及其通路。

（2）探查和发现新的神经递质：免疫细胞化学可作为组织探针，检测新的神经递质，如 5-HT 及其有关酶类、γ-氨基丁酸（GABA）、甘氨酸、天冬氨酸和牛磺酸等。

（3）追踪神经束的行径及其投射区：用于确定神经细胞核团或神经束所含神经递质的种类。故现在普遍采用的是免疫细胞化学技术与其他技术相结合的"杂交技术"，如与 HRP、荧光物和放射自显影技术等相结合的逆行或顺行标记法、与 AChE 和单胺荧光组织化学技术相结合的多重染色法等。

（4）区别神经细胞的分类：免疫细胞化学鉴别出神经组织成分的特殊化学性质，能区别不同的神经细胞、神经胶质细胞和神经内分泌细胞，而且可进一步区分不同的神经胶质细胞。常见的如 S-100，S-100ββ（S-100 b）主要存在于神经胶质细胞和施万细胞，而 S-100αα（S-100 a0）主要存在于神经胶质细胞。

四、常见神经系统药物研究举例

（一）抗癫痫药物研究

癫痫是一种以大脑局部病灶突发性异常高频放电并向周围组织扩散为特征的大脑功能障碍，同时可伴随短暂的运动、感觉、意识及自主神经功能异常。在研究癫痫的病理生理改变以及抗癫痫药物的筛选时，可根据研究目标选择合适的癫痫模型。

1. 模型选择及特点　癫痫的动物模型可分为痫性发作模型和癫痫模型。

（1）新生儿、儿童及青少年痫性发作模型

1）高热惊厥模型：最常见的为热气浴或热水浴诱发的实验性大鼠痫性发作模型。该模型通过高热使大鼠的核心温度达到约为 41℃，从而模拟高烧状态。

2）失神发作模型：啮齿类动物失神模型均为单基因变异纯合子，此类单基因多编码 Ca^{2+} 通道蛋白。它表现为出生3周后出现行为捕获（如凝视）、自动症及3~7Hz的全面性痫性放电。

3）脑病模型：常见模型有缺血缺氧性脑病（hypoxia-ischemia brain damage，HIBD）模型等。HIBD是新生儿死亡和致残的主要原因之一，主要的造模方法包括单纯缺氧法、结扎颈总动脉结合缺氧法、宫内感染合并缺氧缺血法、大脑中动脉闭塞法、宫内窒迫法。其中阻断动脉血管的方法有单侧颈总动脉结扎（unilateral carotid artery occlusion，UCAO）、双侧颈总动脉结扎（bilateral carotid artery occlusion，BCAO）和大脑中动脉闭塞（middle cerebral artery occlusion，MCAO）等。目前应用最广泛的HIBD模型是Rice模型及其改良模型：结扎出生后7天大鼠的单侧颈总动脉，然后8%氧气缺氧3~5小时。该方法在血流变化以及细胞代谢紊乱等方面与出生时窒息情况很相似，能提供远期神经病理学损伤和功能评价，还能用大量动物进行神经保护药的剂量反应评价等。

（2）癫痫模型：包括动物在体模型及体外模型。

1）动物在体癫痫模型：依据不同的诱发癫痫时程、遗传背景和药物抵抗性等特点，动物体内癫痫模型可进一步分为急性癫痫模型、慢性癫痫模型、遗传性癫痫模型和抵抗性癫痫模型等。

①急性癫痫模型（又称为痫性发作模型）包括：模拟人强直阵挛癫痫大发作的最大电休克（maximal electroshock，MES）和模拟人肌阵挛癫痫全身发作的戊四氮癫痫（pentylenetetrazol，PTZ）模型。可分别用于抗强直阵挛癫痫大发作及抗肌阵挛癫痫全身发作的药物筛选。MES模型和PTZ模型可作为初次筛选癫痫药物的"金标准"。②慢性癫痫模型：慢性癫痫模型具有能够反映癫痫发作的发生、发展及其反复发作的脑部病理生理的改变的优点。根据刺激强度和病情严重程度不同，可分为点燃模型、持续性癫痫模型和自发性癫痫模型。其中，较为常见的点燃模型包括：电点燃和化学点燃模型，用于癫痫复杂性部分发作及继发的全身性发作研究。③遗传性癫痫模型：主要用于研究癫痫全身性发作，尤其是癫痫失神发作。目前广受认可和最常用的遗传失神模型为GAERS和WAG/Rij模型。用于经典的遗传性癫痫的代表模型是WAG/Rij大鼠，用于研究遗传性癫痫失神发作，其行为学改变、脑电图表现（棘慢复合波）以及遗传特性等方面与人类癫痫失神发作极为相像。另一种遗传性癫痫模型是GAERS大鼠，行为学上表现为反复的全身非抽搐癫痫发作，并伴随双眼凝视，其脑电图表现为典型的对称同步棘波释放（spike wave discharge，SWD），发作间期EEG正常。其行为学和脑电图改变与人类青春期癫痫失神发作十分相似，故GAERS大鼠常用于研究青春期失神性癫痫。④抵抗性癫痫模型：抵抗性癫痫模型模拟部分癫痫症状难以控制且对药物抵抗性的颞叶性癫痫发作，为研究难治性癫痫和药物抵抗性提供了很好的模型。

2）体外癫痫模型：体外癫痫模型主要有谷氨酸、海人草酸处理的神经元模型和用人工脑脊液处理的脑片模型。神经元模型是以小鼠的小脑颗粒细胞、大脑皮层细胞和海马神经元为研究对象。脑片模型常用豚鼠、大鼠及小鼠的海马脑片作为癫痫的离体模型，用低 Mg^{2+}、低 Ca^{2+}、高 K^+ 或4-氨基吡啶（4-aminopyridine，4-AP）的人工脑脊液灌注可以诱发海马脑片的癫痫样放电。通过是否可以阻断癫痫模型的异常放电可用于抗癫痫药物的筛选。

离体癫痫模型的优点：①不存在血-脑屏障，易于给药及改变药物浓度，能够简单、快捷、有效地研究抗癫痫药物对诱发癫痫样放电的作用，从而进一步考察药物作用效果及作用机制；②脑片机械稳定性好，不受体内调节系统的影响，从而突出实验的要素，有利于实验研究及抗癫痫药物的筛选。但这些模型也有其弱点，即不易得到药效学和药动学反应的总体资料，如吸收、代谢、排泄等。

2. 测定方法及意义 依据整体及离体癫痫模型的不同，抗癫痫药物疗效的观测指标包括：

（1）行为学观察：用Racine评分法对癫痫发作给予评分，用于判断癫痫发作的程度变化。

（2）认知功能检测：主要是癫痫后遗症中学习记忆功能检测，常用的方法包括各种水迷宫等。

（3）脑电图（EEG）检测：癫痫发作时，脑电图的正常节律消失，各导联上见到不规则、杂乱、不对称的高波幅慢波、棘波、尖波、多棘慢波等。

（4）海马诱发场电位检测：强直电刺激海马 Schaeffer 侧支（69Hz，2秒），全细胞、细胞外同步记录 CA1 神经元胞体电活动和相应树突区场电位。

（二）抗阿尔茨海默病（AD）药物研究

根据作用机制的不同，对抗 AD 药物进行分类，主要分为乙酰胆碱酯酶抑制剂、M1 受体激动剂、抗氧化药物、消炎镇痛药物、抑制 Aβ 蛋白形成药物、神经生长因子、钙调节剂、晚期糖基化终产物（AGE）抑制剂以及中药复方等。

1. 模型选择及特点 主要为大鼠及小鼠模型。目前，AD 动物模型的建立方法主要包括衰老模型、转基因模型、外源性有害物质注入模型等。

（1）衰老模型

1）自然衰老动物模型：老龄动物学习记忆存在明显减退的特点与老年人和 AD 患者临床表现十分相似，此模型神经系统的改变是随年龄增加而自然发生的，较其他干预模型更接近 AD 的实际病理变化；但其脑内难以形成 NFT 和 Aβ 沉积，且老龄动物难以大批量饲养、易在长时间饲养过程中发生死亡。

2）快速老化模型（SAM）：AKR/J 自然变异的 SAMP8 小鼠，无需人工干预便可自然快速老化，表现出明显的认知功能减退、神经递质改变和自由基代谢异常；较早出现 Aβ 沉积、且发生率较正常小鼠更高。此模型是一种比较理想的衰老模型，但价格相对昂贵、且实验动物寿命较短。

3）D-半乳糖诱导亚急性衰老模型：小鼠早期长期注射 D-半乳糖后，由于其代谢产物半乳糖醇不能被代谢而导致代谢紊乱，体内活性氧水平升高，以致产生机体多器官、多系统功能衰退。结合注射亚硝酸钠则可造成全身多脏器的缺血缺氧，导致脑神经的病理改变，使学习记忆能力下降。此模型价格低廉、结果稳定、成模时间较自然衰老模型短，但较自然衰老在某些指标上仍存在一定差异，且在造模过程中仍有诸多不确定因素，如给药方法、时间、途径、剂量及部位等。

（2）转基因 AD 动物模型：常用的相关模型包括淀粉样前体蛋白（amyloid precursor protein，APP）转基因模型、PS-1 转基因模型、tau 转基因模型、双转基因模型、多重转基因模型。目前 AD 转基因动物模型仅取得部分成功。在转基因小鼠脑内可出现淀粉样蛋白沉积以及记忆、认知障碍，尚未能观察到其他的病理改变，有待进一步的研究完善。

（3）外源性有害物质注入模型：包括 Aβ 注入诱导动物模型、铝中毒诱导模型、莨菪碱诱导模型、STZ 型 AD 动物模型、秋水仙碱诱导模型、东冈田酸（OA）诱导的损伤模型、叠氮钠（NaN3）诱导模型、兴奋性毒素损伤模型等。

（4）物理损伤性动物模型：热休克模型可在短时间内造成 tau 胺磷酸或超磷酸化过程来进行阿尔茨海默病 tau 蛋白变化研究。离断穹隆海马伞通路模型则主要用于研究神经元退化过程的研究。

（5）自身免疫有关的 AD 动物模型：通过对模型鼠进行免疫使其产生抗体，在大脑中引起免疫反应使神经元受损。受损动物可出现记忆、认知减退。这种模型可复制 AD 的某些病理形成过程，有利于免疫因素在 AD 发病中的作用研究。

2. 检测方法及意义 抗 AD 药物相关指标的主要检测方法如下。

（1）神经心理学检测：主要通过评估定量表来实现包括认知功能评估、日常生活能力评估、行为和精神症状的评估，相对客观地评估治疗药物对改善 AD 患者神经心理的作用。

（2）EEG 检测：AD 的 EEG 典型改变为 α 波减小、θ 波增高、平均频率降低等。此项检测可观察药物治疗对于 AD 患者神经兴奋性的治疗作用。

（3）脑脊液 β 淀粉样蛋白、tau 蛋白检测：AD 患者由于 Aβ42 在脑内沉积，使得脑脊液中 β 淀粉样蛋白（Aβ42）含量减少，总 tau 蛋白或磷酸化 tau 蛋白升高。因此，对于使用抑制 Aβ 蛋白形成药物的患者，应检测脑脊液中 Aβ 蛋白含量，以评估治疗药物的治疗效果。

（彭碧文 金 金）

第七节 内分泌系统
药物研究技术

一、内分泌系统药物概述

内分泌系统是人体重要的功能调节系统,包括垂体、甲状腺、甲状旁腺、胸腺、肾上腺、松果体、性腺等内分泌腺,还包括分布在其他器官组织中的散在内分泌细胞,如胰岛和消化道黏膜中的内分泌细胞。内分泌系统药物用于调节和对抗内分泌系统紊乱,可分为治疗内分泌功能亢进或功能减退。

治疗功能亢进类的药物包括:①抑制激素合成和释放或抑制其作用于受体,如硫脲类抑制甲状腺激素的合成、螺内酯拮抗醛固酮与肾小管上皮细胞受体的结合等;②以下游靶腺激素抑制上游调控激素的合成和分泌,如皮质醇类制剂抑制促肾上腺皮质激素(adreno-cortico-tropic-hormone, ACTH),从而抑制肾上腺皮质产生过多雄激素,以治疗先天性肾上腺皮质增生;③化学治疗,如以米托坦或氨鲁米特能治疗肾上腺皮质癌;④调节中枢神经递质,如溴隐亭治疗垂体催乳素瘤或闭经溢乳征。

治疗功能减退类的药物一般采取补充替代疗法,补充生理需要量激素,如甲状腺功能减退症用甲状腺片治疗,肾上腺皮质功能减退症用氢化可的松、泼尼松等治疗。

二、内分泌系统药物研究的基本思路

建立内分泌系统疾病动物模型或细胞模型,通过给予动物药物治疗或在培养基中加入一定浓度药物,经过一定时间后,对内分泌腺(或组织)及依赖于激素作用的器官进行称重,检测血清及腺体中的激素水平,并通过形态学、功能学等内分泌疾病特异性指标,确定药物的疗效。在此基础上,可采用转基因动物、细胞和分子克隆技术研究药物的作用机制。

三、内分泌系统药物研究的相关指标及其特点

内分泌系统疾病及转归可表现为行为学、形态学、功能学等一系列改变,因此需要根据反映这些改变的多个指标来综合评价药物的疗效。包括:

1. **一般情况和行为学检测方法** 某些内分泌系统疾病可表现为相应的一般情况和行为学异常,可通过模型动物一般情况(摄食量、饮水量、体重等)和行为学指标的改变作为辅助指标,判断模型是否成功或药物疗效如何。如糖尿病小鼠可表现出肥胖、体重增加、多食、多尿等症状;甲状腺素能增加基础代谢、氧消耗及 CO_2 产生,可通过测定动物耗氧量来评价甲状腺衍生物的作用。

2. **形态学检测方法** 形态学指标包括大体形态、光镜检查、透射和扫描电镜检查。大体形态指肉眼观察,累及脏器大小、颜色、表面质感的改变,或体外培养细胞形态的变化,如甲亢动物模型可发现淋巴组织、胸腺和脾脏增大,心肌肥大等表现;给予抗雌激素药物可抑制雌二醇引起的去势雌性大鼠子宫重量增加。将累及脏器用固定液固定后,可用光镜和/或电镜观察细胞及亚细胞水平的变化。光镜检查一般采用 HE 染色法,主要观察细胞或间质有无水肿、充血、萎缩、坏死、凋亡、脂肪变性、纤维化等病理学改变,还可判断损伤的部位、程度、性质及范围。例如,在糖尿病动物模型上,可观察到 β- 细胞变性、坏死、数目减少、胰岛萎缩;还可进一步利用抗内分泌腺体或细胞特异性蛋白的抗体进行免疫组织化学检测,如采用抗胰岛素抗体检测和计算胰岛 β- 细胞的面积。电镜主要观察亚细胞水平上的早期变化,如线粒体、高尔基体、内质网等亚细胞器的形态改变,损伤严重时还能观察到自噬小体。透射电镜还可观察细胞表面的细微结构。

3. **生化检测方法** 根据内分泌腺体或细胞分泌的特异性激素,采用生化技术检测相应血或细胞培养基中激素水平。同时,激素还可引起动物代谢状况的改变,可通过检测血糖、血脂等基础代谢情况全面验证药物的疗效。表 9-7-1 为几种常见内分泌系统的特异性生化指标及常用检测方法。

4. **功能学检测方法** 根据内分泌系统腺体的功能,通过检测功能学指标反映药物效应或与受体结合能力。表 9-7-2 为几种常见检测内分泌系统的功能指标。

表 9-7-1 常见内分泌系统相关生化指标及常用检测方法

疾病模型	生化指标	指标意义	检测方法	原理
糖尿病	血糖	高血糖为糖尿病主要特征及诊断指标	葡萄糖氧化酶法	经葡萄糖氧化酶催化生成葡萄糖酸和过氧化氢,后者在过氧化酶作用下释放氧,与4-氨基安替比林和酚氧化缩合成红色醌类化合物,在波长505nm有特定吸收峰
	血胰岛素	确定糖尿病类型及判断胰岛 β- 细胞分泌功能	放射免疫分析法	以放射性标记物 ^{125}I- 胰岛素和样品中胰岛素与抗体竞争反应,沉淀反应后的抗原抗体复合物,液闪法测定沉淀物放射活性,根据公式计算样品中胰岛素含量
			ELISA	市售 ELISA 试剂盒多为双抗夹心法,将具有特定抗原结合位点的胰岛素抗体包被于反应板上,样本与抗体反应后,样品中胰岛素可吸附于板上,进一步与生物素标记的抗体孵育结合后,将链亲和素 - 过氧酶复合物与生物素结合。加入底物液后,过氧酶复合物使底物显色,根据颜色强度计算样品中胰岛素的浓度
	血 C 肽	胰岛素原可 1∶1 裂解成胰岛素和 C 肽,且 C 肽半衰期较胰岛素长,故测定 C 肽水平更能反映 β- 细胞合成与释放胰岛素功能。	放射免疫分析法或 ELISA	与胰岛素测定方法类似
	糖化血红蛋白	蛋白质在高糖环境下发生非酶促糖基化,为糖尿病慢性并发症发生、发展的关键环节	果糖胺测定法	在碱性溶液中,果糖胺能还原硝基四氮唑蓝生成在波长 530nm 有特定吸收峰的甲䐶
			亲和层析法	利用硼酸材料亲和柱,分离糖化血红蛋白,比色法测定含量
	血脂	糖尿病患者多伴有高脂血症和脂代谢异常	酶法测定甘油三酯	甘油三酯经脂蛋白酶水解为甘油和脂肪酸,甘油在甘油激酶催化并在磷酸甘油氧化酶作用下,生成磷酸二羟丙酮和过氧化氢,后者在过氧化酶作用下释放氧,与4-氨基安替比林和酚氧化缩合成红色醌类化合物,在波长505nm有特定吸收峰
			酶法测定血胆固醇	总胆固醇包括游离胆固醇和胆固醇酯。胆固醇酯经胆固醇酯水解酶水解为游离胆固醇和脂肪酸,游离胆固醇经胆固醇氧化酶氧化产生过氧化氢,在过氧化酶作用下释放氧,与4-氨基安替比林和酚氧化缩合成红色醌类化合物,在波长505nm时有特定吸收峰
甲亢	甲状腺素（T_4）	甲状腺功能异常诊断指标	ELISA 或化学发光法	竞争性 ELISA 检测 T_4 含量。将抗 T_4 抗体包被在反应板上,加入标准品或样品,同时加入酶标记的 T_4,共同竞争反应板上的抗体。结合物与酶底物产生显色或发光反应,根据标准品绘制标准曲线来计算样本中 T_4 含量

续表

疾病模型	生化指标	指标意义	检测方法	原理
甲亢	三碘甲状腺原氨酸（T₃）	甲状腺功能异常诊断指标	ELISA 或化学发光法	与 T_4 检测方法类似
	促甲状腺激素（TSH）	垂体分泌，促进甲状腺的生长和释放甲状腺激素，是诊断甲状腺疾病的重要指标	ELISA 或化学发光法	双抗夹心法
肾上腺功能紊乱	糖皮质激素	肾上腺合成的重要甾体激素之一，与生长发育、代谢、免疫等功能密切相关	放射免疫分析法或 ELISA	放射免疫分析法与胰岛素测定类似，ELISA 为双抗夹心法
	促肾上腺皮质激素（ACTH）	垂体分泌，促肾上腺皮质激素释放	放射免疫分析法或 ELISA	放射免疫分析法与胰岛素测定类似，ELISA 为双抗夹心法
	肝糖元	衡量糖皮质激素活性	蒽酮法	提取后的糖原经酸解后与蒽酮反应，在波长 620nm 处有特定吸收峰
	盐皮质激素（醛固酮）	肾上腺合成的重要甾体激素之一，维持人体水和电解质平衡，醛固酮的作用最强	ELISA	竞争性 ELISA

表 9-7-2　常见内分泌系统相关功能指标

内分泌腺体	功能指标	指标意义	基本步骤
胰岛	葡萄糖耐量（OGTT 或 ip-GTT）	了解 β- 细胞功能和人体对血糖的调解能力，诊断糖尿病	动物禁食过夜，经口灌胃或腹腔注射一定浓度葡萄糖水，取尾静脉血测定给糖前和给糖后 2 小时内不同时间点血糖浓度
	胰岛素释放实验（IRT）	反映 β- 细胞的储备和胰岛素释放功能，也有助于糖尿病的分型	该试验常与葡萄糖耐量试验同时进行，给糖前和给糖后 2 小时内不同时间点取尾静脉血测定血胰岛素浓度
	胰岛素耐量（ITT）	了解机体对血胰岛素的敏感性，判断有无胰岛素抵抗	动物禁食 6 小时，腹腔注射一定浓度胰岛素后，取尾静脉血测定给胰岛素前和给胰岛素后 2 小时内不同时间点血糖浓度
	葡萄糖刺激胰岛素分泌实验（GSIS）	反映 β- 细胞功能	胰岛或 β- 细胞在低糖培养基 37℃孵育 2 小时，检测胰岛素含量；再换高糖培养基（含 16.7mmol/L 葡萄糖）37℃培养 2 小时，检测胰岛素含量。胰岛素释放指数 = 高糖胰岛素 / 低糖胰岛素
	葡萄糖钳夹技术	检测胰岛素抵抗，或评价和鉴别 β- 细胞对葡萄糖敏感性	高胰岛素 - 正常血糖钳夹，通过静脉灌流使胰岛素保持在一定高水平，同时灌注葡萄糖使血糖维持在正常水平，通过检测葡萄糖灌注量来评估外周组织对胰岛素的敏感性。高葡萄糖变量钳夹，通过静脉灌注葡萄糖使血糖维持在一定高水平，通过检测胰岛素分泌来评价 β- 细胞功能

续表

内分泌腺体	功能指标	指标意义	基本步骤
胰岛	胰岛素受体结合	评估受体与胰岛素及其衍生物结合能力	以放射性标记物 ^{125}I- 胰岛素与细胞或组织匀浆孵育,用玻璃纤维滤膜分离游离与结合的标记胰岛素,计算特异结合受体的标记物放射量来反映受体的数目和结合能力
甲状腺	碘释放抑制	用于甲状腺激素衍生物和甲状腺素的比较	动物腹腔注射 ^{131}I 之后,在甲状腺区域上测定放射活性,随后喂食含 0.03% 丙基硫氧嘧啶饲料,并在相同时间间隔给予 4 个剂量的受试药或甲状腺素,计算 4 个剂量注射后的 ^{131}I 残留
肾上腺	糖皮质激素受体结合	评估受体与糖皮质激素的结合能力	以放射性标记物 $[^3H]$- 地塞米松与细胞或组织匀浆孵育,分离游离与结合的标记地塞米松,计算特异结合受体的标记物放射活性来反映受体的数目和结合能力
	糖皮质激素昼夜节律	正常血皮质醇存在昼夜节律变化,该指标可反映肾上腺皮质功能是否紊乱	24 小时内不同时间点测定动物血皮质酮含量,绘制动态血皮质酮浓度曲线反映糖皮质激素的昼夜节律
	盐皮质激素受体结合	评估受体与盐皮质激素的结合能力	以放射性标记物 $[^3H]$- 醛固酮细胞或组织匀浆孵育,余与糖皮质激素受体结合实验类似

5. 其他实验技术 除常用形态学检测方法外,有些内分泌系统疾病模型还需用特异性组织染色方法进行检测。如糖尿病模型可用刚果红染色观察胰腺组织是否存在淀粉样变性;用免疫组化双重染色法同时显示胰岛 α 和 β 细胞;过碘酸 - 雪夫反应(periodic acid-Schiff, PAS)显示肝组织中糖原。胰岛素受体底物、葡萄糖转运体等蛋白与胰岛素抵抗和糖尿病关系密切,也是降糖新药研发的潜在靶标,两者表达量都可以通过荧光定量聚合酶链反应(fluorescence quantitative polymerase chain reaction, FQ-PCR)和免疫印迹技术检测。

四、常见内分泌系统药物研究举例

(一)抗糖尿病药物研究

1. 动物模型建立及特点

(1)链佐星(streptoxolocin, STZ):是一种强大的烷化剂,能干扰葡萄糖的转运,影响葡萄糖激酶的功能,诱导 DNA 双链的断裂。给药造模方式有以下 3 种:①多次小剂量,大鼠每周腹腔内注射 STZ 溶液,连续 4 周,造成 β- 细胞大量损伤。也有将福氏佐剂与 STZ 联用造成免疫学改变,更接近人类 1 型糖尿病的发生发展变化。②单次给 STZ,1 次足量给予大鼠 STZ,24 小时内

血糖 ≥16.8mmol/L,稳定 5 天即为模型成功。此法较适于 2 型糖尿病相关研究。③STZ 联合高脂饮食。先以高糖高脂饲料喂养大鼠 1 个月,诱发胰岛素抵抗,继以低剂量 STZ 腹腔注射。该模型具有成功率高、造模时间短等特点,且病理生理改变符合人类 2 型糖尿病。

(2)四氧嘧啶(alloxan):能选择性破坏多种属动物的胰岛 β- 细胞,引起 1 型糖尿病。给药造模方式:实验大鼠空腹 12 小时尾静脉或腹腔注射四氧嘧啶后,血糖值可出现 3 个时限变化,注射后 2~4 小时为初期高血糖相,6 小时为低血糖相,12 小时后出现持续高血糖伴多饮、多尿等,且血糖达 16.7mmol/L 以上,稳定 2 周后可作为成功模型。但大剂量四氧嘧啶可致动物酮症酸中毒以及肝肾组织毒性损害,因此使用四氧嘧啶制备糖尿病模型时要严格控制剂量。

(3)手术切除胰腺:造模一般选用较大的实验动物,如狗、兔、犬等。在胰腺大部切除(一般 80%~90%)后,高糖饮食刺激使胰岛 β- 细胞功能衰竭,形成永久性糖尿病;或通过结扎动物胰管加高糖饮食诱发糖尿病。手术方法主要用于 1 型糖尿病造模。

(4)注射激素:糖皮质激素、生长激素、甲状腺素、胰高血糖素等代谢性激素可拮抗胰岛素的

作用。其中,糖皮质激素和胰高血糖素促进糖原异生,降低胰岛素的效能;生长激素使外周组织利用葡萄糖发生障碍,对胰岛素敏感性降低,刺激 β-细胞过度分泌终致衰竭。通过给动物注射上述激素可制备内分泌性糖尿病动物模型。

（5）病毒诱导:选用 DBA/2 雌性小鼠,皮下接种脑炎、心肌炎病毒 M 型变异株,4~7 天后出现明显高血糖,伴有血及胰腺中胰岛素含量降低。其高血糖为特发性。在某些小鼠中可自然缓解,但糖耐量异常及高血糖在恢复期中仍将存在。

（6）自发性糖尿病动物模型:自发性糖尿病动物模型具有遗传缺陷,成年后可自发或经特殊饲料诱发糖尿病。1 型糖尿病自发动物模型有 BB 大鼠和 NOD 小鼠,2 型糖尿病自发动物模型较多,包括 Zucker 糖尿病肥胖大鼠、BHE 大鼠、eSS 大鼠、db/db 小鼠、KK 小鼠、沙漠鼠和中国仓鼠等。

（7）转基因糖尿病动物模型:随着转基因技术的发展,近年来出现了接近人类糖尿病的转基因动物模型,如葡萄糖激酶/胰岛素受体底物（GK/IRS）双基因剔除小鼠、肝核因子缺失小鼠、瘦素受体缺乏（Leprdb/db）小鼠等。转基因动物技术可采用转入新基因或基因敲除方法来实现,如采用 Cre/LoxP 重组酶系统与基因敲除技术相结合,还可建立组织或细胞特异性靶基因敲除模型。

2. 检测指标及意义 常用的抗糖尿病药物检测指标包括:①一般情况,通过饮食和尿液计量,检测是否存在多食、多饮、多尿;②病理切片,组织病理切片上可见胰腺 β 细胞坏死、水肿、淀粉样变、脂肪变等;③β 细胞面积,不连续切片 3~5 张,用 β 细胞抗体进行免疫组织化学染色和密度灰度分析,计算 β 细胞面积;④血清生化指标,基础血糖、血胰岛素、血 C 肽、血脂等;⑤功能学指标,糖耐量、胰岛素耐量、胰岛素释放实验、葡萄糖钳夹技术;⑥胰岛素受体通路指标,胰岛素受体、胰岛素受体底物、葡萄糖转运体。

3. 用于筛选降糖药物的体外细胞模型

（1）胰岛细胞:采用胰岛原代细胞和各种 β-细胞系可用于快速筛选作用于胰岛的药物,同时为进一步深入研究药物促胰岛素分泌和释放机制奠定了基础。胰岛原代细胞分离需经过灌流、消化、密度梯度离心等步骤,必要时还需手动在光镜下分拣,然后用双硫腙（dithizone, DTZ）进行染色鉴定。目前常用的 β 细胞系有来源于胰岛素瘤细胞的 RIN、INS-1、CM 和 MIN-6 细胞系,转基因技术建立的 HIT、βTC 和 NIT-1 永生化细胞系,以及经过基因改造的、非胰腺来源的 ArT-20ins 和 Hep G2ins 细胞系等。

（2）其他组织细胞:胰岛素通过作用于脂肪、肝脏、肌肉等组织发挥降糖作用,为评价胰岛素衍生物或药物对胰岛素活性的作用,可采用这些组织细胞对放射物标记葡萄糖的摄取或转运来衡量。如原代大鼠脂肪细胞、3T3 脂肪细胞系、Hep G2 细胞系等。

（二）抗甲亢药物研究

1. 模型建立及特点

（1）甲状腺素:通过每天给实验动物灌胃口服甲状腺素片或注射 L-甲状腺素,2~3 周后动物即表现为耗氧量增加、血 T_3 和 T_4 水平增高等甲亢症状。

（2）病毒诱导:应用表达促甲状腺素受体（thyroid-stimulating hormone receptor, TSHR）A 亚单位的重组腺病毒免疫 BALB/c 小鼠建立甲亢模型,胫前肌注免疫,免疫三次,每次间隔 3 周,第三次免疫后处死小鼠。

2. 检测指标及意义 常用的抗甲亢药物检测指标包括:①一般情况,观察是否存在易怒好斗、体重减轻、饮食量增加等典型甲亢症状;②病理切片,光镜下可见滤泡上皮增生、滤泡腔内胶质稀薄、周边胶质出现吸收空泡、间质血管充血,并可能伴有淋巴组织增生,胸腺和脾脏增大,心肌和肝细胞变性、坏死和纤维化等改变;③血清生化指标,总 T_3、总 T_4、游离 T_3、游离 T_4 及 TSH 水平。

（郭 喻）

第八节 消化系统
药物研究技术

一、消化系统药物概述

消化系统疾病是内科临床最常见的疾病之一,涉及食管、胃、小肠、大肠、肝脏、胆囊和胰腺等器官,主要疾病包括消化性溃疡、炎症和感染性疾病、营养障碍、遗传和代谢性疾病、自身免疫性疾病、功能紊乱性疾病和肿瘤等。其中,以消化性溃疡的发病率最高。

常见的消化系统药物可分为:①抗消化性溃疡药;②肝脏疾病用药;③利胆药;④止吐药;⑤缓泻剂。

二、消化系统药物研究的基本思路

首先建立合适的消化系统疾病动物模型,如消化性溃疡模型、肝损伤模型等,通过形态学、功能学等疾病特异性指标确定模型的成功率。在此基础上,模拟临床给药途径(静脉、口服等)给予动物药物治疗,一定疗程后,取血,检测血清特异性指标;摘取消化系统器官,称重,并通过形态学、功能学等消化系统疾病指标,确定药物的疗效。进一步,可通过培养原代细胞或永生化细胞系,在培养基中加入一定浓度药物,经过一定时间后,采用生化及分子生物学等技术研究药物的作用机制。

三、消化系统药物研究的相关技术及其特点

1. **形态学检测方法** 指标包括大体形态、光镜检查、透射和扫描电镜检查。大体形态指肉眼观察脏器大小、颜色、表面质感的改变,或体外培养的细胞形态变化,如脂肪肝模型可观察到肝脏表面呈油脂样、颗粒状变化。进一步将脏器用固定液固定后,可用光镜和/或电镜观察细胞及亚细胞水平的变化,前者一般采用 HE 染色法,主要观察细胞或间质有无水肿、充血、萎缩、坏死、凋亡、脂肪变、纤维化等基本病变,还可判断损伤的部位、程度、性质及范围,如肝脏脂肪样变可出现细胞排列紊乱、胞浆呈空泡样变;后者主要观察亚细胞水平上的早期变化,如线粒体、形态高尔基体、内质网的改变等,还可观察细胞表面的细微结构。还可进一步利用抗细胞特异性蛋白的抗体进行免疫组织化学检测,如采用肝星状细胞特异表达的 α- 平滑肌肌动蛋白(α-SMA)抗体可检测和计算肝纤维化的程度、面积。

2. **功能学检测方法** 根据消化系统脏器的功能,选择器官特异性指标进行检测,如肝脏代谢能力、胃肠蠕动能力、胃酸分泌、胆汁分泌等。从研究水平而言,可在组织、细胞和分子水平分别来

检测,如根据细胞特异性及某些特殊生化过程,应用组织化学和免疫组织化学的方法检测特异性蛋白来反映疾病的发生、发展、转归及预后情况。也可在血液中检测脏器特异性生物标志物,如反映肝损伤的谷丙酸氨基转移酶(ALT)、门冬氨酸氨基转移酶(AST)。

3. **消化系统特殊实验技术** 消化系统包括多个脏器,研究各脏器的形态学、功能学指标有共同之处,也涉及一些脏器的特殊实验技术。如通过测定炭末或燃料在胃肠道的移动速度来观察药物对胃肠道蠕动功能的影响;利用 Masson 三色染色的方法来测定肝脏胶原含量,反映肝脏纤维化病变;利用高效液相色谱(HPLC)法检测药物在肝脏的代谢情况。

四、消化系统药物研究举例

(一)抗肝损伤药物研究

肝损伤是各种肝脏疾病的病变结果,其类型从组织病理学和机制上有脂肪肝、肝炎、胆汁淤积、纤维变性和肝硬化、肝脏肿瘤等。

1. **模型选择及特点** 肝脏疾病是影响人类健康的常见疾病之一。已知多种因素(病原体、毒物、免疫等)可导致肝损伤,建立实验性肝损伤动物模型,可为研究肝病的发生机制、筛选或评价保肝药物、探索保肝作用机制提供有用的工具。目前对肝损伤的动物模型的复制主要集中在化学性、药物性、免疫性等几方面。

(1)化学性肝损伤模型:通过化学性肝毒物质,如四氯化碳(CCl₄)、氨基半乳糖(D-gal)、二甲基亚硝胺(DMN)、硫代乙酰胺(TAA)、酒精等导致肝损伤。①应用 CCl₄ 和 D-gal 制作肝损伤动物模型,条件要求低,技术易于掌握,可靠性强,是目前研究抗肝损伤新药常用的方法。CCl₄ 是最早、最广泛应用于实验性肝损伤动物模型的肝毒性物质,其处理不同时间可制造出急、慢性肝损伤模型,能准确反映肝细胞的功能、代谢及形态学变化,重复性好,是经典的化学性肝损伤模型,广泛用于研究肝纤维化和肝硬化的病因学、组织学和肝功能变化,其引起脂肪肝的机制已经明确,常用于解释某些肝脂肪变性的发病机制,但 CCl₄ 致肝损伤的同时可损害动物的其他多个脏器;②D-gal 可在短时间内引起严重肝损害,该模型与病毒性

肝炎造成的肝损伤类似,因此常用于抗肝炎药物的研发;③DMN所致肝硬化模型与人慢性肝炎导致的肝硬化相似,主要用于肝硬化形成的形态学改变、机制、生化指标的异常改变以及门脉高压机制的研究,还用于肝硬化向肝癌转化机制的研究;④TAA致肝损伤模型过程相对简单易行,致肝细胞损伤反应好,其诱发的肝硬化模型与人肝硬化的病理组织学改变相似,诱发急性肝功能衰竭可表现肝性脑病,常用于制作肝硬化和急性肝功能衰竭模型;酒精性肝损伤可分为急性及慢性酒精性肝损伤两种模型。急性模型以肝及血中的某些化学指标改变为主要特征,而肝组织结构改变不明显,慢性模型则以肝组织结构病变为主要特征,如肝细胞脂肪变性、凋亡和坏死等,该造模方法具有酒精性脂肪肝和肝纤维化出现率高、造模方便、模型稳定、价格低廉等特点。

(2)药物性肝损伤模型:可用临床上应用广泛的具有肝毒性作用的药物来制作模型,如对乙酰氨基酚、异烟肼、环孢素A、四环素、雷公藤等。这些药物在临床上应用较广泛,是最符合临床实际的模型,各个药物有着相对特异的肝损伤机制,此类模型多用于药源性肝损伤保护药物的研究,同时可为疾病的发生机制及其预防研究提供依据。

(3)免疫性肝损伤模型:肝炎病毒是最为常见的致肝损伤原因,但人类常患的肝炎病毒对小鼠不敏感,因而常用卡介苗(BCG)和脂多糖(LPS)联合诱导法来构建小鼠的免疫性肝损伤模型,此模型与病毒性肝炎发病机制有较大相似,可模拟病毒性肝病在小鼠体内的发病情况,用于研究乙型病毒性肝炎及病毒性爆发性肝炎。另外,也可用异种血清腹腔注射法制造免疫性肝损伤模型,其中以猪血清最为常用,所诱导的肝纤维化模型简便、经济、成功率高、病变单纯以及与人类病程相似,但有自愈倾向,造模周期较长;刀豆蛋白A(ConA)引起的肝损伤与人自身免疫性肝炎相似,自身免疫性肝病、病毒性肝炎等所致的肝损伤,均与T淋巴细胞活化密切相关,而LPS、D-gal所致肝损害不能很好地反映这一病理特点,应用ConA诱发的特异性肝损伤,是新发展起来的由T淋巴细胞介导的肝损伤模型。

(4)手术肝损伤模型:缺血再灌注导致的肝组织细胞损伤主要与氧自由基的生成和钙超载有关,主要用于制作急性肝功能衰竭模型,以研究肝移植、细胞移植和人工肝治疗效果;胆总管结扎可建立胆管阻塞性肝纤维化模型,具有炎症反应轻、造模周期短、自发逆转低,实验指标稳定等优点。

(5)体外肝损伤模型:体外肝损伤模型具有个体差异较小,稳定性、重现性较体内模型好等优点,可用于观察药物对肝实质细胞或间质细胞的直接作用,在较短时间内对肝保护药物进行初步筛选,或深入研究药物的作用机制。通过分离肝脏细胞(实质细胞、星状细胞、内皮细胞等),进行原代培养,存活后加入肝毒性物质,制造肝损伤模型,造模机制同上述体内模型。目前,已有许多商品化的细胞系供研究者选择。也可将肝组织切片后进行培养,制造肝损伤模型,肝切片技术是一种介于器官与细胞水平间的肝脏体外实验技术,由于其能够保存较完整的组织结构及细胞间联系,节约实验动物数量,减少培养体系中药物及缩短实验周期,被广泛应用于肝脏药理学研究。

2. 检测指标及意义 常用的抗肝损伤药物检测指标如下。

(1)病理切片:光镜下可见肝脏炎症细胞浸润、脂肪性变、肝细胞坏死等,胆汁淤积性肝损伤可见毛细胆管上皮细胞的绒毛消失,胆管上皮增厚等变化。

(2)肝细胞损伤:血清酶学法检测ALT和AST活性的高低,能敏感地反映肝细胞损伤与否及损伤程度。在急性肝损伤中,血清ALT最敏感,而AST主要反映肝细胞损伤程度。

(3)肝脏纤维化程度:生化法测定肝组织羟脯氨酸含量、免疫组化法检测肝组织中α-SMA的表达,或进行肝组织胶原特殊染色,可判断肝损伤时是否发生纤维化改变以及病变的程度。

(4)免疫学指标:在免疫性肝损伤模型中,可测定巨噬细胞吞噬功能、溶血素的生成、脾和胸腺指数等来反映病变转归。

(5)肝胆管损伤指标:测定碱性磷酸酶(ALP)和总胆红素(TBil)含量,可反映肝损伤时胆管的病变。

(6)肝脏合成储备功能:当肝脏受损时,其蛋白质合成功能会出现障碍,前白蛋白、白蛋白下降提示肝脏合成蛋白质的能力减弱;血清胆碱酯酶活性越低,说明肝脏功能损伤严重程度越高。凝血酶原时间延长提示肝脏合成各种凝血因子的能力下降。

(二)抗消化性溃疡药物

消化性溃疡是消化系统的常见、多发病,好发于在胃幽门和十二指肠处,是攻击因子(胃酸、胃蛋白酶、幽门螺杆菌)作用增强与防御因子(胃黏液、HCO_3^- 的分泌、前列腺素的产生,胃黏膜屏障及胃黏膜血流)作用减弱,二者失去平衡所引起。

1. 模型选择及特点 消化性溃疡是一种多病因疾病,目前认为其病因主要为胃酸、胃蛋白酶、幽门螺杆菌感染、非甾体抗炎药(NSAIDs)、遗传因素、胃十二指肠运动异常及其他危险因素(如吸烟、饮食因素、病毒感染等)引起,选择、制作合适的动物模型是药物研制过程中经常需要考虑的重要问题。目前消化性溃疡的动物模型主要为物理性、化学性、机械性、精神性、复合因素等。

(1)物理性消化性溃疡:缺血再灌注所致胃损伤是一种常用的胃损伤动物模型,可用于研究如何抑制胃内 H^+ 和氧自由基的大量产生,从而为药物研制、临床治疗提供相关依据。噪音或冷刺激也能引起胃损伤,应激状态时胆碱能神经元功能亢进引起平滑肌强烈收缩,可致胃黏膜屏障功能下降和黏膜缺血而引起溃疡的发生,用于研究防御因素减弱所致的消化性溃疡模型。

(2)化学性消化性溃疡:NSAIDs、醋酸、乙醇、尼古丁、幽门螺杆菌等均可用于建立胃溃疡模型。其中醋酸烧灼性溃疡发生率高,重现性好,溃疡深而大,与人类的慢性溃疡极为相似,因而可作为筛选治疗慢性胃溃疡药物的实验模型;NSAIDs如阿司匹林、吲哚美辛等一类药物可通过抑制胃黏膜环氧化酶(COX)而使前列腺素合成减少,从而减弱胃黏膜的防御修复屏障功能,影响黏膜血流和细胞再生以诱发溃疡;幽门螺杆菌分泌一些毒素及潜在的毒性酶,如细胞毒素、尿素酶等都对胃黏膜有直接或间接的损伤作用,还能诱发一些如中性粒细胞浸润、单核及巨噬细胞激活、白细胞移动抑制等一些胃黏膜炎症反应引起胃损伤,用于制作炎症性溃疡模型。

(3)机械性消化性溃疡:采用结扎幽门、模拟胆汁反流液灌胃及高压电流瞬间电刺激的方法

可造成肝胃不和型胆汁反流性胃炎模型。

(4)精神性消化性溃疡:采用过度劳累如水浸限制刺激法,可诱发应激性小鼠溃疡模型,成模率可达 95% 以上。其病变较小,较为弥漫,持续时间短,可在数天消失。心理因素如饥饿、干渴、电刺激等共同作用,也可制作精神性消化性溃疡模型。

(5)复合性消化性溃疡:复合性消化性溃疡包括辣椒汁和白酒、NaOH 和猪胆汁混合液、水杨酸钠和饥饱劳倦结合法等。

上述模型中,慢性胃溃疡的造模方法主要是醋酸法、幽门螺杆菌感染法、NSAIDs 法,因消化性溃疡具有慢性、周期性和节律性的特点,故而选择动物模型亦以这三种为主。

2. 检测指标及意义 常用的抗消化性溃疡药物检测指标如下。

(1)大体观察及病理切片:测定胃溃疡指数,观察胃黏膜是否完整、有无溃疡面与出血点等。大体及光镜下观察胃黏膜病理改变,如黏膜、肌层缺损程度、是否有出血、坏死及脱落、腺体排列是否紊乱、是否有炎性细胞浸润等。

(2)胃酸分泌:测定胃液量、胃蛋白酶活性、pH、游离盐酸和总酸度,可反映药物对胃黏膜侵袭因素的减少程度。

(3)胃黏膜保护屏障:测定胃组织内源性血管舒张因子—氧化氮(NO)、表皮生长因子(EGF);血浆内皮素(ET)水平等可反映药物对胃黏膜的保护作用;胃黏膜血流量(GMBF)和血液流变学可以直接反映胃壁的微循环情况,也是判断溃疡是否形成的重要指标。

(4)应激性胃溃疡用下丘脑-垂体-肾上腺(HPA)轴的活性来反映,即检测肾上腺皮质释放糖皮质激素,在人体中为皮质醇,啮齿类动物体中为皮质酮。

(彭碧文)

第九节 抗肿瘤药物研究技术

一、抗肿瘤药物概述

恶性肿瘤常称为癌症,包括癌、肉瘤及淋巴造血系统的恶性肿瘤,是当今社会严重威胁人类生命健康的常见病和多发病。抗肿瘤药物是指用于

治疗恶性肿瘤的药物,其研发与应用已成为生物医药科学的一个迅速发展的重要领域。抗肿瘤药物的研究包括对未知化合物抗肿瘤效应的鉴定及对肿瘤耐药机制的解析。

二、抗肿瘤药物体外研究方法

1. 肿瘤细胞选择 是开展抗肿瘤药物研究的第一步,针对不同药物潜在治疗肿瘤类型及其病理特征的不同,可以选择体外培养不同类型的肿瘤细胞系。通常按照组织来源进行分类,比如常见消化系统肿瘤的细胞系就包括来源于食管、胃、结直肠、肝、胰腺等脏器的肿瘤细胞。在各个商业化的细胞库可以查到每种肿瘤细胞的组织来源、来源肿瘤组织的病理特征等具体生物学特点。另外,还可采用分离肿瘤组织,培养原代肿瘤细胞的方法。

2. 肿瘤细胞生物学特征鉴定技术 培养肿瘤细胞,在培养液中加入不同浓度的受试物,并使用同类性质药物设立阳性对照,观察对于肿瘤细胞各种生物学特征的影响,鉴定受试物的成药性及可能的药理作用机制。随着理论的更新和技术的进步,抗肿瘤药的研究已从以核酸等为靶点的杀伤型细胞毒药转向对肿瘤新靶点的研究。常用的肿瘤细胞生物学特征鉴定技术如下。

(1)分化实验:癌症属于细胞分化异常的疾病。恶性肿瘤存在着明显的细胞分化受阻。白血病、黑色素瘤、肝癌、结肠癌、神经母细胞瘤等可在体外被某些化合物诱导分化为正常细胞或近似正常的细胞。分化指标包括:①人早幼粒细胞白血病 HL-60 细胞的分化诱导实验,HL-60 细胞分化为成熟度不同的粒细胞或巨噬细胞;②硝基四氮唑蓝(NBT)实验:NBT 还原能力应大于 50%;③形态学变化的观察:成熟粒细胞所占比例越高,说明分化效果越好;④吞噬功能测定:分化诱导剂的吞噬百分率应在 50% 以上。

(2)增殖实验:包括直接计数法、检测 DNA 合成、检测细胞代谢活性、集落形成法和硫磺胺 B(sulforhodamine B,SRB)比色法等。前三种方法具体见细胞学实验技术相关章节,此处仅介绍后两种方法。

1)集落形成法:当单个细胞能连续分裂 6 代或以上时,其后代所组成的群体(集落)含 50 个以上细胞。计数集落可以对克隆原细胞做定量分析,反映单个细胞增殖潜力,能较灵敏地测定抗肿瘤药物的活性,可测定药物对肿瘤克隆原细胞的生长抑制作用,目前被认为是一种较理想的检测方法。常用的集落形成方法可分为:①贴壁集落法,适用于几乎所有贴壁生长的细胞;②软琼脂集落法(半固体培养基法),适用悬浮和贴壁生长细胞(如 L1210、HL-60、B16、KB 等细胞)。

2)SRB 比色法:SRB 是一种蛋白质结合染料,粉红色,可溶于水。SRB 可与生物大分子中的碱性氨基酸结合。该方法依赖于 SRB 在温和的酸性条件下以化学计量方式与蛋白质结合的性质,然后可以使用碱性条件提取。因此,结合染料的量可以代表细胞内蛋白的量,由此可以测量细胞增殖,并且 SRB 在 490~530nm 波长的 OD 读数与细胞数良好的线性关系,故可用作细胞数定量。SRB 染色后的细胞在干燥的情况下可以长时间保持稳定,非常适合于进行大规模的实验。

(3)DNA 损伤实验:单细胞凝胶电泳分析(single cell gel eletrophoresis,SCGE),又称彗星实验。有核细胞的 DNA 分子量很大,DNA 超螺旋结构附着在核基质中。用琼脂糖凝胶将细胞包埋在载玻片上,在细胞裂解液作用下,细胞膜、核膜及其他生物膜遭到破坏,使细胞内的 RNA、蛋白质及其他成分进入凝胶,继而扩散到裂解液中,但核 DNA 仍保持缠绕的环区附着在剩余的核骨架上,并留在原位。如果细胞未受损伤或 DNA 偶有单链断裂,电泳时核 DNA 因其分子量大停留在核基质中,荧光染色后呈现圆形的荧光团,无拖尾现象。当 DNA 双链断裂时,其断片进入凝胶中,电泳时断片向阳极迁移,形成荧光拖尾现象,形似彗星。彗星试验由于其技术简单、灵敏度高而得到广泛应用,但标准的彗星试验在重复性和通量方面存在一定的局限性。

(4)细胞周期及细胞凋亡实验:取对数生长期细胞,常规消化制成单细胞悬液,用与 DNA 结合的荧光染料,如 PI 进行标记,流式细胞仪检测细胞周期时相和凋亡情况,亚 G_0/G 峰为凋亡细胞峰。

细胞凋亡的检测还可以采用双荧光标记的方法。早期死亡细胞膜通透性状态的不同是区分细胞凋亡和坏死的一个重要指标,凋亡细胞在进入最终溶解阶段前,胞膜通透性无明显改变,相对分子质量大的与DNA结合的荧光染料(如PI)不能进入凋亡细胞内,而相对分子质量小的荧光染料(如Hoechst 33342或33258等)仍能被细胞摄取。应用流式细胞仪或荧光显微镜可区分凋亡和坏死细胞,细胞内DNA出现Hoechst 3342标记而不出现PI标记的为凋亡细胞。PI-Annexin双标法原理相似,也可用于检测细胞凋亡水平。具体见细胞学实验技术相关章节。

(5)侵袭转移实验:包括细胞划痕实验、Transwell实验和matrigel侵袭实验。前两种实验方法具体见细胞学实验技术相关章节,此处仅介绍Matrigel侵袭实验。肿瘤侵袭基底膜被认为是转移发生过程中的一个关键环节。肿瘤细胞最初穿过基底膜是它们侵入淋巴系统或血管床的开始,随后肿瘤细胞通过血行播散或淋巴转移进入靶器官/组织,最终形成转移灶。Matrigel侵袭实验模拟的是细胞黏附在基质胶上(在Transwell小室中预先制备一层Matrigel),侵袭进入和穿过基质,继而朝向趋化因子方向迁移的能力。

三、抗肿瘤药物体内研究方法

在体外初筛基础上,在整体动物水平上建立相关肿瘤增殖和/或转移的动物模型,鉴定受试物的药理学效应、药物代谢动力学特征以及可能的毒副作用,进而按照新药申报规范要求申请开展临床前研究是抗肿瘤药物研发、最终获批上市的必由之路。

1. 常用的肿瘤动物模型构建方法

(1)中空纤维测定法(hollow fiber assay, HFA):将一定数量的某种肿瘤细胞装入中空纤维管(hollow fibers, HFs),再将HFs通过手术接种到裸鼠体内,然后给予受试药物,应用MTT法等方法观察药物在体内抗肿瘤作用的一种实验方法,有利于避免移植瘤法高成本、耗时长的弊端。

(2)诱发肿瘤动物模型实验法:诱发性肿瘤的病因与环境因素所致人类肿瘤情况相似,癌细胞增殖动力学在两者间亦接近,故动物诱发肿瘤类似人体肿瘤。但人体肿瘤的原因十分复杂,诱癌剂不清,肿瘤的病理组织学与动物不同,发生发展与动物诱发肿瘤不完全一致。诱发肿瘤不仅诱发需时较长,成癌率不高。多数内脏肿瘤不做解剖,难以判断是否已发生肿瘤。发生时间先后、发展速度个体差异大。加之化学致癌物的来源比较困难,对相关的动物实验室要求和限制较高。所以本法不宜作一般抗癌药物筛选应用,对移植性肿瘤有效的药物,可用本法进一步验证其抗癌疗效。

(3)自发肿瘤动物模型实验法:自发肿瘤的发生率与瘤细胞动力学特点与人类肿瘤近似,生长较移植肿瘤慢,对药物敏感度不高,疗程较长,故便于进行综合化疗的研究。理论上,用带有自发肿瘤模型筛选药物较理想。然而,动物自发肿瘤的病因取决于遗传特性,与人类肿瘤病因区别较大,而且很难在限定期间内得到大量生长均匀的带瘤动物,每个动物肿瘤之间生长速度差异也较大,给评价带来困难。自发肿瘤动物模型常用于特殊目的的实验或作为"二级筛选"模型。

(4)转基因动物肿瘤实验法:转基因动物肿瘤模型是指通过重组DNA技术将外源肿瘤基因或相关基因导入动物染色体基因组,使之稳定表达并能遗传给后代的一类肿瘤动物模型。转基因小鼠模型较好地再现了人类肿瘤发生发展的完整变化,包括机体从正常演变为癌前病变进而发展为恶性肿瘤的全过程,该模型也为相关基因与肿瘤的关系在整体水平研究和基因药物的研发提供了良好的手段。然而,肿瘤的发生受到一个或多个基因的协同调控,与转基因小鼠肿瘤模型不同。该模型同样存在实验周期长、肿瘤发生时间不齐、繁育能力较低以及成本较高等缺点。

(5)移植性肿瘤动物模型实验法:是最通用的肿瘤动物模型构建方法,造模方法容易,成功率高(100%),且能获得大量生长相对均匀的肿瘤。动物移植性肿瘤是任何体外实验不能代替的。一般给药7~10天,第8~11天解剖动物。观察指标包括:一般状况、体重变化及死亡率,判断药物是否有明显的抑制肿瘤生长的作用,为抗癌药物临床疗效提供有意义的依据。

一种药物未必对各种类型的移植性肿瘤有效,选择某一瘤株供筛选都可能漏筛药物。因此,筛选药物时最好采用三种瘤株:肉瘤、腹水型肿瘤和白血病株肿瘤。动物肿瘤的生物学特点与人类有较大的差距,动物瘤株恶性程度高,生长迅速,对药物的敏感性比人类自发的癌瘤高得多,因此对动物肿瘤生长有抑制的药物对人癌不一定有效。

2. 抗肿瘤药物药效学研究方法

（1）药效学研究：体内实验用于鉴定受试药对肿瘤细胞的杀伤或抑制作用,以及产生药效作用的给药剂量、途径、频率和周期等。

1）建立模型、分组及给药：利用前面的肿瘤动物模型,将动物随机分组,一般设立高、中、低三个剂量的受试物亚组、阳性对照组和阴性对照组。每组至少 6 只动物；根据药物性质选择尾静脉注射、腹腔注射、灌胃、埋置给药泵等给药途径；给药剂量的范围设定可以根据体外实验结果推算。

2）检测指标：①测量瘤径,每周 2~3 次。观测动物体重增长和死亡率,并动态观察受试药的抗肿瘤增殖效应。将治疗组的数据与阳性对照组进行比较,用以判断受试物的安全性和开发前景。②肿瘤体积（tumor volume, TV）：计算公式为：$TV=1/2 \times a \times b^2$。其中 a 和 b 分别表示长和宽。根据测量的结果计算出相对肿瘤体积（RTV）,计算公式为：$RTV=V_t/V_0$。其中 V_0 为分笼给药时（即 d_0）测量所得肿瘤体积,V_t 为每一次测量时的肿瘤体积。相对肿瘤增殖率 T/C（%）：针对每一种人类肿瘤异体移植瘤模型的抗肿瘤活性评价指标。计算公式如下：T/C（%）=（TRTV/CRTV）×100（TRTV,治疗组 RTV；CRTV,阴性对照组RTV）；③病理检查肺脏、肝脏、脑等各个脏器,也可以借助活体荧光标记、CT 和 PET 成像等影像技术,动态观察受试物的抗肿瘤转移效应。此外,还可以借助免疫调节、血管形成、基因芯片等检测技术,进一步明确受试物抗肿瘤发生、发展的分子靶点和机制。

（2）药物代谢和毒理学鉴定：参见本章第二、三节。

3. 临床试验方案设计基本原则 抗肿瘤药物临床试验设计参见 CFDA 于 2012 年颁布的《抗肿瘤药物临床试验技术指导原则》。

四、肿瘤转化研究临床前模型

临床前模型应用是肿瘤转化研究的核心步骤,无论对肿瘤细胞生物学行为的认识,还是对

新药的研发,都具有至关重要的意义。自 20 世纪50 年代起,HeLa 细胞系的成功建立使肿瘤细胞系成为肿瘤研究的主要模型和工具。这些细胞来自癌症患者,并已适应在人工培养条件下无限生长。通过在免疫缺陷小鼠中皮下培养这些细胞系而开发的诱发肿瘤动物模型是目前临床前药物开发中最常用的体内平台。这些所谓的常规细胞系虽然方便且易于使用,但也存在重大局限性。肿瘤细胞系虽然能在人工培养条件下无限生长,但其无法代表临床肿瘤细胞的真实状态和复杂的异质性。在癌细胞建系过程中,一些生物学特性不可逆转地改变,包括遗传信息的获得或丢失,生长或侵袭特性改变及特定细胞群的丢失等。正是这些差异导致了众多由体外试验筛选的候选肿瘤药物在下游的临床试验中失败。

近 20 年来,科学家们意识到单一的体外模型很难模拟人体内复杂的生命活动和行为,新的模型和技术层出不穷,助力于肿瘤转化研究,其中最具代表性的有三维细胞培养技术（3-dimentional cell culture,3D 细胞培养）、类器官（organoid）培养和患者来源异种移植物（patient derived xenograft,PDX）技术。这些技术为人类癌症模型开辟了新的途径,将极大助力基础研究成果转化为临床肿瘤患者新型治疗策略。

1. 三维细胞培养技术（3D 细胞培养） 在细胞和组织培养领域,科学家们意识到经典的单层细胞培养（二维细胞培养,2D 培养）具有很大的局限性,上皮细胞形态变得扁平,不能形成其在体内特有的顶侧 - 基底侧结构,缺乏细胞 - 细胞和细胞 - 基质间的相互作用,从而无法准确模拟体内条件下的细胞功能和信号通路,无法描绘真实的生理病理过程和疾病表型。3D 细胞培养体系中,细胞不再与培养皿表面接触,细胞聚集生长,形成组织样结构,保持了细胞间紧密连接,保证了细胞的正常生理形态和充分的细胞间互作。2D 细胞培养和 3D 细胞培养的区别见表 9-9-1。近年来,三维（3D）细胞培养的重要性日益显现,其能够更准确地模拟肿瘤微环境和肿瘤细胞的体内真实形态、增殖、分化、迁移、代谢等活动,从而能够更精确的重现肿瘤细胞恶性生物学行为。随着 3D 培养成本的降低,3D 培养在组织工程、再生医学、基础研究和药物研发中的应用越来越广泛。

表 9-9-1　2D 细胞培养和 3D 细胞培养的区别

培养类型	2D 培养	3D 培养
体内重现性	不能模仿组织或肿瘤团块的真实结构	以 3D 形式呈现体内组织和器官结构
细胞间相互作用	缺乏细胞-细胞及细胞-细胞外环境相互作用,无法模拟体内微环境	模拟细胞-细胞和细胞-细胞外环境相互作用,模拟肿瘤微环境
细胞的特征	改变了细胞形态和分裂方式;丧失了细胞极性和细胞异质性	保留细胞形态和分裂方式,细胞具有极性且保留表型的多样性
对营养物质的获取	无限制地获取氧气、营养物质、代谢产物和信号分子	可变地获取氧气、营养物质、代谢产物和信号分子
培养成本	培养方便简易,价格低廉,培养时间短(数分钟到数小时),可长期传代培养	培养体系复杂,价格昂贵,培养更耗时(数小时到数天),培养时长受限制

(1)培养方法分类:20 世纪 70 年代,最初的 3D 培养液是由软琼脂溶液制成的。目前 3D 细胞培养模型根据制备方法,可分为:

1)在非黏附平板上悬浮培养:这种方法将单细胞接种在具有培养基的非黏附平板上,培养 3 天后可观察到 3D 结构。此办法简单易行,培养速度快,使用非贴壁培养板培养,但仅适用于某些细胞系。缺点是一些细胞系需要特定涂层的昂贵培养板,如聚苯乙烯或共价结合的水凝胶,因为这些细胞具有很强的黏附能力。

2)在凝胶样培养基中培养:单细胞在凝胶样培养基中生长,形成"三明治"样夹心结构,或细胞在 Matrigel 中混匀生长,培养 7 天后即可观察到 3D 结构。应用此方法培养,能够研究单细胞的生长情况,基质胶中的细胞与局部微环境相互作用能形成组织样结构,常用来研究细胞侵袭转移等恶性表型。缺点是某些细胞品系应用此法无法生长,且制备夹心结构耗时费力,从凝胶结构中提取细胞较为困难,后续的免疫荧光染色步骤复杂。Matrigel 中的内源性生物活性成分也可能影响 3D 结构的形成。

3)在支架上进行培养:目前很多企业提供商品化支架用于 3D 细胞培养。细胞可以在纤维之间迁移并附着到支架上,这些支架由生物可降解的材料制成,如人造丝,胶原蛋白,层粘连蛋白,藻酸盐等填充在纤维之间。支架系统可与商品化的功能检测试剂兼容,用于 RNA、DNA 和蛋白质提取和免疫组化等检测。缺点是有的细胞黏附于支架上扁平生长,无法形成 3D 结构;支架本身的性质能够影响细胞的生长、黏附和其他生物学行为。

(2)胶原培养系统的"三明治"3D 培养方法:①3D 培养基的配制,在含有 10% FBS 的 DMEM 中将 I 型胶原或 Matrigel 胶稀释,调整 PH 在 7 左右;②将 3D 培养液加入 12 孔板,置于 37℃下的 CO_2 孵箱,静置 30 分钟等待胶体凝固;制备 5 000 个 /ml 的单细胞悬液,与 3D 培养基混匀加入中间层;待中间层凝固后在上层加入 3D 培养液,37℃孵箱静置 30 分钟,等待胶体凝固;③在顶部添加普通培养基,每 2~3 天换液一次。10~14 天后观察并行集落计数或后续实验。

2. 类器官培养(organoid culture)

(1)类器官培养的特点:2014 年 *Science* 杂志将"类器官(organoid)"定义为:以干细胞或器官祖细胞为原料,经体外培养,能发生细胞分化及谱系定向,自组装为器官样结构的细胞群。肿瘤类器官是一种来源于肿瘤患者组织的微型三维细胞培养模型,具有代表器官肿瘤的相似分子特征,表现出与相应器官相似的空间组织,且能够重现该器官的一些功能。对类器官进行遗传修饰使得在接近生理环境的条件中进行疾病建模成为可能。类器官可高效生长,培养周期短、传代稳定、可冻存,从而使患者特异性的药物筛选测试和个体化治疗方案成为可能,其作为新药筛选和开发平台价值巨大。

目前,全球多地正在建设患者来源的肿瘤类器官生物样本库,为药物研发和个体化医疗助力。从同一患者获得正常组织和肿瘤组织样本,建立配对类器官。对类器官培养物进行遗传学表征并进一步进行药物筛选,通过筛选选择性杀死肿瘤类器官同时保持正常类器官不受损害的新型药物,为开发高效低毒的药物提供了新的临床前模型。

类器官培养也存在一些局限和缺点。首先,

与传统肿瘤细胞系相比,类器官培养耗时较长,培养费用高,且类器官培养的一个固有性局限是缺乏基质、血管和免疫细胞。目前多项研究正探索开发共培养系统;其次,小鼠来源的细胞外基质(ECM)替代品(例如 Matrigel 等)以及在培养液中加入的一些细胞因子或通路抑制剂/激动剂等可能会影响药物筛选的实验结果;此外,来自晚期肿瘤的类器官常常比源自正常上皮的类器官生长更慢,其原因可能是受污染的正常上皮类器官过度生长。尽管存在这些限制,有效地建立和传代患者来源的器官模型,以便在临床有意义的窗口期内进行药物筛查,成为目前研究的热点。

(2)实验方法:①将肿瘤患者组织取出后,放入含 PBS 的培养皿中,用剪刀将肿瘤组织切成细小碎片;②去除 PBS,加入胶原酶溶液并在 37℃下孵育 1 小时以消化组织;③将组织在含抗生素/抗真菌溶液中洗涤 3 次,将细胞沉淀置于 1.5ml EP 管中;④在 Matrigel 基质胶中悬浮消化的组织沉淀,移液到未处理(低黏附)的组织培养板中;⑤将基质胶凝固 15 分钟,然后加入类器官培养基(高级 DMEM/F12+B27 培养基 +N2 培养基 +1∶100 抗生素/抗真菌溶液 +50ng/ml 重组 EGF 蛋白 +4mM L-GLN 培养基);⑥每 3~5 天更换液体,显微镜下观察类器官形成状态。

3. PDX 技术

(1)PDX 技术的特点:近年来,病人来源的肿瘤移植物模型(patient derived tumor xenograft, PDX)技术越来越多地被应用于癌症的转化研究。该方法是将患者新鲜的肿瘤组织移植于免疫缺陷小鼠建立的异种移植模型。PDX 模型大多保留了供体肿瘤的主要组织学和遗传学特征,并且在传代中保持稳定,在肿瘤的个体化治疗研究中具有独特的优势。PDX 模型已被证实能够预测临床结局,被广泛用于临床前药物评估、肿瘤生物标志物鉴定、肿瘤生物学研究和个性化医疗策略评估等。

目前大多数制备 PDX 模型的来源主要是从肿瘤患者的原发灶或转移灶获得的新鲜手术标本或活检标本,而转移灶组织较原发灶具有更高的造模成功率。也可从恶性胸、腹水中富集肿瘤细胞进行建模。肿瘤组织一般被切成小片状或制作成单细胞悬液进行移植。一些方法还会使用

Matrigel 基质胶包被或者与人成纤维细胞或间充质干细胞混合后进行移植。最常见的植入部位是在小鼠的背部皮下植入,或是选择原位移植。在肾包曼氏囊中植入肿瘤能够缩短成瘤时间,增加植入成功率,为个性化肿瘤药物治疗的实时 PDX 数据提供时间保障。在小鼠品系选择方面,目前多种具有不同免疫抑制程度的小鼠品系被用于 PDX 建模。免疫抑制较强的小鼠品系具有较高的造模成功率,如 NOD-SCID 或 NOD-SCID IL2Rγ null(NSG)小鼠。IL-2 受体 γ 是免疫细胞表面受体的重要组成部分,可介导 6 种白介素的信号转导。由于 IL-2 受体 γ 信号传导途径是许多造血细胞分化和功能所必需的,因此该受体的缺失导致先天免疫功能障碍,包括自然杀伤(NK)细胞,使得 NSG 小鼠成为原发性肿瘤组织植入的非常有效的模型。对于激素敏感性肿瘤,使用激素补充剂能够增加植入成功率。人类肿瘤在免疫缺陷小鼠中的持续繁殖使得 PDX 模型成为癌症研究的可再生资源。目前,16 个欧洲机构联合组成欧洲 PDX 协作联盟 EurOPDX,计划建立 PDX 生物样本库,助力药物研发。美国 NCI、大型制药公司如诺华等也加速了 PDX 样本库的建设。目前,PDX 系统仍在不断改进,研发能够模拟人类免疫系统的转基因小鼠模型正成为研究热点。

(2)实验方法

1)样本处理:将手术中取得的新鲜肿瘤样本根据大小转至 35mm 或 60mm 无菌培养皿中,加入适量含 1% 双抗的 PBS 进行清洗。用手术刀片将肿瘤样本按每块 3mm×3mm×3mm 的大小进行切割,并在 48 小时内进行小鼠皮下移植实验。

2)原代肿瘤组织移植小鼠:小鼠经过腹腔注射麻醉剂并确认麻醉后,用眼科剪分别在小鼠左后、右后肢外上方皮肤剪开约 1cm 开口,将肿瘤块按每只小鼠双侧翼各 2 个点位进行皮下移植。用眼科镊将肿瘤块分别推送至左后肢内外侧、右后肢内外侧皮下,闭合手术切口。

3)生长曲线:皮下接种移植的肿瘤,每周定期测量肿瘤最长瘤径(a)和最短瘤径(b),计算肿瘤体积,肿瘤体积以公式(V)=$1/2 \times a \times b^2$ 进行计算,并绘制肿瘤生长曲线。待肿瘤长至 800~1 000mm³ 时进行组织传代。

(马永刚 卢媛媛)

第十节 肿瘤耐药研究技术

一、肿瘤耐药的概念及机制

肿瘤细胞在经过数个周期的化疗或靶向药物治疗后，对药物敏感性常常降低并伴随病情的反复和进展，这种现象称为肿瘤的耐药。同时，当肿瘤细胞在对一种药物产生耐药后，会对其他的药物产生交叉性的耐药，即发生了多药耐药（multidrug resistance）。肿瘤多药耐药产生的机制按照药物代谢的不同阶段，可将肿瘤的多药耐药简要分为三个类型，即"靶点前耐药""靶点耐药"和"靶点后耐药"。

1. 靶点前耐药 指在药物与其靶点相互作用之前的通路或分子发生了异常所导致的耐药。此类耐药常常以 ATP-binding cassette（ABC）家族转运蛋白的表达及功能异常为特征。此家族蛋白通过增加化疗药物的外排，降低了细胞内药物的有效浓度。目前，多个 ABC 家族转运蛋白被证实参与了肿瘤耐药的发生和发展，其中以 P-糖蛋白（P-gp/MDR1/ABCB1）、多药耐药相关蛋白 1（MRP1/ABCC1）和乳腺癌耐药相关蛋白（BCRP/ABCG2）的研究最为广泛。

2. 靶点耐药 指药物靶点发生结构变化或者基因突变而产生的耐药。临床上常见两类化疗药物是以细胞骨架为靶点的药物，即紫杉烷类和长春碱类药物。因此，微管成分的相对含量，微管结合蛋白结构的紊乱，甚至微管结构在细胞内定位的微小变化均可导致此类药物的耐药。此外，拓扑异构酶 II（TOPO II）家族内的分子在特定结构域的突变或者表达水平的下调也可能与胃癌的"靶点耐药"相关。

3. 靶点后耐药 指药物激活或抑制的信号通路发生异常而导致的耐药。此类耐药往往涉及与细胞生存信号相关的通路，如凋亡相关通路、P53、PI3K/Akt、MAPK/ERK 等。这些分子表达的缺失或异常，以及基因突变和表观遗传学上的修饰等均可影响肿瘤细胞对药物的反应。

二、肿瘤耐药检测的实验与原理

常用的测量肿瘤耐药的指标包括半数抑制浓度（IC_{50}）、细胞的药物泵出率、细胞的增殖指数、细胞的生长曲线、细胞凋亡指数等，且上述指标通常通过体外检测完成。近年来，随着肿瘤研究技术的进展，也有较为成熟的研究模型，如"类器官"和"人肿瘤异种移植模型（patient-derived xenograft model，PDX）"等用于肿瘤耐药性的研究，在此也一并介绍。

1. 半数抑制浓度 IC_{50} 是指在耐药的肿瘤细胞中，50% 的肿瘤细胞被抑制时的药物浓度，即死亡细胞数与全部细胞数之比等于 50% 时所对应的药物浓度。IC_{50} 可以表示某种细胞对药物的耐受程度，IC_{50} 数值越高，细胞的药物耐受性越高。IC_{50} 的检测可以通过 MTT 实验来计算。正常细胞由于代谢旺盛，其线粒体内的琥珀酸脱氢酶，可将四唑盐类物质（如 MTT、XTT、WST-1 等）还原为紫色的（或橙黄色）结晶状的物质甲瓒，沉积在细胞周围，而死细胞无此功能。然后通过酶标仪读取 OD 值，从而检测细胞的活性状态。通过 MTT 实验得出的数据算出 IC_{50} 值和耐药指数值，进而比较细胞的耐药程度。计算细胞的存活率：

细胞存活率 =（实验组吸收值 − 空白对照组吸收值）/（阴性对照组吸收值 − 空白对照组吸收值）× 100%

利用统计软件计算细胞对每种药物的 IC_{50} 值和耐药指数，并进行统计分析。MTT 检测药物敏感性实验具有灵敏度高、经济实惠、快速简便、不需要特殊检测仪器、无放射性同位素、适合大批量检测的优点。但是，由于 MTT 经还原所产生的甲瓒产物不溶于水，需溶解后才能检测，使工作量增加，造成 MTT 的可重复性不佳。由于细胞死亡，无法进行后续检测，要求很多样品数才能完成。为了解决这个问题，研究人员又开发了很多种水溶性的四氮唑盐类，如 XTT、CCK-8（WST-8）等。XTT 水溶液不稳定，需要低温保存或现配现用。CCK-8 试剂为淡红色，与含酚红的培养基颜色接近，容易产生漏加或多加。

2. 细胞的药物泵出率 对于自身带有荧光的化疗药物（如多柔比星带有红色荧光），可以通过流式细胞术或共聚焦显微镜等方法检测化疗药物在细胞内的蓄积和潴留情况。利用细胞在化疗药物内培养一段时间后细胞内药物的含量代表药物的蓄积情况，利用撤药后一段时间内细胞内药物的残余含量代表药物的潴留情况。取对数生长期的细胞，接种入 6 孔板中，10^5 个细胞 /200ml 孔，培养过夜；每孔加入阿霉素至适宜浓度，继续培养 2~4 小时；收获细胞（阿霉素蓄积的检测），或换新鲜无药培养液继续培养 1 小时后再收获细胞（阿霉素潴留的检测）；以冷 PBS 洗涤细胞后，上流式细胞仪检测细胞内的荧光强度；实验同时设置未接触药物的细胞为阴性对照。药物的泵出率 =（阿霉素的蓄积量 – 阿霉素的潴留量）/ 阿霉素的蓄积量。由于本实验是基于药物自身的荧光进行检测，因此，自带荧光的化疗药物均能够用此方法检测。在进行本实验时，需要注意细胞的状态，需要应用在对数生长期的稳定细胞，并设置阴性对照和阳性对照。

3. 基于细胞增殖的耐药检测　由于普通的肿瘤细胞能够在化疗药物的杀伤下死亡，而耐药的肿瘤细胞却能够在化疗药物的存在下继续生存并分裂增殖，因此，检测细胞在化疗药物作用下的增殖能力能够间接反映细胞的耐药能力。

（1）细胞增殖指数：肿瘤细胞需要通过分裂的方式，经过整个细胞周期而进行增殖。在化疗药物的作用下，普通的肿瘤细胞细胞周期减慢，增殖变慢；然而耐药的肿瘤细胞与普通的肿瘤细胞相比却在化疗药物的作用下能够继续快速增殖。通过检测细胞周期进而计算细胞的增殖指数来检测肿瘤细胞对化疗药物的耐受程度。检测到细胞周期后，按照以下公式计算细胞的增殖指数（proliferous index, PI）：

$$PI=（S+G2）/（S+G2+G1）$$

实验过程中需要使用对数生长期的状态良好的细胞，实验组和对照组细胞的状态需要一致，并设置阴性对照和阳性对照。

（2）动物体内药物敏感性实验：利用原代培养的肿瘤细胞或传代肿瘤细胞制备纤维蛋白细胞凝块，并移植于裸鼠的肾包膜下（或器官原位、皮下），手术动物随机分组后。于术后第 1 天尾静脉或腹腔内注射化疗药物。于规定时间处死动物，测量肿瘤组织的大小（L 和 W）。按下列公式计算药物敏感性：

$$V=（LW^2）/2$$

$$\Delta TS=V_1-V_2$$

ΔTS：用药前后移植瘤体积的变化率（mm^3）；

V_1：药物治疗前移植瘤的体积（mm^3）；V_2：药物治疗结束时移植瘤的体积（mm^3）

4. 基于细胞凋亡的耐药检测　由于一些化疗药物能够通过诱导肿瘤细胞凋亡来杀伤肿瘤，因此检测化疗药物存在下肿瘤细胞的凋亡能够间接反映肿瘤细胞的耐药程度。针对通过拮抗细胞凋亡来实现耐药的肿瘤细胞来衡量细胞对药物的耐受程度。应用 Annexin V 法检测细胞凋亡指数，用流式细胞术分析后，按下列公式计算：

凋亡指数 =（早期凋亡细胞数 + 晚期凋亡细胞数）/ 总细胞数 ×100%

此外，检测细胞凋亡的实验如 Tunel 染色、caspase-3 活性检测、DNA 片段化分析、线粒体膜势能的检测、凋亡相关蛋白的检测等实验方法均能够用于化疗药物存在下细胞凋亡的检测，从而反映细胞的耐药程度。具体实验步骤请参照本书的细胞凋亡部分。

5. 高内涵仪器的检测　高内涵筛选和分析系统是在不破坏细胞整体结构的条件下，对细胞进行多通道，多靶点的荧光扫描检测，由冷 CCD 成像技术捕获图像信息后，经高智能分析系统进行多指标在线分析，最终获取药物或各类刺激对细胞内及细胞间信息的综合性生物学评价平台。高内涵技术可在单一实验中获取包括细胞形态、生长、分化、迁移、凋亡、代谢途径及信号转导等多个环节的相关信息，检测样品的生物活性和潜在毒性，获得样品对细胞产生的多维立体和实时快速的生物效应信息。鉴于高内涵仪器的工作原理和优势，上述实验如 MTT 实验、阿霉素蓄积潴留实验、细胞周期检测、细胞凋亡检测等实验技术均可通过高内涵筛选和分析系统来完成。它还具有高速扫描，图像收集和数据分析同时完成，实现高通量需求的特点，并且能够配备宽敞明视野观察，具备自动光学聚焦功能，图像可自动优化处理，提高图像清晰度。使用简便，功能强大。

6. 多药耐药基因及其分子信号通路的检测　由于多数肿瘤发生耐药时，经典的耐药基因或其下游分子信号通路均可发生表达或活性的变化，因此可通过 Western blot、免疫组化等方法检测相关信号通路和关键分子，进而明确细胞或组织的耐药情况。除了对已知耐药相关分子进行检测外，对新的耐药相关信号通路的筛选及验证也是深入和完善耐药机制研究的重要内容,而高通量筛选技术恰是其中的关键环节。高通量筛选技术是指以分子水平和细胞水平的实验方法为基础,以微板作为实验工具,利用自动化操作系统执行试验,利用灵敏快速的检测仪器采集实验数据,用计算机分析处理实验数据。它能够在同一时间检测数以千万的样本,具有微量、快速、灵敏和准确等特点。能够通过一次实验获得大量的信息,并从中找到有价值的信息。以耐药细胞模型及亲本细胞模型为研究对象,通过基因芯片、cDNA芯片、RNA芯片、蛋白芯片、蛋白修饰芯片(蛋白磷酸化芯片、蛋白糖基化芯片)等芯片技术或随机小干扰 RNA(siRNA)反转录病毒文库及非编码 RNA 文库,对潜在的耐药相关基因或蛋白进行筛选。

7."人肿瘤异种移植模型"在肿瘤耐药中的应用 如前文所述,将肿瘤细胞在免疫缺陷鼠进行原位或皮下种植是获得肿瘤药物敏感在体评估模型的重要方法。然而,该模型由于其固有的缺陷,如无法模拟肿瘤细胞周围微环境(纤维细胞、免疫细胞、血管等及其交互作用)、无法还原肿瘤细胞的异质性(基因组的不稳定性及与肿瘤微环境的交互影响)等,难以反映药物在体内对肿瘤细胞的真实作用。

PDX 模型正是针对上述研究模型的研究缺陷进行构建的。PDX 模型是将肿瘤组织以组织的形式移植至免疫缺陷小鼠体内,在保持肿瘤异质性的同时,避免了体外培养过程对其生物学特性及基因组学特征的影响,从而与临床相似度更高,是现阶段优秀的肿瘤动物模型。PDX 模型的构建成功率受到以下因素的影响:①肿瘤组织的固有特性,肿瘤的组织学类型、侵袭特性、对移植后环境的适应能力、移植组织中肿瘤细胞的比例等均直接决定了移植后模型的构建成功率。②移植操作过程,应尽可能缩短从肿瘤组织离体到移植至免疫缺陷小鼠的时间间隔,在肿瘤组织的处理过程中,选择合适的组织保存环境,如低温新鲜培养基等,对维持肿瘤组织内细胞活性至关重要。此外,将组织块处理至 1~2mm^3 并适当增加移植时的组织数量,有助于提高移植成功率。③不同的移植部位,如皮下、肾包膜下等,对不同肿瘤组织的移植成功率也具有一定的影响。PDX 模型构建成功后,部分组织可用于组织学研究以评估该模型与原发肿瘤组织的一致性,其余组织可用于基因组学、蛋白质组学等各项研究,部分组织还可用于后续传代和保存。

使用 PDX 模型进行药效评价的结果与临床相似度可达 87% 以上(细胞系只有约 5%),已经广泛用于肿瘤药物的研发、验证和相关研究。同时,利用 PDX 模型对肿瘤组织的药物敏感性进行评估,可优化现有化疗方案,寻找该肿瘤患者的最佳治疗方案,这对肿瘤临床精准治疗的实现具有重要意义。

8."类器官"研究模型在肿瘤耐药中的应用 "类器官"的概念最早在发育生物学中提出,它指以干细胞或器官祖细胞为原料,经过体外培养,能发生细胞分化及谱系定向,即自组装为器官样结构的细胞群。2011 年,Sato 等人首次成功培养出肿瘤来源的类器官。相较于传统的细胞系模型,类器官能够有效地保留原肿瘤的组织学形态、遗传突变信息及肿瘤异质性,具有拟合度高、传代稳定、培养周期短、成功率高等优势。

"类器官"的简要构建方法如下:收集新鲜胃癌组织后,取黄豆粒大小组织置于预冷的 PBS 中,迅速内转运至实验室;在超净台中用含有抗生素及 Normocin 的 PBS 反复冲洗组织 3~5 遍,随后切碎组织,转移至含有 Collagenase XI 及 Dispase II 的完全培养基中,37℃孵育 4 小时后取出上清液并离心;将离心后的细胞团包埋入预冷的 Matrigel 中,种入培养板中,待 Matrigel 凝固后加入事先配置好的培养基,培养约 2 周后可形成类器官,再约 3 周后进行第一次传代。

目前,胃癌、结肠癌、乳腺癌、肺癌、前列腺癌、胰腺癌等多种肿瘤被证实可成功构建"类器官"模型,部分研究表明该模型可有效预测肿瘤患者对药物治疗的敏感性。该模型是研究肿瘤基因组和生物学行为的重要模型,与 PDX 互为补充,对药物筛选和治疗反应预估具有重要的价值。

(聂勇战 尚玉龙)

参 考 文 献

［1］Standing JF. Understanding and applying pharmacometic modeling and simulation in clinical practice and research ［J］. Br J Clin Pharmcol, 2017, 83（2）: 247

［2］Currie GM. Pharmacology, Part 1: introduction to pharmacology and pharmacodynamics［J］. J Nucl Med Technol, 2018, 46（2）: 81

［3］Fonseca FS, Carrao DB, de Allbuquerque NCP, et al. Myclobutanil enantioselective risk assessment in humans through in vitro CYP450 reactions: Metabolism and inhibition studies［J］. Food Chem Toxicol, 2019, 128: 202

［4］魏敏吉, 赵明. 创新药物药代动力学研究与评价［M］. 北京: 北京大学医学出版社, 2008

［5］楼宜嘉. 药理毒理学［M］. 3版. 北京: 人民卫生出版社, 2011

［6］李波, 袁伯俊, 廖明阳. 药物毒理学［M］. 北京: 人民卫生出版社, 2015

［7］汪复. 感染性疾病与抗微生物治疗［M］. 2版. 上海: 上海医科大学出版社, 2000

［8］陈鸿珊, 张兴权. 抗病毒药物及其研究方法［M］. 北京: 化学工业出版社, 2006

［9］苏定冯, 陈丰原. 心血管药理学［M］. 北京: 人民卫生出版社, 2011

［10］Bäck M, Hansson GK. Anti-inflammatory therapies for atherosclerosis［J］. Nat Rev Cardiol, 2015, 12: 199-211

［11］Nordestgaard BG, Nicholls SJ, Langsted A, et al. Advances in lipid-lowering therapy through gene-silencing technologies［J］. Nat Rev Cardiol, 2018, 15（5）: 261-272

［12］陈刚, 代文光, 李良慧. 癫痫及痫性发作动物模型制作研究进展［J］. 中华神经医学杂志, 2010, 9（3）: 316-318

［13］吴国娇, 王佩佩, 赵玲玲. 新生儿缺氧缺血性脑损伤动物模型的研究进展［J］. 中国康复理论与实践, 2018, 24（11）: 1288-1291

［14］刘荣强, 陈云慧. 阿尔茨海默病动物模型的研究进展［J］. 西部医学, 2019, 31（2）: 326-328+323

［15］Petrocchi-Passeri P, Cero C, Cutarelli A, et al. The VGF-derived peptide TLQP-62 modulates insulin secretion and glucose homeostasis［J］. J Mol Endocrinol, 2015, 54（3）: 227-239

［16］Doğan A, Çelik İ. Healing effects of sumac（Rhus coriaria）in streptozotocin-induced diabetic rats［J］. Pharm Biol, 2016, 54（10）: 2092

［17］魏伟, 吴希美, 李元建. 药理实验方法学［M］. 北京: 人民卫生出版社, 2010

［18］杜冠华, 李学军, 张永祥. 药理学实验指南［M］. 北京: 科学出版社, 2004

［19］张均田, 杜冠华. 现代药理实验方法［M］. 2版. 北京: 中国协和医科大学出版社, 2010

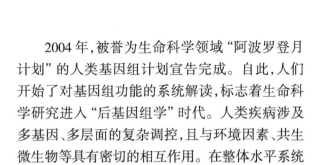

第十章　医学组学实验技术

2004年，被誉为生命科学领域"阿波罗登月计划"的人类基因组计划宣告完成。自此，人们开始了对基因组功能的系统解读，标志着生命科学研究进入"后基因组学"时代。人类疾病涉及多基因、多层面的复杂调控，且与环境因素、共生微生物等具有密切的相互作用。在整体水平系统准确地鉴定疾病发生过程中的组学调控变化，对从整体水平理解复杂疾病、发现新药靶点、创新治疗手段具有重要意义。

随着生命科学与技术的不断完善与发展，尤其是新一代测序技术的产生，当前生物数据呈爆炸式增长。针对这些大规模、多类型、多数据源的复杂数据集，从基因序列特性、遗传多态性、分子演化、细胞与亚细胞定位、基因表达与调控、分子功能、分子通路、表型与疾病相关性等多个角度，研究基因功能为复杂疾病提供丰富的注释信息。

在转录后调控、蛋白组学、代谢组学等方面，近年来在技术上都有了重要的改进，合理地对多个调控层面的数据进行综合分析，往往可以系统地解释疾病发生的整体规律。

第一节　基因组学

一、基因组与基因组学的概念

基因组（genome）是指单倍体细胞核、细胞器或病毒粒子所含的全部 DNA 分子或 RNA 分子。1986年由美国科学家 Thomas Roderick 提出的基因组学（genomics）是指对所有基因进行基因组作图（包括遗传图谱、物理图谱、转录本图谱）、核苷酸序列分析、基因定位和基因功能分析的一门科学。基因组学是从系统整体的观念研究生物体全部遗传物质结构与功能的新兴学科，也是当代生命科学"组学"理论体系和研究方法中的核心。

二、基因组学研究的种类和意义

基因组学研究的主要内容包括以全基因组测序为目标的结构基因组学（structural genomics）和以基因功能鉴定为目标的功能基因组学（functional genomics）。结构基因组学以对基因组的作图和测序技术为核心内容；功能基因组学以基因功能的高通量研究方法为核心内容，利用结构基因组学提供的信息，系统地研究基因功能，它以高通量、大规模实验方法及统计与计算机分析为特征。

三、结构基因组学研究的主要技术方法和原理

结构基因组学是以全基因组测序为目标，确定基因组的组织结构、基因组成及基因定位的基因组学的一个分支，是对基因组物理结构作图和测序的研究。它代表基因组分析的早期阶段，以建立具有高分辨率的生物体基因组的遗传图谱、物理图谱及转录图谱为主要内容。相关研究技术主要涉及：全基因组测序、遗传作图、物理作图、作图标记和个体基因组位点的多态性等。

（一）遗传图谱（genetic map）

（1）定义：由遗传重组测验结果推算出来的、在一条染色体上可以发生的突变座位的直线排列（基因位点的排列）图，又称连锁图谱（linkage map）或遗传连锁图（genetic linkage map），反映了基因组内基因或多态性 DNA 标记在染色体上的相对位置与遗传距离。遗传距离通常由基因或 DNA 片段在染色体交换过程中分离的频率（厘摩，cM，即每次减数分裂的重组频率为1%）来表示。厘摩值越高表明两点之间遗传距离越远。

（2）技术方法：遗传图谱是定位基因以及研究基因组遗传与变异的重要手段。绘制遗传

连锁图的方法有很多,主要是利用各种 DNA 多态性标记。早期使用的多态性标记有限制性酶切片段长度多态性(restriction fragment length polymorphism, RFLP)、随机引物扩增多态性 DNA(random amplification polymorphic DNA, RAPD)和扩增片段长度多态性(amplified fragment length polymorphism, AFLP)。20 世纪 80 年代后期,人们开始应用短串联重复序列(STR,又称微卫星,microsatellite, MS)标记绘制图谱,不但使遗传图谱的精度得到了进一步提高,同时也成为物理图谱上的标记,从而促进了遗传图谱与物理图谱的整合。近年来,第三代的多态性标记,即单核苷酸多态性(single nucleotide polymorphism, SNP)标记又被大量使用,其意义已超出了遗传作图的范围,而成为研究基因组多样性和识别、定位疾病相关基因的一种新手段。

(二)物理图谱(physical map)

(1)定义:在脱氧核糖核酸分子水平描述基因与基因间或脱氧核糖核酸片段之间相互关系的图谱。物理图谱描绘 DNA 上可以识别的标记的位置和相互之间的距离(以碱基对的数目为衡量单位),这些可以识别的标记包括限制性内切酶的酶切位点和基因等。物理图谱不考虑两个标记共同遗传的概率等信息。对于人类基因组来说,最粗的物理图谱是染色体的条带染色模式,最精细的图谱是测出 DNA 的完整碱基序列。

(2)技术方法:利用限制性内切酶将染色体切成数个片段,再根据重叠序列把片段连接成染色体,其中需要采用不同 DNA 结构(或标记)按其在染色体上的原始顺序和实际距离(bp、kb、Mb)排列连接。这些可识别标记包括:限制性内切核酸酶的酶切位点、序列标记位点(STS)和基因等。物理图谱有多种形式,包括限制性图谱(restriction map),用于对小区域、kb 数量级做精细结构制图;细胞遗传学图谱(cytogenetic map),用于较大片段、以 100kb 为长度数量级的区域制图;还有序列标签位点(sequence-tagged site, STS),定义为染色体定位明确且可用 PCR 扩增的单拷贝序列,序列标签位点含量图(STS content map)和放射性杂交图(radioactive hybridization),它们的分辨区域都大于 1Mb(1000kb);荧光原位杂交(fluorescence in situ hybridization, FISH)图谱使用荧光标记的 DNA 探针,来探测克隆体染色体 DNA 的物理图谱,从而以细胞遗传学图中一条带或一个荧光点的位置定出克隆体的位置。

(三)转录图谱(transcription map)

(1)定义:利用表达序列标签(expression sequence tag, EST)作为标记所构建的分子遗传图谱称为转录图谱。

(2)技术方法:通过从 cDNA 文库中随机挑取的克隆进行测序所获得的部分 cDNA 的 5′ 或 3′ 端序列称为表达序列标签(EST),一般长 300~500 碱基左右。一般来说,mRNA 的 3′ 端非翻译区(3′-UTR)是代表每个基因的比较特异的序列,将对应于 3′-UTR 的 EST 序列进行放射性杂交(RH)定位,即可构成由基因组成的 STS 图。EST 不仅为基因组遗传图谱的构建提供了大量的分子标记,来自不同组织和器官的 EST 也为基因的功能研究提供了有价值的信息。此外,EST 计划还为基因的鉴定提供了候选基因。

EST 方法不足之处在于通过随机测序有时难以获得那些低丰度表达的基因和那些在特殊环境条件下诱导表达的基因。因此,必须开展基因组测序,通过分析基因组序列能够获得基因组结构的完整信息,如基因在染色体上的排列顺序,基因间的间隔区结构,启动子的结构以及内含子的分布等。

(四)基因组测序

对生物基因组进行完全测序,是基因组研究的重要方向。在过去的 30 年,DNA 测序技术取得了跨越式的发展,已发展至第三代测序技术,基因组研究的策略也在不断发展。

1. 基因组测序策略

(1)定向测序策略:是从一个大片段 DNA 的一端开始按顺序进行分析。

1)传统方法:使用高分辨率的限制性酶切图谱确定小片段的排列顺序,然后将小片段亚克隆进合适的克隆载体并进行序列分析。

2)引物引导的序列分析:第一轮 DNA 分析以载体的通用引物进行酶法测序,接下来的每一轮测序反应的引物由上一轮测序反应获得的 DNA 片段末端序列确定。

3)外切酶制造缺失片段法:克隆 DNA 片段用末端特异的外切酶进行不同时长的处理,可产生共同末端的不同长度的 DNA 片段,然后可用公用引物从缺失末端进行测序。

（2）随机测序策略:又称鸟枪法(shotgun strategy)。

1）传统方法:即将基因组 DNA 用机械方法随机切割成 2kb 左右的小片段,把这些 DNA 片段转入适当载体,建成亚克隆文库,从中随机挑取克隆片段测序,最后通过克隆片段的重叠组确定大片段 DNA 序列。

2）"指导鸟枪法"或"指导测序":是一种建立在基因组图谱(如遗传图谱、物理图谱)基础上的"鸟枪法",其原理是先将染色体打成比较大的片段(几十到几百 kb),利用分子标记将这些大片段排成重叠的克隆群(contig),分别测序后拼装。这种策略也叫基于克隆群(contig-based)的策略。

3）多路测序战略(multiplex method):鸟枪法的一种发展策略,是通过多个随机克隆同时进行电泳及阅读,快速分析 DNA 序列的一种技术。这种方法的复合随机克隆文库来源于相同的基因组 DNA,将 DNA 片段克隆到 20 种不同的质粒载体上,再亚克隆进不同的质粒载体,将来源于 20 个亚克隆库的克隆进行测序。

（3）两种策略的比较:定向克隆法的优点是获得的基因组序列信息准确,不需要进行大规模的序列拼接,缺点是一般需要有较好的物理图谱为前提,速度较慢且花费巨大。鸟枪法的优点是不需要预先了解任何基因组的情况,缺点是重叠群间会留下空缺。解决的办法是:对测序时遗漏的序列,可通过相邻已知序列作为探针筛选已有的基因组文库;对由于载体或宿主菌选用不当而丢失的序列,则可利用其他宿主菌和载体重新构建文库。事实上,对于细菌这样小的基因组仅鸟枪法就可以获得较好的基因组图谱,对于基因组较大的真核生物往往采用两种策略相结合的手段进行全基因组测序研究。

2. 通用基因组测序的原理和方法

（1）基因组测序的原理:在大规模 DNA 测序中,目标 DNA 分子的长度可达上百万个碱基对。因此不能直接测定整个分子的序列,而需要先得到待测序列的一系列相互覆盖或者重叠序列片段。序列片段是 DNA 双螺旋中的一条链的子序列(或子串),长度范围 300~1 000 碱基。DNA

序列片段组装(又称序列拼接)的任务就是根据这些序列片段,重建目标 DNA 序列。如果能够得到 DNA 一条链的序列,那么根据互补原则,另一条链的序列也就得到了。

（2）基因组测序的方法:DNA 测序不能从染色体进行,首先必须克隆化,构建基因组的物理图谱。先构建片段 DNA 克隆(以 YAC 或 BAC 为载体),并把克隆依染色体排序,这就是"染色体的克隆图"。依片段 DNA 克隆在染色体上所在的位置排序,可以得到相互重叠的一系列克隆,叫作"克隆重叠群"。选取有关的克隆进行 DNA 测序,就可以"拼装"出整个染色体或基因组的 DNA 序列。如果克隆片段太大仍不便于直接测序,则需通过亚克隆,构建更小的片段。另外一种方法是对所有相互重叠的亚克隆进行测序,然后直接通过计算机程序根据其重叠部分进行"拼装"。

（3）完整基因组测序的步骤:①建立克隆的物理图谱:如 YAC 克隆、BAC 克隆等;利用鸟枪法测定每个克隆的序列;②序列拼装:当得到一段 DNA 序列之后,可以利用序列分析工具,进行序列的拼接;③注释:通过与数据库序列的比较,得到与该序列相关的信息,如基因、调控元件、重复区域等,进而对序列的生物学特性进行注释。

3. 测序技术　过去 30 年,DNA 测序技术取得跨越式发展,已经广泛应用于基因组学研究的各个领域。

（1）第一代测序技术:主要是 1975 年由桑格(Sanger)和考尔森(Coulson)开创的链终止法或者是 1976—1977 年由马克西姆(Maxam)和吉尔伯特(Gilbert)发明的化学法(链降解)。后来的四色荧光桑格测序法(每一种荧光代表四种碱基中的一种)被用在自动毛细管电泳测序系统中,此系统由应用生物系统有限公司(Applied Biosystems Inc.)推上市场并被广泛用于基因和基因组测序中。发表于 2001 年的第一个人类基因组复合序列就是大部分由毛细管电泳测序系统来测定完成的。但是,毛细管阵列 DNA 测序在成本与耗时方面远远满足不了基因组学发展的需要。随着新一代测序技术的问世,大规模测序中心正完成新一代的测序仪器的转型。尽管如此,毛细管电泳测序系统在能清楚读出每个碱基的成本和测序读长上还具有相当优势,因此仍将会大量应用于特定区域测序,如定量基因表达,生物标志物鉴定和生物学途径分析等专向性研究。

（2）第二代测序技术:也称为新一代测序技术,依靠连接测序或者合成测序(包括焦磷酸测序和可逆性的链终止法),通过捕捉新合成的末端标记来确定 DNA 的序列,主要包括 Illumina 公司的 Solexa 测序技术、罗氏公司的 454 测序技术和 ABI 公司的 SOLiD(supported oligo ligation detection)测序技术。不同的技术原理也不尽相同。

1）Roche 454 焦磷酸测序(pyrophosphate sequencing):基于酶级联化学发光反应原理,首先将 PCR 扩增的单链 DNA 与引物杂交,并与 DNA 聚合酶、ATP 硫酸化酶、荧光素酶、三磷酸腺苷双磷酸酶、底物荧光素酶和 5′ 磷酸硫酸腺苷共同孵育,形成单分子多拷贝的分子簇,随后利用焦磷酸测序基本原理,对 DNA 片段分子进行准确快速的碱基序列的测定。该技术平台最主要的优点是测序读长较长,目前可以准确进行 400 个以上的碱基序列分析。

2）Illumina Solexa 合成测序(sequence by synthesize)是在 Sanger 等测序方法的基础上的一种技术创新,即在生成新 DNA 互补链时,要么加入的 dNTP 通过酶促级联反应催化底物激发出荧光,要么直接加入被荧光标记的 dNTP 或半简并引物,在合成或连接生成互补链时释放出荧光信号。根据捕捉的荧光信号并经过特定的计算机软件处理,从而获得待测 DNA 的序列信息。

3）ABI SOLiD 连接法测序:首先物理破碎 DNA,然后连接通用接头,接着在乳液体系里进行大量的扩增,使大量的单分子多拷贝 DNA 分子簇集中于微小的磁珠上,将经过扩增的富含测序文库的磁性微球固定于玻片的表面进行测序生化反应。该技术平台主要以四色标记的寡核苷酸的连续合成为基础,可对单拷贝 DNA 片段进行大规模的扩增和高通量测序分析,具有"双碱基校正"功能。

4）比较:三个技术平台各有优点,454 FLX 的测序片段比较长,高质量的读长(read)能达到 400 个碱基;Solexa 测序性价比最高,不仅机器的售价比其他两种低,而且运行成本也低,

在数据量相同的情况下,成本只有 454 测序的 1/10;SOLiD 测序的准确度高,原始碱基数据的准确度大于 99.94%,而在 15X 覆盖率时的准确度可以接近 100%,是目前第二代测序技术中准确度最高的。

与第一代测序技术相比,第二代测序技术精准性更高且大幅度降低了测序成本,提高了测序速度,使科学家从宏观层面揭示所研究物种的基因组成和基因表达情况成为可能。第二代测序技术在基因组从头测序及重测序、RNA 测序以及宏基因组学研究、DNA-蛋白互作研究(ChIP-seq)、DNA 甲基化研究等方面都有应用。

（3）第三代测序技术:以将人类基因组测序的成本降到 1 000 美元以下为终极目标,美国国立健康研究院 / 美国国立人类基因组学研究所(NIH/NIGRI)资助了几个小组以改进第二代测序技术或研发其他的测序方法,包括扫描隧道电子显微镜(scanning tunneling electron microscope,TEM),荧光共振能量转换(fluorescence resonance energy transfer,FRET),单分子检测(single-molecule detection)和蛋白质纳米孔(protein nanopores)。主要技术平台如下:

1）实时单分子(single molecule realtime,SMRT)测序技术:由太平洋生物科学公司(PacBio)建立,其技术核心是借助一个零点启动模式的波导(zero mode Wavelength,ZMW)纳米结构的微阵列(SMRT 芯片),将单个的有功能的 DNA 聚合酶分子固定到每个零点启动模式阵列的底部,加入测序模板和不同荧光标记的 dNTP,直接探测由 DNA 聚合酶将荧光标记的核苷酸掺入的互补测序模板。

2）边连接边测序技术:是全基因组学公司(Complete Genomics)推出的以杂交和连接反应为核心纳米阵列测序平台。基因组 DNA 经过超声处理、加接头、环化、酶切、扩增等步骤产生 DNA 纳米球(DAN nanoball,DNB),一个纳米球即一个环化片段所产生的扩增产物;纳米球被选择性地连接到六甲基二硅氮烷处理的硅芯片上制成 DNA 纳米球阵列芯片;然后运用普通探针,连同标准锚定序列和延伸锚定序列进行杂交和连接检测。

3）纳米孔测序技术:由牛津纳米技术公司

建立,单个碱基的读取可以靠测定经由纳米级别的孔洞而跨越或透过薄膜的电导率来进行。蛋白纳米孔测序法就是利用 α 溶血素制成的纳米孔,用核酸外切酶切割单链 DNA,切下的单个碱基进入纳米孔时,流过纳米孔的电流强度被瞬间影响,四种核苷酸产生不同程度的电流阻断使得 DNA 测序得以实现。

在新型 DNA 测序技术领域里,各种技术和资助以从未有过的速度在增长,出现了很多横跨不同代的新技术。每种技术都有自身的优势和局限,因此,从根本上说,要做特定目的的基因分析应用,必须进行合理评估,以选择合适的测序平台。虽然第二代和第三代平台有很高的通量,但基于 Sanger 原理的毛细管电泳测序仍是超高精度测序的"金标准",是迄今为止唯一能为人类基因组提供从头测序又有从头组装的技术。目前,为了达到对一种复杂的全基因组进行从头测序,可能需要随机采用几种技术,彼此协调配合,以达到测序的高通量,准确性、高读长的相邻重叠片段和大范围的基因绘图。

(李昌龙)

第二节 转录组学

一、转录组学及转录组的概念

转录组学(transcriptomics),也称为"转录物组学",是在整体水平研究细胞、组织或特定器官中基因转录为 RNA 的调控规律的科学。转录组(transcriptome)是指单个细胞或一类细胞在特定环境下所有基因转录的 RNA 总和,包括 mRNA、rRNA、tRNA 以及 non-coding RNA 等;狭义转录组是指转录形成的 mRNA 总和。

转录组作为遗传因素与环境因素共同作用的对象,其动态变化对理解复杂疾病调控意义重大。SAGE(serial analysis of gene expression),Affymetrix GeneChip Array 等技术的出现,实现了在全基因组水平对基因表达的精确定量。此外,结合了染色质免疫沉淀技术(chromatin immunoprecipitation,ChIP)和高密度芯片技术的 ChIP 研究,从染色质修饰的角度,为理解环境因素通过表观遗传调控影响人类疾病提供了基础。

二、转录组学研究的主要技术方法和原理

随着测序成本的不断下降,转录组测序分析已然成为生物学及医学研究不可或缺的技术手段。近年来,测序技术快速发展为转录组学研究提供更为精准的方案。通过对 RNA 反转录后的 cDNA 进行测序,RNA-seq 技术可实现对基因表达的精确定量。相较传统的表达定量技术,RNA-seq 成本低、通量高、定量准确,此外,回帖至基因组的 RNA-seq 测序片段可同时用于可变剪切分析。由于这些测序片断来源于不含有内含子的成熟 mRNA,通过检测跨越多个外显子的测序片断即可精确判定切点位置(即内含子-外显子边界),实现在全转录组水平对可变剪切进行定量。然而,基于新一代测序技术的 ChIP-seq 和 DNA 甲基化测定使得在全基因组水平低成本、可重复地研究表观遗传修饰成为可能,为理解环境因素对疾病发生发展的影响,及其与遗传因素的相互作用提供了新的机遇。

新兴的 ChIP-seq、CLIP-seq 和 CLASH 技术实现了在全基因组范围内对转录因子结合位点、microRNA 结合位点进行准确鉴定,为理解基因表达谱变化提供了准确的调控依据。

1. 表达序列标签(expression sequence tag,EST)

(1)定义:EST 是从一个随机选择的 cDNA 克隆进行 5′ 端和 3′ 端单一次测序获得的短的 cDNA 部分序列。EST 代表一个完整基因的一小部分,在数据库中其长度一般从 20~7 000 碱基不等,平均长度为 360±120 碱基。EST 来源于一定环境下一个组织总 mRNA 所构建的 cDNA 文库,因此 EST 也能说明该组织中各基因的表达水平。

(2)技术路线:首先从样品组织中提取 mRNA,在逆转录酶的作用下用 oligo(dT)作为引物进行 RT-PCR 合成 cDNA,再选择合适的载体构建 cDNA 文库,对各菌株加以整理,将每一个菌株的插入片段根据载体多克隆位点设计引物进行两端一次性自动化测序。

(3)优点和缺点:EST 作为表达基因所在区域的分子标签因编码 DNA 序列高度保守而具有自身的特殊性质,与来自非表达序列的标记(如

AFLP、RAPD、SSR 等）相比更可能穿越家系与种的限制，因此 EST 标记在亲缘关系较远的物种间比较基因组连锁图和比较质量性状信息时特别有用。同样，对于一个 DNA 序列缺乏的目标物种，来源于其他物种的 EST 也能用于该物种有益基因的遗传作图，加速物种间相关信息的迅速转化。该方法的缺点在于价格比较贵。

（4）应用：EST 技术广泛应用于分子标记、分离鉴定新基因、基因表达谱分析、基因组功能注释、基因电子克隆、制备 DNA 芯片、RNAi 技术的研究、寻找其他序列特征等研究领域，并且取得了显著成效。

2. DNA 微阵列（DNA microarray）

（1）定义：DNA 微阵列技术指在固体表面（玻璃片或尼龙膜）上固定成千上万 DNA 克隆片段或人工合成的寡核苷酸片段，用荧光或其他标记的 mRNA、cDNA 或基因组 DNA 探针进行杂交，从而同时快速检测多个基因表达状况或发现新基因，快速检测 DNA 序列突变，绘制 SNP 遗传连锁图，进行 DNA 序列分析等的一种新技术，其基本原理是基于 Southern 杂交或斑点杂交技术。

（2）技术路线

1）芯片制备：DNA 微阵列有两种基本形式，即点样型 DNA 微阵列和原位合成型 DNA 微阵列。①点样型 DNA 微阵列：通过 PCR 扩增的上万个 DNA 克隆，或常规合成的寡核苷酸被点样固定在一定固体表面（玻璃片或尼龙膜），用一组标记探针单独或混合处理检测。②原位合成型 DNA 微阵列：在固体表面原位合成一系列寡核苷酸，用带标记的 DNA 样品与其杂交，确定其互补序列。

2）靶 DNA 与微阵列杂交及荧光标记检测：在检测靶基因不同表达水平时，常用一组不同荧光标记的 mRNA 和 cDNA 探针进行杂交。然后用连接电脑的倒置扫描共聚焦显微镜阅读微阵列进行扫描和资料分析。一般采用分析红色和绿色荧光杂交强度和比例的软件分析。

（3）优点和缺点：DNA 微阵列技术最突出的特点就是可一次性检测多种样品，获得多种基因的差别表达图谱。因此，DNA 微阵列是对不同材料中的多个基因表达模式进行平行对比分析的一种高产出的、新的基因分析方法。与传统研究基因差异表达的方法相比，它具有微型化、快速、准确、灵敏度高，以及在同一芯片上同时大信息量平行检测的优势。DNA 微阵列技术在基因表达图谱的绘制、寻找目的基因和功能基因等研究方面已取得了显著的成绩。不足之处在于：所点样的序列并不都是试验需要检测的，且试验所需要的分析仪器比较复杂。另外，DNA 微阵列技术在分析低丰度转录体方面比较有限，要确保某种低丰度转录体包含于 DNA 微阵列上，需挑选非常大量的克隆进行扩增点样。

（4）应用：DNA 微阵列技术不仅可用于检测基因表达水平及识别基因序列，还可以用于检测表达状况，发现新基因；检测突变和多态性进行遗传作图以及 DNA 序列分析。

3. 基因表达系列分析（serial analysis of gene expression，SAGE）

（1）定义：基因表达系列分析（SAGE）是通过快速和详细分析成千上万个 EST 来寻找出表达丰富度不同的 SAGE 标签序列的技术。其理论依据是：一个含 9~10 个碱基的短核苷酸序列标签包含有足够的信息，能够确认唯一一种转录物；连接多个短序列核苷酸标签集中到一个克隆进行测序，就能对数以千计的 mRNA 转录物进行分析。

（2）技术路线：通过限制性酶切可以产生非常短的 cDNA（10~14 个碱基）标签，并通过 PCR 扩增和连接，随后对连接体进行测序。

（3）优点和缺点：SAGE 大大简化和加快了 3′ 端表达序列标签的收集和测序，是一项快捷、有效的基因表达研究技术，任何具备 PCR 和手动测序器具的实验室都能使用这项技术，结合自动测序技术能够在 3 个小时内完成 1 000 个转录物的分析。另外使用不同的锚定酶（识别 5~20 个碱基的 Ⅱ 类核酸内切酶），使这项技术更具灵活性。其不足之处在于不能完全保证涵盖所有的低丰度的 mRNA。另外标签体的连接可能因接头的干扰造成克隆所包含的标签体过少和克隆序列末端不能高效地连入载体。

（4）应用：首先 SAGE 可应用于人类基因组研究。能够快速、全范围提取生物体基因表达信息，对已知基因进行量化分析。SAGE 也能应用于寻找新基因。其次，SAGE 可用于定量比较不同状态下的组织细胞的特异基因表达。由于SAGE 能够同时最大限度地收集一种基因组的基因表达信息，转录物的分析数据可用来构建染色体表达图谱（chromosomal expression map）。另外SAGE 能够接近完整地获得基因组表达信息，能够直接读出任何一种类型细胞或组织的基因表达信息。SAGE 技术的应用将大大加快基因组研究的进展，但必须和其他技术相互融合、互为补充，才能最大可能地进行基因组基因表达的全面研究。

4. RNA-seq 技术（RNA sequencing）

（1）定义：是一种基于第二代测序技术的转录组学研究方法，即把 mRNA、small RNA、non-coding RNA 等反转录成 cDNA 文库，通过高通量测序技术把它们的序列分析出来，同时计算出RNA 的表达水平。

（2）技术路线：首先提取生物样品转录的总RNA，然后反转录为 cDNA 后进行二代高通量测序，在此基础上进行片段的重叠组装，从而可得到众多的转录本，进而对该生物样品当前状态的基因表达状况进行全面了解。若和不同状态生物样品的 RNA-seq 转录组进行比较，则可以得到全部的（在转录层面）基因表达的上调及下调的信息，形成表达谱。

（3）优点和缺点：RNA-seq 的优点主要表现在四个方面：①可直接测定每个转录本片段序列，单核苷酸分辨率的精确度高，获得数字化信号，同时不存在传统微阵列杂交的荧光模拟信号带来的交叉反应和背景噪音问题；②能够检测到细胞中少至几个拷贝的稀有转录本，灵敏度高；③无需预先设计特异性探针，能够直接对任何物种进行全基因组水平的转录组分析，同时能够检测未知基因，发现新的转录本，并精确地识别可变剪切位点及 SNP、UTR 区域；④检测范围广，拥有高于 6 个数量级的动态检测范围，能够同时鉴定和定量稀有转录本和正常转录本。RNA-seq 所面临的挑战主要来自测序技术自身和数据的生物信息学分析。具体来说，RNA-seq 有文库构建的偏倚，链特异性文库（对决定转录本定向很重要）仍然不太容易构建。另一方面，RNA-seq 产生大量数据，但是每个测序片段（read）长度通常较短而且存在测序错误，这就需

要开发相应的算法来有效处理大量 RNA-seq 数据。需要特别指出的是，参考基因组序列对于准确地进行各种 RNA-seq 研究是至关重要的，因为它提供了每个测序片段映射的模板，而参考序列上的相关注释能够指导算法来优化对结果的分析。

（4）应用：RNA-seq 是目前最强有力的转录组研究工具，已经用于大量物种的各类研究，包括转录本结构研究（基因边界鉴定、可变剪切研究、表达的外显子中的 SNVs 等），转录本变异研究（如基因融合、编码区 SNP 研究），非编码区域功能研究（non-coding RNA、microRNA 前体研究等），基因表达水平研究以及全新转录本发现。它使我们能高效研究不同组织、不同阶段以及不同条件下生物体的基因活性。由于 RNA-seq 的准确注释依赖于完整的、高质量的并良好注释的参考基因组，因此对于那些没有参考基因组、参考基因组不完整或者参考基因组没有被很好地注释的生物来说，RNA-seq 测序片段不能很好地映射到参考序列上或者没有参考基因组可映射，这就可能影响该方法优点的充分发挥，特别是转录本结构和变异的研究。

5. 以上方法之间的比较　EST、SAGE 和RNA-seq 方法都是以测序为基础的技术，是开放系统，可以获得一个物种新的基因信息。其中，基于二代测序的 RNA-seq 方法是目前转录组研究的最强有力工具。相比于微阵列技术，RNA-seq 能捕获理论上一个细胞中几乎所有表达的转录本，而微阵列依赖于先验信息、不能检测新剪接体、新基因和新转录本。此外，RNA-seq 具有很低的背景噪音和很高的灵敏度，所需 RNA样本更少，且正随着技术的快速进步变得更经济。RNA-seq 的这些优点使我们能更全面地说明转录组的复杂性并生成关于各物种的一个空前的转录组全景图。微阵列技术是封闭系统，通常需要在序列已知的前提下设计芯片，多用于检测已知序列在不同情形下的变化。由于全基因组测序或全表达组测序成本仍然较高，对已有基因序列信息，包括 CGH、SNP、mRNA 表达等，基于核酸杂交，芯片检测具有快速、准确和低成本的优势。

（孙晓东）

第三节 蛋白质组学

一、蛋白质组学的发源及意义

（一）蛋白质组学的发源

澳大利亚科学家 Marc Wilkins 在 1994 年第一次提出蛋白质组的概念，他将当时流行的基因组学（genome）和蛋白质（protein）这两个英文单词融合，形成了蛋白质组（proteome）这个单词。"蛋白质组"为生物体内所有的蛋白质，包括被各种修饰及不同剪切的所有蛋白质。蛋白质组学（proteomics）提法始于 1997 年，模仿基因组学（genomics）这个单词，是指大规模的蛋白质的分析检测技术。早期的蛋白质组学只是作为功能基因组学的一个组成部分，随着蛋白质组学技术的发展以及蛋白质组学分析应用的日益广泛，如今，蛋白质组学已经成为生物医学研究领域的一个新兴学科。

（二）蛋白质组学的意义

绝大多数生物的繁殖与功能行使都遵循中心法则（genetic central dogma）：遗传信息从 DNA 传递给 RNA，再从 RNA 传递给蛋白质。最新的认识认为，蛋白质翻译后修饰也应该是中心法则的延续。蛋白质，尤其是经过翻译后修饰的蛋白质是生物各项功能的最终执行者。在实现中心法则的过程中，RNA 的转录、蛋白质的翻译以及蛋白质的翻译后修饰都受到外源及内在各种信号的调控，而且每一种信号都对不同的基因的转录、翻译和翻译后修饰具有不同的响应。因此，生物体中 RNA 的转录，蛋白质的翻译及翻译后修饰对信号的响应呈现复杂的网络而非简单的一一对应关系。蛋白质组学正是为了解决细胞内蛋白质及蛋白质翻译后修饰对信号的复杂网络响应而诞生的。

蛋白质组学采用直接的蛋白质分析技术对生物体内的所有存在的蛋白质及其作用模式：包括蛋白质 - 蛋白质相互作用，蛋白质的细胞定位，各种翻译后修饰，信号通路及代谢通路的调控和功能等进行直接检测分析。其结果代表了在细胞中行使生物学功能的所有蛋白质及其翻译后修饰的衍生形式，避免了由基因组推论而来的结论造成的不能预测翻译后修饰，以及不能反映蛋白质表达的细胞特异性乃至蛋白质表达的时空特异性等缺陷。蛋白质组学也因为其比基因组学更贴近生物功能的特点而日益受到研究人员的重视。

二、蛋白质的鉴定和分析基础技术

（一）蛋白质的质谱鉴定和分析

质谱技术在蛋白质分析中的应用标志着蛋白质组研究的真正繁荣。日本科学家田中耕一与美国科学家约翰·芬恩因一同发明了"对生物大分子的质谱分析法"获得了 2002 年的诺贝尔化学奖。对于蛋白质的质谱分析有两种最基本的方法，一种是将整个蛋白用电喷雾离子化（electrospray ionization，ESI）或基质辅助激光解析电离（matrix-assisted laser desorption/ionization，MALDI）方法离子化，然后导入质谱仪进行分析。这种方法通常被称作自上而下（top-down）分析法。另一种方法是先将蛋白用胰蛋白酶等酶解为较小的多肽片段，这些多肽然后被引入质谱分析仪进行一级乃至串级质谱分析，最后根据分析到的多肽片段推断可能存在的蛋白。这一类分析方法通常被叫作自下而上（bottom-up）分析方法，也就是常说的 shotgun 方法。

值得注意的是，自上而下与自下而上的蛋白质质谱分析方法对于质谱仪的要求是有区别的。自上而下分析方法要求质谱仪有较宽的质量数分析范围，因此一般采用飞行时间质谱（time-of-flight，TOF MS）或傅里叶变换离子回旋共振（Fourier transform ion cyclotron resonance，FT-ICR）质谱分析。而对于自下而上的质谱分析方法，基质辅助激光解析电离时间飞行质谱仪是使用得最多的仪器。因为该类仪器可以快速地获取肽段的质谱指纹信息，而这些信息是鉴定多肽的关键信息。此外，四形矩飞行时间（quadrupole-time-of-flight）和四极离子阱（quadrupole ion trap）质谱仪也经常被用于肽段质谱分析。

（二）蛋白质组学基本分析流程

按照大的操作步骤，蛋白质组分析分为蛋白样品制备、蛋白质样品组分分离、蛋白质酶解、质谱鉴定及数据分析几个条块，各个条块具有各自的作用以及操作要点。

1. **蛋白样品制备（sample preparation）** 样

品制备是蛋白质组分析的第一步也是关键的一步。细胞的破碎是蛋白组样品准备的第一步。细胞破碎的方法包括机械方法（如玻璃匀浆与机械匀浆）、超声波破碎、压力破碎（French press）、反复冻融、渗透压破碎及去垢剂裂解（NP-40等）。在所有的方法中，去垢剂裂解可以产生最完全的细胞裂解，因此可以获得最好的蛋白回收率。尤其是对于膜蛋白来说，去垢剂有助溶的作用，因而能够较好地将膜蛋白提取出来。但是，去垢剂对于后续的质谱分析具有较大的负面影响，产生很高的污染质谱信号而干扰多肽的检测。因此去垢剂裂解后的蛋白质需要进行较为彻底的去垢剂处理。通常，裂解后的蛋白质需要进行三氯乙酸（TCA）-丙酮或冷丙酮沉淀洗涤，以尽可能除去去垢剂。尽管近年来也发展出诸如离心柱等除去垢剂方法，TCA-丙酮沉淀洗涤依然是方便可靠的常用方法。较传统的细胞裂解方式还包括尿素裂解，一般用8~9mol/L尿素溶液（或7mol/L尿素加2mol/L硫脲）并辅以CHAPS和DTT等。这个配方的独特优势是尿素产生的强变性条件有助于提取富脂类样品，如神经组织或其他组织样品中的蛋白质。

和基因组稳定、均一以及在每个细胞内分布一致的特点不同，蛋白质组在不同细胞中的分布呈现细胞特异性以及丰度的不均一性。不同蛋白质在细胞内的丰度不均一性是质谱样品准备面临的最大挑战。高丰度的蛋白质在细胞中通常达到百万拷贝，其存在通常会屏蔽低丰度蛋白质（通常只有10个左右拷贝）的检测。因此在样品准备过程中，包括白蛋白在内的高丰度蛋白质最好能够被部分移除。包括丙酮梯度沉淀等方法被证明可以较为有效地移除总蛋白里面的白蛋白等高丰度蛋白，但是完全特异的高丰度蛋白质的去除目前是蛋白质组学研究中没有解决的技术难题。

样品制备中还存在一些普遍性的问题。如，普通样品制备方法制备的蛋白质组样品通常较难溶于溶液。其中部分原因是在样品制备过程中形成了二硫键以及其他的弱相互作用。在制备的蛋白中加入还原剂DTT是样品制备中常采用的方法。但是，DTT的加入并不能完全保证断裂的二硫键不重新连接。为了彻底消除二硫键的形成，碘乙酰胺会被用来氧化巯基，以彻底消除二硫键

的存在。

2. 蛋白质组分分离（protein separation） 在蛋白质组学中对于蛋白质分离的最常用技术是二维电泳分析（two-dimensional gel electrophoresis，2-DE）。早期的2-DE技术因为结果再现性不佳的原因阻碍了其在蛋白质组学中的应用。固相pH梯度干胶条（immobilized pH-gradient strip，IPG）及high voltage programmed IEF machine的出现较好地解决了结果再现性的问题，因此2-DE技术在蛋白质组学中得到广泛应用。

2-DE的第一维是依据蛋白质本身氨基酸的组成不同而带有不同电荷数，亦即有不同的等电点（PI）的特点，用等电点聚焦电泳（isoelectic focusing，IEF）技术将具有相似PI的蛋白质聚类。早期的IEF需要使用者自行铸胶，耗费时间长且重现性不好，现在市场上有性能较好的IEF胶条，而且通常可以承受8 000至10 000伏的高压，使得不同PI的蛋白可以较为精确地聚类，从而较好地解决了第一维IEF的技术问题。

SDS-PAGE（sodium dodecyl sulfate polyacrylamide gel electrophoresis）通常在蛋白质组学中用于第二维的分离。通用的方法是将已经跑好的IEF胶条置入SDS-PAGE凝胶上方，利用SDS-PAGE聚丙烯酰胺基质中的分子筛作用，将IEF胶条上已初步分离之蛋白质再依分子量（M.W）大小不同而分开。

2-DE的优点是具有较好的分离效果，缺点是操作烦琐，而且组间重复性尚需提高。无论是何种凝胶分离方法，蛋白质在抠点前都需要进行染色，如考马斯亮蓝染色或者银染。染色物质对于后续的质谱分析会造成一定干扰，因此在质谱分析前都需要进行脱色处理。而近年来，色谱分离技术的发展使得蛋白质组的样品分离不再只依赖于2-DE方法，目前已经有很多比较可靠的色谱分离方法，可以用于蛋白质组分析前的样品分离。色谱分离的蛋白质样品在质谱分析前一般无须进行脱色处理。

3. 酶解（enzymatic digestion） 无论何种分离方法获得的蛋白质样品在用质谱分析前一般都需要进行蛋白质的酶解，以便于一般质谱分析的需要。胰蛋白酶（trypsin）是在蛋白质组学分析中应用得最为普遍的蛋白酶。胰蛋白酶几乎可

以专一地切在赖氨酸和精氨酸的 C 端。但是,实际的质谱分析中,通常也会检测到为数不少的非赖氨酸和精氨酸结尾的多肽肽段。这些非特异多肽的生成通常有两个原因:一是其他蛋白酶的污染,二是胰蛋白酶有时可能切在肽段内的脯氨酸残基上。因此,在蛋白质组学的分析过程中,选用蛋白质组学级别的胰蛋白酶,并且严格使用推荐的胰蛋白酶消化条件是获得良好蛋白质组的必要前提。除胰蛋白酶以外,其他种类的蛋白酶也可以用于蛋白的酶切,以满足一些特定的样品或结果要求,但是这些蛋白酶无论是特异性还是酶切效率等性质都不及胰蛋白酶,因此只有在需要特定的酶切效果时使用。

如果蛋白质的分离是在凝胶中进行,分离的蛋白在从凝胶中提取时往往有较多的损耗,这一点对于微量的蛋白质分析尤其不利。一种名叫胶内酶切(in-gel digestion)的方法可以有效地解决这个问题。胶内酶切不但能够减少蛋白提取的损耗,而且可以大大缩短酶切的时间。目前胶内酶切技术已经可以对考马斯蓝及银染的蛋白样品进行直接酶解而无需先对样品进行蛋白分离,大大方便了实验操作。

4. 质谱鉴定(mass spectrometry)及数据分析(data analysis) 质谱技术是蛋白质研究不可或缺的技术,具有很高的灵敏度,分辨率和较快的速度。它由三部分组成:离子源 + 质量分析器 + 检测器。所有的蛋白质谱分析都需要通过某种形式电离化,然后分解,测量质荷比,产生特征图谱。绘制一个完整的蛋白质图谱要求质谱仪既能检测到高丰度肽段,也能检测到稀少肽段,而且还需要高分辨率来区分复杂多样的蛋白种类。在实际操作中,研究人员还希望具有较快的分析速度,以满足在较短时间内完成对样品的分析。

质量分析器中曾经被广泛应用的是发明于 20 世纪 40 年代的飞行时间质谱仪,这种仪器能在真空管中通过一个电磁场电离多肽,利用不同质量的离子化多肽在真空管中的速度不同,能够对多肽进行分析,该方法的缺点是对于低丰度多肽的检出率较低。不同质量分析器有不同的分辨率,其中傅里叶变换质谱分辨率最高,但造价最贵;其次是轨道阱系列(orbitrap),分辨率远远高于其他质谱;再次是 TOF;然后是离子阱(ion trap);最后是四级杆质谱(quadrupole)。不同的质谱因其各自的优点大大地促进了蛋白质组学的发展。值得指出的是,肽段在进入质谱仪分析前一般还需要经过色谱分离以降低多肽的复杂性。最常用的肽段分离方法是 C18 反向色谱以及强离子交换色谱。

质谱分析产生的海量数据最后需要通过数据分析来获得较可靠的分析结果。数据分析已经发展成为一个专门的学科,本书有专门章节介绍。

三、修饰蛋白质组学

(一)修饰蛋白质组学研究的必要性

已知的蛋白质的翻译后修饰的种类达到 300 多种,近年来受到越来越多的关注,因为蛋白质翻译后修饰不仅仅是对蛋白质的一种"装饰",蛋白质甚至需要翻译后修饰才能体现其活性状态、定位、折叠以及蛋白质与蛋白质之间的交互作用等。所以说,蛋白质翻译后修饰是中心法则的延续,是生物的基础法则的重要组成部分。基因组与普通的蛋白质组学研究不能反映蛋白质翻译后修饰的改变情况。通常,对蛋白质翻译后修饰组学的揭示往往意味着对生物学机制的深入理解。由于人类疾病往往伴随着一种或多种翻译后修饰的改变,因此揭示翻译后修饰组在生物医药研究中变得必不可少。

(二)蛋白质翻译后修饰的特点

种类繁多是蛋白质翻译后修饰的最大特点,因此,每一种翻译后修饰都需要开发相对应的组学方法,也就是所谓的特异修饰的组学方法。蛋白质翻译后修饰的第二个特点是在生理条件下被修饰的蛋白丰度一般较低,使得直接分析存在一定困难,修饰的富集成为一种必需。翻译后修饰的第三个特点是变化显著,同一个位点的修饰丰度在生理与病理的条件下往往有数倍乃至上千倍的变化,因此在绘制翻译后修饰谱时,获得完整的翻译后修饰谱需要检测在不同生理/病理条件下的修饰。

(三)修饰蛋白质的富集

修饰蛋白质的低丰度特点使得良好的修饰蛋白质的富集技术成为成功进行翻译后修饰组学研究的必要前提。目前研究得最多的翻译后修饰富集方法是蛋白质磷酸化的富集方法。蛋白质磷酸化的常用富集技术包括固相金属亲和色谱（IMAC）、免疫沉淀、强阳离子交换色谱（SCX）、强阴离子交换色谱（SAX）以及反相色谱等，这些技术也可以被整合联用。由于磷酸基团带有可以被利用的负电性，目前主流的富集分离方法是基于各种极性材料的吸附分离。对于其他种类的修饰来说，它们往往缺少可资利用的化学性质，基于特异性抗体的亲和富集技术成为最常用的选择。特别值得指出的是，由于很多翻译后修饰的基团分子量较小而且缺少极性，其抗原性较差，获得高亲和力的抗体并不容易，在细胞内富集修饰蛋白不能保证完全成功。将蛋白质先酶解为肽段，利用抗体富集修饰后的肽段成为目前很多修饰，比如蛋白质的磷酸化、乙酰化、糖基化、丁酰化、琥珀酰化、泛素化等翻译后修饰组学鉴定的首选策略。即使采用了亲和富集技术，对于一些较小基团的翻译后修饰如甲基化修饰，目前也不能很有效地检测细胞内的某些甲基化蛋白。发展基于化学选择性的分离富集方法也许是未来解决小基团修饰谱学分析的希望。

四、差异/比较蛋白质组学

（一）差异/比较蛋白组学

蛋白质功能的调控可以通过蛋白量的改变、翻译后修饰丰度的改变以及产生不同的剪切体等方式实现，而差异蛋白质组学，或者比较蛋白质组学正是研究蛋白质在不同生理/病理条件下蛋白质功能如何受到调控的工具。由于质谱分析并非最佳定量手段，差异/比较蛋白组学主要检测各种蛋白表达或翻译后修饰的相对丰度。

（二）差异/比较蛋白组学的常用方法

目前已经发展出多种差异/定量蛋白质组学方法，各有优缺点，在实验中可以按照自身需求选择。

1. 双向电泳法 用 2-DE 方法分离样品，用蛋白质染色强度定量。一次可以从细胞、组织或其他生物样本中分离上千种蛋白质，是经典方法，应用范围广，适用于各类材料，经济实惠，可大规模多个样本筛选和分析，在蛋白质组分析、疾病标志物检测、细胞差异分析、药物开发、癌症研究等领域都得到了广泛应用。

2. 双向荧光差异凝胶电泳（DIGE）法 DIGE 利用荧光染料（Cy2、Cy3、Cy5）能与蛋白质赖氨酸的氨基反应而使蛋白质被荧光标记，标记后蛋白质的等电点和分子量基本不受影响，等量混合标记好的蛋白质后进行双向电泳。其优点包括高效、高灵敏度、检测动态范围大、定量较为精确等特点，缺点是需要 Typhoon 等较昂贵的仪器设备。

3. 化学标记法

（1）iTRAQ：原理是与氨基酸末端氨基及赖氨酸侧链氨基连接的胺标记同种元素。根据波峰的高度及面积，可以鉴定出蛋白质和分析出同一蛋白质不同处理的定量信息。其优点包括灵敏度高、检测限低、可以对任何类型的蛋白质进行鉴定（包括高分子量蛋白质、酸性蛋白和碱性蛋白、膜蛋白和不溶性蛋白等）、高通量、结果可靠等优点。缺点是标记试剂盒较为昂贵。

（2）ICAT 法：ICAT 试剂结构包括 3 个部分：SH 反应集团，Biotin 标签，同位素臂，是一种稳定同位素标记组学技术。该方法存在较多局限，如它不能用于标记不含半胱氨酸或半胱氨酸含量低的蛋白质；分子量相对较大（约 500Da），与蛋白质连接后可能会造成分子的空间位阻；增加数据搜索的复杂性等。

4. 代谢标记法

（1）^{15}N 标记法：该方法在培养基中添加 ^{15}N，细胞经过若干代培养后，蛋白质将完全被同位素标记，混合标记与没有标记同位素的样本根据质谱中成对峰的面积之比可判断出同一肽段在不同样品中的含量变化。优点是高效、较高重现性以及较高灵活性。缺点是制备全标记细胞或动物模型需要较高的技术要求，以及费用较高等。

（2）SILAC 法：在细胞培养条件下用稳定同位素标记技术（stable isotope labeling with amino acids in cell culture，SILAC），原理是在细胞培养时，采用含有轻、中、重同位素型必需氨基酸的培养基进行细胞培养，最初 SILAC 使用的标记氨基酸是氘代甲硫氨酸和氘代甘氨酸，目前常用的标记氨基酸有亮氨酸、精氨酸、赖氨酸、甲硫氨酸和酪氨酸等。优点包括高效、精确、高通量、高灵敏度等。

5. 无标记定量法 无标记定量法主要是基于质谱数据一级谱图肽段峰强度或二级谱图数目来定量蛋白质丰度，可以达到与标记定量法相似的准确度。这类方法克服了标记定量法样品制备复杂、标记试剂昂贵、分析软件复杂等缺点,是一种应用逐渐广泛的蛋白质组学定量有效方法。

五、靶向蛋白质组学

着眼于从大量样本中高度稳定地重复检测几十个左右蛋白的蛋白质组学技术。主要用于生物医学领域临床标志物的检测。

(一)选择反应监测(selective reaction monitor,SRM) 只选择一个肽段离子,碰撞后从形成的碎片离子中也只选一个离子,进行检测。因为两步都只选单离子,针对性强,可以排除噪音和干扰。

(二)多反应监测(multi reaction monitor,MRM) 多个化合物同时测定时,多个 SRM 一起进行。

SRM 和 MRM 的分析方法优点在于可以针对一种到几种临床疾病标志物进行分析,免除了临床样本中高丰度蛋白对低丰度标志物的影响,有很高的灵敏性和准确性。缺点在于只能选择成熟标志物进行检测分析,无法对未知蛋白进行检测。

(三)数据非依赖性采集(data-independent acquisition,DIA) 基本思路为选择母离子的质荷比(m/z) 在 500~900 或者 400~1 000 范围内,每 25dal 作为一个窗口。DIA 的一级质谱可以很均匀采集每个范围窗口的肽段,不会有遗漏,不涉及对母离子的限制性筛选,无论准确性还是重复性与 DDA(数据依赖性采集)相比都得到了很好的提升。

(高 杨)

第四节 代谢组学

一、代谢组与代谢组学的概念

代谢是生命活动中所有化学变化的总称,代谢活动是生命活动的本质特征。因此,代谢物分析一直是研究生命活动分子基础的一个重要突破口。通过自 18 世纪末以来半个多世纪的系统研究,人们对代谢活动的物质基础和化学本质有了较为详尽的认识。数十名科学家因为代谢研究领域的突出贡献先后获得了十余项诺贝尔奖。随着 21 世纪的来临,代谢分析的主流成为代谢组分析,同时诞生了代谢组学这个学科。

代谢组(metabolome)是指生物体内源性代谢物质的动态整体。这些代谢物一般指分子量小于 3 000 道尔顿的内源性小分子有机物质。从语源学角度看,生理意义上的代谢(metabolism)一词最早出现在 1878 年,源于原意为 "变化或改变"(change)的希腊文 "metabole"。对应的形容词 metabolic 却早在 1845 年就开始出现并且源于德文的 "metabolisch" 一词,取意为 "有关变化的"(involving change)。目前代谢组学的概念也有类似情况,英语中有两套名词用以描述代谢组学(metabonomics/metabolomics)。按照传统语源学惯例,metabonomics 一词源于希腊文 "metabole" 和 "nomos" 的结合,前者取意 "变化或改变" 而后者则取意 "规律或原则"(law or rule)。虽然尚未看到 metabolomics 的语源学解释,但可以理解为 "metabole" 和 "omics"(组学)的结合。

代谢物组(metabolome)是 1998 年在研究大肠杆菌的代谢时首次提出并定义为 "代谢物整体"(total metabolite pool)。Nicholson 等在 1999 年提出了代谢组学(metabolomics)的概念并将其定义为:对生物系统因病理生理刺激或基因改变所致的动态多参数代谢应答的定量测定(the quantitative measurement of the dynamic multiparametric metabolic responses of living systems to pathophysiological stimuli or genetic modification)。2000 年,metabolomics 这个单词出现在公开发表的文献中,并在 2001 年被定义为生物体所有代谢物的系统分析(comprehensive analysis of all the metabolites of an organism)。目前,metabolomics 和 metabonomics 两个词汇常常出现混淆使用的现象。

基于两个名词的含义,metabolomics 可以译作 "代谢物组学" 而 metabonomics 可以译作 "代谢组学"。但我们也认为,随着学科的不断深入发展,代谢物组学和代谢组学有可能最终融合,成为关于代谢物组成及其变化规律的科学。

代谢组学的核心任务是检测、量化和编录代谢物组成及其变化规律,联系该变化规律与所发生的生物学事件或过程的本质。目前的主要代谢物检测技术包括磁共振波谱(NMR)和质谱

（MS）等，而所获的数据常常需要统计学和数学建模等技术进行分析挖掘。前者实现对复杂混合物中代谢物的种类、结构及浓度进行定量检测确定，后者则完成代谢组变化规律的发现。在此基础上，进一步探索或阐明相关生命过程的代谢网络调控应答机制。上述代谢组学思想与分析技术已广泛应用于生理学、毒理学、病理生理学、分子表型学以及功能基因组学等方面研究，取得了长足的进步。同时，代谢组学这门新兴学科的发展对方法学、仪器与分析技术以及相关试剂的不断创新提出了更高的要求。

二、代谢组学技术

生物体液中代谢物的种类及其浓度与细胞、组织和整个机体的生物化学状态密切相关。正常状态下机体中的代谢物组成处于一个动态的平衡。当出现代谢障碍，或者受生理因素、毒性物质等因素刺激或者外界环境因素出现显著变化时，在细胞、组织甚至整体会发生代谢的变化应答，从而导致部分代谢物种类和浓度的变化。当这些代谢变化超过了维持内环境稳定的程度时，生物体液的组成就会产生可以检测的变化。代谢组学研究就是通过检测代谢物组成的动态变化，提取生物代谢标志物或标志物簇（biomarker clusters）信息，发现相关代谢途径或环节的应答规律，进而确立相关的基因与蛋白质功能等代谢网络调控机制。

代谢组的检测分析首先必须依赖分析化学中的各种谱学技术来确定代谢物的结构与浓度。这些技术包括核磁共振波谱、质谱、色谱、红外和拉曼光谱、紫外-可见光谱等技术及其联用技术。其次，利用化学计量学或化学信息学的研究方法将这些（海量）数据进行统计和归类分析，从而确立研究对象的代谢特征的时空变化规律。因此，分析化学在代谢组学研究中具有基础性的重要作用。另外，通过代谢组变化获取的"生物标志物簇"也只是代谢组学研究的一个初级阶段性目标，而建立代谢特征或代谢时空变化规律与生物体特性变化之间的有机联系，才是代谢组学研究的核心任务。

面对繁多的分析检测方法，实际工作中如何进行选择呢？这取决于研究目的和分析方法的特点，必须对分析方法的优缺点进行系统的分析认识。对于代谢组这样复杂的研究对象，理想的检测分析方法必须具备同步检测的无偏向性、不依赖检测者的客观性、良好的分辨率和重现性、高灵敏度和系统或整体性、分子结构信息的丰富性和原位定量研究的可行性、样品制备的简易性和高通量分析可操作性、较低的先验性知识依赖性、活体原位检测分析的可能性和便捷性、劳动力低耗性、重复检测要求低、较低的每个样品检测分析成本等特点。现有的主流分析方法大体可归为色谱-质谱联用、磁共振波谱法、色谱-核磁-质谱联用等三类。色谱-质谱联用总体来说具有良好的客观性和分辨率，一次性仪器购置投资较少。但该方法属于有偏向选择性检测方法，需要对样品有一定的介入性和破坏性从而不利于在体和原位分析，需要对样品进行较为复杂的制备而且通量有限，因此使用该方法对代谢组中各代谢物的原位定量十分烦琐，同时对未知代谢物的定性（结构确定）也有相当的难度。目前从重现性等角度看，超高效液相色谱-质谱和气相色谱-质谱方法有一定的优势。随着方法学的发展，该方法应该还会有较大的改进空间。其中，色谱的分辨率和色谱柱进样前后的稳定性或重现性、质谱中对不同代谢物质的离子化效率以及离子化抑制（ienization suppression）问题对代谢物定量的影响以及未知代谢物定性（确定结构）等方面问题，都亟待解决。同时需要指出的是，该方法良好的代谢物选择性以及高灵敏度使之在选择性目标代谢物分析研究中具有显著的优势。

磁共振波谱技术具有良好的重现性，便于不同来源数据的交换和比较。样品无须烦琐处理，可在接近生理条件下分析。该技术的无创伤性会避免样品结构和性质的破坏，便于活体、原位的动态检测。代谢组中所有代谢物质的响应系数（response factor）相同，可以进行一次性同步、无偏向的检测并且具有良好的原位定量效果。其信号携带着原子之间连接关系、动力学性质和相互作用等丰富的分子信息，便于未知代谢物质结构和性质的确定。检测分析不受样品形态的局限，便于对细胞和组织等进行原位无创分析。此外，磁共振技术具有较高的通量和较低的单位样品检测成本。但是，磁共振技术的缺点是检测灵敏度相对较低。即使采用目前成熟的超低温探头技术，其检测灵敏度依然在纳克水平。另外，仪器购置的一次性投入费用较大。

不难看出，理想的大规模代谢组分析技术应当是色谱-超低温核磁-质谱的结合。近年来，统计全相关谱学（STocSY）技术的诞生和方法学突破，使"波谱集成理论"和相应的技术方法均取得了显著进步，为疾病和毒理中相关的代谢途径的相关性研究，为系统生物学中转录组、蛋白质组和代谢组的数据整合与融合分析提供了重要思路和方法。同时解决了分子流行病学研究中药物服用问卷的准确性问题，还为色谱-超低温核磁-质谱的有效结合奠定了基础。

细胞内代谢物原位可视化分析是代谢组学技术的又一重要发展方向。近年来遗传编码（genetic code）等荧光探针得到了快速发展与成功应用，这为能量代谢等相关特定代谢物的在体原位分析、代谢过程的可视化及胞内跟踪奠定了坚实基础。可以预见，此类探针的进一步发展将为"点亮细胞及组织的代谢过程"铺平道路。创新技术的深入发展也将为单细胞代谢组、基因组及蛋白质组的综合分析提供可能性。

代谢组数据的挖掘分析已成为一个活跃而重要的研究领域。目前，代谢组数据分析的数十种化学计量学方法大体包括非指导性（unsupervised）和指导性（supervised）两大类。最常见的非指导性方法为主成分分析（principal component analysis，PCA），而最常见的指导性方法为偏最小二乘法为基础的分析（partial least square，PLS）。这两种方法常常以所谓的 scores plot 和 loadings plot 的形式输出分析结果，前者表征对比代谢组之间的区别和相似程度，而后者则提供为组间差异（或相似性）具有贡献的变量及其贡献程度。这些变量可以是核磁谱的化学位移（chemical shift）（即代谢物结构）、色谱的保留时间（代谢物或其色谱特性）、质谱的质荷比（nuclear mass ratio）（分子量或其分数），也可以是临床化学、免疫组化、基因组、转录组或蛋白质组等相关数据。PCA 在不做任何介入和无任何假设的前提下能够给出代谢组之间的区别，而 PLS 则有一定的假设。因此，使用指导性分析方法时要格外注意假设的基础和成立性，需要对所计算的

模型进行合适的交叉验证（cross-validation），对模型鲁棒性进行充分的检验。特别强调的是，任何数据分析方法都必须建立在生物学意义和知识的基础上。

代谢组研究的对象可以是细胞、组织或者生物整体。由于研究对象十分复杂、影响因素较多且数据挖掘需要使用多变量数据分析方法，代谢组学对实验的设计要求分外严格。目前的代谢组研究已具有成型（但不一定成熟）的流程。首先，给研究对象引入一定的刺激，该刺激既可以是基因的改变（敲除或敲入）、转录水平的改变、蛋白质水平的改变，也可以是并不会导致基因和转录水平发生变化的某种环境因素。其次，采集携带代谢时空信息的尿液、血液、组织、细胞和培养液、甚至整个生物体等相关的生物样品。实验设计中对样品收集的时间、部位、种类、样本群体等应当进行充分的前瞻性考虑。再次，用磁共振、质谱、色谱等分析技术检测其中的代谢物种类、含量、状态及其变化规律，建立代谢组数据。最后，使用合适的数据挖掘分析方法，表征代谢组特征的动态模型，确定相关代谢物变化涉及的代谢途径，进而联系所发现的变化规律在不同层次和水平阐述生物体对相应刺激的响应机制。

三、代谢组学技术的应用

经过十余年的发展，代谢组学已有了成形的技术方法，但远未成熟，需要深入发展。即使如此，代谢组学技术的应用已经涉及基础生命科学、病理生理、药物研发、营养与植物药学、环境科学等诸多领域，日益彰显出其强劲的应用潜力和学科辐射力。

（一）基因及器官功能的研究

基因的改变有时会引起性状等宏观表型的变化，这些变化一般会伴随代谢组或者代谢表型的变化。即使基因改变不会引起宏观表型的显著改变时，也会引起生物内源性代谢组或者代谢表型的显著变化。因此，代谢组变化的分析可以与基因或其表达的改变联系起来，从而认识相关基因的功能。另外，通过分析敲除未知功能基因所引起的代谢组变化，就有可能认识该未知基因的功能，这类研究在突变体代谢组学研究领域尤其引人注目。有趣的是，磁共振谱中不同区域的代谢

物信号本身也可以和相关的器官功能联系起来。譬如，动物尿液核磁氢谱中高场（氨基酸与羟基羧酸等）信号常常与肾脏皮层 S2/S3 的状态有关；芳香区（马尿酸与苯乙酰谷氨酰胺等）信号与哺乳动物和肠道菌群的共代谢相关；低场的 ATP/ADP 信号与能量代谢有关。因此动物尿液核磁氢谱不仅是该动物的代谢谱，而且是反映其机体中多个器官的功能谱。代谢组学技术用于植物和动物基因功能方面的研究有待深入开展。

（二）药物研发

代谢组学技术已广泛应用于药物筛选、药物毒理、药理和临床评价等诸多方面。目前，化学药物的研发过程漫长，费用昂贵，淘汰率往往超过 99%。近年来，即使上市的药物也因为其意想不到的不良后果而时有撤出市场，给药物研发本身造成巨大的成本损失。因此，在药物研发的早期阶段能够准确地提供重要相关信息的方法常常备受青睐。代谢组学技术就是这种方法的一个新典范。理论上讲，无论是药物的毒性还是疗效均是通过药物或者代谢物影响基因表达，改变蛋白质活性，调控内源性代谢网络而对机体产生作用。药物或其代谢物通过血流分布到组织器官和细胞，进而对血液、尿液和组织器官的代谢组产生一定影响。因此，分析这些体液或组织的代谢组就有可能获取药物代谢动力学、毒理学及药理学的丰富信息。迄今，最引人注目的就是药物毒理代谢组学研究及可预测性代谢组专家系统。

英国帝国理工学院的 Nicholson 研究组经过多年的研究实践证明，基于磁共振的代谢组学技术不仅能够有效判断药物毒性影响的组织器官及其位点和相关作用机制，确定毒理的生物标记物，而且能够在此基础上建立可预测性的机器学习专家系统以及毒素影响动物内源性代谢的动态变化轨迹。该团队联合数家国际制药公司执行了药物毒理代谢组学研究方面规模最大、投资最多且最有影响的 COMET（consortium for metabonomic toxicology）计划。他们使用磁共振技术分析了约 150 种标准毒素对啮齿动物模型的尿液、血液和部分组织代谢组的影响规律，说明了代谢组学方法在药物毒理研究的可行性、可靠性和稳定性，证明了磁共振方法在不同实验室的高度重现性，发展了一批新的代谢组学研究新方法，而且建成了

第一个大鼠肝脏和肾脏毒性的计算机预测的专家系统。此后，又研究了标准毒素的致毒分子机制，为建立可预测性的构效关系专家系统奠定了基础。最近，Clayton 等人在 Nature 上发表文章，报道了第一篇使用动物服药前尿液代谢组（代谢表型）预测用药后药物效应的实验论文，标志着药理代谢组学（pharmaco-metabonomics）这个概念的诞生和预测药理学基础的奠定。可以预见，代谢组学技术在中药和某些食品的安全性的研究中会有一定潜力。

（三）病理生理学研究

动物机体的生理活动需要通过神经、呼吸、循环及泌尿等系统的平衡而得到保证和完成。当这种平衡由于外源性或内源性因素的改变而得到扰动时，代谢活动就会出现某种程度的紊乱，如果这种紊乱不能得到及时纠正，就会逐渐积累甚至发生新的紊乱。当这些紊乱在量的水平积累到一定程度时，就会出现细胞、组织水平的宏观变异乃至病理表现。在此过程中，那些代谢的紊乱性变化往往会在尿液和血液等体液的代谢组得到体现。因此，如果对尿液和血液等体液代谢组进行检测和分析，就有可能对疾病发生和发展过程伴随的生物化学变化进行监测和认识，就有可能发现与疾病早期相关的代谢标志物簇（metabolic biomarker clusters）并认识相关的病理发生的分子机制，就有可能对疾病在其早期甚至发生之前进行诊断，为疾病的预防性诊断建立预测性诊断专家系统。基于这样的思路，动脉粥样硬化、可传染性脑病以及老年骨质疏松等多个代谢组学疾病诊断模型已经得到成功建立、报道和申请了专利。譬如，动脉粥样硬化的传统诊断主要是通过血管造影而完成，该方法有较高的介入性，不仅昂贵而且伴随有不良反应，甚至有药物过敏等某些危险性。但是人们通过分析 0.5ml 血浆的代谢组表型，不仅能准确地区别冠心病人和正常人，而且能对该疾病的严重程度进行较为准确的判断。另外，此方法还能区分传统的血压、总胆固醇、总甘油三酯、纤维蛋白原、白细胞数量等冠心病危险因子（risk factor）无法区分的冠心病严重程度。事实上，代谢组学技术已广泛用于肥胖、糖尿病、多种肿瘤、肝炎、炎性肠道疾病、血吸虫病、先天性代谢疾病以及可传染性脑病等多种疾病发生发展的

代谢机制。最近,代谢组学技术已在英国帝国理工学院被引入手术室,协助医生对疾病的诊断甚至为手术提供有用的信息。

(四)营养代谢组学

营养的摄入自然也会引起机体内源性代谢的变化,该变化从程度上比较和缓。但是,食物中所含的(表儿茶素、大豆异黄酮及没食子酸等)植物多酚对动物代谢组的影响能够有效地得到检测,精氨酸、番茄红素、长链不饱和脂肪酸以及膳食纤维等影响动物生物化学过程的代谢组学研究也取得了良好的进展,这些研究已经为营养代谢组学这个新的学科的诞生奠定了基础。

植物药和食品无论在其组成复杂性还是影响机体的和缓性等方面均有一定相似性。植物药的组成的一个重要部分实际上就是该植物(包括初生与次生代谢物在内)的代谢组。因此代谢组学技术既能用来认识植物药的组成,也能用于植物药的整体效应(overall effect)(即对受试者生物化学的影响规律)。事实上,已有的研究工作表明代谢组学技术能够有效地区别植物药的基因表型、代谢表型和环境表型,还能有效区别来自不同产地、不同纯度和不同提取方法的植物药提取物。这些说明代谢组学技术在植物药的正品与道地性保障、炮制及生产等过程中的质量控制方面有其重要用途。代谢组学技术用于研究植物药整体药物效应的报道也已初步证实该思想的可行性,代谢组学技术在混合物药物尤其是传统药物的机制研究方面也凸显出了其重要潜力。但可以预见,该技术在中药药物效应的机制研究方面还会遇到不少挑战。

四、挑战和机遇

年轻的代谢组学仍然处于快速发展阶段,同时面临着方法学及其有效应用两个方面的挑战。从方法学的角度讲,无论是现有的分析仪器和分析技术还是数据处理和挖掘方法都需要进一步发展。目前的代谢组学技术无论在检测分析还是数据挖掘分析方面都具有很强的专业技术和经验依赖性,而代谢组学的学科交叉特点与研究目的又要求分析技术与生物学问题的回答密切联系。在技术方面,高覆盖代谢组检测、代谢物的快速定性定量、代谢物结构的快速确定、数据分析挖掘甚至代谢途径或网络分析的自动化和高效率可视化是未来需要突破的几个关键所在。从代谢组检测分析角度看,生物体系的复杂性决定了生物体液及组织代谢物组成的复杂性,是分析方法的分辨率和通量以及物质归属和精确定量的巨大挑战。代谢组中各代谢物的较大浓度差异,对现有方法的检测灵敏度和动态范围构成了挑战。虽然科研工作者已经得到了大量与重要生理病理变化或基因变异等有关的标志性代谢物,但是建立用于临床的可预测性诊断专家系统从而实现诊断常规化,是又一重要挑战。尽管代谢组学的应用领域已经涉及功能基因组学、营养学、病理学、药理学、毒理学、植物学、微生物学、系统生物学等诸多领域,但是在某些领域的应用还面临进一步深入和发展的挑战。挑战本身就伴随着机遇,所以上述挑战也恰恰是代谢组学未来发展的几个重要方向或者机遇。可以预见,随着代谢组学应用的广度和深度的不断增加、代谢组研究方法的不断完善和优化,其优越性会得到进一步的认识和发挥,为更高效、准确的药物安全性评价、疾病过程更全面的认知、人类健康的管理与环境监测等提供新的思路。

(王 魁)

参 考 文 献

[1] Conesa A., Mortazavi A. The common ground of genomics and systems biology[J]. BMC Syst Biol, 2014, 8: S1

[2] Tefferi A. Genomics basics: DNA structure, gene expression, cloning, genetic mapping, and molecular tests[J]. Semin Cardiothorac Vasc Anesth, 2006, 10(4): 282-290

[3] Marti-Carreras J, Maes P.Human cytomegalovirus genomics and transcriptomics through the lens of next-generation sequencing: revision and future challenges [J]. Virus Genes, 2019. 55(2): 138-164

[4] Zhang J., Chiodini R., Badr A., et.al. The impact of

next-generation sequencing on genomics [J]. J Genet Genomics, 2011. 38 (3): 95-109

[5] Koboldt DC, Steinberg KM, Larson DE, et.al. The next-generation sequencing revolution and its impact on genomics [J]. Cell, 2013. 155 (1): 27-38

[6] Dunn JG, Weissman JS.Plastid: nucleotide-resolution analysis of next-generation sequencing and genomics data [J]. BMC Genomics, 2016. 17 (1): 958

[7] Wiese S, Reidegeld KA, Meyer HE, et.al. Protein labeling by iTRAQ: a new tool for quantitative mass spectrometry in proteome research [J]. Proteomics,

2007, 7 (3): 340-350

[8] Kani K. Quantitative proteomics using SILAC [J]. Methods Mol Biol, 2017, 15 (18): 171-184

[9] Wang Z, Gerstein M, Snyder M. RNA-Seq: a revolutionary tool for transcriptomics [J]. Nat Rev Genet, 2009, 10 (1): 57-63

[10] Ghosh M, Sharma N, Singh AK, et.al. Transformation of animal genomics by next-generation sequencing technologies: a decade of challenges and their impact on genetic architecture [J]. Crit Rev Biotechnol, 2018, 38 (8): 1157-1175

第十一章　生物信息学分析技术

生物信息学是一门集数学、计算机科学和生物学的工具以及技术于一体的交叉学科，涵盖了生物数据的获取、处理、存储、分析和阐述等各个方面。除了以解读海量生物数据为主要目标以外，生物信息学也开展算法和软件开发、数据库构建等学科核心技术构建。生物信息学是随着人类基因组计划的启动而逐渐兴起的。近年来，随着各种高通量实验平台的广泛应用，生物信息学已经渗透到生物医学的各个分支中，形成了包括基因组、转录组、蛋白质组、表观遗传组在内的全方位多层次"组学"。这些技术的进步和数据的积累不仅极大地促进了人类对各种生命现象和疾病的认识，获取个人遗传数据成本的降低也使得生物信息学正在从基础研究走向临床应用。本章简要介绍了生物信息学在个人基因组分析中的应用，并详细讨论了各种"组学"的数据分析技术。

第一节　新一代测序技术和个人基因组信息时代

一、新一代测序技术

第一代 DNA 测序技术起始于 1977 年，主要是由诺贝尔化学奖获得者、来自英国的生物化学家 Frederick Sanger 发明的，因此又被称为桑格测序法（Sanger sequencing）。其主要原理是链末端终止反应，即在 DNA 聚合的过程中，在正常脱氧核苷三磷酸（dNTP）中分别加入一定量双脱氧核苷三磷酸（ddNTP），得到终止于各个核苷酸位置的产物。这些产物可通过高分辨率电泳进行分离，再通过同位素标记或荧光标记进行检测。由 ABI 公司研发的自动荧光毛细管电泳测序是一代测序应用最为广泛的商用测序仪。一代测序的优点在于读长较长（1kb）且准确，但是测序速度慢，成本高。基于一代测序的标志性成果是人类基因组计划（human genome project，HGP）的完成。在这一预算 30 亿美元的计划中，多国科学家联手经过十余年才完成人类基因组 30 亿个碱基对的测序。

新一代测序技术（next-generation sequencing，NGS）是在 2005 年左右开始发展起来的。代表性技术是 Roche 公司的 454 焦磷酸测序技术，Illumina 公司的可逆末端终止荧光测序技术，以及 ABI 公司的 SOLiD 连接测序法。虽然这些技术的细节不尽相同，但其工作流程在很大程度上是相似的。首先将 DNA 随机片段化，并加上通用的 PCR 接头建库。随后这些 DNA 模板经过 PCR 扩增，形成在空间上分开的扩增簇。最后通过特定的生化反应同时对大量扩增簇进行并行测序。相比于一代测序，其优点是采用了效率更高的体外 PCR 扩增，以及高通量的并行测序。特别是 Illumina 测序技术经过 10 多年的改进，一直不断地提高测序通量，极大降低了测序成本，几乎已经垄断了整个 NGS 市场。例如，2010 年 Illumina 发布了 HiseqX，将个人全基因组的测序成本降低为 1 000 美元。他们随后又于 2017 年发布了新一代的 NovaSeq 系列测序仪，可望将个人全基因组序列的测序成本降低到 100 美元。但 NGS 的缺点在于读长偏短，例如 Illumina 平台的双端测序模式一般不能超过 2×300 碱基。

新一代测序低成本、高通量、通用性的特点极大扩增了测序的运用范围。除了传统的基因组和转录组测序，NGS 还被用于表观遗传组测序、环境微生物组测序和单细胞测序等诸多新兴领域。多层次、全方位的"组学"数据的积累，也带动了生物医学领域大数据处理和分析技术的快速发展。基于 NGS 的大数据计划方兴未艾，例如千人基因组计划（1 000 Genomes Project），英国万人基因组计划（UK10K），DNA元件百科全书计划（Encyclopedia of DNA Elements，ENCODE），癌症基因组图谱计划（The Cancer Genome Altas，TCGA），整合人类微生物组计划（Integrative Human Microbiome Project，iHMP）等，形成了许多有参考价值的数据库。与其他领域一样，大数据不仅加快了生物医学研究的进程，也使得NGS技术逐渐走入临床应用。个人基因组信息时代便是在这样的背景下应运而生的。其标志性事件是在2015年，时任美国总统奥巴马提出了著名的"精准医学"计划，将基因组数据与环境、生活习惯等个性化信息纳入到疾病的预防和治疗中，被认为是医学领域的一次革命。

二、个人基因组信息时代

个人基因组信息为疾病的预防、诊断和治疗都提供了极大便利。我们可以通过全基因组或热点基因的序列分析，分析病人是否携带遗传类疾病，对优生优育进行指导。除了遗传类疾病，癌症研究是另一个有望从个人基因组技术中获得突破的领域。在TCGA等癌症基因组图谱计划中，通过对大量样本的测序数据分析，科学家们已经发现了许多有临床意义的癌症标志物。在针对个人的检测当中，利用这些标志物能够辅助判断个体是否患有癌症、所患癌症的精确亚型和预后等临床特征，并能更好地设计用药和治疗方案。新兴的液体活检技术有助于动态监控癌症的进展。其他复杂疾病的预防和治疗也可能从个人基因组信息中获益。下面是NGS和个人基因组信息的一些应用领域。

（一）遗传病筛查

遗传病筛查的基本原理是通过NGS发现个人基因组中的变异位点，并与遗传病数据库中收录的致病位点进行比对。目前最大的人类孟德尔遗传病数据库为OMIM，除此之外，我们也常常借助DECIPHER、Orphanet等数据库分析遗传疾病相关信息。这通常用于罕见病的遗传筛查和诊断。比如半乳糖代谢途径上的三种酶（GALT，GALK1，GALE）的编码基因发生功能缺陷性突变会导致半乳糖血症。这也可以用于遗传性肿瘤的筛查，以便对肿瘤进行早期预防。例如林奇综合征，是由错配修复基因（MSH2，MSH6，MLH1，PMS2等）的胚系突变导致的。在特定癌症比如乳腺癌当中，对于BRCA1和BRCA2基因的遗传筛查也显得至关重要。

（二）产前诊断

产前诊断对降低遗传缺陷的发生率至关重要。无创产前检测（Non-invasive prenatal testing，NIPT）是目前全基因组测序在临床上应用最广泛的领域。NIPT通过孕期母体的外周血，利用NGS对其中的游离的DNA片段（包含胎儿DNA）进行测序，判断胎儿是否患染色体疾病（如唐氏综合征等）。近年来，随着试管婴儿和胚胎移植的开展，植入前遗传诊断（preimplantation genetic diagnosis，PGD）也日益受到重视。通过在胚胎植入前对DNA进行测序，可以有效阻断基因缺陷在亲代和子代间的传递。

（三）癌症治疗

肿瘤组织中发生的体细胞突变在癌症的发生发展过程中发挥了重要作用。目前，TCGA和COSMIC数据库已收录了多种癌症的体细胞突变位点。靶向药物针对特定的体细胞突变设计，可以特异性杀死肿瘤细胞。例如，在肺癌的治疗中，可以用EGFR酪氨酸激酶抑制剂（EGFR-TKI）靶向特定的EGFR位点突变，ALK抑制剂靶向ALK蛋白融合突变等。PharmGKB是一个综合的药物靶点数据库。相比于传统单靶点检测，NGS技术理论上可以同时筛查所有可能的药物靶点，大大提高了伴随诊断的效率，目前已应用于临床。

NGS在肿瘤的免疫疗法中也有良好的应用前景。近年来，以PD-1/PD-L1免疫抑制剂为代表的肿瘤免疫治疗取得了良好的效果，但也只有20%~40%的肿瘤患者对免疫治疗有反应。虽然一些传统指标，比如PD-L1表达和微卫星不稳定性等，对免疫治疗的效果有一定预测作用。但最近的研究发现，通过全外显子组测序得到的肿瘤突变负荷（tumor mutational burden，TMB）是免疫治疗更好的分子标志物。这可能是因为，高TMB的肿瘤细胞可以表达更多类型的新抗原，这对于免疫细胞对肿瘤细胞的特异性识别是有利的。

（四）液体活检

液体活检是指一类通过常规抽血，分析来自肿瘤组织的细胞或分子的方法。相比于肿瘤组织活检，无创的液体活检不仅风险更小，而且可以实时对肿瘤进行检测，并能降低肿瘤细胞异质性对取样的影响。在癌症病人的血浆游离 DNA（cfDNA）中，有一部分是来自于肿瘤组织的循环肿瘤 DNA（ctDNA）。对 cfDNA 进行深度测序，从而获取肿瘤组织基因突变信息的方法，正迅速成为对癌症检测和跟踪的重要工具。目前，cfDNA 已用于治疗应答的追踪、耐药性和术后残留病变的检测，甚至癌症早期的检测。例如，使用 cfDNA 检测来识别非小细胞肺癌病人血浆中 EGFR 的特定突变，已被 FDA 批准可以作为 EGFR 疗法的伴随诊断。

（五）复杂性疾病的风险预测

复杂性疾病是一类与多基因遗传和环境及其相互作用有关的疾病，例如常见的心血管疾病、糖尿病和神经退行性疾病等。全基因组关联分析（genome-wide association studies，GWAS）是揭示复杂性疾病遗传机制的主要方法。传统的 GWAS 基于"常见疾病-常见突变"假说设计，即通过 SNP 微阵列来检测复杂疾病人群中显著高频的 SNP。经过十多年的研究，GWAS Catalog 数据库中已积累了大量复杂疾病和常见突变的关联。但是，人们很快发现这些常见突变只能解释复杂性疾病遗传度的极小一部分。例如，开展得最多的 2 型糖尿病 GWAS 研究共得到了超过 30 个关联的常见突变位点，但这些突变只能解释 2 型糖尿病遗传度的 6%。最近的 GWAS 已经开始通过更大规模人群的全基因组测序，鉴定与复杂疾病有关且效应较强的罕见突变。随着复杂疾病遗传结构的进一步揭示，基于个人基因组信息的复杂疾病风险预测将变得越来越精准。

（李亦学）

第二节　基因组数据分析基础技术

一、序列比对

（一）序列比对简介

序列比对（sequence alignment）是基因组数据分析的基础。其基本思想是：基于生物学中序列决定结构，结构决定功能的普遍规律，将核酸序列和蛋白质一级结构上的氨基酸序列都看成由基本字符组成的字符串，检测序列之间的相似性，发现生物序列中的功能、结构和进化的信息。

根据比对的序列数量又分为两两序列比对（pairwise sequence alignment）以及多序列比对（multiple sequence alignment）。两两序列比对可用于鉴定两条序列之间的相似性区域，这些区域可能揭示了它们在功能以及结构上的相似程度。多序列比对通常是将三条或更多的序列进行比对，根据比对的结果推测序列同源性以及它们在进化上的关系。

（二）序列比对的常用工具

目前，已经有很多序列比对相关的生物信息学工具被开发出来并被广泛使用（表 11-2-1）。

表 11-2-1　常见的多序列比对工具的优缺点

名称	分类	特点	比对数量
Clustal	多序列比对	包含 ClustalX（图形化界面）、ClustalW（命令行界面）以及最新版的 Clustal Omega（更新比对算法，较前两者更快，更加准确）	中型任务
Kalign	多序列比对	运行速度非常快	大型任务
MAFFT	多序列比对	采用快速傅里叶变换，最新版本可在比对时整合序列结构的信息	中型任务
Muscle	多序列比对	运行速度快，准确性好，特别对蛋白质序列，但对计算机内存要求较高	中型任务
T-coffee	多序列比对	整合其他信息，如：结构信息以及实验数据等，提供高准确性比对，耗时长	小型任务
Needle	两两序列比对	基于 Needleman-Wunsch 算法两条序列间的全局比对	–
Water	两两序列比对	基于 Smith-Waterman 算法进行两条序列间的局部比对	–
LALIGN	两两序列比对	通过对局部比对结果中非相交的部分计算来鉴定重复的区域	–
Matcher	两两序列比对	在 LALIGN 应用程序的基础上，采用更严格的算法识别两条序列之间的局部相似性	–
GeneWise	两两序列比对	将蛋白质序列比对到 DNA 序列上，允许比对包含内含子以及移码框错误	–

（三）BLAST 序列比对工具

除了使用上述工具对感兴趣的序列进行比对外，将序列比对到已知的核酸或者蛋白质序列数据库也是十分重要的内容。在此方面，BLAST（basic local alignment search tool）是最常用的工具。它可以将一条或多条序列快速地比对到核酸或蛋白质序列数据库中。因此，很多数据库都提供 BLAST 分析，如 NCBI 的 BLAST 工具。

BLAST 的使用十分灵活，它既可以将核酸序列比对到核酸数据库，也可以将核酸序列比对到蛋白质序列数据库。对蛋白序列的比对也是一样的。目前，BLAST 提供 5 种不同的比对方式。

1）BLASTN：将提交的核酸序列比对到核酸序列数据库中。

2）BLASTP：将提交的蛋白质序列比对到蛋白质序列数据库中。

3）BLASTX：将提交的核酸序列翻译为蛋白质序列后，再比对到蛋白质序列数据库中。

4）TBLASTN：将蛋白质序列比对到核酸数据库中，与 BLASTX 不同的是，TBLASTN 将核酸数据库中的序列先翻译成为蛋白质序列，然后再将提交的蛋白质序列与这些翻译的序列进行比对。

5）TBLASTX：将核酸序列比对到核酸数据库中，与 BLASTN 不同的是，TBLASTX 首先将提交的核酸序列以及核酸数据库中的序列都先翻译成蛋白质序列，然后再进行比对。

用户可以根据自己的需求选择适合自己的具体工具。另外，BLAST 还提供本地查询的方式。用户只需要在本地安装 BLAST 工具，并将待比对的序列数据库下载到本地，即可进行本地运行。但通过该方式进行 BLAST 分析应注重对本地数据库的更新及维护。

（四）序列比对在基因组测序数据中的应用

介绍完序列比对的基本概念之后，本部分我们将介绍两者在基因组数据分析上的应用，特别是基于二代测序技术进行的基因组数据分析。

在实际研究中，为了探究特定生物条件下组织的基因组特征，我们通常会从感兴趣的组织中提取全部或者特定部位基因组序列进行测序。测序的结果记录在 fastq 文件中。在 fastq 文件中，每四行为一个单位，记录着每个读段（reads）的具体信息。其中第一行记录 reads 的编号，第二行记录具体碱基序列，第三行一般为"+"号，第四行记录了每个碱基的质量。将 reads 比对到参考基因组上是基因组数据分析中最基础的内容。只有在比对之后，我们才能对序列进行定性（如：基因组位置、是否存在变异等）或定量（如：差异甲基化区域）的研究。

在分析过程中，测序质量不佳的 reads 或者碱基将极大影响比对的结果。因此，我们需要在比对之前，先对测序数据进行质量控制。表 11-2-2 提供了常用的质控工具。其中，Fastqc 是最常用的初步查看测序质量的工具。Fastqc 将测序的质量通过可视化的方式展示，并不会对质量差的 reads 进行操作。用户可以根据 Fastqc 的结果选择对数据进行进一步的质控，比如去掉质量未达到阈值的 reads、剪切掉 reads 在 3′ 端末端质量不佳的碱基等。

表 11-2-2　常用的基因组测序数据质控工具

名称	简介
Fastqc	对测序质量进行评估，以可视化的方式展示结果。可用于查看测序的总体质量、测序接头残留情况等。
NGS Toolkit	识别残留的测序接头，过滤质量较差的 reads，修建 reads 的 3' 末端质量不佳的 reads
Trimmomatic	识别残留的测序接头，过滤质量较差的 reads，修建 reads 的 3' 末端质量不佳的 reads
Cutadapt	过滤质量差的 reads，对质量较差碱基进行剪切，去除残留的测序 barcode 以及测序接头
Trim Galore	Fastqc 以及 Cutadapt 的整合，质控后的结果可直接进行 Fastqc 分析，进一步确定质控的效果
FASTX Toolkit	多工具整合，方便对 FASTQ 以及 FASTA 文件进行一定操作

质控后的 reads 即可经比对工具比对到参考基因组上。BWA（Burrows Wheeler Aligner）工具以及 Bowtie 工具是常用的比对工具。其中，BWA 工具又包含了三种子算法 BWA-backtrack、

BWA-SW 及 BWA-MEM。BWA-backtrack 是专为短片段的 Illumina 测序数据设计的,而后两者可用于较长片段 reads(70bp~1Mbp)的比对。其中,BWA-MEM 的使用较广泛,而 BWA-SW 则使用于比对 gap 较多的情况。Bowtie 则十分适合短序列的比对任务。

比对后的结果记录于 SAM 或 BAM 文件中(BAM 文件是 SAM 文件的二进制版本)。SAM 是一种序列比对格式标准,是以 Tab 为分割符的文本格式。SAM 文件的前 11 列为必须列,从第 12 列开始为可选项。并且前 11 列的顺序不可更改,具体的内容请见表 11-2-3。

表 11-2-3 SAM 文件的格式说明

列号	列名	简介
1	QNAME	reads 的编号,一般为 FASTQ 文件中 reads 的编号
2	FLAG	数字符号,用于记录比对的情况。如:是否 PCR 重复、是否比对到基因组的多个区域、是否较好地比对到基因组上
3	RNAME	参考基因序列的名称,一般为染色体号,如:"chr1"
4	POS	比对参考基因序列的位置
5	MAPQ	比对质量
6	CIGAR	CIGAR 字符串,用于表示具体的比对情况。如:"I" 表示相对于参考序列发生了插入,"D" 表示相对于参考序列发生的缺失
7	RNEXT	在配对的数据中,记录了配对 reads 比对到的基因组序列的名称,一般为配对 reads 比对到的基因组序列染色体编号
8	PNEXT	在配对的数据中,记录了配对 reads 比对到的基因组序列的位置
9	TLEN	序列长度
10	SEQ	序列具体的碱基组成,同 FASTQ 文件中的碱基序列行
11	QUAL	reads 的质量,同 FASTQ 文件中的质量行

二、核酸序列特征挖掘技术基础

在 DNA 序列的分析中,除了进行序列比对外,还有一个很重要的工作就是从序列中识别调控基因表达的元件。这些元件具有一定的特征。这里我们以转录因子(transcription factors, TFs)对表达的调控为例具体展开。

在真核细胞中,各种各样的 TFs 结合在染色质上,调控着局部染色质的状态以及调控元件的活性。每个转录因子都有自己结合 DNA 的序列模式。一个 DNA 片段的序列与一个序列模式的相符程度决定了相应的转录因子与该 DNA 片段结合的潜力。我们把每个转录因子结合 DNA 的序列模式称为它的 binding motif。利用 ChIP-seq 技术可以系统地识别转录因子在基因组上的结合位点。

从技术上来讲,目前被最广泛使用的 motif 表示方式是位置权重矩阵(position specific weight matrix, PSWM)。该矩阵针对固定长度的 DNA 序列,描述每个位置上 A、C、G 和 T 四种碱基出现的频率。将某个转录因子的数千个 DNA 结合位点的序列对齐,并统计每个位置上每种碱基的出现次数,就可以得到 PSWM(因为不是每个结合位点的每个位置的碱基信息都是可以得到的,所以 PSWM 的每一列的和不一定相等)。

关于 motif 的计算分析涉及了多种算法。这些算法从功能上来看主要有两大类。第一类算法,根据已知的 motif 的 PSWM,在全基因组范围内(或特定的基因组区域内)系统地识别可能的转录因子结合位点(即找出那些与 motif 高度相符的 DNA 序列)。有许多方法被开发出来进行这个分析,比如 HOMER 和 MEME。值得注意的是,进行这些分析需要提前知道 motif 的具体 PSWM。这里我们给出两个常用的 motif 数据库:JASPAR 和 TRANSFAC,它们收录了各种物种里的许多转录因子结合 motif 的信息,并提供了一些实用的在线分析工具。另一类算法是基于无监督学习的方法,它们基于一组给定的 DNA 序列,从中识别出反复出现的序列模式,进而得到新的转录因子结合 motif 以及相应的 PSWM。HOMER 及 MEME 都可用于这种分析。

三、基因组变异鉴定基础技术

（一）基因组变异概要

对于原核以及真核生物而言，每个个体都有属于自己的基因组。来自同一物种的生物个体有着非常相似的基因组，但个体之间又存在差异。基因组上的差异是生物多样性的主要成因之一。通过对这些差异的研究，可以扩增对基因组进化、群体多态性以及疾病易感性等方面的认知。特别在于肿瘤生物学的研究中，鉴定肿瘤组织中的体细胞突变对肿瘤的预防、治疗以及耐药性解析等都具有重大的意义。例如，现已探明 BRCA1 基因的突变大大增加了乳腺癌的发病风险；在非小细胞肺癌中，EGFR 基因第 20 号外显子上的变异（T790M）与 EGFR-酪氨酸激酶抑制剂（EGFR-TKI）的耐药性有关。

我们称这些差异为基因组变异。需要注意的是，"变异"是一个相对的概念。在讨论"变异"时应根据研究的目的设定参考系。以肿瘤细胞体细胞变异的鉴定为例，这里的"变异"指的是相对于人类参考基因组的变异。基因组变异按其发生的部位可以分为体细胞突变（somatic mutations）以及生殖细胞突变（germline mutations）。发生在生殖细胞中的突变可能经过受精卵直接遗传给后代，理论上子代的每个体细胞都会携带这种变异。与生殖细胞突变不同，体细胞的突变只能在体细胞之间传递，并不能遗传给后代。无论发生在什么部位，基因组的变异主要有以下几种类型：

1）点突变（single nucleotide variation, SNV），即单个碱基位点的突变。根据点突变对蛋白质一级序列的影响，又可以将位于蛋白质编码基因上突变细分为：同义突变（不改变氨基酸）、错义突变（导致氨基酸替换）及无义突变（引入终止密码子，后续序列无法正常翻译）。

2）插入和缺失（insertion and deletion, INDEL），即相对于参考基因组发生了小片段（<50 个碱基）的插入或缺失。INDEL 可以引起蛋白质翻译过程中读码框的位移，从而导致从突变位点开始的后续氨基酸序列的紊乱。这将会极大地影响蛋白质的功能。

3）拷贝数变异（copy number variations, CNVs）及结构变异（structure variation, SV）通常指基因组上大片段（>50 个碱基）的缺失、插入、重复（duplication）、倒位（inversion）、易位（translocation）。

（二）鉴定原理及方法

在实际的课题研究中，应该充分考虑实验目的，进行针对性的实验设计。特别是在体细胞突变的研究中，应该收集相应的对照组织样本，并用于排除生殖细胞突变的影响。目前，基因芯片以及基因组测序的方法可用于检测上述变异。基因芯片虽然成本较低，但是局限大，只能用于检测特定位置的变异情况。另外，在 CNV 或 SV 的检测上，芯片无法进行断点的精确检测。相比之下，全基因组测序技术虽然成本较高，但能够很好地克服基因芯片的缺点。因此，下文将重点介绍基于二代测序技术鉴定基因组突变的方法及使用的工具。

首先，我们讨论对 SNV 以及 INDEL 的鉴定。实际上，SAM 文件的第六列"CIGAR"字符串已经为我们标注了每条 reads 相对于参考基因组发生的 SNV 以及 INDEL 的情况。因此，SAM 文件中的信息已经为我们提供了初步的候选位点。但它们的假阳性很高，一方面是因为在建库及测序的过程中可能引入错误，另一方面则因为比对算法本身的缺陷，容易在 INDEL 区域产生比对错误。对于第一类错误，最常见的解决方法即要求多条质量良好的 reads 同时捕捉到突变位点，并且要求这些 reads 不是由聚合酶链式反应（PCR）引入的重复序列；对于第二类错误，则是将 INDEL 区域进行重新比对。

为了尽可能避免假阳性，在基因组变异的鉴定上通常有三大步骤：预处理、变异的鉴定以及结果过滤。在预处理过程中，需要去除 PCR 引入的重复序列并且矫正 INDEL 区域的比对偏差。然后，借助各种 SNP 以及 INDEL 的鉴定工具进一步去除假阳性的位点。在体细胞变异的鉴定中，往往需要同时提供待检测的样本与对照样本的 SAM 文件以提高体细胞突变检测的准确性。最后，用户还可以根据一些先验知识进一步过滤掉与表型无关的突变。例如：在肿瘤体细胞突变的检测中，通常会过滤掉那些在正常人群中（如千人基因组计划中）有一定突变频率的位点。表 11-2-4 列出了 SNV 以及 INDEL 鉴定过程中常用的工具。

与 SNV 及 INDEL 的鉴定不同，CNV 及 SV 的

表 11-2-4　SNV 以及 INDEL 鉴定的常见工具

软件名称	工具	功能简介
Samtools	view, sort, index, merge	对 SAM 文件进行查看、排序、建立索引以及合并操作
Picard	Mark Duplicates	去除 PCR 重复序列
GATK	Realigner Target Creator, Indel Realigner	INDEL 区域局部重比对
GATK	Base Recalibrator	矫正碱基的质量
Samtools	mpileup	生殖细胞变异的鉴定
GATK	Haplotype Caller	生殖细胞变异的鉴定
GATK	MuTect2	体细胞突变的鉴定
Varscan2	somatic	体细胞突变 SNV 以及 INDEL 鉴定
Strelka	—	体细胞突变 SNV 以及 INDEL 鉴定
Lofreq	somatic	体细胞突变 SNV 以及 INDEL 鉴定
Somaticsniper	bam-somaticsniper	体细胞 SNV 位点的鉴定

鉴定还需要同时考虑定量的因素,因此在鉴定原理上有所不同,使用的工具也不相同。但对 SAM 文件的预处理同样是十分必要的。目前,用于检测 CNV 或 SV 的工具主要基于 4 种不同的原理:基于配对 reads 异常比对到基因组的方法(read pair end mapping, RP),基于 reads 的覆盖度的方法(read-depth, RD),基于在比对时需要引入间隙(gaps)的方法(split-reads, SR)以及重新组装基因组的方法(assembly, AS)。这四种方法各有优缺点。需要注意的是,对于全外显子测序的数据,因为测序的 reads 本身只覆盖了不到 5% 的基因组区域,所以在 CNV 及 SV 的断点检测上有一定的困难。因此,针对此类数据开发的工具主要基于 RD 方法。CNV 及 SV 的鉴定工具很多,这里不一一列举。用户在选取工具的过程中应注重结合多个不同的策略,综合考虑各种策略所得的结果,最大限度地降低假阴性率及假阳性率。

（李 虹）

第三节　表观基因组学分析技术

一、表观基因组学

（一）表观基因组概念

表观基因组是指一个生物体 DNA 和组蛋白上的化学变化,这些变化不涉及 DNA 序列的改变,同时可以通过跨代表观遗传传递给个体的后代。DNA 甲基化,组蛋白修饰,染色质免疫共沉淀(ChIP-seq),染色质开放区域技术,核小体定位,非编码 RNA 等都属于表观基因组领域。表观基因组的异常会导致染色质结构和基因组功能的改变,从而影响生物表型性状。表观基因组参与调节基因表达,发育,组织分化和转座因子的抑制等功能。与个体稳定的基因组不同,表观基因组可能受到环境影响而动态地改变。

（二）表观基因组与癌症

目前,表观基因组是癌症研究中的热点。人类肿瘤的表观遗传改变主要是 DNA 甲基化异常和组蛋白修饰变化。癌症细胞异常的表观基因组状态可以概括为:全基因组的 DNA 低甲基化,抑癌基因 CpG 岛启动子的高甲基化,关键基因的组蛋白修饰发生改变,总体上表现为组蛋白 H4 单乙酰化和三甲基化缺失。

（三）表观基因组项目

自 2000 年以来,表观基因组学的研究越发热烈,国际上成立了不同的表观基因组学项目,如欧洲的卓越"表观基因组"和"表观基因系统"网络(The Networks of Excellence 'The Epigenome' and 'EpiGeneSys')、美国国立卫生研究院的表观基因组计划路线图(Roadmap Epigenomics Project)和 ENCODE 计划,以及国际人类表观基因组联盟(International Human Epigenome Consortium)。

目前较为广泛使用的是表观基因组计划路线图，其目标是从健康个体的各种细胞系、原代细胞和基础组织产生人类的参考表观基因组。2015年之后增添了部分癌症细胞系的表观基因组数据，目前总共收录了 111 个参考表观基因组。

二、DNA 甲基化分析

DNA 甲基化是指在 DNA 序列不变的条件下，在部分碱基上加上甲基的过程。在哺乳动物中，DNA 甲基化主要是指以 S- 腺苷甲硫氨酸为甲基供体，CpG 二核苷酸 5′ 端的胞嘧啶转变为 5′ 甲基胞嘧啶的过程。DNA 甲基化最初分析限制在 CpG 富集的区域，之后提出了一些新的全基因组测序方法来测量整个基因组的甲基化水平。目前，广泛使用的 DNA 甲基化全基因组测序方法有以下四种：全基因组亚硫酸氢盐测序（whole-genome bisulfite sequencing, WGBS），甲基化绑定结构域捕获测序（methyl-binding domain capture sequencing, MBDCap-seq），精简代表性亚硫酸氢盐测序（reduced-representation-bisulfite-sequencing, RRBS），以及甲基化芯片。

（一）全基因组亚硫酸氢盐测序

亚硫盐测序因为可以在单碱基水平上测量 DNA 甲基化，因此作为甲基化测序的"金标准"。DNA 通过亚硫盐处理后，胞嘧啶转化为尿嘧啶，经 PCR 扩增后再转化为胸腺嘧啶，而甲基化的胞嘧啶不被转化仍然维持胞嘧啶。目前，高通量测序技术的发展实现了对亚硫盐处理的 DNA 全基因组单碱基分辨率的检测。首先将基因组 DNA 打断成 100~500 个碱基的片段，并连接到测序引物上；之后进行片段大小选择和亚硫酸氢盐转化；最后构建文库并上机测序。实现常染色体和性染色体上 28 217 009 个 CpG 位点、深度 30 层倍覆盖率至少需要超过 5 亿个配对的测序片段。通常使用 WGBS 可以评估基因组中 95% 的 CpG 位点。WGBS 的优点是提供了单碱基分辨率和全基因组覆盖度。然而，它通常需要相对大量的 DNA（1~5μg），并且其结果的解释需要专业的计算分析。

（二）亲和富集方法

全基因组基于亲和富集的方法依赖于酶对甲基化区域的富集，然后通过微阵列杂交或者二代测序识别富集的区域。两种常见的甲基化富集方法包括使用对 5- 甲基胞嘧啶特异的单克隆抗体的甲基 -DNA 免疫沉淀（MeDIP）和用 MBD 蛋白亲和捕获 DNA 甲基化的富集方法（MBDCap）。MeDIP 和 MBDCap 都可以与二代测序（MeDIP-seq 和 MBDCap-seq）结合使用。然而，由于不同捕获技术的偏差，通常会对独特的基因组区域进行富集。MeDIP 基于单链 DNA 片段的免疫沉淀方法并且靶向低 CpG 密度的甲基化区域，比如基因间区。相比之下，基于 MBD 方法捕获双链甲基化 DNA 片段并主要富集 CpG 密集区域，例如 CpG 岛。

MBDCap-seq 的实验处理流程与 WGBS 具有相似性，但缺少亚硫酸氢盐转化步骤。为了进行 MBDCap-seq，需要对基因组 DNA（0.2~1μg）进行超声处理，然后再用 MBD 蛋白捕获甲基化的 DNA。捕获后，结合的甲基化 DNA 可以一次性洗脱或逐步洗脱以富集 CpG 密度不同的片段。然后将富集的 DNA 进行文库制备和高通量测序。尽管该方法在 >0.2μg DNA 的新鲜冷冻组织中效率更高，但也可以从甲醛固定石蜡包埋样本（formaldehyde-fixed paraffin embedded tissue, FFPE）中分离出癌症病人的甲基化基因组 DNA，之后以 0.5μg DNA 进行 MBDCap-seq。亲和富集的方法准确解释数据需要大约 3 000 万个单端测序片段。在完全甲基化的 DNA 上进行的 MBDCap-seq 可以捕获大约 500 万个甲基化的 CpG 位点，产生大约 18% 的基因组覆盖率。

（三）精简代表性亚硫酸氢盐测序

RRBS 是一种有效且高通量的单核苷酸水平的甲基化测序技术。RRBS 首先依赖于消化基因组 DNA（0.01~0.03μg）的甲基化非敏感的限制酶，如 MspI（CCGG），这种酶会选择具有中等和高 CpG 密度的基因组区域，如 CpG 岛，然后根据 DNA 大小片段选择。这种精简代表性亚硫酸氢盐测序与 WGBS 测序一样，可以产生单碱基分辨率 DNA 甲基化图谱。RRBS 对 CpG 密度高的区域覆盖较好，例如 CpG 岛，对基因组的基因间或低甲基化区域覆盖较差。RRBS 下游分析至少需要测量大约 1 000 万个测序片段，这些片段会覆盖 3.7% 全基因组 CpG 二核苷酸或大约 100 万个 CpG 位点。

因为 RRBS 将亚硫酸氢盐测序靶向富集后的基因组区域，它的主要优点之一是比 WGBS 花费更少同时保留单核苷酸分辨率。RRBS 数据限制在了具有中等和高 CpG 密度的区域，并且富含启动子相关的 CpG 岛。RRBS 仅仅覆盖了分布在整个人类基因组中的大约 2 800 万个 CpG 二核苷酸中的 4%。因此，在基因间区和远端调控元件上缺乏覆盖是该方法的缺点。此外，尽管可以使用类似的 WGBS 流水线处理 RRBS 数据，但数据分析需要相似水平的专业知识，因此涉及类似的挑战。

（四）甲基化芯片

甲基化芯片是各种细胞类型中全基因组 DNA 甲基化分析的有力选择。它适用于临床样品，包括 FFPE 组织，仅需很少的起始材料（约 0.5μg），性价比高，并且可以以高通量方式使用。该技术不同于上述其他甲基化技术，它不依赖于捕获或富集或使用限制酶或高通量测序进行数据生成。甲基化芯片是以基因组 DNA 的亚硫酸氢盐转化（0.5~1mg）开始。转化的基因组 DNA 与含有预先设计探针的微阵列芯片杂交，这些预先设计的探针可以区分化学甲基化胞嘧啶和未甲基化胞嘧啶（转化为尿嘧啶）。之后通过包含荧光染色的标记核苷酸单碱基延伸，扫描微阵列检测未甲基化探针产生的荧光信号与甲基化探针的荧光信号，最终确定甲基化水平。

以目前公共数据库中使用量最大的 Infinium Human Methylation 450k Bead Chips 为例，HM450k 覆盖了整个人类基因组 482 422 个胞嘧啶位点，占人类基因组中所有 CpG 位点的约 1.7%，低于其他方法。然而，这些位点富含 CpG（99.3%）区域，并且微阵列上几乎 25% 探针（大约 118 871 个 CpG 位点）覆盖基因间区，例如生物信息学预测的增强子，DNase Ⅰ 高敏性位点，以及经过验证的差异甲基化区域。HM450k 可以在新鲜冷冻组织和 FFPE DNA 上进行，同时也可以有效地分析较小量 DNA（0.2μg）。HM450 仅需要少量的输入材料并且成本较低，因此它已经成为大规模全基因组 DNA 甲基化分析的首选方法。但是，使用甲基化芯片技术时，还有一些问题需要考虑。首先，甲基化芯片的探针是根据先前信息预先设计的，因此，设计不是中性假设的。其次，假设与探针相邻的 CpG 位点甲基化程度是一致的，这被称为"共甲基化假设"。最后，微阵列上两种类型的探针设计之间存在设计差异，同时探针的过滤可能受单核苷酸多态性的影响，因此这些问题都需要在后续数据分析时考虑。

（五）不同甲基化检测技术的比较和分析

对于不同的甲基化检测技术，其覆盖的基因组 CpG 位点数目不同，总结如下表 11-3-1 和表 11-3-2 所示。

表 11-3-1　不同甲基化检测技术基因组区域覆盖分布

	WGBS	MBDCap	RRBS	HM450K
启动子区域	1 962 844	1 281 138	504 446	187 791
基因区	11 951 925	2 188 593	312 957	175 760
基因间区	13 116 432	1 571 060	236 875	118 871
总共 CpG 位点	27 031 201	5 040 791	1 054 278	482 422

表 11-3-2　不同甲基化检测技术 CpG 岛区域覆盖分布

	WGBS	MBDCap	RRBS	HM450K
CpG 岛区	2 019 500	1 572 591	641 182	150 253
CpG 海岸区	1 936 549	902 062	127 090	111 988

单碱基分辨率甲基化分析起始于甲基化位点信号，对于 WGBS 和 RRBS 测序，需要根据测序片段获得基因组上不同甲基化位点的强度，主要步骤为：①数据质控，剔除不符合要求的测序片段。②过滤后的片段经过甲基化比对软件比对到参考基因组（比如 Bismark）。甲基化比对时需要对参考基因组做亚硫酸氢盐转换，使其能够与测序片段匹配。③甲基化信息提取，对于比对上的片段，先去除重复比对序列，然后提取基因组上每个 CpG 位点的甲基化信号值。甲基化芯片数据通过读取图像数据后直接可以得到预先定义好的探针甲基化信号强度。非单碱基分辨率的检测技术，比如 MBDCap，分析方法跟 ChIP-seq 的分析流程类似。

得到 CpG 甲基化信号强度后，对于单一组别的样本可以看基因组甲基化的整体分布和不同功能元件上的甲基化水平；对于多组样本的比较，可以删选差异甲基化位点获得实验条件下发生变化的甲基化位点,然后对这些位点做功能注释,探讨差异甲基化影响的基因以及可能参与的生物学功能。

三、染色质免疫共沉淀分析技术

ChIP-seq 是用于分析蛋白质与 DNA 相互作用的方法。它将染色质免疫沉淀(ChIP)与大规模平行 DNA 测序相结合,以鉴定 DNA 上相关蛋白的结合位点,用于精确定位任何感兴趣的蛋白质结合的 DNA。确定蛋白质如何与 DNA 相互作用以调节基因表达对于充分理解许多生物过程和疾病状态至关重要。目前,ChIP-seq 主要用于分析转录因子结合,组蛋白修饰和其他 DNA 结合的蛋白对基因组表达调控的分析。

(一)ChIP-seq 原理

ChIP-seq 的原理是首先通过染色质免疫共沉淀技术(ChIP)用 DNA 结合蛋白特异性抗体富集蛋白结合的 DNA 片段,并对这些片段其进行纯化与文库构建,然后扩增这些片段,进行高通量测序。通过高通量测序的数百万条测序片段映射到基因组上,从而获得全基因组上蛋白结合的 DNA 位置信息。

(二)ChIP-seq 操作流程

ChIP-seq 主要操作流程如下:①先甲醛交联整个细胞系或者组织,将目标蛋白与染色质连接起来;②用超声波分离基因组 DNA,将其打断成一定长度的小片段;③加入与目标蛋白质特异性结合的抗体,通过抗体与目标蛋白形成免疫共沉淀结合的复合体;④通过去交联的方法得到纯化的 DNA 序列,即染色质免疫沉淀的 DNA 样本;⑤将得到好的样本进行 PCR 扩增,然后高通量测序。该技术的灵敏度取决于测序深度,基因组的大小和目标蛋白的基因组分布。较深的测序深度与更高的成本直接相关,同时得到的结果也更为可靠。

(三)ChIP-seq 生物信息分析

ChIP 实验之后的高通量测序数据一般为 fastq 格式的 DNA 序列文件,数据分析基本步骤如下:①首先对测序的结果做质量控制,其目的主要是剔除低质量的测序片段、重复区域片段和构建文库所加的引物片段;②将过滤好的高质量测序数据通过基因组比对软件(比如 Bowtie)比

对到参考基因组上得到 bam 文件,这一部可以剔除掉未匹配上的片段和匹配到基因组多个位置的片段等进一步对 bam 文件过滤;③利用 bam 文件寻找蛋白结合区域(peak calling),这一部可以得到目标蛋白结合到基因组上的具体位置,从而获得蛋白结合位点(bed 文件);④之后可以根据 bed 文件做 motif 分析,寻找目标蛋白绑定的结构域或者其他可能结合的转录因子;⑤最后一步为注释,对 bed 文件根据已有的知识库进行注释,获得目标蛋白偏向结合的基因组元件,可能结合的基因和主要参与的功能。

四、染色质开放区域分析技术

真核生物的 DNA 复制和转录时需要将被核小体紧密包裹的 DNA 打开,这部分暴露的 DNA 可以结合转录因子,从而实现 DNA 复制和转录,这一部分被打开的 DNA 序列叫作开放染色质。开放的染色质提供了其他转录因子接触 DNA 的环境,叫作染色质的可及性。因此,染色质的可及性与转录调控有关,常见的研究方法包括 ATAC-seq、DNase-seq 和 FAIRE-seq 等。ATAC-seq 方法需要的细胞量少,实验操作简单,能够在全基因组范围内定量染色质的开放状态,是目前研究染色质开放性的首选技术。以 ATAC-seq 为例,详细介绍染色质开放区域分析技术。

(一)ATAC-seq 介绍

ATAC-seq(assay for transposase-accessible chromatin with high throughput sequencing)是 2013 年提出来的研究染色质可行性的方法,并且方法在 2015 年得到改进,主要是利用超敏 Tn5 转座酶容易结合在开放染色质区域的特点,对 Tn5 酶捕获的染色质的开放区域 DNA 序列加上接头,PCR 扩增,然后进行高通量测序,从而获得基因组的染色质打开区段。ATAC-seq 与 ChIP-seq 技术类似,其主要区别是 ATAC-seq 不需要知道特定的转录因子,用于检测全基因组范围内染色质的开放程度,而 ChIP-seq 是观察感兴趣的转录因子与 DNA 的相互作用。

(二)ATAC-seq 优势和应用

染色质开放区域的技术已经研究了很多年,包含之前提出的 DNase-seq,FAIRE-seq 和 MNase-seq 等方法,ATAC-seq 相比他们具有操作简单实

验周期短,不依赖抗体,所需生物样量低的特点。ATAC-seq 便利了染色质开放程度的研究,在胚胎发育,肿瘤发生,表观遗传修饰,疾病潜在标志物等方面都有重要应用。

(三) ATAC-seq 生物信息分析

ATAC-seq 和 ChIP-seq 的分析流程类似,对细胞悬浮液转座,纯化,扩增,测序后得到的 DNA 序列文件,先进行质量控制剔除低置信度、接头引物、重复片段等不合格测序片段,然后利用基因组比对软件(比如 Bowtie)比对到参考基因组;之后对比对到参考基因组的测序片段,利用 peak calling 软件求得染色质开放区域的位置;最后对这些位置进行转录因子结合结构域分析和功能注释分析,理解染色质开放区域背后的生物学过程。如果做了两组以上的 ATAC-seq,还可以根据不同样本比较染色质开放差异区域,得到这些区域影响的差异基因,从而理解实验条件对生物体 DNA 转录调控的影响。

五、染色体三维结构分析技术

染色体构象捕获技术是一系列分析细胞中染色质空间结构的技术,这些技术捕获三维空间中基因组相互作用的位点,但在二级结构上这些位点被很多核苷酸间隔开来。这些相互作用可能导致生物学功能作用,比如启动子和增强子的相互作用。目前,随着技术发展,染色体构象捕获经历了 3C、4C、5C、Hi-C 的技术进步,3C 用于测量点到点之间的 DNA 相互作用。4C 在 3C 的基础上改进可以测量一点到多点之间的染色质相互作用。之后 4C 技术进一步发展为 5C 技术,可以同时测量基因组多点与多点之间的相互作用。为了能捕获全基因组范围内的染色质相互作用,近年来发展了大家熟知的 Hi-C 技术,基于 DNA 序列线性距离远,空间结构近的 DNA 片段交联,富集,测序,揭示了全基因组染色质的相互作用。我们以 Hi-C 技术举例说明染色体三维结构分析。

(一) Hi-C 原理

Hi-C 技术是染色体构象捕获的一种衍生技术,是基于高通量进行染色质构象的捕获,可以在全基因组范围内获得不同基因位点之间的空间交互作用,从而研究三维空间中调控基因的元件。Hi-C 技术流程为:①用甲醛对细胞进行固定,从而交联 DNA 与蛋白质,蛋白质与蛋白质;②利用限制性内切酶内切 DNA,获得交联片段的黏性末端;③对交联末端进行修复,加入生物素标记,连接末端;④对 DNA 和蛋白质以及蛋白质与蛋白质解交联,使其分开,然后提取 DNA,打断,过滤带有生物素标记的片段,进行 DNA 建库;⑤对获得的 DNA 进行 PCR 扩增和高通量测序。

(二) Hi-C 生物信息分析

对于染色质构象的 Hi-C 数据,其格式为包含 DNA 碱基信息的 fastq 格式,生物信息处理主要包含以下几个步骤:①首先需要做数据的筛选质控:剔除引物序列,过滤低质量的测序片段;②使用基因组序列比对工具(比如 Bowtie, BWA)比对到参考基因组上,一般采用双端匹配模式;③定位酶切位点:在相互作用的测序片段匹配到基因组上后,搜索测序片段所对应的最近酶切位点,该位点代表了 DNA 上三维相互作用的大致位置;④筛选出有效比对,这种比对片段一般位于酶切位点两段同时片段延伸方向相反;⑤计算交互强度,根据有效匹配到的测序片段,将基因组分为同样大小的单元格,计算单元格之间交互作用强度;⑥交互作用标准化,通过数学的方法或者含有生物学假设的方法对交互矩阵进行标准化,使不同单元格具有可比性。

(李　虹)

第四节　转录组数据分析基础技术

一、转录组数据的获取

转录组指特定细胞或组织在特定状态下转录出来的所有 RNA 转录本的总和,包括 mRNA 和非编码 RNA。传统的转录组学数据主要通过微阵列(microarray,也称为基因芯片)技术获取。微阵列是将一系列预定的核苷酸探针排列在基质上,通过探针与目标转录本的杂交实现高通量分析。转录本通常会用荧光标记,因此每个探针位置的荧光强度表明该探针对应的转录本丰度。微阵列主要又分为以下两种类型:寡聚核苷酸阵列和 cDNA 阵列。前者探针较短,但是密度较高,一次只用来自一个生物样品的转录本做杂交实验,因此这种实验又被称为单通道实验。寡聚核苷酸阵列在 Affymetrix 生产 GeneChip 后得到推广,而 cDNA 阵列需要两种来源的生物样品(通常一为实验样品,一为作为对照样品),并给以不同的荧光标记,混合起来同时与微阵列杂交,因此这种实验又被称为双通道实验。微阵列技术可以实现快速、低成本地定量目标基因的表达,数据分析也比较容易。基于 R 的 Bioconductor 库汇集了微阵列数据分析的主要工具。但微阵列技术的主要缺点是探针设计只能针对序列已知的转录本,具有一定偏好性。

近年来,随着高通量测序成本的降低,转录组数据的获取已越来越多地转向 RNA-seq 技术。RNA-seq 与基因组测序的原理是类似的,只是在建库前需要对 RNA 进行富集和反转录。可以通过不同的筛选方式来富集到特定的转录本,如:通过结合 polyA 尾的探针分离 mRNA;与特异性 rRNA 序列杂交从而删除 rRNA;通过凝胶电泳基于大小来分离 microRNA 等。在建库时也可以通过保留链信息来区分来自正义(sense)或反义(anti-sense)链的转录本。与微阵列荧光强度定量的原理不同,RNA-seq 基于每条转录本上测到的读段数(read count)对转录本丰度进行定量。这使得 RNA-seq 检测的丰度更宽泛,具有更高的分辨率。更重要的是,RNA-seq 不依赖于已知的转录本序列,可以检测新基因、新转录本异构体(isoform)、可变剪接和基因融合等事件,有助于全面地揭示转录组的功能和调控事件。下面主要介绍 RNA-seq 数据的分析流程。

二、原始测序数据处理

(一)质量控制

与基因组测序一样,RNA-seq 测序原始数据通常以 FASTQ 格式保存,该格式包括测序的序列和质量得分信息。每个碱基的测序质量通常以 Phred 分值表示,使用公式 $-10\log_{10} p$ 计算,p 表示该碱基错误的概率。以 Illumina 为例,通常认为得分低于 20 的为低质量碱基。一般而言随着测序过程的进行,酶活性下降,序列的碱基测序质量会逐渐降低,尤其是序列的末端,可修剪后再进行后续分析。在建库过程中加入的接头序列也可能会被测到,需要在分析之前先行去除。

GC 含量、重复读段(duplicated reads)的数目和 k-mer 的水平也是 RNA-seq 中应当关注的质量控制指标。这些指标随物种和 RNA 类型不同而不同。当实际测序的值与预期值偏差较大,或者同一次实验的不同样品测得的值偏差较大时,表示样品存在污染或建库存在偏好性,不宜进行后续分析。

RNA-seq 的测序深度,或者每个样本测序产生的 read 数是实验设计时应当考虑的指标。这与实验的目的和转录组的复杂性有关。以人类的单个测序样本为例,通常测得全部编码基因的预计 read 数为 3 000 万左右,用于准确分析低表达基因和异构体的 read 数则需达到 1 亿。测序深度与检测到的转录本数的关系可以通过饱和曲线(saturation curves)分析。

一般使用软件 FastQC 等对原始数据的质量进行评估和查看,用 FASTX-Toolkit 和 Trimmomatic 等对原始数据进行过滤。除此之外,在基因组比对完成后,还可以进一步用 RSeQC 得到更多质量信息,例如测序饱和度、read 分布、基因覆盖均一度、RNA 完整性和链特异性等。

(二)测序数据比对

测序数据与参考基因组的比对是转录组分析的核心步骤。比对既可以基于基因组序列,也可以基于已知的转录组序列。比对效果的一个重要指标是比对 read 的百分比(percentage of mapped reads)。以人类基因组为例,通常该百分比的范围在 70%~98%(取决于数据质量和算法等因素),但是其中有相当一部分会比对到基因组上序列相同的区域,即重复比对(multi-mapping)。重复比对在后续定量分析中可以排除或矫正。与已知的转录组序列比对时,由于会漏掉一些未知的转录本,因而比对百分比会更低一些。同时,由于转录本异构体会共享一些外显子,重复比对率也会更高。

与基因组比对时,需要注意 read 可以分为两类:完全落在一个外显子中,或者跨越两个或更多的外显子。如果不考虑后者,或者只与转录组序列进行比对,那么针对 DNA 测序数据的比对软件(如 BWA,Bowtie)也是可以用的。如果要考虑后者,特别是涉及区分不同的转录本异构体和可变剪切时,则更推荐使用 TopHat, STAR, HISAT2 等比对软件。TopHat 发表较早,主要原理是基于 Bowtie 分别实现两类 read 的比对。首先比对完全落在一个外显子中的 read,然后根据已知的或新建的剪切位点索引实现跨外显子的 read 比对。TopHat 的比对结果可以直接用 Cufflinks 进行转录本组装和定量,这是 RNA-seq 中最经典的数据分析流程。

ENCODE 计划中常用的 STAR 和 TopHat 团队后续开发的 HISAT2 实现了更快的比对速度和更低的资源占用,近年来在 RNA-seq 分析中逐渐取代了 TopHat。2017 年,Sahraeian 等对以上几种比对软件的性能进行了比较。结果表明 HISAT2 找到剪接位点正确率最高,但是在总数上却比 TopHat 和 STAR 少。STAR 的唯一比对率最高,有更强的容错性。就速度而言,HISAT2 分别比 STAR 和 TopHat 快 2.5 和 100 倍。

(三)转录本组装

转录组的组装分为两种情况:有参考基因组的组装和无基因组的从头组装。有参考基因组的组装是将与基因组比对好的 read 基于重叠序列进行拼接,常用的软件为 Cufflinks 和 StringTie 等。它们既可以鉴定全新的转录本,也可以已有的转录本注释为指导,提高组装的正确率。转录本的组装还可以实现在转录本水平而不是笼统的基因水平的表达定量。Cufflinks 和 StringTie 比较,后者在组装效果和运行速度上均有提升。因此目前更推荐采用 HISAT2+StringTie 分析流程。

在没有参考基因组时,可以直接对 RNA-seq 测序的原始数据进行从头组装。这与基因组的从头组装类似,即基于 read 间的重叠构建出转录本 contig。Contig N50 是衡量拼接连续性的最常用指标。将全部 contig 按照长度从长到短依次排列并相加,相加的长度为总长度的一半时,最后一个加上的 contig 长度即为 N50 值。RNA-seq 从头组装常用的软件为 Trinity 等。

需要注意的是,无论哪种情况,从短的测序数据中构建全长的转录本仍然是 RNA-seq 数据分析中最大的挑战。组装出的序列大部分情况下还只是转录本片段。这个问题有望通过长读长三代测序来解决。

三、转录组定量分析

(一)表达值标准化

RNA-seq 技术对转录组定量依据是读段数。RNA-seq 可以在基因水平和转录本水平进行表达定量。基因水平的定量较为直接,可以计算对每一个基因,有多少个 read 数与其外显子重叠。基因和外显子注释通常提供为 gtf(gene transfer format)格式的文件,常用的计数工具为 HTSeq 和 R 包 Rsubread。

基因的读段数会受到转录本长度和总读段数的影响,无法进行样本间的表达值比较,因此通常还需要进行标准化。RNA-seq 常用的标准化方法有 RPKM(reads per kilobase million),FPKM(fragments per kilobase million),TPM(transcripts per kilobase million)等。三者的计算都基于读段数矩阵,假定其中行代表基因,列代表样本。RPKM 和 FPKM 是最早提出的标准化方法,其中前者适用于单端测序数据,后者适用于双端测序数据。它们都是先对矩阵的列(总读段数)进行标准化后,再对基因的长度进行标准化。TPM 的计算方式则相反,先按基因的长度进行标准化,再对矩阵的列(这时候就不是总读段数了)进行标准化。TPM 方法的特点在于每个样本中所有基因 TPM 的总和均相等,因而在样本间比较时更推荐 TPM 标准化。

转录本水平的定量依赖于一定的统计模型,用以估计出同一基因不同转录本异构体的相对表达。如前文提到的转录本组装软件 Cufflinks 和 StringTie,都可以产生转录本水平的 FPKM 或 TPM 结果。

(二)差异表达分析

差异表达分析比较在两种或多种条件下表达量发生显著变化的基因或转录本。差异表达分析依赖于一定的统计分布。对于基因水平的差异表达分析,由于读段数往往是离散值,因此常常采用基于离散分布的负二项分布模型。这方面常用的工具是 R 包 edgeR 和 DESeq 等。它们以读段数矩阵作为输入,先进行恰当的标准化,再基于负二项分布鉴定差异表达基因。虽然两个软件的标准化方法有不同,但鉴于两者的统计模型是类似的,因此得到的差异表达基因通常是一致的。分析结果会输出在不同实验条件下基因表达的倍数变化（fold change）和对应的 p 值，可以根据不同的研究目的选取合适的阈值来筛选差异表达基因。

值得注意的是，对于表达谱等高通量数据采用假设检验，一般不直接用原始 p 值作为筛选依据。这是因为，对每一个基因都进行一次假设检验，直接使用通常的显著性水平 0.05 会产生大量假阳性。例如，同时对 10 000 个基因做检验，由于每一个基因随机都有 5% 的可能为阳性，总共就可以产生 500 个假阳性。为避免这种情况，多重检验使用矫正单个 p 值的方法来控制总体的假阳性。现在多用的 p 值矫正方法为错误发现率（false discovery rate, FDR），可以理解为在给定的阈值下，筛选出的基因中出现假阳性的比例。

转录本水平的差异表达分析通常要与转录组的组装和定量结合进行。例如，Cuffdiff 为 Cufflinks 自带的差异表达分析软件。Ballgown 是一个 R 包，作为 HISAT2+StringTie 流程中的差异表达分析软件一起发表。注意这些软件虽然可以实现转录本水平的差异表达分析，但 Sahraeian 等的比较研究表明就基因水平而言，以读段数为基础的方法会更准确。

四、转录组功能分析

（一）功能富集分析

富集分析的目的在于探究感兴趣的基因是否富集于某些生物学功能或通路，从而使后续的研究目标更加集中。功能富集分析常常基于蛋白质的基因本体论（gene ontology, GO）注释，其中又包括生物过程（biological process）、细胞组分（cellular component）和分子功能（molecular function）三个大类。生物通路富集分析常常基于京都基因与基因组百科全书（Kyoto encyclopedia of genes and genomes, KEGG）数据库。最简单的功能富集分析是基于超几何分布或二项式分布的检验。首先，采用一定阈值确定感兴趣的基因列表，例如差异表达分析中的 FDR 和变化倍数；然后，对于每个功能基因集合，分别统计有多少感兴趣的基因出现在该集合中；最后，将感兴趣的基因和所有基因出现在该集合中的比例进行比较和检验。有许多网站都可以实现 GO 和 KEGG 功能富集分析，常用的如 DAVID 等。

简单富集分析的问题是需要人为设定基因列表的阈值，同时损失了基因的定量信息。GSEA（gene set enrichment analysis）方法克服了以上缺陷，其步骤大致是：首先，计算表达谱中每个基因在两个分组（或给定条件）中的差异度（或相关度），并按差异度进行排序；其次，对于给定的功能基因集合，计算每个成员在排序表中的位置；最后，用富集得分（enrichment score）衡量功能基因在排序表中分布的不均衡程度，并进行显著性检验。如果功能基因在排序表中显著富集于一端，则说明该功能与所给的分组是显著相关的。

基于基因集合的富集分析忽略了基因间的关系，例如激活或抑制等。而基于通路拓扑的富集分析方法试图将这些基因间的关系也考虑进来。这方面最知名的商业软件是 IPA（ingenuity pathway analysis）。IPA 用激活得分 Z-score 来衡量调控基因的活化程度。简单来讲，IPA 先根据先验知识确定某个调控基因的下游基因哪些应该上调，哪些应该下调。然后检查这些基因的实际表达数据是否与之对应。一致的计为 1，不一致的计为 -1，没变化的计算为 0，然后求和并归一化得到 Z-score。Z-score 为正，说明调控基因被激活，反之说明其被抑制。

（二）聚类分析

聚类属于无监督学习方法，即在类别未知的情况下，仅通过数据来将相似的样本聚在一起。转录表达谱的聚类分析既可以针对样本，也可以针对基因。前者旨在鉴定样本在分子层面的异质性，如用于疾病的分型；后者用于发现基因相似的表达甚至调控模式。对于表达谱数据，由于基因数往往远多于样本数，因此在聚类前往往还需要进行无监督降维。这既可以通过删除在各个样本中表达相对稳定的基因来实现，也可以采用主成分分析法（principal component analysis, PCA），将高维数据映射到低维空间中。但 PCA 的方法因为用基因的线性组合作为特征，所以可能会使结果的生物学解释变得困难。

经典的聚类方法是层次聚类（hierarchical clustering）和 K- 均值聚类（K-means clustering），两者都依赖于相似性度量。常用的度量方法有欧式距离和相关系数等。由于某些度量方法受数据尺度的影响，所以通常还需要对数据尺度进行归一化,使高表达和低表达基因的尺度一致。在层次聚类算法中,先将每一个样本看作一类,每次取相似性最高的两个类合并,直到所有的类都合并为一类。表达谱热图配合层次聚类,事实上是表达谱数据最常见的可视化方法。在 K-均值聚类中,需要人为预先指定 K,然后所有样本逐渐聚集到 K 个中心的周围。这些方法用 R 的基本包就可以实现。

由于 RNA-seq 数据非负的特性,近年来非负矩阵分解(non-negative matrix factorization, NMF)的方法被越来越广泛地运用于表达谱聚类中。假定表达谱矩阵为 X,其中行代表基因,列代表样本,NMF 将 X 分解为两个矩阵的乘积 $X \approx WH$,其中 W 的列数和 H 的行数为预先设定的值 K。分解后 W 的每一列称为一个元基因(metagene),而 H 可看作元基因的表达矩阵。由于 NMF 分解后的矩阵往往非常稀疏,所以可以将每个样本归到表达最高的元基因的对应类别中,同时每个元基因也可以用少量特征基因来代表。NMF 不仅具有良好的聚类效果,还同时实现了特征提取和双向聚类,极大提高了聚类结果的可解释性。在实践中,还常需要通过改变 NMF 的运行初始值来判断聚类结果的稳健性和选择合适的 K 值,具体可以参考 R 包 NMF。

(三)分类分析

分类问题是一类有监督的学习方法,即从类别已知的样本(通常称为训练集)中提取特征,来对未知样本的类别进行识别。在表达谱分析中,分类分析通常用于鉴定疾病的分子标志物。分类算法有很多种,包括线性模型(如 logistic 回归)、N-最近邻算法、基于树的模型(如随机森林)、支持向量机和神经网络等。这些算法都有相应的 R 包来实现,其中 Caret 包提供了这些算法的统一接口。往往需要根据具体问题的性质和分类结果来选择合适的分类器。一个典型的分类分析的步骤如下:

第一步:收集数据。分类问题不仅需要一个样本足够大的训练集用于模型构建,还需要多个独立的测试集对模型的分类效果进行验证。收集数据时需要兼顾各类别中样本数的平衡,以减少样本数不平衡带来的分类偏差。

第二步:数据清洗。对数据进行必要的格式化和预处理,包括缺失值和异常值处理、数据过滤、标准化等。

第三步:特征选择。对于表达谱而言,由于基因数往往远大于样本数,所以可以先挑选对分类有贡献的基因。差异表达分析也是一种筛选策略,但缺点在于这仅是一种单变量的筛选方法。而递归筛选还考虑到了基因间的相关性。另外,对于某些分类算法而言(例如随机森林),特征选择和模型训练是同时进行的。

第四步:模型训练。这一步往往需要对分类算法、参数和特征进行测试,以取得较优的分类结果。测试方法通常采用 K 折交叉验证(K-fold cross validation),即将所有样本随机均分为 K 份,每次取 K-1 份做训练,剩下一份做验证。分类结果的评估一般采用 Roc 曲线下的面积(area under curve, AUC)。Roc 曲线是敏感性(sensitivity)对特异性(specificity)的变化曲线。对于某一个训练好的分类器,改变分类的阈值就可以绘制出 Roc 曲线,其中敏感性和特异性是此消彼长的关系。完全随机的分类器 $AUC=0.5$,而理想的分类器 $AUC=1$。因此,AUC 较大的分类器被认为具有更优的分类性能。

第五步:模型测试。在完全独立的测试集上再次验证模型的分类效果。

必须注意的是,分类分析中最常见的问题是过拟合(over-fitting),即分类器在训练集中表现良好但在测试集中表现很差的问题。过拟合的一个重要原因是特征数过多或模型过于复杂。对于小样本的分类问题,首先应该考虑减少选取的特征和模型的复杂性。交叉验证也有利于降低过拟合。但是,过拟合也可能是由于训练集和测试集存在系统性差异导致的,这就要求在数据收集的时候尽量减少批次效应。

(王 振)

第五节 蛋白质组数据分析基础技术

一、蛋白质数据的采集

与基因组学和转录组学相比,蛋白质组学与表型的关系更为直接。蛋白质组学包含多种实验技术,从早期的二维凝胶电泳、蛋白质芯片(protein microarray),到近年来极大推动了蛋白质组学发展的质谱(mass spectrometry, MS)技术。蛋白质组学分析的目的可以分为三种:定性分析、定量分析以及修饰分析。定性分析一般用于检测蛋白质复合物的组成。定量分析一般用于检测蛋白质表达水平的变化,常见的实验方法有二维凝胶电泳、基于质谱的标记定量和非标记(label-free)定量等。修饰分析用于检测翻译后修饰,如磷酸化、乙酰化、泛素化、甲基化、糖基化以及琥珀酰化等。这里主要介绍基于质谱的蛋白质组数据分析。

质谱技术是一种通过电离化学物质得到带电离子并对带电离子的质荷比进行排序的方法。质谱仪一般由离子化器、质量分析器和检测器三个部分组成,其中质量分析器会串联使用来达到更精确分析的目的。根据肽段离子化的不同方式,蛋白质的质谱鉴定方法可以分为两大类:第一类是自上而下(top-down)法,这种方法直接将分离(如二维凝胶电泳)得到的蛋白质离子化,然后将离子化的产物经过一级质谱得到肽段质量指纹图谱(peptide mass fingerprint, PMF)或者经过串联质谱得到肽段碎片指纹图谱(peptide fragmentation fingerprint, PFF),最后对得到的图谱进行搜库解析。第二类是自下而上(bottom-top)法,又称为鸟枪法,因在短时间内可以获得更多的蛋白质鉴定结果而被广泛采用。这种方法首先使用胰酶将从细胞或组织中提取的总蛋白水解成质谱仪可以检测的肽段,然后在高效液相色谱(high performance liquid chromatography, HPLC)中将肽段分离成不同的流份(理论上流份越多可以检测到的蛋白越多)并离子化,最后经串联质谱得到PFF用于肽段鉴定。这个过程中,一级质谱主要检测分子量和鉴定单组分样品,二级质谱将一级质谱中的流份进一步打碎进行鉴定,可以检测到具体的氨基酸组成,其背景噪音更低。经过二级质谱检测后,可以得到大量的肽段峰图,这些峰图上展示出各个肽段的质荷比。每一个肽段都有唯一的特征峰,从中可以分析得到肽段的序列组成和相应的丰度信息。

二、蛋白质图谱的鉴定

对于质谱分析得到的蛋白质图谱,需要首先解析出图谱对应的肽段序列和丰度。其中涉及的三类主要生物信息学方法分别是序列数据库搜索法、谱图库搜索(spectral library searching)法和从头测序(de-novo sequencing)法。

(一)序列数据库搜索法

序列数据库搜索过程主要有3步:第一步,使用理论酶切将数据库中候选的蛋白质序列切为理论酶切肽段,模拟产生对应的碎裂的理论酶切肽段的谱图;第二步,将理论图谱与实验得到的谱图进行匹配打分,结合质控分析对得到的谱图的相似性分数进行过滤得到高可信的肽段鉴定结果;第三步,根据肽段的鉴定结果与蛋白质氨基酸序列的对应关系,推测出可能的蛋白质。在蛋白质数据库中,UniProt是一个全面的蛋白质序列和功能注释资源库,由瑞士生物信息研究所、欧洲生物信息研究所和美国蛋白信息资源库建立和维护。

序列数据库搜索法需要人为地设定候选蛋白质的碎裂模式,但是目前已有的蛋白质肽段的碎裂模式有限,会漏掉很多不常见或者未被发现的碎裂模式。此外,生成的理论图谱只考虑了离子的质荷比信息,限制了搜索的灵敏度和准确度,降低了搜索的效率。

(二)谱图库搜索法

与上述方法相比,直接比较实验图谱与谱图库中的真实谱图是一种较为主流的质谱数据鉴定方法。这一方法充分利用了谱图中的丰度信息、非常规碎裂模式和其他的独特特征,实现了更快的搜库速度和准确度。但是,谱图库也有其局限性,因为参考谱图是通过已有的蛋白质得到的,所以该方法不适用于对新蛋白质的检测和鉴定。在这一过程中有两个关键步骤分别是构建谱图库和搜索谱图库。

谱图库的构建有两种方式,一种是从公共数据库中下载,另一种是构建自定义的谱图库。美国国家标准技术研究所(National Institute of Standards and Technology, NIST)的质谱谱图库被公认为是全球的"金标准",该数据库中收录了9个不同物种的谱图,共有380万张谱图。GPM(Global Proteome Machine)数据库包含7个病毒、28个真核生物以及115个原核生物的谱图数据,还为研究者提供了常见的污染蛋白质的谱图库。PeptideAtlas数据库收录了17个不同物种的蛋白质谱图,还有一些特殊的针对特定组织或磷酸化肽段构建出的谱图库。除此之外还有一些实验室构建的特殊的模式生物的谱图库。

当已有的公共谱图数据库不能满足研究者的需要时,还可以根据自己课题组产出的谱图构建出自定义的谱图库。这个过程一般包括三个主要步骤:第一步,对原始谱图数据进行初步的筛选;第二步,用初筛得到的谱图生成特征谱图;第三步,将得到的谱图加工成谱图库并对其中的谱图进行质量控制。第一步中的原始谱图数据中含有来自仪器和人员操作等的系统性误差,因此需要设置较为合理的质量阈值去除可信度低的谱图。第二步中的特征谱图是指:当遇到多张谱图对应同一肽段例子时,需要识别出一张最具代表性的特征谱图作为该肽段例子的唯一对应谱图。第三步中的谱图加工是指:将蛋白质的实验信息等注释加入谱图中以便之后可以进行搜库和重复性验证。

谱图库搜索过程一般按照以下三个步骤进行:第一步,对实验谱图进行预处理,去除带有严重噪音的区分度低的离子,并将实验谱图的实际峰强度进行标准化;第二步,根据实验谱图从谱图库中过滤出一组候选谱图,并计算候选谱图与实验谱图之间的相似度;第三步,计算每一对实验谱图——候选谱图的综合相似度分值,将这一分值作为判断最终鉴定结果的依据。常用的搜库软件有 ThermoFisher 公司的 SEQUEST 和 Matrix Science 公司的 MASCOT 等。

(三)从头测序法

从头测序的主要优势是不需要参考数据库,可以直接从实验串联质谱得到的谱图中推测出全长肽段的序列或基于标签的部分肽段的序列。最初的从头肽预测采用了穷举搜索,即根据测量的前体质量和相应的理论谱图产生所有可能的氨基酸序列。然后将后者与实验谱图进行比较,并将得分最佳的肽段序列作为鉴定结果。之后,研究者们开发了用于自动化从头测序的其他算法,例如软件包 Novor、PEAKS 和 PepNovo。2018 年,Muth 和 Renard 对这三个包进行比较发现:Novor 在对全肽段、基于标签和单残留肽段的预测准确性方面表现出最佳性能。

三、蛋白质定量和差异表达分析

(一)蛋白质定量

在定量分析中,非标记定量技术无需使用同位素标签作内部标准,具有简单快速和成本低的优点,因而得到了广泛的应用。非标记定量又可分为两种方法:谱图计数(spectral counts)法和信号强度法。前者发展比较早,主要根据二级质谱相关的每个蛋白鉴定到的肽段总次数作为定量依据。后者主要依据一级质谱相关的肽段峰强度、峰面积、液相色谱保留时间等信息进行定量分析。目前已有许多标准的生物信息算法用于定量分析,例如针对高灵敏度质谱结果的 MaxQuant 软件。

(二)定量数据预处理

与转录组学类似,蛋白质组学也常常会涉及不同条件下样本的差异蛋白质分析的问题。在进行差异分析之前,需要对肽段表达值进行 log2 转化,这一步处理的原因在于,log2 转化后的肽段表达值更接近于正态分布,有利于后续研究中统计学方法的应用。蛋白质谱的数据也会包括一些非生物原因造成的偏差,标准化(normalization)有助于校正这一部分的偏差,进行后续的差异分析以获得生物学上更可靠的结果。2018 年,Välikangas 等比较了多种标准化方法在蛋白质谱数据中的应用,结果发现方差稳定标准化(variance stabilization normalization)可以最有效地减少技术重复样本之间的差异。这种标准化方法可以通过 R 包 vsn 实现。

在定量数据中,一些肽段在一些样本中可能出现缺失值。缺失值分为完全随机的缺失值和与丰度相关的缺失值,两者缺失的原因不同。完全随机的缺失值在蛋白质谱数据中所占比例较低,主要是由于技术原因产生的,与肽段本身的丰度无关。丰度相关的缺失值是指肽段由于低于仪器检测值或不存在于样本中而未被检测到。在某些情况下,可以考虑去除包括缺失值的样本或肽段,但去除缺失值的处理方法会造成一定程度的信息丢失。

一些计算方法可以用于缺失值填充,两类缺失值的填充方法存在一定差异。完全随机的缺失值可以简单地以平均值或者检测到的最低肽段的信号强度填充,也可以通过经验分布进行估计。正如上文中提到的,log2 转换后的肽段信号强度分布接近于正态分布,因此可以使用平均值和标准差来对缺失值进行估计。对于丰度相关的缺失值的估计,情况稍微复杂一些。基于观测到的值对缺失值进行估计会造成一定的偏差。DAnTE 实现了一种统计学模型,可以同时适用于两种缺失值的估计。另一些常用的缺失值填充方法还包括以零填充缺失值、贝叶斯主成分分析填充、最小二乘法填充、K 近邻填充、奇异值分解填充等。多个 R 包都可以用于缺失值的填充,其中 MICE 可以支持多种缺省值填充的计算方式。

(三) 蛋白质的差异表达分析

多种方法可以实现蛋白质组数据的差异表达分析,包括简单的 t 检验和基于误差模型的方法。一些方法参考了转录组数据的分析方法,另一些则是为了蛋白质谱数据设计的。2015 年 Langley 和 Mayr 的一项研究比较了 7 种差异分析的方法,结果发现 DESeq 和 QSpec 两种方法,在检验真阳性结果的同时可以较好地控制假阳性。其中 QSpec 基于广义线性混合效应模型的贝叶斯估计,是专门用于蛋白质谱数据差异表达分析的。

四、蛋白质组的功能分析

蛋白质组功能分析的很多方面与转录组是相似的,例如功能富集分析、聚类分析、分类分析等。这里仅讨论蛋白质组分析中一些特有的问题。

(一) 蛋白质相互作用关系分析

如果想要系统性地理解细胞功能,就需要了解表达的蛋白质之间的所有功能性相互作用。多种研究蛋白质相互作用关系的实验方法都可以联用质谱分析。比如可以通过免疫共沉淀的方法,用某一蛋白的抗体将与之结合的蛋白全部拉出来,进而通过质谱鉴定。在 GST pull-down 中,将某一蛋白质固定在一定载体上,施以细胞裂解液,得到该蛋白质与其他蛋白质相互作用的复合物,再通过质谱的方法进行检测。酵母双杂交技术是将目标蛋白质分别与酵母转录激活因子 GAL4 的两个结构域进行融合,通过 GAL4

报告基因的表达判断目标蛋白质是否存在相互作用。

在生物信息资源方面,STRING 数据库是一个关蛋白质相互作用网络的综合数据库,覆盖的物种和包含的相互作用信息都是目前最多的。STRING 中的蛋白质相互作用包括直接(物理)相互作用和间接(功能)相互作用,同时这两者都需要满足具有特定的和生物学意义的条件。除收集和重新评估蛋白质与蛋白质相互作用的现有实验数据、从其他数据库导入已知通路和蛋白质复合物外,关于蛋白质的相互作用的计算预测还有以下 4 个来源:①基因共表达分析;②共有跨基因组的信号;③基于科学文献的自动文本挖掘;④基于直系同源基因的跨物种相互作用迁移。在 STRING 中输入一组蛋白质名称,可以直接查询这些蛋白质形成的相互作用网络,也可以 STRING 的网络为基础,构建自己的蛋白质相互作用网络。

(二) 激酶底物相互作用分析

蛋白质磷酸化由蛋白质激酶催化,是最常见的一种翻译后修饰,在信号传导过程中有着广泛而重要的作用。质谱与其他技术的连用可以用于检测激酶-底物相互作用。比如,使用免疫共沉淀的方法,以激酶特异性抗体纯化激酶-底物复合物;或以磷酸化共有序列(consensus sequence)对应的抗体纯化激酶底物,最后通过质谱的方法检测底物。但这种方法的缺点在于激酶-底物复合物纯化过程较为困难,以及可能存在的非特异性结合。除了免疫共沉淀方法以外,一种称为激酶相互作用底物筛选(kinase-interacting substrate screening)的方法也可以用于检测激酶底物相互作用。其原理在于将特定激酶结合到磁珠上,置于细胞裂解液中,使激酶底物与磁珠结合。结合的蛋白通过胰蛋白酶水解和磷酸肽段富集后,再通过质谱检测。

Phosphositeplus 是一个比较全面的蛋白质翻译后修饰数据库。除了磷酸化之外,还包括了乙酰化、甲基化、泛素化和糖基化的信息。这些信息主要来自目前已发表的一些高通量和低通量实验数据。每个数据都标明了来源的文章,并且链接有蛋白结构、功能甚至抗体等相关信息。Phosphositeplus 还提供了一些分析工具。例如,可以根据底物发现共有序列的模式，这样就可以用来预测一些新的翻译后修饰位点。也有一些计算生物学的方法专门用于预测激酶与底物的相互作用关系。比如 NetworKIN 结合共有序列和蛋白质相互作用网络的信息，可以预测磷酸化位点与激酶之间的对应关系。

（王　振）

第六节　数据库和工具网址

1 000 Genomes Project　http：//www.internationalgenome.org/

UK10K　https：//www.uk10k.org/

OMIM　https：//www.ncbi.nlm.nih.gov/omim

DECIPHER　https：//decipher.sanger.ac.uk/

Orphanet　https：//www.orpha.net/consor/cgi-bin/index.php

TCGA　https：//www.cancer.gov/about-nci/organization/ccg/research/structural-genomics/tcga

COSMIC　https：//cancer.sanger.ac.uk/cosmic

PharmGKB　https：//www.pharmgkb.org/

GWAS Catalog　https：//www.ebi.ac.uk/gwas/

RefSeq　https：//www.ncbi.nlm.nih.gov/refseq

Ensembl　http：//www.ensembl.org

UCSC　http：//genome.ucsc.edu

BLAST　https：//blast.ncbi.nlm.nih.gov/Blast.cgi

HOMER　http：//homer.ucsd.edu/homer

MEME　http：//meme-suite.org/

ASPAR　http：//jaspar.genereg.net/

TRANSFAC　http：//genexplain.com/transfac/

FastQC　https：//www.bioinformatics.babraham.ac.uk/projects/fastqc/

FASTX-Toolkit　http：//hannonlab.cshl.edu/fastx_toolkit/

Trimmomatic　http：//www.usadellab.org/cms/

BWA　http：//bio-bwa.sourceforge.net/bwa.shtml

Bowtie　http：//bowtie-bio.sourceforge.net/index.shtml

Samtools　http：//samtools.sourceforge.net/

GATK　https：//software.broadinstitute.org/gatk/

Cancer methylome system　http：//cbbiweb.uthscsa.edu/KMethylomes/

ENCODE　http：//genome.ucsc.edu/ENCODE/

ROADMAP　http：//www.roadmapepigenomics.org/

FANTOM　http：//fantom.gsc.riken.jp/

GEO　http：//www.ncbi.nlm.nih.gov/geo/

Cistrome ChIP-Seq　http：//www.cistrome.org/

Bismark　https：//www.bioinformatics.babraham.ac.uk/projects/bismark/

R　https：//www.r-project.org/

R Bioconductor　https：//www.bioconductor.org/

RSeQC　http：//rseqc.sourceforge.net/

TopHat　https：//ccb.jhu.edu/software/tophat/index.shtml

STAR　https：//github.com/alexdobin/STAR

HISAT2　https：//ccb.jhu.edu/software/hisat2/index.shtml

Cufflinks　http：//cole-trapnell-lab.github.io/cufflinks/

StringTie　https：//ccb.jhu.edu/software/stringtie/

Trinity　https：//github.com/trinityrnaseq/trinityrnaseq/wiki

HTSeq　https：//htseq.readthedocs.io/en/release_0.11.1/

R Rsubread　https：//bioconductor.org/packages/release/bioc/html/Rsubread.html

R edgeR　https：//bioconductor.org/packages/release/bioc/html/edgeR.html

R DESeq　https：//bioconductor.org/packages/release/bioc/html/DESeq.html

R Ballgown　https：//www.bioconductor.org/packages/release/bioc/html/ballgown.html

GO　http：//geneontology.org/

KEGG　https：//www.genome.jp/kegg/

DAVID　https：//david.ncifcrf.gov/

GSEA　http：//software.broadinstitute.org/gsea/index.jsp

IPA　https：//www.qiagenbioinformatics.com/

products/ingenuity-pathway-analysis/

R NMF https://cran.r-project.org/web/packages/NMF/index.html

R Caret http://topepo.github.io/caret/index.html

UniProt https://www.uniprot.org/

NIST Mass Spectrometry Data Center https://chemdata.nist.gov/

GPM https://www.thegpm.org/

PeptideAtlas http://www.peptideatlas.org/

MASCOT http://www.matrixscience.com/

Novor https://www.rapidnovor.com/download/

MaxQuant https://www.maxquant.org/

R VSN http://bioconductor.org/packages/release/bioc/html/vsn.html

DAnTE https://omics.pnl.gov/software/

R MICE https://cran.r-project.org/web/packages/mice/index.html

QSpec https://www.nesvilab.org/software.html

STRING https://string-db.org/

Phosphositeplus https://www.phosphosite.org/

NetworKIN http://networkin.info/

参 考 文 献

[1] Metzker ML. Sequencing technologies-the next generation [J]. Nat Rev Genet, 2010, 11 (1): 31-46

[2] Wright CF, FitzPatrick DR, Firth HV. Paediatric genomics: diagnosing rare disease in children [J]. Nat Rev Genet, 2018, 19 (5): 253-268

[3] Vermeesch JR, Voet T, Devriendt K. Prenatal and pre-implantation genetic diagnosis [J]. Nat Rev Genet, 2016, 17 (10): 643-656

[4] Berger MF, Mardis ER. The emerging clinical relevance of genomics in cancer medicine [J]. Nat Rev Clin Oncol, 2018, 15 (6): 353-365

[5] Corcoran RB, Chabner BA. Application of cell-free DNA Analysis to cancer treatment [J]. N Engl J Med, 2018, 379 (18): 1754-1765

[6] Cirulli ET, Goldstein DB. Uncovering the roles of rare variants in common disease through whole-genome sequencing [J]. Nat Rev Genet, 2010, 11 (6): 415-425

[7] 1 000 Genomes Project Consortium, Abecasis GR, Altshuler D, et al. A map of human genome variation from population-scale sequencing [J]. Nature, 2010, 467 (7319): 1061-1073

[8] DePristo MA, Banks E, Poplin R, et al. A framework for variation discovery and genotyping using next-generation DNA sequencing data [J]. Nat Genet, 2011, 43 (5): 491-498

[9] Mills RE, Walter K, Stewart C, et al. Mapping copy number variation by population-scale genome sequencing [J]. Nature, 2011, 470 (7332): 59-65

[10] Alkan C, Coe BP, Eichler EE. Genome structural variation discovery and genotyping [J]. Nat Rev Genet, 2011, 12 (5): 363-376

[11] Buenrostro JD, Giresi PG, Zaba LC, et al. Transposition of native chromatin for fast and sensitive epigenomic profiling of open chromatin, DNA-binding proteins and nucleosome position [J]. Nat Methods, 2013, 10 (12): 1213-1218

[12] Gu H, Bock C, Mikkelsen TS, et al. Genome-scale DNA methylation mapping of clinical samples at single-nucleotide resolution [J]. Nat Methods, 2010, 7 (2): 133-136

[13] Lieberman-Aiden E, van Berkum NL, Williams L, et al. Comprehensive mapping of long-range interactions reveals folding principles of the human genome [J]. Science, 2009, 326 (5950): 289-293

[14] Roadmap Epigenomics Consortium, Kundaje A, Meuleman W, et al. Integrative analysis of 111 reference human epigenomes [J]. Nature, 2015, 518 (7539): 317-330

[15] Ozsolak F, Milos PM. RNA sequencing: advances, challenges and opportunities [J]. Nat Rev Genet, 2011, 12 (2): 87-98

[16] Conesa A, Madrigal P, Tarazona S, et al. A survey of best practices for RNA-seq data analysis [J]. Genome Biol, 2016, 17: 13

[17] Sahraeian SME, Mohiyuddin M, Sebra R, et al. Gaining comprehensive biological insight into the transcriptome by performing a broad-spectrum RNA-seq analysis [J]. Nat Commun, 2017, 8 (1): 59

[18] Khatri P, Sirota M, Butte AJ. Ten years of pathway analysis: current approaches and outstanding challenges [J]. PLoS Comput Biol, 2012, 8 (2): e1002375

[19] Ridder D, Ridder J, Reinders MJ. Pattern recognition

in bioinformatics [J]. Brief Bioinform, 2013, 14 (5): 633-647

[20] Bantscheff M, Lemeer S, Savitski MM, et.al. Quantitative mass spectrometry in proteomics: critical review update from 2007 to the present [J]. Anal Bioanal Chem, 2012, 404 (4): 939-965

[21] Muth T, Renard BY. Evaluating de novo sequencing in proteomics: already an accurate alternative to database-driven peptide identification [J]. Brief Bioinform, 2018, 19 (5): 954-970

[22] Välikangas T, Suomi T, Elo LL. A systematic evaluation of normalization methods in quantitative label-free proteomics [J]. Brief Bioinform, 2018, 19 (1): 1-11

[23] Langley SR, Mayr M. Comparative analysis of statistical methods used for detecting differential expression in label-free mass spectrometry proteomics [J]. J Proteomics, 2015, 129: 83-92

第十二章　干细胞实验技术

第一节　胚胎干细胞的分离与培养技术

胚胎干细胞（embryonic stem cells，ESCs）是个体发育到囊胚阶段（blastocyst）的内细胞团（inner cell mass，ICM）中分离出来的一类高度未分化的细胞，其具有自我更新及多向分化潜能，能够为整个个体的组织器官发育提供细胞来源，因此在疾病模拟、细胞治疗、药物筛选以及发育过程研究中发挥了重要作用。目前科学研究也已经有了成熟的技术手段能够成功地从囊胚内细胞团中诱导分离出胚胎干细胞，并且通过合适的培养条件在体外稳定培养胚胎干细胞，维持其像在体内一样的自我更新能力和多向分化潜能。能够稳定地在体外分离和培养胚胎干细胞对我们研究早期胚胎发育过程以及未来的临床应用干细胞治疗等手段有着十分重要的科学意义。本章节主要是叙述在目前的科学研究中，人和鼠胚胎干细胞的分离和体外培养的方法。

一、饲养层细胞的制备与复苏

体外培养的胚胎干细胞须要贴附在饲养层细胞才能稳定维持其自我更新能力和高度未分化的状态。饲养层细胞（feeder）来源于鼠的胚胎成纤维细胞（mouse embryonic fibroblast，MEF）。MEF经过丝裂霉素 C（mitomycin C，MMC）处理以后，失去分裂生长能力成为 feeder。在胚胎干细胞培养环境下，饲养层细胞的主要作用则是给胚胎干细胞提供支撑和营养，而不会消耗培养基中的营养物质。

1. 饲养层细胞的制备

（1）ICR 小鼠合笼、检栓，最终获得怀孕的

ICR 母鼠。

（2）手术器械提前高压蒸汽灭菌。

（3）37℃预热 DPBS（100×P/S，防菌污染）、0.05%TE、FM。

（4）在若干 100mm 培养皿中倒入适量 DPBS（100×P/S）。

（5）将怀孕 12.5 天的 ICR 孕鼠断颈处死，剪开腹部皮毛，剪开肉层，先将子宫系膜剪开，再剪子宫两端，取出子宫放入盛有 DPBS（100×P/S）的皿中。

（6）用镊子将子宫壁撕开，一个一个取出连带着胎盘的胎儿，转移至新的 DPBS（100×P/S）皿中。

（7）将胎儿与胎盘分离，转移入新的 DPBS（100×P/S）皿中。

（8）用镊子撕开尿囊膜，将胎儿转移入新的 DPBS（100×P/S）皿中，摘去胎儿脑袋，除去红色的肝脏等内脏器官，尽量除去可见的四肢、尾。

（9）将胎儿的剩余躯干部分转移至洁净干燥的 100mm 皿中，所有躯干堆叠在一起，在其上加入几百微升 DPBS（100×P/S），斜放培养皿，用眼科剪剪碎组织 10 分钟。

（10）按胎儿数量取出新的 100mm 皿（2 个胎儿/皿），在碎组织块上加入 1ml DPBS（100×P/S），将大枪头的前端剪掉，吹打碎组织块，平均转移至每个 100mm 皿中。

（11）每个皿中加入 1ml 0.05%TE，37℃消化 15 分钟。

（12）每个皿中加入 10ml FM+P/S，反复吹打培养液使可见的组织块均被吹散，十字混匀，置于 37℃，5% CO_2 培养箱中培养。

（13）12 小时后全量换液除去 TE（10ml FM+P/S）。

（14）成纤维细胞在 100mm 皿中长密后

（3 天左右），37℃预热 DPBS、TE、FM（P/S）。

（15）弃皿中培养液，倒入适量 DPBS，洗去残留的培养基（培养基中的血清会影响 TE 的消化作用）。

（16）弃 DPBS，加入 3ml TE，37℃消化 5 分钟左右。

（17）加入等量 FM+P/S 中和，吹打几十下使细胞团块充分散开，一并转移至 15ml 离心管中，1 000rpm 离心 5 分钟。

（18）弃上清，加入适量 FM+P/S 重悬细胞，1 个 100mm 皿中收集下来的细胞传至 1 个 150mm 皿中（相当于 1∶2.5 传代），将每皿中的培养液补至 17ml，混匀，置于 37℃，5% CO_2 培养箱中培养。

（19）待细胞长密后，用相似方法再传一代以扩大细胞量。

（20）细胞长得很密后可冻存。冻存前 2.5 小时将每个 150mm 皿中的培养液换为 9ml FM+MMC 处理细胞，使成纤维细胞失去分裂能力而转变为 feeder，能为干细胞提供营养而自身无法增殖、消耗营养。

（21）37℃预热 DPBS、TE、FM，–20℃预冷冻存管。

（22）用 DPBS 洗三遍，弃 DPBS，每皿中加入 8ml TE，37℃消化 5 分钟左右。

（23）加入等量 FM 中和，吹打几十下后所有皿的细胞均统一收集在 50ml 离心管中，1 100rpm 离心 4 分钟。

（24）弃上清，加入适合体积的 FM 重悬细胞，逐滴加入等量 2D 冻存液，充分混匀后 400~500μl/管分至冻存管中。

（25）将冻存管立即放入 4℃冰箱，30 分钟后放入冻存盒中，转移至 –80℃冰箱，使液体逐渐凝固，1 天后可将冻存管转移至液氮罐长期冻存（整个冻存细胞过程要慢冻）。

2. 饲养层细胞的复苏

（1）胚胎干细胞传代前一天，复苏 feeder。提前预热好 FM。

（2）复苏前，在培养皿中加入 0.1% 的 Gelatin，至少在 37℃，5% CO_2 培养箱中提前孵育 5 分钟。

（3）提前准备好 2~3 倍冻存液体积的 FM，用来中和即将复苏的细胞的冻存液环境。

（4）将饲养层细胞从 –80℃拿出来之后，迅速地在 37℃恒温水浴锅中来回摇晃，最快速度融化细胞，当融化到只有一个小冰球时，迅速用 FM 中和。（整个复苏细胞过程要速融）。

（5）饲养层细胞 1 000rpm 离心 5 分钟。弃上清，用新鲜的 FM 重悬，弃掉培养皿中的 Gelatin，接种细胞约为 50 000 个 /cm^2，充分摇匀，置于 37℃，5% CO_2 培养箱中过夜培养至细胞贴壁。

3. 注意事项或常见问题

（1）饲养层细胞制备和复苏过程中，一定要注意无菌操作，尽可能地避免污染。

（2）饲养层细胞在传至第二代前，FM 中建议一直加上 p/s，防止培养过程中可能的细菌污染。

（3）饲养层细胞制备过程中，MMC 的处理一定要严格控制时间，保证后续饲养层细胞在培养过程中不会分裂生长。

（4）在冻存和复苏饲养层细胞中，要切记"慢冻速融"，一定要严格按照冻存和复苏的步骤，否则很容易导致饲养层细胞的大量死亡。

二、人胚胎干细胞的分离与建系

人胚胎干细胞（human embryonic stem cell, hESC）是指从人早期胚胎囊胚内细胞团（inner cell mass, ICM）中诱导分离（derive）出来的一类具有自我更新能力和多向分化潜能的高度未分化细胞，其对研究人类早期胚胎发育和未来的临床治疗方面提供了一个很好的研究系统。目前也已经有了成熟的技术手段可以成功的从人的囊胚中分离（derive）出来人胚胎干细胞，并且可以在体外通过合适的培养条件稳定的传代培养以及维持胚胎干细胞的特性。目前人的胚胎干细胞诱导分离方法主要是免疫外科法（immunosurgery），即去除掉囊胚透明带以后，采用抗体补体作用的方式进而去除滋养层细胞（trophoblast），从囊胚中纯化出来 ICM，然后将 ICM 种到 feeder 上培养，最终 derive 出来人的胚胎干细胞。利用免疫外科法可以淘汰一些起始质量比较差的囊胚，同时也可以纯化出 ICM，减少滋养层细胞对其诱导分化的作用，从而提高 derive 出胚胎干细胞的效率。

1. 人胚胎干细胞的分离

（1）取废弃的人卵体外培养 5.5~6 天，并时刻观察囊胚的发育情况和评估囊胚质量。高质量的囊胚有着十分明显的囊胚腔和大量的内细胞团细胞并且囊胚内无颗粒状细胞碎片,低质量的囊胚腔不明显,并且内细胞团细胞数量少,死细胞碎片多。囊胚的质量越高,derive 出来胚胎干细胞的成功率就会越高。

（2）在 petri dish 上准备胚胎操作液滴（30μl）。三个台式液（acid tyrodes solution, AT）液滴（消化透明带）,三个 derivation medium 液滴（plate 1）;三个抗人红细胞抗体（anti-human RBC antibody solution）液滴,三个补体（complement）液滴,三个 derivation medium 液滴（plate 2）;六个 derivation medium 液滴（plate 3）。液滴都需要被胚胎用矿物油覆盖,防止蒸发。并且提前打开显微操作台的热台,调至 37℃。用 FBS 提前孵育（coat）口吸管,防止移动胚胎过程中胚胎吸附在口吸管内侧,同时也避免吸入矿物油。

（3）选择在体外培养至合适时期的质量好的囊胚,在显微操作台上利用口吸管将其移动在 AT 的液滴里,每个液滴里停留 1~2s,一般来说当转移到第三个 AT 液滴的时候,就可以看到透明带的变薄和消化瓦解。然后转移至 plate 1 中的 derivation medium 中和,并洗去消化的透明带碎片,大概每个液滴中停留 1~2s。

（4）转移胚胎至含有抗体（anti-human RBC antibody solution）液滴中,前两个液滴每个停留 1~2s,至最后一个液滴时,放置 37℃培养箱中孵育 30 分钟。

（5）然后转移至 37℃显微操作台上,将胚胎转移至 derivation medium 中洗去多余的抗体。再用口吸管转移至三个补体（complement）液滴中,前两个液滴每个停留 1~2s,至最后一个液滴时,放置 37℃培养箱中孵育 15 分钟。

（6）将胚胎转移至 37℃显微操作台上,观察滋养层细胞（trophoblast）的裂解情况和胚胎的收缩情况。利用这个补体介导（complement-mediated）的裂解方法可以让滋养层细胞鼓泡膨胀（bubbling）,细胞会透明,变大,像气泡样。如果滋养层细胞没有出现这种现象,则要继续放回 37℃培养箱中孵育,5 分钟观察一次情况,但是总处理时间不要超过 30 分钟。

（7）将处理过后的胚胎用仅比胚胎小一点的口吸管放入 plate 3 中的六个 derivation medium 液滴中漂洗,在转移漂洗过程中,即可看到内细胞团细胞与滋养层分离。

（8）提前一天准备好 feeder,提前一小时换上 human ES derivation medium。然后将取出的内细胞团细胞种到 4 孔板的 feeder 中,稳定置于 37℃,5% CO_2 培养箱中培养至少 48 小时甚至两三周,直到细胞完全贴附在 feeder 上然后长出生长体（outgrowth）。在培养过程中,切记不要动细胞也不要随便换液（可半换液）。

2. 人胚胎干细胞的建系

（1）在内细胞团在 feeder 上长出克隆状的 outgrowth 后,然后继续培养,其克隆会越来越大,在两周左右,对大细胞克隆采用机械传代的方法进行传代培养。即在超净台倒置显微镜下,利用玻璃针对细胞克隆进行切割,大概每个克隆切成 5~10 个小块（视细胞克隆大小而定）,然后用口吸管或者枪头转移至新的 feeder 培养皿中继续培养,此即 P1 代克隆。

（2）继续采用机械切割法传代至 P3。传代培养过程中会更加明显地看到核仁大而明显、细胞扁平化的克隆出现,此即人胚胎干细胞的特征形态。

（3）最早可以在 P3 以后采用酶消法传代细胞,一般传代比例在 1:2~1:3。最终得到体外稳定培养的人胚胎干细胞细胞系。

3. 人胚胎干细胞的复苏、培养和冻存

（1）人胚胎干细胞复苏:步骤如下。

1）提前一天准备好 feeder。

2）提前在 37℃水浴锅中预热培养基（human enbryonic stem cell medium, DMEM/F12）。快速将冻存的人胚胎干细胞从 –80℃拿出,迅速在 37℃恒温水浴锅中来回摇晃,最快速度融化细胞,当融化到只有一个小冰球时,立即加入 1ml 事先预热的 hES cell medium 中和,用枪轻轻吹匀以后,转移至离心管中,200g 离心 2 分钟。

3）去掉 feeder 的培养基,然后用 DMEM/F12 洗一遍去掉 FM 中的血清。然后加入 1ml 的 hES cell medium 再放入 37℃,5% CO_2 培养箱中预热。

4）去掉离心管的上清,加入 1ml hES cell medium 轻轻重悬细胞沉淀,然后种到 feeder 中,加入 RocK inhibitor 减少细胞死亡。放入 37℃,

5% CO_2 培养箱中培养。

5）24 小时后，换新鲜的 hES cell medium。4~5 天后传代。

（2）人胚胎干细胞传代

人胚胎细胞的传代方法包括机械法以及胶原酶Ⅳ消化法。传代前的前一天铺 feeder 细胞，并在传代前的 1~4 小时换上新鲜的 hES cell medium。

1）机械法传代：机械法传代对细胞的损伤比较小，一般用于刚建系或复苏时，由于此时的细胞状态还不稳定，优先选用此方法进行传代。传代方法如下：在体视显微镜下，用玻璃针将克隆划线，将其切成包含 20~50 个细胞的团块，按合适的密度传至预先铺有 feeder 的培养皿中，并放置于 37℃ 5% CO_2 的培养箱中培养。接种后的第二天换培养基，此后每天更换新鲜培养基，每隔 4~5 天进行传代一次。

2）消化法传代：待细胞系稳定后，可用胶原酶Ⅳ或者 dispase 酶消化法进行传代。传代方法如下：①吸弃培养基，用 1ml DPBS 清洗一次，以彻底去除残存的培养基。②加入 1ml 预先 37℃ 温育的胶原酶Ⅳ（终浓度 1mg/ml）或 dispase 酶，置于 37℃ 培养箱中消化 5~10 分钟。③显微镜下观察，待大部分克隆开始卷边时，将酶轻轻吸走。④加入 1ml 新鲜的 hESM 培养基，用 2ml 移液枪轻轻刮培养皿，并小心吹打克隆至小团块。⑤收集细胞悬液于 15ml 离心管中，200g 离心 2~3 分钟，并按 1：3~1：4 的比例转移至含有饲养层的培养皿中，混匀后于 37℃ 5% CO_2 的培养箱中培养。

（3）人胚胎干细胞冻存：①事先标记好冻存管，每一个冻存管冻的细胞对应 6 孔板的一个孔。②按照人胚胎干细胞传代方法消化离心下来细胞后，用 1.5ml 预冷的 hES cell medium 重悬细胞沉淀，然后再加入等体积 1.5ml 2X（80%FBS+20%DMSO）冻存液，轻轻混匀。然后每一个冻存管加入 500μl 悬液（以一个 6 孔板为例）。③4℃ 放置 30 分钟 ~1 小时。装入冻存盒放入 –80℃ 24~72 小时。转入液氮长期保存。

4. 注意事项或常见问题

（1）在人胚胎干细胞分离中，起始囊胚的质量选择特别重要，一定要选择囊胚腔明显，内细胞团数量多的高质量囊胚去用来分离人胚胎干细胞，这直接影响 derive 胚胎干细胞的效率和质量。

（2）分离出来内细胞团种到 feeder 上后，在没有长出 outgrowth 之前，不要全换液或者移动培养皿，因为内细胞团贴附不紧密，容易悬浮起来或被弃掉而造成 derive 失败。

（3）Derive 人胚胎干细胞的 feeder 也不能太密（约 50 000cells/cm²），否则 feeder 容易聚集成群，而被误认为是 outgrowth 而造成提前移动或者换液等可能会导致 derive 失败。

（4）在 derive 过程中，如果培养基变黄或者亮粉色，可以轻轻地半换液，但不要太频繁，因为这会损失它们自己分泌在培养基中的促进生长的因子。

（5）细胞在消化传代时，前几代要用机械切割传，而不能用酶消传代，因为刚刚建系，细胞不稳定且状态不好，酶消容易导致细胞的大量死亡。前几代的传代比例也要严格控制，一般 1：1~1：2，要保证传代时细胞的密度，太稀不利用细胞生存。

（6）细胞消化传代时，同时也一定要保证无菌。消化时，一定要轻柔，不能太剧烈，否则也会导致细胞的大量死亡。

（7）在冻存和复苏中，要切记"慢冻速融"，一定要严格按照冻存和复苏的步骤，否则很容易导致细胞的大量死亡。

5. 试剂配方

（1）人胚胎干细胞培养基配方（hESM）：Knockout SR（KSR）20%；Glutamin 2mM；NEAA 0.1mM；2-Me 0.1mM；bFGF 4ng/ml；Pen/Strep 50U/ml；DMEM/F12 up to total。

（2）人胚胎干细胞 derivation 培养基配方（human ES derivation medium）：Knockout DMEM 80%；Knockout SR（KSR）10%；Plasmanate 10%；Glutamax-I 2mM；NEAA 1%；Pen/Strep 50U/ml；2-Me 0.055mM；bFGF 5ng/ml。

三、小鼠胚胎干细胞的分离与建系

小鼠胚胎干细胞（mouse embryonic stem cell, mESC）的分离方法和人的胚胎干细胞的建系方法十分相似，但小鼠的胚胎干细胞的分离相对人来说比较简单并且成功效率比人的胚胎干细胞要高。

1. 小鼠胚胎干细胞的分离与建系

（1）获得质量好的囊胚：囊胚一般可以从超数排卵或者自然受精来获得，但是一般认为自然受精的囊胚质量更好更适合来 derive 胚胎干细胞。

（2）自然受精时，按雄：雌 =1：1 的比例合笼，第二天起每天早上 10 点前必须去检栓，确保能正确地检出怀孕的老鼠，因为栓容易掉。分开培养怀孕的母鼠。

（3）从输卵管中获取 E0.5 天的受精卵，并培养于 G1 胚胎培养体系（G1 medium 3.8ml+HSA 0.2ml）中，放置于 37℃，5%CO_2 培养箱中继续培养。

（4）配置小鼠胚胎干细胞建系培养液（derivation ESM）见表 12-1-1。

表 12-1-1　配置小鼠胚胎干细胞建系培养液

DMEM	40.445ml
胚胎干细胞专用 FBS	7.5ml
L-Glutamine（100×）	500μl
NEAA（100×）	500μl
Nucleosides（100×）	500μl
2-mercaptoethanol（100×）	500μl
Pen/Strep（100×）	500μl
LIF（10 000×）	5μl
总量	50ml

（5）在配置完上述培养基后，需加入两个小分子化合物，具体名称及浓度：1μM PD0325901（Selleck）和 3μM CHIR99021（Selleck）。至此，小鼠胚胎干细胞建系培养液配置完成，液体置于 4℃保存。

（6）胚胎培养至 E2.5 天，此时胚胎发育至 8-细胞或桑椹胚时期。在 96 孔平底细胞培养板中准备饲养层细胞，放置于 37℃，5%CO_2 培养箱中培养。

（7）胚胎培养至 E3.5 天，此时胚胎发育至囊胚时期。首先将饲养层细胞的培养液置换为小鼠胚胎干细胞建系培养液。在无菌条件下，采用 Protease E 去除囊胚透明带。将囊胚种到预先铺有 feeder，并含有小鼠胚胎干细胞建系培养液的 96 孔细胞培养板中。每个孔放置 1 枚囊胚。培

养板置于 37℃，5% CO_2 培养箱中，培养 3 天。这 3 天中，不要移动或观察细胞。

（8）3 天后，细胞更换新鲜建系培养液。观察细胞状态。此后，每隔 1 天更换培养液 1 次。

（9）7 天后，根据细胞克隆大小和状态，采用 0.05% 胰酶对细胞进行消化，将细胞从 96 孔板中，传至 24 孔板中。此时，24 孔板中已经提前铺有 feeder，并含有预热的建系培养液。培养板置于 37℃，5% CO_2 培养箱中进行培养。

（10）每天更换培养液 1 次，此时培养液可以逐步替换为小鼠胚胎干细胞基础培养液。

（11）此后，根据细胞密度及状态，逐渐将细胞通过传代方法，传至 35mm 细胞培养皿中（表 12-1-2）。

表 12-1-2　小鼠胚胎干细胞培养基（ESC medium, ESM）的配置

DMEM	40.445ml
胚胎干细胞专用 FBS	7.5ml
L-Glutamine	500μl
NEAA	500μl
2-mercaptoethano	500μl
Nucleosides	500μl
LIF	5μl
总量	50ml

2. 小鼠胚胎干细胞的复苏、培养和冻存

（1）小鼠胚胎干细胞（ES 细胞）的复苏：①准备好培养 8 小时以上的 feeder 细胞，弃去 FM 后加入预热的 mESM，放入细胞培养箱（37℃，5%CO_2）；②从液氮中取出保存的 ES 细胞，快速放入 37℃水浴锅中，摇晃至细胞大部分融化；③将冻存管中的 ES 细胞移入已预先加有 3ml FM 的流式管中，混合；④1 200rpm 离心 5 分钟；⑤弃去上清，用预热的 mESM 重悬后，接种于已换好液的 feeder 细胞上；⑥放入细胞培养箱进行培养，前后左右晃动以混匀细胞；⑦24 小时后用预热的 mESM 换液，此后每 24 小时进行一次换液操作。

（2）小鼠 ES 细胞的传代：①小鼠 ES 细胞培养至 48~72 小时后，细胞密度达较高值需进行传代。传代 0.5~1 小时前需更换 mESM。同时，

将准备好的（至少传代前 8 小时已准备）feeder 细胞换成 mESM 培养。②去除小鼠 ES 细胞的培养液，加入预热 DPBS 进行清洗处理，去除 DPBS。③向培养皿中加入预热的 0.05% 胰酶溶液 500μl，于细胞培养箱中消化 3~5 分钟。④用 1.5ml FM 中和消化的细胞，将这些细胞悬液加入离心管中，1 200rpm 离心 5 分钟。⑤弃去上清，用 1ml mESM 重悬细胞按合适比例接种于准备好的 feeder 细胞上进行培养。

（3）小鼠 ES 细胞的冻存：①消化一个 35mm 皿中培养 2~3 天的小鼠 ES 细胞（密度 >80%），离心，弃去上清。②用配置好的 1ml 预冷的冻存液（表 12-1-3）重悬细胞，以 500μl 每管分装于冻存管中。液体配置完成，液体置于 4℃保存。③冻存管在冰上放置 30 分钟后，移入细胞冻存盒中，放置于 –80℃冷冻 1 天。1 天之后，将这些冻存管移入液氮中进行长期保存。

表 12-1-3　冻存液的配置

DMEM	500μl
DMSO	100μl
普通级胎牛血清 FBS	400μl
总量	1ml

四、胚胎干细胞的鉴定方法

胚胎干细胞具有全能性以及正常的核型是其作为研究哺乳动物胚胎发育、细胞分化、外源基因表达以及利用基因突变的胚胎建立人类遗传病动物模型的理论基础。因而，胚胎干细胞的鉴定工作对于研究和利用胚胎干细胞具有重大的意义。人和鼠的胚胎干细胞的鉴定方法类似，目前主要包括形态学和生长特性方面的碱性磷酸酶分析、免疫学上的细胞表面抗原分析、染色体层次上的核型分析和基因表达水平上的多能性基因检测鉴定。

1. 碱性磷酸酶活性（alkaline phosphatase, AP）分析　碱性磷酸酶（AP/ALP/AKP/ALKP/ALPase/Alk Phos）也称碱性磷酸酯酶（EC 3.1.3.1），可以在碱性条件下催化磷酸酯键的水解。哺乳动物中，肝脏、胆管、肾脏、骨骼和胎盘中的碱性磷酸酶活性比较高。常见的碱性磷酸酶包括肠道碱性磷酸酶（alkaline phosphatase, intestinal, ALPI）、

非组织特异性碱性磷酸酶（alkaline phosphatase, tissue-nonspecific isozyme, ALPL）和胎盘碱性磷酸酶（alkaline phosphatase, placental type, 也称 placental alkaline phosphatase, PLAP）。因为在胚胎干细胞和 iPS 中，碱性磷酸酶的活性很高，而在已分化的细胞中则比较低，碱性磷酸酶的高活性也常被用作 iPS 成功诱导的标志，且胎盘碱性磷酸酶拥较好的热稳定性，也可以在体外比较容易的鉴定其活性。通过检测细胞的碱性磷酸酶活性可以反映出胚胎干细胞的生长状态。

鉴定采用 BCIP/NBT 碱性磷酸酯酶显色试剂盒，其实验原理是：BCIP/NBT 是碱性磷酸酯酶的常用底物，在碱性磷酸酯酶的催化下，BCIP 会被水解产生强反应性的产物，该产物会和 NBT 发生反应，形成不溶性的深蓝色至蓝紫色的沉淀，视颜色的深浅可以判断碱性磷酸酶活性的强弱，颜色越深，表示碱性磷酸酶活性越强。在实验过程中要注意 BCIP/NBT 都是有毒物质，避免直接接触。还要注意实验组与对照组之间要保证操作的一致性，严格控制变量，包括最终的显色时间等等。操作步骤如下：

（1）对于组织切片或细胞样品或膜，在与碱性磷酸酯酶标记的抗体或其他形式的探针孵育后，用适当洗涤液洗涤 3~5 次，每次 3~5 分钟。对于检测内源性碱性磷酸酯酶的组织或细胞样品，在适当固定后，也用适当洗涤液洗涤 3~5 次，每次 3~5 分钟。

（2）按照表 12-1-4 依次加入各溶液，混匀后即配制成 BCIP/NBT 染色工作液：

表 12-1-4　BCIP/NBT 染色工作液的配置

碱性磷酸酶显色缓冲液	3ml	10ml
BCIP 溶液（300×）	10μl	33μl
NBT 溶液（150×）	20μl	66μl
BCIP/NBT 染色工作液	3.03ml	10.1ml

（3）最后一次洗涤完毕后，去除洗涤液，加入适量 BCIP/NBT 染色工作液，确保能充分覆盖样品。

（4）室温避光孵育 5~30 分钟或更长时间（可长达 24 小时），直至显色至预期深浅。

（5）去除 BCIP/NBT 染色工作液，用蒸馏水

洗涤 1~2 次即可终止显色反应。

（6）对于组织切片或细胞样品，显色反应终止后，如有必要可以用中性红染色液（neutral red staining solution）染色，以便于观察。对于膜，显色反应终止后，可以室温晾干避光保存。

2. 细胞表面抗原分析　在未分化的胚胎干细胞表面存在有特异的抗原 SSEA-1、SSEA-3、SSEA-4 等。其中在小鼠胚胎干细胞中 SSEA-1 是早期胚胎阶段中较为显著的特异性表面抗原，而在人的胚胎干细胞中，则是 SSEA-4 的表达比较特异和显著。利用这些特异的表面标志物，可以用来分离纯化胚胎干细胞、指征胚胎干细胞的状态和诱导多能干细胞过程中胚胎干细胞的建立，目前也常用单克隆抗体来检测胚胎干细胞表面抗原，作为发育全能性的一种标志。其操作步骤如下：

（1）用 DPBS 将细胞洗涤一次。

（2）用预热的 0.05% 胰酶 37℃ 消化细胞 3 分钟，用等体积的 FM 中和，用枪将细胞尽可能吹散，1 000rpm 离心 5 分钟，去上清。

（3）用 1ml DPBS（含 2%FBS）重悬，从 40 目的滤网上过滤细胞至无盖流式管，1 000rpm 离心 5 分钟，去上清。

（4）配制 SSEA-1 或者 SSEA-4 抗体 1μl 稀释于 100μlPBS（含 2%FBS），每管细胞用 100μl 的抗体稀释。避光，冰上孵育 30 分钟。

（5）孵育 30 分钟之后，向流式管中加入 2~3ml DPBS，1 000rpm 离心 5 分钟，将含抗体的上清去除。

（6）用 0.3~0.5ml DPBS（含 2%FBS）重悬，准备上机进行流式分析。

在细胞表面抗原鉴定分析过程中，要注意以下几点：观察细胞的状态，如果镜下死细胞多或者细胞状态差，这样经过表面抗原鉴定流式分析时，结果会特别不准，一定要选择状态好或者死细胞少的细胞系去进行鉴定；整个鉴定过程中，一定要注意不要吸走细胞沉淀；抗体孵育时间不宜过长，否则容易有假阳性的产生；流式分析前细胞一定要进行过滤，去除粘连体，否则会堵塞流式管道。

3. 核型分析　在胚胎干细胞的传代过程中，需要经常进行核型分析，检查细胞是否维持在二倍体状态。因为随着细胞传代次数的增加，二倍体核型的比率会逐渐减小，因此需要定期检测核

型，尽早去除核型异常的细胞系，只保留核型正常的后代，维持胚胎干细胞正常的生理特性。因此核型检测也是一种十分重要的检测手段。其操作步骤如下：

（1）相关试剂配制

1）低渗液：0.4% 氯化钾和 0.4% 枸橼酸钠按 1:1 等体积配制，需现配现用。

2）固定液：冰醋酸与甲醇按照体积比 1:3 进行配制，需新鲜配制。

3）吉姆萨母液：将 1g 吉姆萨粉末置于少量甘油中进行研磨至充分磨碎（约需要 2 小时），放入 65℃ 烘箱溶解 2 小时后定溶于 66ml 甘油 +66ml 甲醇中。置于棕色瓶室温保存 1 周后即可使用。

4）吉姆萨染色液：2ml 吉姆萨母液，48ml 双蒸水。

（2）传代小鼠 ES 细胞 1.5~2 天后，更换新鲜 ESM 并向其中加入秋水仙碱（0.05μg/ml），于细胞培养箱中培养 2~4 小时。

（3）消化细胞，收集细胞沉淀后，用 1ml 预热的低渗液重悬细胞，用巴氏管轻轻吹打混匀细胞悬液，置于 37℃ 水浴锅内 5 分钟。

（4）向细胞悬液中滴入 7 滴固定液，用滴管轻轻混匀后，1 000rpm 离心 5 分钟。

（5）去除上清，加入 4ml 固定液轻柔重悬细胞并混匀，室温放置 40 分钟后，1 000rpm 离心 5 分钟。

（6）去除上清，加入 2ml 固定液轻柔重悬细胞并混匀，室温放置 20 分钟后，1 000rpm 离心 5 分钟。

（7）去除上清，加入 4~5 滴固定液混匀后，进行滴片操作。滴片时，滴管与预冷的载玻片之间的距离超过 40cm，使得含有细胞的固定液能充分滴到载玻片上，3 秒后，将玻片于酒精灯上快速过火三次。

（8）玻片置于 80℃ 烘箱放置 1 小时。

（9）将玻片置于 37℃ 预热的吉姆萨染色液中，染色 20 分钟，晾干后即可在显微镜下进行观察。

（10）观察时，注意找到完整的染色体分裂相，并在油镜帮助下计数单个分裂相中的染色体个数。小鼠染色体为端着丝粒，正常数量为 40 条染色体。分别计数约 20 个分裂相的染色体数目，统计含有正常染色体数目的分裂相的比例。注

意,正常小鼠 ES 细胞的正确分裂相比例可达到 80% 以上。

在核型分析中要注意以下几点:在低渗处理时,低渗时间不宜过长,要严格控制,否则细胞容易过度膨胀涨破,严重影响实验结果;固定时,吹打细胞沉淀也一定要轻柔,否则容易破坏细胞正常的核型状态,影响后面统计结果;滴片时,也要严格控制滴片高度,高度太低时,细胞的染色体不能正常分开,直接导致后面计数统计困难,高度过高时,将会导致细胞染色体过于分开,同样造成后面计数统计困难,应该严格控制高度,一般在 40cm 以上,不超过 100cm。

3. 胚胎干细胞多能性基因检测鉴定 在人和小鼠的胚胎干细胞中,多能性因子例如 *Oct4*、*Nanog*、*Sox2* 和 *Klf4* 的高表达代表胚胎干细胞强大的多能性和分化潜能,代表着胚胎干细胞良好的细胞状态,而在分化的细胞中,这些多能性因子的表达水平都会急剧下降。研究结果表明,这些多能性因子代表着胚胎干细胞的多能性,也是胚胎干细胞建系和诱导多功能干细胞过程中不可或缺的重要组成部分,所以,目前也常用实时荧光定量 PCR 的方法来检测细胞多能性基因的表达水平,来评价细胞多能性状态。其操作步骤如下:

(1)用 DPBS 将洗涤细胞一次。

(2)用预热的 0.05% 胰酶 37℃ 消化细胞 3~4 分钟(视细胞密度和细胞类型而定具体时间,至轻拍培养皿大部分细胞有脱落即可终止消化),用等体积的 FM 中和,用枪将细胞尽可能吹散。1 000rpm 离心 5 分钟。

(3)去除上清,向收集的细胞中加入预冷的 Trizol(10^6 个细胞加入 1ml 左右 Trizol),吹打至无明显细胞团块,并在室温放置 5 分钟。以下用量以使用 1ml Trizol 为标准。

(4)向 Trizol 裂解液中加入 200μl 氯仿,用漩涡混匀器涡旋 15s,室温放置 5 分钟。

(5)在 4℃ 高速离心机上 12 000rpm 离心 15 分钟。离心结束后,混合液体将发生分层。小心吸取上层水相到新的 1.5mlEP 管,加入 500μl 异丙醇,上下颠倒混匀,室温放置 10 分钟。

(6)在 4℃ 高速离心机上 12 000rpm 离心 15 分钟。

(7)弃上清,用 1ml 75% 乙醇洗涤沉淀,在 4℃ 高速离心机上 12 000rpm 离心 5 分钟,小心去上清。

(8)重复上一步操作,小心去上清。

(9)吸掉乙醇,空气中干燥 5~10 分钟,使乙醇挥发干净,加 20~30ml DEPC 水溶解。

(10)将提取的 RNA 反转成 cDNA。使用 ABM 公司的 all in one 反转试剂盒。反转体系见表 12-1-5。

表 12-1-5 反转体系

RNA	1μg
5X Mix	2μl
ddH$_2$O	至 10μl

PCR 仪反应程序:25℃ 10 分钟,42℃ 15 分钟,85℃ 5 分钟,4℃ hold。

(11)荧光定量 PCR 反应见表 12-1-6。

表 12-1-6 荧光定量 PCR 反应

2 × SYBR Buffer(Takara 公司)	10μl
ROX Reference DyeII(Takara 公司)	0.4μl
Primer(20mM)	0.4μl
Primer(20mM)	0.4μl
cDNA Template	0.2μl
ddH$_2$O	8.6μl

实验中首先计算每个模板所需的反应个数,增加 10% 的比例配置不含模板和引物的总体系(表 12-1-7)。

表 12-1-7 实时定量 PCR 引物

Primer 名称	序列(5'to3')
Gapdh-F	TGGCAAAGTGGAGATTGTTGCC
Gapdh-R	AAGATGGTGATGGGCTTCCCG
endo-Oct4-F	TCTTTCCACCAGGCCCCCGGCTC
endo-Oct4-R	TGCGGGCGGACATGGGGAGATCC
endo-Sox2-F	TAGAGCTAGACTCCGGGCGATGA
endo-Sox2-R	TTGCCTTAAACAAGACCACGAAA
endo-Klf4-F	GCGAACTCACACAGGCGAGAAACC
endo-Klf4-R	TCGCTTCCTCTTCCTCCGACACA
Nanog-F	AGGGTCTGCTACTGAGATGCTCTG
Nanog-R	CAACCACTGGTTTTTCTGCCACCG

PCR 反应程序见表 12-1-8。

表 12-1-8　PCR 反应程序

Stage1	1×	95℃ 20 秒
Stage2	40×	95℃ 3 秒
		60℃ 30 秒
Stage3 melting curve	1×	95℃ 30 秒
		60℃ 1 分钟
		95℃（1℃/s 上升）
		65℃ 15 秒

在提取 RNA 过程中，最重要的就是要注意 RNA 降解，因为 RNA 十分容易降解，环境中处处存在 RNA 酶，所以在操作过程中，一定要注意低温操作，以及所使用试剂和枪头等都必须是 RNA 酶 free 的，且整个过程一定要穿好实验服和口罩，尽量少说话；在反转过程中，要注意起始的 RNA 量一致，否则可能会造成后面定量 PCR 的不准确；在进行定量 PCR 鉴定时，引物设计要跨外显子设计，避免基因组 DNA 的污染和影响，提高 PCR 准确性。且要同时带上管家基因例如 GAPDH 来标准化起始量，从而求出基因的相对表达量。

（涂志奋　王译萱　高绍荣）

第二节　诱导多能干细胞

诱导多能干细胞（induced pluripotent stem cells，iPS cells）最早由日本科学家山中伸弥（Shinya Yamanaka）在 2016 年建立，他利用四种转录因子（Oct4、Sox2、Klf4 和 c-Myc）的过表达将小鼠胚胎成纤维细胞（mouse embryonic fibroblasts，MEFs）诱导到类似胚胎干细胞（embryonic stem cells，ES cells）的状态，也就是 iPS 细胞，这种细胞在形态、基因表达谱、分化功能等方面都与 ES 细胞非常相似。这一革命性的发现彻底打破了 ES 细胞临床应用中的细胞来源和伦理问题，也极大地解决了干细胞治疗中的免疫排斥问题，开辟了重编程和再生医学的全新领域。山中申弥博士也因为在重编程领域所做出的突出贡献而与约翰·格登爵士（Sir John Bertrand Gurdon）分享了 2012 年诺贝尔生理学或医学奖。

一、iPS 细胞建立的基本方法

1. 建立 iPS 细胞系的基本流程是获得供体细胞，将重编程因子导入并过表达，继而经过一段时间培养后便可挑取 iPS 克隆，最后建系并鉴定。最常用的经典 iPS 细胞系建立是以 MEF 起始，用慢病毒导入重编程因子，现在以此为例做实验操作介绍。

2. MEF 的获取和培养　颈椎脱臼法处死孕期 E13.5 天的 ICM 雌鼠，75% 乙醇中浸泡后，于生物安全柜打开腹腔，分离子宫，于加有青霉素/链霉素的 DPBS 溶液中分离获取胚胎，去除胚胎的内脏、头部、四肢和尾部，剪碎躯干，用胰酶充分消化后接种至培养皿，利用含有 10% 胎牛血清，在 37℃，5% CO_2 培养。传代扩增 2~3 代后，即可分装冻存待用。

3. 慢病毒的制备　准备 5 板细胞密度长至 60%~80% 的 293T 细胞，根据转染试剂说明将病毒包装质粒 psPAX2，pMD2.G 与病毒载体质粒 pFUW-Tet-On-Oct4（Sox2/Klf4/c-Myc/Gfp）的混合质粒转染至细胞，6~12 小时后更换新的培养基。

4. 起始细胞准备　准备 2 皿 MEF，每板细胞约 5×10^5/60mm，一皿转染 4 种转录因子，一皿转染 GFP 作为对照。

5. 病毒感染　转染 36~48 小时后，收集 293T 的培养液上清，并用 0.45μm 的滤膜过滤。向培养基中加入 polybrene 溶液，使其最终浓度为 5μg/ml。将 Oct4、Sox2、Klf4 和 c-Myc 的慢病毒溶液等体积加到 MEF 的培养皿，孵育 8 小时或过夜孵育。之后更换 ES 细胞的培养基，并添加 Doxcyclin（Dox）诱导重编程因子表达，两天后 PCR 检测外源因子的表达情况。

6. iPS 细胞建系　每天更换培养基，两周左右可以撤去 Dox 并挑取克隆，挑取的单克隆培养在 96 或 24 孔板，传代扩增建系。

7. iPS 细胞的鉴定　自我更新和多向分化是多能干细胞的基本特性，因此，也成为 iPS 细胞鉴定的基础。

（1）形态学观察：iPS 细胞具有经典的胚胎干细胞形态，致密的克隆样集落，克隆边界明显，较为光滑，克隆内细胞排列紧密界限不清晰，细胞体积小，细胞质较少，细胞核大而明显，核质比高。

（2）自我更新能力：检测自我更新能力除连续传代外，常用的方法是克隆形成实验。将 ESC 以较低的密度接种培养后，具有自我更新能力的单个细胞能够通过不断地增殖形成独立的克隆，并且碱性磷酸酶（alkaline phosphatase，AP）染色呈强阳性。小鼠 ESC 的单细胞克隆形成能力很强，可达到 90% 以上。ESC 的这种快速的增殖能力也使其易于发生染色体变异，因此，正确的核型（karyotype）也是判断 ESC 质量的一个关键指标。

（3）多能性相关基因表达分析：多能干细胞表达特有的标志性基因及特异性细胞表面抗原。可利用定量 PCR 或免疫荧光染色对 iPS 细胞行特异性基因的检测，例如 Oct4、Sox2、Nanog 等多能性相关转录因子及一些细胞表面标志物（如 SSEA-1）。

（4）体内外分化能力鉴定：鉴定多能干细胞分化能力主要通过体外（in vitro）实验及体内（in vivo）实验来完成。体外实验中最为经典的是拟胚体（embryoid body，EB）形成实验。将 iPS 细胞使用去掉 LIF 的培养基进行悬浮培养时，iPS 细胞会自发地集聚成团并分化成具有三胚层（内胚层，中胚层，外胚层）来源细胞的 EB。当把 EB 接种在细胞培养皿上，EB 中的细胞会继续生长、分化和迁移，通过免疫染色可确定分化细胞的类型，或用 PCR 检测三胚层特异性基因的表达情况。如果检测到三个胚层来源的细胞类型，或三个胚层来源细胞的特异性基因表达，则说明被鉴定的 iPS 细胞具有在体外培养条件下多向分化的能力。体内实验中较为经典的是畸胎瘤（teratoma）形成实验。将适量 iPS 细胞注入到免疫缺陷小鼠体内（皮下、肌肉内或肾包膜下等部位），待 iPS 细胞在小鼠体内成瘤后，取出瘤体并进行组织切片及染色。具有多能性的 iPS 细胞应在移植部位生长和分化，形成的畸胎瘤含有三个胚层来源的多种组织或细胞类型。

iPS 细胞最初是由 MEF 或者人的成纤维细胞诱导产生，因为这类细胞易于处理且易增殖。然而，建立原发性成纤维细胞需要皮肤活检，涉及侵入性外科手术和专业知识。因此，用于重编程的起始细胞得到了越来越多的探索，其中外周血单核细胞和尿道上皮细胞由于其易于获取，无疑是最为理想的细胞源。

（5）嵌合体和四倍体胚胎互补实验：嵌合体实验是将 iPS 细胞注射到受体囊胚并移植到假孕母鼠子宫后，具有多能性的 iPS 细胞能够与囊胚的内细胞团共同参与胚胎的发育，形成包括生殖细胞在内的各种成体细胞，使得到的个体表现为嵌合体的形式，这种方式能体现多能干细胞在体内环境中的多向分化能力。四倍体囊胚互补实验与嵌合体实验类似，唯一不同的地方是受体囊胚为通过细胞融合得到的四倍体囊胚，这种四倍体胚胎在后续的发育过程中只能贡献到胚外组织而导致不能正常产生个体，将待鉴定的 iPS 细胞注射到这种囊胚后，胚胎个体完全由 iPS 细胞分化发育获得，具有完全多能性的 iPS 细胞将分化为个体所有的细胞、组织类型，形成各个器官和健康的个体，任何一种细胞的分化缺陷都将导致个体正常发育失败，因此，四倍体囊胚互补实验是唯一能充分证明 iPS 细胞完全多能性的方法，也被称为检测多能干细胞多能性的"金标准"。

二、iPS 技术优化

iPS 技术一经问世便被认为是干细胞生物学和再生医学研究领域的一场革命，在其诞生的十余年时间里就被广泛研究并获得了快速的发展。世界范围内许多实验室开始探索其相关机制及技术的改良方法，研究主要集中在体细胞和重编程因子的选择、重编程因子介导载体体系的建立、诱导转化率的提升以及疾病特异性的 iPS 模型的建立等方面。

1. 细胞来源的优化

（1）外周血单核细胞 小鼠外周血细胞的重编程开始于 2008 年。Hanna 等人利用逆转录病毒转染 Oct3/4、Klf4、Sox2 和 c-Myc 重编程小鼠 B 淋巴细胞。他们通过体外表达转录因子 CCAAT/结合蛋白 α 增强子，或敲低 B 细胞转录因子 Pax5 来提高重编程效率。Hong 等在 p53 缺失的条件下，将 Oct3/4、Sox2、Klf4 和 c-Myc 导入小鼠 T 淋巴细胞获得 iPS 细胞。继小鼠外周血诱导成功，Haase 从人脐带血中诱导得到 iPS 细胞。脐带血可以直接从脐带血库中获得，且对捐赠者没有风险。Ye 等人从健康的冻存脐带血细胞和 CD34$^+$ 细胞中诱导得到 iPS 细胞。但是，使用脐带血仍然有限制，因为只能从婴儿得到脐带血。

2010 年，有 3 个研究团队分别从人的外周血得到了 iPS 细胞。Loh 等人通过静脉穿刺和聚蔗糖密度离心从外周血样品中分离得到外周血单核细胞（PBMC）和 CD34⁺ 细胞。在感染能表达 Klf4、Sox2、Oct3/4 和 c-Myc 的慢病毒后，CD34⁺ 细胞表现出 0.002% 的重编程效率，PBMC 显现出相对较低的重编程效率，仅为 0.000 8%~0.001%。Staerk 等人利用慢病毒载体将 T 淋巴细胞和骨髓细胞重编程成了 iPS 细胞，这种慢病毒载体可编码 4 种重编程因子（Oct3/4、Sox2、Klf4 和 c-Myc），他们的研究结果表明，T 淋巴细胞的重编程效率比骨髓细胞更高。是因为 T 淋巴细胞比骨髓细胞表现出更高的增殖率并且在体外可以生长更长时间。Seki 等利用一种编码 *Oct3/4*、*Sox2*、*Klf4* 和 *c-Myc* 基因的 SeV 温度敏感突变载体将 T 淋巴细胞诱导成 iPS 细胞，重编程效率达到 0.1%。SeV 载体是一个非整合型载体，不能在标准培养温度下增殖，因此显著增加了重编程的安全性。Chou 等利用改进的 EBNA1/OriP 质粒将新生儿的脐带血和成人 PBMC 重编程为 iPS 细胞。通过这个新的重编程载体，由外周血诱导的 iPS 细胞可在 14 天内得到，而先前成纤维细胞诱导得到 iPS 细胞需要 28~30d。

（2）尿道上皮细胞 从尿道中脱落的尿道上皮细胞产生 iPS 细胞具有多方面优点，因为从尿液中分离方法简单，廉价，并且通用于各个年龄，性别和种族。此外，与成纤维细胞相比收集的尿道上皮细胞只需 2 周的培养时间，3~4 周即可进行重编程。相同情况下利用逆转录病毒载体转入外源因子其重编程效率较 MEF 细胞（0.01%~0.1%）高，达 4%。

2. 重编程因子的选择 在 OSKM 四个重编程因子中，癌基因 c-Myc 已经被证明对重编程是非必要的，但是它能大大提高重编程效率。c-Myc 在重编程中通过下调体细胞特异基因和促进细胞代谢转化而在多能性调控网络激活之前起作用。

除了 OSKM 之外，已经证明了一个相当长的因子集可以将细胞重新编程为 iPSCs。与 OSKM 和 Oct3/4、Sox2、Nanog 和 Lin28 组合相比，转录因子 Glis1 和 Nr5a2 可分别替代 c-Myc 和 Oct3/4，Sall4 可显著提高效率。控制小 RNA 合成的小 RNA 或基因（miR-302、miR-372 和 *Lin28*）以及表观基因组修饰物（Suv39h、Wrd5 和 Jhdm1a）在重编程方面也有效。作用于表观遗传学的小分子可通过修饰 DNA 甲基化、组蛋白乙酰化或组蛋白甲基化来提高重编程效率。此外，对小化学物质的筛选也有助于促进或取代重编程基因的作用。例如，8-Br-cAMP 是 cAMP 依赖性蛋白激酶的激活剂，可增强人成纤维细胞的重编程。

3. 导入方式的优化 按照介导重编程的载体不同，目前诱导重编程的方法大致可分为整合型和非整合型两种。整合型重编程常利用逆转录病毒、慢病毒载体等实现基因导入、整合，实现重编程。非整合型重编程能够减少对染色体结构的改变，一定程度上降低了基因突变和癌变的可能。

（1）逆转录病毒和慢病毒：常用的逆转录病毒载体多由 Moloney 小鼠白血病病毒改造而来。该载体保留病毒颗粒的包装信号，但是缺少病毒颗粒包装蛋白基因 *gag*、*env* 和 *pol*，这 3 个基因的缺失不影响其他部分活性。将插入目的基因的逆转录病毒载体转染到 Plat-E 等包装细胞内，包装细胞内含有 *gag*、*env* 和 *pol* 基因，可以形成病毒的包装蛋白从而包装出可以侵染其他细胞的病毒。由于该载体缺少 *gag*、*env* 和 *pol* 基因，因此不能自我复制繁殖，且只能侵染正处于分裂中的小鼠或大鼠细胞，但通过与水疱性口炎病毒蛋白 G 基因共转染可提高其泛嗜性，使其可以侵染更多物种的哺乳动物细胞。

与逆转录病毒不同，慢病毒不需要细胞分裂来整合到宿主的基因组中。慢病毒比逆转录病毒有能力感染更广泛的细胞类型。因此，与逆转录病毒相比，慢病毒的使用对体细胞类型的选择依赖性较小。另一方面，与逆转录病毒一样，慢病毒将外源基因整合到宿主基因组中，这可能具有插入突变、低效沉默或外源基因再激活的现象。此外，使用可切除的慢病毒载体可以克服低效沉默和外源基因再激活的影响。然而，CreLoxp 系统进行切除会在基因组中留下疤痕，可能导致插入突变。

另一种控制慢病毒外源基因表达的方法是使用 Dox 诱导的慢病毒。在这些病毒中，Dox 诱导的启动子驱动外源基因。这不仅允许转基因表达的暂时性调节，而且允许产生二次诱导 iPS 细胞。由于诱导系统在产生 iPS 细胞并分化成继发性成纤维细胞后仍在宿主基因组中，经 Dox 处理后，成纤维细胞可重编程为 iPS 细胞。因此,将可诱导性成纤维细胞再次重编程为 iPS 细胞不需要再次感染病毒。此外,获得的 iPS 克隆数量比感染病毒的 iPS 克隆更为均一,不受病毒感染效率影响,可以用来研究重编程的机制。

(2)腺病毒载体:腺病毒是首个被用来编码 Yamanaka 重编程因子同时产生小鼠和人的 iPS 细胞的非整合病毒载体之一。与其逆转录病毒同系物相比,作为一种无包膜线性的双链非整合型 DNA 病毒,通过受体介导的内吞作用进入细胞,腺病毒基因组进入细胞核后保持在染色体外,并不会整合到基因组上,因此在细胞内存在整合依赖性改变的风险降低。

与逆转录病毒介导的重编程类似,腺病毒重编程需要用 4 个重编程因子 Oct4、Sox2、Klf4 和 c-Myc 导入敏感的细胞类型。腺病毒编码的重编程因子的导入导致这些重编程因子的短暂表达,使体细胞重编程。腺病毒介导的重编程的吸引力在于产生无整合的 iPS 细胞,然而,该方法的重编程效率在小鼠中仅为 0.001~0.000 1%,在人类细胞中仅为 0.000 2%。

(3)仙台病毒载体:仙台病毒是副黏病毒家族的一员,是一种具有细胞融合活性的有包膜的单链负义 RNA 病毒。仙台病毒的优势在于它是一种不进入细胞核的 RNA 病毒,可以感染广泛的体细胞类型,因此与逆转录病毒相比,它对体细胞类型的选择依赖性较小。当基于仙台的重编程载体被制造并用于产生 iPS 细胞时,血细胞效率约为 0.1%,成纤维细胞效率约为 1%。基于仙台的重编程的一个缺点是,仙台比慢病毒更难处理,细胞可能需要在更高温度(39℃)下培养才能从多能干细胞中除去外来基因及载体。

(4)转座子法:PiggyBac(PB)在重编程过程中可以整合到染色体的 TTAA 位点,然后在转座子重新表达后,从基因组中去除。该方法不但转染效率高,操作简单,可用于任何细胞类型的重编程,同时又可利用转座子 PiggyBac 编码的转座酶将外源基因准确切除,可精确恢复受体细胞在转座前的状态,而避免外源基因的插入,可明显提高 iPS 技术的安全性使 iPS 细胞临床应用的风险大大降低。另一方面,转座的使用通常需要多轮切除,因此仍然存在重新融入的风险,与病毒的使用相比,转座子介导的重编程的整体效率相对较低。

(5)质粒瞬时转染:DNA 编码的重编程因子可以通过 DNA 分子的瞬时转染引入细胞。与腺病毒一样,这种方法不依赖于与宿主基因组的整合,但与使用病毒相比,这种技术相对便捷。DNA 可以质粒或小环状 DNA 形式导入细胞,因为质粒和小环状 DNA 的表达时间较短,在重编程过程中通常都需要多次转导。另一方面,质粒的转染效率依赖于体细胞类型,因此在某些细胞的重编程中,该方法可能不合适。另外,尽管被认为是一种非整合的方法,但仍有研究通过该方法在宿主细胞基因组中检测到了转基因。

(6)RNA 转染(mRNA 和 microRNA):mRNA 转染是一种非整合的、非 DNA 的方法,使用修饰的 mRNA 来表达四个重新编程因子,避免了基因组整合的危险。但 mRNA 介导的重编程是一个复杂的过程,需要多个步骤(mRNA 的产生、纯化、转染等)、大量的质量控制措施和反复的 mRNA 转染来维持高蛋白表达。

microRNA 被发现在传统的重编程策略中可以起到提高重编程效率的作用,之后发现仅使用小 RNA 可以诱导生成 iPS 细胞。小 RNA 介导的重编程是通过三种成熟小 RNA 的混合物:miR-200c、miR-302s 和 miR-369s 的转染完成的。这种重编程方案要求每 48 小时对小 RNA 重编程混合物进行四次连续的转染。与其他非 DNA 介导的重编程策略类似,小 RNA 技术不需要筛选来排除整合到 iPS 克隆中的外源性 DNA 序列。

(7)重组蛋白诱导:与合成 mRNA 类似,重组重编程因子蛋白的引入足以诱导 iPS 细胞。重组蛋白介导的重编程不需要进行广泛的筛选,以排除因整合事件或转基因去除无效而引入外源遗传物质的可能性,不影响细胞的遗传物质,但效率极低、造价昂贵、操作复杂。

(8)小化合物分子诱导:随着 iPS 技术的发展,小分子化合物在 iPS 诱导方面的作用陆续被报道。一方面,小分子化合物能够提高 iPS 诱导效率;另一方面,有些小分子化合物可以通过替代四种转录因子中一个或多个因子,一定程度上解决了 iPS 的安全性问题。同时,小分子化合物因其靶点相对清晰、作用相对可控的独特优势,对体细胞重编程机制的研究也起了很大的推动作用。

丙戊酸（valproic acid，VPA）是最早发现的能够通过抑制组蛋白去乙酰化酶活性而促进 iPS 诱导的一种化合物。VPA 通过提高组蛋白乙酰化，使细胞具有更为松散的染色体结构，易于外源转录因子结合，从而大幅度提高重编程效率。组蛋白甲基转移酶抑制剂 BIX-01294 可提高 Oct4 和 Klf4 两因子重编程神经干细胞的效率。BayK8644 是一种 L 型通道钙离子兴奋剂，与 BIX-01294 共同作用可提高 Oct4 和 Klf4 对小鼠成纤维细胞的重编程效率，可补偿 Sox2 的缺失带来的影响。邓宏魁实验室在早期使用 Oct4 一个转录因子，同时添加 VPA、GSK-3 信号通路的抑制剂 CHIR99021、TGF-β 信号通路抑制剂 616452（Repsox）和 LSD-1 抑制剂 Parnate（tranylcypromine）这 4 种小分子诱导出了小鼠 iPS 细胞，避免了使用原癌基因 Klf4 和 c-Myc，提高了安全性，也为研究全化合物诱导重编程打下了基础。

2013 年，邓宏魁实验室通过化合物筛选，发现了可以代替 Oct4 的化合物组合，从而实现了纯化合物组合（VPA，CHIR99021，Repsox，Forskolin，Tranylcypromine，DZNep）介导的重编程。进一步研究发现，仅用其中的 4 种小分子 CHIR99021、616452、Forskolin 和 DZNep 就能完成体细胞重编程，其中 CHIR99021、616452 和 Forsko-lin 能够激活 Sall4、Sox2 的表达，而 DZNep 能激活 Oct4 的表达。2015 年邓宏魁等人发现了 BrdU 对重编程的促进作用，BrdU 不仅提高四因子、三因子（OSK）或两因子（OK）体系的 iPS 细胞诱导效率，还能代替最重要的因子 Oct4，BrdU 可以与 3~7 个小分子化合物组合，实现全化学诱导 iPS，其中化合物最少的组合为：BrdU、CHIR99021、Repsox 和 Forskolin。这些化合物诱导产生的 CiPS 细胞具有胚胎干细胞的特性，在体内外具有自我更新及分化能力，并能成功产生嵌合小鼠。

小分子化合物在重编程领域具有得天独厚的优势。首先，小分子化合物避免了病毒和转基因的使用，不会破坏细胞基因组，安全性较高；其次，大部分小分子化合物均能以渗透的方式进入细胞内发挥作用，省去了细胞转染、病毒包装、细胞感染等烦琐步骤，可操作性强；最后，小分子化合物结构简单、价格低廉、方便量产并易于优化。

经过十几年的快速发展，iPS 技术不断趋于成熟并向临床应用稳步迈进。相信在不久的将来，iPS 技术将在干细胞生物学和再生医学领域大放异彩，一个崭新的时代即将到来。

三、诱导多能干细胞的方法

多能干细胞（pluripotent stem cell）具有体外自我更新能力并且可以分化产生组成躯体的三个胚层的所有细胞类型，在再生医学领域具有广阔的应用前景。因此，如何在体外获得高质量多能干细胞是再生医学领域最重要的科学问题之一。

第一例实现体外培养的多能干细胞源自生殖细胞的畸胎癌。后续研究证明从小鼠囊胚的内细胞团中分离的胚胎干细胞（embryonic stem cells，ESCs）具有发育的多潜能性和良好的体外扩增能力。但胚胎干细胞在获得上依赖于受精卵发育而来的胚胎，给多能干细胞的应用带来了一定的伦理争议，并且非自体来源的胚胎干细胞可能引发免疫排斥等问题，进一步限制了其临床应用。

1962 年，John B. Gurdon 团队将蛙的肠上皮细胞的细胞核移植到去核的非洲爪蟾卵母细胞中并获得了正常的个体，成功实现了体细胞核移植（somatic cell nuclear transfer，SCNT）。此技术首次证明了发育是可逆的，终末分化的体细胞经过人为诱导可以回到类似胚胎早期的状态并具备重新发育的能力。2013 年，体细胞核移植来源的人胚胎干细胞首次建系成功。但是由于它的技术要求高，还涉及使用人卵母细胞和胚胎的伦理问题，限制了体细胞核移植技术的应用。

2006 年 Shinya Yamanaka 团队首次利用转基因过表达 4 个外源基因：Oct4、Sox2、Klf4、c-Myc（简称 OSKM），将终末分化的体细胞重编程到了类似胚胎干细胞的状态，并将其命名为诱导性多能干细胞（induced pluripotent stem cell，iPSC）。iPSC 技术为再生医学发展提供了新的种子细胞来源，并且 iPSC 可以由病人自己的体细胞诱导获得，成功克服了 ESC 的获取中可能存在的伦理和免疫排斥问题，为重大疾病的治疗提供了新的方案。但是,经转录因子诱导的 iPSC 技术操作复杂,转基因技术可能导致基因组的插入突变。

2013 年北京大学邓宏魁团队通过组合 VPA(广谱 HDAC 抑制剂)、CHIR99021(GSK3β 抑制剂)、616452(TGFβ 抑制剂)和 Tranylcypromine(LSD1 抑制剂)、Forskolin(腺苷酸环化酶激活剂)以及 DZNep(SAHH 抑制剂)6 个小分子化合物,首次实现了完全利用小分子化合物诱导小鼠体细胞重编程到多能性状态,并将诱导得到的细胞命名为小分子化合物诱导的多能干细胞(chemically-induced pluripotency stem cell,简称 CiPSC)。不同于 SCNT 和外源转录因子过表达的方法,小分子化合物调控细胞命运具有很多独特的优势:使用和操作简单;高细胞膜通透性且作用方式可逆;容易实现标准化和精细调控;避免了外源整合带来的基因组不稳定等风险。因此,CiPSC 诱导技术的实现提供了更加简单和安全有效的方式来重新赋予体细胞"多潜能性",给未来应用再生医学治疗重大疾病带来了新的可能。

化学小分子诱导多能干细胞实验

(一)实验材料

1. 实验动物 本实验所用小鼠成纤维细胞来自于 C57BL/6J-Tg(GOFGFP)11Imeg/Rbrc(OG)品系和 ICR 品系的杂交后代,带有 Oct4 启动子驱动的 GFP 报告体系(OG)。

2. 实验试剂

(1)小分子和细胞因子:VPA、CHIR99021、616452、Tranylcypromine、Forskolin、DZNep、PD0325901、AM580、CH55、EPZ004777、SGC0946、Decitabine、Human bFGF、Mouse LIF、L-Ascorbic acid 2-phosphate。

(2)基础培养基和添加物:High glucose DMEM、KnockOut DMEM、Neurobasal Medium、DMEM/F-12、N-2 Supplement、B-27 Supplement、AlbuMAX-Ⅱ、KnockOut Serum Replacement(KSR)、Fetal Bovine Serum(FBS)、Penicilin-Streptomycin(PS)、GlutaMAX、Non Essential Amino Acids(NEAA)、β-mercaptoethanol(β-Me)。

(3)其他试剂:Mitomycin C、PBS。

3. 基础培养基配制

FBS/KSR 培养基:KnockOut DMEM 培养基中添加 10% FBS、10% KSR、1% GlutaMAX、1% NEAA、1% PS 和 0.1mM β-Me。

N2B27 培养基:Neurobasal 和 DMEM/F12 两种培养基 1:1 混合后添加 1% N-2 Supplement、2% B-27 Supplement、1% GlutaMAX、1% NEAA、1% PS 和 0.1mM β-Me。

15% FBS-DMEM 培养基:High glucose DMEM 培养基中添加 15% FBS、1% GlutaMAX、1% NEAA、1% PS 和 0.1mM β-Me。

4. 诱导培养基配制

第一阶段:FBS/KSR 培养基中添加小分子组合:500μM VPA+20μM CHIR99021+10μM 616452+5μM Tranylcypromine+10μM Forskolin+0.05μM AM580+5μM EPZ00477+100ng/ml bFGF(8天后降为 20ng/ml)。

第二阶段:N2B27 培养基中添加小分子组合:500μM VPA+10μM CHIR99021+10μM 616452+5μM Tranylcypromine+10μM Forskolin+0.05μM DZNep+0.05μM AM580+5μM SGC0946+0.5μM Decitabine+10ng/ml Mouse LIF+50μg/ml L-Ascorbic acid 2-phosphate+20ng/ml bFGF。

第三阶段:N2B27 培养基中添加小分子组合:3μM CHIR99021+1μM PD0325901+10ng/ml Mouse LIF。

(二)实验方法与步骤

小鼠成纤维细胞(Mouse Embryonic Fibroblast,简称 MEF)的获取与培养。

1. 从 E13.5 小鼠胚胎中分离 MEF

(1)断颈法处死怀孕 13.5 天的母鼠,取出子宫。

(2)将子宫用添加了 2% PS 的 PBS 洗 2~3 次。

(3)取出子宫中的胚胎,用添加了 2% PS 的 PBS 洗 2~3 次。

(4)在体视显微镜下,去除胚胎的头尾、四肢和内脏,并确保将生殖脊去除干净。

(5)将剩下的组织用添加了 2% PS 的 PBS 洗 5~6 次。

(6)用弯剪将洗净的组织剪碎为直径约 1mm 的小块,充分剪碎利于后续消化。

(7)添加新鲜的 0.25% Trypsin-EDTA 充分覆盖剪碎的组织,37℃ CO₂ 细胞培养箱静置 5~10 分钟。

（8）添加 2 倍体积的 15% FBS-DMEM 培养基中和。

（9）吹打使组织块充分解离，释放出单细胞。

（10）400g 离心 5 分钟。

（11）移去上清后，加 15% FBS-DMEM 培养基重悬细胞。

（12）一枚胚胎分离出的细胞一般可以铺至 6 孔板 3 孔，约 48 小时长满，长满后及时传代诱导。

2. CiPS 的诱导

（1）将长满的原代 MEF 用 0.25% Trypsin-EDTA 消化 2~3 分钟，加 15% FBS-DMEM 培养基中和，250g 离心 3 分钟后去上清，以 5×10^4 个细胞/孔的密度接种至 6 孔板，37℃ 培养箱中摇匀后静置贴壁（过夜）。

（2）次日（诱导第 0 天），将培养基切换为第一阶段诱导培养基。

（3）诱导第 12 天，产生大量上皮样、隆起克隆（XEN-like 克隆）此时将培养基切换为第二阶段诱导培养基。

（4）诱导第 24 天，产生大量 OG 阳性细胞，此时将培养基切换为第三阶段诱导培养基，在 4~8 天后，开始出现小的 CiPSC 克隆。继续培养，可以在光学显微镜下可以观察到大量光滑透亮、没有颗粒感、隆起且边界清晰的 OG 阳性 CiPSC 克隆。注：以上诱导过程需每 4 天换液。

3. CiPS 的免疫荧光鉴定

（1）去除培养基，用 PBS 洗一遍，然后用 4% 的多聚甲醛在室温固定 20 分钟。

（2）去除多聚甲醛，用 PBS 洗一遍，然后用封闭液（PBS 加 0.1% Triton X-100 和 2% 驴血清）37℃ 封闭 1 小时。

（3）染一抗：去除封闭液，用封闭液稀释的一抗覆盖细胞，4℃ 过夜。

（4）去除一抗，PBS 洗 3 遍，每遍 5 分钟。

（5）染二抗：去除 PBS 后，用加 2% 驴血清的 PBS 稀释的二抗覆盖细胞，37℃ 静置 2 小时。

（6）去除二抗，PBS 洗 3 遍，每遍 5 分钟。

（7）染 DAPI：去除 PBS 后，加 DAPI 溶液覆盖细胞，室温静置 1 分钟。

（8）除去 DAPI，PBS 洗 3 遍，每遍 5 分钟。

（9）染色完成，加 PBS 覆盖细胞。

（10）荧光显微镜下观察，Oct4、Sox2 和 NANOG 三阳性的克隆为 CiPS 克隆。

（叶 文　康 岚　高绍荣）

第三节　干细胞显微注射技术

一、干细胞显微注射技术概念

干细胞显微注射技术，最广泛应用的主要是胚胎干细胞显微注射技术。即将胚胎干细胞通过显微操作系统注射到植入前的小鼠胚胎中获得嵌合胚胎的技术。再将嵌合胚胎移植到假孕雌鼠子宫中，继续发育成嵌合体。

二、干细胞显微注射技术的原理

Piezo 脉冲器产生的振动通过注射针中的汞传播到注射针尖端，再借助手动控制注射针向前的力，使注射针尖端穿过胚胎透明带（4~8 细胞注射）或透明带和滋养层细胞（囊胚注射），而后将注射针中吸入的 ES 细胞（胚胎干细胞）注射到宿主胚胎中。ES 细胞具有维持自我更新和多分化潜能的特性，将 ES 细胞注射到早期胚胎（4~8 细胞胚胎或囊胚）中后能参与宿主胚胎的发育，包括各组织和器官，形成嵌合体小鼠。若 ES 细胞参与了小鼠生殖细胞的发育，可通过繁殖将 ES 细胞基因遗传给后代，即发生了生殖系转移。

三、干细胞显微注射技术的应用

干细胞显微注射技术的应用主要有两方面：

第一，检测 ES 细胞多能性。通过显微注射技术获得嵌合体，检测嵌合体各组织器官的嵌合度即可确定 ES 细胞是否具有形成各种组织细胞的多向分化能力。检测 ES 细胞多能性最严格的标准是四倍体互补注射，即将 ES 细胞注射到四倍体囊胚中，由于四倍体囊胚不能形成胎儿，因此四倍体互补得到的胎儿完全由注射的 ES 细胞得到，即该 ES 细胞具有发育为完整个体的能力。

第二，用于生产基因工程小鼠，包括转基因小鼠、基因敲除或基因敲入小鼠。由于 ES 细胞具有无限自我增殖的能力，可以在体外长期培养并大量扩增，因此在 ES 细胞水平进行各种基因修饰并获得稳定的细胞系比传统获得基因工程小鼠的方法（原核注射、核移植）更加简便、高效。经过基因操作的 ES 细胞通过显微注射技术获得生殖系嵌合体或者直接来源于 ES 细胞的小鼠，即可获得所需要的基因工程小鼠。

四、干细胞显微注射技术方法种类及比较

根据显微注射所用宿主胚胎的不同，胚胎干细胞显微注射技术可分为三类：囊胚注射、4~8 细胞胚胎注射、四倍体互补注射。

1. **囊胚注射**　是将 ES 细胞注射到发育 3.5 天的宿主囊胚中，是使用最普遍的干细胞显微注射方法，获得嵌合体效率高。但由于 ES 细胞参与宿主胚胎发育较晚，囊胚注射无法得到完全由 ES 细胞来源的小鼠，只能获得嵌合体小鼠，因此要由具有生殖系转移的嵌合体小鼠交配繁殖得到所需要的来源于 ES 细胞的小鼠。

2. **4~8 细胞胚胎注射**　是囊胚注射方法的改进，将 ES 细胞注射到 4~8 细胞阶段胚胎中，可直接获得完全来源于 ES 细胞的小鼠，无需再交配繁殖，大大缩短了实验耗时。

3. **四倍体互补注射**　是检测 ES 细胞多能性最严格的标准，同样也是直接获得完全 ES 细胞来源小鼠的最直接的方法。但该方法的弊端是需要电融合仪将 2 细胞期胚胎融合，步骤比较烦琐，且发育到期的小鼠往往不能正常生产，需通过剖宫产获得，因此需提前准备代乳鼠，而且仔鼠有时会因得不到代乳鼠照顾而死亡。

五、干细胞显微注射相关实验技术

（一）囊胚注射

1. **ES 细胞的准备**　注射前 2 小时 ES 细胞换液，使其处于最佳生长状态。胰酶消化 ES 细胞并将其吹打为单细胞，放置于培养箱中 30 分钟以去除大部分饲养层细胞。将 ES 细胞悬液收集到 1.5ml EP 管中，900rpm 离心 6 分钟，弃上清液，用 1ml 4℃ 预冷的 ES 细胞培养液加 20μl 1M Hepes 溶液重悬细胞，置 4℃ 冰箱中静置 30 分钟，吸弃上部 800μl 细胞悬液以去除死细胞。用 100~200μl（稀释体积视得到的细胞量而定）预冷的 Hepes-ES 细胞培养液稀释 ES 细胞，可取少量到显微镜下进行浓度确定。稀释好的 ES 细胞悬液 4℃ 保存，并在 3 小时内使用。

技术要点：ES 细胞的质量对于获得嵌合体的效率至关重要，用于显微注射的 ES 细胞应处于良好的未分化状态，且传代后 36~48 小时内使用较好。

2. **胚胎的准备**

（1）收集受精卵，体外培养至囊胚：对 4~6 周龄 ICR 雌鼠进行超数排卵，按照 5IU/ 只的剂量腹腔注射孕马血清促性腺激素（PMSG），46~48 小时后按照 5IU/ 只的剂量腹腔注射人绒毛膜促性腺激素（hCG），与具有生殖能力的 ICR 雄鼠 1∶1 合笼。次日早八点检查 ICR 雌鼠是否有阴栓，有阴栓雌鼠证明交配成功，可用来收集受精卵。注射 hCG 20~22 小时后将有阴栓小鼠采用颈椎脱臼法处死，取其输卵管部分，在显微镜下用 1ml 注射器针头从壶腹部中间处划开，释放出受精卵与颗粒细胞的复合体，然后移至预热的含有 0.03% 透明质酸酶的 HKSOM（Hepes KSOM）胚胎操作液中，用直径合适的吸管吹吸去除颗粒细胞，在几滴新鲜 HKSOM 胚胎操作液中洗涤几次以去除残余颗粒细胞和透明质酸酶。受精卵转移至预热平衡 1 小时以上的 KSOM 培养液中，洗涤四遍后，约 30 个受精卵一组置于 50μl KSOM 液滴，在 6.5% CO_2，37℃ 细胞培养箱中进行培养。第二天上午，将没有受精卵裂的胚胎移除，2 细胞期胚胎继续培养。第三天上午，大部分胚胎发育至 8 细胞阶段，第四天中午大部分胚胎发育至囊胚阶段，少量处于桑葚胚阶段，挑选囊胚进行细胞注射。

（2）从受孕 1.5 天小鼠输卵管获得 2 细胞期胚胎：颈椎脱臼法处死受孕 1.5 天的小鼠，腹部向上，75% 酒精消毒，剖开腹部，暴露生殖系统，一端在输卵管和卵巢之间剪开，另一端在输卵管和子宫连接处剪断。将取下的输卵管置于预热的 HKSOM 操作液中，可收集多个输卵管进行以下操作。1ml 胰岛素注射器针头尖端磨钝，75% 酒精消毒。将输卵管置于 60mm 培养皿上，在体视镜下寻找输卵管伞部，用精细镊子夹住输卵管伞部，将吸有 0.1ml HKSOM 的胰岛素注射器针头插入伞部进行冲洗。体视镜下收集 2 细胞期胚胎，并在新鲜的 HKSOM 中洗涤几次去除杂质，转移至 KSOM 培养液中培养或进行 2 细胞胚胎电融合操作。

（3）从受孕 3.5 天小鼠子宫获得体内发育的

囊胚：颈椎脱臼法处死受孕 3.5 天的小鼠，剖开腹部，暴露生殖系统，一端从子宫颈处剪断，另一端从输卵管与子宫连接处剪断，用剪刀清除子宫系膜，将取下的整个子宫置于预热的 HKSOM 操作液中。将子宫与 HKSOM 一起倒于 60mm 培养皿上，用剪刀在输卵管与子宫连接处剪一个竖口。将 1ml 注射器针头尖端磨钝，75% 酒精消毒，吸取 500μl HKSOM 操作液，从子宫颈处冲一侧子宫，镜下检查是否冲出囊胚，并在新鲜的 HKSOM 中洗涤几次去除杂质，转移至 KSOM 培养液中培养。相同方法冲另外一侧子宫。若囊胚腔还未充分扩充，可培养 3~4 小时后再进行囊胚注射。

技术要点：针对不同的实验目的可选用不同的胚胎获取方法：若进行囊胚注射，3.5 天体内发育的囊胚质量最佳，可采取第（3）种方法；若进行 4~8 细胞胚胎注射或四倍体互补注射，第（1）、（2）两种方法均可。体内冲出的 2 细胞期胚胎不需要透明质酸酶消化，质量较受精卵体外发育稍好，但技术上存在一定难度，操作不当可能会损失部分胚胎，不同的研究者可根据实际情况进行选择。

3. **假孕雌鼠的准备** 选取处于发情期（6 周以上）的雌鼠与切断输精管的雄鼠进行交配，出现阴栓的当天记作假孕 0.5 天，假孕 2.5 天的雌鼠可用作子宫胚胎移植。

技术要点：之所以将注射细胞后的胚胎移植到假孕雌鼠体内，是因为假孕雌鼠并未产生自己的胚胎，但体内各种激素却维持在适当水平以接受移植的胚胎着床及发育。使移植胚胎所处阶段（3.5 天）稍超前于假孕雌鼠所处阶段（2.5 天）的理由是让胚胎有足够的时间与子宫的发育相适应。为产生足够量的假孕雌鼠用于子宫移植胚胎，比较高效的做法是挑选处于发情期的雌性小鼠与不育雄鼠同笼，以提高见栓率。

4. **显微操作工具的准备及系统调试** 依次打开显微镜、持卵针控制器、注射针控制器及 Piezo 电源开关（图 12-3-1A）。持卵针安装在显微操作仪左侧持针器上，注射针安装在显微操作仪右侧持针器上（图 12-3-1B）。注射针由油压控制，因此在安装注射针之前需排空管道前端的空气，注入约 3mm 长的汞，将注射针安装在显微操作仪右手侧的持针器上，并与控制器连接。在操作室内排列调整仪器的各部件。调整使固定针和注射针在一条直线上彼此相对。

5. **干细胞显微注射** 挑选囊胚腔膨胀、内细胞团清晰可见，且还未孵出的囊胚进行细胞注射。将囊胚和去除饲养层细胞及死细胞的 ES 细胞悬液分别放入操作皿的不同微滴中（图 12-3-1B）。调整持卵针和注射针到同一水平面。在 10% PVP-PBS 溶液和 HKSOM 溶液中各洗注射针 3 次，吸入约 1mm HKSOM 到注射针中以保证 ES 细胞不会接触到汞，用持卵针吸住囊胚，使内细胞团处于 9 点钟位置。用注射针在细胞微滴中吸入 12~15 个 ES 细胞，使细胞距离注射针前段约 200μm，如果细胞距离注射针尖端太近，Piezo 振动会损伤细胞。借助 Piezo 振动控制注射针穿过透明带和滋养层细胞进入囊胚腔内，缓慢将 ES 细胞推出到内细胞团处（图 12-3-1C）。注射过细胞的胚胎 KSOM 培养液中 37℃，6.5% CO_2 培养箱培养 2~4 小时，囊胚腔会重新膨胀。

技术要点：挑选 ES 细胞时，选择体积小而圆，边缘光滑透亮的 ES 细胞进行注射；由于囊胚腔内的正压，注射进去的 ES 细胞可能会被排挤出囊胚，因此每次注射细胞后稍微回吸少量液体进注射针可避免这种情况的发生。

6. **胚胎移植** 移植管中吸入少量 KSOM 培养液，再吸入一个小气泡作为标记，然后再在移植管尖端吸入 10~12 个囊胚。将小鼠麻醉后背部朝上放置实验台上，70% 酒精棉球擦拭背部消毒处理，剪刀去除手术部位被毛，70% 酒精擦拭消毒。沿着背部中线在最后一根肋骨处用手术剪剪一个小口，向四周滑动皮肤可看到白色脂肪垫，在此处体壁上剪开一个小口，用镊子夹住脂肪垫将卵巢、输卵管、子宫一起拉出，用脂肪夹夹住脂肪垫使其下垂，防止子宫缩回到体腔内。将小鼠转移到解剖镜下，用 26 号缝合针在宫管结合处向下 2~3mm 处避开血管刺个小孔，然后将针拔出。将吸有胚胎的移植管通过小孔插入子宫约 5mm，轻轻吹出胚胎，直至看到吸入的气泡移动到小孔处，然后将移植管拔出，到显微镜下再次确认胚胎是否已全部吹出。将脂肪垫松开，用镊子夹住脂肪垫轻轻将子宫、输卵管、卵巢一起放回到体腔内。缝合体壁，敷上适量青霉素粉末，再用伤口夹夹住皮肤伤口。术后将小鼠放在干净的鼠笼中，盖上眼睛，用 50W 灯泡保温直至苏醒。16~18 天后嵌合体小鼠出生。

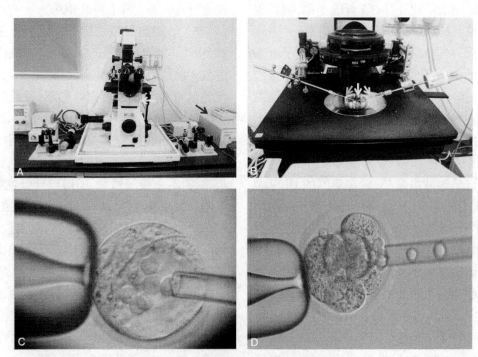

图 12-3-1　显微操作仪及干细胞显微注射

A. 显微操作系统。黄色箭头:显微镜,红色箭头:持卵针控制器,绿色箭头:注射针控制器,蓝色箭头:Piezo;B. 操作台及操作皿。紫色箭头:持卵针,蓝色箭头:注射针,黄色箭头:操作皿;C. 囊胚注射;D. 4~8 细胞胚胎注射。

技术要点:麻醉剂要适量,过度麻醉会使小鼠术后伤口恢复慢,轻度麻醉会使小鼠术中移动造成出血。在确保胚胎已经进入子宫的前提下尽量携带少的 KSOM 培养液进入子宫,否则会影响胚胎在子宫内的着床。

（二）4-8 细胞胚胎注射

在胚胎还未紧致化的 8 细胞或 4 细胞期进行细胞注射,操作步骤与囊胚注射相似,注射针定位在两个卵裂球的空隙处,在非常短的时间内使用 2~3 个电脉冲即可将透明带穿透,注射 10~15 个 ES 细胞到卵裂球中间,慢慢将注射针退出（图 12-4-1D）。将注射过 ES 细胞的胚胎培养在 KSOM 溶液中,放置在 37℃,6.5% CO_2 的培养箱中培养至 3.5 天囊胚阶段后进行胚胎移植。

（三）四倍体互补注射

收集受精卵,培养至 2 细胞期,或者直接收集体内 2 细胞期胚胎,吸 20~30 个 2 细胞期胚胎到 100 μl 融合液中平衡,然后置于电融合仪 0.2mm 的电融合槽中,设置电融合参数:AC 1.5V,5 秒;DC 24V（1.2kV/cm）,50 微秒,n=2;AC 0.0V,0 秒,

连接电融合仪与电融合槽,按开始键后大部分胚胎会正确定向（卵裂板方向平行于电极）,融合完后将胚胎在 HKSOM 溶液中洗涤 3 次,然后培养于 KSOM 培养液中。大部分 2 细胞胚胎会在 30 分钟~1 小时后融合。将没有融合的胚胎转移出液滴,融合的胚胎培养至囊胚,即获得四倍体囊胚。四倍体互补注射的步骤与囊胚注射的步骤相似,只是每个四倍体囊胚注射 20~25 个 ES 细胞。注射过 ES 细胞的胚胎培养在 KSOM 溶液中,放置在 37℃,6.5% CO_2 的培养箱中培养 2~4 小时,选择囊胚腔重新膨胀、质量好的囊胚进行胚胎移植。

（刘 林　叶孝颖　田成磊）

第四节　内皮祖细胞

一、内皮祖细胞概述

（一）内皮祖细胞的来源

内皮祖细胞（endothelial progenitor cell, EPC）是成熟血管内皮细胞（endothelial cell, EC）的前

体细胞,具有自我更新和定向分化的能力。内皮祖细胞不仅参与胚胎发育早期的血管生成,同时还参与成体的血管新生。在一定的生理、病理下,内皮祖细胞随血液迁移至相应组织,并分化为成熟的内皮细胞,从而参与缺血组织中的血管生成以及病理过程中的血管修复,维持血管结构和功能的完整性。

1997 年,Asahara 等首次从成人外周血中分离得到 CD34[+] 细胞,并证实随着体外培养时间的延长,这些细胞的表面标志发生了显著的变化。CD45 等干细胞标志物的表达显著下降,而 CD34、CD31、CD144、eNOS 等内皮细胞标志物的表达急剧上升,表明了来源于成人外周血的单个核细胞在体外培养后具有了内皮细胞的特征。人鼠异种、鼠同种异体及兔自体移植外周血 CD34[+] 细胞后,这些细胞能够归巢并整合进入血管发生部位形成内皮细胞,从而证实成年个体外周血中存在内皮祖细胞。此后的研究陆续在骨髓、脐带血、胎肝、动脉血管外膜、心脏、脂肪、骨骼肌、脾脏、小肠中发现了内皮祖细胞的存在,为内皮祖细胞的研究和应用提供了广泛的细胞来源。

(二)内皮祖细胞的鉴定

目前,尚未发现能同时将内皮祖细胞与造血干细胞、成熟血管内皮细胞完全区分开的特异性细胞表面标记。原因在于,内皮祖细胞和造血干细胞起源相同,且两者在后期的胚胎发育和骨髓中的微环境极其相近,因此两者有许多共同的细胞表面标志物。同时,内皮祖细胞和成熟的内皮细胞间具有相近的生物学功能,因此存在一些共同的细胞表面标志。所以,无法通过单一的细胞表面标志将内皮祖细胞与造血干细胞和成熟的内皮细胞区分开,只能结合多种表面标志对其予以鉴定。

当前,CD34、CD133 和 VEGFR-2 是鉴定人内皮祖细胞的主要标志物。其中,CD34 是造血干细胞的表面标志之一,其广泛表达于内皮祖细胞。CD133 是具有 5 个跨膜结构域的糖蛋白,选择性地表达于造血干细胞和祖细胞的表面。同时,体外研究发现,CD133 仅表达于内皮祖细胞,并且在分化过程中逐渐消失,不表达于成熟内皮细胞。VEGFR-2(即人的 KDR,鼠的 Flk-1)是一种酪氨酸激酶受体,在体内分布于成熟内皮细胞和

EPCs 膜上,是干细胞转换为成熟内皮细胞最早表达的标记物。除此之外,内皮祖细胞还可表达一些其他标志物,如血管性血友病因子(v-WF)、血小板内皮细胞黏附分子 -1(CD31)、内皮型一氧化氮合酶(eNOS)、血管内皮钙黏蛋白(VE-cadherin)、E- 选择素(E-selectin)和趋化因子受体 4(CXCR4)等,这些细胞标志物可用于区分内皮祖细胞的不同亚群。

不同来源的内皮祖细胞其表面标志物也存在一定的差异。研究证明,相较于其他来源,人骨髓来源的内皮祖细胞不表达 v-WF、VE-cadherin 和 CD31。eNOS 在人外周血和脐带血来源的内皮祖细胞中均有表达,E-selectin 在外周血来源的内皮祖细胞特异性表达,VE-cadherin 在脐带血来源的内皮祖细胞特异性表达。同时,内皮祖细胞在不同的分化成熟阶段,其表面标志物也存在差别。早期的外周血内皮祖细胞主要标志物为 CD34[+]/VEGFR2[+]/CD31[+]/CD146[+]/VE-cadherin[-]/eNOS[-]/v-WF[-]。随着在外周血中的迁移,其干细胞标志物逐渐消失,内皮细胞标志物的表达逐渐加强,形成 CD34[+]/CD133[-]/VEGFR2[+]/CD31[+]/CD146[+]/VE-cadherin[+]/eNOS[+]/v-WF[+] 的晚期外周血内皮祖细胞。晚期外周血内皮祖细胞在适宜的微环境中分化为成熟的内皮细胞,表现为 CD133[-]/CD34[-]/VEGFR2[+]/CD31[+]/CD146[+]/VE-cadherin[+]/eNOS[+]/v-WF[+],在此过程中,干细胞标志物 CD133、CD34 彻底消失,而内皮细胞标志物 VE cadherin、eNOS、v-WF 高表达,成为成熟的内皮细胞。

内皮祖细胞具有摄取乙酰化低密度脂蛋白(acetylated low-density lipoproteins,ac-LDL)和结合荆豆凝集素 -1(ulex europaeus agglutinin-1,UEA-1)的能力。因此,可以应用 Dil 标记的乙酰化的低密度脂蛋白(Dil-ac-LDL)和 FITC 标记的荆豆凝集素 -1(FITC-UEA-1)的双标记染色法来鉴定内皮祖细胞。而且内皮祖细胞能黏附于多种基质分子,如人纤维蛋白,经体外培养可形成毛细血管管腔样结构。因此,血管形成功能试验也可用于内皮祖细胞的鉴定。

(三)内皮祖细胞的动员、分化和归巢

出生后,内皮祖细胞主要定居在骨髓中,处于休眠状态。在某些病理或生理条件刺激下,骨髓中的内皮祖细胞被动员到外周血中,通过血流

归巢到受损或缺血部位,参与缺血组织中的血管生成。内皮祖细胞归巢到受损部位后,在外源和内源信号分子的共同刺激下,最终分化成为成熟的血管内皮细胞并作用于受损组织,促进血管的再生。

病理状态下,内皮祖细胞的动员受多种生长因子、配体、酶和细胞表面受体的协同调节。血管内皮生长因子(VEGF)、血小板源性生长因子(PDGF)、趋化因子(SDF-1)、促红细胞生成素(EPO)、干细胞因子(SCF)、粒细胞集落刺激因子(G-CSF)、粒细胞 - 巨噬细胞集落刺激因子(GM-CSF)和氧衍生因子(HIF-1α)等在内皮祖细胞的动员中发挥重要促进作用。VEGF 对内皮祖细胞的动员通过作用于其表面的两种受体 VEGFR1、VEGFR2 诱导内皮祖细胞的增殖、调节黏附分子和基质金属蛋白酶 -9(matrix metalloproteinase-9,MMP-9)的表达而实现。MMP-9 在骨髓内皮祖细胞早期动员时有重要作用。活化后的 MMP9 使骨髓间质细胞膜结合型 Kit 受体转变为可溶性Kit 受体。从而使早期 c-Kit 阳性祖细胞从骨髓基质微环境中释放,迁移至骨髓的血管区,并经过细胞增殖,然后进入外周血。

表 12-4-1 早期内皮祖细胞和晚期内皮祖细胞性质比较

	早期内皮祖细胞	晚期内皮祖细胞
细胞形态	前期圆形 后期梭形	鹅卵石样
生命周期	3~4 周	12 周
体外培养出现时间	<1 周	2~4 周
acLDL 摄取能力	++	++
UEA-1 结合能力	++	++
增殖分化能力	+	++
NO 生成能力	+	++
增殖分化潜能	低	高
吞噬微生物能力	+	-
促血管新生能力	+	++
促血管新生机制	间接的旁分泌 作用	直接分化成内 皮细胞

(-:不具有该能力;+:具有该能力;++:具有极强的该能力)

(四)早期和晚期内皮祖细胞

内皮祖细胞可分为两类:早期内皮祖细胞(early endothelial progenitor cell, eEPC)晚期内皮祖细胞(late endothelial progenitor cell, lEPC)。虽然两者的表面标志物相似,但是细胞形态、分化时序、表面标志和增殖分化能力却有着显著的差别。两者的主要差别如表 12-4-1 和表 12-4-2 所示。

表 12-4-2 早期内皮祖细胞和晚期内皮祖细胞表面标志物比较

	早期内皮祖细胞	晚期内皮祖细胞
CD34	+	+
CD45	+	-
CD14	+	-
CD133	+/-	-
CD31	+/-	++
VEGFR-2	+	++
VE-cadherin	+/-	++
v-WF	+/-	+

(-:阴性;+/-:阴性或阳性率极低;+:阳性,低表达;++:阳性,高表达)

研究证实早期内皮祖细胞贴壁较晚。体外培养 3~4 天时,细胞呈圆形不贴壁,具有吞噬微生物的能力;体外培养 2~3 周时,细胞贴壁,形态呈梭形,生长达到高峰,此后不再增殖;体外培养 3~4 周后凋亡。早期内皮祖细胞既表达造血干细胞表面标志物 CD34 和 CD133,又表达内皮细胞特异性表面标志 VEGFR-2。同时,早期内皮祖细胞能分泌大量促进血管生成的细胞因子,如血管内皮生长因子(VEGF)、肝细胞生长因子(HGF)、胎盘生长因子(PLGF)、白细胞介素 -8(IL-8)、胰岛素样生长因子 1(IGF-1)等,从而发挥促血管新生的作用。因此,早期内皮祖细胞主要通过分泌功能间接参与血管新生。

晚期内皮祖细胞贴壁较早。体外培养 7 天出现细胞集落;体外培养 2~3 周左右形成鹅卵石样细胞群,贴壁牢固,生长旺盛,该状态能够持续到12 周。晚期内皮祖细胞具有很强的增殖能力,可以稳定传代 30 代以上。晚期内皮祖细胞不表达 CD45,持续表达 CD34 和 VEGFR-2,同时 CD133

的表达下调。与早期内皮祖细胞相比,晚期内皮祖细胞的促血管新生能力更强,能够产生更多的一氧化氮(nitric oxide,NO),更容易形成毛细血管。同时,晚期内皮祖细胞有较高的增殖分化能力,可以分化为成熟内皮细胞,直接参与血管新生。

尽管两者在细胞形态、表面标志和增殖分化能力等方面有所不同,但是在生理或病理情况下都具有促进血管新生和修复血管内皮的能力。

二、内皮祖细胞的分离方法

自 1997 年 Asahara 等首次从人类外周血中分离到内皮祖细胞以来,用于分离内皮祖细胞的方法主要有免疫磁珠分离法、流式细胞分选法、密度梯度离心法和差速贴壁分离法。上述方法的主要操作流程如图 12-4-1 所示。

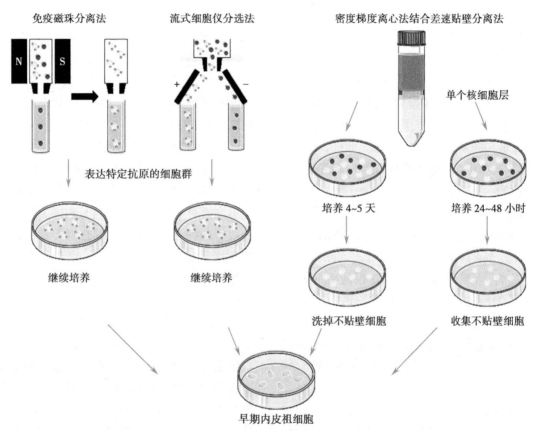

图 12-4-1　内皮组细胞的提取方法

(一)免疫磁珠分离法

1. 原理　免疫磁珠分离技术是将免疫学反应的高度特异性与磁珠特有的磁响应性相结合的免疫学技术,具有特异性强,灵敏度高的特点。在含铁成分制成的磁珠表面标记相应特异性抗体(如 CD34、CD133 或 VEGFR-2)来筛选内皮祖细胞。血管内皮祖细胞表面抗原与磁珠表面包被的抗体反应,形成细胞 - 抗原 - 抗体 - 磁珠免疫复合物。在外磁场作用下,结合磁珠的细胞就会滞留在磁场中,从而达到筛选细胞的目的。

2. 技术要点　免疫磁珠分离法的操作为:用 PBS 稀释脐带血或外周血后,按稀释后的血液与淋巴分离液为 3:7 的比例混合;离心后,吸取中间白膜层单个核细胞;再次离心后用 PBS 重悬获得的细胞,加入阻断剂和带特异性抗体的磁珠,并充分混匀于 4~8℃孵育;最后通过 MACS 磁性分离柱,获取阳性细胞群体。需要注意的是,在分选前,需要用相应的血清对分选的细胞进行封闭,以减少分选过程中的非特异性结合。

3. 优缺点

(1)主要优点:得到的细胞纯度较高。

(2)主要缺点:细胞获得率过低,不能达到流式细胞仪分选法的高纯度;价格昂贵,操作复杂。同时,当使用 CD34 作为筛选的指标时,CD34⁺ 的细胞单独培养时往往不增殖,需要和 CD34⁻ 或成熟内皮细胞共培养时才具有增殖活性。有文献指出,该方法需要对细胞进行免疫学处理,磁珠可能会影响细胞的生长、代谢及功能。

(二)流式细胞仪分选法

1. 原理 流式细胞术是利用流式细胞仪对处于快速直线流动中的单列细胞或颗粒进行逐个的、多参数的、快速的定性、定量分析或分选的技术。

2. 技术要点 流式细胞仪分选技术与单克隆抗体技术、免疫标记技术及定量荧光细胞化学技术密切相关。标记特定荧光素的单克隆抗体与特异的细胞表面标志物结合是流式细胞分选的基础。因此,抗原抗体反应的基本特征决定着流式细胞分选的特点。选择特异性好的单克隆抗体是保证分选细胞纯度的关键。此外,抗原与抗体的结合是可逆的化学反应,因此,标记完后,应尽快检测。若不能尽快进行检测,建议用适当的固定液(如 4% 多聚甲醛)进行固定。除此之外,合适的缓冲液 pH 有利于抗原抗体的结合,当 pH 低于 3 或高于 10.5 时,会造成抗原抗体复合物的解离,影响分选。电解质、反应温度及时间也会影响检测的效果,通常选用的缓冲液为 0.85% 的生理盐水或 pH 为 7.2~7.4 的磷酸盐缓冲液;大多数实验室在室温(25℃左右)下进行染色,也可在 4℃ 进行染色,反应时间以 30~60 分钟为宜。

3. 优缺点

(1)主要优点:能够实现对细胞逐个进行检测,分选纯度高;可对细胞进行多指标测量,准确度高,分析全面;可实现高通量检测,数据量大;能够通过荧光对细胞进行定量和定性分析;可对特定性状或功能的细胞进行分选。

(2)主要缺点:流式细胞仪价格昂贵,操作复杂;实验所需时间较长。

(三)密度梯度离心法

1. 原理 通过离心机的离心力达到沉降平衡,使细胞处于一种梯度的分布,然后可以直接收获位于界面层的单个核细胞,如此可大量筛选出细胞。

2. 技术要点 现在多将密度梯度离心法和差速贴壁法结合使用,即先用密度梯度离心法分离得到单个核细胞,再利用差速贴壁法培养内皮祖细胞。即先使用淋巴细胞分离液,通过密度梯度离心法获得单个核细胞,再将单个核细胞接种至预先包被有基质分子(如纤维粘连蛋白)的培养皿中诱导分离内皮祖细胞。得到的细胞使用含 10% 胎牛血清、1% 青霉素/链霉素、血管内皮生长因子(VEGF)、碱性成纤维细胞生长因子(bFGF)、和胰岛素样生长因子 1(IGF-1)等细胞因子的 EGM-2 培养基继续培养。培养皿放置于 37℃,5% CO_2 的恒温培养箱中。

3. 优缺点

(1)主要优点:操作简便、价格便宜。

(2)主要缺点:纯度相对较低,并且夹杂着其他成纤维细胞和巨噬细胞,常常影响着内皮祖细胞增殖、迁移及凋亡等功能的测定。

(四)差速贴壁分离法

1. 原理 差速贴壁分离法是一种根据不同细胞在各种细胞外基质包被的培养皿表面贴壁速度不同而对内皮祖细胞进行分离的方法。差速贴壁法有两种操作方法:一种是将得到的单个核细胞在培养基上培养 4~5 天后,用 PBS 洗掉不贴壁细胞,留下贴壁细胞继续培养;另一种是将得到的单个核细胞接种到培养基上 24~48 小时后,将不贴壁细胞收集起来,在新的培养基中继续培养。

2. 技术要点 目前,差速贴壁法分离的内皮祖细胞可分为三类。第一种是以胶原酶Ⅰ包被细胞板分离的内皮祖细胞,可得到内皮克隆形成细胞(endothelial colony-forming cell, ECFC)。第二种是以纤维蛋白和明胶共同包被细胞板分离的细胞,该方法可得到循环血管生成细胞(circulating angiogenic cell, CAC)。第三种是以纤维连接蛋白包被细胞板分离的细胞,该方法得到的细胞能够表达 CD31、Tie2 和 VEGFR2 等内皮细胞样表面标志物,但是不能在体内形成血管。

3. 优缺点

(1)主要优点:操作简便、用时短、对细胞影响小。

(2)主要缺点:贴壁细胞均被选择,细胞成分不一,分离纯度低。

三、内皮祖细胞的分类

根据内皮祖细胞的来源,可将其分为三类:

造血干细胞来源的内皮祖细胞（haematopoietic EPCs）、非造血干细胞来源的内皮祖细胞（non-haematopoietic EPCs）和组织中的内皮祖细胞（tissue resident EPCs）。

（一）造血干细胞来源的内皮祖细胞

骨髓是内皮祖细胞的来源之一。骨髓中含有极其丰富的干细胞和祖细胞，与外周血和脐带血相比，骨髓来源的内皮祖细胞数量更多，增殖能力较强。同时，骨髓细胞比较容易获取并通过成熟的培养技术进行体外扩增，且诱导分化的细胞属于自体来源，用于移植治疗后无免疫排斥反应。但是，骨髓中细胞类型较多，难以将内皮祖细胞与其他干细胞和祖细胞彻底分离，这对骨髓来源的内皮祖细胞的提取和分离提出了巨大的挑战。目前，研究者主要通过密度梯度离心法得到骨髓中的单个核细胞，再通过免疫磁珠分离法（使用包被有 NEA-1、CD146 或 BNH9 的磁珠）或流式细胞分选法（使用 CD146 或 BNH9 抗体）对得到的单个核细胞进行筛选。

人胚胎干细胞（embryonic stem cells，ESCs）来源于植入前囊胚的内细胞团，分离获得后在特定的培养条件下可以接近无限制地增殖，并可自发分化为代表内胚层、外胚层和中胚层来源的多种组织细胞。与其他细胞相比，人胚胎干细胞具有更强的增殖能力、诱导分化的全能性及低免疫原性，因而成为获取内皮细胞的另一来源。近年来，已有研究证实，人胚胎干细胞具有分化成不同发育阶段内皮祖/内皮细胞的能力，但存在诱导分化的内皮祖细胞、内皮细胞比例较低的问题。

目前使用人胚胎干细胞诱导生成内皮祖/内皮细胞的方法主要有三维方法和二维方法。三维方法首先将人胚胎干细胞在低黏附性细胞培养皿里形成拟胚体（embryonic body，EB），模拟分化的立体空间及细胞间的相互作用进行内皮祖/内皮细胞诱导分化，最终得到内皮祖/内皮细胞。该方法的缺点在于对拟胚体的大小要求较高。不同批次实验操作所培养的拟胚体大小不同，其大小对于最终诱导分化效率会产生明显影响。二维方法则不经过拟胚体阶段，而是将人胚胎干细胞与基质细胞（包括小鼠骨髓细胞 S17、OP9 及 MS-5 细胞）或基质胶共培养，之后分阶段添加不同的因子对其进行诱导分化，从而获得内皮祖细胞、内皮细胞。但不可避免的是，将人胚胎干细胞与基质细胞共培养会造成不同种属之间的交叉污染。使用基质胶添加因子来诱导分化产生内皮祖细胞和内皮细胞的操作过程较为烦琐，并且诱导分化比例相对较低。同时，也有研究者使用三维和二维培养相结合的方法，即先形成拟胚体，再使用将其与基质胶共培养，从而得到内皮祖/内皮细胞。

诱导多能干细胞（induced pluripotent stem cell，iPSC）是近年来通过对人类或动物的成体细胞重编程而获得具有分化成多种器官和组织细胞能力的一类干细胞，可分化成心肌细胞、血管祖细胞和平滑肌细胞等。2006 年，Takahashi 等首次利用反转录病毒载体将 4 个转录因子（oct4，Sox2，Klf4 和 c-Myc）转入已分化的小鼠皮肤成纤维细胞中，成功得到了类似胚胎干细胞的类干细胞，命名为诱导多能干细胞。相较于其他干细胞，iPSC 不仅具有无限增殖、自我更新和多向分化的潜能，还能够有效地规避伦理问题和免疫排斥，因此在组织修复领域具有巨大的应用前景。但是，iPSC 的应用也面临着诱导效率低和存在致瘤风险的限制。目前，诱导性多能干细胞分化为内皮祖细胞的方式有多种，最常见的是 3D 培养拟胚体后向内皮细胞诱导分化，以及与 OP9 细胞共培养。已有研究证明，体外培养时，加入血管内皮生长因子和碱性成纤维细胞生长因子可以促进纤维细胞来源的 iPSCs 向血管内皮祖细胞分化。

间充质干细胞（mesenchymal stem cell，MSCs）是内皮祖细胞的重要来源之一。间充质干细胞表达 CD29、CD71、CD73（SH3）、CD90、CD105（SH2）、CD106、CD144、CD120a 和 CD124，不表达 CD34、CD31、VEGFR-2、CD62E、v-WF、VE-cadherin、VCAM-1 和 ICAM-1。在体外促内皮分化的培养条件下，间充质干细胞能逐渐表达多种内皮细胞的表面标志，如 VEGFR-2、v-WF、VE cadherin 和 CD31。

（二）非造血干细胞来源的内皮祖细胞

Schmidt 等报道脐血来源的内皮祖细胞具有体外增殖活性，并能持续表达内皮细胞表型，这提示了脐血来源的内皮祖细胞可以作为组织工程理想的自体细胞来源。与外周血相比，脐带血来源的内皮祖细胞数量更多,具有更强的分化和增殖能力,长期传代时核型稳定,无致瘤性,端粒酶活性更高,是作为细胞治疗和基因治疗的理想种子细胞。而且,脐血还具有来源丰富、取材方便以及供者无任何痛苦等诸多优点。原本由于免疫排斥反应的存在,限制了脐血来源的内皮祖细胞在临床上的应用。但随着全国各地脐带血库的建立,未来的几代人,用自身脐血提取内皮祖细胞治疗缺血性疾病,就不存在免疫排斥反应的问题了。

外周血来源的内皮祖细胞具有来源丰富、取材方便、无创伤、自体移植无排斥等优点,且其生物学特性与脐带血来源的内皮祖细胞相近。但是,外周血来源的内皮祖细胞数量较少,仅占外周血的 0.002%,同时增殖能力较弱。同时外周血内皮祖细胞移植虽无排斥反应,但易受病理状态(如糖尿病、高脂血症、高胆固醇血症等)影响,而缺血性疾病患者多含有以上病理状态,这极大地限制了外周血来源的内皮祖细胞的应用。分离脐带血和外周血来源的内皮祖细胞的方法主要有免疫磁珠分离法和密度梯度离心法。

(三)组织中的内皮祖细胞

在人的脐带的华通氏胶(Wharton's jelly)和血管内皮层中存在丰富的脐带干细胞(umbilical cord stem cells, UCSCs)。这类细胞大量表达间充质干细胞的表面标志(SH2 和 SH3),不表达 CD34 和 CD45。在体外促内皮分化的条件下,脐带干细胞能分化成成熟的内皮细胞。由此得到的内皮细胞的表型和功能均与晚期内皮祖细胞类似。除脐带之外,研究者从脂肪、心脏、神经和牙体组织中均发现了内皮祖细胞的存在。

(崔凯歌　李宗金)

第五节　造血干细胞技术

造血干细胞(hematopoietic stem cell, HSC)在形态上和普通的白细胞相似,因此依靠形态学特性很难将其识别。自 20 世纪 60 年代以来,HSC 基础研究的一个主要推动力是 HSC 的分离、鉴定及其特性的研究。这项工作首先以小鼠为研究对象,继而成为人 HSC 研究的基础。目前用于 HSC 分离主要是磁珠和流式细胞分选,鉴定的方法有

表型鉴定和功能鉴定,包括体外检测和体内检测。最能准确反映 HSC 的基本特性,即自我更新和多向分化潜能的方法是骨髓移植实验。因而,鉴定 HSC 的特性需结合 HSC 的表型特征及体内外功能实验。

一、造血干细胞和祖细胞的分离

1. 小鼠 HSC 的富集(c-Kit、Sca-1 或 Lineage 磁珠富集)　HSC 主要存在于骨髓特定的造血微环境(niche)中。由于 HSC 数量稀少,大概每 10^5 个全骨髓细胞中含有一个真正的 HSC,因此想要分离获得高纯度的 HSC 需要首先对全骨髓细胞进行富集,即缩小包含 HSC 的细胞群体的数量。实验中常用的富集方法包括 cKit、Sca1 或者 Lineage 磁珠富集。

实验原理:c-Kit(CD117)和 Sca-1 高表达于造血干/祖细胞表面,因此常被用来作为阳性选择富集 HSPC 的方式。Lineage[+]细胞为造血组织中表达相应表面标记的相对成熟的谱系细胞,主要包括 T 细胞、B 细胞、粒细胞、单核/巨噬细胞、红细胞、巨核细胞等。利用这些谱系细胞特异性表达的表面标记可以去除谱系细胞,因此被用来作为阴性选择富集 HSPC 的方式之一。将靶向 cKit、Sca1 的抗体或者各种谱系细胞的抗体与磁珠结合,利用磁场的物理作用即可达到分离目的的细胞。目前已有商业化的磁珠和磁力分选装置供实验室使用。

实验方法:首先获得小鼠全骨髓细胞,根据细胞数量加入相应体积的抗体和磁珠进行共孵育。孵育一定时间后,用 PBS 溶液清洗一次细胞与磁珠混合物以去除未完全结合的磁珠。之后利用商业化的磁力分选装置操作即可获得感兴趣的目的细胞。

实验过程注意事项:①获得全骨髓细胞后务必制成单细胞悬液以保证磁珠与骨髓细胞的充分结合;②磁珠加入的体积根据细胞数以及想要获得的目的细胞的纯度可进行调整,建议进行预实验筛选最佳的加入体积以保证获得高纯度细胞的同时也能保证足够的细胞量;③利用磁力装置进行富集时务必先用指定的溶液进行润洗以保证细胞的收集效率,同时使细胞悬液依靠重力作用自然流出,切勿人为干预此过程;④细胞富集前及

获得富集的细胞后建议进行细胞计数以评估富集的效果。

2. 小鼠 HSC 的分选　小鼠 HSC 表达多种表面标记，而不表达各种谱系分化细胞的表面分子，因此可以利用靶向特异性表面标记的抗体组合通过流式细胞术来达到分选 HSC 的目的。目前最常用的用于分选 HSC 的抗体包括：CD201、CD150、CD48、CD34、Lineage、cKit、Sca1。其中 CD201、CD150、c-Kit、Sca1 均属于阳性表达的分子，而 Lineage、CD34、CD48 均属于阴性表达的分子。在流式细胞仪上将这些表面标记进行组合搭配圈门就能够将 HSC 特异性分选出来。

实验方法：首先将磁珠富集后的 HSPC 进一步进行抗体标记，根据富集获得细胞数和目的细胞的比例加入一定体积的抗体，冰上孵育一定时间后使用缓冲液进行清洗以去除非特异性结合的抗体，之后加入活细胞染料以去除死细胞，用流式分选细胞仪进行 HSC 分选。缓冲液通常为 PBS+2% FBS+2mM EDTA。

实验过程注意事项：①特异性抗体的孵育时间根据不同的抗体而有所不同，一般冰上孵育 30 分钟即可，但是 CD34 抗体的孵育一般为 1 小时以保证充分的结合；②上机分选前建议加入活细胞染料以去除死细胞，保证分选活细胞的效率；③上机前流式细胞仪的各项参数一定要调节好，仪器的状态很大程度上决定了能够分选到的细胞的质量和数量；④上样后需要由专业技术人员根据所选用的荧光素进行补偿调节，以保证圈门的准确性；⑤分选后的细胞可取少量再次进行流式细胞术分析以再次确认所分选细胞的纯度；⑥对于追求极高纯度的实验，可进行二次分选。

3. 人 HSPC 的富集　人 HSPC 的富集与小鼠 HSPC 的富集原理相同，常用的磁珠为 CD34 和 Lineage，其中 CD34 为阳选磁珠，Lineage 为阴选磁珠。

4. 人 HSC 的分选　常用的用于人 HSC 的抗体为：Lineage⁻CD34⁺CD38⁻CD45RA⁻CD90⁺CD49f⁺CD10⁻。标记和分选方法与小鼠一致。

二、体外检测

常用的体外检测造血干/祖细胞增殖和分化能力的方法有以下几种。

1. 集落形成实验　集落形成细胞（colony forming cell, CFC）检测属于短期体外检测，准确地说，该方法是用于鉴定造血祖细胞的技术。该方法始于 1965 年 Pluznik 和 Sachs 建立的小鼠骨髓细胞体外琼脂培养技术，即在集落刺激因子的作用下，造血细胞可在琼脂上形成集落，每个集落称为一个集落形成单位（colony forming unit, CFU）。在不同的细胞因子作用下，造血细胞可形成可辨认的各系细胞。生成集落的细胞即是各系的祖细胞或称为 CFC。根据对细胞因子的敏感性、生成分化细胞所需的时间和克隆的大小的不同用以区分处于不同成熟阶段的祖细胞。值得注意的是，CFC 实验并不能真正反映 HSC 的功能。将形成集落的细胞进行二次接种可以进一步证实祖细胞的潜能（具体实验操作步骤参考 Stemcell Tech 公司 Methocult® 系列说明书）。

2. 长期培养起始细胞和鹅卵石区形成细胞检测　长期培养起始细胞（long-term culture initiating cell, LTC-IC）检测继和鹅卵石区形成细胞（cobble stone area forming cell, CAFC）检测被认为是鉴定 HSC 数量和功能的体外实验。这些实验的培养时间都超过 10 周，这样才能使 HSC 有足够的时间进行分化，并且能排除残存的 CFC 的影响。培养体系中都含有滋养细胞层是这些检测方法的共同特征。这层细胞作为基质层并提供一些生长因子，与骨髓中的造血微环境类似，利于 HSC 的长期维持。

LTC-IC 是 Sutherland 等在 1990 年利用以 Dexter 建立的，它是一种在长期培养体系中培养 5~8 周后仍能生成单能或多能集落的细胞群。该培养方法利用经照射后的基质细胞作为支持细胞，用 Dexter 培养体系在不加外源因子的条件下培养待测细胞 5~8 周，再把收集的非黏附的悬浮细胞以及用胰蛋白酶消化的黏附细胞一起接种于甲基纤维素支持的集落培养体系中，测定 CFC，以检测 LTC-IC 的数量。

CAFC 检测类似于 LTC-lC 检测，也是采用 Dexter 培养体系，以照射后的基质细胞作为支持细胞用来培养目的细胞。在该培养体系中，造血干细胞和祖细胞以一种称为鹅卵石区的特殊方式生长，表现为一个平的、密集的、与基质细胞紧密相连的细胞群。并于不同的时间（常为接种后的

7~35天)计数培养体系中这种结构的数目。接种的细胞越原始,鹅卵石区样的生长持续时间越长,7天内的CAFC为祖细胞,而35天后的CAFC为造血干细胞。LTC-IC和CAFC检测系统中红系造血潜能迅速丧失,缺乏淋巴系的分化,并且所检测到的祖细胞也是异质性的,这些都是在应用这些方法时应该注意到的问题。

3. HPP-CFC检测　将造血细胞培养于含多种重组细胞因子的特殊双层琼脂培养体系中可以鉴定高增殖潜能集落形成祖细胞(highly proliferative potential colony-forming cell, HPP-CFC),它是经4~8周体外培养后仍具有再接种能力的造血细胞。每个HPP-CFC克隆含50 000个以上的细胞,在培养皿中肉眼可见。将琼脂培养体系中的HPP-CFC分离出来,制成单细胞悬液,再次接种于标准的CFC培养体系中,此时HPP-CFC可分化成CFU-Mix、CFU-GM和一些BFU-E,说明HPP-CFC较多潜能造血祖细胞CFU-Mix更原始。HPP-CFC细胞多处于静止状态,很少进入增殖周期,对细胞周期S期的毒剂有耐受性;在抗原表达方面,HPP-CFC为$CD34^+HLA^-DP^-$,但它是否表达HLA-DR抗原尚有争议。HPP-CFC属于低密度单个核细胞,不具有贴壁特性,但可与骨髓基质细胞层结合。有人认为它是体外培养中可获得的最原始的造血祖细胞,但HPP-CFC也是已分化的异质性的祖细胞群,有些细胞可在培养的早期形成集落,而有些则较晚,后者可能是更早期的细胞。

在体外,B淋巴细胞需要通过骨髓或胎肝的基质细胞来促进其增殖和成熟。胚胎胸腺器官的培养可用来识别T淋巴细胞祖细胞。联合应用这些淋巴祖细胞和粒-红系的CFC检测方法基本上可以鉴定所有的造血祖细胞。

三、体内检测

虽然利用标准化的短期集落检测方法就能容易地定量检测各系定向祖细胞,但是体外检测方法不足以检测HSC的自我更新特性。若要检测HSC是否具有持久的多系造血重建能力,需进行体内检测,即移植实验检测其生物学行为。骨髓移植实验是检测HSC造血重建能力和自我更新能力的"金标准",因此将含有HSC的细胞群体(如骨髓细胞、脐血细胞、胎肝细胞等)移植到致死剂量或半致死照射的受体体内,HSC能够重建造血系统和免疫系统。

1. 小鼠HSC移植实验　作为评估HSC功能的"金标准",骨髓移植实验又可根据其反映的HSC数量及质量的不同分为如下几种,分述如下。

(1)竞争性骨髓移植和连续移植:目的是检测未知个体中HSC重建能力和自我更新能力。将未知的含有HSC的骨髓细胞与已知数量的全骨髓细胞一起移植到致死剂量照射的小鼠体内,根据受体外周血中供体来源细胞的比例计算重建单位(repopulating units, RU),从而反映未知来源的HSC相对于已知群体HSC的造血重建能力。同时,在一次移植后4~6个月,将受体骨髓细胞再次进行等量细胞的移植,监测受体中供体来源细胞的重建比例,从而反映初次移植的HSC的自我更新能力,此即为连续移植(serial transplantation)。

实验方法:以供体动物为CD45.1小鼠(B6.SJL),受体动物为CD45.2小鼠(C57BL/6J, B6)为例,首先将受体小鼠进行全身致死剂量照射以清除小鼠本身造血细胞,在照射后将待检的目的细胞(CD45.1)与已知数量CD45.2全骨髓细胞(一般选择5×10^5)混合后,一起经尾静脉或者眼眶静脉移植给受体动物,在移植后不同时间点(一般每个月检测一次)检测受体动物外周血中供体来源细胞的重建比例以及谱系分化情况,用以评估供体来源细胞的造血重建能力。在做连续移植的时候,供体细胞可以有两种选择:第一种是从第一次移植的受体小鼠中分选得到等量的供体来源细胞(CD45.2)配合新的竞争细胞(CD45.2)进行二次移植,第二种是直接选取等量的受体全骨髓细胞进行二次移植。

实验过程注意事项:①受体小鼠致死剂量照射时一般选用总照射剂量为9.5Gy,最好分两次照射,间隔至少3小时,照射结束4小时后再移植;②照射小鼠可给予含抗生素的饮用水以保护小鼠胃肠道免受放射线损伤,从而保证小鼠的存活质量。

(2)极限稀释移植(limiting-dilution transplantation):目的是计算未知群体中HSC的绝对数量(属于定量检测实验)。HSC具有自我更新和多系分化的能力,因此可以通过移植实验对HSC进行功能检测,同时利用泊松分布(Poisson statistics）的原理，即当移植不同数量的细胞，受体动物中造血重建的阴性率为37%时，每只受体动物实际上分配到一个干细胞。因此，此时的细胞剂量（dose）中含有1个竞争性重建单位（competitive reputating unit，CRU）或造血干细胞。利用此移植实验可用于评估HSC的数量或频率。

实验方法：实验操作与前述竞争性骨髓移植实验基本类似，但是要注意所选择的待测细胞的浓度（cell dose），一般选择至少3个cell dose，每个剂量至少有10只小鼠以保证所得结果的准确性。移植后检测受体中供体来源细胞的重建能力，即有重建或者无重建，在移植后至少4个月统计每个剂量下阳性重建与阴性重建的小鼠数量，利用泊松分布原理计算HSC的频率。可利用Stemcell tech的L-Calc软件进行计算。

实验过程注意事项：①移植时，至少3个剂量，每个剂量大于10只小鼠；②阳性重建的定义是受体外周血中供体来源细胞的比例要大于0.1%；③每个细胞剂量中受体动物全部阳性重建没有意义，因此所选的剂量中，必须要有阴性重建的小鼠；④所选剂量的受体小鼠最好是部分阳性重建，部分阴性重建（阴性频率要有>37%，也要有<37%）。

（3）单细胞移植（single cell transplantation）：目的是评估高度异质性的HSC群体中单个HSC的造血重建和自我更新能力，用于研究造血干细胞的异质性。HSC能够重建整个造血系统，在极端情况下，一个HSC也具有此功能。由于HSC具有高度异质性，因此单个细胞水平的功能评价能够更加准确地评估单个HSC的功能。

实验方法：实验操作与前述竞争性骨髓移植实验基本类似，不同之处在于首先要分离获得高度纯化的HSC，一般通过流式分选获得，之后再与保护细胞混合进行移植。移植后在不同时间点进行检测。由于技术方法的限制，目前单细胞移植成功的效率为30%左右。

实验过程注意事项：①单细胞移植最关键的就是要确保注射的单个细胞在液体中，所以要保证流式细胞仪稳定；②分选后，可以在显微镜下观察孔里是否有单个细胞；③包含供体细胞的液体要充分吸入到注射器，尽可能避免有残余液体；④选用无死体积的注射器以保证供体细胞全部注射。

2. 人HSC移植实验 由于种属间有免疫排斥，所以人的细胞需要移植到免疫缺陷的小鼠体内才能存活。免疫缺陷鼠缺乏免疫力（固有免疫，体液和细胞免疫），容易接受异种细胞或组织，或者小鼠由于嵌合有人类特定基因，克服了常规小鼠不能复制某些人类疾病的弊端，选择合适的供体细胞，使其在小鼠体内有足够的能力生长、分化、增殖，模拟人体造血重建和免疫重建的过程。一个理想的人源化小鼠不仅要有人源的多谱系细胞，还应该使各细胞亚群的比例和定位也与人类接近且具有相应的细胞功能。

（1）群体细胞移植

1）受体鼠选择：人造血细胞移植给免疫缺陷小鼠的实验已开展了近30年，期间免疫缺陷小鼠的品系不断得到改良。主要包括以下几种（表12-5-1，表12-5-2）。小鼠免疫缺陷程度越高，人源化程度就会越高。接受人造血干细胞移植的能力：MISTRG>NSG≥NOG>NOD-SCID>SCID>Nude mice。

表 12-5-1 免疫缺陷鼠种类

品系名称	突变基因	表型	特点
C57BL/6-nu（裸鼠）	$Foxn1^{nu}$	无胸腺，无毛，T细胞缺失，NK细胞活性较高，有完整的体液免疫	无人HSC植入，皮下瘤接种
CB17-SCID	$Prkdc^{scid}$	无成熟的T、B细胞，固有免疫正常，NK细胞活性较高	人源细胞植入率低，有免疫渗漏，对辐射敏感
NOD-SCID	$Prkdc^{scid}$	无成熟的T、B细胞，固有免疫降低，NK细胞和补体活性降低	人HSC和PBMC植入率高；对辐射敏感，自发胸腺瘤，生存期短
NOD-SCID-B2m$^{-/-}$	$Prkdc^{scid}$ $B2m^{tm1Unc-J}$	无成熟的T、B细胞，无MHC I表达，NK细胞活性很低	人HSC和PBMC植入率高；对辐射敏感；自发胸腺瘤，生存期短；血色沉着病

续表

品系名称	突变基因	表型	特点
NOD-Rag1$^{-/-}$	$Rag1^{tm1Mom}$	无成熟的T、B细胞,固有免疫残留,有NK细胞活性	人源细胞植入水平报道不一,有一定的抗辐射,无免疫渗漏
NOD-Rag1$^{-/-}$Prf1$^{-/-}$	$Rag1^{tm1Mom}$ $Prf1^{tm1Sdz}$	无成熟的T、B细胞,无穿孔素使NK细胞杀伤能力降低	人PBMC植入率高,人HSC植入有限,有一定的抗辐射能力
NOD/LtSz-scid IL2rg$^{-/-}$(NSG)	$Prkdc^{scid}IL2rg^{tm1Wjl}$	IL-2rg完全缺失,无成熟的T、B细胞,多种固有免疫缺失,NK细胞缺失	人源细胞植入率高,可建立有功能的人免疫系统,有少部分T细胞依赖性反应生存期长,对辐射敏感,无免疫渗漏
NOD/Shi-scid IL2rg$^{-/-}$(NOG)	$Prkdc^{scid}IL2rg^{tm1Sug}$	同NSG,IL-2rg胞内结构域缺失	同NSG;人源细胞的植入水平较NSG低
C;129S4-$Rag2^{tm1.1Flv}$ $Csf1^{tm1(CSF1)Flv}$ $Csf2/Il3^{tm1.1(CSF2,IL3)Flv}$ $Thpo^{tm1.1(TPO)Flv}$ $Il2rg^{tm1Flv}$ Tg(SIRPA)1Flv/ J(MISTRG)	$Rag2$, $IL2rg$ Knockout; $Csf1$, $Csf2$, $Thpo$, $SIRPA$ inserted expressed sequence	T细胞、B细胞和NK细胞缺失,表达人M-CSF、GM-CSF、IL-3、TPO和SIRPA	人HSC植入率和髓系细胞植入比例高于NSG;有功能性单核细胞、巨噬细胞、NK细胞、DC细胞、B细胞、T细胞和中性粒细胞植入;非照射模型中有50%的小鼠可以植入;小鼠肿瘤模型中有人单核巨噬细胞的浸润,获得了免疫抑制功能,参与肿瘤的生长;小鼠和人的红细胞发育障碍,人细胞植入过高时会出现贫血,脾肿大和嗜血细胞症;适应性免疫应答反应有待提高

表 12-5-2　国产免疫缺陷鼠

名称	品系	建立方法
NPG	NOD.Cg-Prkdc^{scid} Il2rg^{tm1Vst}/Vst	C57BL/6小鼠来源的ES细胞基因打靶结合自发突变
B-NDG(B-NSG)	NOD-$Prkdc^{scid}$ Il2rg^{tm1}/Bcgen	基因打靶

2)HSC细胞:人脐血、骨髓、动员的外周血HSC,胎肝(FL-HSC)等。

3)预处理:①辐射源:γ射线(^{137}Cs,^{60}Co)或者X射线;②亚致死剂量照射[新生小鼠:1GY(NSG),1.5GY(MISTRG);成年小鼠:2~3Gy],周龄小的小鼠适量降低照射剂量,照射剂量参考表12-5-3;③照射时间:避免温度高的时候照射;④其他处理:照射前后2周给抗生素。

表 12-5-3　小鼠照射剂量参考表

小鼠品系	照射剂量 /Gy			
	2.0	2.5	3.0	3.5
	ND	ND	4/5	1/5
NOD-SCID	3/4	4/4	2/4	3/5
NSG	5/5	5/5	5/5	1/5
NOG	ND	ND	4/5	1/5

注:小鼠8~12周龄,存活小鼠数/照射小鼠总数,照射后12周检测

4)移植时间:照射后4小时,24小时内移植。

5)移植方法:

成年鼠:尾静脉(IV);髓腔(IF,IT);眼后静脉丛注射。

新生鼠:肝脏注射(intrahepatic injection,IH),脸部静脉注射,心内注射。

6)植入率:FL-CD34$^+$>CB-CD34$^+$>BM-CD34$^+$>PB-CD34$^+$细胞;IF,IT>IH>IV;新生小鼠>成年小鼠;雌性>雄性(NSG)。

7)HSC移植数量:见表12-5-4。

表 12-5-4　HSC 移植数量参考表

分组	IV	IT	IH	IH(non-IR)
	成年小鼠			新生小鼠
FL-CD34$^+$	$1×10^5$	$2~5×10^4$	$1×10^5$	$2~3×10^5$
CB-CD34$^+$	$5×10^5$	$2~5×10^4$	$1~2×10^5$	—
PB-CD34$^+$	$8~10×10^5$	$1×10^5$	$3~5×10^5$	

8）流式检测

a. 外周血，骨髓，脾脏，胸腺，淋巴结（MISTRG：肝脏，肺脏，肠道，皮肤）等；

b. 人各类细胞在小鼠每种组织中的比例和绝对数；

c. 外周血移植后4周开始检测，每隔4周采集一次，每次采血约80μl；

d. 骨髓，脾脏，胸腺：NOD-SCID（BMT-12w）；NOG，NSG，MISTRG（BMT-16-24w）。

（2）极限稀释实验：SRC（SCID repopulating cells）在SCID或NOD-SCID小鼠中能进行长期造血重建的细胞，采用极限稀释的方法移植，根据泊松分布计算出SRC值。采用L-Calc software计算出SRC出现的频率（表12-5-5）。

表 12-5-5 CB 细胞在不同种免疫缺陷鼠中 SRC 出现的频率

品系	途径	aNK	细胞（CB）	时间 / 周	SRC 频率
NOD/Lt-scid	IV	−	Whole	4~6	$1/1.073 \times 10^6$
	IF	−	Lin⁻	2	1/89 700
	IV	−	Lin⁻	8	1/37 900
	IF	+	Lin⁻	13	1/6 497
	IF	−	Lin⁻CD34⁺	2	1/11 410
	IF	−	Lin⁻CD34⁺CD38ˡᵒʷ	2	1/1 339
	IV	−	Lin⁻CD34⁺CD38⁻	6~9	1/616
	IF	+	Lin⁻CD34⁺CD38⁻	7~10	1/121
	IF	+	Lin⁻CD34⁺CD38⁻Rhoˡᵒʷ	7~10	1/30
NOD/Shi-scid	IV	+	CD34⁺	10~12	1/47 132
	IV	−	CD34⁺	10	1/25 794
	IV	−	Lin⁻CD34⁺CD38⁻	8	1/660
	IF	−	Lin⁻CD34⁺CD38⁻	8	1/44
NOG	IV	−	CD34⁺	12	1/205
NSG	IF	+/−	Lin⁻	9	1/2 633
	IF	−	Lin⁻	13	1/1 799
	IF	−	Lin⁻CD34⁺CD38⁻CD45RA⁻CD90⁺CD49f⁺	20	1/10

注：aNK，小鼠用 CD122 抗体去除 NK 细胞；Lin⁻，CD2，CD3，CD14，CD16，CD19，CD24，CD56，CD66b，glycophorin A；NOD/Lt-scid，Jackson Laboratory；NOD/Shi-scid，Japan

（3）连续移植实验：人 HSC 一次移植后，需要进行二次移植鉴定 HSC 的自我更新能力；一次移植人细胞比例低时需要纯化后再进行二次移植；人细胞比例高（>50%）时可以按照人 CD45 的比例进行连续移植实验。

（4）单细胞移植实验：分选人长期造血干细胞 LT-HSC（Lin⁻CD34⁺CD38⁻CD45RA⁻CD90⁺CD49f⁺Rhoˡᵒʷ）到 96 孔 U 型板中，离心并在显微镜下观察确认细胞后将细胞转移到注射器中进行移植。

四、人源化小鼠模型的建立

人源化小鼠是指将人的造血细胞或组织移植

给免疫缺陷小鼠从而建立人-鼠嵌合体。利用人源化小鼠模型,可以对人造血系统的生物学行为和功能进行分析,模拟人体造血系统的生理条件,减少样品获取过程对健康供者或患者的侵入性损伤。几种代表性的人源化小鼠模型简介如下。

（1）hu-PBL-SCID（human peripheral blood lymphocyte, SCID）模型:Mosier 等通过尾静脉或腹腔注射的方法将成熟的人外周血淋巴细胞植入 SCID 小鼠体内,以研究成熟免疫细胞的功能。该方法易于操作,可以检测到人的 T 细胞和 B 细胞的植入,但 B 细胞植入效率很低且很难检测到髓系细胞的植入。该模型植入的 T 细胞均为活化的成熟 T 细胞,难以产生初始免疫反应。宿主的抗原提呈细胞（APC）不表达人白细胞抗原（HLA）分子,无法与植入的 T 细胞相互作用。

（2）SCID-hu（SCID-human）模型:McCune 等通过将人胚胎的肝脏和胸腺细胞移植到 SCID 小鼠的肾被膜下,成功促进了人的 T 细胞和 B 细胞在小鼠体内的分化成熟。小鼠的外周血可以检测到人 CD4$^+$ 和 CD8$^+$ 细胞及人 IgG 的一过性升高。由于人 T 细胞在同源的人胸腺上皮发育成熟,故拥有 HLA 限制性。然而除了 T 细胞,其余造血细胞在小鼠体内的重建水平很低。

（3）hu-SRC-SCID（human scid repopulating cell SCID）模型:hu-SRC-SCID 模型是将胎肝、脐血、骨髓或外周血 G-CSF 动员来源的 HSC 移植给新生或成年的免疫缺陷小鼠,使得小鼠体内获得人造血细胞的多系重建,以此研究完整的人造血系统及天然免疫系统。该方法的局限性在于人 T 细胞在小鼠的胸腺内发成熟,小鼠的主要组织相容性复合体（MHC）称为 H2 复合体,因此 T 细胞是小鼠 H2 限制性,缺乏人 HLA 限制性。并且尽管可在小鼠骨髓中检测到人源分叶核白细胞、红细胞和巨核细胞,但外周血循环中的细胞量非常有限。

（4）hu-BLT-SCID（human bone-liver-thymus SCID）模型:将人胎肝来源的 CD34$^+$ 细胞联合相同供体的胎肝和胸腺组织植入 NOD-SCID 或 NSG 受体小鼠,建立的模型称之为 hu-BLT-SCID 模型。移植的人源组织在受体小鼠体内建立了完整的人造血微环境,尤其建立了有功能的完整的人免疫系统,包含 T、B 以及树突细胞,并产生高水平

的人 IgM 和 IgG 抗体,提高了人 HSC 的多系重建水平。由于 T 细胞发育需要经过人胸腺的选择,BLT 小鼠包含多种多样的 HLA 限制 T 细胞,可以建立有效的适应性免疫反应。BLT 小鼠模型的使用受限于人胚胎组织的获取,并且由于胸腺的阳性选择只是针对人源 T 细胞,有小鼠 MHC 亲和力的 T 细胞无法被消除,因此 hu-BLT-SCID 小鼠比其他人源化小鼠模型更易于发生 GVHD。

（5）SCID-Hu Bone 小鼠模型和 SCID-Hu Thymus 小鼠模型:SCID-Hu Bone 即重度联合免疫缺陷病-人骨模型,该模型首先把一小段人胎肱骨埋于 SCID 小鼠皮下,8 周后移植物血管即长好。将小鼠全身照射后把人 HSC 待测样品注入移植物的骨髓腔内,移植 8 周后取出移植物,一部分用于检测骨髓腔内细胞中的人 HSC,另一部分再次移植到第二个受照射的带有人肱骨移植物的 SCID-Hu Bone 小鼠体内。8 周后检测第二次移植物内是否有人的早期 HSC、髓系祖细胞、B 淋巴系祖细胞及前体细胞,从而证实原始的待测样品中是否含有具有高度自我更新能力的人 HSC。因为 SCID-Hu Bone 小鼠缺乏胸腺,所以 HSC 在其体内不能生成 T 淋巴系细胞。若再用 SCID-Hu Thymus 即用人胎胸腺与待测样品的混合物作为肾包膜下移植物,可在移植 8 周后检测到 T 淋巴细胞系祖细胞及前体细胞。这样原始样品中是否存在 HSC 就可以得到全面验证。

（6）hu-Tg mice（human transgenic mice）模型:hu-Tg 小鼠模型指的是通过转基因手段使人源基因在免疫缺陷小鼠体内表达（如人造血细胞所需的生长因子）,以此促进人源细胞的植入,或以此研究人源基因的功能。大多数急性髓系白血病（AML）患者的细胞在植入受体小鼠后很难获得重建。为了提高移植效率,研究者在 NOD-SCID 背景的小鼠中转基因表达了人细胞因子 SCF、GM-CSF 和 IL-3（NOD/LtSz-scid-SGM3, NSS 小鼠）,促进了正常人髓系细胞的扩增,并提高了 AML 细胞的植入水平。此后不断有研究报道了在不同品系免疫缺陷小鼠的基础上建立的 hu-Tg 模型,其中最近研究是 NSGS 小鼠及 MISTRG 小鼠模型。NSGS 小鼠（NOD/LtSz-scid IL2RG-SGM3 小鼠）是通过将 NSG 小鼠与 NSS 小鼠回交而得到的。由于有特定的因子表达,NSGS 小鼠为髓系恶性肿瘤细

胞提供了更优化的植入和扩增条件,大大提高了患者来源细胞的植入效率。部分在 NSG 小鼠中难以植入的 AML 细胞,在 NSGS 小鼠的外周血、脾脏和骨髓中都检测到了显著增加的重建比例;MDS 细胞的植入效率也显著增加,并且植入的细胞保留了发育异常的细胞形态特征。2011 年,通过在 BRG 小鼠胚胎干细胞(Embryonic stem cell, ESC)中转入人源 SIRPα 编码基因,研究者构建了 hSIRPA^{tg} Rag2^{-/-}IL2rg^{-/-}(SRG)小鼠。表达人源 SIRPα 的小鼠巨噬细胞对表达人 CD47 的造血细胞的吞噬作用大大减低,SRG 小鼠中的人 HSC 植入水平提高,接近于 NSG 小鼠体内植入水平。2014 年,研究者将编码人 M-CSF、IL-3、GM-CSF 和 TPO 的基因利用同源重组技术敲入 BRG 小鼠,构建了 MITRG(hM-CSF, hIL-3/hGM-CSF, hTPO+Rag2^{-/-}IL2rg^{-/-})小鼠;在 MITRG 小鼠中再表达人源 SIRPα 分子,又得到了 MISTRG(hM-CSF, hIL-3, hGM-CSF, hTPO+Rag2^{-/-}IL2rg^{-/-}+hSIRPA)小鼠。MITRG 小鼠和 MISTRG 小鼠具有更完整的人固有免疫系统,促进了人单核、巨噬和 NK 细胞的发育成熟,对小鼠进行肿瘤组织移植后可以检测到巨噬细胞对肿瘤的浸润,这一现象与患者的病理检测结果非常相似,提示该模型有助于对肿瘤进行体内实验研究。

(7)Humanized ossicle 小鼠模型:Dirk Strunk 和 Ravindra Majeti 将人骨髓来源的 MSC(原代培养或第一代的)细胞,用人血小板裂解液(pHPL)和 Matrigel equivalent matrix 混合细胞后皮下注射到 NSG 小鼠,8 周后在小鼠皮下形成 ossicle 小体,该小体内主要为人骨髓 MSC 分化形成的软骨、成骨和血管,即类似人的骨髓微环境。随后对小鼠进行照射和人 HSC 的移植,研究发现,原位注射人 HSC 到 ossicle 小体中后 18 周,注射组 ossicle 小体中的人 HSC 的植入率要远高于非注射组 ossicle 小体和小鼠骨髓中的植入率。同样,无论是在 ossicle 小体原位注射还是采用尾静脉移植人 HSC,AML 白血病细胞在注射组 ossicle 小体中人 HSC 的植入率要远高于非注射组 ossicle 小体和小鼠骨髓中的植入率。而且,AML 细胞首先出现在 ossicle 小体中,然后再进入小鼠骨髓中,所以,人工形成的 ossicle 小体是比小鼠骨髓更适宜人 HSC 存活的微环境。此外,临床上 APL 和骨髓纤维化病人的骨髓细胞均能在该小体中植入,说明该小体对人源细胞的植入有很高的水平。

(胡林萍 董芳 程辉 程涛)

第六节 间充质干细胞技术

间充质干细胞最早在骨髓中被发现,随后的研究显示其存在于多种其他组织中。作为一种多能干细胞,它具有干细胞的共性,即自我更新和多向分化能力。鉴于间充质干细胞具有多向分化潜能、支持造血并促进造血干细胞植入、调节免疫以及分离培养操作简便等特点,其基础研究和临床应用正日益受到人们的关注。随着间充质干细胞及其相关技术的日益成熟,临床研究已经在许多国家开展,主要用于治疗机体无法自然修复的组织细胞和器官损伤等再生障碍性疾病,以及免疫排斥和自身免疫性疾病。目前,我们能够从骨髓、脂肪、滑膜、骨骼、肌肉、肺、肝、胰腺等组织以及羊水和脐带中分离和制备间充质干细胞,其中研究最早最深入的是骨髓间充质干细胞(bone marrow mesenchymal stem cell, BMSC)。因此,本章主要以 BMSC 为例,介绍若干关键的间充质干细胞技术。

一、体外 BMSC 非克隆群体的建立

(一)体外 BMSC 非克隆培养概述

含有骨骼干细胞的 BMSC 可以很容易地从任何动物物种中分离出来。样本包括来自小动物的长骨,来自手术废弃的骨髓碎片,或骨髓抽取物,最常见的是人类髂骨。然而,考虑到骨髓的真实体积空间,能使用骨髓抽取物非常少(大约 $2.0cm^3$),除非在收获期间针的位置发生显著变化,否则骨髓较大的体积会被外周血严重污染,而外周血的存在对 BMSC 的生长非常不利。此外,BMSC 的培养条件必须根据物种进行微调,特别是血清的百分比和批次。总之,根据啮齿动物建立的 BMSC 培养方案存在三个主要问题:①啮齿动物 BMSC(尤其是小鼠)传代扩增能力有限,容易停止生长。②与人类和其他物种相比,BMSC 培养过程中容易污染巨噬细胞,其比例有时甚至超过 25%。因此,在培养啮齿动物细胞,通过简单的分选程序(例如磁珠分离)选择适当的基质细胞(即间充质细胞,非造血细胞,非吞噬细胞)

是非常必要的。此外,通过传代也可以负筛选污染的巨噬细胞。③鉴于小鼠细胞染色体的高度不稳定性,半融合细胞的重复传代可能很容易导致自发永生化。在重复传代时,自发永生化通常会导致肿瘤发生。与之相反,人类细胞则不会发生自发永生化。

最简单直接的 BMSC 非克隆培养方法由 Friedenstein 等人于 1976 年建立,主要基于 BMSC 能够快速贴壁的特点。这些贴壁细胞在培养初期异质性较高,包括各种在不同分化阶段和不同性质的基质细胞。随着多次传代,细胞间的异质性会逐步降低。

(二)非克隆 BMSC 培养方法

1. 在无菌条件下取出长骨并且除去相关的软结缔组织,将小动物骨骼的骨髓腔用 α-MEM 冲出骨髓块后合并。对于将较大动物的骨碎片和含有骨小梁的人的手术样本,可以用手术刀轻轻刮入 α-MEM 并充分洗涤以获取骨髓。骨髓吸取物需加入肝素至终浓度为 100U/ml 以避免凝血,随后将混合物与 α-MEM(20ml)合并离心,并将得到的细胞沉淀重悬于新鲜培养基中。

2. 重复吹打所有骨髓制备物,破碎团块并将悬浮液通过细胞滤器以产生单细胞悬浮液,最后用血细胞计数器计数有核细胞。

3. 在由 α-MEM、谷氨酰胺(2mM)、青霉素(100U/ml)、硫酸链霉素(100μg/ml)和 20% 批次选择的胎牛血清组成的营养培养基中,以每个 75cm² 培养皿 $5 \times 10^6 \sim 5 \times 10^7$ 个细胞的密度接种(注意:支持小鼠生长的批次不一定对人 BMSCs 的生长有益)。由于外周血稀释骨髓,人的骨髓吸取物通常以更高的密度进行接种(最高可达 20×10^7 个)。

4. BMSC 在 5% CO_2 的培养箱 37℃ 孵育 1 天后更换培养基,每周更换三次,直至细胞增殖达到 70% 左右。

5. 用 Hanks Buffer 充分洗涤,然后用 0.05% 胰蛋白酶 +0.53mM EDTA 消化,室温处理 10~15 分钟后对细胞进行传代。在第一次传代中,小鼠 BMSC 需要先用软骨素酶 ABC(20mU/ml)在 37℃ 处理 25~30 分钟以除去具有胰蛋白酶抗性的基质,然后在室温下胰蛋白酶消化 25~30 分钟。当收集每个部分时,通过添加胎牛血清(终浓度为 1%)抑制胰蛋白酶,合并后,通过吹打将细胞团块破碎,离心收集后重悬于新鲜营养培养基中。

6. 每个 75cm² 培养瓶或 150mm² 培养皿种 2×10^6 个细胞,用新鲜培养基培养,每周换液三次,直至细胞密度达到 70% 后如前所述进行传代。

二、体外 BMSC 克隆群体的建立

(一)体外 BMSC 克隆培养概述

当单细胞骨髓悬液以低密度接种时,具有自我更新能力的 BMSC 会迅速贴壁,静止一段时间后开始克隆性增殖,形成骨髓基质细胞集落(colony forming unit fibroblasts, CFU-F)。这些细胞集落在细胞形态、增殖速率以及表型特征方面都非常不同。大约 50% 的细胞集落呈碱性磷酸酶阳性,其中大约 25% 的克隆能形成钙化物结节(又称为骨结节)并可通过茜素红 S 染色证实。另外大约 10% 含有脂滴,可以被油红 O 染色,为成熟脂肪细胞。

建立克隆细胞株可以通过在 96 孔板中进行有限稀释,或者以低密度接种单细胞悬浮液并使用克隆环。与来自于 96 孔板的克隆相比,通过在培养皿中以克隆密度接种单细胞悬浮液而产生的 CFU-F 能够更好地传代,这可能由于培养皿中不同 CFU-F 分泌的旁分泌因子作用。

(二)克隆骨髓间充质干细胞培养方案

1. 如前所述制备的单细胞悬浮液在培养皿中铺板,人体手术标本的细胞密度为 $0.007 \sim 3.5 \times 10^3$ 个有核细胞 /cm²,吸取物的细胞密度为 $0.14 \sim 14.0 \times 10^3$ 个有核细胞 /cm²,小鼠骨髓细胞的密度为 2×10^4 个有核细胞 /cm²,也可以通过有限稀释来铺板细胞。

2. 在 2~3 小时后用培养基彻底洗涤培养物以除去非贴壁细胞,这段时间足以使存在于骨髓悬浮液中的 CFU-F 贴壁。将经 γ 射线(6 000cGy)辐照的豚鼠骨髓饲养细胞加入以克隆密度($0.4 \sim 0.6 \times 10^6$ 个有核细胞 /cm²)铺板的鼠细胞中,因为单独的血清不足以支持集落形成,并且大鼠和兔细胞培养物中的集落形成部分依赖于辐射的滋养层细胞。

3. 如前所述,培养细胞 10~14 天,不更换培养基,随后鉴定完全圆形并与其他集落充分分离

的集落。用 HBSS 洗涤后,使用克隆环分离单个集落。

4. 如前所述,通过用胰蛋白酶 -EDTA 处理消化细胞,然后将细胞转移到含有培养基的单个六孔板中。

5. 在细胞密度达到大约 70% 时,将细胞用胰蛋白酶消化并依次接种到 $25cm^2$(第 2 代)和 $75cm^2$(第 3 代)培养瓶中。

(三)克隆形成效率(colony formation efficiency, CFE)测定

1. 如前所述,制备单细胞悬浮液。将由手术标本制备的人细胞与 5ml 营养培养基一起接种到 $25cm^2$ 培养瓶中。如果从骨髓吸取物或病理标本中获得细胞,可能会存在异常低或异常高的 CFE,因而要铺 1×10^4、1×10^5 和 1×10^6 个有核细胞以期获得一个密度适中的 CFE。

2. 随后如前所述建立克隆细胞(先前方案中的步骤 2)。洗涤后,应保留不超过几百个细胞。同样,鼠 CFE 测定需要使用经照射的豚鼠骨髓滋养层细胞。

3. 在不更换培养基的情况下培养 10~14 天后,用 HBSS 洗细胞,然后用 100% 甲醇固定并用饱和甲基紫水溶液染色。使用解剖显微镜,计数大于 50 个细胞的集落,以每 1×10^5 个有核细胞铺板测定 CFE。

4. 在一些情况下,可以通过研究具有不同染色特征的菌落的分布来进一步描绘形成的集落的性质。在这种情况下,细胞培养 10~14 天后,更换新培养基,并将传代细胞再培养 10~14 天,每 3 天更换培养基。然后对传代细胞进行碱性磷酸酶(成骨细胞和前体脂肪细胞标记物),茜素红 S(成骨细胞标记物)和油红 O(脂肪形成标记物)的染色。软骨细胞分化在标准培养条件下很少见,最好通过后面描述的测定法确定。

三、BMSC 体外分化

(一)成骨分化实验方案

1. 以 1×10^5 个细胞 /cm^2 的密度将 BMSC 铺在营养培养基中,该培养基补充有 10^{-4}M L- 抗坏血酸 -2- 磷酸,10^{-8}M 地塞米松,1.8mM 磷酸钾和 2^{-10}mM β- 甘油磷酸。

2. 细胞连续培养三周,每三天更换一次培养基。

3. 钙化结节在视觉上较为明显,并可以通过两种不同的方法染色验证。

(1)茜素红 S(alizarin red S):在细胞中加入预冷的 70% 的乙醇在室温处理 1 小时,用茜素红溶液(2% 的水溶液,用氨水调 PH 至 4.1~4.3)处理 30 分钟,然后用纯水洗四次去浮色。或者通过用不含 Ca^{2+}/Mg^{2+} 的磷酸盐缓冲盐水(PBS)洗涤培养物,并用 0.6N HCl 溶解,然后使用市售试剂盒使样品与邻甲酚酞络合物反应,将生成的颜色与标准曲线进行比较以进行定量,由此确定累积的钙量。

(2)冯科萨染色(von Kossa staining):培养皿用 1% 的硝酸银孵育,然后在自然光或者紫外光下照 45 分钟,用蒸馏水充分洗涤后,在培养皿中加入 3% 的硫代硫酸钠处理 5 分钟,然后蒸馏水再次洗涤,钙沉积会显示棕色或者黑色。

(二)成脂分化实验方案

1. 以 4×10^3 个细胞 /cm^2 的密度将 BMSC 铺在营养培养基中。一旦细胞扩增生长至融合,就更换为以下几种诱导体外成脂分化的培养基的任意一种:①含有 0.5mM 的 3- 异丁基 -1- 甲基黄嘌呤,0.5μM 皮质醇,60μM 吲哚美辛的营养培养基;②$10^{-4}$M L- 抗坏血酸 -2- 磷酸,10^{-8}~10^{-7}M 地塞米松的营养培养基;③含有谷氨酰胺和青霉素 - 链霉素的 α-MEM,以及 20% 的兔血清,10^{-4}M L- 抗坏血酸 -2- 磷酸和 10^{-8}M 地塞米松;④含有 0.1~10μM 的 PPARγ 激动剂(罗格列酮)的营养培养基。

2. 细胞在 37℃ 条件下培养 4 周,期间每三天换一次培养基。

3. 在倒置显微镜下可以明显看到脂滴积累。先用中性的缓冲甲醛固定 1 小时,然后用 60% 的异丙醇处理 30 分钟,最后用油红 O 染色脂肪。将 0.5g 油红 O 溶解在 100ml 异丙醇中制备油红 O 储液,然后用 20ml 蒸馏水稀释 30ml 储液来制备新鲜工作液。

(三)软骨分化实验方案

1. 传代的 BMSC 换成 F12 培养基,其中包含 4×10^{-6}M 牛胰岛素,8×10^{-8}M 人脱铁运铁蛋白,8×10^{-8}M 牛血清白蛋白,4×10^{-6}M 亚油酸,10^{-3}M 丙酮酸,重组人 TGF-β(10ng/ml),10^{-7}M 地塞米

松和 2.5×10^{-4}M 抗坏血酸。

2. 取 2.5×10^5 个细胞于 5ml 培养基中,在 15ml 管中以 500g 的速度离心 5 分钟。

3. 试管与盖子部分拧开,在 37℃ 的 5% 二氧化碳浓度环境中培养 3 周,培养基每周更换 3 次。

4. 收集沉淀后,用甲苯胺蓝(1% 水溶液)固定,然后用阿尔新蓝(1% 阿尔新蓝溶于 3% 乙酸,pH=2.5)或番红 O(0.1% 水溶液)的标准程序染色。

四、BMSC 体内分化

(一)扩散小室实验方案

1. 扩散小室是由包含一个可承载细胞的小孔的透明合成树脂环(外径 13mm;内径 9mm;高 2mm)组装而成。小环两侧粘合有孔径大小为 0.45μm 的 Millipore 滤膜。装配好的扩散小室经由环氧乙烷灭菌。

2. 使用无菌技术将 BMSC(2×10^5~2×10^6 细胞,大约 120μl)经由环的小孔接种至小室中,然后将小孔由锥形螺塞和胶进行密封。装配好的小室置于营养培养基中以防膜干燥。

3. 将免疫缺陷小鼠经 2% 氧气与 5% 异氟烷麻醉,并在手术过程中保持 2%~2.5% 的异氟烷麻醉。

4. 将小鼠平躺在加热垫上,用聚维酮碘和 70% 酒精清洗皮肤。通过胸腔下腹部皮肤切开 2cm 中线手术切口。小心地提起肌肉 - 腹膜层以避免对肠的损伤,并直接在皮肤切口下方切开。将扩散小室置于肠上方腹膜腔内,腹膜连续用 4.0 可吸收缝合线闭合。用两三个伤口手术夹夹住皮肤切口。给小鼠使用丁丙诺啡(0.05~0.2mg/kg)减轻术后疼痛。

5. 这些腔室可在小鼠体内保留不同的时间,间隔最长可达 2 个月。安乐死后,腔室被浸入甲基丙烯酸甲酯中,以进行组织学实验。

(二)HA/TCP 皮下异位骨形成方法

1. 大小为 100~250μm 的 HA/TCP 颗粒(65%/35%),加热至 220℃ 过夜以灭菌,然后将其平均每 40mg 分装至无菌圆底离心管中。

2. 将 BMSC(2×10^6 个细胞,1ml 培液重悬)加入至离心管中,与 HA/TCP 颗粒缓慢地在 37℃ 条件下旋转混合 70~100 分钟,使其充分结合。

3. 将悬液 135g 离心后,小心去除上清液。

4. 将颗粒与细胞和 15μl 小鼠纤维蛋白原(3.2mg/ml 溶于无菌 PBS)、15μl 小鼠凝血酶(25U/ml 2% 无菌 $CaCl_2$ 溶液)进行缓慢混合。将离心管置于室温下 5 分钟,使凝块形成,并将管帽密封好,防止干燥。

5. 将免疫缺陷小鼠按之前的办法准备好。将小鼠胃部置于加热垫上,用聚维酮碘和 70% 酒精清洗皮肤。在背部做一个 3cm 纵向切口,将解剖剪刀的尖端插入皮肤下方,打开以构建用于移植的皮下囊。

6. 使用无菌刮刀置入 HA/TCP/ 纤维蛋白复合结构。每只小鼠背部最多植入四个。

7. 使用伤口手术夹关闭切口。如前所述,对小鼠进行疼痛治疗。

8. 在不同时间点安乐死后,收集移植物并固定进行组织学实验。

(三)变性胶原海绵构建皮下异位骨方法

1. 将无菌胶原海绵切割成大约 5mm × 5mm × 5mm 的立方体或其他想要的形状和大小,置于营养培养基中。挤压海绵以去除气泡,使海绵恢复到原来的大小。

2. 将营养培养基重悬的 BMSC(2×10^6 个细胞)置于 1ml Eppendorf 管中,135g 离心 10 分钟后吸去上清,留下大约 50μl 营养培养基于管中,再重悬细胞。

3. 将海绵吸在两片无菌滤纸之间,然后立即放入细胞悬液中。当海绵扩张时,细胞被吸进海绵中。将海绵在 37℃ 中孵育 90 分钟。

4. 如前所述对免疫缺陷的小鼠进行手术,至多 4 块装载细胞的海绵可被移植入小鼠背部。在将海绵放入皮下囊时,应小心避免挤压海绵。在不同的时间点收取海绵。

(四)颅骨缺陷方法

1. 吸附有 BMSC 的 HA/TCP 颗粒或者胶原海绵按前面描述的方式制备,小鼠按前面描述的方式麻醉和清洗,胃部向下摆放。

2. 在颅骨穹窿上方的皮肤上做 1cm 中线切口,将皮肤和骨膜与颅骨分离。

3. 使用 5mm 的环形锯产生一个全厚度缺口,注意不要损坏脑膜。

4. 将构建好的细胞与材料复合物置入缺口

中,重新定位并缝合皮肤。

5. 在不同时间点处死小鼠,然后收集移植体并固定,以供后续分析。

(魏含静　张潇颖　岳　锐)

第七节　肿瘤干细胞研究方法

肿瘤干细胞(cancer stem cell, CSC)是肿瘤组织中一小部分致瘤能力特别强、分化程度极低的细胞,它们具有干细胞的自我更新及多向分化特性。肿瘤干细胞在肿瘤形成和生长中发挥着决定性的作用,是导致肿瘤复发、转移及化疗耐药的重要影响因素。肿瘤干细胞最初在白血病中被鉴定出来,随后研究者已经在包括乳腺癌、胶质瘤、肝癌、结直肠癌、黑色素瘤等诸多恶性肿瘤组织中发现了肿瘤干细胞的存在。深入了解肿瘤干细胞的生物学特性及其调控机制,发展出针对肿瘤干细胞的特殊治疗方法,对于癌症的最终治愈具有重大的临床意义。本节将首先介绍肿瘤干细胞概念形成的历史、肿瘤干细胞的定义,进而重点介绍肿瘤干细胞的研究方法。

一、肿瘤干细胞的研究历史及定义

1937 年,Jacob Furth 等率先在白血病细胞株中发现,并不是每一个细胞都能形成肿瘤,提示肿瘤组织中可能存在具有类似于干细胞特性的肿瘤干细胞。20 世纪六七十年代,研究发现同一个肿瘤组织中的肿瘤细胞在功能上并不一致,并非每一个原代肿瘤细胞都能在体外原代培养体系中形成克隆,也并非每一个原代肿瘤细胞在动物实验中都能形成肿瘤。由此,肿瘤干细胞的概念初步形成。然而直到 1997 年加拿大学者 John Dick 等从人体白血病细胞中分离并鉴定出肿瘤干细胞,为肿瘤干细胞存在于人体肿瘤组织中提供了确切的证据。他们的研究发现,白血病患者的肿瘤细胞中只有少许细胞能在连续移植动物模型中再造白血病,而这部分细胞是分子标记为 $CD34^+CD38^-$ 细胞,并且表现出自我更新及分化能力,此研究开启了肿瘤干细胞的研究热潮。Al-Hajj 等在 2003 年用流式细胞术首次在实体肿瘤乳腺癌中分离并鉴定出 $CD44^+CD24^-$ 的乳腺肿瘤干细胞。此后,研究者们在包括胶质

母细胞瘤、黑色素瘤、骨肉瘤、软骨肉瘤、前列腺癌、卵巢癌、胃癌、结肠癌、肺癌、肝癌等多种人体实体恶性肿瘤中均分离鉴定了肿瘤干细胞。人们的研究发现,即使同一个肿瘤,肿瘤细胞在细胞形态、致瘤能力等方面表现出非均一性,并鉴定、分离出了肿瘤干细胞。而这些从不同的肿瘤分离的肿瘤干细胞表现出某些共同的特点,如放化疗抵抗、强成瘤能力等,时至今日,这些特点仍用来鉴定肿瘤干细胞。

根据美国癌症研究(American Association for Cancer Research, AACR)协会干细胞工作组于 2006 年做出的定义,肿瘤干细胞是肿瘤组织中具有自我更新能力并可以分化成肿瘤组织所有肿瘤细胞类型的特殊细胞群。肿瘤干细胞亚群具有肿瘤细胞所能具有的几乎所有恶性特征,其主要生物学特征包括:①与普通肿瘤细胞相比,肿瘤组织中大多数的肿瘤干细胞处于细胞周期静息或休眠状态;②生命期较长的肿瘤干细胞可以生成生命期相对较短、分化的普通肿瘤细胞;③肿瘤干细胞受其所处微环境的调控;④肿瘤干细胞具有特定的表面标志物和/或特定的激活的信号转导通路;⑤多种 ABC 转运蛋白家族成员及多种 DNA 损伤修复机制在肿瘤干细胞中高度活化,使得这群细胞对经典的放化疗具有高度的耐受性。

肿瘤干细胞的发现和鉴定为肿瘤研究者和临床工作者提供了一个新的思路,同时也是新的挑战:抗肿瘤治疗不但要采用传统的靶向肿瘤组织中占绝大多数的增殖分化的肿瘤细胞的方法,更重要的是要靶向肿瘤组织中具有自我更新能力和多向分化潜能的肿瘤干细胞,尽管这部分细胞只占很小的比例。未来肿瘤干细胞研究的巨大挑战之一就是确定肿瘤干细胞在肿瘤发展及转移中所起的作用及其耐药的机制等,在此基础上研发出更有效的治疗药物,提高化疗效果。

二、肿瘤干细胞的研究方法

分离及鉴定肿瘤干细胞是深入研究肿瘤干细胞的基础,其分离及鉴定的方法不是唯一的,并且每种方法都有优缺点,所以需要研究者寻找更特异的标志物,或者联合应用几种标志物,或者联合

不同的分析方法来分离和鉴定肿瘤干细胞。在本节我们将比较分离和鉴定肿瘤干细胞常用的几种方法,并对研究肿瘤干细胞生物学特征的方法加以介绍。

(一)免疫缺陷小鼠移植瘤形成实验

移植瘤形成实验的理论基础是 CSC 具有极强的成瘤能力,少数 CSCs 即可在免疫缺陷小鼠体内形成移植瘤,并且形成的移植瘤组织具有跟其来源的肿瘤组织一致的组织学特征;而相同条件下,非 CSCs 很少或很难形成移植瘤组织,即使形成移植瘤组织也不能进行传代。其大致实验流程为:通过流式细胞分选或磁珠式细胞分选得到肿瘤细胞并进行有限的梯度稀释(limited dilution assay, LDA)后,将不同稀释程度的肿瘤细胞移植入免疫缺陷小鼠体内(不同肿瘤可能需要移植到不同部位),一段时间后观察小鼠移植瘤形成情况以及组织内的肿瘤细胞分化情况;将移植瘤组织再次消化并分选纯化后,重新进行 LDA 和体内移植瘤形成实验,即二次成瘤实验。这一检测策略在体内水平同时验证分选得到的 CSCs 的自我更新和分化能力,已经成为肿瘤干细胞研究领域中鉴定肿瘤干细胞存在的"金标准"。研究显示,利用乳腺肿瘤干细胞(breast cancer stem cell,

BCSC)标志物分选出的 ESA$^+$CD24$^-$CD44$^+$ 表型乳腺癌细胞只需要 200 个细胞就可以在 NOD/SCID 小鼠乳腺脂肪垫中成瘤,而从同一肿瘤中分离出来的不具这种表型的细胞即便多注射 100 倍也无法形成肿瘤。

(二)肿瘤干细胞标志物

采用特定的肿瘤干细胞标志物分选的方法目前被广泛地应用于分离肿瘤干细胞。众所周知,在人体各种组织中成体干细胞表达了一些相对特异的分子标志物,这些分子标志物多数位于细胞膜表面,少部分位于细胞内。在对肿瘤干细胞的鉴定中发现,肿瘤干细胞往往与其来源组织的成体干细胞有着相同的分子标志物。因此,对肿瘤干细胞的分离和富集常基于某一种或几种细胞膜表面分子的表达情况,采用流式细胞术或磁珠分选的方法分选出目的细胞群。目前,在多种肿瘤中鉴定出多种细胞膜表面的抗原乙醛脱氢酶(ALDH)可以作为肿瘤干细胞的标记物(表 12-7-1)。需要强调的是,肿瘤干细胞并没有通用的标志物,不同肿瘤的干细胞表达不同的特异标志物。例如,人类首次在白血病中鉴定出肿瘤干细胞就是采用细胞表面分子标记物的方法,在急性粒细胞白血病(AML)细胞中分选出的

表 12-7-1　人类肿瘤中肿瘤干细胞标志物

肿瘤类型	肿瘤干细胞标志物
乳腺癌	CD24$^-$CD44$^+$, ALDH$^+$, CD338$^+$, EpCAM$^-$CD49f$^+$, etc.
宫颈癌	ALDH$^+$, LGR5$^+$, CD133$^+$, CD44$^+$CD49f$^+$, etc.
卵巢癌	CD24$^+$, CD44$^+$, ALDH$^+$CD133$^+$, CD117$^+$(aka c-Kit$^+$), etc.
肺癌	CD166$^+$, CD166$^+$CD44$^+$, CD44^{high}ALDH^{high}, etc.
肝癌	CD133$^+$EpCAM$^+$, CD90$^+$, CD133$^+$CD44$^+$, CD13$^+$, etc.
前列腺癌	CD44$^+$CD24$^-$, CD44$^+$ α2β1$^+$, CD133$^+$CD44$^+$α2β1$^+$, etc.
脑癌	CD133$^+$, ALDH$^+$, A2B5$^+$CD133$^-$, SSEA-1$^+$CD90$^+$, etc.
结直肠癌	CD133$^+$, CD24$^+$, CD44$^+$CD166$^+$EpCAM$^+$, LGR5$^+$, etc.
胃癌	CD44$^+$CD24$^+$, CD44$^+$CD54$^+$, ALDH$^+$, CD90$^+$, etc.
胰腺癌	CD44$^+$CD24$^+$EpCAM$^+$, CD133$^+$CXCR4$^+$, LGR5$^+$, etc.
头颈癌	CD44$^+$, CD44v3^{high}ALDH^{high}, CD133$^+$, CD24$^+$CD44$^+$, etc.
白血病	CD34$^+$CD38$^-$, ALDH$^+$, CD138$^-$, CD47$^+$CD96$^+$, etc.

CD34$^+$CD38$^-$的肿瘤干细胞具有再造白血病、多向分化等能力。这一发现鼓舞了研究者们应用细胞表面标志物的方法陆续在其他肿瘤中分离出具有肿瘤干细胞特性的细胞,如 CD20、CD24、CD34、CD44、CD117 和 CD133 等。 如表 12-8-1 中所列,人们采用单一或联合多个细胞干细胞标志物从肿瘤细胞系中或原代肿瘤细胞中分离鉴定肿瘤干细胞。

但是需要注意的是,这些肿瘤干细胞标志物的表达情况和细胞系的种类及体内或体外传代次数密切相关。另外,在不同组织学类型的同一种肿瘤中标志物的表达也有可能不同。肿瘤干细胞的分子标记物还和原代肿瘤细胞是用酶裂解法分离还是机械法分离有关,因为蛋白裂解酶有可能会洗脱细胞表面的标志物。还有研究亦已证明细胞培养条件对肿瘤干细胞的分选有一定影响。正因为细胞膜表面标志物的表达受到很多因素的影响,所以基于表面标志物分选的肿瘤干细胞还要结合干细胞的生物学功能对其做进一步的鉴定。

(三)细胞谱系追踪实验

细胞谱系追踪实验中,通过使用特定细胞特异性标志分子或干细胞相关分子的启动子驱动标记蛋白(如 GFP 或 RFP)在肿瘤亲代细胞与子代细胞的持续表达,使得在动物体内追踪单一肿瘤细胞来源的细胞群成为可能。如在 BCSC 研究中,研究者常常在转入了持续激活的癌基因或失活的抑癌基因的正常上皮细胞中进行不同标记,当细胞完成转化并形成肿瘤组织后,便可以通过检测不同标记分子的表达分布情况判断肿瘤的来源细胞类型或特征。同时,在携带标记的肿瘤细胞所形成的肿瘤组织中,对不同分子标记的细胞进行流式细胞分选纯化,而后再进行 LDA 体内移植实验,便可以判断是哪一种标志物阳性的细胞中富集了肿瘤干细胞群。

(四)微球形成实验

由于具有失巢凋亡耐受能力,CSCs 可以在无血清非贴壁培养条件下形成肿瘤球(tumorsphere)并持续生长,这反映了 CSC 的自我更新能力。与此相反,由于失巢凋亡现象,非 CSCs 在无血清非贴壁培养时不能或很少形成肿瘤球,且形成肿瘤球细胞不能进行传代。微球形成实验是体外鉴定肿瘤干细胞存在及其富集情况的重要研究方法。微球形成实验可分为一次微球形成实验和二次微球形成实验,将一次微球形成实验形成的微球消化后所得的细胞再次进行铺板为二次微球实验,一次微球形成实验主要解释其形成能力和 CSCs 的自我更新能力,二次微球实验主要解释 CSCs 的再生能力。

利用低吸附板将肿瘤细胞在特殊的微球培养液中进行肿瘤细胞培养时,CSCs 具有形成肿瘤微球的能力,并且真正的肿瘤干细胞在进行微球培养时在经过微球连续传代后仍然具有微球形成能力。例如,在进行乳腺癌细胞微球培养时,96 孔板重悬细胞密度为 1 000 个 /ml 后,在 200μl 的培养体系下 7 天后可以评估微球形成率。研究发现,乳腺癌细胞 SKBR3 在低剂量化疗压力下经过 NOD/SCID 鼠连续三代成瘤后富集的乳腺癌起始细胞形成微球的形态和数量都较亲代乳腺癌细胞 SKBR3 形成的微球大而且多。

(五)PKH26 或 PKH6 染色

肿瘤干细胞多处于相对静止期,表现为较低的增殖速率。肿瘤干细胞增殖时可能发生不对称分裂或对称分裂。肿瘤干细胞不对称分裂时产生两个子代细胞,其中一个仍然为肿瘤干细胞,而另一个为分化细胞。因此我们可以利用肿瘤干细胞增殖速度慢并能够发生不对称分裂的特性来鉴定肿瘤干细胞。亲脂性染料 PKH26 和 PKH6 可以标记于细胞膜表面,细胞分裂时染料平均分配到子代细胞膜上。当分裂速度较慢的细胞仍然有着色时,分裂速度快的细胞膜表面的染料因快速分裂而被稀释。因为肿瘤干细胞处于相对静止期且进行不对称分裂,所以分裂后其保持着色的时间较快速分裂的子代分化细胞长。这一技术可以用来鉴定骨肉瘤及乳腺肿瘤干细胞。

(六)边缘群(Side Population)

Goodell 等 在 1996 年 将 鼠骨髓细胞用 Hoechst 33342 染色过程中发现,存在一群特殊的 Hoechst 33342 低着色细胞,且其表现出许多造血干细胞的特征,在流式细胞结果点状图上,其位于边缘位置,因而被称为边缘群细胞(side population, SP)。研究者还发现 SP 细胞对 Hoechst 低染色是因为该细胞表面存在可以把染料排出细胞外的 ATP 结合蛋白（ABC）转运蛋白。ABC 蛋白家族是跨膜蛋白中最大的家族之一，此类细胞膜表面有特殊的 ATP 结构域，其可以结合 ATP 并发挥水解作用。ATP 蛋白可以作为受体、通道、多种药物的转移体而发挥重要作用。细胞膜的 ABC 转运蛋白利用 ATP 把离子、多肽、胆汁酸、胆固醇等多种内源性物质跨膜转运出细胞外，也可把毒性物质转运出细胞外发挥解毒作用。事实上，细胞毒性化疗药物也是 ABC 转运蛋白的底物之一，这也许是肿瘤干细胞对传统化疗药物耐药的机制之一。从肿瘤细胞中分选的 SP 细胞具有球囊形成能力及很强的成瘤能力。另外，SP 细胞也可进行不对称分裂，分裂为 SP 细胞及非 SP 细胞。目前人们已经在头颈部肿瘤、膀胱癌、子宫内膜癌、卵巢癌、肝细胞癌、胰腺癌、肺癌、骨肉瘤、滑膜肉瘤、尤因肉瘤等多种肿瘤中分离并鉴定出 SP 细胞。但是，染料的遗传毒性等是用 SP 方法分离肿瘤干细胞的不足之处。

（七）干细胞相关基因

干细胞相关基因的表达也是肿瘤干细胞的特点之一，研究较多的是转录因子 Oct4、Sox2 及 Nanog 等。它们是维持胚胎干细胞及生殖细胞多向分化能力的必要基础之一，在某些定向分化的祖细胞中也有表达。但是一般情况下，这些转录因子在恶性肿瘤中也会高表达，并促进肿瘤的发生，而不是肿瘤干细胞所独有，因此对于维持干细胞的特性所需这类基因的表达数量及水平仍然有待进一步研究。目前人们已经在神经胶质细胞、肺癌、前列腺癌、卵巢癌、骨肉瘤等中检测到 Oct3/4、Nanog、Sox2、Nestin 等干细胞相关基因的高表达。

研究较多的干细胞相关基因还有 Bmi-1、Snail 及 Twist 等。早期的研究认为 Bmi-1 是一个原癌基因，同 Myc 协同促进肿瘤的发生，Bmi-1 的高表达和肿瘤细胞的自我更新及化疗、放疗抵抗密切相关，并且促进肿瘤发生转移。Snail 和 Twist 是促进细胞发生上皮 - 间质转化（EMT）的重要转录因子。在多种恶性肿瘤中，Snail 通过抑制 E-cadherin、cytokeratin、desmoplakin 的表达，促进 vimentin 及 fibronectin 的表达，促进肿瘤细胞发生 EMT，从而促进肿瘤细胞的浸润及转移。Twist 主要是在胚胎发育时调节细胞分化、黏附及增殖相关基因的表达，并且可以与 Snail 协调促进肿瘤细胞发生 EMT，进而促进肿瘤的浸润及转移。人们已经在乳腺癌、肺癌、头颈部肿瘤等多种肿瘤中发现 Twist 的高表达。此外，肿瘤中 Snail 和 Twist 的高表达不仅增加了肿瘤浸润及转移的能力，而且还通过促进肿瘤细胞发生 EMT 而使其获得干细胞的特征，包括干细胞相关细胞表面标志物的升高、微球形成能力的增加及在动物中产生肿瘤等。因此，Snail 及 Twist 被认为是肿瘤干细胞维持其干性的关键分子之一。

（八）多向分化能力

多向分化能力是胚胎干细胞必备特点之一，同样地，肿瘤干细胞在经过对称分裂及不对称分裂后，也可以分化为多种细胞类型，也就是说肿瘤干细胞具有多向分化能力。研究表明，在合适的条件下肉瘤干细胞可以分化为成骨细胞、软骨细胞、脂肪细胞等间质细胞。骨肉瘤及软骨肉瘤干细胞在经过简单的诱导分化培养后，就可以分化为其他非肿瘤干细胞。研究发现，不表达分化标记物的乳腺肿瘤干细胞经过贴壁培养诱导分化，可以分化为 CK14/α-SMA 阳性的肌上皮型（myoepithelial）乳腺癌细胞或 CK18/MUC1 阳性的管上皮型（luminal epithelial）乳腺癌细胞。最近的研究还发现，脑胶质瘤及乳腺肿瘤干细胞还可以向血管内皮细胞分化。

（九）化疗耐药

化疗耐药是肿瘤干细胞的重要特点之一，其对治疗的不敏感可能是引起肿瘤复发及转移的原因。常用 MTT/CCK8 等方法制作反应 - 剂量曲线、检测细胞凋亡、DNA 损伤程度检测等多种方法来评估化疗药物对肿瘤干细胞和非肿瘤干细胞的杀伤作用。肿瘤干细胞多处于静止期而常规化疗药物主要是杀死分裂期细胞，肿瘤干细胞会表达如 ALDH 及 ABC 转运蛋白等蛋白都可能是其对传统化疗药物耐药的原因。

尽管近年来人们对人体各种肿瘤组织、肿瘤干细胞有了广泛而深入的研究，也在多种肿瘤组织中分离并鉴定出肿瘤干细胞，但是目前还没有实现单细胞成瘤的纯肿瘤干细胞的分离和鉴定，实验室的研究结果也还没有让肿瘤患者得到真正的获益。所以未来还要继续提高分离和鉴定肿瘤干细胞的实验技术,实现在单细胞水平对肿瘤干细胞的分离及鉴定;继续深入研究人体肿瘤干细胞特异性的分子生物学特性,了解肿瘤干细胞自我更新、多项分化、体内成瘤等的分子机制,设计特异性靶向肿瘤干细胞的药物,为最终通过靶向肿瘤干细胞而治愈恶性肿瘤提供可能。

（马 伟　柳素玲）

参 考 文 献

[1] Oh SK, Kim HS, Park YB, et.al. Methods for expansion of human embryonic stem cells[J]. Stem Cells, 2005, 23(5): 605-609

[2] Amit M, Margulets V, Segev H, et.al.Human feeder layers for human embryonic stem cells[J]. Biol Reprod, 2003, 68(6): 2150-2156

[3] Koivisto H, Hyvärinen M, Strömberg AM, et.al. Cultures of human embryonic stem cells: serum replacement medium or serum-containing media and the effect of basic fibroblast growth factor[J]. Reprod Biomed Online, 2004, 9(3): 330-337

[4] Noaksson K, Zoric N, Zeng X, et.al. Monitoring differentiation of human embryonic stem cells using real-time PCR[J]. Stem Cells, 2005, 23(10): 1460-1467

[5] David L, Polo JM. Phases of reprogramming[J]. Stem Cell Research, 2014, 12(3): 754-761

[6] Verma PJ, Sumer H. Cell Reprogramming: methods and protocols[J]. Anticancer Research, 2015, 36(4): 2048

[7] Buganim Y, Markoulaki S, et al. The developmental potential of iPSCs is greatly influenced by reprogramming factor selection[J]. Cell Stem Cell, 2014, 15(3): 295-309

[8] Loh YH, Hartung O, Li H, et al. Reprogramming of T cells from human peripheral blood[J]. Cell Stem Cell, 2010, 7(1): 1-19

[9] Staerk J, Dawlaty MM, Gao Q, et al. Reprogramming of human peripheral blood cells to induced pluripotent stem cells[J]. Cell Stem Cell, 2010, 7(1): 1-24

[10] Seki T, Yuasa S, Oda M, et al. Generation of induced pluripotent stem cells from human terminally differentiated circulating T cells[J]. Cell Stem Cell, 2010, 7(1): 1-14

[11] Chou B, Mali P, Huang X, et al. Efficient human iPS cell derivation by a non-integrating plasmid from blood cells with unique epigenetic and gene expression signatures[J]. Cell Research, 2011, 21(3): 518-529

[12] Zhou T, Benda C, Dunzinger S, et al. Generation of human induced pluripotent stem cells from urine samples[J]. Nature Protocols, 2012, 7(12): 2080-2089

[13] Moad M, Pal D, Hepburn AC, et al. A novel model of urinary tract differentiation, tissue regeneration, and disease: reprogramming human prostate and bladder cells into induced pluripotent stem cells[J]. European Urology, 2013, 64(5): 753-761

[14] Wang Y, Adjaye J. A Cyclic AMP analog, 8-Br-cAMP, enhances the induction of pluripotency in human fibroblast cells[J]. Stem Cell Rev, 2011, 7(2): 331-341

[15] Li M, Belmonte JCI. Looking to the future following 10 years of induced pluripotent stem cell technologies[J]. Nature Protocols, 2016, 11(9): 1579-1585

[16] Nordin F, Ahmad RNR, Farzaneh F. Transactivator protein: An alternative for delivery of recombinant proteins for safer reprogramming of induced pluripotent stem cell[J]. Virus Research, 2017, 235: 106-114

[17] Hou P, Li Y, Zhang X, et al. Pluripotent stem cells induced from mouse somatic cells by small-molecule compounds[J]. Science, 2013, 341(6146): 651-654

[18] Long Y, Wang M, Gu H, et al. Bromodeoxyuridine promotes full-chemical induction of mouse pluripotent stem cells[J]. Cell Research, 2015. 25(10): 1171

[19] Theunissen TW, Jaenisch R. Molecular control of induced pluripotency[J]. Cell Stem Cell, 2014, 14(6): 720-734

[20] Hou P, Li Y, Zhang X, et al. Pluripotent stem cells induced from mouse somatic cells by small-molecule compounds[J]. Science, 2013, 341(6146): 651-654

[21] Tachibana M, Amato P, Sparman M, et al. Human embryonic stem cells derived by somatic cell nuclear transfer[J]. Cell, 2013, 153(6): 1228-1238

[22] Zhao Y, Zhao T, Guan J, et al. A XEN-like state bridges somatic cells to pluripotency during chemical reprogramming[J]. Cell, 2015, 163(7): 1678-1691

[23] 孙青原,陈大元. 小鼠胚胎操作实验手册[M].北京:化学工业出版社, 2005

[24] 劳为德.转基因动物技术手册[M].北京:化学工业出版社, 2004

［25］Singla DK, Nardo PD. Stem Cell Biology［M］. North Charleston, SC: CreateSpace, 2012

［26］Liu Z, Hu Z, Pan X, et al. Germline competency of parthenogenetic embryonic stem cells from immature oocytes of adult mouse ovary［J］.Human Molecular Genetics, 2011, 20（7）: 1339-1352

［27］Lancrin C, Sroczynska P, Stephenson C, et al. The haemangioblast generates haematopoietic cells through a haemogenic endothelium stage［J］. Nature, 2009, 457（7231）: 892-895

［28］Kissa K, Herbomel P. Blood stem cells emerge from aortic endothelium by a novel type of cell transition［J］. Nature, 2010, 464（7285）: 112-115

［29］Gao D, Nolan DJ, Mellick AS, et al. Endothelial progenitor cells control the angiogenic switch in mouse lung metastasis［J］. Science, 2008, 319（5860）: 195-198

［30］裴雪涛. 干细胞实验指南［M］.北京: 科学出版社, 2007

［31］梁智辉,朱慧芬,陈九武.流式细胞术基本原理与实用技术［M］.武汉: 华中科技大学出版社, 2008

［32］王晓芳,董芳,程涛,等.造血干细胞功能异质性研究的"金标准"——单细胞移植技术的建立和优化［J］.中国科学·生命科学, 2017, 47（12）: 1353-1362

［33］Wunderlich M, Chou FS, Link KA, et al. AML xenograft efficiency is significantly improved in NOD/SCID-IL2RG mice constitutively expressing human SCF, GM-CSF and IL-3［J］. Leukemia, 2010, 24（10）: 1785-1788

［34］Strowig T, Rongvaux A, Rathinam C, et al. Transgenic expression of human signal regulatory protein alpha in $Rag2^{-/-}gamma（c）^{-/-}$ mice improves engraftment of human hematopoietic cells in humanized mice［J］. Proceedings of the National Academy of Sciences of the United States of America, 2011, 108（32）: 13218-13223

［35］Medyouf H, Mossner M, Jann JC, et al. Myelodysplastic cells in patients reprogram mesenchymal stromal cells to establish a transplantable stem cell niche disease unit［J］. Cell stem cell, 2014, 14（6）: 824-837

［36］Rongvaux A, Willinger T, Martinek J, et al. Development and function of human innate immune cells in a humanized mouse model［J］. Nature biotechnology, 2014, 32（4）: 364-372

［37］Reinisch A, Thomas D, Corces MR, et al. A humanized bone marrow ossicle xenotransplantation model enables improved engraftment of healthy and leukemic human hematopoietic cells［J］. Nature medicine, 2016, 22（7）: 812-821

［38］Rubio D, Garcia-Castro J, Martín MC, et al. Spontaneous human adult stem cell transformation［J］. Cancer Res, 2005, 65（8）: 3035-3039

［39］Barry FP, Murphy JM. Mesenchymal stem cells: clinical applications and biological characterization［J］. Int J Biochem Cell Biol, 200, 36（4）: 568-584

［40］Kuznetsov SA, Riminucci M, Ziran N, et al. The interplay of osteogenesis and hematopoiesis: expression of a constitutively active PTH/PTHrP receptor in osteogenic cells perturbs the establishment of hematopoiesis in bone and of skeletal stem cells in the bone marrow［J］. J Cell Biol, 2004, 167（6）: 1113-1122

［41］Pastrana E, Silva-Vargas V, Doetsch F. Eyes wide open: a critical review of sphere-formation as an assay for stem cells［J］. Cell Stem Cell, 2011, 8（5）: 486-498

［42］Bapat SA. Human ovarian cancer stem cells［J］. Reproduction, 2010, 140: 33-41

［43］Ricci-Vitiani L, Pallini R, Biffoni M, et al. Tumour vascularization via endothelial differentiation of glioblastoma stem-like cells［J］. Nature, 2010, 468（7325）: 824-828

［44］Wang R, Chadalavada K, Wilshire J, et al. Glioblastoma stem-like cells give rise to tumour endothelium［J］. Nature, 2010, 468（7325）: 829-833

［45］Lagadec C, Vlashi E, Della Donna L, et al. Radiation-induced reprogramming of breast cancer cells［J］. Stem Cells, 2012, 30（5）: 833-844

［46］Koren S, Reavie L, Couto JP, et al. PIK3CA（H1047R）induces multipotency and multi-lineage mammary tumours［J］. Nature, 2015, 525（7567）: 114-118

［47］Kim HJ, Kim MJ, Ahn SH, et al. Different prognostic significance of CD24 and CD44 expression in breast cancer according to hormone receptor status［J］. Breast, 2011, 20（1）: 78-85

［48］Moreb JS, Ucar D, Han S, et al. The enzymatic activity of human aldehyde dehydrogenases 1A2 and 2（ALDH1A2 and ALDH2）is detected by Aldefluor, inhibited by diethylaminobenzaldehyde and has significant effects on cell proliferation and drug resistance［J］. Chem Biol Interact, 2012, 195: 52-60

［49］Liu T J, Sun B C, Zhao X L, et al. CD133+ cells with cancer stem cell characteristics associates with vasculogenic mimicry in triple-negative breast cancer［J］. Oncogene, 2013, 32（5）: 544-553

［50］Lo PK, Kanojia D, Liu X, et al. CD49f and CD61 identify Her2/neu-induced mammary tumor-initiating cells that are potentially derived from luminal progenitors and maintained by the integrin-TGFbeta signaling［J］. Oncogene, 2012, 31（21）: 2614-2626

[51] Desgrosellier JS, Lesperance J, Seguin L, et al. Integrin alphavbeta3 drives slug activation and stemness in the pregnant and neoplastic mammary gland[J]. Dev Cell 2014, 30（3）: 295-308

[52] Meyer MJ, Fleming JM, Lin AF, et al. CD44pos CD49fhiCD133/2hi defines xenograft-initiating cells in estrogen receptor-negative breast cancer[J]. Cancer Res 2010, 70（11）: 4624-4633

第十三章　模式动物与疾病模型

第一节　人类疾病动物模型选择、异种器官模型与嵌合体

一、人类疾病动物模型选择的基本原则

（一）人类疾病动物模型的定义

人类疾病动物模型（animal models of human diseases，AMHD）广义的是指为生物医学研究而建立的，具有人类疾病模拟性表现的动物疾病模型和相关的模型系统材料。狭义的就是专指具有人类疾病模拟性表现的动物疾病模型，即能够把人类疾病复制出来的动物，这里主要是介绍这类病理模型。用于生物医学研究患有与人类或其他动物类似疾病的动物称之为疾病动物模型（animal models of disease，AMD）。动物模型（animal models）是用生物医学或生物工程手段在动物身上造成或模拟的疾病状态。它既可以全面系统地反映疾病的发生、发展全过程，也可以体现某个系统或局部的特征变化。

（二）人类疾病动物模型的特征

人类疾病动物模型最主要的特征是对人类疾病某些功能、代谢、结构、行为、症状等特征的模拟。动物应当患有同人类某种疾病有对应关系的疾病，即应是模拟人类疾病的病理模型。这使它有别于医学动物实验中的健康（生理）动物模型，也称生物学或生物功能动物模型，是指利用健康动物各种生理特点，来研究它们的生物学特性和功能，借以阐明人和动物的基本生命现象的实验方法和手段。人类疾病动物模型也有别于兽医学中所应用的比较各动物物种之间疾病异同的模型，但人畜共患病例外，人畜共患病约有200余种，不仅病原体是相同的，而且病原体的生物特性、疾病传播方式、疾病发展过程、症状和体征等均极为相似，因此，它也是人类疾病动物模型的重要来源。

建立各种人类疾病的实验模型是比较医学研究中的重要手段，特别是那些在人体上无法完成的实验更有价值。动物模型或模型系统是指具有模拟人类疾病表现，可以提供有实验研究价值的替代物，包括整体动物、细胞、各种培养物以及实验动物模型的计算机模型系统。

（三）人类疾病动物模型选择的基本原则

如何根据不同动物的解剖结构、病理生理特征来建立最佳动物模型，设计科学的实验方案，保证在最短的时间内消耗最少的人力财力并获得准确可靠的动物实验结果，是研究者进行动物实验前必须思考的问题。

实验动物与动物模型的选择恰当与否，直接关系到研究结果的准确性和可靠性。首先，要根据研究目的和实验要求选择与研究疾病最相似、最具代表性的动物模型。其次，所选实验动物应该满足个体间的均一性、遗传的稳定性等要求，以保障实验结果的可靠性和可重复性。最后，要考虑所选实验动物是否容易获得、经济、容易饲养。

建立疾病模型的最终目的是防治人类疾病。因此，疾病模型研究结果的可靠程度取决于模型与人类疾病的相似性或可比性。一个好的疾病模型应尽量具有以下特点：能再现所要研究的人类疾病，动物疾病表现和病程发展应该与人类疾病相似；动物能重复产生该疾病，最好能在两种动物体内复制该病；动物背景资料完整，实验动物合格，生命周期要满足实验需要；动物要价廉、来源充足、便于运送；尽可能选用小动物。

如果复制率不高，则模型价值不高。若一种方法可复制多种模型，无专一性，也会降低该模型

价值。没有任何一种动物模型能全部复制出人类疾病所有表现。模型实验只是一种外延法的间接研究，只可能在局部或几个方面与人类疾病相似。因此，模型实验结论的正确性是相对的，最终还必须在人体得到验证。复制过程中一旦出现与人类疾病不同的情况，必须分析其差异的性质和程度，找出相平行的共同点，正确评估其价值。因此，成功的动物疾病模型常常依赖于最初周密的设计。

1. 相似性原则 医学研究的主要对象是人，选择实验动物时应该优先考虑实验动物与人类的生物特性相似程度。复制的动物模型应尽可能近似人类疾病，并有人类疾病的病理变化，最好能找到与人类疾病相同的动物自发性疾病。例如大鼠自发性高血压就是研究人类原发性高血压的理想动物模型；小型猪自发性冠状动脉粥样硬化就是研究人类冠状动脉粥样硬化性心脏病的良好模型；犬自发性类风湿关节炎与人类幼年型类风湿关节炎十分相似，同样是理想的动物模型。

与人类疾病完全相同的动物自发性疾病相对较少，这就需要研究人员加以复制，为了尽量做到与人类疾病相似，首先要在动物选择上加以注意。其次在复制动物模型实验方法上不断探索改进，例如复制阑尾穿孔动物模型，原使用结扎兔阑尾血管的方法，虽然可复制阑尾坏死穿孔并导致腹膜炎，可是与人类急性梗阻性阑尾炎合并穿孔导致腹膜炎大不相同。改进方法后，结扎兔阑尾基部而保留血液供应，所复制的模型就与人类急性梗阻性阑尾炎合并穿孔导致腹膜炎很相似。另外，在观察指标等方面也应加以周密的设计。

动物模型与人类疾病的相似性，是模型具有实用价值的基础，也就是说判断动物模型使用价值的大小，要依据动物所表现的病态与人的病理变化相比较的结果。两者越相似，则研究结果越可信。

（1）解剖结构和生理功能的相似性：一般来说，动物越高等，其组织器官的解剖结构、生理功能越接近人类。猩猩、狒狒、猕猴等非人灵长类动物与人的相似程度最高，但十分稀有，价格昂贵，饲养困难，使用有限。因此，很多实验选择靶器官与人相似性相对较高的低等动物。

动物解剖特性主要分为脏器形态、脏器构成和骨骼构成三个方面。不同动物脏器的形态大小、形态、结构存在差异。如消化系统方面：单胃动物胃的形状类似，但前胃、食管所占比例不同，反刍动物有复胃。大鼠无胆囊，不能用于胆囊相关的实验研究，但适合胆管插管收集胆汁，研究消化系统疾病。

循环系统方面：鱼类只有一心房一心室；两栖类、爬行类为两心房一心室；鸟类和哺乳类则有两心房两心室，血液循环系统也逐渐闭锁。犬类心脏与人类心脏形态功能最相似，适于心脏相关研究。家兔胸腔结构特别，当需暴露心脏进行实验操作时，只要不弄破纵隔膜，家兔不需人工呼吸，大大简化实验操作，方便观察。

神经系统方面：动物越低等嗅觉越强，反之亦然。两栖类的蛙和蟾蜍大脑不发达，却适于简单的反射弧实验。犬是红绿色盲，不能用于以红绿色做刺激信号的条件反射实验。人、猫、犬的交感神经、迷走神经和减压神经均混合行走，而家兔颈部中的这些神经单独行走，因此观察减压神经对心脏的作用时，兔是最理想的动物模型。

猪的皮肤与人类在组织结构上近似，其皮下脂肪层、烧伤后代谢、上皮再生过程等也与人类相似，选择小型猪进行烧伤实验十分理想。中国地鼠胰岛退化，易诱导产生真性糖尿病。豚鼠体内缺乏合成维生素 C 的酶，对维生素 C 缺乏很敏感，且易致敏，适于进行过敏性研究。

不同种类动物间骨骼构成差异很大。哺乳动物和人类一样，构成躯干的椎骨有颈椎、胸椎、腰椎、尾椎之分。猪的齿式和人类一致。

（2）年龄、体重及健康状况的近似性：动物的解剖生理特性及对实验因素的反应性随年龄不同而有变化。例如幼龄动物较成年动物对干扰因素更为敏感，而老龄动物的反应性迟缓，一般实验都倾向于选择新陈代谢、系统动物稳定的成年动物。一些慢性实验因周期较长需选幼龄动物，一些特殊实验如老年病学研究需使用老龄动物。实验中还应注意不同种类动物的寿命有差异，但在各自相应的生命阶段或时相上可相互对应，实验中需选择与人生命周期相对应的年龄段。

实验动物的体重也和年龄相关，例如成年 Wistar 大鼠，雄性约 180g，雌性约 160g。但体重也受饲养条件和环境影响，一般实验动物的体重应尽量一致，相差应 <10%。若体重差距太大，会

导致动物反应的个体差异增大,影响实验结果的准确性。此外,健康动物对各种刺激的反应性比患病动物强,实验中要剔除瘦弱、健康状况差的动物。

（3）群体分布的近似性:以群体为研究对象的实验设计,例如人类遗传研究、药物筛选和毒性实验,必须从群体遗传学角度考虑,选择具有近似自然群体基因型的实验动物群体,这时封闭群动物相对于个体均一的近交系动物将是更合适的选择。

（4）疾病特点的近似性:具有和人类相似的发病机制、病理特点的动物模型是将动物实验结果用于疾病临床诊断、治疗及预防的基础。猕猴等非人灵长类动物可感染其他动物不易感的人类传染病,如疟疾、麻疹、脑炎、脊髓灰质炎等,是研究这些传染病发生、发展,研发相关疫苗的理想动物。通过物理、化学及基因改造等手段人为建立的动物模型,也需要鉴定其疾病特点和人类自然发生疾病的差异,从而判断动物模型的使用价值。如突变系 SHR 大鼠,其自发性高血压过程与人近似,是研究伴有高血压性心血管疾病,如脑血栓,心肌梗死等疾病十分理想的实验动物。用链脲佐菌素破坏胰岛 β 细胞建立的糖尿病模型动物模型,因体内缺乏人 1 型糖尿病的抗 β 细胞抗体,用于研究 1 型糖尿病的免疫变化时就与人体有差异。

2. 重复性原则　理想的人类疾病动物模型应该是可重复、可标准化的。为了增强动物模型的可重复性,在设计时应尽量选用标准化实验动物,同时应在标准化动物实验设施内完成动物模型复制工作。应同时在许多因素上保证一致性,如选用动物的品种、品系、年龄、性别、体重、健康状况、饲养管理;实验环境及条件、季节、昼夜节律、应激、消毒灭菌、实验方法及步骤;试剂和药品的生产厂家、批号、纯度、规格;给药的剂型、剂量、途径和方法;麻醉、镇静、镇痛及复苏;所使用仪器的型号、灵敏度、精确度、范围值;还包括实验者操作技术、熟练程度、实验时间等方面的因素。

3. 可靠性原则　动物模型应力求能可靠地反映人类疾病,即可特异地反映该种疾病或某种功能、代谢、结构变化,同时应具备该种疾病的主要症状和体征,并经过一系列检测（如心电图、临床生理、生化指标检验、病理切片等）得以证实。如果易自发地出现某些相应病变的动物,就不应选用;易产生与复制疾病相混淆的疾病或临床症状者也不宜选用。例如铅中毒,选择用大鼠复制动物模型时,大鼠本身易患进行性肾病,容易与铅中毒所致的肾病相混淆,选用蒙古沙鼠就比选用大鼠可靠性好,因为蒙古沙鼠只有铅中毒时才会出现肾脏病变。

4. 可控性原则

（1）理想的动物模型应该可以控制,甚至标准化、个体均一性和遗传稳定性是获得可重复实验结果的重要保障。医学研究应选用经遗传学、微生物学、环境卫生学控制而培育出的标准实验动物。选择实验动物的遗传学类别时,近交系动物能排除遗传不均质性对结果的影响,结果准确可靠,但动物生存和抵抗力差。封闭群动物能很好地代表自然群体,但群间差异会影响实验的可重复性,选择时要确保封闭群的遗传背景达到要求。F1 杂交群动物在一定程度上兼具近交系和封闭群的优点,但在繁育上必须保证有两个庞大的近交系亲本群,常不易获得。

决定遗传类别后,还要选择实验动物的具体品系。如果研究只需针对具体使用品系的结果,仅用一个品系的动物即可;若希望获得适合整个物种的一般性结果,必须选择多个品系的动物。此外许多突变品系动物具有与人类相似的疾病谱或缺陷,如裸鼠、肌肉萎缩症小鼠、青光眼兔等,具有显著且稳定的疾病特征,是研究人类相关疾病的重要动物模型。基因工程动物具有更高的遗传精密度,在医药学研究中有重要价值。突变品系和转基因动物成本都很高,选择时必须考虑研究经费的承受能力,结合课题内容要求,综合评价,合理选择。

（2）微生物和寄生虫学控制:实验动物所携带的微生物、寄生虫等病原体也会影响动物实验研究结果的准确性和可靠性,应根据课题水平和实验动物的级别特点,选用微生物级别相匹配的实验动物。一般教学示范选用普通（一级）动物,部分科研课题要求选用清洁级（二级）动物,更多的科研课题则按国际标准使用 SPF 级（三级）动物,只有特殊要求的课题才会选用无菌或悉生的四级动物。

5. 适用性原则

（1）相容性或匹配："相容"或"匹配"指所用实验动物的标准化品质应与实验设计、技术条件、实验方法等相适应。在设计实验时不但要了解实验仪器的精度和灵敏度，还要了解试剂的品质、性能及试剂和仪器的匹配程度，选择动物类别或级别时，切实避免应用高精度仪器、试剂和低标准实验动物相配，或用低反应性的测试手段和高标准的实验动物相配。

（2）适用性：动物模型要尽可能再现所研究的人类疾病。要从研究目的出发，尽量选用与人类疾病相对应的各种敏感动物，并考虑今后临床应用和疾病发展的控制，以利于深入开展研究。

6. 易行性和经济性原则

（1）易获性：非人灵长类动物与人相似程度最高，但不利于普及应用。啮齿类动物有丰富的近交系、封闭群、杂交系、突变系动物可供选择，适合不同的研究需要，在进化上较低等动物与人相近，遗传背景资料清楚全面，且已建成多种成熟的动物模型，量大价廉，来源充足，年龄、性别、体重可任意挑选，是最好的实验动物选择。

（2）易行性：猫、犬、猪及非人灵长类动物进化地位较高，各有其研究价值。但结构、功能复杂的动物有时会加大实验过程控制和实验结果采集的难度。应根据易行性原则，选择结构、功能简单又能满足预期实验目标的动物。如遗传学研究中，寿命短、繁殖快的果蝇就是很好的模式生物，并已获得大量有价值的遗传学研究成果。如果选用进化程度高的哺乳动物进行遗传学理论研究，成本和实验复杂性都难以想象。

（3）经济成本：在实际情况下，课题经费往往有限，选择时还必须考虑动物实验的支付能力。在保证整体实验结果质量的前提下，尽量选择易得、易养、易操作的实验动物以节约成本。

复制动物模型设计，应尽量做到方法容易执行和合乎经济原则。众所周知，灵长类动物与人类最近似，复制的人类疾病动物模型相似性好，但其稀少昂贵，即使是猕猴也不易多得，更不用说猩猩、长臂猴等珍贵灵长类动物。很多小动物，如小鼠、大鼠、地鼠、豚鼠等也可以复制出十分近似人类某些疾病的动物模型，而且容易做到遗传背景明确，微生物等级可控，年龄、性别、体重等可任意选择，数量大，来源方便，价廉又便于饲养管理，应尽量采用。兔、犬、羊、鸡、鸽等动物来源也比较容易，价格可行，选择方便也易于饲养管理。除非不得已或某些特殊的实验和疾病（如痢疾、脊髓灰质炎等）研究需要外，应尽可能不选择灵长类动物复制动物模型进行实验研究。在动物模型设计时除了动物选择上要考虑易行性和经济性原则外，在选择模型复制方法和指标的检测、观察上也要注意这一原则。

（四）动物模型复制的注意事项

研究者设计动物模型时除了要掌握上述一些原则外，还要注意下列一些问题：

1. 注意模型要尽可能再现所要求的人类疾病 复制模型时必须强调从研究目的出发，熟悉诱发条件、宿主特性、疾病表现和发病机制，充分了解所需动物模型的全部信息，分析是否能得到预期的结果。为了增加所复制的动物疾病模型与人类疾病的相似性，应尽量选用各种敏感动物的与人类疾病相应的动物模型。同时要注意所选用的动物的实用价值，应适用于大多数研究者使用，容易复制，实验中便于操作和采集各种标本。例如诱发动脉粥样硬化时，草食类动物兔需要的胆固醇剂量比人高得多，而且病变部位并不出现在主动脉弓，病理表现为以纤维组织和平滑肌增生为主，可有大量泡沫样细胞形成的斑块，这与人类的情况差距较大。因此要求研究者懂得各种动物所需的诱发剂量、宿主年龄、性别和遗传性状等对实验的影响，以及动物疾病在组织学、生物化学、病理学等方面与人类疾病之间的差异。要避免选用与人类对应器官相似性很小的动物疾病作为模型材料。

2. 注意环境因素对模型动物的影响 动物与人一样，也是生存于某些特定的生活条件下的，所以环境也是影响动物模型复制成功与否的重要影响因素。饮食成分改变，光照、温度、湿度的改变，噪音、屏障系统的破坏等，任何一项被忽视都可能给模型动物带来严重影响。除此以外，复制过程中的麻醉和手术、生理功能异常、药物作用和并发症等处理不当，同样会产生难以估量的恶果。

因此,要求尽可能使模型动物处于最小的变动和最少的干扰之中。

3. 动物进化的高级程度并不意味着所有器官和功能接近于人类的程度 复制动物模型时,在条件允许的情况下,应尽量考虑选用与人相似、进化程度高的动物制作模型。但这并不意味着进化程度越高等的动物其所有器官和功能越接近于人。例如非灵长类诱发动脉粥样硬化时,病变部位经常在小动脉,即使出现在大动脉也与人类分布不同。用鸽做这类模型时,胸主动脉出现的黄斑面积可达10%,镜下变化与人类也比较相似,因此被广泛使用。

4. 注意所选用动物的实用价值 动物模型对研究者的使用价值不同,而其使用范围也较广泛,这就要求其较容易复制,实验中便于操作和采集各种标本。同时应该首选一般饲养员较熟悉而且便于饲养的动物作研究对象,这样就无需特殊的饲养设施和转运条件,经济上和技术上容易得到保证。此外,动物来源必须充足,选用多胎分娩的动物对扩大样本和重复实验是有益的。尤其是对慢性疾病模型来说,动物须有一定的生存期,便于长期观察使用,以免模型完成时动物已濒于死亡或死于并发症。在自然环境中观察野生动物有助于正确评价自然发病率和死亡率,但记录困难,在实验条件下维持有一定难度,且对人和家畜有直接和间接的威胁,使用时要特别加以注意。因此,复制模型时必须注意动物种群的选择,要了解种类动物种群的特点和对复制动物的影响。

5. 正确评估动物的疾病模型 动物模型只是在一定程度上模拟人体疾病的相应特征,没有一种动物模型能完全复制人类疾病的真实情况,动物毕竟不是人体的缩影。动物模型实验只是一种间接性研究,只可能在一个局部或几个方面与人类疾病相似。因此,动物模型实验结论的正确性只是相对的,最终必须在人体上得到验证。复制过程中一旦出现与人类疾病不同的情况,必须分析其分歧范围和程度,找到相平行的共同点,正确评估哪些信息是有价值的。

二、异种器官模型与嵌合体

据不完全统计,我国每年约有150万人需要进行器官移植,但每年的器官捐献者仅1万人左右,这已经形成一个迫切需要得到解决的社会问题。全球情况也不乐观。根据美国器官获取和移植网2018年的数据显示,器官供求比率不足5%。根据欧洲器官移植网站2018年的数据显示,在奥地利、德国、比利时、卢森堡、斯洛文尼亚、匈牙利、克罗地亚、荷兰这八个国家中,供求比率约为45%。随着糖尿病、慢性肾病、心血管疾病等患者数量的迅速增长,对器官移植的需求随之显著增加。器官短缺已成为全球性问题,而异种器官移植是目前公认的解决人类器官供体严重不足的有效途径。

异种器官移植是指将一个物种的组织及器官移植到另一个物种体内。早期的异种器官移植供体首选是类人猿等灵长类动物,但无法大规模生产,且不易进行基因改造。因此目前异种器官移植多选用猪作为供体,猪的器官与人体器官的大小和生理构造接近,可大规模生产,基因容易改造。但依然面临不少问题,如免疫排斥反应、猪内源性转录病毒(porcine endogenous retrovirus,PERV)的感染风险、移植的器官能否长期存活并发挥正常生理功能。移植患者不得不长期应用免疫抑制剂,并忍受其带来的感染等不良反应。器官移植的终极目的是达到受体对移植物的特异性耐受状态而不需用免疫抑制剂。

嵌合体(chimera)在遗传学中,指包含至少两组不同DNA的有机体或组织,通常由不同受精卵融合而成。嵌合体与杂交体(hybrids)不同,杂交体是由来自两个不同物种杂交的基因相同的细胞群组成的生物体。在已知的不同类型的动物嵌合体中包括双精嵌合体和双胞胎嵌合体(又名血型嵌合体)、微嵌合体、孤雌嵌合体和孤雄嵌合体等。过去10多年,人类多功能干细胞(human pluripotent stem cell,hPSC)研究取得了快速进展。尽管有潜力,但距离利用从人类多功能干细胞中产生可移植的器官还有一定距离。体内种间嵌合互补策略依赖于具有嵌合能力的人类多功能干细胞和合子基因组编辑(zygote genome editing),为供移植的器官来源提供了希望。

传统的器官移植中,免疫障碍无法完全克服。然而,随着免疫生物学的最新进展以及基因编辑动物的能力表明异种移植的障碍可能正在消失。另一种方法是利用囊胚互补等技术来设计种间嵌合体。总体策略是建立一个可以通过基因改造产生缺乏单一或多个谱系的宿主，从而为供体干细胞向受体（宿主）胚胎中缺失的谱系提供一个宽松的生态龛（niche）。这将为供体干细胞提供竞争优势，因为宿主将无法形成新的谱系。随着iPSCs的产生和使用，这一策略的可行性进一步提升。人类诱导多能干细胞很容易从希望或需要该器官的病人身上获得。这样，病人就成为了供体和最终的接受者。

（一）非人灵长类动物异种移植模型

猪易于饲养繁殖，器官大小和结构与人的器官接近，且人猪共患病发生的可能性较少，相关伦理问题也较少，且可通过基因修饰增强供体器官的匹配性，因此目前猪被公认为是最适合的异种移植供体。

目前用于异种器官移植受体研究的非人灵长类动物主要有猎神狒狒、阿拉伯狒狒、恒河猴、食蟹猴和猕猴。研究者对它们的免疫系统有一定了解，尤其是介导移植物排斥反应的主要组织相容性复合物（major histocompatibility complex，MHC）类型。

1. 肾移植 肾移植过程和术后肾功检测较简单，因此是目前非人灵长类中开展最多的移植模型，可分为供、受体相互配对移植或1个供体的肾供给2个受体。在移植后应去除受体自身的肾，用移植肾维持受体生命。术后通过检测血肌酐、尿素氮和尿量来了解移植肾的功能。

2. 胰腺移植 非人灵长类一般不会自发1型糖尿病，因此一般先采用链脲佐菌素或胰腺切除术诱导糖尿病，再进行胰岛或β细胞移植。此模型的难度在于分离出足够的胰岛或β细胞，一般需1个以上的供体，且需每天检测胰岛素情况。因此本模型仅在部分移植中心开展。

3. 骨髓移植 骨髓移植主要用来研究白血病。造模方式为：首先对非人灵长类进行全身或淋巴组织放疗或化疗以造成受体骨髓抑制。骨髓移植后尚需在清洁环境中对受体单独饲养以预防感染等并发症。因为对骨髓细胞的分选、受体自身免疫状态、特殊护理等要求高，花费昂贵，目前仅能在少数动物中心开展。

4. 心脏移植及其他 异种移植研究的报道中绝大多数都是心脏移植模型。异位心脏移植模型是将供心移植于受体腹腔、腹股沟和颈部，难度较低，因而较常用。但移植物一般并非用来维持生命。原位心脏移植难度很大，需要特殊仪器，主要用于非人灵长类动物模型，能更好地模拟临床，也有利于研究移植物功能。原位肝移植、辅助性肝移植、神经元细胞移植和眼角膜移植情况类似，开展得较少。

为了移植的器官能在受体内长期存活并有效发挥生理功能，研究者已经可以最大限度地降低猪的器官的免疫原性，甚至通过嵌合方法在猪体内直接生长出人体器官。通过基因编辑靶向特异的异种抗原、凝血调节因子、补体调节因子、细胞免疫应答因子、抗炎因子等，可缓解免疫不相容性。目前已经被尝试的有21种需要插入的外源基因，8个需要敲除或突变的内源基因。目前在猪-非人灵长类异种器官移植中用得最广的是 GGTA1 基因敲除并转入补体调节蛋白的供体猪，它可以有效克服 HAR 并延长异种移植物的存活时间。当然，并不是修饰的基因越多，效果就越好的。对于调节相同类型排斥反应的基因，只需对关键基因进行修饰即可。现有29种基因被报道与异种移植相关，从单独修饰一种基因到多种基因的修饰组合，有成千上万种组合方式。研究者们已开始通过建立早期快速筛选平台来评价哪种基因组合更优，显著降低了筛选时间和费用。

（二）鼠异种移植模型

小鼠、大鼠、豚鼠饲养繁殖容易、实验操作简单、易于基因修饰，是研究异种器官移植后的超急排斥反应等病理变化的理想材料。小鼠-大鼠，豚鼠-大鼠都是常用的动物模型。小鼠-大鼠异种异位心脏移植模型可以作为研究延迟性异种移植排斥反应，为异种移植排斥反应的诊断和防治提供实验依据。豚鼠-大鼠肾移植模型可用于研究超急性排斥反应，且对血管温和，技术要求不高，可重复性好。豚鼠-大鼠肠管移植模型常以豚鼠的远端空肠作为移植物，是研究肠管异种移植超急性排斥反应的有效模型。

近年来基因编辑技术的发展对于此类模型有很大的促进作用。超急性排斥反应是异种器官移植需要解决的重要问题。补体系统在超急性排斥反应中发挥重要作用。已有研究者建立稳定表达补体调节蛋白如 CD59 的转基因鼠系,为建立供移植用转基因猪系提供实验基础。

(三)嵌合体研究的伦理问题及材料与方法

1. 伦理问题　在嵌合体研究中,包括人类与大型动物的嵌合行为伴随着伦理问题。与此相关的主要伦理问题是人类多能干细胞对大型宿主动物中其他谱系(如对神经和生殖系统)的贡献程度。解决此问题的策略应是避免利用人类细胞在动物宿主中分化为功能性大脑细胞和生殖细胞。例如可使用神经特异性的抑制剂以阻止人源细胞对动物大脑皮层发育的贡献和停止嵌合动物的生殖交配是解决这些问题的可行性办法。

2. 人类胚胎干细胞与人类多能干细胞　人类多能干细胞来源于着床前人类胚胎干细胞(embryonic stem cells, ESCs),或通过多能相关转录因子如通过 Oct4、Klf2 与 Klf4 因子异位诱导,并在特定培养基重新编程体细胞获得产生胚胎干细胞样的 iPSCs。人多能干细胞对医学实践的变革具有巨大的潜力,在培养过程中可以无限增殖,在适当的条件下可能分化成人体内的所有细胞类型。更重要的是,使用改良的人胚胎干细胞培养方法培养的非人类灵长类物种食蟹猴胚胎干细胞,可以在宿主食蟹猴囊胚中注射后成功产生嵌合胎儿,这表明了灵长类多能干细胞的嵌合潜能。人类多能干细胞为基于细胞的疗法提供了原料,用于治疗多种人类疾病。此外,由患者特异性诱导性多能干细胞产生的细胞规避了免疫排斥,成为推进个性化医疗的重要手段和方法。

3. 外胚层干细胞　目前已从小鼠早期胚胎中分离出另一种多能干细胞,即外胚层干细胞(epiblast stem cells, EpiSCs)。并发现外胚层干细胞可以直接从囊胚内细胞团(inner cell mass, ICM)中衍生出来。小鼠胚胎干细胞和外胚层干细胞分别代表"幼稚"和"启动"的多能状态。"幼稚"状态的小鼠胚胎干细胞在注射到宿主囊胚后可以有效地促进具有生殖系能力的嵌合体的形成,而"启动"状态的外胚层干细胞很少有这个特性。相反,将外胚层干细胞接种回着床后的外胚层,得到嵌合胚胎,其中外胚层干细胞参与了所有三个原始胚层:中胚层、内胚层和外胚层,以及原始生殖细胞,而小鼠胚胎干细胞在移植后无法与着床的胚胎融合。

4. 基因编辑　包括 ZFNs、TALENs, CRISPR/Cas9 等基因编辑技术,已在相关章节叙述。将基于核酸的基因组编辑组件直接注射到宿主动物受精卵中,可实现特定器官发育的遗传程序的失活,从而使囊胚互补更容易实现。

5. 囊胚互补技术　胚胎发生是一个从单个受精卵到具有高阶组织结构的复杂生物体的时空动态过程。在动物发育的整个过程中,全能性、多能性细胞与动态的局部发育壁龛无缝沟通,以确定和产生特定的谱系和器官。一旦参与特定器官发育的基因表达被关闭,祖细胞就失去了正确指定、增殖或分化的能力,从而无法继续发育为相应的器官。然而,包括旁分泌信号、细胞 - 细胞接触和细胞外基质成分在内的对器官发生也至关重要的动态外部因素在很大程度上保持不变。在这种背景下,外在的发育生态龛可以被看作是"空的"。因此,野生型多能干细胞可用于在特定器官中产生具有丰富供体细胞的嵌合体,因为它们具有填补空缺生态龛的能力。例如使用 T 和 B 细胞缺失的 Rag2$^{-/-}$ 小鼠,通过将野生型小鼠胚胎干细胞注射到 Rag2$^{-/-}$ 小鼠囊胚中,形成的嵌合体的淋巴细胞发育则完全由供体细胞提供。由于供体细胞是在囊胚发育阶段引入的,因此这项技术被称为囊胚互补。又例如在胰腺缺失的 Pdx1$^{-/-}$ 小鼠中通过囊胚互补技术将大鼠多能干细胞植入其小鼠囊胚,在小鼠宿主体内形成完整的来自供体大鼠的胰腺上皮。其具有生理功能,在小鼠 - 大鼠嵌合体中能够维持宿主小鼠的血糖处于正常水平。

(四)常见的肿瘤嵌合模型

1. 研究血液肿瘤的嵌合模型　干细胞移植长期以来用于修复造血系统疾病或替代抗癌治疗后被根除的骨髓。将候选致癌基因导入造血干细胞和祖细胞,被移植到受致命辐照的小鼠体内从而达到观察肿瘤在其自然的微环境的发展的目的。例如将表达 BCR-Abl 融合蛋白的逆转录病毒引入造血干细胞(hematopoietic stem cell, HSC)。受体小鼠会发展为与人类慢性粒细胞白血病非常相似的恶性疾病。

2. 肝癌的嵌合模型　将造血干细胞操作方法与肝癌小鼠模型相结合,建立的肝癌嵌合小鼠模型,是基于对肝祖细胞的体外操作建立的,这些细胞被认为代表了人类肝细胞癌中致癌转化的靶细胞。

3. 乳腺癌及其他多种等实体瘤的嵌合模型 以乳腺癌为例,将异种的乳腺癌细胞系、转基因乳腺癌小鼠原位乳腺癌组织及 2D 或 3D 培养的人或异种小鼠等的乳腺癌细胞通过注射到乳腺脂肪垫、皮下接种或尾静脉注射到免疫缺陷的小鼠体内后,可以产生原位乳腺癌及转移性乳腺癌的实体结构。这种方法同样适用于肺癌、胰腺癌、肝癌、结直肠癌等多种实体瘤嵌合模型的建立。但这种模型的缺点在于其大部分都需要在免疫缺陷小鼠体内进行。因此分离和鉴定肿瘤促进免疫细胞及其与肿瘤细胞共同移植方法的发展可能提高移植效率。因为免疫系统在建立转移性生态龛中起着至关重要的作用。更好地理解免疫系统和微环境在乳腺癌等多种实体瘤中的作用将有助于改进异种移植和转移模型。

(孙晓东　李　娜)

第二节　肿瘤动物模型

一、肿瘤动物模型的概念

肿瘤是一类严重影响人类健康的常见恶性病及多发病,也是人类重要的致死原因,尽管人们在肿瘤发生、发展、诊断、治疗和预后方面进行了大量的研究,但恶性肿瘤的治疗效果仍然不十分令人满意,缺乏有效的肿瘤模型是阻碍肿瘤研究进程的重要因素之一。

建立实验动物肿瘤模型是用来研究肿瘤病因学、肿瘤生物学行为、肿瘤发病机制以及用来寻找对肿瘤生长及发展有抑制作用的药物及治疗方法等的重要工具。按肿瘤产生原因可分为实验动物自发性肿瘤、实验动物诱发性肿瘤、实验动物移植性肿瘤和转基因动物肿瘤模型,其中移植性肿瘤模型是最为广泛应用的肿瘤动物模型。

二、肿瘤动物模型的分类

(一)实验动物自发性肿瘤

1. 实验动物自发性肿瘤的概念　动物自发性肿瘤模型(animal model of spontaneous tumor)是指实验动物种群中不经有意识的人工实验处置

而自然发生的一类肿瘤。自发肿瘤主要发生于近交系动物,随实验动物种属及品系的不同,肿瘤的发生类型及发病率有很大的差异。其中,小鼠的各种自发性肿瘤在肿瘤的发生、发展的研究中具有重要意义。

2. 常见的自发性肿瘤模型

(1)小鼠自发性肿瘤模型:①自发乳腺癌,在各品系小鼠中,C3H 系雌鼠、A 系经产雌鼠、CBA/J 系较为常用,其中又以 C3H 系雌鼠乳腺癌发生率最高,达 99%~100%;②小鼠白血病,C58、AKR、Afb 等品系小鼠多发白血病,其中小于 9 月龄的 AKR 小鼠发病率高达 80%~90%;③自发性肺癌,常见于 8 月龄以上的 A 系、SWR 系小鼠,其肺癌自发率分别高达 90% 和 80%;④自发性肝癌,14 月龄以上的 C3H 系雄鼠和 C3He 雄鼠发生率分别为 85% 和 80%;⑤其他的小鼠自发肿瘤还包括 BALB/c 自发卵巢癌,30 月龄的 C57BL/6J 自发垂体瘤等。

(2)大鼠自发性肿瘤:常用的大鼠品系是 Wistar、Sprague-Dawley(SD)和 Fischer344(F344)三种,Wistar 大鼠自发性乳腺癌以纤维腺瘤居多,纤维瘤及腺瘤较少;SD 大鼠自发乳腺癌发生率约 55%,多数为纤维腺瘤。

(3)家兔自发瘤:发生率很低,仅为 0.8%~2.6%,以乳头状瘤和子宫腺癌最为常见。

(4)猪自发瘤:发生率低,在猪恶性自发瘤中半数以上为 Wilms' 瘤,亦可见恶性黑色素瘤。

3. 自发肿瘤的研究注意事项

(1)实验动物的品系关系到自发瘤发病率的稳定性,一般近交系动物较稳定,同时亦利于进行移植研究,而远交系动物就不如近交系动物发病率那样稳定。

(2)不同品系动物自发瘤的发病率差别很大,例如 C3H 雌鼠自发乳腺癌的发病率几乎为 100%,而 C57BL 则没有自发性乳腺癌。

(3)自发瘤的发病率与动物年龄有关,如小鼠自发瘤于 6~18 月龄鼠发病率最高,之后开始降低,但一般幼年动物自发瘤的发病率就很低。

(4)自发瘤的发病率与雌鼠的生育状态密切相关,A 系小鼠生育后雌鼠乳腺癌的发病率为 60%~80%,而未生育过的雌鼠乳腺癌的发病率仅为 5%。

（5）动物自发瘤的研究要注意动物遗传背景和环境因素，以便为肿瘤发生的内因和外因提供实验资料。

4. 自发肿瘤的优缺点 肿瘤实验研究中选用自发瘤模型为对象进行研究具有一定的优点：首先是自发性肿瘤通常比用实验方法诱发的肿瘤与人类所患的肿瘤更为相似，有利于将动物实验结果推用到人；其次是这一类肿瘤发生的条件比较自然，有可能通过细致观察和统计分析而发现原来没有发现的环境或其他的致瘤因素，可以着重观察遗传因素在肿瘤发生中的作用。但应用自发性肿瘤模型也存在一些缺点：肿瘤的发生情况可能参差不齐，不可能在短时间内获得大量肿瘤学材料，观察时间可能较长，实验耗费较大。

（二）实验动物诱发性肿瘤

1. 实验动物诱发性肿瘤的概念 诱发性肿瘤动物模型（animal models of induced tumor）是指在实验条件下使用致癌物诱发动物发生肿瘤的模型，是实验性肿瘤研究的常用方法之一，常用于检验可疑致癌物的作用、肿瘤发生机制及抗癌药物筛选等。由于诱发因素和条件可人为控制，诱发率远高于自然发病率，故在肿瘤实验研究中优于自发瘤。基本原理是利用外源性致癌物引起细胞遗传特性改变，细胞出现异常生长和高增殖活性，形成肿瘤。外源性致癌物主要有化学性、物理性（如放射性物质）及生物性（如诱发动物肿瘤的病毒）致癌物三类，其中以化学性致癌物最为常用。目前常用的化学致癌物有多环碳氢化合物、亚硝胺、偶氮、黄曲霉毒素等。在进行诱发动物肿瘤的实验中，应尽量简便可行，有较好的重复性，并利于与人肿瘤比较研究；选择对所用致癌物敏感的方法和动物品系；致癌物的剂量应能保证动物存活率较高、诱发期较短而又可诱发较高频率的肿瘤。

2. 诱发肿瘤的常见的实验方法 进行诱发性动物肿瘤实验时，必须选择合适的方法、动物和致癌物种类等，构建诱发性肿瘤模型的基本方法主要包括物理性致癌即放射系物质诱发的癌症，如铜系元素等放射系核素诱导骨肉瘤，主要是通过放射线照射或局部注射放射元素而得到的；常见的生物性诱发肿瘤包括小鼠白血病病毒（MLV）、人巨细胞病毒（HCMV）、人乳头瘤病毒

（HPV）等诱发的动物肿瘤模型，多采用体内注射使组织感染的方法来获得肿瘤模型；化学性物质诱发的肿瘤是最常见的诱发肿瘤模型，常用的致癌物给予的方法和途径如下。

（1）涂抹法：将致癌物直接涂抹在动物的背部及耳部皮肤，主要用于诱发皮肤肿瘤，如乳头状瘤、鳞癌等。常用于此法的致癌物有煤焦油、3,4-苯并芘及 20-甲基胆蒽等。

（2）经口给药法：将化学致癌物溶于饮水或混合在动物饲料中自然喂养或灌喂动物，使之发生肿瘤，常用于诱发食管癌、胃癌及结直肠癌等。

（3）注射法：是较常用的诱癌方法，将致癌物制成溶液或混悬液，经皮下、肌肉、静脉或体腔等途径注入体内而诱发肿瘤，其中又以皮下和静脉注射最常用。

（4）气管注入法：将致癌物制成悬液直接注入动物气管内，常用于诱发肺癌。

（5）穿线法：适用于将多环芳烃类致癌物直接置于某些部位或器官，如食管、胃和宫颈等，具体方法是将一定量的致癌物放置于无菌试管内，将脱脂端与致癌物接触，另一端穿入特定的靶器官，在通风柜内用明火在试管底部缓缓加热，使癌物升华并吸附于棉线结上，从而直接接触动物特定部位诱发肿瘤。

（6）埋藏法：将致癌物包埋于皮下或其他组织内，或将致癌物作用过的细胞、组织、器官移植于同种或同品系动物皮下从而诱发肿瘤。

3. 诱发肿瘤的常见的动物模型 人类肿瘤中约 80% 可能是由外界环境因素引起或与环境因素有关，其中大部分为化学性因素，因此本节主要罗列了一些常见的诱发肿瘤动物模型。

（1）肺癌模型：采用皮下注射二乙基亚硝胺（DEN）溶液，可诱发小鼠肺癌模型；通过支气管造口术吸入或直接将动物持续暴露于粉尘或烟雾中，一段时间后也可诱发经病理证实的肺癌；病毒转染和支气管黏膜注射致癌物质等也是建立动物肺癌模型的有效方法，如灌注苯并芘、硫酸铵气溶剂或甲基胆蒽等物质。

（2）肝癌模型：常用的化学诱导物有二乙基亚硝胺、4-二甲基氨基偶氮苯（DAB）、亚氨基偶氮甲苯（OAAT）、二甲胺、黄曲霉毒素（AFB1）等，根据实验动物种类，选择不同的诱导药物及诱

导方法。

（3）胃癌模型：常用甲基硝基亚硝基胍（MNNG）和甲基胆蒽（MCA）等经口给药法，诱发小鼠和大鼠胃癌。

（4）结直肠癌模型：肼类及其衍生物如二甲基苄肼（DMH）、烷化亚硝酸盐类、胆蒽类、芳香胺类、黄曲霉毒素等，通过灌喂法诱发动物结直肠癌模型。

（5）皮肤癌模型：先用硫化钡溶液脱去小鼠背部皮毛，采用涂抹法擦上甲基胆蒽麻油溶液来诱导小鼠鳞状上皮癌。

（6）淋巴瘤模型：化学诱导法常用甲基亚硝基脲（MNU）化合物，病毒诱导法常用 EB 病毒，而在电离辐射诱导中，胸腺常作为电离辐射的靶器官来诱发胸腺淋巴瘤。

4. 诱发肿瘤模型研究的注意事项

（1）应设置严格的阳性和阴性对照。

（2）有些实验除应用致癌剂外，还需辅以促癌剂，才能诱癌成功。

（3）有些动物实验的结果常常不能类推到人，在解释实验的意义时应注意到种属的区别。

（4）诱癌实验中应十分注意对实验人员和环境的保护。

（5）诱癌实验要注意将肿瘤发生的内因和外因结合起来分析。

5. 诱发肿瘤模型的优缺点 诱发瘤模型作为肿瘤研究的对象具有一定的优点：从病因学角度分析，它与人体肿瘤较为接近，故此模型常用于特定的深入研究；由于该类肿瘤生长较慢，瘤细胞增殖比率低，倍增时间长，更类似于人肿瘤动物细胞动力学特征，常用于综合化疗或肿瘤预防方面的研究。

当然诱发瘤也具有一些缺点：诱发性肿瘤模型建模时间较长，成功率多数达不到 100%；肿瘤发生的潜伏期个体变异较大，不易同时获得病程或癌块大小较均一的动物供实验治疗之用；再加之肿瘤细胞的形态学特征常是多种多样，且致癌多瘤病毒常诱发多部位肿瘤，故不常用于药物筛选。

（三）实验动物移植瘤

1. 实验动物移植瘤的概念 实验动物移植瘤模型（animal models of transplantation tumor）是当前医学检查研究和临床抗肿瘤药物筛选所使用最为广泛的模型，指把动物或人的肿瘤移植到同系、同种或异种动物体内，经传代后，它的组织学类型明确、生物学特征稳定，并能在受体动物中继续传代。建立移植瘤模型常使用肿瘤细胞株，瘤株是一种组织学类型和生长特性已趋稳定并能在同系或同种动物中连续传代的肿瘤细胞模型。肿瘤移植于健康动物，相当于活体组织培养，可长期保存瘤种，供实验所用。目前世界上保存有约 500 种的移植性肿瘤，多数为小鼠肿瘤。

实验动物移植瘤可分为同种移植和异种移植两大类。同种移植指的是将动物肿瘤移植于同系或同种动物体内，它具有成瘤率高、生长速度快、受体动物免疫功能正常等特点，是肿瘤实验研究中较常使用的一种动物模型。异种移植是指将人体或其他动物肿瘤移植在另一种属的受体动物体内使其生长，裸鼠的应用克服了异种间的免疫排斥，为人类肿瘤研究掀开了崭新的一页。

2. 常见的移植皮下瘤模型及实验方法 皮下是肿瘤异位移植的最常用部位，具有操作简单、便于观察、个体差异小等优点，是进行肿瘤移植的较好途径。但皮下瘤长到一定程度后，由于肿瘤血供不足等，瘤体较易出现坏死，且出现浸润与自发转移的概率较小，与人体实际有一定差距。

大多数的人类肿瘤均已在裸鼠皮下建立了移植模型，如将人肺癌细胞株 A549 以 5×10^6 接种在裸鼠皮下可以建立肺癌的动物模型；将小鼠 H22 肝癌细胞移植于 BALB/c 小鼠体内，形成小鼠肝癌模型，而将人 SMMC-7721 细胞接种于裸鼠皮下，可以建立人肝癌裸鼠模型；将临床来源的胃癌组织或者裸鼠体内培养的胃癌组织，以组织块移植法接种在裸鼠皮下，可以建立胃癌的裸鼠模型等。

皮下移植瘤模型根据移植方式不同可分为以下方法。

（1）肿瘤组织块移植法：该方法操作简便，是肿瘤移植的常用方法，常采用此方法来进行抗肿瘤药物的实验研究。具体方法如下：无菌条件下，将肿瘤切成小块备用，主要采取穿刺法和手术包埋法将肿瘤组织小块接种在头颈部、右侧背部近腋部皮下或者其他所需部位的皮下。

（2）肿瘤细胞悬液接种法：主要适用于成瘤

率高的移植瘤的常规接种及药物筛选等,但成瘤率低的肿瘤则不易移植成功。首先是在无菌条件下,将肿瘤组织切碎并在玻璃匀浆器内研磨制成悬液,使用生理盐水将细胞悬液稀释至所需浓度,然后用注射器吹打均匀,一般接种在动物的颈背部皮下。

（3）培养细胞接种法:该方法适用范围广泛,肿瘤细胞进行常规的培养,收集生长状态旺盛的连续传代细胞,离心,计数,并用无菌 PBS 调整细胞的浓度,小鼠每只一般接种 0.1ml 细胞液于皮下。

3. 常见的移植原位瘤模型及实验方法 移植原位瘤模型是指将肿瘤组织或细胞悬液移植到与肿瘤原发部位相对应的宿主器官组织内。原位移植可获得与人体内相同或相近的微环境,使肿瘤组织更易发生浸润和转移,更能客观模拟人体肿瘤的发展过程。但其操作相对复杂、直观性差、个体差异大。

绝大多数的肿瘤都能建立原位移植瘤模型,本节主要列举一些常见的模型及其实验方法:

（1）肝癌原位移植模型:肝脏质地较脆,操作时易损伤出血,所以移植难度相对较大,一般分为组织块移植和细胞悬液接种两种方法。

1）组织块移植法:选用新鲜的肝癌组织,无菌条件下用生理盐水漂洗后切成小块备用,裸鼠禁食 12 小时,常规腹腔麻醉,手术暴露肝脏,在肝左叶中部轻戳一个约 3mm 的隧道,将准备好的肝癌组织小块小心送入隧道或用穿刺法将癌组织块植入肝被膜或实质内,使用棉签局部轻压止血,仔细检查无活动性出血后逐层关腹。

2）细胞悬液接种法:裸鼠术前禁食 12 小时,常规腹腔麻醉,手术打开腹腔,将肝叶拉至切口外,注射器斜刺入肝脏约 3mm,缓缓推入肿瘤细胞。拔针后,棉签按压止血,观察无活动性出血后,将肝脏送回腹腔,逐层关腹。

（2）肺癌原位移植模型:主要有经支气管直接注射和肺内注射两种方法建立的裸鼠肺癌原位移植瘤模型。

1）经支气管直接注射法:裸鼠常规麻醉,仰卧位固定,消毒皮肤,手术暴露气管,将折弯的针头插入气管,推入 30~50μl 制备好的细胞悬液,注射后将小鼠直立,以便于癌细胞流入支气管内,然后缝合切口。

2）肺内注射法:裸鼠常规麻醉,仰卧位固定,消毒皮肤,手术打开胸腔,用镊子拉出左肺,将制备的肺癌组织小块缝入肺中,将肺放回胸腔,逐层缝合。

（3）胃癌原位移植模型:建立胃癌原位移植模型虽然有细胞悬液法和组织块法两种,但相比较于细胞的浆膜下注射,组织块移植模型的原位成瘤率与肝转移率均明显提高,且晚期的一些恶性表征与临床患者颇为相似。组织块法胃癌原位移植模型也有两种方法:一是缝挂法,即将肿瘤组织块缝挂于浆膜损伤的胃壁;二是胃囊法,即先采用荷包缝合的方法制备黏膜小胃囊,再将癌组织块包埋其中。胃癌原位移植瘤可自发转移至肝,转移率主要取决于所选细胞株或癌组织本身的转移潜能,大多在 30%~50% 之间。手术过程中需要注意的是:胃浆膜面一定要造成一定程度的损伤,使肿瘤组织可以充分吸收受体动物的营养从而更好地生长,但胃壁较薄,切不可损伤过深以致胃穿孔而导致动物死亡。

（4）乳腺癌原位移植:尽管目前国内外已经建立了大量的可移植性乳腺癌细胞株,但是有些乳腺癌细胞株属激素依赖性肿瘤,动物模型受体内激素调节等因素影响相对较难建立成功,而且移植成功的肿瘤大多数生长潜伏期较长,生长速度较慢。建立乳腺癌的原位移植模型的方法也主要包括细胞悬液接种法和组织块移植法两种。

1）细胞悬液接种法:常用的细胞系有 MCF-7 和 MDA-MB-231,雌性裸鼠固定,暴露第 2 对乳腺脂肪垫,向其中注入 20μl 制备好的细胞悬液（含 2×10^6 个细胞）,接种后逐日观察。

2）组织块移植法:将临床来源的人乳腺癌组织块,或者裸鼠体内接种乳腺癌细胞系长出的肿瘤组织,剪切成 1.5mm × 1.5mm × 1.5mm 大小,雌性裸鼠麻醉、固定,切开右侧胸壁皮肤,将组织块接种到裸鼠脂肪垫上;或者用套管针将组织块直接移植到裸鼠乳房的脂肪垫上。

4. 常见的移植转移瘤模型及实验方法 肿瘤转移是恶性肿瘤最重要的生物学特征之一,迄今,实验研究所使用的肿瘤转移动物模型均为移植性模型。下面列举常见的移植转移瘤模型及实验方法。

（1）原位移植瘤转移模型：肿瘤的转移常常具有器官特异性，即某些肿瘤对某些特定器官具有特殊的转移倾向，而不是随机分布，临床研究也表明器官的微环境可以影响肿瘤的化疗效果。原位移植是将人类肿瘤接种到与原发部位相对应的受体器官组织内，使其获得与人体肿瘤相类似的微环境，较好地模拟了临床肿瘤的生长转移过程，是肿瘤预防及抗转移研究的理想模型。例如在小鼠盲肠端接种结直肠癌组织或细胞，通常会转移到肝脏；而在肝脏上原位移植肝癌组织则会转移到肺等。

（2）血管肿瘤转移模型：瘤细胞侵入血管后可随血液流到远端器官继续生长并形成转移瘤，目前主要建立了以下几种血管转移模型：尾静脉注射转移模型，主要发生肺转移，后期可能伴随着其他器官的转移，小鼠 CT26 结直肠癌细胞注射接种于 C57BL/6 小鼠，3 周左右 100% 出现肺转移；脾内接种转移模型，主要发生肝转移，需要一系列的外科手术操作，通过手术脾内接种胃癌或者结直肠癌细胞可以产生肝转移，该模型是研究胃肠道肿瘤肝转移常用的模型；心室接种转移模型，主要靶器官是骨，已报道成功建立了人肺癌、乳腺癌、前列腺癌等裸鼠心室接种骨转移模型。

（3）淋巴管肿瘤转移模型：肿瘤细胞侵入淋巴管后，按照淋巴引流方向首先到达局部淋巴结，发生转移后继续转移至下一站的其他淋巴结，最后可经胸导管进入血液再发生血管转移。爪垫皮下移植模型是研究淋巴管转移的常用模型，爪垫皮下有丰富的淋巴管，将肿瘤细胞悬液或肿瘤组织块接种于同种大、小鼠或裸鼠爪垫内皮下，几周后可出现相应的淋巴结转移。

5. 移植瘤的研究注意事项

（1）严格遵守无菌操作，使用前严格消毒灭菌所用手术器械及物品，实验要在超净工作台内完成。

（2）培养的肿瘤细胞、手术切除的瘤组织等要快速进行处理及移植，为防止污染，可使用少量抗生素。

（3）皮肤被毛的动物进行皮下移植时可不用剪毛，但手术操作时要剪毛，剪毛要小心，以免损伤皮肤。

（4）建立移植瘤模型的关键是取材，接种细胞株时要取对数生长期的细胞，且活细胞数要大于 95%；接种组织块时所取瘤组织要新鲜，生长良好，尽可能剔除包膜和坏死的瘤组织。

（5）实验中如需使用麻醉剂，要选用适当的麻醉剂并注意用量，以达到对动物机体干扰最小而麻醉效果最好为最佳。

（6）手术后动物要与清醒动物分开饲养，以免挤压、践踏、咬伤，待动物度过术后恢复期后按照实验所需进行分组饲养。

6. 移植瘤的优缺点 应用动物移植瘤有其独特的优点：使一群动物同时接种同样量的瘤细胞，生长速率比较一致，个体差异较小，接种成活率近 100%；对宿主的影响类似，易于客观判断疗效，可在同种或同品系动物中连续移植，长期保留供实验用；实验周期一般均较短，实验条件易于控制。这是绝大多数移植性肿瘤，包括各种实体瘤、腹水瘤和白血病等被广泛使用于实验肿瘤研究的根本原因，尤其是在抗肿瘤药物的筛选中。

但是，移植瘤也有其缺点，这类肿瘤生长速度快，增殖比率高，体积倍增时间短，这是与人体肿瘤的显著不同点，特别是与人体的实体瘤差别更大。

（四）转基因实验动物的肿瘤模型

1. 转基因动物肿瘤模型的概念 作为诸多动物肿瘤模型中的一员，转基因动物肿瘤模型是指通过重组 DNA 技术将外源肿瘤基因或相关基因导入动物染色体基因组，使之稳定表达并能遗传给后代的一类肿瘤动物模型。转基因方法主要有诱导碱基突变法、显微注射法、电转移、胚胎干细胞移植法、转座子基因转座法、反转录病毒感染法等多种方法。用转基因技术构建的肿瘤模型可为肿瘤研究提供理想的动物模型，为深入研究其发病机制和基因治疗等创造了有利条件。转基因动物模型的建立和应用使得科学家们能够从分子、细胞及动物整体水平研究特定基因在生物发育、生理以及病理中的作用，对生命科学的发展具有革命性的意义，对临床疾病的认识和治疗也起到了关键的推动作用。

2. 常见的转基因动物模型

（1）乳腺癌转基因动物模型：乳腺肿瘤病毒 MMTV 是引起小鼠乳腺癌的重要因素之一，利用转基因技术构建的 MMTV-Wnt-1 转基因小鼠，已成为研究高发乳腺癌的动物模型。其发病与MMTV 的感染无关,在 MMTV-Wnt-1 的构成中,MMTV 作为增强子,启动了 Wnt-1 的高表达,从而诱发了乳腺癌的发生。

(2)乙型肝炎病毒(HBV)转基因肝癌动物模型:多选用 CD1 和 C57BL/6 × DBA 等品系小鼠,通过显微注射法将 HBV 转入小鼠受精卵,使其整合于宿主基因组中,转基因 RNA 分析及病理检测等都表明与人体感染 HBV 的情况相同。

(3)前列腺癌转基因动物模型:前列腺癌中存在抑癌基因 P53 和 Rb 通路的异常,而猴病毒40(SV40)产生的肿瘤蛋白可以阻断这一通路,所以利用 SV40 不同的启动子建立起来的转基因动物模型,可使 SV40 早期抗原表达于小鼠前列腺上皮内,诱发其癌变及发生转移。

3. 转基因动物的优缺点 转基因动物肿瘤模型因其研究优势受到越来越多的关注。转基因动物肿瘤模型较好地再现了人类肿瘤发生发展的完整变化,同时转基因动物也为研究相关基因与肿瘤的整体水平关系上提供了良好的条件。但转基因动物肿瘤模型同样存在着实验周期较长,肿瘤发生参差不齐,实验成本较高等缺点,部分品系的转基因动物繁育能力降低,纯合子存活率不高,使得转基因动物的保种传代工作难以进行。

(黄灿华 李昌龙)

第三节 重大疾病动物模型

一、心血管系统动物模型

(一)动脉粥样硬化动物模型

动脉粥样硬化是一种以脂质沉积为特点的进行性的炎症反应。其主要病理学变化是在动脉及其分支的动脉壁内膜及内膜下有脂质沉着(主要是胆固醇及胆固醇酯),脂质的氧化导致中性粒细胞、巨噬细胞等炎性细胞的浸润、吞噬氧化的脂质形成泡沫细胞,同时伴有中层平滑肌细胞移行至内膜下并增殖,导致内膜增厚,形成黄色或灰黄色状如粥样物质的斑块,引起动脉壁增厚,变硬,失去弹性,最终可导致管腔狭窄。随着病情进展,斑块的不稳定可导致斑块破裂、血栓形成以及动脉栓塞闭塞等相应的心血管事件的发生。动脉粥样硬化是冠心病、缺血性脑卒中和外周血管病等心、脑血管疾病的病理基础和主要病因。

1. 实验动物选择 一般温血动物只要实验方法适当都能形成动脉粥样硬化的斑块病变。常选用兔、猪、大鼠、小鼠、鸡、鸽、猴和犬等动物。其中兔较易饲养和插管操作,但其为草食动物,其脂代谢与人体的脂代谢差异较大,形成斑块的位置与人类也有较大差别;实验发现其冠状动物脉变主要呈现在心脏的小动脉,病理组织不容易形成粥样斑块,亦难以形成复合性病变。大鼠建立有饲养方便、抵抗力强、食性与人相近的优点。通过建立大鼠的肥胖及高血压,能形成高甘油三酯的大鼠模型,但由于缺乏胆固醇酯转运蛋白(CETP),难以形成斑块。有研究通过转基因技术将 CETP 基因导入高血压肥胖大鼠体内后,能形成与人的动脉粥样硬化相似的病变。所形成的病理改变与人早期者相似,但不易形成似人体的后期病变,较易形成血栓。小鼠虽然具有较容易饲养和节省药品的优点,由于其脂质代谢与人有一定差别,其血浆中 LDL 及 VLDL 的浓度较低,将其相应的受体敲除即很容易导致动脉粥样硬化模型的形成,但其硬化斑块较少在冠状动脉内产生。猪可能是动脉粥样硬化研究较理想的动物模型,能产生动脉、冠状动脉和脑血管粥样硬化病变,与人的病变非常相似。缺点是饲养要花一定代价,且由于其斑块形成通常停止于泡沫细胞的阶段,人工产生动脉粥样硬化需要类脂质代谢有一定改变,包括对其基因修饰,或引入其他危险因素使其动脉受到损伤。

2. 动物模型的建立

(1)脂质浸润法:在食物中添加胆固醇或使用脂肪乳灌胃的方法可导致高脂血症。一般兔、鹌鹑、鸡等经喂饲数周就能呈现明显脂代谢紊乱,数月就能形成早期的动脉粥样硬化病变。大鼠、小鼠及狗较难形成,饲料中增加蛋黄粉、胆盐和猪油等有促进作用。为了促使病变形成,还可加用抗甲状腺素药及维生素 D 等。

(2)免疫损伤法:在高胆固醇饮食的基础上使用免疫刺激的方法可以加速动脉粥样硬化模型的形成。常见的方法包括:注射异体血清(牛血清)、皮下注射卵白蛋白、异体动脉移植、感染肺炎衣原体等。

（3）机械损伤法：在高胆固醇饮食的基础上机械性损伤血管内皮细胞，可以显著加快模型的形成和动脉粥样硬化病变的典型性。常见的机械损伤血管内皮细胞的方法包括：内膜空气干燥术、球囊破坏内皮细胞、电刺激血管造成血管内皮细胞损伤、局部辐射致血管损伤等。此外通过机械损毁下丘脑弓状核可以诱发动脉粥样硬化早期变化。

（4）基因学方法：基因修饰是目前最常用于建立动脉粥样硬化模型的方法。目前已经有较多成熟的基因敲除模型供选择。

1）ApoE 基因敲除模型：ApoE 是一种糖蛋白，其主要由肝脏及脑组织的细胞合成，作为 LDL 及 CM 残粒受体的配体参与脂质代谢。

2）LDL 受体基因敲除模型：LDL 受体几乎分布于所有有核细胞的表面，介导 LDL 的内吞作用，其表达不足会导致血浆中的 LDL 水平增高。

3）突变的 PCSK9 基因通过腺相关病毒转染的动物模型：错义突变的 PCSK9（前蛋白转化酶枯草溶菌素）通过降低肝细胞上 LDL 受体的数量，影响 LDL 内吞，使血液中 LDL 不能清除，从而导致高胆固醇血症。

4）将构建好的外源基因如载脂蛋白 A-1（ApoA-1）基因直接注射到受精卵的雄核中，再植入到假孕养母动物的输卵管内，可得到肝内高表达 ApoA-1 个体，且该基因的表达具有抑制早期动脉粥样硬化的作用。因此通过基因敲除使 ApoA-1 的功能缺失，有助于在动物身上形成动脉粥样硬化。

5）其余基因修饰模型还有：ApoE 与 LDL 受体双基因敲除模型，ApoE3 莱顿突变模型及 ApoE 基因敲除与 Fbn1 基因突变的动物模型等。

3. 比较与应用 高胆固醇、高脂肪饲料喂养法是比较常用的方法，此方法特点是操作难度低，可长期观察，但费时久。静脉注射胆固醇可以用于筛选降低胆固醇的药物，但发病机制与人体发病机制不同。在高胆固醇饲料喂养的基础上合并使用机械损伤、化学或免疫的方法能使动脉粥样硬化病变更明显且缩短模型制作时间。内膜空气干燥法内皮细胞的修复与内膜的增殖过程更接近颈动脉疾病的生理过程，易于量化，可重复性好，操作简便，易于确定损伤部位；球囊破坏内皮细胞主要用于腹主动脉、髂动脉及颈动脉粥样硬化模型的建立，病变形成较快，易于制作，但造模过程中要注意球囊和血管直径的比例及手法的得当；电刺激法建立的动脉粥样硬化模型造模时间短，病变部位明确且程度一致，可用于抗动脉粥样硬化药物的研究，也可用于再狭窄动物模型的研究；动脉移植法类似人实质性器官移植后的血管动脉粥样硬化改变，可作为研究模型应用。

转基因动物模型对于研究基因与动脉粥样硬化发病的关系有重要意义，且随着基因修饰技术的成熟，越来越多成熟的转基因模型的引入使得选择越来越多，各种转基因模型也各有其优劣。ApoE 基因敲除模型，其优点是无论正常饮食还是高脂饮食，模型动物的血浆胆固醇含量都处于较高水平，即在正常饮食下也能形成动脉粥样硬化，但缺点是其形成的斑块主要是由于炎症所致，与人的动脉粥样硬化有区别；LDL 受体基因敲除模型，优点是形成的粥样硬化斑块与人相似，缺点是需要较长时间高脂饮食喂养才能促进其斑块的形成；ApoE 与 LDL 受体双基因敲除，则综合了上述两种动物模型的优点，但其无法产生自发性的斑块破裂、血栓形成及其他相应并发症的产生；ApoE3 莱顿突变模型，其作用与 ApoE 基因敲除动物类似，但优点是能产生功能性的 ApoE 蛋白，不会引起明显炎症反应；突变的 PCSK9 基因通过腺相关病毒转染的动物模型，其优点是不需要基因修饰技术，通过注射带有突变基因的病毒即可，其缺点同样是需要高脂饮食喂养才能造模成功，且由于注射剂量的缘故通常只用于小鼠模型；ApoE 基因敲除与 Fbn1 基因突变的动物模型，其优点是能产生自发性的斑块破裂、血栓形成及其他相应并发症，但由于 Fbn1 基因的突变，其动脉中层结构紊乱，易形成动脉夹层、动脉瘤。

现今各种方法所建立的模型均有其各自的优势和缺点，所以目前动脉粥样硬化模型的建立尚缺乏"金标准"。

（二）心肌梗死动物模型

心肌梗死（myocardial infarction, MI）是由于冠状动脉粥样硬化斑块形成，冠状动脉高度狭窄，心肌长期供血供氧不足，或粥样斑块出血，伴血栓形成或冠状动脉痉挛导致管腔急性闭塞，长时间血流中断，肌灌注供给与需求失衡，造成局部心肌细胞缺血、坏死。心肌梗死严重程度取决于梗死范围的大小、侧支循环产生的情况以及是否及时救治。心肌梗死是严重危害人类健康的心血管疾病,也是主要致死因素之一。心肌梗死动物模型是研究心肌梗死的机制及治疗的关键,是研究人类心肌梗死的病理生理变化、心电生理变化以及客观评价治疗方法的重要工具。

1. 动物选择 无论是大动物还是小动物,均普遍应用于心肌梗死的模型建立中。其中小动物,如大小鼠,由于其生存能力强及体积小,利于缩短开胸手术的时间,同时小动物更便于基因编辑及转基因技术的应用。体型较大的哺乳动物,如家兔、羊、犬及猪等中大型动物也常用于心肌梗死的模型建立,如微创技术能很好地应用于中大型动物上,对于冠脉进行封堵或者阻塞造成心肌梗死。国内外常见的建立心肌梗死动物模型的原理主要是采用各种方法直接造成冠状动脉狭窄或堵塞或者诱发冠状动脉粥样硬化形成狭窄与梗死。

2. 建模方法

(1)开胸结扎阻断冠脉:开胸结扎不同部位冠状动脉建立急性心肌梗死模型已沿用多年,结扎鼠冠状动脉是医学实验中已得到公认、最常用的心肌梗死模型。其主要操作步骤是麻醉后气管插管,使小鼠处于仰卧位或右侧卧位,由左胸第4肋间开胸进入胸腔,暴露心脏视野后尽快定位冠脉的位置及结扎点,准确结扎,在观察到结扎位置下心肌颜色变苍白及心耳颜色变深红后即表明结扎成功。

(2)电刺激血管外膜:开胸过程同上,开胸后电刺激暴露的血管外膜,导致血管内皮细胞受损,引起急性血栓形成,进而引起冠状动脉栓塞梗死。

(3)化学药物法:耳静脉或者腹腔注射异丙肾上腺素导致冠状动脉痉挛。

(4)其他阻断冠脉的方法:用油质、石松孢子或汞等做弥散性冠状动脉微栓塞或选择性冠状动脉梗死的方法,此外可以使用塑料微粒,以其数量的多少和球体的大小,造成不同范围的梗塞区域。随着冠状动脉造影、经皮冠状动脉栓塞及成形等技术日臻成熟,使用造影剂气囊可以明确地定位阻断冠状动脉。

(5)动脉粥样硬化:动脉粥样硬化的模型也可以缓慢引起心肌梗死。

(6)基因修饰动物模型:LDL 受体或 ApoE 基因敲除小鼠能导致动脉粥样硬化的发生,可以缓慢引起冠心病及心肌梗死。此外。COS-1 和 COX-2 基因敲除的小鼠有易于血栓栓塞的倾向,也有报道应用于心梗模型的造模。

3. 比较与应用 采用各种方法直接造成冠状动脉狭窄或堵塞,其实验周期短,可以观察梗死后再灌注对心肌细胞的损伤,心电图及病理表现相似,多为广泛前壁心肌梗死,稳定性较好。诱发冠状动脉粥样硬化形成狭窄与梗死,其实验周期长,死亡率较高。在开胸状态下直接用缝合线结扎冠状动脉分支,造成该支配区域的永久性缺血。但此法动物创伤大、死亡率高,往往需要实验者具有充分的经验与技术,同时由于小动物的冠脉较难观察定位,大动物更易于改模型的建立。并且由于动物与人的代谢有一定区别,粥样硬化斑块及狭窄的形成程度、范围及成功率难以控制。应用异丙肾上腺素操作非常简单。此方法的不足之处在于不能人为地控制心肌梗死的部位。在造影剂的帮助下,用气囊封闭冠状动脉的方法稳定可靠,可重复性强,缺血再灌注简便,是比较理想的建模方法,但一般在大动物上实施。

(三)心力衰竭动物模型

心力衰竭(heart failure,HF)是指心脏在有适量静脉血回流的情况下,由于心肌的收缩功能或舒张功能障碍,不能维持足够心排血量,以致组织灌注量减少,静脉系统血流淤积,从而引起循环障碍的综合征,是多种严重心脏疾病的最终转归。

1. 动物选择 许多动物可用于制作心力衰竭模型,如大鼠、兔、猫、犬、羊、猪、猴、狒狒等。猪和犬的个体较大,心血管系统较为发达,神经体液调节较为完善,操作及观察较容易,是较理想的实验材料,但价格较贵。目前研究者多选用个体适中、价格相对便宜的小鼠、大鼠和兔。

2. 建模方法

(1)压力超负荷型模型:模型通过改变心脏的前后负荷,使心肌发生肥厚。常见的增加心脏前负荷的方法包括动静脉瘘法、肾动脉狭窄性高血压和 Dahl 小鼠高盐饮食的方法。后负荷增加的方法包括瓣膜损伤法,主动脉及肺动脉缩窄法和下腔静脉缩窄法。

1）动脉缩窄法：通过结扎升主动脉、降主动脉、腹主动脉造成左心室血液流出道受阻，或通过结扎肺动脉使右室流出道受阻，导致心室的后负荷加重，心肌肥厚作为代偿，当心肌肥厚到一定程度后，由于心肌的顺应性降低，心室舒张末期压力显著增高，以及肥厚的心肌供血不足，心肌收缩力的减弱，最终导致心衰的发生。

2）瓣膜损伤/回流法：通过手术损伤瓣膜，造成瓣膜的狭窄或者瓣膜的反流，导致心室流出道的受阻，最终因心肌肥厚、心室顺应性降低造成心衰的发生。

3）动静脉瘘法：通过吻合动物的腹主动脉和下腔静脉、胸主动脉和下腔静脉或开胸时使用特质器械对动物的房间隔进行破坏，造成心脏的前负荷增大，可在短期内即产生心力衰竭。

（2）心肌收缩力减弱的心力衰竭的模型：此类模型动物选择性广，临床模拟性好，心力衰竭程度容易控制，是应用最多的模型。减弱心肌收缩力的方法主要包括：冠状动脉致缺血性心肌病法、快速心室起搏法、药物法和病毒法。

1）冠状动脉致缺血性心肌病法：主要通过冠状动脉结扎法、冠状动脉栓塞法或冠状动脉球囊阻塞法促使冠状动脉缺血，这种方法通过降低和阻断冠状动脉血供，造成心肌缺血和心肌梗死，当心肌梗死面积超过 20% 时，即可出现明显的心力衰竭，此类模型可以模拟心力衰竭的急性期和代偿期两个阶段，且造成的神经内分泌激活方式与人类相似，是现今成熟且公认的心力衰竭动物模型。

2）快速心室起搏法：通过心房导管电极、起搏器改变心脏的起搏，造成心动过速，促使心脏的血流动力学发生紊乱，心肌血供和收缩力下降，从而在 3~4 周内即可形成进行性的慢性心力衰竭的模型。

3）药物影响：使用肾上腺素能受体激动剂如异丙肾上腺素和去甲肾上腺素，具有心脏毒性的蒽环类抗癌药物如多柔比星、柔红霉素、雷佑生（四乙酸丙亚胺）以及戊巴比妥钠，普萘洛尔，维拉帕米和乙醇等，造成心肌收缩力下降而制备成心力衰竭模型。

3. **比较与应用** 压力超负荷型模型适用于

研究心肌肥厚演变为心力衰竭时的心肌力学特性、病理变化的动物模型，其中主动脉-腔静脉瘘的模型造模时间相对较短，且重复性好，模型可靠，对于研究前负荷为主要病因的心力衰竭的研究有重要的意义。动脉缩窄、瓣膜损伤的模型能够很好地模拟临床常见的瓣膜病、肺动脉高压及大动脉硬化导致的慢性心力衰竭，对于研究其病理生理改变分子机制、内分泌、水电解质的改变及药物作用有重要的意义。冠状动脉结扎法能模拟因冠心病、心梗等原因导致心肌缺血、坏死所致的心力衰竭，但其操作复杂，耗时长，剖胸后动物死亡率高，费用相对偏高，且需要有经验的实验人员操作。冠状动脉栓塞法及球囊阻塞法相比之下不剖胸，创伤小，但仅适用于大型动物。快速心室起搏法模型制作周期较短，可控性及重复性好，起搏频率和起搏部位可根据实验需要和使用动物的心脏电生理情况变动。戊巴比妥钠所致心力衰竭主要表现为左心室收缩功能的迅速减退，适用于以心肌病变为原发病的心力衰竭研究，以及作用于心肌而起强心作用的药物研究。多柔比星心肌病心力衰竭模型则适合研究衰竭心脏心肌超微结构改变、神经内分泌异常及血流动力学变化。

（四）心肌炎动物模型

心肌炎（myocarditis）指各种因素引起的心脏的局限性或弥漫性的炎症性病变，如感染、自身免疫性疾病及各种理化因素均可引起心肌炎的病变。心肌炎的临床表现差异巨大，轻者可无任何症状，重者则可能导致心力衰竭、心源性休克甚至猝死。尽管大部分患者能通过治疗痊愈，但仍有部分患者会在急性期后发展为扩张型心肌病。研究心肌炎的动物（小鼠、猪、狒狒等）模型的特点，可以更好地认识该疾病的发生、发展过程，为临床治疗和预后评估提供一定的理论依据。

1. **动物选择** 常选用小鼠，田鼠，狒狒，最常使用的为小鼠。

2. **建模方法**

（1）病毒性心肌炎模型：研究病毒性心肌炎目前应用最常见的动物模型是利用萨科齐病毒 B_3（CVB）或者脑心肌炎病毒注射感染动物。其中小鼠制作动物模型具有体型小，饲养管理方便，易于控制，生产繁殖快，研究最深，有明确的质量控制标准等优点。此外，猪和狒狒也常用来作为病毒性心肌炎的造模动物,有研究表明,低硒、低维生素 E 所致的氧化应激状态使机体处于易损状态,同时还可增强病原体毒力,此两者的协同作用可加重心肌损伤,可用于辅助病毒性心肌炎的造模。

(2)使用蛋白质或者多肽诱导自身免疫性心肌炎模型:通过改变心肌肌钙蛋白或肌球蛋白的一些特定肽段组成重组蛋白,或者直接使用具有抗原性的肽段,将其注射到动物体内,可以诱导动物对其自身心肌的肌钙蛋白或肌球蛋白产生自身免疫反应,从而形成自身免疫性的心肌炎动物模型。

(3)树突状细胞(DCs)诱导心肌炎模型:树突状细胞是体内专职抗原提呈的细胞,是调控及维持免疫应答的中心环节。通过从动物体内提取出的未成熟的 DCs,使用心肌特有的 α 肌球蛋白的肽段 MYHC-α 和不同的 TOLL 样受体刺激后,重新注射回动物体内,带有心肌特异性肽段的 DCs 能通过激活 CD4$^+$ T 细胞介导自身免疫性心肌炎。同时,可以通过能激活 TOLL 样受体的刺激物如脂多糖(LPS)等物质刺激加重其心肌的炎症反应。

(4)通过适应性免疫系统移植诱导心肌炎模型:将已经感染过 CVB3 病毒或通过心肌肌钙蛋白、肌球蛋白等特异性免疫激活的动物体内的免疫细胞移植到正常动物体内,产生相应的移植物抗宿主的反应,诱导心肌炎的模型。或是将相应的肌钙、肌球蛋白的单克隆抗体注射到动物体内产生抗原抗体反应,诱导心肌炎模型的产生。

(5)转基因小鼠心肌炎模型:CMy-mOva 小鼠能表达铆定在心肌细胞膜表面的卵清蛋白,通过使小鼠暴露于能表达卵清蛋白的口腔炎病毒下,产生对卵清蛋白的免疫反应,诱导心肌炎的模型。此外还有报道 MYHCTCR 小鼠、HLA$^-$DQ8$^+$mII$^{-/-}$ 小鼠也能产生自发性的心肌炎。

3. **比较与应用** 病毒性心肌炎模型使用的病毒同样可以导致人的心肌炎发生,其发病原因与病理变化过程与人类相近,但其很难区分心肌的损伤具体是由细菌所导致的还是其产生的自生免疫反应所致的,此外由于涉及病毒的使用,需要 2 级生物安全实验室才能操作,并且由于个体差异很难保证模型动物病变损伤的一致性;蛋白质

或者多肽诱导的心肌炎模型则能很好地研究心肌炎自身免疫反应所导致的心肌损伤的过程,并且安全在一般实验条件下即可开展,但蛋白提纯的难度较大及费用较高;DCs 诱导心肌炎模型能够观察自身免疫性心肌炎发病过程的不同阶段;通过适应性免疫系统移植诱导心肌炎模型如能通过移植不同的细胞、注射不同的抗体等,研究不同的亚种的细胞对于心肌炎的影响;转基因动物的应用较为广泛,但费用较高及其繁育周期较长,且不适用于实际病理生理过程的研究,目前仅用于特定的机制研究。

(五)胸/腹主动脉瘤模型

主动脉瘤(aortic aneurysm)是指主动脉局部或弥漫性的异常扩张,压迫其他组织器官引起症状。由于其通常伴有血管壁的变薄及微观弹力纤维、胶原纤维等结构的改变,易于破裂并引起大出血,使其成为一种可以威胁到性命的危险疾病。因此对于动物主动脉瘤的模型的研究,可以增加对于人的主动脉瘤发生机制及治疗策略的认知,对于临床治疗具有非常重大的意义。

1. **动物选择** 小鼠、大鼠、斑马鱼、兔及猪等各种小、大型动物均可用于动脉瘤模型的造模,其中小鼠是最常用于造模的动物。斑马鱼由于血管形成过程与人类类似,也常被用于主动脉瘤的造模中。

2. **建模方法**

(1)猪胰腺弹力蛋白酶(porcine pancreatic elastase,PPE)模型:通过将 PPE 灌注到动物的主动脉中,通过弹力蛋白酶降解动脉中层的弹力纤维,用于构建主动脉瘤的模型。研究表明,经过 PPE 10U/μl 灌注后一段时间,相比对照组,动物的主动脉中层厚度明显增加,而其中弹力纤维的成分含量明显降低,胶原纤维的含量增加,基质金属蛋白酶-9(MMP-9)的表达增加,均表明了 PPE 灌注后动脉中层发生病变。

(2)血管紧张素Ⅱ(AngⅡ)模型:血管紧张素Ⅱ模型是目前应用最广泛的主动脉夹层/动脉瘤模型。血管紧张素Ⅱ具有升高血压及促进动脉中层炎症发生的作用,但研究表明其本身并不是导致动脉瘤发生的根本原因,而是一种诱导因素。因此 AngⅡ 常与转基因动物共同造模。目前常将 AngⅡ 应用于 ApoE$^{-/-}$ 或 LDLR$^{-/-}$ 基因敲除鼠用于

建立主动脉瘤模型。

（3）CaCl₂模型：通过将钙盐溶液浸润主动脉，由于钙盐可以与弹力纤维结合，促进中层弹力纤维的降解，并破坏内皮细胞，减少平滑肌细胞的数量，促进炎症细胞的浸润，分泌基质金属蛋白酶进一步降解中层弹力纤维，促进动脉瘤的形成。

（4）手术损伤诱导动脉瘤模型：通过直接或间接的方法损伤动脉壁，收缩血管并增加管腔内的压力，可以促进主动脉动脉瘤的形成。

3. 比较与应用 胰腺弹力蛋白酶模型需要插管，其手术方法复杂，对显微技术要求高，同时由于插管灌注，其灌注时间、压力、浓度等都会成为影响动脉瘤形成的因素，同时插管破坏了管壁结构及较大损伤，使其形成的动脉瘤更易破裂出血，增加模型动物的死亡率。相比之下，CaCl₂模型操作简单，不需要插管，副损伤小，出血少，但其造模成功率相对较低。AngⅡ模型在高脂的ApoE⁻/⁻或LDLR⁻/⁻基因敲除鼠模型上其动脉瘤造模成功率可以高达100%，但由于其模型需要AngⅡ的持续低剂量注射，因此需要植入微量注射泵进行注射，相对成本较高。手术损伤模型发生的病因与实际人的动脉瘤情况有一定差距，目前已经较少用于动脉瘤模型的建立。

二、呼吸系统动物模型

（一）慢性阻塞性肺疾病动物模型

慢性阻塞性肺疾病（chronic obstructive pulmonary disease，COPD）是一种常见的慢性呼吸系统疾病，主要包括慢性支气管炎和肺气肿，其特征是持续存在的气流受限。气流受限呈进行性发展，伴有气道和肺对有害颗粒或气体所致的慢性炎症反应的增加，严重影响患者的劳动能力和生活质量。建立COPD动物模型是研究COPD的重要手段。

1. 动物选择 国内外最常用的动物是大鼠，小鼠在国外报道中也比较常见，此外也有少量报道使用猪、豚鼠、马、猴、兔、犬等大中型动物及仓鼠等其他啮齿类小动物构建动物模型。由于豚鼠对烟雾的敏感性较其他动物强，因而成为近几年国外研究COPD动物模型的热点。

2. 建模方法

（1）空气污染诱导：吸入二氧化硫（SO₂）是建立慢性支气管炎动物模型的经典方法。

（2）被动吸烟诱导：动物在被动吸烟以后会出现慢性支气管炎、肺气肿的病理改变，气道阻力增加、动态呼吸系统总顺应性下降，呈现COPD的主要特征，诱导出最真实的COPD模型。此外被动吸烟诱导又分为只暴露鼻部和全身暴露两种类型。

（3）弹性蛋白酶诱导：目前普遍接受体内蛋白酶平衡的破坏会导致肺气肿这一假说。弹性蛋白酶进入到肺组织以后，一方面可以分解肺内弹性蛋白及胶原等，使肺的弹性减弱；另一方面造成肺内中性粒细胞和巨噬细胞急性或亚急性积累，堵塞肺内小气道，形成通气障碍。

（4）脂多糖（LPS）诱导：在被动吸烟的诱导下，LPS进入肺组织后可以刺激单核细胞、内皮细胞及中性粒细胞合成释放一系列炎性介质，介导气道及肺组织的炎症反应，导致蛋白酶/抗蛋白酶系统失衡，从而形成肺气肿。

（5）基因调控诱导：不同小鼠品系对香烟的炎症反应不同。转基因动物模型可以研究特定基因/蛋白的解剖病理变化。这些模型存在一些疑问，那就是组成表达和敲除的特定基因有可能干扰肺的发育和生长，导致肺泡扩张，表面上看似乎是肺气肿，但本质上是发育异常。

3. 比较与应用 COPD发病机制复杂，动物模型是研究其发病的遗传背景、诱发因素、发病机制及其防治药物的基础，但也是研究的一个难点。吸烟是COPD的最主要致病因素。被动吸烟诱导的动物模型是最常用也是最真实的COPD模型，但其建模周期较长，且实验结果不稳定。因此，国内外常采用熏烟联合蛋白酶、化学药物诱导的方式建立模型。弹性蛋白酶诱导的动物模型造模周期短，可迅速引起肺气肿，且试剂价格便宜，疾病的严重程度可以通过酶剂量来控制。但这种方式诱导的模型和被动吸烟诱导的模型的详细机制不同。使用化学药物诱导的肺气肿仅可以复制出与COPD所造成的相似的呼吸道损伤，并不能复制出真正的COPD。因为COPD是慢性的病理过程，而药物诱导的肺气肿是在短时间内造成肺及气管的损伤，使肺泡扩大而形成的病变，但却不会出现渐进性的通气障碍，所以药物诱导仅仅复制出COPD肺气肿损伤的病理过程。

（二）支气管哮喘动物模型

支气管哮喘（bronchial asthma，BA）是一种严重威胁着人类健康的常见呼吸道疾病。经过多年的研究，目前普遍认为它是由多种细胞（如嗜酸性粒细胞、肥大细胞、淋巴细胞、中性粒细胞、气道上皮细胞等）和细胞组分参与的气道慢性炎症性疾病。其临床的典型特征有气道炎症、气道重塑及气道高反应性。哮喘发病以青壮年和儿童居多。在全球，哮喘发病率呈上升趋势。由于哮喘的病因是多样的，发病机制是复杂的，在哮喘防治相关的实验研究中，哮喘动物模型的复制也出现了多样化的现状。

1. 动物选择 最初国内外都是首选最易致敏的豚鼠作为变应原建立哮喘模型。近年来，哮喘大鼠模型的应用逐渐增多，国内外已报道运用多种方法成功建立大鼠的哮喘模型。由于生物测定技术水平的提高，小鼠哮喘模型在近几年迅速增多，尽管其体积小，重量轻，难操作，但在国外，已成为主要的鼠类哮喘模型。犬、兔也可用于哮喘模型的建立，但由于其品系不纯，来源少，价格较贵，故应用较少。

2. 建模方法

（1）利用变应原制作哮喘模型：预先用一种特殊的变应原及免疫辅助佐剂注入动物体内，使动物致敏后，再用同一种变应原通过气道进行诱导而建立的一类实验动物模型。建立哮喘模型的变应原较多，有卵蛋白、蛔虫卵、尘螨、花粉、霉菌、蟑螂等。

（2）感染性哮喘：主要由病毒、细菌感染等诱发，与过敏性哮喘有许多相似之处。

（3）职业性哮喘发病：主要与I型变态反应有关，诱发哮喘的物质多选用人类职业哮喘的主要物质，包括二异氰酸甲苯酯（TDI）、邻苯二甲酸苷（PA）和乙二胺等。

（4）过度通气引起哮喘：麻醉状态下，通过机械的过度通气，引起哮喘。

（5）运动性哮喘：单纯运动引起的哮喘还未见报道，但预先给予糖皮质激素抑制剂、脂多糖后强迫其过度运动可引起运动性哮喘。

（6）基因技术：通过转入外源基因观察该基因对小鼠哮喘的影响，以及通过敲除哮喘免疫相关基因，研究缺乏某种基因与哮喘的发生、发展的关系。

3. 比较与应用 哮喘病因复杂，动物模型种类多。理想的动物模型应尽量接近人类哮喘，至少应具备气道变应性炎症和气道高反应性两大特征，实验过程中也需同时研究炎症反应及气道功能。变态反应性炎症是哮喘发作的基本机制，利用变应原构建动物哮喘模型，是目前的主要方式。支气管哮喘动物模型致敏时可以使用不同类型的佐剂以防止脱敏，佐剂的加入很好地促进了变应原引起的哮喘动物模型的建立。感染性哮喘引起的哮喘模型中气道炎症和气道高反应性与抗体无明确的关系。麻醉状态、气管插管与常态下哮喘在病理生理上有较大的差异，且操作也较复杂，现已很少运用。运动哮喘多用于病因研究，但方法复杂，花费昂贵，较少使用。基因技术的优点是能准确地发现其他动物模型难以发现的问题，缺点是技术难度太大，成功率低，模型太理论化，与疾病发生发展过程的复杂因素难以完全吻合，不能复制出真实状况，还需进一步研究证明。

（三）肺炎动物模型

肺炎（pneumonia）是指各种病原菌和损伤性因素导致的终末气道、肺泡和肺间质的炎症，可由病原微生物、理化因素、免疫损伤、过敏所致。肺炎的致病菌有细菌、病毒、支原体、衣原体、军团菌、立克次体等。理化因素所致肺炎有吸入性肺炎和放射性肺炎两种。

1. 动物选择 肺炎的动物模型主要选择大鼠、小鼠、家兔、猴等。

2. 建模方法

（1）与感染动物共养：将健康的动物与已经感染了目的病原体的动物一起饲养，病原体可通过颗粒或直接接触传播给健康动物。

（2）雾化病原体吸入：多种病原体，如结核、支原体、衣原体等都可以采用雾化吸入的方式建立肺炎模型。雾化吸入可以用全身暴露或经鼻吸入的方式。将动物置于箱中，控制气流、湿度等以满足特定的感染效率。通常全身暴露需要将动物暴露30~60分钟，经鼻吸入则可缩短暴露时间至5~15分钟。

（3）气管内或支气管内滴注：在全麻状态下直接向下呼吸道接种病原体，可通过气管切开或经口的方式进行，这两种方式均可实现单侧肺接种和精确接种滴度。

（4）鼻内滴注：病原体的混合物可以置于麻醉后的动物鼻孔中，使动物吸入病原体至肺。通常接种体积在 5~50µl，如果体积更小，可能会停留在上呼吸道中。该方法可以模拟上呼吸道和下呼吸道感染。

3. 比较与应用　与感染动物共养建模的优点是能较好地模拟自然环境下人类传播病原体的过程。其不足之处也非常明显，如较难控制感染的时间、病原体的数量等。全身暴露雾化病原体吸入的建模方式操作简易、费用较低，但会导致实验动物全身都携带病原体，进而造成二次感染。经鼻雾化病原体吸入的建模方式操作相对复杂，但实验动物不易全身都沾染病原体。气管内或支气管内滴注的建模方法模拟了口咽吸入的传播方式，生物危险性也相对较低，但该种方法接种的病原体不均一地生长在肺的下部，在取样分析的时候可能不能保证取到了所有被感染的肺组织。鼻内滴注的方式可以模拟上呼吸道和下呼吸道感染，但其主要缺陷是接种数变化较大，病原体的分布可能并不均匀，所以分析样本的时候有时需要取两侧肺。

（四）肺结核动物模型

肺结核（pulmonary tuberculosis，PTB）是结核分枝杆菌引起的慢性肺部感染性疾病。目前我国结核病患者数仅次于印度，居世界第二位。结核病的动物实验在细菌学诊断、菌型鉴别、能力测定、病理学等研究中均占有重要地位，尤其是药效学研究的必需实验手段之一。

1. 动物选择　结核病最常用的实验动物包括小鼠、兔和豚鼠。豚鼠是建立结核病实验动物模型的最佳选择，但价格较贵，且只能腹腔注射给药，故 C57BL/6N 和昆明鼠常用作接种结核分枝杆菌的实验动物。

2. 建模方法

（1）静脉注射结核分枝杆菌：将人型结核分枝杆菌悬液通过尾静脉注射给每只小鼠，较适合胸腔器官感染模型的建立。以标准毒力人 MTB H37RV 株为例，小鼠感染菌量一般为 106 CFU。

（2）雾化吸入结核分枝杆菌：通过结核分枝杆菌雾化后吸入呼吸道造成感染。有研究者发现，雾化感染实验的最适条件为 5ml 雾化液（细菌＋生理盐水）雾化 90 分钟，雾化吸入 MTB 数以 106 CFU 为最佳，全部小鼠肺部均出现明显的结核肉芽肿病变，部分呈现坏死性病变。

3. 比较与应用　静脉注射模型用较大剂量的结核分枝杆菌感染动物，表现为急性病变过程，未经治疗的对照组和疗效低的各组动物死亡较快，不适合观察动物的脏器病变及结核菌活菌数。经呼吸道诱导的方法近似于人的感染途径，较适用于肺结核研究，但经空气的传播方式存在实验安全性。

（五）肺纤维化动物模型

肺纤维化（pulmonary fibrosis，PF）是一种以肺泡上皮细胞损伤和增生，炎性细胞聚集，成纤维细胞增生，细胞外基质沉积和瘢痕形成为病理特征，最终导致肺弹性和肺功能损伤的肺间质性疾病。其发病率高，致病因素多，目前发病机制尚不明确，并且临床上缺乏有效的治疗方法，死亡率很高。因此，建立良好的肺纤维化模型是探究其发病机制和寻找有效治疗方法的基础。

1. 动物选择　现用于肺纤维化的动物模型主要有小鼠、大鼠、兔，也可选择犬、猪、羊等。动物种类的选择因研究目的和造模方法不同而不同。体型太小不适用于放射影像学的研究，此时多采用体型较大的犬或猪等。

2. 建模方法　目前主要是通过诱导剂引起肺损伤进而引起纤维化，常见的诱导剂主要为博来霉素、胺碘酮、百草枯、高浓度氧、二氧化硅、油酸、放射源等。给药的方式很多，根据给药种类、剂量、目的不同而不同，常见的给药方式为：气管内给药、尾静脉注射、经鼻给药、腹腔注射。气管内给药又可分为气管切开给药、气管插管给药、雾化给药。此外还可以通过全身单剂量 12~15Gy 放射线照射建立肺纤维化模型。

3. 比较与应用　博来霉素是目前用于建立肺纤维化模型最广泛使用的诱导剂。很多给药方式均有报道，其中气管内注射给药是目前建立动物肺纤维化模型最广泛使用的一种方法，气管给药具有次数少，剂量小，建模时间短的优点，但缺点是动物死亡率高，操作复杂，病灶分布不均匀从而不能准确地模拟人类原发性肺纤维化病变的弥漫性分布。尾静脉注射给药方便，但其建模周期较长且死亡率较高。腹腔内给药一般采用少量多次给药,此种给药方法操作简便,动物死亡率低,组织学病灶主要在胸膜,接近于人类肺间质纤维化的影像学表现,但用药量大,费用高,建模周期长。经鼻给药的方法操作简便,快速,小鼠几乎无损伤,死亡率低,但是对操作者的技术要求较高。FITC 的肺纤维化模型比较持久,不会自发消退,方便观察,可用于长期研究,但是此种方法临床相关性较差。二氧化硅建立的肺纤维化模型的研究,对于临床上硅沉着病的治疗有重大意义。放射线建立的肺纤维化模型对于放射性肺损伤的研究是必须的。综上所述,肺纤维化模型的建立方法很多,且各有利弊,主要根据自己的实验目的来选择不同的模型。目前的肺纤维化的动物模型大都较为成熟,但是都有一定的局限性,还不能全面充分地模拟出临床上错综复杂的情况,因此还需要进一步的探究。

(六)肺栓塞动物模型

肺栓塞(pulmonary embolism,PE)是内源性或外源性栓子阻塞肺动脉引起肺循环障碍的临床和病理生理综合征。在全世界范围内,急性血栓性肺栓塞及其原发病深静脉血栓形成的患者已达数百万,且发病急、病情重,严重威胁着人类的生命和健康。现有的动物模型的构建方法可分为两种,即体内血栓形成法和体外血栓形成法。前者在血管内原位形成血栓,包括颈静脉、股动脉、股静脉和冠状动脉,血栓形成后通过血流在肺动脉阻塞血管并形成栓塞。体外血栓形成法是在体外制备血凝块,将血凝块注入体内,形成肺栓塞的模型。

1. 动物选择 实验动物包括鼠、兔、犬、猪等。目前应用较多的为家兔肺栓塞模型,其体型适中且成本低,模型建立便捷。

2. 动物模型

(1)体内血栓形成法:指在外周血管中形成血栓,让栓子通过血液流动到达肺动脉,阻塞肺动脉,形成栓塞。常见的方法主要有:暂时夹闭或阻塞颈静脉或股静脉形成血栓,再释放栓子,栓子进入肺动脉造成肺阻塞;直接开胸结扎一侧肺动脉或一侧肺叶动脉;通过钝击致动物双下肢粉碎性骨折和广泛软组织损伤,导致静脉血流淤滞,血液高凝状态,从而引起深静脉血栓,进而引起肺栓塞;此外在小鼠模型中,可以通过尾静脉注射含胶原和肾上腺素的混合液,迅速引起血栓形成和血管收缩。

(2)体外血栓形成法:从动物自身取血后,在体外形成血栓,经研磨后储存。外科开胸后,动脉内注射血栓颗粒,形成肺栓塞。可通过使用 I^{125} 标记的纤维蛋白原进行血栓标记,通过测定肺内放射性可以反映该部位血栓的溶栓率。也可收集粪、尿、血,测定其放射性,反映其排泄率和回收率。

3. 比较与应用 直接开胸结扎的方法步骤烦琐,损伤大,动物不易耐受;钝击致动物双下肢粉碎性骨折的方法与临床常见引起肺栓塞的方式相近,且引起的栓子较小,与临床产生的肺栓塞病理生理相近;尾静脉注射含胶原和肾上腺素的混合液的方法操作步骤易行性高,且费用低廉,可用于大规模样本的实验研究,尤其适用于药物对肺栓塞模型的影响及其保护率的研究。使用 I^{125} 标记体外血栓的方法定位、定量准确,是目前最为理想的肺栓塞模型之一,但是对实验室要求程度高,模型建立受纤维蛋白原的活性影响,而且过高的放射性可使凝血块的稳定性降低。

(七)肺气肿

肺气肿(pulmonary emphysema)是指终末细支气管远端(呼吸细支气管、肺泡管、肺泡囊和肺泡)的气道弹性减退、过度膨胀、充气和肺容积增大或同时伴有气道壁破坏的病理状态。为了研究肺气肿的发病因素、发病机制及筛选防治的药物,建立肺气肿的动物模型就十分必要。目前常用的建立该模型的方法有:蛋白酶诱导、化学药物诱导、吸烟诱导和基因相关诱导。

1. 动物选择 根据不同实验目的需要,从小鼠、大鼠、豚鼠、兔到灵长类的猴均曾用于肺气肿模型的研究。目前认为鼠类是肺气肿模型的较佳选择,因为现已完成了鼠类基因组测序并发现它与人类基因组相近,并已将转基因技术和基因敲除技术成功地运用于鼠类,而且针对体内的生物酶都有完整的抗体和探针,能进行定量和定位研究,另外它们易于繁殖、饲养,同时维护费用较低。

2. 建模方法

(1)蛋白酶诱导:由于呼吸系统中含有较多的弹性蛋白,所以可以应用一定量的弹性蛋白酶,使肺泡壁溶解、肺泡融合,由此建立肺气肿模型。

最常用的蛋白酶是木瓜蛋白酶。早在1965年，Gross等就应用木瓜蛋白酶滴入气道后发现动物有肺气肿的表现。毛旻等在支气管镜的辅助下，将5ml木瓜蛋白酶（6U/kg）注入猪的肺叶中，通过肺功能监测、血气分析及影像学检查，确定了肺气肿模型的成功建立。当然，用木瓜蛋白酶滴入大鼠肺也可以建立此模型。除了木瓜蛋白酶以外，还可以用的蛋白酶有人中性粒细胞弹性蛋白酶（HNE）和猪胰弹性蛋白酶（PPE）等。

（2）化学药物诱导：由于细菌可以导致肺部的炎症和肺气肿的发生，因此可以应用细菌的内毒素——脂多糖（LPS）介导炎性反应，从而导致肺气肿。刘君波等将大鼠用乙醚麻醉后用耳镜插入喉口，向气管内注入200μg LPS（1g/L的生理盐水溶液）成功建立肺气肿模型。同样地，还可以用0.025%的氯化镉溶液诱导肺气肿。此外，还可以用二氧化氮和臭氧等气体利用氧化应激原理建立肺气肿模型。

（3）吸烟诱导：应用香烟烟熏（每天30分钟）大鼠的方法，连续烟熏12周，病理检查发现模型组肺泡管及肺泡扩大，肺泡间隔变窄，成功建立肺气肿模型。在应用烟熏的同时，也可在气管内滴入猪胰弹性蛋白酶成功诱发大鼠肺气肿模型。吸烟诱导是一种与人类吸烟所致肺气肿相似的实验动物模型，有很重要的研究意义。

（4）基因相关诱导：应用此法建立模型的小鼠可以是自然变异的小鼠，也可以是经过人工处理的小鼠。有的小鼠品系由于某些基因变异，致使其在生长过程中自发地产生肺气肿，所以可以直接利用这些品系的小鼠进行肺气肿的研究，如苍白鼠、紧皮鼠、浅褐色鼠等。Hokuto等发现，*FGFR3*和*FGFR4*联合敲除或者*RAR-γ*和*RAR-α*联合敲除的小鼠在出生后2周左右就由于严重的肺泡发育障碍导致肺气肿的产生。另外，龚太乾等设想应用转基因技术使影响肺泡发育的因子过表达可能会导致小鼠在出生后几周内出现进行性肺气肿，这些因子有TGF-α、IL-6、IL-11和MMP-1等。

3. **比较与应用**　应用蛋白酶或者化学药物诱导肺气肿比较方便，在一般的实验中可以使用。吸烟诱导模型模拟了人吸烟导致肺气肿，便于研究吸烟导致肺气肿的发生机制和防治措施。此外，新兴的基因相关诱导肺气肿模型（特别是基因敲除或者转基因技术）可以用于遗传性肺气肿的研究，同时有利于基因治疗肺气肿的研究。

（八）肺水肿

肺水肿（pulmonary edema）是肺脏内血管与组织之间液体交换功能紊乱所致的肺含水量增加。本病可严重影响呼吸功能，是临床上较常见的急性呼吸衰竭的病因。其可以引起典型的呼吸系统症状，而且病情发展迅速，严重者可因呼吸衰竭死亡，病死率在50%以上。因此，应用合适的肺水肿动物模型来研究其发病机制和相关治疗相当重要。目前常用的肺水肿动物模型建立方法有：化学制剂诱导法、海水吸入法和低压低氧环境诱导法，其中化学制剂诱导是最常用的方法。

1. **实验动物**　肺水肿的动物模型主要选择大鼠，小鼠，家兔等。

2. **建模方法**

（1）化学制剂诱导：常用的化学制剂有肾上腺素、油酸、甲醛、氯化铵和氯仿等。肾上腺素是最常用的建立肺水肿模型的化学药物，直接经腹腔注射便可以导致大鼠的急性肺水肿。应用甲醛时应当用吸入法，即将大鼠放入染毒箱中，将加氧泵导管接入甲醛溶液给大鼠供氧，促进甲醛的吸收。氯化铵和氯仿等经腹腔注射也可以建立肺水肿模型。

（2）海水吸入法：应用Y形管（一侧通气，另一侧通海水），使大鼠屏气9~10秒后两侧同时通气或海水，分两次进行，可造成大鼠肺部明显水肿。

（3）低压低氧环境诱导法：该模型主要取决于海拔高度、环境温度和机体的适应情况，国内外学者普遍认为缺氧所致肺动脉高压是高原肺水肿发生的重要因素。

3. **比较与应用**　化学制剂诱导法是最常用也是最简单的诱导方法，肾上腺素是最常用的建立肺水肿模型的化学药物，氯仿不稳定，实验的重复性不高。但是需要建立模拟实际状况下的肺水肿（如溺水、高原反应）模型时，可以应用海水吸入法或低压低氧诱导法建立。

三、消化系统疾病动物模型

消化系统涉及食管、胃、肠、肝、胆、胰及腹膜等脏器，疾病种类繁多，且多为常见多发病，在内科临床实践中占有重要地位,要深入探讨人类各种消化系统疾病发生发展的复杂机制,寻求防治疾病的有效途径,离不开动物实验。在选择动物、设计实验时,要注意以下几个问题:

(1)相似性:在可能的条件下应选择那些胃肠道功能、代谢、结构与人类相似的实验动物,一般来说,实验动物越高等,进化程度越高,其功能、代谢和结构越复杂,其胃肠道反应越接近于人类。

(2)重复性:为了增强动物模型复制的可重复性,应尽可能保证动物的品系、性别、年龄、体重、健康状况、饲养管理以及实验条件、实验方法的一致性。

(3)可靠性:复制出的模型应可靠地反映人类疾病的代谢、病理、免疫特点,具备疾病的主要症状和体征,并经病理、内镜或影像学加以证实。

(4)易行性:在进行动物模型实验时,其实验动物应是容易饲养的,实验动物的体重、性别、年龄等也可很好地控制,这样有利于进行重复实验。

(5)实用性:复制动物模型的同时应注意环境因素(如拥挤、饮食、过度光照、噪音等)对动物模型的影响,防止复制过程中因体位固定、麻醉、手术、药物和并发症等处理不当而对实验模型产生严重干扰,影响实验结果的分析。以下将逐一对消化系统常见疾病的动物模型做简要介绍,以便研究者根据不同的实验目的和自身实验条件选择合适的实验方案。

(一)食管疾病

1. **反流性食管炎** 是临床较常见的一种消化系统疾病,在胃食管反流液的刺激下可诱导出 Barrett 食管(Barrett's esophagus, BE)和食管腺癌(esopha-geal adenocarcinoma, EAC)。反流致食管疾病的动物实验研究有助于对食管肿瘤病因和发病机制的认识,为临床预防和治疗食管疾病提供新的思路。

(1)反流性食管炎动物模型的分类:胆汁反流致食管疾病的动物实验研究可大致分为两个阶段,第一阶段是 20 世纪 70、80 年代的离体或在体的食管灌注实验研究,属于急性实验;第二阶段是近年来通过胃肠道手术建立的胆汁反流动物模型研究,属于慢性实验。此外,近年来以基因改造为基础的动物模型也越来越受到研究者的重视。

1)食管灌注实验研究:是指在动物食管留置导管,将酸、胆汁直接灌注到食管内的动物模型,实验动物主要是兔和犬,所采用的方法是用含有不同十二指肠 - 胃反流成分和不同 pH 的溶液灌注食管。

2)外科手术法诱导胃食管反流:是诱导反流性食管炎的主要方法,主要采用大鼠为实验动物,主要有以下 3 种类型:①单纯胃液反流动物模型,手术方式主要有幽门结扎术、前胃结扎并幽门缩窄术、贲门成形术等。其中幽门结扎术是一种急性手术方式,因为阻断了消化道,导致动物不能长期存活,一般只适用研究短期、急性酸反流对食管黏膜的影响。对大鼠施行前胃结扎并幽门缩窄术可引起慢性食管炎,但目前尚无诱导 BE 和 EAC 的报道。②单纯十二指肠液反流模型,包括食管 - 胃 - 空肠侧 - 侧吻合术、空肠 - 食管侧 - 侧吻合术等。该模型主要用于研究十二指肠液对食管鳞状上皮细胞的影响。手术诱导的十二指肠反流的动物模型对研究 BE 和 EAC 的危险因素、发病学和发生的分子机制有重要价值。③胃 - 十二指肠混合反流模型,主要是食管 - 胃 - 十二指肠吻合术。因食管 - 胃 - 十二指肠吻合术大鼠食管的组织病理学与人类具有一定的相似性,故其可作为 BE/EAC 发病机制以及疾病干预的研究模型。

3)以基因改造为基础的动物模型以及外科手术联合基因改造为基础的动物模型:可用于研究特定功能基因对生物学性状的影响,从而可用于研究疾病的发病机制。如 K14-Cdx2 转基因小鼠食管基底干细胞可表达 Cdx2,食管黏膜无杯状细胞,但在食管基底层存在一些具有分泌特征的细胞;从形态、功能以及基因表达水平提示 K14-Cdx2 转基因小鼠的食管上皮可能是介于 BE 和正常食管黏膜上皮之间的一种过渡状态。转基因小鼠同时联合反流手术也可诱发 BE 和 EAC,如 $p27^{-/-}$ 小鼠在施行食管 - 空肠吻合并全胃切除术后,同时给予亚硝胺可明显提高 BE/EAC 的诱发率。

(2)反流性食管炎造模方法的比较与选择:食管灌注实验研究直接通过化学刺激损伤食管黏膜,有助于食管黏膜损害和防御机制的研究,还可用于评价药物治疗效果;通过胃肠道手术建立的胆汁反流动物模型研究主要用于明确长期食管内胆汁反流的病理结局及其发病机制;以基因改造为基础的动物模型可用于研究特定功能基因对生物学性状的影响,从而可用于研究疾病的发病机制。三者之间相互补充,研究者可根据研究目的选择适合的造模方法。

2. 食管静脉曲张动物模型　食管静脉曲张出血是上消化道出血的常见原因,是内科的危重症,患者病死率极高。建立食管静脉曲张动物模型,对进一步治疗至关重要。目前的各种造模方法虽说可以成功构建出食管静脉曲张的动物模型,但是均有一定的不足之处。现就目前食管静脉曲张模型的建立方法做一介绍。

(1)食管静脉曲张动物模型的分类

1)门静脉部分结扎法:是一种广泛用于研究门静脉高压病理生理的造模方法,也是构建食管静脉曲张模型的常用方法。这种方法可以用于大鼠、小鼠和兔的造模。但是动物术后死亡率也较高,且小动物食管细,不利于进行内镜下治疗的研究。

2)门-腔静脉吻合法:其基本原理是行下腔静脉-门静脉吻合,并在吻合口上方进行腔静脉结扎,使结扎处下方的血流完全注入门脉系统,从而造成门静脉高压。单纯行门-腔静脉吻合效果差,常在手术中联合其他方法将门静脉缩窄甚至将门静脉完全闭塞。但其相对门静脉部分结扎法手术过程复杂,手术操作精细,要求高,常需要专业的外科医生在无菌手术间来完成,使其开展具有一定的局限性。

3)胆总管结扎法:此方法可形成胆汁性肝硬化,从而导致门静脉高压。可和其他的方法联合使用来进行造模。

(2)食管静脉曲张造模方法的比较与选择:门静脉部分结扎法成模率较高,可重复性强,操作相对简单,对基础研究有重要意义;门-腔静脉吻合法在大动物的造模中效果好,成模率高,造模周期短,可重复性强;胆总管结扎法多用于构建胆汁淤积型肝硬化门脉高压模型,但是不宜单纯用于食管静脉曲张的造模。

(二)消化性溃疡

消化性溃疡是由胃酸、胃蛋白酶和幽门螺杆菌等攻击因子损伤黏膜屏障,导致黏膜血流改变和前列腺素等保护因子减弱引起的疾病。由于其致病因子的多样性和难以根治而引起人们的普遍关注。

1. 消化性溃疡动物模型分类　在动物身上复制消化性溃疡的方法较多,但所用的方法不同,引起的溃疡病变也各有特点。常用的方法如下。

(1)应激性消化性溃疡模型:以各种强烈的伤害性刺激(如强迫制动、饥饿、强光、震动、电刺激、缢颈、噪音和寒冷等)可引起动物发生应激性溃疡。这种方法简单,成功率达99%以上。在实验中,选择雄性动物较易造模成功。

(2)化学药物诱导消化性溃疡模型:该模型反复使用对胃黏膜有损伤的药物或化学物质(如乙醇、醋酸、肾腺皮质类固醇、水杨酸、血管紧张素、利舍平、阿司匹林、保泰松,或胃酸分泌刺激剂如组胺、五肽胃泌素、氨甲酰胆碱等)刺激,造成动物胃肠溃疡。给药途径可投服、皮下或肌内注射,一般连续给药数天。此类模型适应于胃黏膜保护和抗溃疡药物筛选。

(3)机械性消化性溃疡模型:主要包括结扎幽门法、黏膜烧灼法等。结扎幽门法即通过结扎幽门以刺激胃液分泌并使胃液在胃内驻留,造成溃疡,主要发生在对胃液抵抗力较弱的前胃部(瘤胃),但病变较浅表,严格说属于胃黏膜急性出血性糜烂,与人类消化性溃疡典型病变差异较大。主要适用于观察药物对溃疡形成的预防作用和抗溃疡病药物的治疗作用,以及溃疡病发病学等方面研究。其他还可用黏膜烧灼法,即用电极烧灼或乙酸浸渍造成胃壁损伤形成溃疡的方法。其特点是方法简便,溃疡部位可以自己选择。

(4)十二指肠反流所致消化性溃疡模型:根据十二指肠内容物对胃黏膜损害作用的原理,采用手术方法致十二指肠内容物持续胃内反流,可构建典型的胃窦小弯溃疡模型。该方法构建的模型符合人类消化性溃疡的常见部位和形态特征,病理改变与人类胃溃疡的改变也十分相似。

(5)幽门螺杆菌(*Helicobacter pylori*, Hp)感染所致消化性溃疡模型:通过让实验动物感染 Hp 制造消化性溃疡的方法。此类感染法可导致类似于患者的胃黏膜损伤,包括胃腺结构变化、胃黏膜糜烂和溃疡、炎症细胞浸润等,血清内并有抗体产生。

2. 消化性溃疡动物造模方法的比较与选择
一般来说，应激性消化性溃疡模型的特点是操作简单，成功率高，但是溃疡发生机制复杂，影响因素颇多，实验条件不易控制，其中动物品系和体质状况、性别等方面是实验的主要影响因素，应激时间的长短与动物体重的过重或过轻对黏膜病理损害程度亦有不同程度的影响；化学药物诱导的消化性溃疡病变往往较弥漫，在小鼠禁食后，经皮切开小鼠腹部后在胃或十二指肠内埋植导管，通过导管不断注射药物来诱导，诱导出来的溃疡往往快而深；结扎幽门法简单、溃疡发生快，一般诱发成功率达85%~100%，但所形成的溃疡病变与人类胃溃疡的典型病变差距较大，适于做抗溃疡病药物研究和胃溃疡发病学方面的研究；十二指肠反流所致消化性溃疡病理生理学上较符合溃疡形成的自然发展过程；Hp 感染所致消化性溃疡模型特点是适合研究细菌感染致溃疡病的机制及开发新的治疗手段，包括细菌感染致溃疡病的机制、抗 Hp 疫苗的研制等。在抗溃疡药物药效学实验中，应激法、化学药物诱导法和幽门结扎法构建的胃溃疡模型为必做实验。但是实验动物模型与人类真正患有消化性溃疡疾病状态之间尚存在一定差距，在利用动物模型研究时，务必根据自身研究目的、内容等来选择实验动物及模型，并考虑该模型的优、缺点，加以分析和选择，才能达到研究的目的。

（三）胃炎

胃炎是指各种病因引起的胃黏膜的炎症，按发病急缓和病程的长短分为急性和慢性两大类。许多病因如饮食不当、病毒和细菌感染、药物刺激等均可能引发本病。由于胃炎是一种常见病，建立其动物模型就显得尤为重要，本部分将分别介绍常用的胃炎动物模型。

1. 胃炎动物模型分类

（1）急性胃炎：实验模型常选用大白鼠。实验前禁食24小时，以水杨酸制剂（如20ml 的阿司匹林或水杨酸溶液）或以不同浓度的乙酸、盐酸，或同种动物胆汁、牛磺胆酸、15% 的乙醇等单独或几种合用灌胃，4 小时后动物胃内发生急性弥漫性炎症变化。该模型可用于研究急性胃炎的发病机制及药物研发。

（2）慢性萎缩性胃炎（chronic atrophic gastritis，CAG）：CAG 是胃黏膜已发生萎缩性改变的慢性胃炎，其发病率高，病情复杂，且重度 CAG 可伴有较重的肠上皮化生（intestinal metaplasia，IM）和不典型增生（atypical delirium，ATP），与胃癌的发生密切相关。建立稳定、可靠的动物模型是开展该病相关基础与临床研究的重要基础，近年来的建立 CAG 动物模型的主要方法包括以下几种。

1）幽门螺杆菌感染造模：复制 Hp 感染的动物模型对于研究慢性胃炎的预防和治疗具有重要价值。迄今利用小鼠、大鼠、豚鼠、蒙古沙鼠、猫、犬、猪、猴等动物建立 Hp 感染模型均有报道，但非啮齿类动物受到价格、体形、来源、饲养条件等因素影响而不宜广泛采用，应用较普遍的是啮齿类，其中小鼠因其价廉、容易繁殖等优点应用最为广泛。

2）物理、化学因素造模：模拟人类高热、高盐的饮食习惯，分别采用热水、盐水和热盐水灌服大鼠可形成 CAG。还可模拟胆汁反流的原理使大鼠胃内长期受碱性因素刺激最终造成炎症，如以 0.1% 氨水代水自由饮用、给模型动物灌服胆汁等。此外使用胆酸、乙醇、水杨酸钠、N- 甲基 -N- 硝基 - 亚硝基胍（MNNG）等药物造模也有报道。此类模型对研究胃黏膜萎缩 - 肠化 - 不典型增生 - 癌变的发生机制和验证药物干预的作用环节以及药理机制有重要价值。

3）免疫法构建大鼠慢性免疫 CAG 模型：借助免疫佐剂可成功复制出 CAG 模型，此外还有运用自体或异体胃液、胃上皮匀浆作为抗原进行静脉、肌内、皮内等不同途径的主动免疫法造模。免疫法造模的成功为了解与人类相似的 CAG 的免疫异常并寻找应对策略奠定了基础。但是自身免疫性胃炎在北欧多见，在我国仅有少数个案报道，同时用免疫方法建模稳定性比较差，要求技术水平较高，推广比较困难。

4）外科手术法：通常有胃肠吻合术、迷走神经切断术、胃黏膜外植术等。如通过施行大鼠胃空肠吻合术加十二指肠横断术，建立胆汁反流致 CAG 的动物模型，观察胆汁反流引起的胃黏膜萎缩并初步分析其损伤机制。手术法动物模型使胃肠动力学发生改变，引起胆汁、胰液反流，改变 pH 而诱发成模，对研究胆汁反流在 CAG 发病中的作用和发病机制以及了解药物调节胃肠动力学的作用机制有一定意义。

2. 胃炎动物造模方法的比较与选择 动物模型是开展 CAG 病因、病理、预防、治疗等研究的基础,以上方法因素单一,建立的胃炎模型并不典型。物理损伤因素和灌服化学药物建模,大多为单一因素实验,虽能导致慢性胃炎,但难以建立典型的萎缩性胃炎模型,且稳定性差;免疫方法建模,制作复杂,技术成本高,也缺乏稳定性,难以推广;外科手术建模,病理改变局限。而人类慢性胃炎通常是多种因素共同作用的结果,因此根据公认的各种病因综合起来进行造模,更接近于临床患者的病理变化。综上所述,虽然造模方法很多,但目前还没有十分理想、可以通用的模型,综合造模法具有较为突出的前景。

(四)炎性肠病

炎性肠病(inflammatory bowel disease,IBD)是一种反复发作的慢性非特异性肠道炎症性疾病,主要包括溃疡性结肠炎(ulcerative colitis,UC)和克罗恩病(Crohn's disease,CD),其确切病因和发病机制至今尚未阐明,为研究其病因和发病机制以及开发新的治疗药物,建立理想的、类似于人类 IBD 的动物模型就显得非常重要。

1. IBD 动物模型的分类 目前 IBD 动物模型按其诱导因素主要分为四类。

(1)化学物质诱导法:用于诱导 IBD 的化学药物目前主要有乙酸、葡聚糖硫酸钠(dextran sulphate sodium,DSS)、三硝基苯磺酸(trinitrobenzenesulfonicacid,TNBS)、唑酮(oxazolone,OXZ)和二硝基氯苯等。其中乙酸造模引起的组织病理学表现类似于人类 UC,是目前实验性 UC 模型中应用最广泛的模型之一,可用于研究人类 UC 急性期致炎机制及干预治疗。该模型的不足之处在于乙酸直接刺激会造成结肠灼伤,且黏膜损害的非特异性及急性炎症过程,不能表现人类的 UC 所具有的慢性、复发的特点,不能反映人 UC 的免疫和遗传机制。DSS 结肠炎模型分为急性和慢性模型。因其构建简单、成功率高,且与人类 UC 病变相似,DSS 急性结肠炎模型是研究 UC 发病机制和评估药物疗效较为理想的模型;慢性 DSS 模型是进行 UC 相关结肠癌研究的较为理想的模型。DSS 结肠炎模型的缺点是实验成本较高,动物主动饮用

DSS 溶液,不能精确控制动物的饮水量,导致诱导的模型病变差异较大。TNBS 模型多用于 CD 的研究,TNBS 造模法操作简单、经济实用、重现性好、造模周期短、病变持续时间较长,能体现急性炎症向慢性转化的动态过程,是一种经典的动物模型,适合于对防治药物的筛选及其作用机制的研究,其缺点是动物死亡率高。OXZ 是一种半抗原,已证实其可诱发动物身体各部位接触性过敏反应。OXZ 诱导的结肠炎是典型的 Th2 型结肠炎。病变较好地复制了人类 UC 组织病理学表现,可用于研究 UC 发病机制和药物疗效的评估。但该模型导致的病变维持时间短、自愈性强、无慢性期变化,不适合用于模拟慢性复发性 UC 的研究。

(2)基因修饰模型:近年来目的基因敲除和转基因技术的应用产生了多种 IBD 动物模型。目前 IBD 基因工程模型主要分为基因敲除模型和转基因模型。

1)基因敲除模型:将鼠的 IL-2、IL-10、抑制性 G 蛋白 2α 亚基($Gi\alpha2$)基因敲除,分别构建 IL-2$^{-/-}$、IL-10$^{-/-}$、Giα2$^{-/-}$ 小鼠模型,可自然发生 Th1 增强的免疫反应,类似人类 CD。而将鼠的 T 细胞受体基因(TCR)和多重耐药(MDR1)基因敲除即可获得 TCR-A$^{-/-}$ 和 MDR1a$^{-/-}$ 小鼠模型,此类模型可以诱导出 Th2 增强的免疫反应,病理特征与人类 UC 类似。另外,将小鼠的胚胎干细胞的肠道三叶因子(ITF)蛋白基因进行同源重组使其失活而获得肠道三叶因子基因敲除模型小鼠,其在黏膜修复及上皮细胞更新方面的能力严重受损,对于研究肠道损伤的修复过程十分重要。

2)转基因模型:目前众多 IBD 相关转基因动物模型的出现进一步表明 IBD 是一种多基因导致的疾病,但目前仍未发现任一与 IBD 独立相关的基因。用基因修饰小鼠所诱导的 IBD 模型对于 IBD 的免疫机制、药物治疗等的研究提供了极大的便利,基因工程的动物模型还可用于研究机体的免疫系统对肠道菌群的调节障碍。虽然动物模型的靶基因突变与人类的 IBD 不一定相同,但其表现却与人类 IBD 极为相似,因此可为研究 IBD 发病的精确机制提供线索。该类模型构建困难、成本高,基因修饰的技术要求高,喂养及繁殖条件严格,一般实验室难以采用,目前国内应用相

对较少,在实际应用中受到一定限制。

（3）自发性动物模型：自然界中,某些动物能在其生活过程中自发出现与人类IBD相似的结肠炎,这些模型症状和组织病理学表现类似于人类,如棉顶绒猴（cotton-top tamarin）是一种濒危动物,可发生类似UC的结肠炎,肠炎特征性地始于一岁半或两岁时,除出现黏液血便和癌变趋势外,该模型最大的特点是癌变前呈现出类似人UC的复发-缓解-复发的病情变化,适用于研究UC的病因（尤其是遗传学和免疫学方面）、组织学改变和疾病活动度,是研究UC相关性结肠癌的理想模型。C3H/HeJBir小鼠可自发性出现类似UC的结肠炎,一般在出生后2~4周出现肠炎,8周后恢复正常。SAMP1（senescence accelerated mouse P1）/Yit小鼠可自发性发生与CD相似的末端回肠炎等。

2. IBD动物造模方法的比较与选择 目前IBD动物模型的选择尚无固定模式和标准,研究者首先应明确自己的研究目的,然后在充分了解每种IBD动物模型的诱导因素、病理特点和可能的产生机制等情况后,结合自身条件（财力、物力等）进行选择。上述模型各有优缺点,不能相互取代,化学法诱导的IBD动物模型因其构建简单、重复性好,在实际研究中应用较为广泛。但其最大不足就是病变主要为急性炎症性反应,一般不具备人类IBD病程中缓解和复发交替出现的特征,因此主要应用于IBD药物的研发。基因修饰动物模型不仅很好地描述了单个基因在疾病的病理生理中的作用,也为进一步深入了解特定基因在机体内的功能研究提供了很好的研究方法和模型。自发性动物模型理论上是研究人类IBD较为理想的实验性模型,但这些自发性动物模型由于动物稀少、昂贵且难以进行标准化控制,目前尚难进行大规模实验及更深入研究。

（五）肝炎/脂肪肝

我国的肝炎发病率高,患者人群大,肝炎-脂肪肝-肝硬化-肝癌的逐步进展有潜在的严重后果,成为危害生命健康的最大杀手。目前肝炎主要是病毒性肝炎,而脂肪肝较常见的病因是肥胖、酒精以及糖尿病等。目前国内外已建立了多种动物模型用于肝炎/脂肪肝发病机制及防治的实验研究并取得了不少成果,现分别介绍如下。

1. 病毒性肝炎动物模型分类

1）乙型和丙型肝炎模型：①黑猩猩模型：HBV和HCV的易感宿主只局限于人以及黑猩猩等灵长类动物,要深入研究其致病机制,发展合适的HBV、HCV感染实验动物模型的重要性就不言而喻。迄今为止普遍公认黑猩猩是用于人HBV和HCV研究的主要动物模型。但是,由于黑猩猩缺乏慢性肝病的表现,使得在肝硬化和肝细胞癌发病机制的研究方面受到限制。同时,由于黑猩猩等许多非人灵长类动物属于濒危物种,数量稀少、来源困难、价格昂贵,并且受到伦理及经济上的制约,利用黑猩猩来进行的生物学及免疫学研究受到很大的限制。②树鼩模型：树鼩是一种与灵长类亲缘关系较近的哺乳动物,对多种人类病毒易感。由于树鼩体积小,来源容易,将有可能替代黑猩猩。根据动物模型建立必须具备的条件：可比性、可重复性,标准性,易获得性,发病机制的相似性等,树鼩是目前有希望成为人乙型肝炎病毒的动物模型。③鸭、旱獭模型：鸭是鸭乙型肝炎病毒（duck hepatitis B virus, DHBV）的自然宿主,DHBV核酸组成与HBV有40%~70%的同源性。由于鸭乙型肝炎病毒在基因组结构及复制方式上与人乙型肝炎病毒相似,所以鸭乙型肝炎病毒动物模型是目前应用最广的用于研究人乙型肝炎病毒感染的动物模型。旱獭肝炎病毒（woodchuck hepatitis virus, WHV）与HBV基因组DNA序列同源性约为70%,且基因组结构也相似,而且旱獭也是临床前期评估抗病毒药物效果的重要模型。鸭和旱獭两种模型为我们理解HBV的复制周期、HBV的慢性感染及HBV的致肝癌作用作出了很大的贡献。④转基因小鼠模型：转基因小鼠模型具有遗传背景清楚,繁殖周期短,是理想的免疫学研究模式生物。但是HBV和HCV不感染小鼠,通过转基因技术将完整的病毒基因或单个的病毒基因片段在小鼠肝脏特异性表达,产生HBV或HCV转基因小鼠,这一模型的应用使人们对HBV感染的致病机制,抗HBV药物的筛选,特别是免疫系统在控制病毒复制及免疫致病中的作用有了更深入的认识。转基因小鼠可以稳定地分泌病毒和抗原,但主要问题是病毒不能在细胞内进行正常的感染和体内传播。⑤人-鼠肝脏嵌合体小鼠模型:为了实现在小鼠体内直接感染肝炎病毒,研究者发展出了人-鼠肝脏嵌合体小鼠模型。在严重联合免疫缺陷型(severe combined immunodeficiency, SCID)小鼠中,引入白蛋白启动子控制的尿激酶型纤溶酶原激活基因(urokinase-type plasminogen-activator gene, uPA)的表达,其肝脏特异表达的uPA将造成持续性的小鼠肝损伤,使小鼠肝细胞坏死,如Alb-uPA-SCID或Alb-uPA-RAG2$^{-/-}$小鼠,再将人的肝脏细胞移植到这些小鼠体内,人的肝细胞最高可以达到小鼠肝细胞的50%。人-鼠肝脏嵌合体小鼠模型可用于研究乙肝病毒感染过程和抗病毒治疗,以及肝癌发病机制的研究。但这个模型动物死亡率较高,纯合子动物的饲养非常难,因为是免疫抑制模型,所以不适合于免疫发病机制和疫苗的研究。

2)丁型肝炎模型:HDV是一种有缺陷的RNA病毒,它的复制需要HBV的帮助。从理论上推测,凡能够提供HDV所需帮助功能的动物,都可能成为HDV的宿主。近些年来,已分别在黑猩猩、旱獭和鸭中建立了HDV实验感染的动物模型。

2. 肝炎动物造模方法的比较与选择 实验动物模型是研究病毒性肝炎病理学、免疫学、药物和疫苗研发中的重要手段。由于与人类的高度相似性,黑猩猩作为动物模型具有无与伦比的优势,但出于价格、道德伦理等方面的考虑,其使用正受到越来越多的限制。在其他动物模型中,小鼠模型应用最广泛,发展最快。尽管目前一些转基因小鼠已经可以支持肝炎病毒的侵入,但在复制和病毒组装分泌上还有缺陷,仍有待发现更多的在这两个环节起关键作用的人源宿主因子。虽然尚无一个单独的动物模型可准确地复制出所有HBV感染的全部特征,但目前开发的各种人乙型肝炎病毒动物模型仍然为人乙型肝炎病毒的生物学、致病机制和抗病毒药物筛选及抗病毒治疗研究提供了有力的工具。各种动物模型间差异彼此可以弥补,对于HBV感染的每一个主要方面都可以找到相应动物模型。

(六)肝纤维化/肝硬化

肝纤维化是指肝脏纤维结缔组织的过度沉积,长时间的纤维化后可形成肝硬化。肝纤维化动物模型的建立,是开展肝纤维化及肝硬化基础研究及实验治疗研究的重要手段,既可以深入研究其发病机制,又可以为临床筛选防治药物。本部分针对常用肝纤维化/肝硬化动物模型的研究及其评价进行介绍。

1. 肝纤维化/肝硬化动物模型分类

(1)化学药物或毒物所致的肝纤维化模型

1)四氯化碳(carbon tetrachloride, CCl$_4$)诱发肝纤维化动物模型:是经典的肝纤维化模型,重复使用低浓度的CCl$_4$使得模型动物的肝脏受到损害-修复-损害的循环破坏作用,最终可导致肝纤维化和肝硬化的形成。目前CCl$_4$诱导肝硬化的主要途径包括皮下注射、腹腔注射和口服灌胃等。CCl$_4$诱导肝硬化常用于模拟暴发性肝功能衰竭、肝细胞脂肪样病变所致的肝硬化。此模型还适用于体内研究肝纤维化发生的细胞及分子机制,血清学标志物与组织病理的相关性及抗纤维化药物的筛选。

2)D-氨基半乳糖(D-galactosamine, D-Galn)实验性肝纤维化动物模型:D-Galn诱发动物肝损伤在形态学和功能上被认为与人急性肝炎相似。其优点是配液简单、方便,不造成环境污染,除可用于观察肝纤维化病理外,还可用于肝纤维化可逆性研究,也适用于门脉性肝硬化的研究,缺点是该模型耗时较长、药品昂贵、易诱发肝衰死亡等,对大型动物尝试不多。

3)二甲基亚硝胺(dimethylnitrosamine, DMN)诱发肝纤维化动物模型:早期门脉压增高是DMN法造模的一个重要特征。形成的纤维化相对稳定不易吸收,造模效果明显,造模周期短。缺点是该药较贵,易致癌、致畸、致突变,不容易掌握剂量,实验操作过程中应注意加强个人防护。该方法适用于肝纤维化病理机制,血清标志物评价及药物治疗的研究,也可用于肝硬化门脉高压机制和肝硬化向肝癌转化机制的研究。

4)硫化乙酰胺(thioacetamide, TAA)诱发肝纤维化模型:其原理是TAA入肝后延长肝细胞有丝分裂过程,并阻碍RNA从胞核到胞质的转移,进而影响代谢,最终形成肝细胞坏死,肝实质的破坏引起间质内结缔组织的生成增多,从而引起纤维组织在局部的沉积,其形成的动物模型在血流动力学、形态学及功能上的改变均与人肝硬化相似。较多用于新药研发,并可用于影像学研究。

（2）酒精性肝纤维化模型:肝脏是酒精在机体内代谢的主要场所,通常慢性酒精中毒可引起肝脏的不同程度的损伤,目前国际上公认的酒精性肝损伤模型主要有两种,即 Tsukamoto-French 模型和 Lieber-DeCarli 模型。给予实验动物酒精灌胃或持续灌注可造成酒精性肝纤维化模型,该模型成功率高,方法简便,价格低廉,模型稳定,可控制乙醇和营养物的摄入量,符合进行性酒精性肝损伤的病变特点,缺点是形成肝纤维化所需周期比较长,不能形成肝硬化。Lieber-DeCarli 模型是让实验动物自主饮用含酒精的液体饲料,同样可以复制出酒精性肝损伤的各阶段病理改变。

（3）非酒精性脂肪性肝纤维化模型:其在非酒精性脂肪性肝炎的基础上产生,与酒精性肝纤维化类似,依据其所处的不同时期可作非酒精性脂肪肝及肝纤维化的研究。方法与前述非酒精性脂肪性肝病（non-alcoholic fatty liver disease, NAFLD）类似,在此不作赘述。

（4）胆汁淤积性肝纤维化模型:通过结扎胆管或注入硬化剂等方法人为造成肝外胆道梗阻,从而引起梗阻部位以上胆管扩张,胆汁淤积,胆道内压力增高,最终形成肝纤维化。该模型有明显内脏血流动力学异常及门 - 腔侧支循环形成,其血流动力学紊乱、肝功能异常和肝脏病理改变情况与人结节性肝硬化基本一致,是进行门静脉高压症血流动力学研究较理想的模型。缺点是致死率高、结扎后大鼠性情暴躁、厌水厌食,不宜复制长期模型,且要求实验者熟练掌握解剖学及外科学知识。

（5）病毒性肝纤维化模型:由于人乙肝病毒只能感染人和少数灵长类动物,所以长期以来,缺乏实际可用的动物模型,严重地阻碍了对乙型肝炎病毒分子生物学及所致疾病防治的研究。由鸭 DHBV 复制的肝纤维化模型的优点是与人类肝炎病毒引起的肝纤维化接近,缺点是造模周期长。树鼩人乙型肝炎模型和 HBV 转基因小鼠模型的建立是一个突破,树鼩感染人 HBV 以后,呈慢性肝炎及轻度纤维组织增生;将 HBV DNA 的或其

部分片段显微注射至小鼠受精卵原核中,研制出的 HBV 转基因小鼠可用以研究 HBV 的致病机制及 HBV 致肝纤维化、肝硬化和肝细胞癌的发生机制。随着研究的深入,有望建立更为理想的类似人类肝纤维化的模型。

（6）血吸虫虫卵所致肝纤维模型:建立血吸虫感染动物肝纤维化模型,对我国血吸虫病肝纤维化防治研究具有重要现实意义和应用价值。该模型门静脉系统血流动力学改变明显,故亦用于门静脉高压症研究。此模型病变特殊,对研究血吸虫病性肝硬化门静脉高压症发病机制、病情转归、外科术式改良以及药物筛选都有价值。此模型缺点是实验过程中有可能感染实验者及对环境造成污染。

（7）转基因 / 基因敲除动物模型:小鼠转基因模型为我们提供了一个确定的方式研究肝纤维化的发生机制,用到的基因包括 TGF-β1、磷酸烯醇丙酮酸羧激酶（PEPCK）、血小板衍生生长因子（PDGF）和 TIMP-1。例如 TGF-β 是肝纤维化形成过程中最重要的细胞因子之一,在该模型中,肝细胞中可选择性表达 TGF-β,对于研究 TGF-β 在肝纤维化中的作用提供了极好的途径。

2. 肝纤维化 / 肝硬化动物造模方法的比较与选择 根据不同的实验目的和需要来选择最适合的肝纤维化动物模型,但是理想的肝纤维化动物模型应具有与人肝纤维形态学、血液动力学及生化方面相似的特点,同时具有造模方法简单,成功率较高,低死亡率,重现性好的优点。直到目前还未有与人肝纤维化 / 肝硬化完全相似的模型出现,其原因可能与肝纤维化病因多样性、发生发展、动物和人种属间差异等有关。

（七）急性胰腺炎动物模型

急性胰腺炎（acute pancreatitis, AP）是临床常见的消化系统急症之一,其发病机制尚未完全阐明,到目前为止 AP 无理想的防治方案,因此复制 AP 动物模型将有助于进一步研究其发病机制,并可结合实验性治疗探索临床治疗的新途径。AP 模型的建立能够在众多物种中实现,兔、猫、犬、猪,甚至斑马鱼均可用来构建 AP 模型。然而,出于标准化及价格的考虑,大多数研究者倾向于选择大鼠或小鼠进行 AP 模型的构建。以下主要介绍大鼠及小鼠 AP 模型的建立。

1. 急性胰腺炎动物模型的建立方法

（1）雨蛙素（caerulein，CAE）注射法：雨蛙素注射法诱导 AP 属于促分泌素诱导法的一种。这一模型最早由 Lample 和 Kern 在 1977 年提出，这种方法的核心在于，雨蛙素促使胰液大量分泌，从而导致胰液分泌不畅，胰管内部压力升高以及胆汁反流进而引发 AP。由于与人类 AP 早期病理反应的高度相似性，雨蛙素 AP 模型成为目前应用最广的 AP 模型。通过调整剂量、给药途径、给药次数，可诱导出不同严重程度的 AP。对大鼠及小鼠而言，采用此种方法构建的 AP 病情轻重不同，小鼠更多地表现出急性坏死性胰腺炎而大鼠多出现急性水肿性胰腺炎。该模型建模方法简单，易于操作，容易控制胰腺炎的程度，利于 AP 早期发病机制的研究，缺点是价格昂贵，且对于大鼠或更大的动物雨蛙素仅能诱导出轻型水肿型 AP，不宜做急性坏死性胰腺炎模型。

（2）逆行性胰胆管注射法：该方法的原理是模仿胆汁反流，是目前公认的急性坏死性胰腺炎的经典模型。主要通过注射胆汁酸的两种成分，即甘氨脱氧胆酸和牛磺胆酸钠诱发 AP，其中以牛磺胆酸钠最为常用。此方法诱导的重症急性胰腺炎模型稳定，能很好地模拟急性坏死性胰腺炎的临床特点，通过改变注射药物即可对不同病因进行研究。该模型的严重度和可重复性很大程度上取决于灌注物、灌注压、灌注量和时间，而且灌注物的浓度也影响所诱导急性坏死性胰腺炎的严重度。该方法动物死亡率高、存活期短、不利于对在体组织的观察（如对胰腺微循环的观察），操作费时、易造成胆瘘以及难以观察药物治疗效应均为该模型不可避免的缺陷。

（3）结扎法：胆汁反流入胰腺导管是诱发 AP 的因素，结扎法即是模仿胆道结石梗阻时胆汁反流所致的 AP 模型。其机制是使十二指肠腔内压力增高，促使胆汁反流入胰管破坏胰管上皮的黏膜屏障，导致胰腺组织的自我消化。此法还可与雨蛙素等促分泌素联合应用，进一步强化胆汁反流的效果。该方法是一种较为贴近临床的模型，尤其适合胆源性 AP 的研究。在去除梗阻后的 24 小时内，该方法诱发的 AP 多可恢复，从而为研究 AP 患者的康复过程提供了较好的研究工具。

（4）食物诱导法：胆碱缺失的乙硫氨酸饲料是食物诱导 AP 的经典方法，该方法于 1975 年提出，一般选择年幼的雌鼠构建这种模型，其简要步骤是给大鼠喂食不含胆碱的乙硫氨酸饲料。与其他方法相比，食物诱导法的侵袭性最低，从而避免了外源性刺激导致休克的可能，建模方法简单，可同时大批构建。然而，该模型存在一些无法回避的缺陷，例如该法在损伤胰腺的同时也造成肝脏及脑组织的损伤，这一非特异的损伤制约了这种模型在 AP 诱导多器官功能障碍中的应用；加上其应用只限用于小动物，因此不易用于评估新诊断方法和手术技术的价值；受到动物体积的限制，这种模型在研究侵袭性治疗方面受到较大的制约。

（5）腹腔内注射大剂量 L-精氨酸（L-Arg）法：该模型诱导 AP 的机制推测是通过过量的 L-Arg 使腺细胞内的氨基酸失衡，减少了蛋白酶的合成，导致酶原被过度激活。该法操作简单，对机体损伤少，避免了手术引起的对内环境的破坏、感染机会增加、动物易死于非实验因素等不良因素的缺陷。该法所致胰腺炎在形态、生化改变、时间进程上与人体胰腺炎相似，克服了逆行注射法引起的胰腺病变不均匀，与雨蛙素诱导法相比大大节约了实验成本。该法诱导的 AP 与人类 AP 的病程及组织学改变相似，损伤病变程度在不同的胰腺部位比较一致，而且对 AP 的诱导呈现良好的剂量和时间依赖性，对于研究胰腺炎发生和发展过程的分子机制有帮助。然而，这种模型最大的缺陷在于与临床工作中 AP 的发生机制相去甚远，因此严重制约了其应用价值。

（6）胰腺被膜下注射法：在胰腺被膜下均匀注射 5% 牛磺胆酸钠构建大鼠 AP 的动物模型，注射 30 分钟后即可检测到血清淀粉酶明显升高，胰腺明显水肿并出现腹水。此方法简单，易于操作，省时省力，可较为快速大批地建立 AP 动物模型，可用于研究 AP 病因学、发病机制及评价药物治疗效果。同时，它克服了雨蛙素和结扎法诱导产生的胰腺炎病变程度较轻，逆行胆胰管注射法病程发展快、死亡率高等不足，是大鼠 AP 比较理想的模型。该法的缺点是操作过程中容易损伤其他脏器，损伤被膜下血管导致出血，造成干扰因素，注射药物时易致浪费，难以确保同批动物模型的严重程度在同一水平。此法与急性坏死性胰腺炎发病机制差异明显,不利于发病机制的研究,多用于急性坏死性胰腺炎治疗方面的研究。

（7）胰胆管末端电针刺激法:其机制可能是由于电针刺激胰胆管末端,诱发包绕在其周围的平滑肌剧烈收缩及舒张,这与临床上胆石刺激Oddi括约肌的剧烈收缩和舒张很相似,可使胆总管内压力升高而导致胆汁或肠胰液逆流入胰管。该模型的病理生理更符合于临床急性胆源性胰腺炎的发生过程,对胆源性胰腺炎有较好的模拟作用,适合于胆源性胰腺发病机制和病理生理学改变方面的研究。该法不受动物种类限制,有较好的应用前景。

2. 急性胰腺炎动物造模方法的比较与选择
急性胰腺炎动物模型的设计主要是人为造成胰酶激活,产生胰腺自身消化。实验造模动物的选择非常重要,犬是制作 AP 动物模型的首选动物,因为犬的消化系统发达,与人有相同的消化过程,故特别适合于消化系统的研究,而且犬胰腺与人相似,诱发 AP 后能较好地观察疾病的全过程。大鼠胰腺组织薄而分叶,易于观察病变的发展;胰胆管清晰可见、行走简单,便于操作,缺点是耐受能力较差,故不适宜于 AP 治疗学的研究。因急性坏死性胰腺炎并发症多,至今尚未找到一种能全面解释 AP 发病机制的模型,继续探索仍是今后的科研焦点。每一种模型均只能在一定程度上反映 AP 某一病理生理学方面的改变情况,各种模型都有其特点,有些适于 AP 病因的研究,有些模型适用于发病机制的研究,有的适用于研究细胞因子和凋亡。鉴于各种模型能在不同侧面模拟人类急性胰腺炎病变过程,但操作及控制各异,可根据不同的实验目的选择合适、操作简单、重复性好的建模方案进行研究。联合构建 AP 模型重复性好、稳定性高,可以弥补不同模型方法的缺点,使动物模型在病理形态、生化改变及时间进程方面都与人类的急性胰腺炎相似。

（八）胆管炎
急性重症胆管炎(acute cholangitis of severe type, ACST)又称急性梗阻性化脓性胆管炎,是肝胆外科常见的急腹症。动物胆管炎模型是研究胆管炎的防治和药物筛选的一个重要工具。目前,在有关的实验研究中,多采用以下方法构建胆管炎动物模型:通过适度结扎或封堵造成胆总管梗阻及胆汁淤积,同时向胆管内注入一定量的大肠杆菌。经由多年实践检验证明,模型构建方法可靠,病理结构改变明显。

（九）胆石症
依据人类胆石形成的主要诱发因素,如胆汁理化状态的改变、胆汁淤积、胆道感染、胆道异物、代谢因素等,采用单一或复合因素造模。

1. 食饵性胆色素结石模型胆囊结石 给动物喂食低蛋白饲料造成肝脏及胆汁中 β- 葡萄糖醛酸酶活性增高,促使结合胆红素水解为游离胆红素,与钙离子结合形成不溶于水的胆红素钙盐,形成结石。饲料配方中的胆酸和胆固醇是形成结石的关键。该模型适用于饮食与结石生成关系及代谢和防治等研究。但是食饵法诱发时,因其食饵成分与人类饮食成分有差别,如某些食饵含有数倍于人类饮食的胆固醇含量,有些需要添加异常成分,如胆酸、双氢固醇等。

2. 感染性胆色素结石模型 感染性胆色素结石的发病与胆道感染及胆汁淤积有明显关系。感染是生石的首要因素,淤积是生石的必要条件。用一定量大肠埃希菌注入胆总管引起感染时,大肠埃希菌产生 β- 葡萄糖醛酸酶,可使水溶性胆红素水解为游离胆红素,后者与钙结合形成不溶性胆红素钙,在黏液物质的凝聚下形成胆色素结石而析出,加之胆总管被结扎,胆道阻塞,导致细菌繁殖加快并促使感染加重,可加速胆色素结石的形成。此模型除用于防治研究外,还可用以进行有关胆系感染时功能代谢变化的分析与观察研究。

3. 异物植入性胆色素结石模型 将人的同类型结石或蛔虫碎片或其他异物(线结/橡皮等)直接植入兔或犬的胆囊内,2~3 个月后可诱发大量胆色素结石。脱落的胆道上皮细胞、细菌残体、蛔虫碎片、蛔虫卵等均可作为结石的核心,使之不断增大。此模型可用以进行药物或其治疗措施的防石、溶石等研究。

4. 狭窄成石法 包括胆囊、胆总管结扎法。这种结石质软、色深,有的属于纯胆色素结石,但多数为含胆色素与胆固醇的混合结石。此实验模型可用以进行胆色素混合结石的发病学与防治研究。

5. 切除迷走神经法 此模型可用以探讨药

物治疗措施,或对胆石形成和胆道功能的影响及其机制的研究。

(十)腹泻动物模型

1. 药物引起的动物腹泻模型 药物诱发的动物腹泻模型主要使用容积性泻药、刺激性泻药或润滑性泻药,如利用硫酸镁、蓖麻油、番泻叶、高渗性甘露醇、液体石蜡等喂服动物(小鼠、大鼠、猫、犬等)诱导腹泻。其中番泻叶是全世界应用最广泛的导泻剂。

2. 细菌性腹泻模型 有关动物细菌性腹泻模型的报道较少,主要是大肠埃希菌诱导动物腹泻模型,此模型旨在观察抗菌药物对肠道致病菌的杀灭作用。

3. 肠道菌群失调动物腹泻模型 使用氨苄西林喂服动物后扰乱了动物肠道正常菌群,再使用福氏痢疾杆菌和鼠伤寒沙门菌协同攻击,可构成小鼠肠道菌群失调动物腹泻模型,可用于研究微生态制剂的保护作用。

(十一)便秘模型

1. 禁水便秘模型 该模型的优点是简单易行,成功率高;缺点是会出现粪便全无的现象,由于长时间缺水,影响动物正常生理活动。该模型适用于功能性便秘的发生机制和通便药物的治疗作用研究。

2. 药物型便秘模型

(1)复方地芬诺酯所致便秘模型:地芬诺酯是哌替啶的衍生物,能加强肠张力,抑制肠蠕动,增加肠节段性收缩,使肠内容物通过延迟,从而使肠内水分吸收增加而使粪便干结。采用一次给药造模,不影响动物的正常生理功能,该模型极易操作,与临床便秘相似,因此常用于治疗便秘药物的评价。

(2)阿米替林所致便秘模型:可用于评价泻药的抗便秘作用。

(3)吗啡所致便秘模型:该模型与临床慢传输型便秘(STC)的病理特征相似,适合研究与阿片受体相关的STC的发生机制。

(4)其他:包括洛哌丁胺法、复方地芬诺酯法、硫糖铝法、碱式碳酸铋法等。

(5)低纤维饮食便秘模型:用低纤维饲料连续饲喂大鼠5周,结果模型组的粪便质量、粪便含水量相对于正常饮食组显著降低,可造成大鼠便

秘模型。此模型造模方法简单,易于操作,可用于与结肠功能失调相关的致便秘机制研究。

(6)出口梗阻性便秘动物模型:采用直肠部分缩窄法造模,造模后大鼠无排便,直肠结扎线以上密集地存积坚硬的粪便,肠管明显扩张充血,与临床出口梗阻性便秘患者的某些症状相似。

综上所述,动物腹泻模型的病理特征反映临床疾病的特点,使得我们可以对腹泻的病因、发病机制及治疗手段从不同的角度进行研究。每一便秘模型均在不同程度上模拟了临床便秘的某些特征表现,但各模型都普遍存在着造模因素单一,自然恢复快,缺乏判断模型成功的"金标准"等问题。

(十二)肠梗阻动物模型

实验模型常选用犬。在单纯结扎肠管24小时后,即可见梗阻以上肠段明显扩张,也可采取结扎肠系膜血管、人工造成肠套或肠扭转等方法复制。

(十三)腹膜炎

目前诱导动物细菌性腹膜炎的方法主要包括向腹腔内注射粪便混合物,手术损伤盲肠和向腹腔内注射纯培养的菌液等。由于前两种模型难以定量地控制腹膜炎的程度,而且诱发感染的细菌种类与引发的病变均较复杂,在研究中难以保持实验条件的齐同性、重复性与可比性,因而通常选用向腹腔内注射纯培养的菌液的方法。细菌性腹膜炎是以用生理盐水稀释肉汤培养的大肠杆菌液,制成细菌悬液,给豚鼠等动物腹腔注射即可以规律性地引起严重的腹膜炎,动物大都在24~48小时内死亡。若菌量小,毒力低,有时就不易造成实验性腹膜炎,用大鼠和小鼠做实验时尤其如此。本模型为评定药物疗效、探讨其作用原理等研究较为理想的动物模型。

四、神经系统疾病动物模型

神经系统的结构、功能尤其复杂,许多神经系统疾病的病因和发病机制至今尚不清楚,因此,利用动物模型探究疾病的发生、发展过程,是研究神经系统疾病极其重要的手段。

(一)脑缺血再灌注动物模型

脑血管病是目前人类三大致死性疾病之一,更是首位的致残原因。脑血管病分为缺血性和出

血性脑血管病两种类型,而缺血性脑血管病更为常见。缺血性脑血管病的损害中,缺血后的再灌注损伤危害最大,用于研究脑缺血再灌注损伤的动物模型有多种,根据缺血的部位不同可分为全脑缺血再灌注模型和局灶性脑缺血再灌注模型两大类型,分别以改良的 Pulsinelli 四血管法全脑缺血再灌注模型和线栓法局灶性脑缺血再灌注模型最为经典。

1. Pulsinelli 四血管法全脑缺血再灌注模型

(1)实验原理:大鼠脑的血液供应来自左、右颈总动脉分出的颈内动脉和两侧椎动脉,如果将大脑供血的四条动脉全部阻断,可导致全脑性缺血。缺血一定时间后,重新恢复血液灌注就会造成再灌注损伤。

(2)实验方法:将大鼠麻醉后仰卧位固定,从颈正中切口,分离双侧颈总动脉,套线备用。然后在枕部正中切口,分离暴露第一颈椎横突翼,并找到左右横突孔(椎动脉在入脑前从此孔下通过),用灼热电烙铁尖头直接插入横突孔烫闭双侧椎动脉,造成永久性闭塞。24 小时后,清醒状况下用动脉夹夹闭双侧颈总动脉,此时大鼠脑内血供被阻断,造成脑缺血。根据实验需求可阻断血流 10~60 分钟,然后松开动脉夹恢复血液灌注。对照组在第一天的处理与模型组一样,但第二天无须夹闭双侧颈总动脉。

(3)评价指标

1)当颈总动脉的血流阻断之后,动物会出现角弓反张并进入深度昏迷状态,再灌注后会慢慢恢复。

2)夹闭颈总动脉后,如果脑缺血较为完全,脑电图在 5 分钟内即出现严重抑制或变平。

3)经尼氏染色后在光镜下观察,缺血再灌注 3 天后,实验大鼠的海马 CA1 区的神经元会出现大量死亡。

4)Morris 水迷宫实验,实验大鼠的空间学习记忆能力比对照组大鼠显著降低。

(4)优缺点:优点是缺血完全,病理变化确实可靠,具有较强的可复制性,检验缺血是否成功的指标明确;缺点是操作复杂,创伤较大。

2. 线栓法局灶性脑缺血再灌注模型

(1)实验原理:从颈外动脉插入尼龙拴线,经颈内动脉将拴线头端推至大脑中动脉开口处,造成大脑中动脉阻塞(middle cerebral artery occlusion, MCAO),从而使该侧供血区出现局部缺血。将线栓抽出后,恢复血流,可达到再灌注的目的,即短暂性局灶性脑缺血再灌注模型,如不抽线则为永久性局灶性脑缺血模型。

(2)实验方法:以大鼠为例,麻醉后从颈部正中切口,暴露一侧的颈总动脉、颈外动脉、颈内动脉。分离并电凝颈外动脉的甲状腺上动脉和枕动脉分支,动脉夹夹闭颈总动脉和颈内动脉,结扎颈外动脉远端,并在其靠远端处剪一小切口,将尼龙线头端插入约(18.5 ± 0.5)mm,遇有轻微阻力即停止,此时尼龙线头端已堵塞大脑中动脉的开口,然后结扎颈外动脉近端。缺血后(时间根据实验要求而定)拔出尼龙线至有阻力感,说明尼龙线线头部已离开颈内动脉而位于颈外动脉内,将体外部分的线剪断,完成缺血再灌注动物模型的制备。术中及动物苏醒前用 100W 灯泡照射保持肛温 36~37℃;手术时间超过 30 分钟、术中发生呼吸困难、出血量过多,术后 2 小时仍不苏醒的动物弃用;术后注意保持温度和湿度,加强营养。

(3)评价指标

1)动物苏醒后,手术侧出现 Horner 征,提尾时手术对侧前肢屈曲或爬行时向手术对侧旋转者入选。

2)神经功能评分:于术后 24 小时采用 Bederson 评分进行神经功能评定,评分≥2 分,表明大脑中动脉阻塞成功。

3)氯化 -2, 3, 5- 三苯基四氮唑(2, 3, 5-triphenyltetrazolium chloride, TTC)染色:正常脑组织将被染成红色,而缺血区无此反应呈白色。

(4)优缺点:优点是不需要特殊设备、无需开颅、创伤小,脑缺血损伤程度较稳定,术后动物存活期较长,栓塞机制与临床脑血栓的机制较为接近。缺点是因动物品系、体重、尼龙线粗细及头端大小、插入深度不同等影响因素较多,致使不同实验室制作的模型在成功率、梗死体积、蛛网膜下腔出血的发生率、动物早期死亡率等方面重复性不佳。

(二)阿尔茨海默病动物模型

阿尔茨海默病(Alzheimer's disease, AD)是中枢神经退行性疾病中最常见的一种,多发于老年人,发病率随年龄的增加而增加。目前复制

AD 的动物模型有多种,如通过导入外源性淀粉样蛋白前体(amyloid precursor protein, APP)等基因的转基因动物模型、通过切断海马伞或脑内注射鹅膏蕈氨酸(ibotenic acid, IBA)而造成的前脑胆碱能系统损害模型、铝中毒诱导痴呆模型、自然衰老认知障碍模型、脑内注射神经毒性 β 淀粉样蛋白(amyloid β-protein, Aβ)模型等,但这些模型仅能模拟 AD 的症状或病理改变的某些方面。

1. 脑内注射 IBA 模型

(1)实验原理:IBA 是一种谷氨酸受体激动剂,具有强烈的神经兴奋性毒性损伤作用,通过与神经元胞体或树突上的 NMDA 受体相结合导致神经元死亡。本模型中,将微量 IBA 注入大鼠基底前脑胆碱能神经元所在的无名质区(相当于人脑的 Meynert 基底核),选择性地破坏该部位的胆碱能神经元,从而造成模型大鼠的学习和记忆障碍。

(2)实验方法:大鼠麻醉后,参照大鼠脑立体定位图谱,找到脑基底 Meynert 核的定位坐标。标记后用牙科钻钻开颅骨,用微量注射器取 IBA 1μl(120nmol/L)垂直缓慢注入 Meynert 核(2~3 分钟),留针 5 分钟以防扩散,封闭颅骨。动物存活一周后以同样坐标行对侧损毁。

(3)评价指标

1)Morris 水迷宫以及 Y 迷宫检测,模型大鼠的学习获得能力以及记忆巩固能力出现障碍。

2)由于双侧无名质区被 IBA 破坏,模型大鼠的胆碱能神经元显著减少,其额叶皮层和海马的胆碱乙酰转移酶亦出现显著下降。

(4)优缺点:优点是本模型通过化学的方式损伤基底前 - 海马胆碱能投射,从而模拟 AD 的前脑胆碱能系统的损害,这类模型主要用于研究前脑胆碱能系统 AD 的记忆减退、认知障碍以及拟胆碱能药物治疗等研究。缺点是本模型不能引起模型大鼠脑内老年斑以及神经原纤维缠结的组织病理学改变。

2. 脑内注射 Aβ 模型

(1)实验原理:Aβ 是 AD 患者老年斑的主要组成成分,具有神经毒性。向大鼠脑室或海马注射 β 淀粉样蛋白,可使其学习记忆能力下降,注射脑区神经元死亡。

(2)实验方法:大鼠麻醉后,参照大鼠脑立体定位图谱,找到海马的定位坐标。标记后用牙科钻钻开颅骨,用微量注射器垂直进针,将孵育好的 Aβ1-42 1μl(10μg)缓慢注入海马区(2~3 分钟),留针 5 分钟。术后第 8 天开始进行行为学测试,然后检查病理改变。

(3)评价指标

1)穿梭实验:模型大鼠的主动回避潜伏期缩短,主动回避次数减少,被动回避次数增加。

2)Morris 水迷宫以及 Y 迷宫检测,模型大鼠的学习获得能力以及记忆巩固能力障碍。

3)脑组织病理学检查,模型大鼠海马区的胶质细胞反应性增生,神经元凋亡增加。

(4)优缺点:优点是本模型比广义痴呆模型更接近人类 AD 的病理表现,比转基因模型具有更好的定位性。可用于 AD 的发病机制研究以及防治药物筛选。缺点是本模型无法研究 Aβ 本身形成的病理过程;此外,在导入 Aβ 的同时,注射本身对脑组织形成穿透性损伤,且容易局部聚集。

3. 转基因动物模型 是近年 AD 实验研究的重要内容,目前,AD 转基因小鼠模型主要包括 APP、tau、载脂蛋白 E(ApoE)、早老素(presenilin, PS)等。为了更全面地复制出 AD 病理变化多样性或针对某一病理变化,研究者常把 2 种或 3 种转基因鼠杂交形成双转基因鼠(如:APP/PS1 双转基因小鼠)或三转基因鼠(如:AβPP/PS/tau 三转基因小鼠),有的甚至更多,从而达到复制 AD 样病理特征的实验目的。

(1)实验原理:利用分子遗传学和胚胎学技术理论,将人类与 AD 相关的基因整合入小鼠的基因组中,如 *APP*、*tau*、*ApoE*、*PS-1*、*PS-2* 等,使其在染色体基因组中稳定整合、表达,并遗传给后代,后代动物过多地表达该基因或其突变基因产物之后,将较早地引起 AD 相关的病理学改变或临床症状。

(2)实验方法:引物设计,靶基因制备,重组靶基因显微注射小鼠受精卵,转基因桑胚植入假孕受体,转基因小鼠的组织检测。

(3)评价指标

1)Morris 水迷宫以及 Y 迷宫检测,转基因小鼠的学习获得能力以及记忆巩固能力障碍。

2)脑组织病理学检查:根据所转基因的不同,检测指标存在部分差异,常见的检测指标为细胞外 Aβ 沉淀、老年斑块面积、突触丢失以及神经胶质细胞的增生情况。

（4）优缺点：优点是转基因动物模型的最大优点是模拟了 AD 的病理学特征，包括细胞外 Aβ 沉淀、老年斑块、突触丢失以及神经胶质细胞的增生情况，为 AD 的发病机制研究和筛选新的治疗药物提供了有效的模型系统。缺点是转基因动物模型存在繁殖能力低、抗病能力差等不足。

（三）帕金森病动物模型

帕金森病（Parkinson's disease，PD）是由于锥体外系统功能紊乱而引起的中枢神经退行性疾病，目前国际通用且国内应用较多的动物模型主要为以下两种：①向黑质或内侧前脑束注射 6-羟基多巴胺（6-hydroxydopamine，6-OH DA）；②管饲或立体定位注射 1-甲基-4-苯基-1，2，3，6-四氢吡啶（1-methyl-4-phenyl-1，2，3，6-four hydrogen pyridine，MPTP）。

1. 6-OH DA 大鼠模型

（1）实验原理：6-OH DA 是多巴胺神经递质的羟基化衍生物，对儿茶酚胺能神经元及其末梢具有选择性损伤作用，使黑质的 DA 合成以及向纹状体投射通路受到破坏，导致儿茶酚胺类递质和乙酰胆碱递质失衡，从而产生偏侧旋转等一系列类似于人类 PD 症状和病理的特征性变化。

（2）实验方法：大鼠麻醉后，参照大鼠脑立体定位图谱，分别选取左侧黑质致密部和中脑腹侧被盖区为注射点。标记后用牙科钻钻开颅骨，每个注射点以微量注射器垂直缓慢注入 6-OH DA 5μl（10μg），留针 10 分钟。术后连续腹腔注射青霉素一周以防止感染。

（3）评价指标

1）旋转行为测试：模型大鼠自术后 2 周开始，在自动旋转仪上测试由阿扑吗啡腹腔注射（0.05mg/kg）诱发的旋转行为。每周 1 次，连续测试 6 周。若大鼠恒定转向右侧，且旋转速度 > 300r/min，则视为成功的 PD 大鼠模型。

2）酪氨酸羟化酶（tyrosine hydroxylase，TH）免疫组化染色：造模 10 个月后，模型大鼠的对照侧中脑存在大量致密的被染成棕黑色的 TH 阳性细胞带及 TH 阳性纤维，而给药侧中脑黑质细胞包括黑质致密带和腹侧被盖区无 TH 阳性细胞存在。

（4）优缺点　优点：用化学药物损毁多巴胺能神经纤维具有高度选择性，损毁多巴胺能神经纤维所引起的行为改变具有特征性且容易进行定量测定。

缺点：本模型只是模拟了 PD 部分的临床和病理特征，没有出现细胞质路易小体（Lewy bodies，LBs）的形成；其次，该模型是一个急性模型，不是退行性病变；再次，这种模型主要见于大鼠，而大鼠基底核的功能结构与灵长类不同，得到的实验结果不能轻易地推广到人类。

2. MPTP 小鼠模型

（1）实验原理：MPTP 是一种强脂溶性化合物，易透过血-脑屏障，选择性浓集于黑质周围。MPTP 本身没有毒性，被胶质细胞摄取后，在线粒体内由单胺氧化酶 B 催化转变为有毒性的 MPP⁺，然后释放到细胞外，经多巴胺转运体进入黑质多巴胺能神经元末梢和胞体，通过抑制线粒体 ATP 的合成、产生氧自由基和引起 Ca^{2+} 内流改变等，使黑质多巴胺能神经元减少，多巴胺递质大量减少，最终出现 PD 的症状。

（2）实验方法：选择 10~12 周龄的 C57BL/6 小鼠（雄性，25~30g），按体重以 30mg/kg 腹腔注射 MPTP，每天 1 次，连续 7 天即可成模。

（3）评价指标

1）行为学观察：腹腔注射 MPTP 后，小鼠将出现躯干震颤、竖毛、尾巴过伸、动作减少及爬杆实验障碍等行为学表现，持续 30 分钟后震颤消失，但活动减少仍存在。

2）TH 免疫组化染色：模型小鼠其黑质致密带和网状带的 TH 阳性细胞明显减少，而顶盖背区的 TH 阳性细胞变化不大。

（4）优缺点：优点是本模型方法可靠、重复性好，且在神经生化、病理以及行为学方面与人类 PD 的症状具有极大的相似性；可根据研究目的，通过不同注射方式、注射剂量、给药时间、间隔时间可诱导 4 种不同基本模型。缺点是损伤轻，易恢复，不适用于细胞凋亡机制等研究；神经元是坏死而非凋亡，过程快，因此无渐进性。

（四）癫痫动物模型

癫痫（epilepsy）是一组反复发作的、暂时性中枢神经系统功能失常的慢性疾病，由部分脑区或全脑神经元异常放电所致。目前常用化学、物理方法复制实验性癫痫模型,典型的癫痫模型包括:最大电休克发作(maximal electroshock seizure, MES)模型、戊四唑(pentylenetetrazol, PTZ)模型、海人藻酸(kainic acid, KA)模型、毛果芸香碱模型、电点燃模型等。

1. MES 模型

(1)实验原理:在动物两耳或眼球放置电极,以强电流通过对脑部进行短时间刺激,使动物产生双后肢强直性惊厥。

(2)实验方法:用电休克仪或药理生理实验多用仪,导线引出交流电,将输出线上连接 2 个鳄鱼夹,分别夹于小鼠或大鼠双耳,或用稍凹圆盘状角膜电极接触双角膜(角膜用丁卡因麻醉),随机通电,即可成模。电刺激参数一般为小鼠 50mA,60Hz,80~120V(大鼠 150mA,60Hz,180V),刺激时间为 0.2~0.3 秒。

(3)评价指标:造模成功的指标是通电刺激后,动物出现典型的前肢屈曲、后肢伸直的强制性惊厥。

(4)优缺点:优点是 MES 模型是使用最多、研究最透彻的大发作模型之一;由于制备方法简单,常用于模拟人类的强直-阵挛癫痫大发作,并能用于抗强直-阵挛癫痫大发作的药物筛选。缺点是本模型对某些非离子型通道的药物容易出现假阴性,同时也不适合抗部分癫痫发作的药物筛选。

2. PTZ 模型

(1)实验原理:PTZ 是作用于脑干的中枢兴奋药,能直接兴奋呼吸中枢及血管运动中枢。由于其药代动力学特点,用 PTZ 致痫能引起动物抽搐迅速发生,短时间内达到高峰,并持续较短时间后自动停止。

(2)实验方法:50mg/kg PTZ 静脉注射可在小鼠引起阵挛性惊厥,90mg/kg 引发强直-阵挛发作;皮下给药 85mg/kg 可引起小鼠阵挛性惊厥,而大鼠使用 70mg/kg。

(3)评价指标:PTZ 可以导致癫痫发作的所有四种行为:凝视,肌震颤,阵挛,强直阵挛惊厥发作。观测 30 小时,记录发生惊厥(前肢产生阵挛性发作)的动物数。

(4)优缺点:优点是模型制备方法简单,且有比较高的筛选抗癫痫化合物的效率,故本模型

与 MES 模型均作为初次筛选癫痫药物的"金标准"。缺点是本模型不能模仿人类癫痫发生发展的整个过程,更不能模拟难治性癫痫、药物抵抗性癫痫的病理生理改变过程。

3. KA 模型

(1)实验原理:KA 是一种从海藻中提取的谷氨酸类似物,能产生很强的神经兴奋作用。它可作用于脊椎动物中枢神经系统的谷氨酸受体,可直接兴奋神经元,诱发癫痫的发生。

(2)实验方法:KA 制作大鼠癫痫模型,其给药方式有两种。一种是局部给药,包括脑室内给药(剂量为 0.4~1.5μg/kg)和脑内局部注射(海马、杏仁核、梨状叶或纹状体等)给药(剂量为 0.8~2.0μg/kg);另一种是全身给药、皮下、静脉或腹腔内注射(剂量为 4~12mg/kg)。

(3)评价指标

1)行为学表现:模型组大鼠全身或局部给药 20~30 分钟可出现凝视、点头和湿犬样抖动,持续约 30 分钟。于 0.5~20 分钟出现反复自发癫痫发作,4 小时后逐渐减弱,8 小时后完全缓解。行为观察参照 Simialowski 6 级评定法。

2)脑电图表现:具有持续状态的癫痫小鼠表现为持续性节律性棘波、棘慢波或高波幅慢波。

3)病理学研究:双侧海马均可出现神经元变性,以 CA1 和门区为主。

(4)优缺点:KA 模型具有制作简便、病性发作潜伏期短、致病率高等特点,其所产生的癫痫模型具有与人类颞叶癫痫相似的行为、脑电图与神经病理改变,也对大部分抗癫痫药物耐药,目前已被广泛应用于抗癫痫药物耐药机制及癫痫发生的分子机制研究中。

4. 毛果芸香碱模型

(1)实验原理:毛果芸香碱是乙酰胆碱的 M 受体激动剂,而乙酰胆碱是脑内主要的兴奋性神经递质之一,对脑胆碱能 M 受体的刺激可引起持续性的全身强直-阵挛发作。

(2)实验方法:正常 Wistar 大鼠腹腔注射氯化锂 125mg/kg,18~24 小时后腹腔注射毛果芸香碱 20mg/kg,达到Ⅲ~Ⅴ级发作则为进入癫持续状态(status epilepticus, SE),视为成功。若无发作或发作未达到Ⅲ~Ⅴ级,则每隔 30 分钟腹腔注射毛果芸香碱 10mg/(kg·次),最多 6 次,其间癫痫

发作 >Ⅲ级的大鼠认为成功。

（3）评价指标：毛果芸香碱导致的癫痫模型在时间上主要分为三个时期。①急性期：毛果芸香碱注射后几分钟至1小时内发生并持续约24小时的SE状态，此状态以强直阵挛全身性发作为特征。②潜伏期：在SE之后，发作得到缓和，几乎没有癫痫发作，称为潜伏期，又称沉默期，持续一至数周。③慢性癫痫期：在潜伏期之后，以反复性自发癫痫发作为特征，平均每周发作2到3次。行为上，注射毛果芸香碱后急性导致如运动障碍、共济失调、面部抽搐以及点头等现象，20分钟后导致流涎咀嚼前肢抽搐直立以及跌倒等强直阵挛发作。在1小时内发展至SE，并持续达12小时以上。

其中一般认为与相关的癫痫发作的损害都发生在潜伏期：包括苔状纤维发芽、中间神经元死亡、突触重组、胶质细胞激活和细胞凋亡。

（4）优缺点：本模型具有简单易用、重复性好的优点；此外，在发作行为脑电图、痫性放电扩散以及病理改变等方面与人类颞叶癫痫极为相似，是研究颞叶癫痫的理想模型。

5. 电点燃模型

（1）实验原理：电点燃模型是通过重复给予一个首发阈下电刺激引起部分或全面性癫痫发作的癫痫模型，具备慢性、自发性和复发性等特征。通过间歇性给予一定强度电刺激大脑特定部位（其中杏仁核最敏感）产生阵挛发作。

（2）实验方法：大鼠麻醉后，将其头部固定于立体定位仪上，用双极微电极植入一侧海马或杏仁核，同时把一地极导线植入额骨，所有电极由三孔插件引出，并用牙托粉固定颅顶，术后让动物自然恢复至少2周。当大鼠能够正常活动时，用调频电刺激器对海马，或杏仁核进行点燃刺激。每天1次，每次刺激频率为50Hz，持续1秒。在点燃刺激之前30分钟、刺激期间和刺激结束后30分钟，连续记录海马或杏仁核的脑电图，并进行图像观察分析。

（3）评价指标：一般将点燃后的痫性发作分为5期。1期：面部阵挛；2期：面部阵挛伴节律点头；3期：面部阵挛、节律点头、单肢阵挛；4期：3期+后肢站立；5期：4期+跌倒。

（4）优缺点：模型一旦建立，动物的这种脑细胞及惊厥行为敏感性可长期维持，是研究癫痫发病机制、癫痫外科手术预后判断的理想动物模型。

（五）抑郁症动物模型

抑郁症是最常见的心境障碍，其主要特征为持久性心境低落和快感缺失，终身发病率高达20%，近年来更是呈逐年上升的趋势。抑郁症的动物模型很多，目前最常用包括慢性轻度应激（chronic mild stress，CMS）、社会竞争失败应激（social defeat stress）、习得性无助（learned helplessness，LH）等抑郁模型，有的实验室仍沿用刺激强度较强的慢性不可预知性应激（chronic unpredictable stress，CUS）模型；除此之外，还有很多检测抑郁状态的行为学检测方法，如强迫游泳实验（forced swimming test，FST）、悬尾实验（tail suspension test，TST）、糖水偏好实验（sucrose preference test，SPT）、新环境进食压抑实验（novelty-suppressed feeding test，NSF）、旷场实验（open field test，OFT）等。

1. 慢性轻度应激模型

（1）实验原理：CMS模型是在CUS模型的基础上改进而成，主要是降低了应激刺激的强度。使动物长时间接受温和、轻度的应激刺激，模拟人类在日常生活中遇到的"困难"。在经过这长时间、一系列的温和应激后，动物的食物消化和饮水量减少，特别是糖水偏好降低，反映了内源性抑郁症的核心症状，即快感缺失。

（2）实验方法：选用成年Wistar大鼠（或者C57BL/6J小鼠），单笼饲养，在27天内随机进行多种刺激，包括昼夜颠倒（24小时），冰水游泳（4℃，5分钟），禁水（24小时），禁食（24小时），倾斜笼子（24小时），电击足底（30V电压，每次持续5秒），水平振荡（160Hz，5分钟），热应激（40℃，5分钟）。每日给予1种刺激，且同一种刺激不能连续出现，使动物不能预料到某种刺激的发生。对照组动物不给予任何刺激。

（3）评价指标

1）糖水偏好实验：从实验前开始，每周计算动物的总液体消耗量、糖水消耗量、纯水消耗量和糖水偏爱百分比。糖水偏爱百分比 =（糖水消耗 / 总液体消耗）× 100%。模型组动物的糖水偏好性较对照组降低。

2）毛发评分：每周对实验动物的头、颈、背、腹、尾巴、前爪、后爪这七个部位的毛发状态进行评分。模型组动物的毛发评分较对照组降低。

3）行为学测试：旷场实验，模型组动物无论是水平运动得分，还是垂直运动得分均比对照组降低；此外，FST结果显示，模型组动物在水中的不动时间显著减少。

（4）优缺点：优点是模拟了人类抑郁的核心症状（快感缺乏），同时还模拟了其他重症抑郁障碍的症状，其表现与人类由慢性、轻度应激导致抑郁症发生发展的机制很相近；此外，本模型具有高度有效性，可持续几个月，基本符合抑郁症模型的要求，是目前国内外广泛使用的模型。缺点是造模过程的工作量较大、空间要求高、耗时长；由于造模过程中影响因素较多，实验结果在不同实验室之间重复性较差。

2. 社会竞争失败应激模型

（1）实验原理：当今社会，抑郁症发病的应激事件主要为社会应激事件。本实验是将实验小鼠反复放入装有攻击性较强鼠的笼内，后者将其视为入侵者而迅速锁定并发起强烈攻击，从而使对方处于弱势，一段时间之后，实验小鼠将会表现出社交恐惧等抑郁样的症状。

（2）实验方法：将C57BL/6J小鼠放入装有攻击性较强CD1小鼠的笼内，接受CD1小鼠攻击10分钟，然后用有气孔的透明隔板将C57BL/6J小鼠与CD1小鼠分离，使该C57BL/6J小鼠在24小时内继续接受应激。第二天再将该C57BL/6J小鼠放入另一只CD1小鼠的笼内，重复上述步骤，连续10天。造模成功后单笼饲养，直至实验结束。

（3）评价指标：实验结束后，通过社会互动行为（social interaction）测试，检测实验小鼠对攻击者的接触和逃避从而衡量其抑郁水平。

（4）优缺点：优点是该模型能更好地模拟人类社会性应激而导致的抑郁症发生方式，对于探索抑郁症的病因学很有必要。缺点是该模型只能选取雄性鼠进行实验，因为雌性鼠在"居住者-入侵者对抗"的模式中很少相互打斗。

3. 习得性无助模型

（1）实验原理：LH是指通过学习形成的一种对现实的无望和无可奈何的行为和心理状态。大鼠连续多次遭到无法逃避的电击后，将其放在可以逃避电击的环境下，出现操作行为欠缺，如逃避行为障碍、自发活动减少等现象。

（2）实验方法：先将穿梭箱的中间通路关闭，然后将大鼠放入箱内，通过底部的钢栅给予60次随机不可逃避的足部电刺激；对照组大鼠只放入箱内而不进行电击，时间相同。48小时后开始进行回避训练，中间的隔板打开，在铃声开始3秒后同时开始足部电刺激，当大鼠逃到另一端的箱中后停止铃声和刺激，如未能逃避则刺激达30秒时停止。每分钟1次，共进行30次；如果大鼠在铃声开始的3秒内逃到另一端，记录回避成功1次，逃避潜伏期为0；受电刺激后才逃避者，其潜伏期是从刺激开始到逃避完成的时间；直到最后还未能逃避者，则潜伏期计为30秒。

（3）评价指标：习得性无助的测试指标为回避成功次数和逃避的潜伏期。

（4）优缺点：优点是本模型的可信度比较高，且对抗抑郁药高度敏感，特别是对于增加脑内儿茶酚胺的抗抑郁药，可用于新药的筛选和作用机制的研究。缺点是与人类抑郁症的发病过程不完全一致，而且，抗抑郁药所产生的快速效果亦与临床治疗上的作用时程不相吻合。

4. 强迫游泳模型

（1）实验原理：实验动物被强迫在一个不能逃脱的狭窄容器内游泳，经过最初剧烈挣扎的逃脱尝试后，动物进入一种处于漂浮的不动状态，这种状态被称为"行为绝望"，反映其抑郁状态。

（2）实验方法：大鼠：测试前将实验大鼠放于盛水的玻璃缸［直径20cm、高46cm、水深30cm、水温（24±1）℃］中游泳15分钟，之后将其捞出并置于加热的环境（约32℃）中干燥，再放回各自的笼子。24小时后再次将实验大鼠分别放入水缸，强迫其游泳5分钟，并记录5分钟内的不动时间。

小鼠：将实验小鼠放于盛水的玻璃缸［直径10cm、高20cm、水深6~10cm、水温（21±1）℃］中强迫游泳6分钟，记录后4分钟的不动时间。

（3）评价指标：通过检测动物在规定时间内不动时间的长短，从而评价其抑郁状态。

（4）优缺点：优点是本模型成本低，操作简单，方法可靠，且急性和慢性给药均有作用，因此被广泛用于抗抑郁药的初筛或对其他抑郁模型动物行为改变的评价。缺点是在本模型中,抗抑郁药的急性给药能显著减少实验动物在水中的不动时间,这与临床治疗在作用时程上不相吻合;此外,急性应激过程能否产生抑郁状态也值得怀疑,这与抑郁症临床发病过程亦不相符。

5. 悬尾模型

(1)实验原理:TST 为 Steru 等人在 1985 年建立的另一种行为绝望模型,广泛用于新药研发中检测抗抑郁样的活性。实验小鼠被悬吊于挂钩上,悬尾小鼠立刻出现逃生样行为,之后转变成间断性的不动,类似于绝望和精神抑郁的状态。

(2)实验方法:在距尾尖约 1cm 处用胶布把实验小鼠悬于高 50cm 的位置,记录其 6 分钟内的不动时间。

(3)评价指标:通过检测动物在规定时间内不动时间的长短,从而评价其抑郁状态。

(4)优缺点:优点是本模型具有简单、快速、敏感等特点,常用于抗抑郁药物的快速筛选;此外,本模型还能克服由于动物体温或运动功能障碍而导致 FST 结果干扰的问题。缺点是与 FST 一样,本模型的疾病同源性(con-struct validity)与表象一致性(face validity)不够理想;同时,一些常用的小鼠品系并不适用于本模型。

6. 各模型的比较与选择 由于尚未找到抑郁症的真正易感基因,目前其动物模型的制作大多依赖于所观察到的"应激和情感缺失"现象作为潜在的危险因素,因此常采用一些慢性应激程序来实现模型的疾病同源性。前面提到,CUS、CMS 模型是对正常的实验动物进行一系列随机重复的躯体应激(如倾斜笼子、足底电击和冰水刺激),从而使动物出现快感缺失等症状(表象一致性),长期(非短期)给予抗抑郁药处理可以逆转该症状(药物预测性,predictive validity)。而社会竞争失败应激模型包含了实验对象经历长期社会从属者的遭遇,之后出现一系列类似抑郁症的症状,包括快感缺失和社交逃避,这些症状也可以被长期(非短期)的抗抑郁药所逆转。与此同时,该模型还可以诱导出具有体重增加、胰岛素和瘦素抵抗等特征的代谢综合征,这与临床上观察到的稳态异常相一致。社会竞争失败应激模型的另一个优点是,它可以将实验对象分成两种亚群去研究"个体差异",因为部分动物在受到相同的应激之后,并不能诱导出相应的行为学以及代谢紊乱的症状。因此,尽管该模型所使用的应激强度要比大多数抑郁症患者所遭受的应激强度要强,但该模型符合了疾病同源性、表象一致性及药物预测性的特点。以上这几种应激模型均能较真实地模拟抑郁患者的某些病因和症状,故可用于抑郁症的病理生理机制和抗抑郁药物作用机制的研究,是目前应用和研究较多的抑郁症模型。

目前被广泛应用的 FST 和 TST,严格讲并不属于真正的抑郁症模型。相反,它们是一种可快速筛选抗抑郁活性化合物的检测方法。在这两种行为学检测方法中,实验动物均被置于一个急性的、短时程的应激环境中,并记录其积极响应和消极响应的潜伏期;而目前临床常用的抗抑郁药物,单次给药既能增加其积极响应时间,同时减少其"行为绝望"的时间。LH 可以看作类似于 FST 和 TST,尽管前者是进行了一系列的应激以及数小时或数天的抗抑郁药物治疗。这三种检测方法的主要缺点是,它们仅对正常的实验对象进行了短暂应激,这与人类抑郁症的发病(潜在的易感基因长期暴露在特定的环境中而产生的持久病理行为)非常不同;此外,在这些检测中,单剂量的抗抑郁药所产生的快速效果与临床治疗上的作用时程上亦不相吻合。虽然存在上述缺点,FST、TST、LH 仍然是目前检测各种药物或方法是否可以产生抑郁或抗抑郁作用的最常用方法。

五、免疫性疾病动物模型

(一)免疫功能低下动物模型(animal model of immune suppressive)

1. 造模机制 环磷酰胺(cyclophosphamide,Cy)是强免疫抑制剂,对多种免疫活性都有抑制作用,作为抗癌药和免疫抑制剂在临床广泛使用,但在杀伤癌细胞的同时也明显损伤快速增殖的正常细胞,特别对免疫系统和造血功能产生严重损害,对体液免疫和细胞免疫均有作用。环磷酰胺主要破坏 DNA 的结构与功能,进而抑制 DNA 的复制和蛋白质的合成,抑制细胞分裂,致使免疫功能低下。选用 ICR 小鼠,行 Cy 50mg/kg 腹腔注射。每日一次,连续 2 天。模型小鼠血清中 IgM、IL-2 水平降低,NK 细胞活性、溶血素值下降,

$CD4^+$、$CD8^+$细胞数及$CD4^+/CD8^+$细胞比值均明显低于正常对照组。

2. 适用范围 该模型可用于免疫低下症的研究,亦可用于具有免疫调节作用的保健食品或药品的功效研究。

(二)单核吞噬细胞系统吞噬功能封闭动物模型

1. 造模机制 单核吞噬细胞系统(mononuclear phagocyte system,MPS)的吞噬功能与循环免疫复合物(circulating immune complex,CIC)在局部沉积成负相关。用热凝聚IgG(HAG)代替IC,给小鼠静脉注射,当日HAG剂量达1mg/g时,MPS吞噬HAG的能力达到饱和。致使造成MPS吞噬功能被封闭。选用纯品系小鼠,经尾静脉给予不同剂量的HAG。HAG可以一直发挥碳廓清作用,且随着HAG剂量的增加,碳廓清指数K逐渐减小。当注射HAG达1mg/g时,再增加HAGDE剂量,碳廓清指数K亦不再减小,此时MPS吞噬HAG的能力达到饱和。

2. 适用范围 该模型能筛选出增强MPS处于饱和状态下吞噬功能的药物,有助于治疗免疫复合物性疾病。

(三)先天性免疫缺陷模型

免疫缺陷病动物模型(animal model of immunodeficiency disease)是研究免疫缺陷病必不可少的工具。免疫缺陷病包括原发性免疫缺陷病和获得性免疫缺陷病。先天性免疫缺陷模型指由于先天性遗传突变或用人工选择(遗传培育)造成一种或多种免疫系统组成成分缺陷的动物。

1. 造模机制 将携带有免疫缺陷基因的动物品系通过反复杂交-回交、回交-互交等导入法,培育成单细胞或多细胞免疫缺陷的动物品系。主要有以下几种模型:

(1)T淋巴细胞功能缺陷的动物模型:裸小鼠,携带nu基因,其中建成的品系有NIH-nu、BALB/c-nu、C3H-nu、C57BL/6-nu等;裸大鼠,携带rnu基因。

(2)B淋巴细胞功能缺陷的动物模型:性连锁免疫缺陷小鼠、Arabian马、Quarter马等。

(3)其他免疫细胞功能缺陷的动物模型:显性半肢畸形小鼠。

(4)联合免疫缺陷的动物模型:Motheaten小鼠,严重联合免疫缺陷小鼠(severe immunodeficient mice,SCID小鼠)等。

2. 适用范围 裸鼠主要用于研究人体组织异体移植的生理和病理过程,也可用于人体肿瘤的异体移植,以研究肿瘤发病学、生物学、治疗学和免疫功能。

3. 常用模型

(1)裸小鼠:指先天无胸腺无毛的小鼠。导致这种异常状态的裸基因(nu)是一个隐性突变基因,位于11号染色体上。带有纯合裸基因(nu/nu)的小鼠具有两个主要的缺陷特征:

1)毛发生长发育异常,表现为全身无毛,呈裸体外表。

2)无胸腺,仅有胸腺残迹或异常的胸腺上皮。这种小鼠成熟T细胞缺乏,因而机体细胞免疫力低下。

(2)裸大鼠:裸基因为rnu,纯合子裸大鼠(rnu/rnu)具有裸小鼠基本相似的特征,但其躯干部仍有稀少被毛。裸大鼠同样能接受人类正常组织和肿瘤组织的异种移植,但因其体型大,一只裸大鼠不仅能提供足够血样,供常规血液学、血清生物化学和免疫学检测用,也可为各种研究提供足够的瘤组织,同时裸大鼠易于进行外科手术,为各部分的肿瘤移植和肿瘤血供提供了方便。

(3)SCID小鼠:由位于第16号染色体的被称为$Scid$的单个隐性突变基因导致。SCID小鼠淋巴细胞显著缺乏,但其骨髓结构正常,因其体内缺乏携带前B细胞、B细胞和T细胞表面标志的细胞,其所有的T、B细胞功能检测均为阴性,对外来抗原既无细胞免疫应答,又无体液免疫应答。

(4)性连锁免疫缺陷小鼠(X-linked immune deficiency mice,XID):又称CBA/N小鼠,基因符号为xid,位于X性染色体上,其B细胞功能缺陷。该模型是研究B细胞的发生、功能和异质性的理想动物模型,其病理与人类Bruton病和Wiskott-Aldrich综合征相似。

(5)Beige小鼠:Beige(Bg)小鼠为NK细胞活性缺陷的突变系小鼠,这种小鼠的表型特征与人类的白细胞异常白化综合征相似。其NK细胞功能缺乏,是由于细胞毒作用的识别过程受损所致。纯合Bg基因同时还损伤细胞毒性T细胞功能,降低粒细胞的趋化性和杀菌活性,延迟机体抗肿瘤作用的发生。该基因还影响溶酶体的发生过程,导致溶酶体膜缺损,使有关细胞中的溶酶体体积增大,溶酶体功能缺陷。Bg 小鼠对化脓性细菌非常敏感,对各种病原因子也较敏感。

（6）Motheaten 小鼠：基因符号为 *me*,表现为对胸腺依赖和非依赖性抗原无反应,对 T、B 细胞丝裂原的刺激增殖反应严重受损,细胞毒性 T 细胞和 NK 细胞活性降低。该系小鼠是研究生命早期免疫功能缺陷和某些自身免疫性疾病发生的模型。

（四）诱发免疫缺陷模型

诱发免疫缺陷模型是应用物理或化学方法使动物免疫系统破坏,诱发免疫缺陷的模型。

1. 造模机制 常用的实验诱导模型有两种方法：①胸腺切除、放射线照射致骨髓重建型鼠；②胸腺切除、阿拉伯糖嘧啶渗透联合放射线照射型鼠。

2. 适用范围 实验诱导性模型广泛用于异种移植研究。第 1 种方法由于要进行骨髓移植,移植后动物的免疫状态很难控制,成功率低。第 2 种方法无需骨髓重建,且阿拉伯糖嘧啶有放射保护作用,降低放射性损伤,成功率高。

（五）获得性免疫缺陷综合征动物模型

自发现人类免疫缺陷病毒（human immunodeficiency virus, HIV）以来,包括 HIV-1 和 HIV-2,科学家们就一直在寻找建立合适的动物模型用于 AIDS 的发病机制、药物治疗和疫苗的研究。现在应用较为广泛的是小鼠艾滋病动物模型和猴艾滋病动物模型。

1. 小鼠艾滋病动物模型 新生 BALB/c 小鼠接种导致免疫缺陷综合征的鼠白血病病毒（murine leukemia virus, MuLV）, LP-BM5 MuLV,一个月后小鼠血中免疫球蛋白明显增高,4 个月后小鼠出现颌下淋巴结明显肿大, B 细胞多克隆活化, Th（CD4$^+$）细胞数明显减少（占 T 细胞总数的 30%）,而 Ts（CD8$^+$）细胞数量不变,小鼠脾细胞悬液对 ConA 和 Lps 刺激后的淋巴细胞转化功能明显降低。并出现淋巴结病、脾大、B 细胞和 T 细胞的深度免疫功能缺陷、B 淋巴细胞瘤以及对其他病原体感染的敏感性增高等类似人类艾滋病的临床表现。

小鼠的 AIDS 的模型的优点很多,包括对 AIDS 早期有较准确的反映,遗传学相同的纯种动物有更确切了解的免疫系数,并可能在相对短的时间内,在大量小鼠中再引起疾病,可用于抗艾滋病药物的初筛,故有很大的应用前景。

2. 猴艾滋病动物模型 猴免疫缺陷病毒（simian immunodeficiency virus, SIV）与 HIV 的生物学特性及形态学特征相似,对 T 细胞均有特殊嗜性。SIV 感染猕猴能够引起类似人类艾滋病的免疫缺陷综合征。目前有 SIVmac 和 SIVsm 感染恒河猴两个模型系统。SIVmac 对恒河猴的感染大多为致死性持续性感染。病毒感染量与临床结果无关,但是猕猴的存活能力与其抗体应答强度成正相关。其临床症状表现为腹泻、消瘦、外用血 T4 淋巴细胞减少和对有丝分裂原增生应答降低,机会性感染常见。

SIV 诱导的猴获得性免疫缺陷综合征（simian acquired immunodeficiency syndrome, SAIDS）与人 AIDS 有很多相似之处,因此 SAIDS 模型广泛用于研究抗 AIDS 药物的疗效观察、疫苗效果及发病机制等。SIV 动物模型也用于研究灵长类动物慢病毒的自然史和演变。但人类与灵长类动物在生理状态方面仍存在很大的差异；SIV 和 HIV 也存在一定差异,感染 HIV 的动物不发生典型 AIDS 症状的原因也值得研究。

（六）类风湿关节炎模型

类风湿关节炎（rheumatoid arthritis, RA）,是一种由自身免疫障碍引致免疫系统攻击关节的长期慢性炎症。这种炎症会造成关节变形直至残疾,并会因关节疼痛及磨损而失去部分的活动能力。类风湿关节炎的动物模型有很多种：佐剂性关节炎（adjuvant arthritis, AA）模型、胶原诱导性关节炎（collagen-induced arthritis, CIA）模型、卵蛋白诱导的关节炎模型、蛋白多糖诱导的关节炎、软骨低聚体基质蛋白诱导的关节炎、辅剂诱导的关节炎、阿夫立定诱导的关节炎（avridine-induced arthritis, AIA）等。

1. 佐剂性关节炎模型 造模多采用大鼠,将充分乳化混匀的 CFA（卡介苗终浓度为 10g/L）通过尾根部皮内注射法,多点注入 100μl。原发病变主要表现为致炎局部的炎性反应,续发病变一般于致炎后 10~15 天出现,20 天左右达到顶峰。炎症以踝关节为重,可侵及足垫、全足。病理改变为滑膜下组织炎症,滑膜增生,血管翳形成,软骨破坏;4周后,关节红肿减退,骨质减少,新骨形成,关节间隙变窄,形成不可逆的关节改变。弗氏佐剂可免疫多种动物:如大鼠、小鼠、兔、羊等,然而其发病率、发病时间及关节炎症状各不相同,在大、小鼠中发病情况也存在种间差异。

优缺点:AA大鼠模型的方法简单易行,其病理表现也类似于RA,在我国被广泛用于RA或防治RA药物的研究,但在病理生理学特点又有一定的差别。因此,单独使用AA大鼠作为研究RA的模型,尚具有一定的局限性,应用多个模型从不同角度进行综合研究则更为可靠。

2. 胶原诱导性关节炎(collagen induced arthritis, CIA)模型　胶原蛋白是一类具有活跃生物功能的细胞外间质成分。Ⅰ型和Ⅲ型胶原存在于皮肤和一些器官的实质中,而Ⅱ型胶原大量存在于关节软骨中,Ⅱ型胶原可诱导体内产生关节炎性质的自身免疫反应。根据这些论述,分别用Ⅱ型胶原免疫大鼠和小鼠,从而相继成功地建立了胶原性关节炎的模型。Ⅱ型胶原诱导的关节炎模型是Trentham等于1977年创立的,将纯化的天然胶原溶于50mM的醋酸,制成浓度为2g/L的溶液,与等量的完全弗氏佐剂或不完全弗氏佐剂混合成稳定的乳剂。

优缺点:随着人们对RA和CIA的深入研究,发现二者存在许多类似之处,如滑膜增生、血管翳形成及随之出现的软骨及骨破坏,侵犯肢体远端关节,对胶原的体液和细胞的免疫反应,与主要组织相容性复合物(MHC)的关系等。虽然CIA是一种实验诱发的疾病,不出现病情的波动和复发情况,也没有RA的皮下结节、浆膜炎、血管炎等表现,不出现类风湿因子及抗核抗体,说明CIA仍非RA的最佳模型,但是它已是目前公认的RA的最佳模型,特别是在与治疗机制及免疫反应有关的研究中,CIA模型的优点将为研究者提供极大帮助。

3. 其他关节炎动物模型

(1)卵蛋白诱导的关节炎模型:卵蛋白诱导的关节炎模型的病理改变有滑膜增生、血管翳形成和软骨及骨破坏。第一阶段为关节内注入抗原后24小时出现关节肿胀,关节直径可增加32%,

病理表现为急性滑膜炎,大量渗出液。随后关节肿胀有所减轻,但仍比正常关节肿大。第二阶段为1~4周,关节滑膜明显增生,血管翳形成,滑膜细胞由1~3层增至5~10层,以单核细胞、巨噬细胞为主,其次为淋巴细胞,以CD4$^+$的T淋巴细胞多见,这一阶段部分动物可出现早期软骨破坏。第三阶段在4周后,出现不可逆的关节软骨及骨破坏,有软骨细胞的坏死、软骨纤维化、软骨下新骨形成,最后可出现骨变形,最长的观察到6个月时慢性炎症仍存在。

(2)蛋白多糖诱导的关节炎:在IFA或CFA中的人胚软骨蛋白多糖分三次腹腔注射易感品系,4周以后可导致慢性多关节炎的发展,雌性小鼠较雄性易感,多关节炎的发展、类风湿因子的存在、免疫复合物的沉积,显示这种模型具有一些与RA相似的特征。然而,小鼠可发生特征性的脊柱炎,人的RA却不具有这种特征。

(3)软骨低聚体基质蛋白诱导的关节炎:在易感鼠品系,如DA、LEW大鼠(不同品系的大鼠),软骨低聚体基质蛋白可诱导严重的关节炎,出现对称外周关节受累。虽然其外周关节在临床上与RA相似,但并不产生永久的关节破坏,疾病的发展明显依赖于对自体软骨低聚体基质蛋白的免疫反应,并且对其他大鼠的胶原无交叉反应。

(4)转基因鼠自发的关节炎:目前选用的大多数动物模型与人RA具有相似之处,但是没有一种模型能够完全模拟人RA状况,不仅在发病机制方面与人RA存在差别,而且在药物的药效、毒力等方面的研究也有不同。近年来,人们通过转基因动物研究RA的发病机制,分析相关基因在RA自身免疫反应过程中对抗原多肽的识别、T细胞的激活以及自身抗体形成的调控机制,同时对RA的病因学进行研究。如常用的HLADR4转基因鼠。

(5)辅剂诱导的关节炎:虽然辅剂诱导的关节炎在临床上及组织上与人类的RA相似,但骨膜炎的发展、骨僵直及许多关节外表现更像Reiter综合征患者。

(6)阿夫立定诱导的关节炎:这种模型着重用于研究辅剂和先天免疫系统在侵蚀性关节的作用。T细胞对疾病的发展起关键作用,因为阿夫立定无法诱导无胸腺裸鼠关节炎的发展。雌性较雄性的症状更严重,实验数据提示性染色体调节这种性别差别,且性激素同样可以调节这种反应。

（7）姥鲛烷（pristane）诱导的关节炎:鼠科的 PIA 是一种慢性疾病,可通过间隔50天、分两次腹腔内注射姥鲛烷诱导。与其他模型不同,小鼠 PIA 开始较缓慢,疾病的发展可达 100~200天。PIA 是以体液免疫和细胞免疫异常为特征的血清阳性的实验性关节炎,选择性 T 细胞浸润炎症性关节是 PIA 易感性的重要因素。

（8）油诱导的关节炎:这是一种独特的大鼠关节炎,将 IFA（非常微弱的佐剂）单独注射于大鼠（仅限于此品系）皮下,14 天出现 OIA,关节肿胀较其他类型的关节炎轻。自身反应 T 细胞、高表达的 IL-2、IFN-γ 及 TNF-α 调节 OIA,与 CIA 相反,OIA 不产生胶原 II 的抗体。

（9）链球菌诱导关节炎:可诱导严重的侵蚀性关节炎,在 24 小时出现一种急性的不依赖胸腺而依赖补体的阶段。注射 14 天后出现慢性的胸腺依赖期,并且这种特征性的波动期与 RA 患者相似。这个慢性阶段与在受累关节高水平的炎性细胞因子、生长因子、金属蛋白酶、循环氧化酶及氧化氮的产生有关。

（10）二甲基双十八烷基铵溴化物诱导的关节炎（DDA bromide induced arthritis, DIA）:皮下注射 2mg 溶于磷酸缓冲液的 DDA 溴化物时,可以在 Lewis 和 DA 大鼠中诱导多关节炎,但发病率低,病情严重程度较轻;而注射 2mg 混合 IFA 的 DDA 溴化物,能诱导严重多关节炎,Lewis 大鼠发病率为 100%。DIA 组织学表现为关节部位细胞浸润,滑膜充血,肉芽组织增生,软骨破坏和骨质变形。

（11）佐剂角叉菜胶诱导的关节炎:大鼠与小鼠之间对免疫诱导的应答不同,在 DBA/1 小鼠（易感品系）表现为足爪及踝关节的肿胀,于注射角叉菜 21 天后更明显,不依赖于应用炎性剂的特点,其组织病理变化与大鼠相似,都有皮下充血、淋巴细胞浸润及肉芽肿的形成。角叉菜胶诱导的关节炎动物模型主要用于炎性药物的筛选等。

（七）系统性红斑狼疮动物模型

系统性红斑狼疮（systemic lupus erythematosus,

SLE）,一种慢性、全身性的自体免疫疾病,病因和发病机制尚未完全阐明。系统性红斑狼疮的动物模型主要有自发性动物模型、化学物质诱导的模型两大类。

1. 自发性狼疮小鼠模型 是未经任何有意识的人工处理得到的,在自然情况下发生,与人类的狼疮更相似。用不同品系的小鼠相互杂交,经选择所得,目前研究较多的狼疮鼠模型主要有 5 种:NZB、NZB/NZWF1、MRL/lpr、MRL/n 及 BXSB 鼠。NZB 鼠发病无明显性别差异,雌鼠疾病进展稍快,自发产生高滴度抗红细胞抗体、低滴度抗 DN 抗体、抗胸腺抗体及轻度的肾小球肾炎;NZB/ZWFl 鼠是与人类最相似的狼疮鼠模型,雌鼠比雄鼠起病早且严重,可产生高滴度抗 dsDNA 抗体、抗 ssDNA 抗体、抗红细胞抗体、高丙种球蛋白血症,肾脏病理学表现为慢性管腔闭合性肾小球肾炎伴严重系膜增生及新月体形成;MRL/1pr 鼠表现为全身淋巴结肿大,可出现侵蚀性关节炎,抗 DNA、抗核苷 P 抗体、高滴度 ANA,高丙种球蛋白血症最突出,半数出现 RF,肾脏损害为亚急性增生性肾小球肾炎,轻中度蛋白尿,发病无性别优势;MRL/n 鼠血清抗体与 MRL/lpr 相似,但水平较低,无广泛的淋巴结增生,肾小球肾炎发生较晚,病情进展缓慢,发病无性别优势;BXSH 雄鼠发病较雌鼠早且严重,肾脏损害为急性渗出性、增生性肾小球肾炎。

自发性狼疮小鼠模型最大的优点就是疾病的发生、发展与人类的狼疮类似,均是在自然条件下发生的,且其遗传学背景研究清楚,但这种模型来源相对困难、价格昂贵,导致其应用受到一定的限制。

2. 化学物质诱导的狼疮模型

（1）姥鲛烷诱导的狼疮小鼠模型:可以在非自身免疫鼠中产生狼疮特异性抗体及狼疮相关性抗体、免疫复合物性肾小球肾炎等。小鼠腹腔一次性注射 0.5ml 姥鲛烷建立模型。本方法对动物及实验条件的要求相对较低,腹腔注射一次性完成,动物死亡率低,患病时间较长,发病情况从临床、免疫学及病理方面最接近人类 SLE,是目前较理想的方法。

（2）肽诱导的狼疮小鼠模型:一种类似 dsDNA 的十肽 DWEYSVWLSN 单独免疫鼠可产生抗肽

抗体、抗 dsDNA 抗体及其他抗体,并引起肾脏免疫球蛋白沉积,动物可选用 BALB/c 小鼠,建模后有较明显的自身抗体和肾组织学改变。

（黄灿华　张媛媛　区景松　宁大晟）

第四节　代谢性疾病动物模型

随着我国人民生活水平的提高,饮食结构发生很大变化,代谢性疾病发生率逐年增加。代谢综合征是由一系列增加心血管疾病和糖尿病等疾病的代谢异常所组成,核心特征包括中心性肥胖、高甘油三酯血症、低高密度脂蛋白、高血糖和高血压。鉴于 2 型糖尿病、动脉粥样硬化、非酒精性脂肪肝、肥胖都与代谢性炎症密切相关,我国专家提出代谢性炎症综合征(metabolic inflammatory syndrome, MIS)的概念。MIS 包括以上四种疾病,是由不良生活习惯诱导巨噬细胞极化,进而引起血管、胰岛、肝脏、脂肪细胞的炎性损伤的代谢性疾病。上述四种疾病常聚集、同存或并发,其患病率都与不良生活习惯相关,发病机制都与慢性低度炎症密切相关,抗炎治疗提示这四种病可同防同治。鉴于慢性粥样硬化动物模型已在重大疾病动物模型中做过介绍,此处介绍其余三种疾病的动物模型。

一、肥胖动物模型

大鼠、小鼠和猪都可以用来建立肥胖模型。

（一）大鼠饮食诱导性肥胖动物模型

SD 大鼠采用高脂饲料喂养 6~8 周后,即可成功建立饮食诱导性肥胖模型。肥胖组大鼠不仅体重与正常组相比有显著差异,包括肠系膜、附睾及肾周脂肪的总内脏脂肪量也明显高于正常组。SD 大鼠对高脂饲料的响应有个体差异,部分 SD 大鼠在高脂饲料喂养后体重增加明显,而部分不出现明显的体重增长,甚至等同或略低于正常饲料喂养的 SD 大鼠,这与人群中肥胖发生的异质性很相似,因此有的研究者用高脂饲料喂养 SD 大鼠 3 周后,将大鼠按照体重增加量排序,增加最多的 1/3 筛选为肥胖易感(obesity-prone, OP)大鼠,增加最少的 1/3 筛选为肥胖抵抗(obesity-

resistant, OR)大鼠,中间的大鼠取最靠近中位数的数只作为对照。大鼠继续用高脂饲料喂养三个月,发现 OP 组大鼠的体重、体脂肪含量等显著高于正常组和 OR 组大鼠。高糖高脂饲料喂养 Wistar 大鼠 6~8 周即可显著增加其血清总胆固醇、甘油三酯和游离脂肪酸等,造成饮食诱导性肥胖模型。

（二）小鼠饮食诱导性肥胖模型

高脂饲料也广泛用于喂养小鼠以诱导肥胖模型,但不同品系的小鼠对高脂饲料反应不同。采用高脂饲料喂养 C57BL/6J 小鼠 8~20 周即可建立饮食诱导性肥胖模型,大多研究者采用雄性小鼠,断乳后或 8 周龄鼠均可使用。也有的研究者参照 SD 大鼠造模方法,筛选 OP 小鼠和 OR 小鼠,并与正常组小鼠对比研究。也有研究者采用高脂饲料喂养昆明种小鼠,但常规高脂饲料只能将其制造成超重小鼠,达不到肥胖标准。有的研究者采用高脂饲料喂养 ICR 小鼠建立饮食诱导性动物模型,雄性小鼠的造模成功率几乎是雌性小鼠的三倍。比较高脂饲料诱导这三种小鼠建立诱导性肥胖模型的成功率,发现 C57BL/6J 小鼠的成功率显著高于其他两种小鼠,模型稳定,且模型鼠与正常鼠在内脏脂肪等方面的差异更大,可用于减肥药、降糖降脂药的药效评价。

（三）局部肥胖模型

根据脂肪沉积位置可将肥胖分为皮下脂肪型肥胖和腹型肥胖。皮下脂肪型肥胖的特征为脂肪主要堆积于皮下组织,腹型肥胖的特征为脂肪主要堆积于腹腔内。腹型肥胖患者更容易患代谢性疾病,临床研究也提示腰围和腰臀比作为腹型肥胖的指标,是动脉粥样硬化、糖尿病等的预测因子。因此建立腹型肥胖的动物模型有重要的科学意义。饮食诱导性肥胖动物模型一般既有皮下脂肪堆积,也有腹部脂肪积累。人体多巴胺受体减少可造成食欲增加,引起肥胖。多种精神治疗药物会引起肥胖、高血脂、高血糖等不良反应。有的研究者发现,对成年雄性昆明种小鼠一次性腹腔注射氯丙嗪后,在自由饮食情况下,小鼠食欲和体重显著增加,腹部脂肪大量堆积,血糖、血甘油三酯、总胆固醇等升高,即形成腹型肥胖并伴随糖脂代谢紊乱。而在控制食量情况下,小鼠体重虽与正常组小鼠相比无差异,但仍可出现腹型肥胖并伴随糖脂代谢异常。此种造模方法能很好地模拟人类中年缓慢肥胖和腹部脂肪增加并出现糖脂代谢紊乱的病程。有的研究者使用奥氮平建立大鼠皮下脂肪型肥胖模型，取得良好效果。

（四）猪肥胖模型

人与鼠的脂肪代谢和炎症等生理特征差异较大，比如在脂肪酶、抵抗素、炎性因子等差异均较大，因此有的研究者将猪作为研究能量代谢和肥胖的模型。猪在出生后棕色脂肪就会消失，其心血管系统、代谢特征等与人类的相似度更高。有的学者用基因组学的方法研究肥胖猪脂肪沉淀的遗传机制。但猪体型大，造模不易。

在选用高脂饲料建立诱导性肥胖动物模型时，高脂饲料的配方对造模动物的生理特征影响很大，是使用高脂肪酸（熟猪油）、高胆固醇（蛋黄粉）、还是合并高糖（蔗糖），对模型动物的内脏脂肪蓄积、脂肪因子表达、胰岛素分泌和胰岛素抵抗等影响较大。通常判定成模的标准为体重增长超过20%，或者与正常组比较 Lees 指数。Lees 指数的计算方法为：

$$\text{Lees 指数} = 1/3 \text{体重（g）} \times 10^3 / \text{体长（cm）}$$

肥胖与高脂高糖膳食的摄入密切相关，所以大鼠和小鼠的饮食诱导性肥胖模型是最常见的用于研究肥胖的动物模型，尤其是合并代谢综合征的动物模型。除这三种之外，还有一些其他的造模方法。我们可以根据研究目的选择不同的肥胖动物模型，如欲研究先天性肥胖，可选择 ob/ob 小鼠或 db/db 小鼠；如欲研究绝经期肥胖，可选择卵巢切除大鼠结合高脂饲料喂养造模；如欲研究幼年型肥胖，则可选择 SD 大鼠幼崽注射谷氨酸钠造模。

长期摄入高脂饲料，血液中饱和脂肪酸和胆固醇增多，加重肝脏负担，一部分可诱发非酒精性脂肪肝等疾病。另一方面，肥胖大鼠的糖代谢稳态常被破坏，出现胰岛素分泌紊乱或抵抗，一部分可出现糖尿病等疾病。所以肥胖动物模型、非酒精性脂肪肝动物模型和糖尿病动物模型有很多重复或交叉。

二、糖尿病动物模型

近年来2型糖尿病（type 2 diabetes mellitus，T2DM）的发病率迅速增加，中国已有1.09亿患者，居世界第一。建立既符合人类 T2DM 发病特点，又稳定经济的动物模型非常重要。目前常用的 T2DM 动物模型有以下几种。

（一）自发性 T2DM 动物模型

这类动物不经人工处置，多采用有自发性糖尿病倾向的近交系纯种动物按照饲养条件喂养而自发成模，最接近人类 T2DM 的发病过程。自发性 T2DM 动物模型包括肥胖自发性 T2DM 模型，和非肥胖自发性 T2DM 模型。因为 T2DM 患者常伴有肥胖，尤其是腹型肥胖，故前者应用更广。

1. 肥胖自发性 T2DM 模型 常用的肥胖自发性 T2DM 模型包括单基因遗传背景的 ob/ob 小鼠、db/db 小鼠、Zucker 糖尿病肥胖大鼠（Zucker diabetic fatty rat，ZDF）和多基因背景的 KK/Ay 小鼠、OLETF 大鼠。

ob/ob 小鼠和 db/db 小鼠分别是瘦素基因突变和瘦素受体突变小鼠，C57BL/6J 背景。瘦素与肥胖和糖尿病的发生密切相关，还可抑制胰岛素分泌、减少胰岛 β 细胞凋亡。T2DM 患者多伴有瘦素抵抗。ob/ob 小鼠断奶即开始发胖，3~4 周龄出现高胰岛素血症、胰岛素抵抗和轻度高血糖，11 周龄体重即达到野生型小鼠的 2 倍，并伴有糖尿病周围神经病变。ob/ob 小鼠的肥胖程度和胰岛素抵抗比 db/db 小鼠更严重。除糖尿病外，ob/ob 小鼠也常用于研究肥胖的代谢生理学特征和干预治疗。db/db 小鼠 2 周龄即可出现高胰岛素血症，3~4 周龄即出现明显肥胖。还可出现高胆固醇血症能和高甘油三酯血症，4~6 个月表现胰岛素分泌不足和胰岛素抵抗，不仅有典型的糖尿病临床表现，还出现多种并发症，如周围神经病变、心肌病、视网膜病变和伤口愈合迟滞等。人类 T2DM 患者很少发生瘦素或瘦素受体缺失，因此 db/db 小鼠用于 T2DM 机制研究有一定的局限性，多作为肥胖和 T2DM 干预治疗的模型。

新西兰肥胖小鼠（New Zealand obese mice，NZO）特点为早发性肥胖、高胰岛素血症、高血糖、高血压和血脂异常，常伴有瘦素受体功能障碍。该模型是高血糖、高血脂和瘦素抵抗等多因素综合致病的小鼠模型，可用于研究糖尿病多致病因素间的相互作用。

NSY（Nagoya Shibata Yasuda）小鼠是由 Jcl-ICR 小鼠近交繁殖并通过葡萄糖耐量筛选而得到

的。其糖尿病的发展具有周龄依赖性,糖耐量受损随周龄增大而恶化,从而空腹血糖随之升高。此种小鼠仅出现轻度肥胖,会出现胰岛素抵抗伴胰岛β细胞功能受损。此种小鼠的发病有显著的性别差异,雄性小鼠的发病率是雌性小鼠的3倍。该模型是研究老年性T2DM及T2DM遗传倾向的良好模型。

KK/Ay小鼠6周龄时体重即明显增加,血浆胰岛素水平升高并一直维持在较高水平,10周龄时血糖升高,可出现重度肥胖。其肾损害与人类糖尿病肾病非常相似,是用于研究肥胖型T2DM病理机制和T2DM肾病早期病变的常用动物模型。

TSOD(Tsumura Suzuki obese diabetes)小鼠的特征是2月龄雄性小鼠出现多饮多尿,随后出现高血糖和高胰岛素血症,17周龄时出现糖尿病肾病症状,12月龄发展为肥胖。发病原因与GLUT-4基因突变有关。该模型常用于研究T2DM发病机制及糖尿病肾病。

M16小鼠的特征是早发性肥胖和糖尿病,与人类T2DM发病日益年轻化的趋势类似。特征为食欲亢进、肥胖、高瘦素血症、高胰岛素血症、高血糖,且雄性小鼠症状更明显。该模型是研究早发性肥胖和早发性T2DM的常用模型。

ZDF大鼠存在瘦素受体突变,是典型的高胰岛素血症肥胖模型,伴有高甘油三酯和高胆固醇血症,血清游离脂肪酸升高。雄性6~8周龄、雌性9~11周龄即发展为糖尿病,14周龄出现胰岛素缺乏。该模型常用于研究T2DM中胰岛素抵抗和胰岛β细胞功能损伤。

OLETF大鼠的胆囊收缩素1受体缺失,饱腹感信号反馈丢失而导致摄食增多,进而肥胖。其表现为轻度肥胖,在18~25周龄缓慢发展为T2DM。该模型特点为自发性高血糖伴多食、肥胖、胰岛素抵抗、高胰岛素血症、高甘油三酯、高胆固醇血症,并出现蛋白尿,晚期合并糖尿病肾病。该模型提供了一种不依赖于瘦素信号通路的肥胖模型,广泛用于糖尿病肾病研究。

2. 非肥胖自发性T2DM模型 GK大鼠(Goto-Kakizaki,GK)是多基因非肥胖自发性T2DM模型。该模型特征为体重增长缓慢,血糖轻度升高,以负荷后高血糖为主,伴有胰岛素分泌受损、

胰岛素抵抗、血脂轻度升高。GK大鼠4周龄前血糖正常,可作为T2DM前期模型。晚期可出现多种糖尿病并发症,且不受肥胖、高血压等其他因素干扰,与临床T2DM患者出现并发症的病理生理改变类似,是研究糖尿病并发症如肾病、视网膜病变、大血管病变、周围神经病变的重要模型,也常用于研究胰岛β细胞数量与T2DM发病的关系。

(二)诱发性T2DM动物模型

这类动物模型是通过手术、药物、饮食等人工诱发出现的具有T2DM特征的动物模型。手术诱导,即胰腺部分切除术,因手术复杂、诱导时间长、胰岛再生不可控等因素现已很少使用。目前最常用的为药物联合高能量饮食诱导。

1. 高脂或高糖饮食诱导的T2DM动物模型 单纯饮食诱导常选用沙鼠、C57BL/6J小鼠及大鼠。沙鼠在自然环境下不发生肥胖及糖尿病,但摄入高能量饮食时可发生中度肥胖和高血糖,且病程进展迅速。该模型常用于药效学研究。C57BL/6J小鼠是最常用的饮食诱导性肥胖模型的实验动物,由于胰岛β细胞的代偿增生,故诱导空腹高血糖往往需要较长的诱导时间(超过16周)。SD大鼠对高脂饲料的敏感性较其他品系的大鼠更高,但仍需较长的诱导时间(超过10周)才能成功诱导T2DM,尤其是空腹高血糖。

2. 高脂或高糖饮食结合STZ诱导的T2DM动物模型 链脲菌素(streptozocin,STZ)是氨基葡萄糖的亚硝脲衍生物,可选择性破坏胰岛胰岛β细胞,损伤程度取决于STZ的剂量。单纯饮食诱导T2DM所需时间过长,故通过高脂或高糖饮食诱导动物出现胰岛素抵抗后,再腹腔注射低剂量STZ部分损伤胰岛β细胞,引起血糖升高,可模拟T2DM的发病并缩短造模时间。该模型的特征是中度高血糖、高血脂、血浆胰岛素水平大多正常。造模常用动物为大鼠或小鼠,雄性大鼠更常用。STZ的剂量尚无统一标准,文献报道各异。

STZ-烟酰胺模型是一种非肥胖诱发性T2DM模型,模拟了非肥胖的T2DM患者,此种患者多见于亚洲人群。造模方法给雄性Wistar大鼠腹腔注射烟酰胺,15分钟后腹腔注射较大剂量STZ。烟酰胺能部分保护胰岛β细胞功能,避免STZ对胰岛β细胞的过度损伤,从而诱导轻度稳定的非空腹高血糖,而不出现血浆胰岛素水平变化。

（三）基因工程 T2DM 动物模型

T2DM 是一种多基因疾病，不同基因分子水平的缺陷可导致不同的 T2DM 病理改变。目前已开发出多种转基因 / 基因敲除 T2DM 动物模型，主要为小鼠。常用的转基因 / 基因敲除的分子为：胰岛素受体底物 -1（IRS-1）、胰岛素受体底物 -2（IRS-2）、葡萄糖转运蛋白 -4（GLUT4）、过氧化物增殖物激活受体（PPARs）、葡萄糖转运蛋白 -2（GLUT2）、胰岛素样生长因子 -1 受体（IGF-1R）、葡萄糖激酶（GK）。有单基因敲除的小鼠，也有双基因敲除的小鼠等。组织特异性的基因敲除模型现也广泛应用，可用于分析基因在不同组织中的作用。人类胰岛素淀粉样多肽（hIAPP）转基因大鼠目前也已用于糖尿病发病机制及降糖药物研究。

目前关于 T2DM 模型尚无统一的国际确立标准，常以对照鼠血糖值作为正常血糖值。一般以空腹血糖作为标准。也有研究者以 OGTT 糖负荷后血糖作为鼠类糖尿病标准。

由于 T2DM 是多基因与环境共同作用的复杂疾病，目前的模型都不能包括所有的人类疾病特征。以上模型各有特点，自发性 T2DM 模型的优点是病程发展与人类相似，遗传背景同质，环境因素可控，个体差异小。缺点是单基因遗传与人类有差异，来源较少，价格昂贵，饲养与繁育条件要求高。诱发性 T2DM 模型，尤其是饮食诱导合并 STZ 模型的造模时间短、成本低，是目前最常用的模型。其缺点在于动物对诱导剂的反应有个体差异，且 STZ 对其他组织也有一定毒性。且动物品系、起始周龄、饮食配比、喂养时间、STZ 剂量等都会影响成模时间和模型稳定性。

三、脂肪肝动物模型

（一）非酒精性脂肪性肝动物模型

非酒精性脂肪性肝病（non-alcoholic fatty liver disease，NAFLD），是指以除酒精和其他明确的肝损伤因素外，所致的肝细胞内脂肪过度沉积为主要特征的临床病理综合征，是与胰岛素抵抗和遗传易感性密切相关的获得性代谢应激性肝损伤，包括单纯性脂肪肝（simple fatty liver，SFL）、非酒精性脂肪性肝炎（non-alcoholic steatohepatitis，NASH）及相关肝硬化。由于不同亚类脂肪肝的发生机制各异，而所造动物模型也不尽相同。建立 NAFLD 动物模型的方法较多，营养失调、药物等多种因素都可诱导 NAFLD，也有很多转基因小鼠 NAFLD 模型。

1. 营养失调性脂肪肝动物模型 给予动物高脂高糖饲料喂养，即可建立营养失调性脂肪肝模型。其造模机制为营养过剩，食物中的脂类、胆固醇和 / 或糖类过量，脂类在肝脏累积而诱发脂肪肝，进一步发展为炎性改变及纤维化。该模型与人类 NAFLD 相似，是最常用的模型。

（1）高脂饮食诱导的脂肪肝模型：此类模型常用 SD 大鼠。高脂饮食的直接摄入使游离脂肪酸增多，导致甘油三酯在肝脏积累。有的研究人员在高脂饲料中加入适量胆固醇和胆酸，可增加模型成功率。此模型可形成与典型的 NAFLD 患者类似的临床特征如肥胖，在发病机制上与人类 NAFLD 非常相似，但所形成的肝脏炎性改变及纤维化程度较轻。

（2）高糖诱发的脂肪肝模型：单糖如果糖、葡萄糖，双糖如蔗糖，都可用于诱发脂肪肝。糖类主要在肝脏中代谢，加入饲料后可增加长链脂肪酸和甘油三酯的合成。高糖饲料造成的模型更好地模拟了中式饮食，而高脂饲料造成的模型更好地模拟了西式饮食 NAFLD。

（3）胆碱 - 蛋氨酸缺乏（methionine choline deficient，MCD）动物模型：该模型是 NAFLD 的经典模型之一，主要用于 NAFLD 药物干预研究。机制是饲料缺乏蛋氨酸和胆碱，蛋氨酸是合成载脂蛋白的必需氨基酸，而胆碱缺乏回导致卵磷脂合成不足，从而极低密度脂蛋白合成下降，无法将甘油三酯运出肝细胞外，引起肝内脂肪堆积，出现脂肪变性。MCD 饮食可在短期内诱导小鼠出现大泡性脂肪变性、炎性细胞浸润和纤维化，且病变程度高，能很好地模拟人类 NAFLD 的临床表现。

NAFLD 动物模型主要是模拟人类的饮食方式，由于不同的造模饲料的成分不同，其发生脂肪肝的机制也不同。高脂、高糖饲料模型的优点有：模拟人类饮食习惯，模型稳定、可重复性高，方法简便，动物死亡率低，病变有渐进性发展过程，造模停止后病变逆转缓慢，便于药物干预研究，是目前用于治疗脂肪肝药物的疗效评价的常用动物模型，也可用于发病机制研究。MCD 动物模型形成快,目前许多学者利用这一模型来探讨 NASH 和肝纤维化的药物干预,也适用于研究静脉营养与脂肪肝的关系,是一种比较理想的脂肪肝动物模型制作方法。缺点是价格昂贵,不符合人类膳食结构,不能用于发病机制研究。

2. 四氯化碳(CCl₄)诱导的脂肪肝模型 四氯化碳在肝脏中可诱发氧化应激反应,导致脂质和蛋白质过氧化产物在肝脏中积累,破坏肝细胞,从而导致脂肪肝或肝纤维化。对小鼠两周腹腔注射一次四氯化碳就可诱发明显的肝损伤,可观察到肝细胞内脂滴大量聚集。本方法造模时间短,但发病机制及组织变化与人类 NAFLD 差异较大。

3. 乙硫氨酸诱导的脂肪肝模型 乙硫氨酸可抑制甘油三酯转运载体蛋白复合物生成,从而使甘油三酯在肝脏蓄积。给 ICR 小鼠灌胃给予乙硫氨酸即可使其脂质代谢出现障碍,肝细胞中可见明显脂滴,但炎症程度较轻,少见纤维化。

4. 四环素诱导的脂肪肝模型 四环素可抑制线粒体中 DNA 复制或转录,从而影响肝脏内甘油三酯的转运以及线粒体脂肪酸 β 氧化,抑制肝脏内极低密度脂蛋白释放,导致肝内脂质累积,引起肝细胞脂肪变性。高脂饮食结合四环素腹腔注射,2~4 周即可出现脂肪肝性肝炎病变,8 周即出现轻度肝纤维化。该模型使用四环素,毒性较四氯化碳低,且造模时间短,成本低,可用于研究某些环境因素导致 NAFLD。

5. 特殊品系脂肪肝动物模型

(1)遗传性肥胖 Zucker 大鼠模型:又称 fa/fa 大鼠,可自发出现肥胖、糖尿病、脂肪肝,可观察到肝脂肪变性、高胰岛素血症和胰岛素抵抗,但在无其他刺激因素情况下,不能进一步发展为脂肪性肝炎。

(2)ob/ob 小鼠和 db/db 小鼠模型:ob/ob 小鼠和 db/db 小鼠是常用的 NAFLD 动物模型,因为摄食增多而出现肥胖和代谢紊乱。与人类 NAFLD 不同,在无其他肝脏损伤的情况下不能自发从脂肪变性进展为脂肪性肝炎,该模型具有发病快、稳定、重复性高等优点。一般结合 MCD 饲料来诱导更明显的脂肪性肝炎和肝纤维化。

(3)遗传性脂肪酸 β 氧化减少的小鼠模型:该类模型包括幼年内脏脂肪变性小鼠(juvenile visceral steatosis mouse, JVS)模型、过氧化物酶体增殖物激活受体 α(proxisome proliferators-activated receptor α, PPARα)基因敲除小鼠模型、线粒体 3 功能蛋白(mitochondrial trifunctional protein, MTP)敲除小鼠模型、乙酰辅酶 A 氧化酶(acyl-CoA oxidase, AOX)敲除小鼠模型等。遗传性脂肪酸 β 氧化在线粒体中进行,以上蛋白均在脂肪酸 β 氧化过程中发挥关键作用,或为关键酶,或为转录因子,与人类 NAFLD 表型相似。

(4)芳香酶基因 *Cyp9* 敲除(aromatase knockout, ArKO)小鼠模型:ArKO 小鼠不能合成内源性雌激素,无论雌性或雄性小鼠,内脏脂肪细胞的体积和数量均显著升高,提示雌激素在脂肪代谢中发挥重要作用。

(5)脂肪酸转位酶敲除小鼠模型:FAT/CD36 是介导长链脂肪酸跨膜转运的重要蛋白,敲除后小鼠的脂肪酸储存和利用显著降低,血清中脂肪酸和甘油三酯水平明显上升,过多的脂肪酸转运至肝脏而引起肝脂质代谢紊乱和胰岛素抵抗,形成脂肪肝。

(6)脂肪肝综合征小鼠模型:脂肪肝综合征(FLS)小鼠是一种无过度摄食、无肥胖、无糖尿病的脂肪肝动物模型。新生 FLS 小鼠全小叶肝细胞内均含有脂滴,且随周龄增长而增大,肝内甘油三酯水平较正常鼠显著增加,伴血清 ALT 和 AST 增高,且易自发形成肝细胞癌。常用于研究肝脂肪变性发生肝癌的病因学。

6. 复合模型 营养失调性模型和转基因动物模型均与人类 NAFLD 存在一定差异,不能完全模拟人类 NAFLD 发病过程。因此,许多学者联合应用转基因动物模型和营养失调诱导,以期更好地模拟人类 NAFLD 的病理机制,更准确地反映从单纯性脂肪肝进展为 NASH,再进一步发展为肝纤维化的过程。常用复合模型包括 ob/ob 小鼠 +MCD 饮食、db/db 小鼠 +MCD 饮食、Zucker 大鼠 +MCD 饮食 / 高脂饲料,均可引起典型的 NAFLD 组织学改变。

(二)酒精性肝炎 / 脂肪肝动物模型

酒精对肝脏有直接的毒性,是造成肝损伤的主要原因。要造成急性酒精性肝损伤必须给动物过量酒精,并维持血中持续性高浓度酒精含量。动物模型采用大鼠、小鼠均可,一般采取灌胃的方法,造模周期根据测定指标而定。酒精性肝炎 /

脂肪肝模型的动物模型有很多种,但构建原理相对简单,主要集中在酒精的给予方式上。

1. **Liber-Decarli 液体食料** 该模型是 20 世纪 60 年代由 Liber 和 Decarli 首创,配制出含酒精和全营养素的液体食料,既保证实验大鼠摄取足量酒精,又能防止长期酒精摄入引起的营养不良。大鼠只喂食该含酒精的液体食料,不再给予其他任何食物或液体。Liber-Decarli 液体食料已商品化出售。亦可在 Liber-Decarli 液体食料中加入辅剂,如吡唑、内毒素、铁剂等,以促进酒精性肝损伤的形成,提高模型的复制率及缩短造模周期。这种利用液体饲料构建的脂肪肝动物模型,与人类酒精性肝硬化极为相似,为国外现有的最接近人类酒精性肝硬化病理改变的动物模型。造模动物还可选用小鼠、家兔、雪豹、豚鼠和狒狒等,例如微型猪和狒狒等较为大型动物的酒精性肝损伤模型也已建立。

2. **Tsukamato-French 大鼠模型** 1984 年 Tsukamato-French 等给 SD 大鼠手术植入胃管后,持续注入含酒精的液体食料维持大鼠血中的酒精浓度。此法可控制酒精和各种营养物质的摄入量,便于研究酒精与各营养因素之间的相互作用,且病变符合进行性酒精性肝损伤的演变规律,是较好的脂肪肝动物模型。

酒精性脂肪肝动物模型适用于酒精性肝病的基础研究。到目前为止,用乙醇作为造模药物的方法很多,相比而言,乙醇饲料喂养法操作简便稳定,是一种较好的造模方法。经典的模型为 Liber-Decarli 模型,由于其简便易行、费用低、形成率高及稳定性好而受到青睐,但由于大鼠厌酒,故而不能保证大鼠较恒定的酒精摄入量。Tsukamato-French 大鼠模型虽能控制实验动物的酒精摄入,但构建该模型需要一定技术训练如胃内导管的植入、维持,以及保证 24 小时持续注入酒精所需的特殊设备,价格昂贵。

(张媛媛 孙晓东)

第五节 发育学动物模型

发育是指生命现象的发展,是一个有机体从其生命开始到成熟的变化,是生物有机体的自我构建和自我组织的过程,发育学包含的内容包罗万象,本章节所涉及的主要是发育生物学的动物模型的建立及使用。

发育生物学是生物科学重要的基础分支学科之一,研究内容是和许多其他学科内容相互渗透、错综联系,比如遗传学、细胞生物学、分子生物学等。发育生物学的研究方法主要是应用现代科学技术和方法,从分子水平、亚显微水平和细胞水平来研究分析生物体从精子和卵子的发生、受精、发育、生长直至衰老死亡的过程及其机制。

发育学动物模型主要有果蝇、线虫、非洲爪蟾、斑马鱼、鸡和小鼠等。每种用于研究发育生物学的模型都有其自身的特点,其中与发育学相关的医学实验技术中应用较多的是斑马鱼、非洲爪蟾、果蝇,本节将主要介绍几种常用的模型。其中涉及的技术将以斑马鱼为例简单介绍,其他动物模型则主要介绍其应用,具体技术可参看斑马鱼部分。

一、斑马鱼

斑马鱼(danio rerio),又名蓝条鱼、花条鱼、蓝斑马鱼、印度鱼,为辐鳍鱼纲鲤形目鲤科的其中一种。斑马鱼的体色为银色或金色,覆盖着一些蓝色或紫色的横纹,从头部延伸至尾鳍的后端,臀鳍和尾鳍上同样也有这种条纹。一般雄鱼比雌鱼修长一些,但体积略小,一般体长约为 3.5cm。

斑马鱼是研究发育生物学的新兴模式动物。斑马鱼由于具有饲育容易、胚胎透明、体外受精、突变种多、遗传学工具成熟等诸多优点,近年来已成为研究脊椎动物发育与人类遗传疾病的新兴模式动物。斑马鱼具有多达 6 000 多种的遗传突变种,这些突变种的表征包含如胚层分化,器官发育,生理调适与行为表现等多方面,所以向研究人员提供极佳的正向遗传学材料来进行发育机制上的研究。在国际上斑马鱼模式生物的使用正逐渐拓展和深入到生命体的多种系统,如神经系统、免疫系统、心血管系统、生殖系统等的发育和功能研究中。

斑马鱼在基因工程方面的应用:斑马鱼转基因技术对分析体内细胞间相互作用,作为动物模型探讨发育、生长、繁殖等机制,以及阐明控制脊椎动物的发育机制等方面均具有重要意义。目前斑马鱼卵母细胞体外成熟、配子发生和受精的调控机制、胚胎干细胞的分离、基因克隆及基因敲除等研究都已成为研究热点。

在斑马鱼系统中开发出阻断基因功能的工具——Morpholino，可快速以逆向遗传学手法来验证基因的功能。所以正向遗传学与逆向遗传学的巧妙利用，可以正确推导出斑马鱼遗传发育途径，也是目前斑马鱼成为研究人类疾病新兴模式动物的主要原因。基因下调（morpholino knockdown）技术是在 20 世纪 90 年代初美国的 AVI pharmacy 开发出来的一种反义（anti-sense）技术，基本原理是把核苷酸上面的五碳糖环用一个吗啉环（morpholino）取代，同时对原有的磷酸基团也做了改变。改造后的 DNA 分子类似物仍以碱基配对的方式同 RNA 和 DNA 单链结合，但是由于其结构发生了改变，使得整个分子不带有任何电荷，因此无法被任何酶所识别，包括 DNase 和 RNase，使其在细胞内有着极强的稳定性。

在此基础上，可以针对某一个基因的 mRNA 设计一段反义的 PMO 寡聚物，这个寡聚物在胞内和 RNAi 的作用一样，通过与 mRNA 结合来阻断这个 mRNA 的翻译，从而使得这个基因的在表达水平上被阻断，达到敲出基因的目的。这种技术与 RNAi 不同：RNAi 可以通过 RNase H 来实现目标 mRNA 的降解，而 PMO 与 mRNA 结合并不能导致 mRNA 的降解。这就是 PMO 技术的基本原理，其具有不会被任何酶所降解，在细胞内稳定性极强，对细胞无毒副作用，并且不会和人工合成的 RNA 一样，会激活细胞干扰素的分泌，激起免疫应答的优点。其最大的缺陷在于特殊的分子结构导致其不带有任何电荷，使得 PMO 无法被细胞表面的任何受体所识别，同时无法通过转染的方式来导入细胞。

斑马鱼在发育学方面的应用主要包括以下实验技术：

1. **斑马鱼基因表达分析** 包括抽提斑马鱼基因组 DNA 和总 RNA、核酸原位杂交、全胚胎原位杂交技术、显微注射技术、基因过表达和基因下调技术，这里涉及的实验技术及其原理可参考本书相关章节的内容。

2. **斑马鱼转基因技术** 主要用于目的基因功能的研究，多采用两种方法，一是通过 Tol2 转座子构建组织特异性表达报告基因的方法，首先

要构建以 Tol2 转座子为基础的 enhancertrap 载体，报告基因可以选用 GFP、EGFP 或 RFP 等，在特定启动子下游加入目的蛋白的表达序列，在 3′ 端和 5′ 端侧翼均加入最小的 Tol2 元件。将上述载体与体外转录得到的 Tol2 转座酶的 mRNA 共同注射到斑马鱼的单细胞受精卵中，受精卵的 F1 代会在特定组织中表达转入的荧光蛋白，然后可通过外交纯化得到转基因鱼，直至得到只含有单个插入品系的转基因鱼。

二是利用特定基因的启动子 / 增强子驱动报告基因在特定细胞组织中表达的方法：通过克隆特定基因的启动子 / 增强子或染色体修饰法构建在特定组织器官或特定胚胎发育阶段表达报告基因的转基因品系。此外，还可以通过 CRE 重组酶介导的定向重组技术对斑马鱼的蛋白表达进行调控。CRE 重组酶介导的重组能够实现具有时间可调控性的蛋白表达。

3. **斑马鱼基因功能活体检测技术** 在转基因动物、动物基因打靶或制药研究过程中，活体成像能对动物的性状进行跟踪检测，对表型进行直接观测和（定量）分析；能够反映细胞或基因表达的空间和时间分布，从而了解活体动物体内的相关生物学过程、特异性基因功能和相互作用。主要的研究方法包括清醒斑马鱼在体共聚焦 / 双光子显微镜成像技术和在体电生理记录技术等。

4. **动物行为分析** 动物对外界环境刺激的最终反应是行为，通过了解动物行为发生的机制，有助于揭示大脑的工作原理。斑马鱼既有复杂的行为活动，又有相对简单的神经系统，还易于进行基因操作，这使斑马鱼在结合动物行为去研究基因 - 脑 - 行为中有关的神经回路机制成为了一个理想的实验模型，主要研究内容包括感觉相关的应激行为、视觉运动行为、学习记忆行为和药物成瘾行为等。

5. **斑马鱼基因突变技术** 主要包括插入诱变和乙基亚硝基脲（ethylnitrosoura，ENU）化学诱变技术。插入诱变多采用反转录病毒作为载体，通过显微注射方法将反转录病毒引入斑马鱼胚胎，获得感兴趣基因的突变体。ENU 化学诱导突变通过对基因组 DNA 碱基的烷基化修饰诱导 DNA 在复制时发生错配而产生突变，这种方法诱导突变的概率非常高，但这些突变是随机的，没有

任何倾向性,适用于饱和诱变分析斑马鱼的功能基因组。

6. **移植** 是发育生物学中应用得最古老的方法之一。在移植过程中,一团细胞从供体胚胎中移出,植入受体胚胎中。一般可以通过从注射过吗啉基寡核苷酸的胚胎中移植细胞团到发育早期的野生型胚胎中,从而实现在野生型胚胎环境下研究敲除该蛋白后对该细胞所产生的影响。移植也用于对扩散因子效应的研究中,比如生长因子或是趋化因子。

二、非洲爪蟾

非洲爪蟾(xenopus laevis),又名光滑爪蟾、非洲爪蛙,是南非的一种水生青蛙,是一种重要的模式生物。头部及身体扁平,体长可长至6~15cm。

非洲爪蟾是发育生物学的重要模式生物,需1~2年时间达性成熟期,在适宜的温度(20~25℃)条件下可以实现多次少量产卵,1只雌性爪蟾一般怀卵为1 600枚左右,1次产出量为100~300枚。爪蟾的胚胎很大极其容易处理,如显微注射、胚胎切割和移植等,因此其在发育生物学有着举足轻重的作用。虽然非洲爪蟾作为动物模型有很多优点,但是很难应用其进行遗传学研究,主要原因是非洲爪蟾的生命周期过长,并且其染色体是异源四倍体,多数基因存在四个拷贝,很难进行遗传突变实验。因此非洲爪蟾的研究学者引进了一种新的模式动物热带爪蟾(xenopus tropicalis),热带爪蟾的基因特性为二倍体,所有使用在非洲爪蟾的研究技术都可以应用于热带爪蟾上,比如基因转染、原位杂交、核酸探针等。

非洲爪蟾在发育学中的应用主要有,①研究胚胎早期发育:如背-腹极性建立、原肠胚形成、中胚层形成、神经胚形成等,主要的技术包括器官分割技术、转基因技术等;②研究胚胎发育后期阶段的器官发育:主要技术包括显微注射技术、基因过表达和基因下调技术等;③研究基因组功能:主要技术包括基因过表达和基因下调技术等。

三、果蝇

果蝇(drosophila melanogaster),是一种原产于热带或亚热带的蝇种,分布于世界各地,在人类的居室内过冬。雌性体长2.5mm,雄性较之还要小。雄性有深色后肢,可以此来与雌性作区别。

雌果蝇一次产下大约5枚卵,每天可达50~70枚,累计产卵可达上千枚。果蝇的生活周期包括卵、幼虫、蛹和成虫四个完全变化的发育阶段,幼虫24小时后会第一次蜕皮,然后不断生长,到达第二幼体发育期,再经过三个幼虫发育阶段和4天的蛹期,就会发育为成虫。从初生卵发育至新羽化的成虫为一个完整的发育周期,在25℃,60%相对湿度条件下,大约为10天,可以通过控制养殖的温度,加速和减缓果蝇的发育。

较短的生命周期加上较强的繁殖能力,使短时间内培养繁殖出大量特定种系的果蝇变得十分便利,因此果蝇得以广泛应用于生物学研究,特别是系统发育学及遗传学等研究,有多位科学家因对果蝇的研究而获得了诺贝尔奖。果蝇只有四对染色体,数量少而且形状差别明显,果蝇性状变异也很多,比如眼睛的颜色、翅膀的形状等性状都有多种变异,这些特点对遗传学研究也有很大好处。果蝇还被广泛应用于发育生物学研究,包括胚胎发育,各种成体器官的形成,如眼睛、翅膀、腿和心脏等器官是如何发育而来的。

四、其他发育学动物模型

1. **线虫** 秀丽隐杆线虫(*Caenorhabditis elegans*,*C. elegans*)隶属于线形动物门,线虫纲,小杆线虫目,广杆线虫属,无脊椎动物。其个体小,成体仅1.5mm长,为雌雄同体,在20℃下平均生活史为3.5天,平均繁殖力为300~350个。秀丽隐杆线虫由雌雄同体产下卵,卵在孵化后,会经历四个幼虫期(L1~L4),当族群拥挤或食物不足时,秀丽隐杆线虫会进入另一种幼虫期,叫作Dauer幼虫。Dauer能对抗逆境,而且不会老化,最后进入成虫期。秀丽隐杆线虫有五对体染色体和一对性染色体,秀丽隐杆线虫身体透明,每个体细胞如何发育都有详细的记录,其细胞发育的命运在个体之间差异不大,因此特别适用于研究细胞分化及其他发育过程方面。

2. **小鼠** 属于脊椎动物门,哺乳纲小鼠啮齿目,鼠科,小鼠属动物。小鼠成熟早,繁殖力强,一般6~7周龄时达到性成熟,性周期为4~5天,妊娠期为19~21天;哺乳期为20~22天;特别有产后发情便于繁殖的特点,一次排卵10~23个(视品种而定),每胎可生产幼鼠数为 8~15 只,一年产仔胎数 6~10 胎,生育期为一年。小鼠作为发育学动物模型,相较于线虫、果蝇、斑马鱼更加接近于人的生物特性。

五、发育学模型的选择

利用不同的模式生物来进行实验,对于结果会有不同的差异,因此,要根据自己的实验目的选择适合自己实验的模式生物。模式生物的选择上,要考虑到生物的多胎性、生命周期长短、生物体型或胚胎大小是否利于观察、品种特异性等。每种用于研究发育生物学的模型都有其自身的特点,可作为选择的依据(表 13-5-1)。

表 13-5-1 各种发育学动物模型的特点

生物体	繁殖一代的时间	占用空间体积	主要用途
线虫	3.5 天	微小	细胞学、发育学
果蝇	10 天	微小	遗传学、发育学
斑马鱼	3 个月	较小	遗传学、发育学
非洲爪蟾	1 年	小	胚胎学
鸡	18 周	较大	胚胎学
小鼠	3 个月	小	发育学
人	25 年	大	回顾研究

(张琼文 魏于全)

第六节 小动物成像

一、小动物成像概述

(一)小动物成像的定义和分类

活体成像包括可见光成像技术(optical imaging)、核素成像(PET/SPECT)、磁共振成像(magnetic resonance imaging, MRI)、计算机断层摄影(computed tomography, CT)和超声(ultrasound)。活体动物体内光学成像(in vivo optical imaging)可以对活体状态下的生物过程进行细胞或分子水平的定性和定量研究,特异性强、标记能力强、非侵害性、操作简单,在肿瘤学、骨科学、干细胞研究和药物研发领域有广泛应用。小动物活体成像和传统体外成像相比有显著优势。在体成像能反映基因表达的时空分布,对研究试管内大分子相互作用和基因功能等提供重要信息。还能对同一动物进行长期多次成像,在体内实现对分子事件的动态、实时和连续检测,并能够揭示生物分子相互作用的失控关系。灵敏度极高,能检测到疾病动物模型的微小病灶,且不涉及放射性物质及方法,非常安全。因此具有广泛的应用前景。

光在哺乳动物组织内传播时会被散射和吸收,不同类型的细胞和组织吸收光子的特性不同。发光源在动物体内不同深度时能看到的最少细胞数是不同的,一般大于 500 个细胞。在相同深度时,检测到的光强度和细胞数量有非常好的线性关系。可见光体内成像的基本原理在于,光可以穿透实验动物的组织,并由仪器定量检测到光强度,从而反映细胞数量。

活体动物体内光学成像(in vivo optical imaging)主要采用荧光(fluorescence)与生物发光(bioluminescence)两种技术。生物发光是采用荧光素酶基因标记细胞或 DNA,并使用荧光素激活而发光。荧光技术则使用荧光基团如 GFP、RFP、Cy5、Cy7 等,或使用 Dyes 等荧光染料标记而发光。

小动物活体成像系统主要由硬件、软件和麻醉系统组成。硬件主要包括 CCD 相机、滤光片转轮、透镜、电子学组件、样品平台、冷凝器等。麻醉系统一般包括诱导麻醉通路和维持麻醉通路。

(二)荧光发光成像

荧光发光是通过激发光激发荧光蛋白、有机染料或纳米发光材料等荧光基团到高能量状态,从而产生发射光。荧光基团种类繁多,且可根据检测需求对其进行调控。常用荧光蛋白和荧光染料的激发光谱和发射光谱如表 13-6-1 所示。

表 13-6-1 常用荧光蛋白和荧光染料的激发波长和发射波长

	激发光谱 /nm	发射光谱 /nm
GFP	520	480
RFP	600	530
Cy5	680	630
Cy5.5	700	630
Cy7	780	700

荧光探针主要分为三类:非特异性探针、靶向性探针和可激活探针。非特异性探针不具有针对特定蛋白或分子的转移性,不会定向追踪体内特定分子,比如吲哚菁绿(indocyanine green, ICG)。ICG是第一个被美国FDA批准应用于临床检测肝功能的染料,在心脏生理检查和眼科血管造影领域也有应用。靶向性探针一般是用荧光物质,如荧光蛋白、荧光染料、无机量子点与小分子物质,如抗体、药物等结合而成,在体内具有分子靶向性。靶向性探针在肿瘤学研究中应用广泛。荧光标记的配体还包括蛙皮素、血管活性肠肽、低密度脂蛋白等。用荧光染料标记羟基磷灰石,静脉注射后还可观察成骨细胞的活动。可激活探针注射进入小动物体内后本身不发光,与体内特定分子相互作用而发生构象改变后,即可检测到发光。将荧光素酶两端连接上抑制其发光的蛋白就形成了可激活探针。如小动物体内发生变化导致特定分子表达增多,如组织蛋白酶B和D、基质金属蛋白酶2或凝血酶,这些特定分子与探针相互作用,切断荧光素酶与抑制蛋白的连接,荧光素酶活性回复,就产生了荧光信号。

荧光成像的标记对象很广泛,如基因、抗体、细胞、微生物、植物、动物、药物、材料等。标记方法与体外荧光成像相似,费用低廉,操作简单,标记靶点多样性,从而被大多数研究人员接受。因为红光在体内的穿透性比蓝绿光的穿透性效率高,且近红外荧光其吸收和发射波长都处于生物光学成像窗口内,生物组织的光吸收和自发荧光干扰小,且皮肤和组织穿透能力强,目前近红外荧光成像是小动物荧光成像最常用的方法。

荧光信号的强度显著高于生物发光,但非特异性荧光造成的背景噪音使其信噪比远低于生物发光,因此荧光成像的灵敏度比生物发光低。尽管现在分离背景光的技术在不断进步,但目前还是很难完全消除背景噪音。可以针对不同的研究目的和试验要求选择合适的方法,如利用荧光蛋白和荧光素酶对细胞进行双重标记,用荧光成像技术进行体外检测和细胞及分子生物学研究,再利用生物发光技术进行活体动物体内成像研究。

(三)生物发光成像

生物发光常用报告基因-荧光素酶基因在动物体内表达产生的荧光素酶蛋白,与小分子底物荧光素发生氧化反应,将部分化学能转化为可见光能释放,再体外利用电荷耦合元件设备(charge-coupled device, CCD)形成图像。所以生物发光的本质是化学荧光。现在已经发现了多种不同的生物发光体系,研究中常用的包括萤火虫荧光素酶、海肾荧光素酶、分泌型膜锚定荧光素酶、细菌荧光素酶等。

生物发光的优点为非侵入性,可实时连续动态监测体内的各种生物学过程。荧光素酶基因可以被插入多种基因的启动子,成为该基因的报告基因,通过监测报告基因而监测目标基因,且背景噪音低,敏感性高,不需要外源激发光,避免了外源激发光对体内正常细胞造成的损伤,也没有放射性。生物发光成像也有一定的局限性,不同细胞和组织吸收光子的特性不同,且信号受到体内发光源位置及深度的影响,还需要外源性提供荧光素酶的底物。而且荧光素酶反应需要氧气、镁离子及ATP等物质参加,受到体内环境状态的影响。

(四)双光子成像

双光子激发的基本原理是,在高光子密度下,荧光分子可同时吸收两个长波长的光子,经过短暂的时间即激发态寿命后,辐射出一个波长较短的光子。与传统的单光子成像相比,双光子成像在生物厚组织如活体脑组织成像中的空间分辨率更高,信噪比和组织损伤性更低。因此,近年来双光子显微镜(two-proton fluorescence microscopy, TPM)在生物医学领域得到广泛应用。TPM使用红外波段的超快激光作为光源,利用光学非线性效应实现对样品的三维、四维甚至实时监测。双光子成像的成像深度大,光漂白性小,光毒性小,穿透性强,尤其适用于对斑马鱼、果蝇、小鼠等进行长时间反复动态活体成像,给生物医学研究带来革命性的变化。

TPM目前也面临一些亟待解决的问题,如只能对荧光成像,因为使用红外和近红外光源对样品可能造成热损伤,价格和维护成本较高。TPM所使用的红外染料激发光波长更长,能减少组织对光的吸收和折射,从而实现更深层组织的成像,因此红外染料的研发也对TPM未来的发展非常重要。

二、小动物活体成像的应用

（一）小动物活体成像在肿瘤研究中的应用

小动物活体成像技术可以帮助研究者直接在活体动物体内观察肿瘤的发生、发展、转移等，观察抗肿瘤药物在动物体内的分布、代谢和疗效，观察肿瘤相关转基因动物的分子表达和功能改变，是肿瘤研究的有力工具。

将荧光蛋白或荧光素酶标记的肿瘤细胞接种到免疫缺陷小鼠体内，可以建立各种移植性、自发性或实验性转移肿瘤模型。比如将表达荧光素酶的人前列腺癌细胞 22Rv1 接种到 SCID 小鼠左心室，可以建立前列腺癌实验性骨转移模型，并通过生物发光成像检测微转移灶，并定量检测骨转移情况。联合应用小动物活体成像和小动物 CT，可检测早期前列腺癌骨转移及骨破坏。利用表达荧光素酶 SL4-Luc 结肠癌细胞，原位接种 C57/BL6 雄性小鼠的脾脏后，可利用小动物成像系统检测结肠癌肝转移情况，并利用血管新生的近红外线探针观察肝转移灶中血管新生情况。此外，基质降解酶在肿瘤细胞的增殖转移过程中发挥重要作用，利用活体成像系统观察尿激酶/纤溶酶原激活系统或半胱氨酸蛋白酶和基质金属蛋白酶激活系统的活性，可用于研究肿瘤转移。已经有一系列针对基质降解酶的荧光探针被合成应用，如 MMP-2 切割探针、MMP-7 切割探针，尿激酶型纤溶酶原及货物等。很多蛋白，如 VEGF、VEGFR、整联蛋白等都可调控肿瘤血管新生。有研究者将荧光素酶报告基因插入整联蛋白的启动子，并转染肿瘤细胞，接种小鼠后就可检测肿瘤血管新生和抗血管生成药物的药效。当采用两种或以上荧光素酶报告基因同时或先后活体成像时，可在同一时间观察到同一个小动物体内发生的两种生物学过程。比如，利用 eGFP-Fluc 双融合报告基因标记和追踪肿瘤细胞，用 Rluc-RFP-TTK 三重融合基因分辨以 Rluc 和 RFP 报告 TTK 基因在肿瘤内的表达，可用于研究 TTK 基因在乳腺癌中的作用和机制。

近年来，小动物活体成像在结直肠癌、肺癌、肝癌、胰腺癌、前列腺癌、乳腺癌等多种恶性肿瘤的研究中得到广泛应用。

（二）小动物活体成像在其他研究中的应用

带有荧光素酶基因的细菌原有的生理学特性和侵袭能力不会发生变化，并可在不需要加入外源底物的条件下长时间发光。如果加入长链脂肪醛，还可以增加发光强度。将表达荧光素酶的细菌感染小鼠后，可使用成像系统追踪观察细菌的感染途径和散播过程，发现感染灶和定植途径。用荧光素酶标记病毒后，发光强度与病毒滴度正相关，可实时观察病毒在动物体内的感染部位、扩散过程、对靶细胞的定向识别、特异性杀伤能力和药物作用，用于病毒作用机制研究和抗病毒药物药效学研究。

利用小鼠胰岛素 2 启动子后携带串联三联报告基因的转基因小鼠，小动物活体成像系统可对小鼠胰岛 β 细胞容量进行在体评估。该方法特异性和敏感性都很高，在糖代谢研究领域有广泛应用。

干细胞光学标记方法较多，可以使用荧光素酶报告基因转染干细胞，也可以使用亲脂性荧光染料直接标记干细胞，也可从已经构建好的生物发光转基因动物中提取具备生物发光特性的干细胞。TPM 目前在干细胞研究中的应用很多，可以用于监测干细胞的移植、存活和增殖，示踪干细胞在小动物体内的分布和迁移，也可用于多能诱导干细胞和肿瘤干细胞等研究。

小动物成像在药物研究领域的应用非常广泛。高通量筛选是指通过自动化筛选系统，使用特定筛选模型在短时间内完成以万计样品的活性测试，是现代发现药物先导化合物的重要手段。TPM 可以提供靶基因在体内的实时表达，和候选药物的准确反映，在药物高通量筛选、药效和毒理研究中发挥重要作用。对小分子药物可以直接标记，监测其在体内的分布和代谢情况。有研究者采用 Cy7 标记姜黄素并纯化后，观察被标记的姜黄素在体内的分布和代谢情况。

TPM 在小鼠脊髓损伤后细胞水平的活体成像方面很有优势，能长时间观察小鼠脊髓损伤后轴突蜕变与再生、小胶质细胞聚集、钙离子的动态变化等，对脊髓损伤病理机制和药物研发有重要意义。

小动物活体成像系统可以对活体的生物过程进行细胞和分子水平的定性定量研究，特异性强，非侵入性,操作简单,可在肿瘤学、病原生物学、药学等多个研究领域发挥重要作用。

第七节　参考实验操作方案

本章有关实验操作可参考下列网站:

1. 用改良造血干细胞重建小鼠

http://cshprotocols.cshlp.org/cgi/pmidlookup?view=long&pmid=26134903

2. 骨髓与胎肝嵌合小鼠的制备

https://www.ncbi.nlm.nih.gov/pmc/articles/PMC3947880/

3. 用改良的肝干细胞重建小鼠

http://cshprotocols.cshlp.org/cgi/pmidlookup?view=long&pmid=26134904

（黄灿华　李昌龙）

参 考 文 献

[1] 秦川. 实验动物学[M]. 北京:人民卫生出版社, 2010

[2] 施新猷. 人类疾病动物模型[M]. 北京:人民卫生出版社,2008

[3] 樊玉梅,段相林,常彦忠. 基因敲除小鼠技术的发展和应用——2007诺贝尔生理或医学奖介绍[J]. 生物学通报,2008,43(2):1-4

[4] Moore BB, Hogaboam CM. Murine models of pulmonary fibrosis[J]. Am J Physiol Lung Cell Mol Physiol, 2008, 294(2):L152-L160

[5] Konecny FA. A model of massive pulmonary embolism, development and characterization the pre-clinical steps forward and details of the progress[J]. J Res Med Sci, 2008,13(3):121-134

[6] Quante M, Bhagat G, Abrams JA, et al. Bile acid and inflammation activate gastric cardia stem cells in a mouse model of barrett-like metaplasia[J]. Cancer Cell, 2012, 21(1):36-51

[7] Nestler EJ, Hyman SE. Animal Models of Neuropsychiatric Disorders[J]. Nat Neurosci, 2010, 13(10):1161-1169

[8] Krishnan V, Nestler EJ. Animal models of depression: molecular perspectives[J]. Curr Top Behav Neurosci, 2011, 7:121-147

[9] Luamoto LR, Franco AS, Suguita FY, et al. Human islet xenotransplantation in rodents: A literature review of experimental model trends[J]. Clinics(Sao Paulo),2017, 72(4):238-243

[10] Wijkstrom M, Iwase H, Paris W, et al. Renal xenotransplantation experimental progress and clinical prospects[J]. Kidney Int, 2017, 91(4):790-796

[11] Chan JL, Mohiuddin MM. Heart xenotransplantation[J]. Curr Opin Organ Transplant, 2017, 22(6):549-554

[12] Yang H, Wu Z. Genome editing of pigs for agriculture and biomedicine[J]. Front Genet, 2018, 9:360

[13] Yamada K, Sykes M, Sachs DH. Tolerance in xenotransplantation[J]. Curr Opin Organ Transplant, 2017, 22(6):522-528

[14] Emini Veseli B, Perrotta P, De Meyer GRA, et al. Animal models of atherosclerosis[J]. Eur J Pharmacol. 2017, 816:3-13

[15] Muller AM, Fischer A, Katus HA, et al. Mouse models of autoimmune diseases-autoimmune myocarditis[J]. Curr Pharm Des, 2015, 21(18):2498-2512

[16] Patelis N, Moris D, Schizas D, et al. Animal models in the research of abdominal aortic aneurysms development[J]. Physiol Res, 2017, 66(6):899-915

[17] Hemann M. Chimeric tumor and organ transplantation models[J]. Cold Spring Harb Protoc, 2015, 2015(8):725-730

[18] Garry DJ, Garry MG. Interspecies chimeras and the generation of humanized organs[J]. Circ Res, 2019, 124(1):23-25

[19] Wu J, Izpisua Belmonte JC. Interspecies chimeric complementation for the generation of functional human tissues and organs in large animal hosts[J]. Transgenic Res, 2016, 25(3):375-384

[20] Wijkstrom M, Iwase H, Paris W, et al. Renal xenotransplantation experimental progress and clinical prospects[J]. Kidney Int, 2017, 91(4):790-796

[21] Chan JL, Mohiuddin MM. Heart xenotransplantation[J]. Curr Opin Organ Transplant, 2017, 22(6):549-554

[22] Yang H, Wu Z. Genome editing of pigs for agriculture and biomedicine[J]. Front Genet, 2018, 9:360

[23] Yamada K, Sykes M, Sachs DH. Tolerance in xenotransplantation[J]. Curr Opin Organ Transplant, 2017, 22(6):522-528

第十四章 医用高分子材料实验方法

第一节 生物医用高分子材料的生物相容性和安全性评价

一、高分子材料在生物医学领域的应用

生物医用高分子材料是指在生命医学及生物层面上所使用的高分子材料,是功能性高分子材料的一种,具有其特定的生物特性及评价标准。随着国民生活水平的提高及科技水平的迅速发展,人们对自身的健康状况愈加关注,推动了医用高分子材料领域的蓬勃发展,使得诸多生物医用高分子材料应运而生。

目前生物医用高分子材料在组织工程、植入性医疗器械以及药物递送系统等方面已经发挥了重要作用,为疾病诊断、治疗、器官移植乃至生命维持提供了有力的工具。

(一)组织工程类高分子材料

组织工程是一门新兴的用于修复或者替代组织的技术,其所用支架的材料须具有吸附细胞、与细胞共生并在体内可降解的性质,因而可降解高分子材料作为支架被广泛使用。由于使用天然产物(如胶原蛋白、明胶、蚕丝蛋白、藻朊酸盐等材料)用于支架材料时功能得不到满足,人工合成高分子逐渐受到重视。其中,由于可控的降解速度和生物相容性,脂肪族聚酯成为应用最广泛的组织工程支架材料,如聚乳酸(polylactic acid,PLA)、聚羟基乙酸(polyglycolic acid,PGA)和聚乳酸-聚羟基乙酸共聚物(PLGA)等。由于具有表面溶蚀的降解特性,聚酸酐也被广泛用于组织工程的支架材料的研究。此外,合成类可降解高分子还包括聚氨酯、聚磷腈、聚癸二酸甘油酯等聚合物。例如用作皮肤修复材料的产品Sculptr,使用的聚合物材料为聚左旋乳酸(poly-l-lactic acid,PLLA)。

(二)植入性医疗器械类高分子材料

植入性医疗器械类高分子材料可以植入人体,直接与生物体发生接触,在生命活动中起到一定作用。现在人体器官高分子材料越来越受到研究人员的重视。比较常用的例如聚氨酯弹性体,其具备良好的机械性能和良好的血液相容性,逐渐被医疗器械研发领域所认可,应用程度不断加深。聚氨酯弹性体在医疗器械研发中的应用多是医疗植入体、膜类制品、医疗导管等,例如心脏瓣膜、人造血管、介入栓塞材料、透析插管等。此外,超高分子量聚乙烯(ultra-high molecular weight polyethylene,UHMWPE)、聚对苯二甲酸乙二醇酯(polyethylene terephthalate,PET)、聚醚醚酮(polyether ether ketone,PEEK)、PLA、PGA以及聚四氟乙烯(polytetrafluoroethylene,PTFE)等材料也被广泛用于制作长期可植入医用塑料。例如,使用膨体聚四氟乙烯(expanded polytetrafluoroethylene,ePTFE)制成的人造血管已被广泛使用。

(三)高分子药物递送系统

高分子材料具有性质可调控等诸多优点,可以丰富药物递送系统的功能。例如,可降解、疏水性聚酯类高分子(PLA和PLGA等)可用作长效缓释微球制剂的辅料,实现对小分子药物的缓释,已经在治疗慢性病和药物控制释放领域得到广泛的研究。例如,治疗骨关节炎相关膝盖疼痛的注射剂药物Zilretta,是一种包含药物曲安奈德的PLGA微球,能提供超过12周的长效疼痛缓解。

纳米药物可以改善药物的药代动力学和组织分布,降低药物的毒副作用。利用实体瘤的高通透性和滞留效应(enhanced permeability and retention effect,EPR),纳米药物能够有效地将药物

递送到肿瘤部位,从而达到提高药效的目的。因此,各种用于治疗肿瘤的纳米药物递送系统应运而生。聚乙二醇(polyethylene glycol, PEG)是一种无毒、亲水性高分子,广泛应用于纳米药物递送系统的修饰,改善药物递送系统与循环系统的相互作用,延长纳米药物在体内的循环时间。以 PEG 为亲水段的两亲性聚合物能够在水溶液中自组装为纳米颗粒,可以用于疏水药物的负载和增溶,解决疏水性药物的难溶性问题。例如,GENEXOL-PM 是以紫杉醇包载于 mPEG-PDLLA 共聚物中的方法得到粒径 30~50nm 左右的胶束,已在韩国上市,用于治疗转移性乳腺癌和晚期肺癌等癌症。

近年随着对肿瘤微环境乏氧、微酸性、高渗透压等特点的认识,基于酸敏感、酶敏感、氧化还原敏感、光响应等性质的抗肿瘤纳米药物递送系统被设计用于肿瘤治疗。此外,基因治疗潜力巨大、方兴未艾,设计和合成安全高效的阳离子型聚合物成为基因递送载体的热点。

二、生物相容性和安全性评价

(一)生物医用材料和医用装置的生物学评价科目

作为与人体直接接触的材料,生物医用材料的基本性能将直接关系到人的健康及生命。对生物材料进行生物相容性及生物安全性评价,是生物材料体内应用不可或缺的标准评价。生物相容性是指生物医用材料与人体之间相互作用时,必须对人体无毒性、无致敏性、无刺激性、无遗传毒性、无致癌性,对人体组织、血液、免疫等系统无不良反应。材料的生物相容性可根据接触的人体部位不同分为两类,血液相容性与组织相容性。

对于如何选择实验对生物医用材料进行安全性评价,已有较多的相关标准可作为参考。美国材料与试验协会(American Society for Testing and Materials, ASTM)的 F748 标准对生物材料和医疗装置的生物安全性实验选择提供了指南,表 14-1-1 为此标准 2016 年的内容。

国际化标准组织制定了医疗装置生物学评价的国际标准 ISO 10993,2018 年更新后的版本见表 14-1-2。

我国也制定了医疗装置生物学评价的实验选择指南的标准 GB/T 16886,此标准由我国参考了 ISO 标准进行修改得到,表 14-1-3 为此标准 2011 年发行的版本。

可以看出,各种标准主要依据材料和医疗器械的用途、接触人体部位和时间进行分类,针对不同的项目选择不同的生物学评价实验。各种标准虽各有自己的特点,但主要的分类与评价方法大体相似。

(二)生物相容性实验方法

在生物学评价的标准中给出了对于生物材料的实验项目的选择,这里主要参考国标给出的评价实验的选择,对具体的实验方法进行阐述。

1. 血液相容性的检测实验

(1)血小板黏附试验:血小板黏附是指血小板黏附于异物表面,是血小板的一项重要的止血功能,生物医用高分子材料对血小板的黏附,是评价材料抗凝血功能的重要指标。此试验可以反映血小板的黏附功能,从而反映高分子的生物相容性。

实验步骤:采用分离的血小板溶液,或将新鲜的抗凝人体血液用离心机分离,1 000rpm 转速下离心 10 分钟得到富血小板血浆(platelet-rich plasma, PRP)。材料与 PRP 接触一定时间后取出,用磷酸盐缓冲液 PBS 溶液清洗,之后用戊二醛固定,在乙醇中进行梯度干燥。最后用扫描电镜观察血小板黏附情况,对黏附血小板计数,观察血小板形态结构变化,以考察材料表面对血小板的黏附性能。图 14-1-1 是两种不同血液过滤材料的血小板黏附扫描电镜(scanning electron microscopy, SEM)照片。

(2)血液凝固实验:体外血液凝固实验由以下几个方面构成。激活部分促凝血酶原激酶时间(activated partial thromboplastin time, APTT)、凝血酶原时间(prothrombin time, PT)和凝血酶时间(thrombin time, TT)。APTT 凝血时间是在待测血浆中加入部分凝血活酶溶液以鞣化酸激活凝血因子 XII 和 XI,在钙离子的参与下,使纤维蛋白原转变为纤维蛋白;PT 是在血浆中加入含钙凝血活酶,测定出的凝血时间,它可以反映血浆中凝血酶原、因子 V、因子 VII 和因子 X 以及纤维蛋白原水平,用

表 14-1-1 生物材料和医学装置生物相容性评价科目选择（ASTM F748-2016）

相应试验材料或装置的分类和应用			细胞毒性试验	致敏试验	皮肤刺激试验	全身急毒性试验	血液相容性试验	溶血实验	热原试验	短期植入试验	长期植入试验	免疫反应试验	遗传毒性试验	致癌试验
体外用	接触体表		×	×	×									
	接触损伤体表		×	×	×	×							×	
半体内用	导入体内与组织体液接触	手术期间	×	×	×				i					
		短期（<30天）	×	×	×	×			i					
		长期（>30天）	×	×	×	×			i	×		×		
	导入体内与血液接触	间接接触	×	×	×	×	×	×	×	×				
		直接接触（<24小时）	×	×	×	×	×	×	×	×	×	×		
		直接长期接触	×	×	×	×	×	×	×	×	×	×	×	×
植入体内	与骨/组织接触	手术期间	×	×	×	×	×		×	×				
		短期（<30天）	×	×	×	×			×	×				
		长期（>30天）	×	×	×	×			×	×	×	×	×	×
	与血液接触	手术期间	×	×	×	×	×	×	×	×				
		短期（<30天）	×	×	×	×	×	×	×	×	×			
		长期（>30天）	×	×	×	×	×	×	×	×	×	×	×	×

注：i 表示所有与中央神经系统接触的装置均建议进行热原试验；× 为必选科目

表 14-1-2 医疗装置生物学评价试验指南（ISO 标准，2018）

生物材料和医用器械分类		接触时间 A. 一时接触（≤24 小时） B. 短、中期接触（>24 小时至 30 天） C. 长期接触（>30 天）	基本评价的生物学试验												
接触部位			细胞毒性试验	皮肤刺激或皮内试验	致敏试验	全身急性毒性试验	亚急性毒性试验	亚慢性毒性试验	慢性毒性试验	植入试验	血液相容性试验	遗传毒性试验	致癌试验	生殖和发育毒性试验	体内降解试验
表面接触	皮肤	A	×	×	×										
		B	×	×	×										
		C	×	×	×										
	黏膜	A	×	×	×										
		B	×	×	×		×	×							
		C	×	×	×		×	×							
	损伤表面	A	×	×	×	×									
		B	×	×	×	×	×	×							
		C	×	×	×	×	×	×							
由体外与体内接触	血路间接	A	×	×	×	×					×				
		B	×	×	×	×	×	×			×				
		C	×	×	×	×		×	×		×	×			
	组织/骨/牙	A	×	×	×	×									
		B	×	×	×	×	×	×		×		×			
		C	×	×	×	×		×	×	×		×	×		
	循环血液	A	×	×	×	×					×	×			
		B	×	×	×	×	×	×		×	×	×			
		C	×	×	×	×		×	×	×	×	×	×		
体内植入	组织/骨	A	×	×	×	×				×					
		B	×	×	×	×	×	×		×		×			
		C	×	×	×	×		×	×	×		×	×		
	血液	A	×	×	×	×				×	×				
		B	×	×	×	×	×	×		×	×	×			
		C	×	×	×	×		×	×	×	×	×	×		

注：× 为必选项目

表 14-1-3　医疗装置生物学评价试验指南（GB/T 16886 标准，2011）

器械分类			生物学作用								
人体接触性质		接触时间： A 短期（≤24 小时） B 长期（>24 小时至 30 天） C 持久（>30 天）	细胞毒性	致敏	刺激或皮内	全身毒性（急性）	亚慢性毒性（亚急性毒性）	慢性毒性	遗传毒性	植入	血液相容性
分类	接触										
表面器械		A	×	×	×						
		B	×	×	×						
		C	×	×	×						
	黏膜	A	×	×	×						
		B	×	×	×						
		C	×	×	×		×				
	损伤表面	A	×	×	×						
		B	×	×	×						
		C	×	×	×		×	×			
外部接入器械	血路，间接	A	×	×	×	×				×	×
		B	×	×	×	×	×			×	×
		C	×	×	×	×	×	×	×	×	×
	组织/骨/牙本质	A	×	×	×	×					
		B	×	×	×	×	×		×	×	
		C	×	×	×	×	×	×	×	×	
	循环血液	A	×	×	×	×			×	×	×
		B	×	×	×	×	×		×	×	×
		C	×	×	×	×	×	×	×	×	×
植入器械	组织/骨	A	×	×	×					×	
		B	×	×	×		×		×	×	
		C	×	×	×		×	×	×	×	
	血液	A	×	×	×	×			×	×	×
		B	×	×	×	×	×		×	×	×
		C	×	×	×	×	×	×	×	×	×

注：× 为必选科目

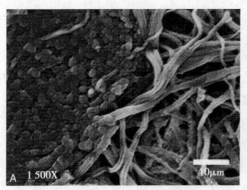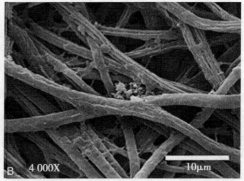

图 14-1-1　两种血液过滤材料的血小板黏附 SEM 照片

于检测外源凝血系统；TT 是指在血浆中加入标准化的凝血酶原后血液凝固的时间，TT 延长一般是由于纤维蛋白原缺乏（低于 100mg/dl）、纤维蛋白原变质、纤维蛋白降解产物或抗凝物质水平提高。

实验步骤：血浆取自于健康人的抗凝全血，3 000rpm 转速离心 10 分钟后制备乏血小板血浆，将待测高分子材料于血浆中 37℃孵育 60 分钟，孵育完成后取出血浆用血凝计检测，每个样品凝固测试重复三次。各组间差异采用时间检验。图 14-1-2 是三种不同血液过滤材料的血液凝固实验结果。

从图中数据可以看出 b 组材料的 APTT、PT 及 TT 与前两组相比都有一定程度的延长，说明 b 组材料具有较好的抗凝血性能，生物相容性较好。

（3）血小板激活：当血小板与进入血液的材料接触时，血小板会被激活，血小板外形产生改变，出现黏附、聚集和释放反应，黏附在材料表面的血小板能激活流经其附近的血小板，在材料表面发生聚集，进一步会形成聚集体，导致体内条件下的血栓并发症。

血小板与生物材料相互作用是生物材料血液相容性研究的重要方面。血小板 α- 颗粒膜糖蛋白 P- 选择素（CD62P）是活化血小板的分子标志物之一。当血小板激活时，可释放血小板内含物。血浆中活化的血小板可采用抗 CD62P 单克隆抗体标记，也可通过酶联免疫法定量检测出血浆中血小板的活化水平。

实验步骤：取新鲜健康人全血，将待测高分子材料在全血中孵育 60 分钟，孵育完成后往实验管加入 BD-OptEIATM 提供的 FITC-CD42b 和 CD62p 抗体，对照管加入 FITC-CD62b 和 IgG1，避光孵育 25 分钟后，用流式细胞仪检测。

（4）血浆复钙实验：血液凝固的实质就是血浆中的可溶性纤维蛋白原变成不可溶的纤维蛋白

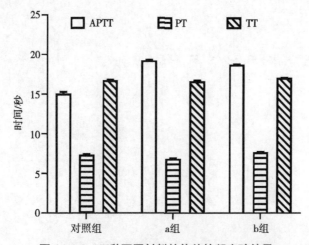

图 14-1-2　三种不同材料的体外抗凝实验结果

a 组：PPNW（聚丙烯无纺布）；b 组：CS/Bataine-coated PPNW（壳聚糖 / 甜菜碱涂层改性后的 PPNW）

的过程。当血浆与生物材料接触时,材料表面的电荷将会激活血浆内的凝血因子,当钙离子存在时,凝血因子就会与钙离子结合形成凝血酶原复合物,血浆中存在的凝血酶原在凝血酶和钙离子的作用下,转变为有活性的凝血酶。血浆中呈溶解状态的纤维蛋白原在凝血酶和钙离子作用下,转变为不溶性的纤维蛋白,进而导致凝血。血浆复钙曲线是内源性凝血系统的一种测量方法,复钙时间即为去钙血浆加入钙质后凝固所需的时间。因抗凝剂与血浆中钙离子结合,使凝血过程中断,如在这种血浆中再加入适量钙离子后,血液凝固过程又可继续进行。通过对比高分子材料孵育组和对照组的复钙时间差异得出其生物相容性情况。

实验步骤:取新鲜人血制备血小板血浆,将待测高分子材料于血浆中孵育 1 小时,孵育完成后取血浆 100μl 加入 96 孔板中,每组 6 个平行样,分别再加入 100μl 0.025M 二氯化钙,立刻把 96 孔板放入酶标仪中,在 405nm 测定吸光度值,根据材料性质设定时间间隔和测定次数。复钙时间计算方法:做出时间 - 吸光值曲线(图 14-1-3),当血浆中有大量白色丝状物出现时曲线有明显的拐点,由此得出复钙时间。复钙时间越长说明该材料的生物相容性越好。

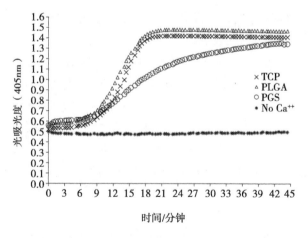

图 14-1-3 血浆复钙时间曲线

(5)补体激活:补体(complement)是存在血液中的一群蛋白质,一般认为补体在机体抵御感染中起重要作用。人体补体系统包括超过 20 种免疫性能和理化性质不同的血清蛋白,通常会以非活化状态的形式存在,一旦因某种原因(如植入体内的材料)激活补体,补体系统就会按照特定的次序发生呈链式的酶促反应,即补体活化。补体系统有经典途径和替代途径这两种激活途径。通常情况下,生物材料与血液相接触引发补体激活是通过替代途径实现,其中,与材料关系比较密切的是在补体激活过程产生的物质:当血液中的补体成分 C3 与外来刺激物相接触后,由于 C3 分子上带有磺酸酯基团的活性位点,这些位点会与材料上的亲核基团相互作用,进行共价键合反应,C3 就会被酶解成低分子量的、具有生物活性的蛋白和多肽(C3a 和 C3a des-Arg、C3b、C5a、C5b),其中 C3b 和 C5b 结合在材料表面,而 C3a、C3a des-Arg 和 C5a 脱离材料进入到组织血液中,所以一般通过检测血浆中 C3a 或 C3a des-Arg 的含量来反映实验材料的补体激活程度。

可以用 C3a 的含量来反映补体激活程度,实验借助 Human C3a Elisa 试剂盒检测 C3a 含量,从标品数据可以得出标准曲线。

实验步骤:取新鲜健康人全血,2 500rpm 转速离心 8 分钟后取血浆,将待测高分子材料于血浆中孵育 60 分钟,60 分钟后取孵育血浆用 BD-OptEIA™ 的 Human C3a Elisa 试剂盒检测 C3a 含量,操作步骤严格按照试剂盒说明书的步骤进行。

(6)溶血实验:溶血试验是对人体内的红细胞进行红细胞破裂溶解检测。生物材料引起的溶血反应包括免疫性溶血与非免疫性溶血。有些医用高分子材料由于含有溶血性成分或物理、化学、生物等方面的原因,在直接注入血管后可产生溶血现象;有些医用高分子接触血液后可产生血细胞凝聚,引起血液循环的功能障碍等。凡是能引起免疫性溶血或非免疫性溶血的医用高分子材料,均应进行溶血性实验。

实验步骤:取新鲜抗凝兔血,在盛有材料的试管中加入生理盐水,置于 37℃水浴中 30 分钟,加稀释兔血 0.2ml,混匀,继续于 37℃水浴中保温 60 分钟。阳性对照(3 份)用蒸馏水加稀释兔血,阴性对照(3 份)用 PBS 加稀释兔血。各管离心 5 分钟,吸取上层清液于紫外分光光度计 545nm 波长测定吸光度。

溶血程度按下列公式计算：

$$溶血率 = \frac{样品吸光度 - 阴对吸光度}{阳对吸光度 - 阴对吸光度} \times 100\%$$

注：若材料溶血率<5%，说明该材料在体外进行实验与血液接触时不引起溶血

（7）血浆蛋白吸附实验：材料浸泡于蛋白质溶液中一定时间，在材料表面会吸附一定血浆蛋白质。可以直接对吸附在材料表面的蛋白质进行测定，或用十二烷基硫酸钠（Sodium dodecyl sulfate，SDS）溶液或其他溶液及方法将吸附蛋白质清洗到溶液中，测定溶液中的蛋白质浓度，从而计算蛋白吸附量。

目前比较精确的测量蛋白质吸附量的仪器是时间分辨表面等离子体共振（time resolved-surface plasmon resonance，TR-SPR）光谱仪，其实验步骤如下：

1）以4种单蛋白溶液和2种天然复合介质为测试样品（可根据实验要求决定测试样品数量）。单蛋白溶液为溶菌酶、BSA、β-LG和纤维蛋白原分别以1mg/ml的浓度溶解在PBS溶液中。天然复合介质为豆浆和血清样本在离心机以5 000rpm的速度离心20分钟，然后用过滤器过滤得到的溶液。

2）使用二喹啉甲酸（bicinchoninic acid，BCA）试剂检测蛋白，测定这些样品中的蛋白浓度（图14-1-4）。

3）采用时间分辨SPR光谱仪，以650nm激光为光源，实时观察蛋白质在高分子医用材料表面的吸附。通过PBS缓冲溶液以50μl/min的流量流过高分子材料表面大约30分钟建立基线信号。蛋白质溶液以10μl/min的流量注入流通池持续10分钟，紧接着用PBS溶液以10μl/min的流量持续10分钟清洁高分子材料表面。在这个

过程中，表面等离子体共振角的转变记录为$\Delta\theta$值，用来量化蛋白质吸附量。

（8）使用lable free quantitative method（LFQ）分析纳米颗粒与血浆蛋白的相互作用：随着近年纳米医学技术的发展，纳米技术在诊断治疗方面得到广泛的应用，因此国家纳米中心制定了一系列关于纳米材料与生物体的相容性、安全性评价的标准，下面举其中一例以供参考，制定的标准可以在国家纳米中心官方网站查阅。

由于纳米材料具有特殊的性质，如较高的表面自由能，当纳米材料进入生物体后极易吸附生物体液中的生物分子。特别是一些蛋白质可结合在纳米材料表面形成冠状蛋白质层（protein corona）。冠状蛋白质层在一定程度上可改变纳米材料的生物学特征，生物体对纳米材料的进一步响应也与冠状蛋白质层的复杂程度相关。而纳米材料的组成成分，表面理化性质，颗粒直径都会影响其表面冠状蛋白质层的组成。一般情况，表面带电的纳米颗粒较中性的纳米颗粒能结合更多的蛋白质，这些结合的蛋白质是影响免疫系统的吞噬细胞摄取纳米颗粒的关键因素之一，同时也影响纳米粒子在生物体中的分布。

实验步骤：

1）吸取1.5ml的混合血浆（约70~100mg的总蛋白）到离心管中。4℃，22 000g离心30分钟，收集上清，转移到新管。

2）将1ml纳米材料（1mg/ml）与1ml离心过的血浆混合，制备"+纳米颗粒（NP）"样品，同时准备两组对照：①将1ml纳米材料（1mg/ml）与1ml PBS混合（CON）；②将制备纳米材料的缓冲液与1ml离心过的血浆混合（-NP）。

3）使用旋转混合仪37℃孵育样品30~35

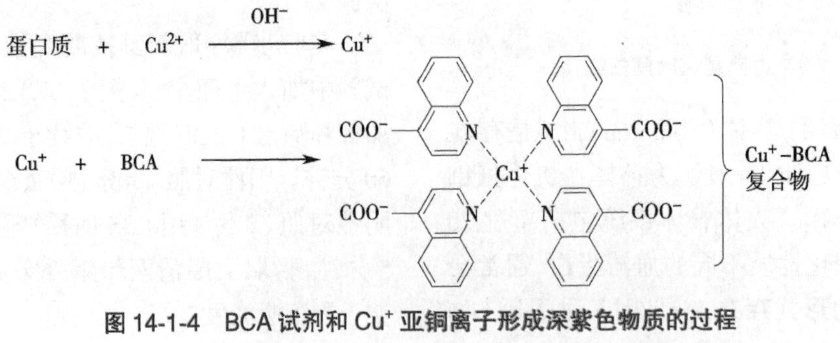

图14-1-4　BCA试剂和Cu⁺亚铜离子形成深紫色物质的过程

分钟。

4）22 000g，4℃离心 10 分钟，弃上清。

5）每个样品加入 1.5ml PBS，混合重悬后继续以 22 000g，4℃离心 10 分钟，弃上清。然后重复三次。

6）每个样品中加入 1.5ml 0.1×PBS（以 1∶10 比例用水稀释），混合重悬后，22 000g，4℃离心 15 分钟，弃上清。

7）加入 50μl 裂解液，室温震荡超声约 15~20 分钟。

8）22 000g，4℃离心 20 分钟。取上清到另一离心管中。

9）2D Quant Kit 测定样品中的蛋白浓度，具体步骤参考试剂盒说明。

10）每样品中加入 50μl IAA（20mg/ml 用 50mM NH₄HCO₃溶解），室温避光反应 30~40 分钟。

11）视 +NP 样品中蛋白含量，以 1∶50~1∶100（m/m）加入 Trypsin 到各个样品中，37℃孵育过夜（12~16 小时）。

12）样品酶解完成后加入 1% 三氟乙酸（Trifluoroacetic acid，TFA）终止反应。

13）C18 Zip Tip A 液吹吸 3 次（10μl/次）。

14）B 液吹吸 3 次（10μl/次）。

15）反复吸取样品溶液。例如每次吸取 10μl 后将溶液打入另一离心管，如此反复直到所有样品都被转移到另一管中，酶解后的肽段即结合在 C18 Zip Tip 上。

16）B 液吹吸 3 次（10μl/次）。

17）反复吸取转移 50μl C 液，洗脱 C18ZipTip 上的肽段，收集转移后的 C 液。

18）真空抽干样品，此时样品可以 –80℃保存。

19）质谱检测，可使用各种支持 LFQ 定量的质谱数据分析软件，可使用蛋白一级肽段母离子的 MS 信号强度定量，或者比较蛋白的 MS2 匹配数量定量。

2. 组织相容性检测实验

（1）细胞黏附性试验：细胞在基质材料表面的黏附包括非特异性黏附和特异性黏附。非特异性黏附过程比较迅速，特异性黏附又称细胞识别，黏附期较长。细胞在材料表面的黏附力越好说明该材料的生物相容性越好。为了同时反应两种类

型的黏附力，可选择 0.5 小时和 4 小时两个时间点来检测成骨细胞的黏附情况。在 0.5 小时和 4 小时，每组材料取三组样品，计算黏附力。

实验步骤：

1）采用新生的 Wistar 大鼠，取其头盖骨颅骨细胞进行培养，传代，备用。

2）将成骨细胞以 1×10⁸/L 的浓度配制，然后以 100μl/ 孔的量接种到培养皿中，培养皿中的材料为待测的生物医用高分子材料。

3）待细胞贴壁后补加完全培养基 DMEM，培养箱培养，分别取培养 0.5 小时和 4 小时后的细胞，在倒置显微镜下面观察生长情况，并拍照记录。

（2）致癌性实验：致癌性研究的目的是在试验动物寿命期的成年阶段内，通过适当途径接触不同剂量实验物质，在接触期间和接触之后观察染色体变化。这些短期试验的主要价值在于，在特定的接触条件下能够鉴别主要由遗传毒性机制导致癌症的物质或引发癌症初始阶段的物质。鉴于复杂的致癌过程和相对简单的短期试验相差甚远，在解释致癌活性方面需要尤为谨慎。

此处用小鼠微核试验来鉴别材料的致癌活性。微核是染色体发生断裂或使染色体和纺锤体联结损伤而在细胞有丝分裂后期滞留在细胞核外的遗传物质（染色体片段或迟滞的染色体）。所以，细胞微核实验可以检测医用高分子材料是否释放出了可以诱导细胞发生染色体完整性改变和染色体分离改变的有毒的化学毒物。

实验步骤：

1）取 NIH 小鼠，质量为 20~22g，15 只，随机分为 3 组。

2）于小鼠处死前 6 小时和 0.5 小时分别静脉注射材料浸液 1ml（材料组）；生理盐水 1ml（阴性对照）；环磷酰胺 40mg/kg，腹腔注射（阳性对照）。处死小鼠后，以股骨骨髓制片，染色，每只动物计数 1 000 个嗜多体染色细胞，计算微核数，并经统计学处理。

微核经 GFP cGAS 染色发出绿色荧光，其在细胞中的定位如图 14-1-5 G 所示。

（3）致畸试验：用动物检测某种受试物对人类是否会引起畸变的一种实验方法。一般要求实

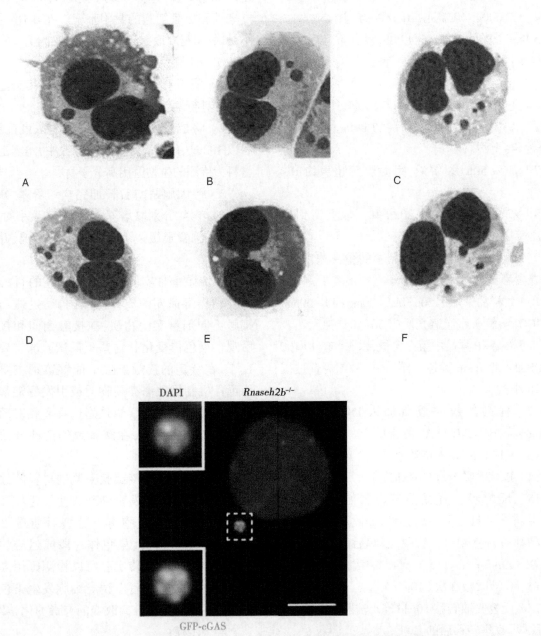

图 14-1-5　GFP cGAS 在 Rnaseh2b/MEFs 中定位于微核的代表性图像

注：A~F. 代表性图像；G. 具有微核的典型双核细胞的显微照片

验动物对受试物的代谢方式和胎盘解剖学结构与人类相近，而且具有一胎多仔、妊娠期较短、便于饲养和费用较低的特点。

实验步骤：

1）选取健康并且性成熟的雄性大鼠和未经交配的雌性大鼠，试验前在实验动物房进行 3 天环境适应和检疫观察。

2）按 1∶1 比例合笼交配。每日早晨对雌鼠检查阴栓，查出阴栓者，认为该动物已交配，当日作为受孕 0 天。将检出的受孕雌鼠随机分到高分子浸液高剂量组、中剂量组、低剂量组、阴性对照组及阳性对照组。

3）每组孕鼠 16 只，在受孕第 6~15 天经口给予受试物。在受孕第 0 天、给予受试物第 1 天、给予受试物期间每 3 天称母体重量，依据重量调整受试物量。

4）于受孕第 20 天处死孕鼠，剖腹检查亲代受孕情况和胎体发育。迅速取出子宫，称子宫连胎重,以得出妊娠动物的净增重。记录黄体数、早死胎数、晚死胎数、活胎数及着床数。记录胎仔性别、体质量、体长,检查胎仔外观有无异常。活胎外观检查后,每窝胎仔数的 1/2 用 95% 乙醇固定,然后用茜素红溶液染色进行骨骼检查,另 1/2 用固定液(Bouins 液)固定,进行内脏检查。

(4)全身毒性实验:全身毒性试验以哺乳动物整体试验为主要研究方法。通常按照试验目的和染毒持续时间不同分为急性、亚急性、亚慢性和慢性毒性试验。全身毒性试验是毒理学研究的基础,通过全身毒性试验可达到对医疗器械或其浸提液进行毒性分级和危害分级,了解被试材料进入体内后其吸收、分布、排泄的某些特点,了解中毒机制、影响因素等的目的。

实验步骤:

1)取 SPF 昆明小鼠 12 只,雌雄各半,随机分为实验组和对照组,实验组 6 只,对照组 6 只。

2)试验采用试验样品接触最大剂量体积,小白鼠腹腔注射最大体积为 50ml/kg。腹部常规安尔碘消毒后,用一次性注射器分别向实验组小鼠腹腔内注 50ml/kg 体重剂量的浸提液一次,对照组小鼠注射 50ml/kg 体重剂量的生理盐水一次。

3)定期观察动物,以保证动物不会自残、组织自溶或错放,试验终止时,对所有存活动物实施人道方式处死,观察到濒死动物应取出实施人道方式处死。(注射器规格为 2ml,精确度 0.1ml)。

实验进程中所需的观察项目有:

①临床观察:急性全身毒性试验观察周期至少 3 天,必要时可延长。注射浸提液后在规定的 72 小时观察期内(注射后即刻、24 小时、48 小时和 72 小时)仔细观察呼吸、进食、尿便排泄等一般状态及有无呕吐、惊厥、步态失稳、呼吸抑制等中毒表现并进行评估(表 14-1-4)。试验过程中注意增加观察频率,毒性迹象出现和消失的时间、持续时间和动物死亡时间,特别是出现延迟性不良临床症状或死亡迹象。②体重变化:分别记录试验前,24 小时、48 小时、72 小时小鼠的体重增减变化,运用对比检验判断两组小鼠体重增

加有无统计学意义。③结果评价:a. 在急性毒性试验观察期间,如接触试验样品的动物生物学反应不大于介质对照组动物,则试验样品符合试验要求。b. 采用 5 只动物,如 2 只或 2 只以上出现死亡、2 只或 2 只以上出现抽搐或俯卧、3 只及以上出现体重下降超过 10%,则试验样品不符合试验要求。c. 如试验动物仅显示轻微生物学反应,而且不多于 1 只动物出现一般生物学反应症状或死亡,应采用 10 只动物为试验组重复进行试验。重复试验时,如全部 10 只接触试验样品的动物在观察阶段显示没有大于介质对照组动物的科学意义上的生物学反应,则试验样品符合试验要求。

表 14-1-4　临床观察现象及其对应的系统

临床观察	观察症状	涉及的系统
呼吸	呼吸困难(腹式呼吸、气喘)、呼吸	中枢神经系统(CNS)
肌肉运动	嗜睡减轻或加重、扶正缺失、感觉缺失	CNS、躯体肌肉系统、感觉系统
痉挛	阵挛、强直、强直性阵挛、昏厥	CNS、神经肌肉系统、自主性系统
反射	角膜、翻正、牵张、对光、惊跳反射	CNS、感觉系统、自主性系统、神经肌肉系统
眼	流泪、瞳孔缩小或散大、眼球突出	自主性系统、刺激性系统
心血管	心动过缓、心动过速、心律不齐	CNS、自主性系统、心脏系统
流涎	过多	自主性系统
立毛	被毛粗糙	自主性系统
痛觉丧失	反应降低	CNS、感觉系统
肌肉状态	张力减退、张力亢进	自主性系统
胃肠	软便、腹泻、呕化、多尿、鼻流溢	CNS、自主性系统、感觉系统
皮肤	水肿、红斑	组织损害系统、刺激性系统

(5)细胞毒性实验(CCK-8 法):CCK-8 试剂可用于简便而准确的细胞增殖和毒性分析。其基本原理为:该试剂中含有 WST-8,其化学名为

2-（2-甲氧基-4-硝基苯基）-3-（4-硝基苯基）-5-（2,4-二磺酸苯）-2H-四唑单钠盐，它在电子载体1-甲氧基-5-甲基吩嗪鎓硫酸二甲酯（1-methoxy PMS）的作用下被细胞中的脱氢酶还原为具有高度水溶性的黄色甲臜产物（formazan dye）。生成的甲臜物的数量与活细胞的数量成正比。因此可利用这一特性直接进行细胞增殖和毒性分析。

实验步骤：

1）称取材料4g,加生理盐水20ml于（120±2）℃条件下浸提1小时制取高分子材料浸液。

2）取处于对数生长期的细胞,调节细胞浓度,将细胞接种到96孔板中,根据实验条件设置复孔个数。空白组加入普通完全培养基,不加细胞。

3）按照实验分组,放入5% CO_2饱和湿度,37℃培养箱中培养,待细胞贴壁后,实验组分别加入不同浓度的高分子材料浸出液继续培养24小时（48小时）,对照组加入浸出液浓度为0。

4）采用CCK-8试剂盒,按说明书操作。在各实验孔分别加入CCK-8试剂10μl,继续培养4小时,使用酶联免疫检测仪测量细胞液的OD值,检测波长为450nm。分别观察24小时和48小时后细胞存活率,并与空白对照组对比,公式如下。

$$\text{Cell viability}（\%）=\frac{OD_{experiment}-OD_{blank}}{OD_{control}-OD_{blank}}\times 100\%$$

（6）短期和长期包埋实验：通过在小鼠体内包埋高分子材料,检测当此材料用于体内时,是否会对小鼠产生毒性。

实验步骤：

1）取适应性喂养后的健康雄性大鼠63只,分为正常对照组、手术丝线对照组和实验组各21只,正常对照组为无手术组,丝线对照组为埋植长10cm的手术缝合线,实验组为原位植入高分子医用材料。

2）在4天、1周、2周、4周、6周、8周、12周7个取材时间点每点各选择3只动物取样,进行各项观察和检测。

3）术后伤口每天2次,连续3天用1%碘伏球消毒。观察伤口愈合和肌内注射部位情况,材料植入后各项指标检测,包括大鼠大体变化、血液常规指标检测、血清生化指标检测、组织学观察及植入材料的超微结构观察。

（7）过敏实验：过敏现象的产生是因为某些物质以抗原或者半抗原进入机体,形成抗原抗体复合物,导致机体组织细胞损伤,肥大细胞释放组胺等物质。为了检测高分子材料是否构成了过敏原,进行以下小鼠过敏实验。

实验步骤：

1）称取材料4g,加生理盐水20ml于（120±2）℃条件下浸提1小时制取高分子材料浸液。

2）动物为健康豚鼠27只,重量250~350g,随机分为3组,每组9只。在致敏阶段,各组豚鼠按无菌操作,隔日分别腹腔注射高分子材料浸出液/生理盐水共4次进行致敏。

3）末次致敏后第14天分别静脉注射相应的高分子材料浸出液/生理盐水进行激发。激发注射后如果受试物组动物出现过敏反应症状,则取2只健康未致敏豚鼠自静脉注射给予相应激发剂量的受试物,以进行过敏反应症状确认。在激发阶段,静脉注射后立刻按表14-1-5的症状详细观察每只豚鼠的反应以及症状出现和消失的时间,一般观察3小时。判断过敏反应的发生程度,计算过敏反应发生率。根据过敏反应发生率和发生程度进行综合判断测试材料是否致敏。

表 14-1-5　全身致敏性评价标准表

症状	分级	过敏反应强度
0 正常	—	过敏反应阴性
1 躁动;2 竖毛;3 颤抖;4 搔鼻	+	过敏反应弱阳性
5 喷嚏;6 咳嗽;7 呼吸急促;8 排尿;9 排粪;10 流泪	++	过敏反应阳性
11 呼吸困难;12 哮鸣音;13 紫癜;14 步态不稳	+++	过敏反应强阳性
15 跳跃;16 喘息;17 痉挛;18 旋转;19 潮式呼吸;20 死亡	++++	过敏反应极强阳性

（8）皮内刺激实验：此实验是通过皮内注射一定量的浸提液到大耳白兔皮下,局部皮肤可能出现水肿或红斑,由此评价材料是否有刺

激性。

实验步骤：称取材料 4g，加生理盐水 20ml 于（120±2）℃条件下浸提 1 小时。动物为健康大耳白兔 2 只，重量 2~2.5kg，皮肤光滑无损伤。剪剃白兔背部脊柱两侧约 10cm×25cm 范围之毛发，各侧每隔 2cm 为注射点，共 10 个点，每点注射 0.2ml，分别为阳性对照（30% 酒精溶液）2 点，阴性对照（生理盐水）2 点，材料浸液 6 点。于注射后 24 小时、48 小时、72 小时观察注射局部皮肤及周围组织反应，按照皮肤反应记分系统（表 14-1-6）评定原发刺激指数（primary irritation index，PII），并进行分级（表 14-1-7）。

表 14-1-6　皮肤刺激反应评分

刺激反应		分值	刺激反应	分值
红斑	无红斑	0	水肿 无水肿	0
	勉强可见	1	勉强可见	1
	中度红斑	2	皮肤隆起轮廓清晰	2
	严重红斑	3	水肿隆起约 1mm 并范围扩大	4
	紫红色红斑并有焦痂形成	4	总分	8

表 14-1-7　皮肤刺激强度评价

强度	分值	强度	分值
无刺激性	<0.5	中度刺激性	<6.0
轻度刺激性	<3.0	强刺激性	>6.0

三、生物相容性评价展望

生物相容性评价对于生物医用材料的使用具有重大意义，是生物医用材料安全使用的保障。目前的评价标准与方法在血液与组织层面上为安全性评价提供了重要的参考，但是随着技术的发展，以及对生命体运行机制的深入了解，高分子生物医用材料与机体的作用机制越来越具有专一性。生物相容性评价应加入新的检测手段，在细胞与分子的层面进行安全性评价，在分子生物学的基础上建立新的安全性评价标准。

（史林启）

第二节　人工器官用高分子材料

生物医学高分子材料又称医用高分子材料，可来自人工合成（如聚氨酯），也可来自天然产物（如纤维素），除应满足一般物理、化学性能要求外，还必须满足生物相容性要求。对其生物相容性的评价，目前都是按照国际上公用的医用高分子材料生物相容性评价标准和程序，通过标准试验方法进行。医用高分子材料按性质可分为非降解型和可生物降解两种。非降解型高分子包括聚乙烯、聚丙烯、聚丙烯酸酯、芳香聚酯、聚硅氧烷、聚甲醛等，要求其在生物环境中能长期保持稳定而不发生降解、交联或物理磨损等，并具有良好的物理机械性能。虽然不存在绝对稳定的聚合物，但是要求其本身和降解产物不对机体产生明显的毒副作用，同时材料不致发生灾难性破坏，主要用于人体软、硬组织修复体、人工器官、人工血管、接触镜、膜材、黏接剂和管腔制品等的制造。可生物降解型高分子包括胶原、线性脂肪族聚酯、甲壳素、纤维素、聚氨基酸、聚乙烯醇、聚己内酯等，可在生物环境作用下发生结构破坏和性能改变，其降解产物可以通过正常的新陈代谢或机体吸收利用或被排出体外，主要用于药物释放和送达载体及非永久性植入装置。按使用目的或用途，医用高分子材料可分为心血管系统、软组织、硬组织等修复材料。用于心血管系统的医用高分子材料应着重要求其抗凝血性好，不破坏红细胞、血小板，不改变血液中的蛋白质和不干扰电解质等。医用高分子材料是生物医学材料中发展最早、应用最为广泛、用量最大的材料，正在迅速发展。

人工器官是一种暂时或永久性地代替身体器官主要功能的人工装置。人工器官目前只能模拟被替代器官的 1~2 种维持生命所必需的最重要功能，目前任意一种人工器官都不具备原生物器官的一切天赋功能和生命现象，但是它为我们治疗疾病开辟了一条新的途径，增加了病人获救的机会、极大地改善了病人的生活质量。一个国家人均人工器官的使用数量已经成为衡量一个国家医疗水平的重要指标。自从威廉考尔夫成功地将人工肾用到尿毒症病人身上并极大地延长了患者的寿命后,人工器官开始了迅猛发展,截至目前人工器官的种类越来越多,分类方法主要有三种:①按原理分类;②按使用方式分类;③按替代的功能分类。其中,按原理分类,可将人工器官分为机械式装置(如人工心脏瓣膜、人工器官和人工晶体等)和电子式装置(如人工耳蜗、人工胰、人工肾、心脏起搏器等);按照使用方式划分,可分为植入式(如人工关节、人工心脏瓣膜、心脏起搏器)和体外式(如人工肾、人工肺、人工胰等;按照功能分类可以分为支持运动功能的人工器官、血液循环功能的人工器官、呼吸功能的人工器官、血液净化功能的人工器官、消化功能的人工器官、排尿功能的人工器官、内分泌功能的人工器官、生殖功能的人工器官、神经传导功能的人工器官、感觉功能的人工器官等。医用聚合物高分子由于性能不同,被广泛地用在不同类型的人工器官中,医用高分子在人工器官中主要以中空纤维膜(如人工肾、人工肺、人工肝等)、微囊(人工血)、微珠(吸附性人工肾)、纤维(人工肌腱)、水凝胶(人工肝)以及膜等形式出现。其中,中空纤维膜类似于植物纤维的中空纤维微管(一种医用膜材料),用于血液透析、过滤、分离及血气分离和交换。中空纤维膜的特点是效率高且可自支撑,其结构可为均相、不对称和微孔膜,根据需清除物质的分子量大小及应用方法选用。微囊多用于包裹细胞。

本节将以人工器官为中心,重点介绍已经在临床中得到广泛应用和即将得到广泛应用的高分子材料。

一、人工肾用高分子材料

人工肾是应用的膜分离技术原理。根据 Gibbs-Donnan 膜平衡原理,用半透膜将引出人体外的血液与专门配制的透析液分隔开。由于血液和透析液所含溶质浓度的不同及其所形成的渗透浓度差,使包含代谢产物的溶质(如尿素、肌酐、尿酸,以及废物硫酸盐、酚和过剩离子 Na^+、K^+、Cl^-),在浓度梯度的驱动下,从浓度高的血液一侧,通过半透膜向浓度低的透析液一侧移动,称为弥散作用;而水分则从渗透浓度低的一侧向浓度高的一侧转移,称为渗透作用,最终实现动态平衡,达到清除人体代谢废物和纠正水、电解质和酸碱平衡的治疗目的。人工肾可分为三种:透析型、滤过型、吸附型(灌流型)。目前世界上使用最广泛的是中空纤维型透析器。组织工程人工肾,即具有新陈代谢和肾上皮细胞内分泌功能的人工肾是未来人工肾的重要研究方向。透析型人工肾分低通量型和高通量型,目前基本上是以中空纤维膜为主,膜材料具有半通透特性,可代替肾小球以实现其毛细血管壁的滤过功能,达到血液净化的目的。现用的膜材料有用化学方法从棉花中提取的再生纤维素和改良纤维素,以及一些高分子聚合物,如聚丙烯腈(polyacrylonitrile, PAN)、聚酰胺(polyamide, PA)、聚砜(polysulfone, PSF)、聚醚砜(polyethersulfone, PES)等。这些聚合物的主要特点如下:①PAN 是丙烯腈单体在溶剂中由引发剂催化通过悬浮聚合方法制成的聚合物,是重要的合成纤维原料。PAN 含量为 85% 的共聚物称为腈纶,用于制造人工血管及制作超滤装置和透析型人工肾中的中空纤维,通过超滤清除中、大分子物质,但由于其憎水性,需与亲水性单体共聚来改性。②PA 又称尼龙,指主链上有酰胺基(—NHCO—)的线型热塑性聚合物。聚酰胺通常由二元胺与二元酸缩聚而得,其命名则由合成单体的碳原子数而定。聚己内酰胺(PA6)又称聚酰胺 6、尼龙 6,为乳白色或微黄色透明到不透明角质状结晶性聚合物,可自由着色,具有好的柔韧性、耐磨性、自润滑性,刚度小,耐低温,熔点 215℃,耐蒸煮、灭菌,易成型加工。③PES 是特种热塑性工程塑料,为非结晶性树脂,具有在较宽的温度范围内保持稳定的机械性能的特点,100℃温度下的模量在所有热塑性工程塑料中是最高的;PES 的耐蠕变性也极为突出,即使在高负荷下,其耐蠕变性也是极为优秀的。PES 的尺寸稳定性好,成型收缩率小,仅为 0.6% 左右。其线膨胀系数小,在 −100~225℃ 较宽的温度范围内保持恒定。中空纤维型人工肾的基本工作原理如图 14-2-1 所示。

总之,当今世界上有 300 多种产品的人工肾,所用透析膜材料有 30 余种,在生物相容性方面均有待提高。

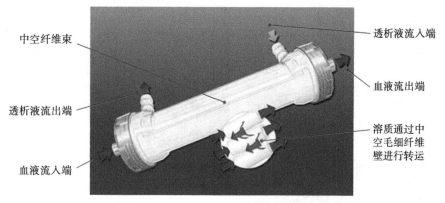

中空纤维束
透析液流入端
血液流出端
透析液流出端
溶质通过中空毛细纤维壁进行转运
血液流入端

图 14-2-1 中空纤维型人工肾工作示意图

二、人工肺用高分子材料

人工肺指用血气交换,调节血内氧气和二氧化碳含量,取代人体肺功能的装置,又称氧合器。人工心脏亦即血泵,可取代人体心脏进行血液循环。人工心肺机就是由氧合器和血泵及辅助设备组成的,能进行体外循环的机械装置。人工心肺机用于心脏手术的体外循环、肺移植的辅助呼吸、急性呼吸衰竭的辅助治疗等。Schroder 于 1882 年提出了体外循环将静脉血通入氧以使血液氧含的设想,经过几十年许多人的设计和实验,到 20 世纪 50 年代,才有四种不同形式的人工肺相继问世并用于临床,即静立垂屏式、转碟式、鼓泡式和膜肺式。膜肺是依据仿生原理按照肺泡气体弥散生理功能设计的,其原理不同于前三种人工肺(血液与氧气直接接触),而是血液和氧气由薄膜隔开,一侧通静脉血,另一侧通纯氧。静脉血的氧分压(PO$_2$)为 40mmHg 左右,而纯氧的压力约 700mmHg,因此膜两侧存在压力梯度,氧气经膜弥散进入血液,使血液氧合。反之,血液中的二氧化碳分压(PCO$_2$)为 40mmHg,氧气中的 PCO$_2$ 为 0~5mmHg,因此 CO$_2$ 经膜由血液向气体侧弥散,最终逸出。因此,膜肺无疑是最接近人体肺生理功能的一种人工肺。通常用扩散速率公式来评价人工膜肺的效率:

$$扩散速率 = \frac{溶质浓度差 \times 温度 \times 半透膜面积}{半透膜厚度 \times \sqrt{溶质分子量}}$$

第一个膜肺出现于 1955 年,膜材料用的是聚氯乙烯。真正实用的膜肺出现于 1960 年,膜材料为硅橡胶。膜肺的大发展是在 1980 年以后,出现了各种高分子聚合物材料制成的各种形式的膜肺。聚合物材料有聚酯、聚乙烯、聚丙烯、聚苯乙烯、聚四氟乙烯、醋酸纤维素、乙基纤维素、硅橡胶等。聚乙烯(PE)由乙烯通过聚合反应制得,其性质取决于制备方法。高压法制得的 PE,又称低密度 PE,主要用于制造导管、T 铜避孕器和包装材料,由于不能在正常灭菌温度下保持尺寸稳定性,已逐渐为聚丙烯所代替。低压法制得的 PE,又称高密度 PE,耐热性好,可高温灭菌消毒。聚丙烯是由丙烯聚合而成的一种热塑性树脂,是生物惰性材料,具有良好的力学性能和化学稳定性,可以经受高压蒸汽灭菌,主要用于制造各种导管,输液容器,血液过渡器,注射器、输血、输液袋和包装材料等。聚苯乙烯为无定形、非极性线性高聚物。PS 的热性能与分子量大小、单体低聚物及杂质含量有关。PS 热变形温度为 70~90℃,脆化温度 –30℃,软化点 90℃,导热系数低,制品的最高使用温度 60~80℃;化学稳定性良好;透光率好,达 88%~92%,折光率为 1.59~1.60;电绝缘性能优良;冲击强度较差,拉伸强度、弯曲强度较好。聚四氟乙烯化学稳定性能最好,能耐强酸、强碱、强氧化剂及 "王水" 的腐蚀,对很多物质均无黏附作用,可在 –70~260℃ 范围内使用,能耐受反复高温消毒灭菌,流变性好,易于加工成型。

膜肺的结构形式有平板型、中空纤维管型、液膜型(用氟碳化合物)和透析型(图 14-2-2)。20 世纪 80 年代,我国的鼓泡式氧合器和聚丙烯中空纤维管型膜肺都已研制成功。

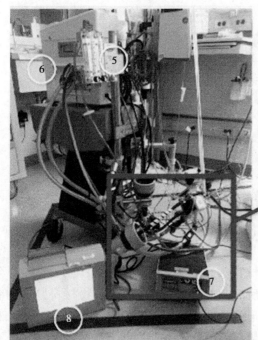
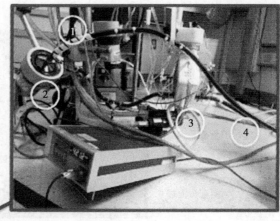

图 14-2-2 膜肺的组成和流动

①血液从静脉引流套管引流出；②血液由离心泵头产生的梯度压力向前驱动；③血液通过氧合器；④氧合后通过体外循环管路返回右心房或股动脉；⑤气体交换由逆流量调节，吹扫气体流经氧合器；⑥血液通过附着在循环装置上热控之装置调控；流动（速度）、血红蛋白、血细胞压积以及静脉血氧饱和度通过附在循环通路上的⑦和超声仪⑧连续监测

三、人工皮肤用高分子材料

皮肤替代物按照不同的标准可分为：暂时性替代物和永久性替代物；表皮、真皮或复合皮替代物：生物性替代物和化学合成替代物。其中，生物性替代物根据来源不同，又包括异种替代物、同种异体替代物和自体替代物。皮肤替代物能够覆盖创面，提供一个潮湿的环境，通常具有以下四种作用：①减轻疼痛，细菌和异物屏障，保存体液；②维持皮肤弹性和韧度，为皮肤附属器提供支架；③在等待最终自体移植物过程中，提供一种暂时性生理保护；④对可疑伤口作为一种检验性移植物。

人工皮肤是第一个用组织工程技术制作成功并用于临床的器官，已被 FDA 批准进行生产，商品名称为 Dermagraft。组织工程构建的人工皮肤在治疗严重烧伤、慢性溃疡以及毒性测定，保护皮肤生长环境等方面，都有广泛的发展前途和巨大的应用价值。皮肤主要包括真皮和表皮，相应组织工程皮肤也包括人工真皮和表皮。组织工程是模拟人体表皮和真皮的生长过程将人体成纤维细胞"种植"到多孔材料网中，铺在薄的硅橡胶膜

上。材料网起三维支架的作用，硅膜供给营养液，随着细胞的生长释放出蛋白和生长因子，最后长成一个三维的皮肤组织，生长终止后，即可用于病人或封存于 –70℃冰箱中备用。目前人工皮肤已经出现了三代产品：第一代，表皮替代物；第二代，真皮替代物；第三代，复合皮替代物。构建人工皮肤所用的高分子材料主要有天然高分子材料、人工合成高分子材料、生物衍生材料。生物衍生材料就是由经过特殊处理的天然生物组织所形成的生物医学材料（如细胞外基质材料 ECM），又称生物再生材料。生物组织可取自同种或异种动物体的组织；特殊处理包括维持组织原有构型而进行的固定、灭菌和消除抗原性的较轻微的处理，以及拆散原有构型、重建新的物理形态的强烈处理。生物衍生材料在维持人体动态过程的修复和替换中具有重要的作用。聚乳酸（PLA）由乳酸合成得到，乳酸经缩聚、裂解反应制得环状二聚体，即丙交酯（LA）后，再在催化剂作用下由丙交酯开环聚合制得聚乳酸。PLA 分子中有一个不对称的碳原子，因此存在两种光学异构体：右旋聚乳酸（D-PLA）和左旋聚乳酸（L-PLA）。等量的 D-PLA 和 L-PLA 混合后可形成外消旋构型的聚乳酸，

以 DL-PLA 表示。具有实际应用意义的聚乳酸是 L-PLA 与 DL-PLA。L-PLA 是结晶性高分子，分子链规整，结晶度为 37%，熔点约 180℃，Tg=57℃，降解速度较快，约为半年。目前，人工皮肤的主要发展方向是复合皮，在传统方法的基础上，通过实现人工皮肤的血管化达成目标是一个重要的研究方向。血管化的示意图如图 14-2-3 所示。

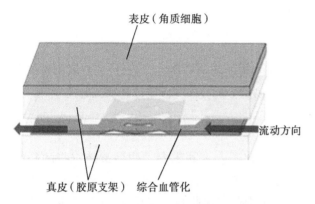

图 14-2-3　组织工程化皮肤血管化示意图

四、人工肝用高分子材料

人工肝是利用组织工程原理设计构建的一种能够代替人体肝脏功能的体外装置。早期人工肝研究主要通过化学、物理或生物化学的机制移除因肝功不全而积累在病人血液中的毒性物质，以达到分离、结合或转化毒素的目的。透析及血液灌流（含吸附剂）是从肝衰病人血液中排除毒素最主要的方法，同时被称为人工肝辅助系统。近年来随着细胞生物学、组织工程学以及生物材料的发展，使得人工肝研究由过去被动、单一地清除血液中的毒物进入到全面代替人体肝功能的时代，即目前世界各国科学家热衷于研究的组织工程人工肝的支持装置。组织工程人工肝（也被称为生物型人工肝）的核心部分是细胞反应器，它的主要功能是在一个较小的体积内保持大量肝细胞的活性和生理功能。支架相容性、材料表面化学组成及物理结构对肝细胞黏附规律的影响是今后需要材料和生物科学家共同研究解决的问题。

五、人工血液用高分子材料

近年来，医疗输血需求量日益增高，大量血液来源困难，使得急救输血受到限制。并且，输血易感染肝炎、艾滋病等，使输血疗法面临全球性重大威胁。然而，人工血液不存在免疫反应、感染疾病的问题，贮存时间长、产量大，具有巨大的应用前景。人工血液是人工合成的能够部分代替人血功能的血液替代品。早期的血液代用品研究以氟碳化合物为主，并实现了临床应用。近年发展起来的以血红蛋白（Hb）为基础的人工血液具有更广阔的发展前景。微囊化 Hb 则是把 Hb 和酶包膜，近似真正的血红细胞（被称为人工红细胞），是修饰 Hb 血液代用品研究的新方向。

六、人工神经用高分子材料

神经再生和修复是组织工程一个重要研究领域。组织工程可以使受损神经的两个断头借助导管（nerve conduit）将其连接起来，导管起着诱导、促进和导向神经细胞的生长和修复的作用。组织工程人工神经是以具有良好生物相容性的聚合物材料为载体与活性细胞（施万细胞等）结合而成具有特定三维结构（管状）和生物活性的复合体。施万细胞（Schwann cell）可以分泌细胞粘连分子及多种营养物质，可以有效地促进神经细胞生长，是人工神经理想的"种子"细胞。

目前修复神经的主要方法是构建能够促进神经再生的神经导管。已经商品化并临床应用的神经导管主要是以胶原为基础的神经导管（图 14-2-4）。胶原是动物结缔组织中的主要成分，占人体全身总蛋白质的 30% 以上。胶原蛋白有不同的类型，皮肤中主要为Ⅰ、Ⅲ型胶原，软骨中主要为Ⅱ型胶原。由于Ⅰ型最丰富，而且性质优良，是广泛应用的生物材料。它是由三股螺旋多肽链结构组成的，每一个链包含 1 050 个氨基酸，它的一级结构富有脯氨酸和羟基脯氨酸，而且第三个氨基酸总是甘氨酸，由于这样的规整螺旋结构，胶原的免疫原性较温和。聚乙醇酸（PGA）、聚乳酸（PLA）及其共聚物（PLGA）已广泛应用于医药部门。其中由 PGA、PLA 制成的可吸收缝合线是获得美国 FDA 认可而首次应用于临床的有机高分子材料。这类聚合物具有很好的组织相容性。

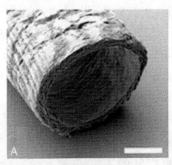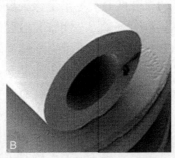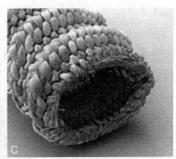

图 14-2-4　目前商品化的神经导管

A. Ⅰ型胶原为基础的神经导管；B. PLCL 为基础的神经导管；C. PGA 为基础的神经导管。图中标尺为 4mm

七、人工血管用高分子材料

早期制作人工血管常用非降解材料，如聚四氟乙烯（polyetrafluoroethylene, PTFE），聚氯乙烯（polyvinyl chloride, PVC），聚乙烯（polyethylene, PE），聚酯纤维（dacron）等，目前用涤纶和聚四氟乙烯制成的内径 6~8mm 的人工血管已广泛应用于临床，但其致命缺点是易发生凝血，导致血栓的产生。利用组织工程技术构建的人工血管可以有效地解决血栓问题。目前国际上的研究主要集中在小口径血管（<6mm），其方法是：应用自体血管壁细胞，包括平滑肌细胞和血管内皮细胞，在体外先种植于支架材料中，形成多层平滑肌细胞层和内腔内皮细胞层，进而可建立自体血管。支架材料一般是多孔结构，新生组织能长入其孔隙，所选材料可以是非降解性的或降解性的，主要是涤纶、膨体聚四氟乙烯、聚氨酯、聚乳酸及其共聚物。从组织工程角度来说，选用非降解性材料不如选用可降解材料，因为后者可以避免骨架长期残留在体内而带来的不良生物学反应。实际应用中还限于聚乳酸及其共聚物。支架生物材料与血管内皮细胞之间的黏附是细胞生存扩展和增殖的重要和必要条件。医用聚氨酯属于主链上含有氨基甲酸酯基团的一类高分子化合物，由含端羟基的聚醚、聚酯、聚烯烃和二异氰酸酯经逐步聚合反应而成。医用聚氨酯大多是嵌段聚醚型聚氨酯（SPU），由分子两端含有羟基的聚醚与二异氰酸酯反应生成分子末端为异氰酸酯的预聚体，再与低分子二元醇或二元胺通过扩链反应而制得。其软段由聚醚二醇形成，硬段由氨基甲酸酯与尿素结合而构成，而且各自形成独立的链段，呈微相分离结构。SPU 强度高，弹性好，耐挠曲性优良，耐磨损、耐水解能力

强，在生物环境中呈惰性，特别是其血液相容性良好，是制造心血管系统修复体和装置的良好材料。

八、人工胰用高分子材料

生物型人工胰主要是用微囊技术将胰岛细胞包埋在非常薄（8μm）的聚合物膜内，小分子营养物及细胞分泌物可透过膜材，而抗体大分子不能透过，因而避免了排异反应。为了满足人工胰在临床应用中的各种必要条件，近年来，开展了动物胰岛细胞的包囊、储存研究，以解决应用中胰岛细胞的来源问题。研究发现，利用海藻酸钠聚赖氨酸材料包埋的猪胰岛细胞植入后，可使糖尿病猴的血糖保持正常水平，在 4 个月内不需服用胰岛素，胰岛素微囊可冷藏备用。随着组织工程的发展，人工胰微囊可望在不久的将来大规模应用于临床。生物型人工胰有三种装置：①动静脉短路装置，胰岛细胞分散在半透膜之间；②扩散室装置，胰岛细胞植入聚丙烯等制成的管状扩散室内，然后植入体内；③微囊化胰细胞，用超薄膜（8μm）将胰岛细胞进行包埋，微囊化胰岛细胞具有很大的比表面，易于植入体内（用针头注射）。α- 氨基酸分子间经氨基和羧基缩合而成的聚合物，即多肽（polypeptide），又称为生物塑料，具有优良的生物相容性和抗凝血性。其薄膜对水蒸气和氧气的透过率较高，可作为人工皮肤和人工肺的膜材料。α- 氨基酸的聚合物在人体内可通过水解和酶解变成无害的 α- 氨基酸，而逐渐吸收代谢，适宜用作可吸收缝合线、药物载体或隔离材料等。

九、人工肌腱用高分子材料

韧带是和人体的各种关节紧密结合以维持人体的各种正常运动的软组织，当它被拉伤、部分断

裂或完全断裂,这称作关节韧带扭伤,严重地影响人体的正常运动功能。人工韧带就是用生物相容性好的高分子材料制成它的人工替代品,以部分或全部恢复受损韧带的功能。但是截至目前,虽然已有产品上市(材料以 PTFE 为主),但作为永久性替代品是失败的,已基本退出市场。目前,研究的重点已转移至过渡性的支架韧带和韧带增强装置上,用于修复或替换人体肌腱以恢复关节活动功能的一种软组织修复体。如图 14-2-5 所示,人工肌腱常由高分子及其复合材料配合硅橡胶等隔离膜构成,可用于人工肌腱的高分子还有尼龙、聚氯乙烯、聚四氟乙烯等。

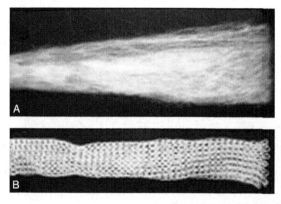
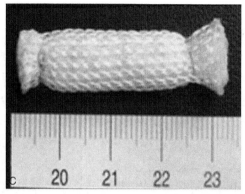
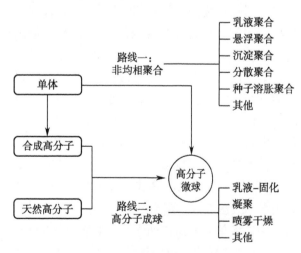

图 14-2-5　构建人工肌腱的高分子材料

（王深琪　欧来良）

第三节　医疗诊断用高分子材料

疾病的准确诊断是对其进行有效治疗的基础,早期诊断能够在很大程度上提高治疗效果,改善病人的生存质量。高分子材料具有廉价、稳定、可功能化的特点,通过物理或化学的方法将对目标检测物具有识别或响应特性的生物活性物质固定在高分子载体上,结合不同的检测手段,便能应用于疾病的检测和诊断。基于高分子材料载体的临床检测方法具有多个优点,如灵敏度高、检测速度快、操作简便、可小型化、家用化、多功能化等。本小节将对医疗诊断用高分子微球和生物传感器的制备方法进行介绍,并对其在临床疾病诊断中的应用进行举例说明。

一、诊断用高分子微球

高分子微球与其他材料相比具有多个优点:①体积小,反应速度快,灵敏度高;②比表面积大,易于反应物的吸附和解吸,有利于化学反应的进行;③分散性好,保证了检测结果的可靠性和可重复性;④生物相容性好;⑤易于进行表面化学改性,能很好地在微球表面固定多种生物活性物

质;⑥易于分离和提纯。因此,高分子微球在生物和医学领域具有广泛的应用价值。

（一）高分子微球的制备方法

高分子微球的制备方法主要有两条路线(图 14-3-1):从单体开始聚合成球和从已有的高分子制备成球。

图 14-3-1　制备高分子微球的两条路线

1. 从单体开始聚合成球　包括:乳液聚合、悬浮聚合、沉淀聚合、分散聚合和种子溶胀聚合等。

（1）乳液聚合:乳液聚合是最常用的微球制

备方法,指单体在水介质中,由乳化剂分散成乳液状态进行的聚合。聚合系统由疏水性单体(如苯乙烯)、水(分散媒体)、乳化剂(如十二烷基硫酸钠)以及水溶性引发剂组成。用乳液聚合法可以较容易地制备数十至数百纳米的微球。

在进行乳液聚合时,首先将乳化剂溶于水中,再加入疏水单体,通过搅拌的方法使单体在水中分散,然后向体系中通入氮气排出氧气,升高体系温度,使温度高于引发剂的引发温度,再向体系中加入引发剂从而引发聚合。乳液聚合中,通常通过改变单体或者乳化剂的浓度来调节粒径,当单体浓度增加、乳化剂浓度减少时,微球的粒径增大。乳液聚合反应一般在1小时内完成,反应速度快,且合成的微球粒径均一,但粒径通常较小,难以满足大粒径微球的应用需求。

在乳液聚合的基础上,发展起来了一系列聚合技术,如无皂乳液聚合,细乳液聚合以及微乳液聚合等。

传统乳液聚合的产物中含有乳化剂,难以完全去除,对微球的实际应用可能产生不良影响。无皂乳液聚合即在聚合体系中不添加乳化剂或只加入微量的乳化剂。通过无皂乳液聚合,不仅可以制备出粒径分布单一、表面带有亲水官能团的微球,也可以制备出核壳型内亲水外疏水的微球。无皂乳液聚合制备高分子微球可采用以下途径,①引发剂碎片法:常用的阴离子引发剂有过硫酸盐型和偶氮烷基羧酸盐型,阳离子引发剂有偶氮烷基氯化铵盐型;②引入亲水性共聚单体:亲水性共聚单体主要有羧酸类、酰胺类和离子型共聚单体,此方法反应速率快,稳定性好;③引入表面活性单体:反应性表面活性剂在聚合过程中与单体发生聚合,键合到微球上,这既克服了传统乳化剂残留所造成的不良影响,又可改善乳液的稳定性;④适当引入有机溶剂或相转移催化剂,或者采用半连续法加入共聚单体。

细乳液聚合是指在纳米级(即粒径在500nm以下)的小液滴内进行的聚合反应。随着现代高效乳化技术的发展,人们已经可以制备出纳米级的小液滴,如果想要让聚合反应只发生在纳米级小液滴内,必须同时使用乳化剂以及助表面活性剂使小液滴能够稳定存在,并抑制单体向水相扩散。助表面活性剂通常为不溶于水但能溶解于单体的长链脂肪醇或长链烷烃,如十二烷基醇、十六烷基醇、十二烷烃、十六烷烃等。细乳液的制备通常包括三个步骤:①预乳化,将表面活性剂和助乳化剂溶于水;②乳化,将油相(单体或单体混合物)加入上述水溶液,并搅拌使之混合均匀;③细乳化,通过超声振荡将上述混合物进一步均化。在细乳液聚合反应中,聚合体系由离子型表面活性剂和长链脂肪醇或长链烷烃组成的复合乳化剂提供稳定性,因而稳定性好、重复性较高,有利于工业生产的实施;同时,产物胶乳的粒径较大,且粒径通过控制助乳化剂的用量易于控制。

微乳液聚合方法通常用来制备粒径较小的微球,所制得的微球粒径在 10~60nm 之间。微乳液可以定义为油分散在水的连续相中或水分散在油的连续相中的由表面活性界面提供稳定作用的热力学体系。与通常的乳液聚合所不同的是,微乳液聚合体系内没有单体液滴的存在,即单体都溶解在胶束内,从而形成单体溶胀胶束或者完全溶解在连续相中。因此,为了使单体溶解在胶束或连续相中,必须加入大量的乳化剂或者减少单体浓度。微乳液聚合制备得到的聚合物分子量比一般的乳液聚合要高出一个数量级,达到 $10^6 \sim 10^7$。由于微球的尺寸非常小,乳液的透明性高,有利于进行光化学反应。

(2)悬浮聚合:悬浮聚合是指通过剧烈搅拌并在分散剂的作用下,把单体分散成无数的小液珠悬浮在水中,由疏水性引发剂引发进行的聚合反应。聚合体系通常由疏水性单体、溶液分散相(水)、稳定剂以及疏水性引发剂构成。悬浮聚合必须使用分散剂,如聚乙烯醇、聚丙烯酸盐等,但分散剂很难从聚合产物中除去,会影响聚合产物的性能。悬浮聚合法可通过调节搅拌速度来控制液滴的尺寸和粒径分布,聚合过程中,液滴通常会发生合并和破裂,导致粒径分布较宽(10~100μm)。但是由于悬浮聚合的制备方法和工艺相对其他制备方法较为简单,并且能将磁性材料或者功能性药物包覆在微球内部,达到功能微球的效果,因此悬浮聚合法是一种比较常见的高分子微球制备方法。

为了获得单分散性好且粒径较小的微球,悬浮聚合方法不断被改进。例如近年来发展起来的SPG(shirasu porous glass)是玻璃膜乳化技术与悬浮聚合结合起来的方法,可以制备出尺寸均一的微球。SPG膜是一种孔径均一的玻璃膜,由亲水性材料SiO_2-Al_2O_3所构成。在适当压力存在的情况下,将溶解有油溶性引发剂的聚合单体通过SPG玻璃膜压入水相中,从而使得到的油滴具有均匀的粒径,然后在适当条件下引发聚合,得到颗粒大小均匀的微球。

(3)沉淀聚合:沉淀聚合是指在溶液聚合的基础上采用适当的溶剂和添加剂,使单体溶于介质中,反应生成的聚合物不溶于介质而沉淀下来,从而直接得到聚合物固体。沉淀聚合的微球制备过程包含核形成和微球的生长两个阶段。在成核阶段,单体在聚合过程中形成低聚物,当低聚物的分子量达到一定值后,从溶剂中析出并凝结成核;在微球的生长阶段,交联剂有一部分双键发生了聚合反应,未参加反应的双键存在于微球的表面,它们可以不断从介质中捕获单体自由基或者可溶性短链聚合物,使微球不断增长。沉淀聚合反应热易于散发,体系黏度小,因而提高了聚合过程的易操作性;反应后期剩余的单体仍可以自由扩散,有利于提高转化率;同时,沉淀聚合所得到的产物分子量分布较窄,残留单体大部分保留在溶剂中,有利于获得高纯度的产品。

(4)分散聚合:分散聚合是用来制备微米级单分散微球($0.1~15\mu m$)最常用的方法之一,受到研究者们的广泛关注,并成为近年来发展较快的微球制备技术。分散聚合体系初始为均相溶液,即单体、引发剂以及稳定剂均溶解于溶剂中,在一定的温度下,引发聚合反应;随着反应的进行,所产生高分子链分子量逐渐增大,溶解度逐渐减小,从而析出成核。分散聚合可看作是一种特殊的沉淀聚合,其产物不是形成粉末状或块状的聚合物,而是聚集成小颗粒,借助于分散剂稳定,分散于体系中,形成类似于聚合物乳液的稳定分散体系。分散聚合的聚合机制与乳液聚合的均相成核原理具有相似的地方,都包含有核形成过程、核聚集过程以及单体-微球成长过程。但是,乳液聚合所用分散相(水)对聚合物的亲和性远小于分散聚合中所用有机溶剂(如乙醇、丙酮等),因此在分散聚合中多聚物从分散相中析出时其链长要比乳液聚合中的大,故使用分散聚合所制备得到的微球粒径在微米级,而乳液聚合的在纳米级。

分散聚合的典型配方为:分散介质40%~60%;单体或混合单体30%~50%;分散剂3%~10%;引发剂1%;助分散剂和链转移剂等其他添加剂。选择分散介质的基本原则是:单体、引发剂和分散剂均能溶解,而聚合产物不能溶解,同时分散介质的黏度应小于$2~3Pas$,以利于反应物质的扩散。对于非极性单体(如苯乙烯、丁二烯等),可选用低级醇、酸、胺等极性大的介质;对于极性大的单体,则应当选用脂肪烃类等非极性介质。

(5)种子溶胀聚合:种子溶胀聚合是制备单分散大粒径多孔微球的常用方法之一。聚合体系通常由种子微球(或种子液滴)、单体(或单体液滴)、分散相、引发剂、稳定剂等组成,有时也需添加溶胀助剂。单体液滴内的单体不断溶解于分散相内,种子微球吸收单体而溶胀,直到达到平衡,溶胀过程结束后,便可升高体系温度引发聚合,使微球内的单体聚合成高分子。乳液聚合可以制备粒径在数十或数百纳米的单分散微球,分散聚合制备出的微球粒径在几微米到十几微米之间,对于实际应用中常常需要用到的单分散大粒径微球,相较于其他一步聚合方法,种子溶胀聚合方法可以通过调节溶胀条件制备出粒径较大($10\mu m$以上)的单分散微球。

种子溶胀聚合的优点包括:①可制备大粒径微球,目前通过种子溶胀聚合可获得数十微米的大粒径微球载体;②使功能基团集中分布于表层,且可以在粒子表层引入新的功能基团;③可利用聚合过程中相分离获得非球形或不规则的粒子结构,从而为制备具有特种功能的高分子微球提供了途径。

对以上几种单体聚合方法制备得到的高分子微球的粒径范围及分散性比较见图14-3-2。

2. 从已有的高分子制备成球 天然高分子材料包括淀粉、明胶、阿拉伯胶、海藻酸及其盐类等;半合成高分子材料包括甲基纤维素、羧甲基纤维素、乙基纤维素、羧丙基甲基纤维素、邻苯二甲酸羧酸纤维素等;合成高分子材料主要为聚酯类,如PLA、PLGA等,以及聚酰胺、聚砜和聚醚砜等。以这些聚合物为原料制备微球最常用的方法包括乳液-固化法、单凝聚法、复凝聚法、喷雾干燥法等。

乳液-固化法是目前应用最为广泛的高分子

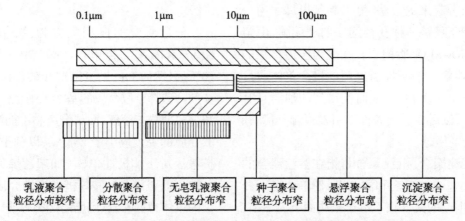

图 14-3-2　各种聚合方法制备得到的高分子微球的粒径范围及分散性比较

微球制备方法。制备过程大致如下：将高分子材料的有机溶液加入到水溶液中，在乳化剂作用下，经过高速搅拌或超声乳化，形成水包油（W/O）或水包油包水（W/O/W）型乳液，不断搅拌萃取挥发有机溶剂，使高分子材料固化成球，然后收集微球，洗涤，干燥。

单凝聚法是在高分子溶液中加入凝聚剂以降低高分子溶解度使其凝聚成球的方法。例如，壳聚糖只溶于稀酸溶液中，其溶解性与溶液中存在的其他阴离子密切相关。当溶液中存在醋酸盐、乳酸盐或谷氨酸盐时壳聚糖的溶解度会提高，而当溶液中存在磷酸盐、聚磷酸盐或硫酸盐时则会降低壳聚糖的溶解度使其沉淀析出。复凝聚法是利用两种带有相反电荷的高分子材料以离子间相互作用交联形成复合微球，因体系接近等电点而使溶解度降低，从溶液中析出并共沉淀形成微球。复凝聚法的优点是可以不使用有机溶剂和化学交联剂，使被包埋的活性物质免受不良影响。

喷雾干燥法是将高分子材料溶于挥发性溶剂（如二氯甲烷、丙酮）中，用喷雾法将高分子溶液喷入热气流，使溶剂迅速挥发得到固化微球，再通过真空干燥除去残留溶剂。该方法生产过程简单、操作方便、所需时间短、产品纯度高且具有良好的分散性，但需要特殊的设备，微球制备受到的影响因素较为复杂。

制备高分子微球的其他技术还包括相分离法、超声法、低温喷雾提取法及超临界流体技术等。但是一般来说，从高分子物质获得微球的尺寸分布都较宽。

（二）磁性高分子复合微球的制备方法

磁性高分子复合微球是指通过化学或者物理方法，将有机高分子与无机磁性物质结合而形成的，既具有普通高分子微球的特性，又具有磁性的复合微球。按照结构不同，磁性高分子复合微球通常被分为四类（图 14-3-3）：①以磁性颗粒为核，高分子为壳的核壳结构；②以高分子微球为核，磁性纳米颗粒为壳的壳核结构；③核和外层是高分子，中间层为磁性纳米材料的三明治夹心结构；④磁性纳米粒子均匀分布在聚合物微球中的结构。第一种结构的微球制备方便且应用广泛，是目前研究报道相对较多的一种结构。

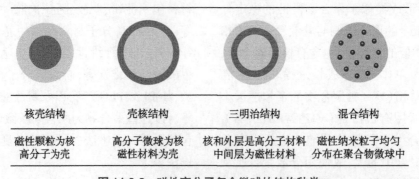

图 14-3-3　磁性高分子复合微球的结构种类

　　磁性高分子复合微球的制备通常采用以下三种方法：包埋法、单体聚合法和原位生长法。其中单体聚合法与一般的高分子微球采用相似的方法，即乳液聚合法、悬浮聚合法和分散聚合法等。

　　1. **包埋法**　包埋法是指使用一些物理方法，如搅拌、超声分散等，使磁性纳米粒子可以均匀地分散在高分子溶液中，通过使溶液雾化絮凝，然后沉积蒸发溶剂等手段，制得磁性高分子复合微球的方法。磁性纳米颗粒表面存在大量羟基，与亲水性高分子具有亲和性，可以在其中均匀分散，再通过乳化处理，可以使这些亲水性高分子包覆在磁性纳米颗粒表面。在这一过程中，可以使用交联剂对聚合物进行交联处理以增加高分子壳层的稳定性。磁性微粒与高分子之间主要是通过范德华力、氢键和螯合作用以及功能基团间的共价键相结合。常用的包埋材料有纤维素、尼龙、磷脂、聚酰胺、聚丙烯酰胺、硅烷化合物等。

　　包埋法具有操作简单，易于进行的优点，但是通过这种方法制备的磁性高分子复合微球粒径分布较宽，形状不规则，不易控制微球形貌，产物中易残留乳化剂或沉淀剂等杂质，使微球的生物相容性受到影响，而且须选用亲水性的高分子作为原料，大大限制了其在生物医学方面的应用。

　　2. **单体聚合法**　单体聚合法是指将磁性纳米颗粒均匀分散于单体溶液中，使用不同的聚合方法，如乳液聚合、悬浮聚合、分散聚合、辐射聚合等，在反应体系中加入相应的引发剂、稳定剂、乳化剂等制备磁性高分子复合微球的方法。该方法成功的关键在于确保单体的聚合反应能在磁性微粒表面顺利进行。由于磁性纳米颗粒是亲水性的，亲水性的单体（如多糖化合物）容易在微粒表面进行聚合；而对于疏水性单体（如苯乙烯、甲基丙烯酸甲酯），由于其与磁性纳米颗粒表面亲和力低，需要对磁性纳米颗粒表面进行预处理使其具有疏水性，或者改变聚合反应体系的组分，使聚合反应可以在磁性纳米颗粒表面进行。

　　单体聚合在磁性高分子复合微球的制备中应用最为广泛，但是其所制备的微球粒径分布较宽，而且在磁性微粒表面形成均匀的高分子壳层十分困难，造成部分磁核裸露在外，目前的研究中还没能很好地解决此问题。

　　3. **原位生长法**　原位生长法是指先制备出单分散的致密或多孔高分子微球，再将高分子微球浸入含有二价铁和三价铁的铁盐溶液中，与铁盐形成配位键或离子键的基团（如含氮基团、环氧基、羧基、羟基、磺酸基等），在碱性条件下，使磁性纳米颗粒在微球表面或内部生长，从而制备得到磁性高分子复合微球。通过该方法已开发出系列商业化产品，即Dynabeads，该产品已成功应用于分子生物学、微生物学和免疫学等多个领域。

　　原位生长法具有以下优点：在磁化过程中，单分散高分子微球的粒径和粒径分布不变，因而制得的磁性高分子复合微球粒径均匀；磁性纳米颗粒在整个高分子微球中均匀分布，从而使微球在磁场下具有一致的磁响应性。通过该方法能够制备出磁含量大于30%的高磁含量微球。

（三）高分子亲和微球的制备方法

　　高分子亲和微球主要由高分子微球载体和固定在载体上的生物活性物质组成，在制备过程中需要将具有特异性识别能力的生物活性分子束缚或者限制在高分子微球内部或表面，并保持其分子活性。根据被固定生物活性物质的性质和用途，其固定方法主要有吸附法、包埋法和共价偶联法等。其中吸附法和包埋法主要通过物理作用实现活性分子固定在聚合物载体上；而共价偶联法主要通过化学作用来实现活性分子的连接。

　　1. **吸附法**　吸附法一般是将微球与生物活性分子按一定的比例直接混合，通过范德华力将生物活性分子吸附到载体上。这种方法操作简便、条件比较温和、蛋白质的空间结构不易发生变化，生物分子的活性能得到较好的保持。但这种非化学键合的结合力不够牢固，活性物质与高分子微球之间容易受到外界条件如pH、温度、离子强度的影响，或随放置时间延长而解离。微球的表面特性如亲水性和非均相结构对于生物活性分子的结合及胶体的稳定性具有重要影响。

　　2. **包埋法**　包埋法是将生物活性物质固定在聚合物的三维网状结构中的方法，其操作过程简单，可包埋多种生物活性物质，是应用最为普遍的固定化技术。包埋法又分为凝胶包埋法和微胶囊法。前者是将生物活性分子结合到半透性凝胶微球的晶格中，后者是将生物活性分子包裹到半透性高分子微胶囊中。高分子微胶囊是通过成膜物质将囊内空间与囊外空间隔离开以形成特定几何结构的物质,其形状以球形结构为主,大小通常在微米至毫米级,内部可包裹药物、染料分子等以制备具有不同功能的微胶囊。

3. 共价偶联法 共价偶联法是指将生物活性物质通过共价键结合到高分子微球载体上的方法。通常在微球的表面修饰—NH_2、—$NHCH_3$、—$N(CH_3)_2$、—SO_3H、—$COOH$、—CHO、—CH_2Cl和环氧等功能基团,使其与生物活性分子进行反应。当微球表面含有—CHO和环氧等功能基团时,能与生物活性分子上的—NH_2直接进行偶联反应;当高分子微球上的基团不能直接与生物活性分子上的功能基团进行反应时,需要采用交联剂或进行活化处理,包括碳二亚胺法、酰氯法、叠氮形成法、酸酐形成法、重氮化法、异脲键合法、烷基化或芳基化法等。

交联剂是指两端各有一个相同或者不同的活性基团,利用交联剂上的活性基团与氨基、巯基、羟基等发生共价键合作用,实现交联目的。通过选用不同的交联剂可实现多种活泼基团之间的共价结合反应。戊二醛是最常用的交联剂,其醛基能在温和的条件下与自由氨基进行反应。羟基与氨基反应的交联剂有 N, N'- 羰基二咪唑(CDI)和 N, N'- 二琥珀酰亚胺碳酸酯(DSC);氨基与巯基的共价偶联反应常用交联剂有 3-(2- 吡啶二巯基)丙酸 N- 羟基琥珀酰亚胺酯(SPDP);氨基与氨基共价反应的偶联剂有戊二醛(GL)、3,3'- 二硫代二丙酸二(N- 羟基丁二酰亚胺酯)(DSP),辛二酸二琥珀酰亚胺酯(DSS)等;硫醇基之间的偶联剂有 1,5- 二氟 -2,4- 二硝基苯(DFDNB)、三(2- 氯乙基)胺(TCEA)等。

尽管共价结合法实验过程相对复杂,反应条件较剧烈容易引起活性物质失活,但这种固定方法键合牢固,并且可设计定向偶联,因而引起了广大研究者的兴趣。通过共价结合在聚合物微球表面连接生物活性物质可广泛应用于生物传感器、特种生物材料、生物反应器、生物相容性材料、特异性识别载体等。

(四)高分子微球在医疗诊断中的应用

1. 免疫检测 生物体的免疫体系在受到抗原侵入时,会产生相对应的抗体,保护生物体免受侵略者的侵害。其关键在于抗原和抗体能高效率和高选择性地形成抗原 - 抗体复合物。将抗体或抗原通过物理吸附或化学键合的方法固定在高分子微球载体上,对体液中相应的抗原或抗体进行定性或定量的免疫检测,已成为医疗诊断中较常用的方法。

(1)乳液凝集免疫检测:当抗原与抗体结合形成复合物时,如果浓度较大,就可能出现沉淀,而当浓度不够时它们的结合就难以直接观察到。如果将抗原或抗体固定到粒径较大的颗粒上,当抗原抗体结合时,就会使许多颗粒聚集起来,从而比较容易观察。乳液凝集免疫检测正是基于这一原理(图 14-3-4),将抗原或抗体通过物理吸附或化学键合的方式固定于胶乳微球载体表面,与含有待检测物的样品(如血液、唾液、尿液等)进行混合,通过抗原抗体之间的特异性结合引起微球发生凝集,再通过一系列方法检测微球凝集的发生和凝集程度,从而对抗原进行定性定量检测。

检测凝集反应的方法主要有以下几种。

载玻片法:在载玻片上,将待测样本与乳液诊断试剂混合后放置数分钟,观察乳液微球是否发生凝集。这是一种定性的检测方法,操作简单。

微滴定板法:在微滴定板上将样本进行倍比稀释,根据乳液凝集的结果进行半定量分析。

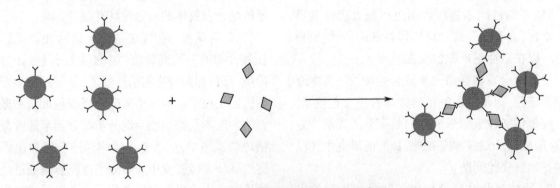

图 14-3-4 乳液凝集免疫检测原理示意图

浊度滴定法：随着抗原浓度的增大，混合溶液的浊度增加，以此来推算抗原的浓度。

沉淀面积法：根据微球凝集沉淀的面积对抗原浓度进行计算。

最早被应用于临床诊断的免疫微球是以聚苯乙烯为基材的疏水性微球，无需化学方法固定，抗体的疏水部位会通过疏水相互作用被牢固地吸附在微球表面。但疏水性表面会引起较强的非特异性吸附，为了抑制抗体以外其他蛋白质的吸附，在抗体固定后往往需要加入白蛋白或聚乙二醇等亲水性高分子来进一步修饰微球表面。近年来，亲水性较强的微球如聚 2- 羟乙基甲基丙烯酸酯和聚甲基丙烯酸缩水甘油酯等也被应用于作为抗体的载体，一般通过共价结合的方式将抗体分子固定在微球表面。另外，研究者们还发展了一种表面由亲水性微区和疏水性微区交替组成的微球，利用疏水性微区来吸附抗体，而亲水性微区能够避免实际应用中对其他蛋白质的非特异性吸附。

（2）磁性免疫检测：在免疫检测中，磁性高分子复合微球可以作为抗体的固相载体，通过磁球上的抗体与特异性抗原结合，形成抗原 - 抗体 - 磁球复合物，在外加磁场作用下，使特异性抗原与其他物质分离。磁性高分子复合微球吸附面积大，可以捕捉较多的待测物；同时磁球易于收集和洗涤，可以直接在磁球上进行荧光显色、同位素显色或酶显色，灵敏度极高。与传统的免疫检测方法相比，磁性免疫检测技术具有灵敏度高、特异性好、检测速度快、重复性好的优点，被称为免疫检测方法的革命性发展。

目前磁性免疫检测技术已经成为免疫分析的重要方法之一，许多免疫检测试剂及自动化免疫检测系统已经商业化。例如，某公司在纤维素包裹的磁性微球表面偶联上抗异硫氰酸荧光素（fluorescein isothiocyanate, FITC）的抗体，建立了磁性均相酶联免疫分析系统，已逐步应用到多个医学领域。

2. 核酸检测 核酸杂交分析技术是目前生物化学和分子生物学研究最为基础的技术之一，是定性或定量检测特异 RNA 或 DNA 核酸序列片段的有力工具。通过 Watson-Crick 碱基配对原理，互补的核苷酸序列形成稳定的杂合双链核酸分子的过程称为杂交。利用高度特异性的杂交过程设计并合成已知序列的探针以进行核酸靶序列的检测是目前最常使用的方法。

肿瘤的发生和发展是基于分子水平上癌基因的激活和抑癌基因的失活所致，如 *K-ras* 基因突变常发生在胰腺癌、直肠癌和肺癌初期，因此对基因突变进行分析对于肿瘤的诊断和预后至关重要。在高分子微球表面固定特定的 DNA 探针分子，能够在生物样本中捕捉与其互补的 DNA 或 RNA 核酸片段，再结合不同的检测技术（如荧光显色、酶显色、电化学发光等）对核酸靶序列进行定性或定量分析。

二、诊断用生物传感器

生物传感器是近几十年内发展起来的一门新技术，涉及生物、化学、物理、医学、电子技术等多个学科的交叉渗透，其基本原理是基于生物活性物质对待测物分子识别功能，将被识别的信息经过信息转换，以电信号的形式进行输出。生物传感器具有灵敏度高、选择性好、分析速度快、成本低、能在复杂体系中进行连续在线监测等特点，已在生物、医学、食品及环境监测等领域得到广泛应用。

（一）生物传感器的制备

生物传感器通常由生物识别元件、信号转换器和信号检测元件三大部分组成（图 14-3-5）。当待测物与识别元件进行特异性结合后，产生光学、热学、压电学或电化学等响应信号，信号转换器敏感地捕捉到这一信号，再经信号转换、放大等一系列处理并将其输出，其信号大小与待测物含量或浓度存在定量关系，从而实现了对待测物的定量检测。

对于具有分子识别能力的生物活性物质包括酶 - 底物、酶 - 辅酶、抗原 - 抗体、激素 - 受体、DNA 互补序列等，把其中一方固定后则能作为分子识别元件来选择性地检测另一方。生物活性物质是生物传感器的核心部分，但它们一般都溶于水，其自身不稳定，需要固定在高分子材料载体上才能保持活性并可反复使用。固定生物活性物质的载体使用最多的是膜状高分子材料，包括天然高分子材料如胶原、明胶、琼脂、纤维素等，合成高分子材料如聚砜、聚碳酸酯、聚酯、聚乙烯醇、聚氯乙烯、聚吡咯等。

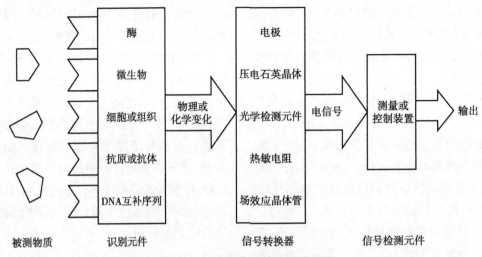

图 14-3-5 生物传感器工作原理图

固定化技术的运用很大程度上决定着生物传感器的性能,包括选择性、灵敏度、稳定性、检测范围与使用寿命等。固定化方法与上述高分子亲和微球的制备方法类似,分为吸附法、包埋法等物理方法和共价结合、交联等化学方法。吸附法和包埋法简单易行,对生物活性分子的失活作用小,但吸附法在制备过程中受 pH、离子强度、温度等的影响比较大,且生物活性分子固定化不牢,容易脱落;包埋法则因为包埋载体网络的限制,不太适用于大分子底物,且包埋在载体里的生物活性分子也很容易从载体游离。因此,通常需要在高分子载体上引入氨基、羧基、苯胺基、醛基等功能基团,以便通过化学键合的方法将生物活性物质共价偶联到载体上。

为使生物传感器响应良好,在选择固定化材料和技术时应考虑以下几个因素:①生物活性分子固定化后活性应尽可能少受影响,保证传感器的高灵敏度和选择性;②固定化层对被测物的传质阻力小,保证传感器的快速响应;③生物活性分子固定化牢固,不易洗脱,保证传感器有较长的使用寿命;④生物固定化层与转换器紧密接触,并能适应多种测试环境。

(二)生物传感器的应用举例

1. 葡萄糖传感器 葡萄糖生物传感器能够简单、迅速地监测血糖浓度,对糖尿病的诊断和治疗具有重要意义。葡萄糖传感器主要基于葡萄糖氧化酶(glucose oxidase,GOD)催化葡萄糖氧化生成葡萄糖酸和过氧化氢的化学反应:

酶层:葡萄糖 $+O_2 \rightarrow$ 葡萄糖酸 $+H_2O_2$

电极:$H_2O_2 \rightarrow O_2 + 2H^+ + 2e^-$

根据以上反应,可通过氧电极(检测 O_2 的消耗)、过氧化氢电极(检测 H_2O_2 的产生)和 pH 电极(检测溶液酸度的变化)来间接测定葡萄糖的含量。将 GOD 固定在这几种电极表面,即可构成检测葡萄糖的生物传感器。聚苯酚、聚苯胺、聚吡咯、聚甲基吡咯、聚氨基苯酚、Nafion 膜、纤维素膜、聚硅氧烷、聚羟乙基甲基丙烯酸酯、聚乙烯醇、聚氨酯等高分子材料均被应用于修饰电极,以改善葡萄糖传感器的检测灵敏度、响应速度和抗干扰性,延长其使用寿命。

2. 尿酸生物传感器 尿酸生物传感器是一种通过尿酸酶电极测定人体血液、尿液中尿酸浓度的方法,具有准确、快速、简便的优点,可帮助诊断肾炎、白血病和肿瘤等疾病。尿酸酶生物传感器的工作原理是:尿酸在尿酸酶的作用下,能被氧分子氧化成尿囊素,并生成二氧化碳和过氧化氢。根据反应前后氧的消耗,用氧电极监测溶液中氧的变化,就可推算出尿酸的浓度。尿酸在尿酸酶作用下的反应如下。

酶层:尿酸 $+O_2 + 2H_2O \rightarrow$ 尿囊素 $+H_2O_2 + CO_2$

电极:$H_2O_2 \rightarrow O_2 + 2H^+ + 2e^-$

用于尿酸酶固定的高分子材料有聚硅氧烷、聚乙烯醇和聚吡咯等。

3. DNA 生物传感器 电化学 DNA 传感器是近几年迅速发展起来的一种新型生物传感器,其用途是检测基因及一些能与 DNA 发生特殊相互作用的物质。由于其具有选择性好、灵敏度高、测试费用低及抗干扰等优点，已被广泛应用于研究 DNA 的结构形态、碱基序列、DNA 损伤、基因诊断、病毒检测等诸多领域。

电化学 DNA 传感器的设计原理是：在电极上固定一条含有十几到上千个核苷酸的单链 DNA（ssDNA），通过 DNA 分子杂交，对另一条含有互补碱基序列的 DNA 进行识别，结合成双链 DNA（dsDNA）。杂交反应在敏感元件上直接完成，换能器能将杂交过程所产生的物理信号转变成电信号。由于杂交后的 dsDNA 稳定性高，在传感器上表现的物理信号（电、光、声等）较弱，因此有时还需在 DNA 分子之间加入杂交指示剂以提高传感器的检测灵敏度。根据杂交前后电信号的变化量，就可推算出待检测 DNA 的量。

电化学 DNA 传感器的建立需要核酸系统和电子换能器之间有一个紧密的连接以利于电子传递的进行。导电聚合物，如聚吡咯、聚苯胺、聚噻吩等具有较低的成本及较好的导电性、光电性、热电性，常被作为电化学 DNA 传感器的载体材料，能够使电子在生物活性物质与电极间直接传递，显著提高生物传感器的响应特性。

（张裕英）

第四节　药物缓控释用高分子材料

纳米药物载体材料技术是将药物溶解、吸附、包埋或连接于纳米载体上，利用纳米载体的理化特性和选择性分布的特点解决药物在运输过程中存在的溶解度低、稳定性差和吸收受限等问题，增加药物的溶出速率和吸收速率，提高药物的稳定性和生物利用度，或将药物特异性地导入靶器官靶组织或靶细胞降低药物毒副作用，提高疗效的一种药物输送技术。该技术使药物在体内的分布取决于载体，而不是药物本身，可根据临床治疗的要求和药物本身的理化性质选择适当的载体材料，改善药物的理化性质、药剂学特点和药理活性，因此，载体技术是药物输运的核心技术。理想的药物载体在药物输送方面具有许多优越性，主要体现在：①控制药物释放，延长作用时间；②靶

向输送药物，降低毒副作用；③提高药物的稳定性，延长货架期；④避免生物工程药物及核酸药物被酶降解，提高其活性；⑤克服人体生理屏障；⑥开辟新的给药途径。

环境响应型纳米材料是指经过修饰或改性处理的纳米材料，可根据细胞或者组织微环境的变化发生结构或性能的改变，从而使所载物质顺利通过体内的各种屏障而在特定组织或细胞释放。能够引起环境响应型纳米材料发生变化的因素主要包含物理和化学信号两大类。物理信号一般包括：热、电场、磁场、超声波等；化学信号一般包括 pH、还原电势、酶、离子强度等。环境敏感型纳米材料在载药方面具有广泛的研究及应用价值，其独特的环境信号响应特性以及屏障穿透能力能大大延长药物在体内循环的时间，增加药物在肿瘤细胞/组织的富集，在提高治疗效果的同时可有效降低化疗药物对正常组织的毒副作用。因此，环境敏感型纳米材料在实现肿瘤靶向治疗、减轻药物毒副作用以及解决多疗程用药导致多药耐药（multiple drug resistance，MDR）发生的问题等方面具有极大的应用前景。

一、纳米药物载体材料的特性

（一）粒径及粒径分布

粒径和粒径分布是纳米颗粒最重要的表征参数。一般来说，纳米药物颗粒的尺寸强烈影响其在血液中的循环时间、体内的生物分布及药代动力学。①粒径小于 50nm 的微粒可自由通过毛细血管末梢进入骨髓，或者通过淋巴传递到脾脏和骨髓。其中，粒径小于 10nm 的微粒主要浓集于骨髓；②粒径在 50~100nm 的微粒能进入肝实质细胞；③粒径在 100~200nm 的微粒能很快被网状内皮系统（reticuloendothelial system，RES）的巨噬细胞从血液中清除，最终到达 Kupffer 细胞的溶酶体中；④粒径大于 200nm 的微粒在脾脏中的积蓄量显著增加；⑤粒径在 2~7μm 的微粒，可通过肺毛细血管积蓄于肝脏和脾脏的毛细血管网络中；⑥粒径在 7~12μm 的微粒，可被肺机械性滤阻而摄取；⑦粒径大于 12μm 的微粒可被阻滞于毛细血管床。亚微米型纳米颗粒能被多数细胞吞噬，细胞对颗粒的吞噬效率受颗粒的尺寸影响，如 Caco-2 细胞吞噬 100nm 颗粒的能力是其对 1μm

颗粒吞噬能力的 2.5 倍。

药物释放速率也受纳米药物颗粒的尺寸的影响，小的粒子具有较大的比表面积，可以使较多药物聚集在粒子表面上或接近粒子表面，从而导致药物快速释放。相反，较大的粒子具有较大的核，使较多药物被包裹在粒子内部，从而导致药物释放较慢。因此控制粒径提供了一种调节药物释放速率的方法。

光子相关光谱（也叫动态光散射）是测定纳米颗粒粒径最快、最常用的方法。该方法是利用纳米颗粒在已知黏度介质中的布朗运动和动态光散射特性来测定纳米颗粒粒径的。用光子相关光谱法获得的粒径结果可通过电子显微镜技术（扫描电子显微镜 SEM 和透射电子显微镜 TEM）进行结果分析和验证。

（二）表面性质

普通的纳米颗粒与药物结合可改变药物的生物分布特性，主要分布在肝脏、脾、肺和骨髓等单核巨噬细胞系统（mononuclear phagocytic system，MPS）中。纳米颗粒静脉注射或被巨噬细胞从体内循环系统中清除时可被宿主免疫系统识别。除了纳米颗粒的尺寸外，其疏水性强烈影响其与血液中调理素的相互作用。一旦进入血液系统，普通的纳米颗粒会被快速调理素化，从而被 MPS 大量清除。

为了提高药物的靶向能力，减少纳米颗粒被调理素化，延长其体内的循环时间是非常必要的。可通过将普通纳米颗粒用亲水聚合物或表面活性剂包裹，或用可降解的两亲性聚合物共聚物组装成纳米颗粒来实现。研究表明，纳米颗粒表面修饰聚乙二醇能够抑制其被调理素化。

纳米颗粒的 Zeta 电位通常用来表征其表面电位性能。Zeta 电位反映了微粒的表面电位并受纳米颗粒的组成和分散介质的影响。当纳米颗粒 Zeta 电位大于 +30mV 或小于 –30mV 时，颗粒间的电荷排斥力可抑制颗粒的团聚，胶体溶液比较稳定。同时，Zeta 电位也可用来确定荷电的活性物质是被包裹在纳米颗粒的内部还是附着在其表面。

（三）载药量

理想的纳米载药系统应具备高的载药能力，因此用药时可减少载体材料的用量。通常有两种方法实现载药：①包裹法，在纳米颗粒制备的过程中包裹药物；②吸附法，纳米颗粒形成后吸附药物。吸附法通过将纳米载体与药物的浓溶液混合制备。载药量取决于药物在赋形材料（固体聚合物或液体分散剂）中的溶解性。这与材料的组分、分子量、聚合物/药物之间的相互作用以及药物或基体材料的功能基团有关。制备纳米颗粒通常选择 PEG 修饰，因为 PEG 对载药量和载体/药物相互间作用几乎没有影响。此外，利用药物和材料间的电荷相互作用可以非常有效地提高载药量。对小分子量的药物或蛋白质而言，在其等电位点时用纳米颗粒吸附可达最大载药量。

通常采用紫外分光光度计测定药物的载药量。将载药纳米颗粒溶于有机溶剂中，而后通过测定其紫外吸收值，并按下列公式计算负载效率（encapsulation efficiency，EE）和包封率（drug loading efficiency，DLE）：

$$EE(\%)=W1/W2 \times 100\%$$
$$DLE(\%)=W1/W3 \times 100\%$$

W1 为被负载的药物质量，W2 为载药纳米颗粒的质量，W3 为投入的药物总量。

（四）药物释放

对纳米药物载药系统来说药物释放和聚合物的降解非常重要。一般来说，药物释放速率主要取决于以下几个方面：①药物的水溶性；②吸附药物的解吸附能力；③药物在纳米颗粒基质中的扩散情况；④纳米颗粒基质的溶蚀或降解；⑤溶蚀和扩散双过程。因此，药物水溶性、扩散速率和纳米颗粒基质的降解速率控制了药物的释放过程。

以纳米微球为例，药物在纳米微球中均匀分布，药物扩散或纳米微球溶蚀都会导致药物释放。若药物扩散的速率比基质溶蚀速率快，则药物释放主要由扩散控制。最初的快速释放或"爆释"发生的主要原因在于药物与纳米颗粒表面的相互作用较弱，载药方式对药物的释放规律有明显影响。如果用包裹的方式载药，则纳米载药系统的"爆释"效应较小并能持续释放药物。纳米颗粒用高分子涂膜时，药物的释放速率则由药物在高分子涂膜中的扩散速率决定。因此，药物在高分子涂膜中的溶解度和扩散能力成为药物释放速率的决定因素。

药物释放速率还受药物和辅料间的离子相互作用影响。当药物和辅料间发生离子相互作用时会形成水溶性较差的电荷复合物,该电荷复合物使药物释放速率降低,不再发生"爆释"现象。然而,如果加入的辅料与基质发生相互作用,如加入环氧乙烷/环氧丙烷(PEO-PPO)共聚物到壳聚糖基质中,PEO-PPO与壳聚糖基质间的相互作用降低了药物与壳聚糖基质间的相互作用,药物释放速率加快。

有许多可用来研究药物从纳米颗粒中释放的方法,如:①用人工或生物膜制作的扩散池技术;②透析袋扩散技术;③反相透析袋扩散技术;④超速离心技术;⑤超滤技术等。可控搅拌后离心分离技术是比较常用的研究药物释放的技术,但由于从释药介质中分离纳米颗粒技术上较困难且耗时,一般优先采用透析技术。然而,这些方法的实验结果重现性不高,也很难在工业上放大。

体外释放试验是评价药物载体药物缓释能力的实验(以pH性质检测为例):为了模拟细胞内外环境、研究纳米载药材料在酸性条件下药物的释放情况,分别在pH为7.4、6.0、5.0的PBS缓冲溶液中通过pH的差异来研究药物释放性能。将双重载药纳米颗粒粉末用水配制成相应浓度的溶液,取一定量置于透析袋中,将其浸入不同pH的PBS溶液中,37℃下振荡,按设定时间间隔取上述PBS缓冲液,再补充相对应pH的等量PBS缓冲液。根据紫外分光光度计在580nm和367nm处测定取出PBS缓冲液样品的吸光度,按下列公式计算其药物累积释放率:

药物累积释放率(%)=(V×c+V'×∑ci)/m

c_i为按设定时间点所取的释放介质中的药物浓度,由紫外分光光度计测得的吸收值,按照标准曲线计算得到。V为释放液的总体积,V'为取出的释放液的体积,m为释放所用载药纳米颗粒中药物的质量。

二、常见环境响应型纳米载药材料

(一)pH响应型给药系统

因人体内的器官、组织、亚细胞环境存在显著的pH差异,由此pH敏感型载药系统成为目前研究最为广泛的环境响应型生物传感器之一。人体正常体液的pH一般处在7.35~7.45之间,当机体发生癌变、炎症或者感染等病理变化时,体液pH将降低。对于恶性肿瘤而言,瘤体局部微环境常为微酸性(pH≈6.75),且受细胞增殖的影响,肿瘤局部微环境的酸性会进一步增强。肿瘤细胞不同时期内涵体pH不同,早期内涵体的pH约为6.0;到晚期时,内涵体的pH则会降至5.0左右,表现出较强的酸性。在临床治疗时,药物一旦进入体内即会遭到这种不稳定pH的影响,从而影响药物的功效。绝大多数的抗肿瘤药物(如阿霉素、柔红霉素和长春新碱等)为弱碱性电解质化合物,在肿瘤细胞的酸性环境中易发生离子化而被肿瘤细胞膜拦截,从而降低这类药物的抗肿瘤活性,在一定程度上还会诱发肿瘤对药物产生耐受性。因此,利用肿瘤局部和正常组织pH的差异设计相关抗肿瘤药物递送系统,有望提高药物在肿瘤组织/细胞的浓度,最大限度地发挥抗肿瘤药物的药效,实现低剂量药物对肿瘤的高效治疗。

纳米材料主要通过酸敏感的化学键和质子供体基团实现对酸性pH的响应。当纳米材料的局部环境呈现酸性或微酸性时,化学键受激断裂,进而导致纳米材料性能发生转变。在实际应用中,这类化学键多被用来与药物进行偶联,从而构建出pH敏感的药物递送纳米载体。目前被广泛应用于pH敏感型药物载体的化学键有腙键、亚胺键、原酸酯键、乙烯醚键等,其中以腙键报道得最多。腙键是一种易在酸性条件下水解的化学键,基于这类化学键构建出的纳米药物递送系统,可通过胞吞进入细胞,在酸性条件的作用下,实现药物的靶向释放,从而实现对肿瘤细胞的高效杀伤,在一定程度上克服了肿瘤的多药耐药性。基于质子供体基团,如L-组氨酸、吡啶、三级氨基等,研究者们还构建出了另一类pH敏感型纳米材料。质子供体基团具有特定的pKa值,当外界pH发生改变时,材料构象会随之发生变化。在pH大于pKa值的条件下聚合物自组装成为纳米颗粒,此时,其带有质子供体基团的链段不带电。当pH低于pKa值时,纳米材料上带有质子供体基团的链段因质子化而带上正电,促使聚合物构型发生改变,从而释放出所负载的药物,在整个过程中,聚合物的结构不发生变化。例如,将磺酰胺与普鲁士蓝衍生物偶联制备出pH敏感的聚合物纳米载体并使用该聚合物对阿霉素进行递送,当环境 pH 降至 6.8 以下时,该纳米载体便会发生质子化,从而释放出阿霉素。

单一对细胞外或细胞内环境敏感的载药系统存在以下缺陷:①细胞外 pH 敏感的给药系统,药物在胞外释放难以杀死耐药性强的肿瘤细胞;②细胞内 pH 响应的给药系统则受限于细胞对药物的内吞作用,进而限制进入细胞中的药物量。随着对 pH 敏感型纳米载药系统的深入研究,研究者们还设计出了一些 pH 双敏感型药物载体以进一步提高药物的递送效率。例如,通过结合酰胺基和腙键对细胞内外酸性环境的响应特性,可以设计出一种 pH 双敏感型聚合物纳米载体,该载体能够分别对胞内和胞外的酸性环境做出较好的响应,可实现药物的有效递送和释放,显示出对耐药肿瘤的巨大的治疗潜力。

(二)温度响应型纳米载药体系

热疗(thermal therapy)是物理治疗方法的一种,是以各种热源为介体,将热传递到机体以达到治疗目的的疗法。该疗法既可利用介质通过传导、对流、辐射等传递方式将热源的热量传给机体,也可借助电磁原理,使机体吸收电磁场的能量,使之变成热能。当周遭温度稍高于生理温度时,热量便会借助传导、对流、或是辐射的方式传向机体周围。组织温度的上升,会引起血管扩张,增加到达治疗部位的血流量,从而增加对受伤部位的营养供给,加速受伤组织愈合。值得注意的是,热疗与温度敏感型药物递送系统的结合,能够促进载体对药物的递送,增强治疗系统对肿瘤的细胞毒性。因此,这一疗法在肿瘤或者炎症的治疗中具有较好的应用前景。

温度敏感聚合物(temperature-responsive polymers)是指当环境温度发生变化时,其自身结构和理化性质发生突变的一种高分子化合物。在溶液中,基于温度敏感型聚合物构建的纳米给药系统,其结构和溶解度随温度的变化而变化。一般将临界溶解温度分为低临界溶解温度(low critical solution temperature,LCST)和高临界溶解温度(upper critical solution temperature,UCST)。温度敏感型聚合物表面或其侧链上含有 LCST 或 UCST 的链段,这些链段含有一定比例的亲疏水基团,温度的变化会影响这些基团的亲疏水作用和分子间的氢键作用,导致链段结构发生变化,并最终引发相变。聚 N- 异丙基丙烯酰胺(PNIPAAM)是一种最典型的温度敏感型聚合物。PNIPAAM 的侧链同时含有疏水基团(异丙基)和亲水基团(酰胺键)。室温下(25~32℃)由于酰胺键的氢键作用,可在水中溶解;当温度升高至 32~35℃时,氢键遭到破坏,疏水基团之间的作用得到加强,可实现抗肿瘤药物的释放。另外,聚环氧乙烷和聚环氧丙烷的 LCST 接近人体体温,已被广泛用于制备溶胶 - 凝胶温度敏感药物递送系统。例如,将包含 PEO-PPO-PEO(普朗尼克)的温度敏感载药系统应用于递送阿霉素,可明显增加肿瘤组织内阿霉素的蓄积量,增强抑瘤活性的同时能够极大地降低药物对正常组织的伤害。

(三)氧化还原响应型纳米载药体系

人体的生理和病理过程与活性氧的水平密切相关。在细胞微环境中,胞内的氧化还原环境与细胞的能量代谢密切相关,对细胞的稳态平衡起着关键的调节作用。谷胱甘肽、烟酰胺腺嘌呤二核苷酸磷酸(NADPH/NADP$^+$)、硫氧还蛋白(TRXred/TRXox)等分子在维持胞内氧化还原平衡的过程中起着关键作用。有趣的是,胞内谷胱甘肽的含量是 NADPH/NADP$^+$ 和 TRXred/TRXox 的 500~1 000 倍,同时细胞内外的谷胱甘肽浓度也存在明显差异,因此,谷胱甘肽在细胞的氧化还原环境中发挥着重要的调节作用。肿瘤组织和正常组织间具有天然的氧化还原差异。肿瘤组织内部严重缺氧,还原型谷胱甘肽含量高,使得肿瘤组织呈现出明显的还原环境。

基于细胞外微弱的氧化环境和细胞内的还原环境之间存在的差异设计的氧化还原敏感型聚合物纳米给药系统,可在含有低浓度谷胱甘肽的环境中稳定存在,一旦进入到肿瘤细胞内部,高浓度的谷胱甘肽会引发载体降解,从而实现药物靶向释放的目的。二硫键广泛存在于生物体中,其键能高达 252kJ/mol,可在体内循环中较为稳定的存在,而在特殊细胞胞浆的还原环境中则容易发生断裂。因此二硫键的引入为氧化还原敏感型纳米给药系统的设计与合成提供了新的思路。利用二硫键的可逆断裂性能制备出的智能纳米药物载体已成为氧化还原敏感型药物递送载体中的重要组成部分。例如,采用二硫键连接亲水外壳 PEG 和疏水内核聚（D，L- 乳酸），通过自组装将抗肿瘤药物阿霉素包裹在疏水核中，可以制备出一种具有氧化还原响应性的载药胶束。二硫键可显著增加载药系统的在体稳定性和循环时间，实现对阿霉素的有效递送，并显著提高胶束系统的抗肿瘤效果。另外，在载有阿霉素的阳离子脂质体表面通过二硫键偶联胆固醇和 PEG 并包裹上具有肿瘤靶向性的透明质酸，能对肿瘤部位的氧化还原环境做出有效响应，实现对阿霉素的有效递送和释放，达到抑制肿瘤生长的目的。

（四）其他响应型纳米载药体系

除上述环境响应型纳米材料外，还有许多对如磁、光或酶等物理化学信号具有响应性的纳米材料。基于光敏感型纳米微粒中的感光基团，可通过外加光源控制这类材料的构象变化进而控制负载药物的释放。因控制酶活性的机制发生紊乱，肿瘤细胞中酶的表达不受控制，其表达与正常细胞有显著差异。针对这一特性，研究者们设计了酶敏感型纳米微粒应用于对肿瘤的治疗。例如，利用基质金属蛋白酶 -2（matrixmetalloproteinase-2，MMP-2）可剪切肽链（序列：Gly-Pro-Leu-Gly-Ile-Ala-Gly-Gln）的特性可制备出一种能够对肿瘤微环境中 MMP-2 响应的智能药物递送纳米材料。当该纳米材料与肿瘤细胞接触后，肿瘤细胞表面过度表达的 MMP-2 可切断肽链，降低载体进入细胞的阻力，从而极大提高药物在肿瘤细胞内的累积量，实现对肿瘤的有效治疗。

三、常见纳米载药材料的制备方法

纳米药物载体是一种属于纳米级微观范畴的亚微粒药物载体输送系统。载药纳米微粒即为纳米技术与现代医药学结合的产品。纳米粒子是一种超微小球型药物载体，是近年来出现的药物控释和缓释的新剂型，它的突出优点是比细胞还小（10~1 000nm 之间），因此可被组织及细胞吸收，甚至经特殊加工后可对组织或器官定向给药。按作用方法可分为：普通载药微粒、控释载药微粒、靶向定位载药微粒、载药磁性微粒等。根据其制备方法的不同，对纳米载药颗粒的结构和表面性质可加以控制。通常根据应用单体聚合法和聚合物分散的方法，应用高分子载体，在不同条件和环境下，通过不同的物理和化学反应实现高分子聚合，进而使其具有生物相容性和可载药性。纳米粒子由大分子或聚合物分散制得后，对纳米粒子进行表面修饰而制备体内长循环纳米粒子时大多采用聚合材料分散法。相关主要制备方法如下。

（1）乳化聚合法：适用于液体聚合物单体，常见的如氰基丙烯酸烷基酯（alkyl cyanoacrylate，ACA）和甲基丙烯酸甲酯（methyl methacrylate，MMA）类，分别在 OH— 和 γ - 射线催化下发生分子间聚合，形成聚氰基丙烯酸烷基酯（poly-alkylcyanoacrylate，PACA）和聚甲基丙烯酸甲酯（PMMA）。这种方法在药学领域应用已不多。

（2）天然高分子固化法：将天然高分子材料用加热、胶凝、脱水、聚合等方法固化，必要时还需加交联剂，具有较好的生物降解性和相容性，但存在制备困难、成本高、质量无法控制、不能大规模生产等缺点。

（3）乳化 - 溶剂挥发法：是将聚合物溶解在有机溶剂中，药物溶解或分散在该有机溶剂中，再将此溶液滴加到水相中进行乳化，形成 O/W 型乳剂，所用乳化剂或表面活性剂有明胶、聚乙烯醇（polyvinyl alcohol，PVA）等，形成稳定的乳液后蒸发除去有机溶剂。此法适合制备亲脂性药物的纳米粒。复乳（W/O/W）法可用于制备载有水溶性药物的纳米粒。例如，采用复乳化 - 溶剂挥发法可制得装载 α- 干扰素、平均粒径约 280nm 的 PLGA 纳米粒。上述两法均需高速均质器或超声乳化装置，这些方法在实验室规模上的制备尚可行，但对于规模化的生产，应采用低耗能的乳化装置。

（4）乳化 - 溶剂扩散法：是溶剂挥发法的改进。将与水混溶的溶剂和与水不溶性有机溶剂混合作为油相，当油相与水相接触时，与水混溶的溶剂自动扩散进入水相，在两相间产生界面紊流，界面能降低，界面骚动，形成更小的纳米级乳滴，接着再固化、分离，即得纳米粒。随着与水混溶的溶剂比例的增加，粒径则显著降低。

（5）盐析法：一些高分子材料在某些盐类存在时会产生盐析，故可用于制备某些高分子材料的纳米粒。例如，利用该法制备的载抗精神病药 savoxepine 的聚乳酸纳米粒，包封率可达 95%。该法制备工艺简单，避免了有机溶剂残留，产率高,易于规模化生产。

（6）纳米沉淀法：将药物和聚合物溶于适当的溶剂中,加入另一种聚合物的非溶剂,聚合物材料因溶解度下降可沉淀出来,将药物包裹形成纳米粒。常用的非溶剂为水。

（7）高压乳匀法：早期应用于脂肪乳等制备,其分散过程集合了涡旋、空化、剪切、碰撞和强烈混合等多种作用,在制备过程中可完成灭菌,能满足大规模生产的要求。例如,采用此法可制备装载亲水性药物盐酸普萘洛尔的高包封率PLGA纳米粒。

（8）超临界流体技术：将聚合物或药物溶解在超临界液体中,当该液体通过微小孔径的喷嘴减压雾化时,随着超临界液体的迅速汽化,即析出固体纳米粒。该法常用于相对分子质量在10 000以下的聚乳酸纳米粒的制备,但不适合于相对分子质量更大的聚乳酸,因为大多数药物和载体材料在超临界液体中不溶解。此法使用对环境无害的溶剂,并且有利于制备出无有机溶剂残留的粒子,故越来越引人注目,但超临界技术比较复杂,工艺条件控制难度较大。

（9）机械粉碎法：主要包括高能球磨法、超声喷雾法、高能振动磨加湿法、超音速气流、胶体磨法、微射流设备法等。所有机械粉碎要达到纳米级都比较困难,对设备要求较高,还需注意与设备的长时间接触对设备的腐蚀可能造成制品的污染。此法可用于大量生产。

四、常见纳米载药材料的表征

针对纳米载药材料的表征主要分为性质表征、形貌表征、结构表征等三个方面。

（一）表面性质表征（表面电荷,表面分子定性分析）

如采用Zeta电位电势测定的方法,确定纳米载药材料表面所带正负电位阈值的具体范围,用于预判纳米载药材料的表面正负电性及主要活性官能团。可协同傅里叶红外光谱仪,用以定性分析纳米载药材料的表面官能团具体种类。

（二）组成元素表征

应用X射线光电子能谱（X-ray photoelectron spectroscopy, XPS）可实现对制备所得纳米载药材料的组成元素相关分析,如：①元素的定性分析；②元素的定量分析,根据能谱图中光电子谱线强度（光电子峰的面积）可反映原子的含量或相对浓度；③固体表面分析,包括表面的化学组成或元素组成,原子价态,表面能态分布,测定表面电子的电子云分布和能级结构等；④化合物的结构,可以对内层电子结合能的化学位移进行精确测量,提供化学键和电荷分布方面的信息。

（三）表面结构表征

扫描电镜可直接利用样品表面材料的物质性能进行微观成像,实现对纳米载药材料的外在形貌表征,其优点包括：①有较高的放大倍数,2万～20万倍之间连续可调；②有很大的景深,视野大,成像富有立体感,可直接观察各种试样凹凸不平表面的细微结构；③试样制备简单。对于多组分制备形成的纳米载药材料可采用X射线能谱仪装置,实现元素分析和分布监测,可以同时进行显微组织形貌的观察和微区成分分析。该方法针对膜结构纳米载药材料,支架类纳米复合载药材料和涂层类复合结构比较适用。另外,原子力显微镜可应用于测量载药材料膜结构的厚度及表面结构和形貌分析。

（四）内部结构表征

透射电镜可直接利用样品的组成结构和内部微观结构进行成像观察,可实现对不同类型纳米载药材料结构的精准表征,尤其对多孔及多孔空心结构的微观表征具有更直观的意义。在高分辨透射电子显微镜模式下,可以对纳米材料原子层间结构进行微观分析,从原子级别分析纳米载药材料的内部组成和结构分布。针对涂层类纳米载药材料,可以通过生物冷冻透射电子显微镜实现涂层结构的表征,鉴定涂层纳米结构的具体形貌和分布。

（王亚洲）

第五节 软硬组织替代和组织工程用高分子材料

一、骨组织工程医用高分子材料

（一）骨组织工程支架研制

1. 高分子复合材料

（1）纤维增强高分子复合材料：高分子材料被广泛用于制备组织工程支架,包括天然材料如胶原蛋白、明胶及弹性蛋白和合成材料如聚己内酯（ε-polycaprolactone，ε-PCL），PGA、PLA 及其共聚物 PLGA。然而，其由于自身的局限性，很难满足骨组织的力学性能。通过适量添加纤维增强材料能够增强材料支架的机械性能，改善生物相容性和降解性能，促进细胞黏附、增殖、迁移和分化。目前主要用于骨组织工程添加的增强纤维材料主要包括碳纤维、天然纤维、玻璃纤维以及合成纤维等。其中，纤维的排列、比例、基体性质和纤维与基体粘合度是影响纤维增强复合材料力学强度的主要因素。

（2）钙磷增强高分子复合材料：人体自然骨的主要成分是羟基磷灰石（hydroxyapatite，HA），其分子式为 $Ca_{10}(PO_4)_6(OH)_2$。因此，适量的钙磷添加比例能够赋予高分子材料良好的力学性能及优异的生物活性和骨传导性。目前，用于骨组织工程的复合材料有羟基磷灰石与壳聚糖复合、羟基磷灰石与胶原蛋白复合、羟基磷灰石与 PLGA、磷酸三钙与 PLA、PLGA 等复合材料等。

2. 骨组织工程支架制备

（1）自组装法：受生物体生物矿化的启发，自组装仿生制备法应运而生。自组装仿生法是指模仿或利用生物体结构、生物矿化功能和生化过程的技术，把这种技术用到材料设计制造中以便获得接近或超过生物材料优异性能的新材料或用天然生物合成的方法获得所需材料。仿生合成技术模仿了无机物在有机物调制下形成的机制，合成过程中先形成有机物的自组装体，使无机先驱物于自组装聚集体和溶液的相界面发生化学反应，在自组装体的模板作用下，形成具有特殊结构和功能的无机 - 有机复合体。

（2）粒子滤出法：该方法要采用两种溶剂，溶解聚合物、但不溶解致孔粒子溶剂及溶解致孔剂粒子、但不溶解聚合物溶剂。该方法将组织工程支架和致孔剂粒子制成均匀的混合物，然后利用二者不同的溶解性或挥发性，将致孔剂粒子除去，于是粒子占有的空间变成孔隙。致孔剂有水溶性致孔剂、形成气体的盐致孔剂和冰晶粒子致孔剂等。粒子致孔法制得的多孔支架的孔隙率可达 90% 以上，孔尺寸 50~500μm，孔的比表面积随粒子用量增大和粒径减小而增大。

（3）冷冻干燥法：冷冻干燥法本质上是一种相分离法，并且是一种在冷冻过程中结晶所导致的相分离。此方法是将聚合物溶液、乳液或水凝胶在低温下冷冻，冷冻过程中水以多个晶核形式成冰，与聚合物发生相分离，形成富溶剂相和富聚合物相，然后经冷冻干燥除去溶剂而形成多孔结构。按体系形态的不同可简单地分为乳液冷冻干燥法、溶液冷冻干燥法和水凝胶冷冻干燥法。

（4）相分离法：相分离法主要包括乳化 / 冷冻干燥、固 - 液相分离、液 - 液相分离和热诱发相分离等四种方法。①乳化 / 冷冻干燥法是将聚合物溶于二氯甲烷后，加入蒸馏水形成乳状液，将其浇注到模具中，置于液氮中预冷。然后将支架于 -55℃下冷冻干燥，真空蒸发掉分散的水分和聚合物溶剂。采用该技术可以制得孔隙率高达 95% 的支架，该方法避免了高温，有利于生物活性分子如蛋白质生长因子或分化因子的引入与控制释放，孔比表面积大，易操作，但孔的分布较宽，形成的孔直径较小，不利于细胞的黏附和增殖。②固 - 液相分离不需要加入非溶剂，该法将聚合物溶于溶剂中，然后降低温度使溶剂在聚合物溶液中结晶，再使溶剂升华或者被其他溶剂交换而形成多孔支架。③液 - 液相分离运用热动力学的原理，在聚合物溶液中加入一种不良溶剂，形成聚合物富相和聚合物贫相。采用液 - 液相分离法已经制备了孔径在 1~30μm 的多孔细胞支架。具体方法是将聚合物溶于低熔点、易挥发的溶剂中，如二氧六环，再加入水作为非溶剂形成相分离，聚合物溶液在低于溶剂（聚合物贫相）的熔点下冷却，冷冻干燥，使溶剂挥发完全。④热诱发相分离：是将较高温度的均相聚合物置于低温环境内发生相分离现象，即出现相分离微区，形成聚合物富集相和聚合物贫集相。

（5）静电纺丝法：静电纺丝是一种由静电喷涂演化而来的材料加工技术。将纺丝液通过毛细管置于静电场中，施加一定的电压时，毛细管端部悬着的半球状液滴表面诱导电荷产生的斥力和液体表面张力的平衡有关。当电压一旦超过临界值时，稳定的液流从毛细管圆锥形端部射出，当液体黏度较高时液流不会被分割，直接到达收集板基靶，形成直径在亚微米范围的聚合物纤维。

（6）3D打印：3D打印法制备多孔支架时，喷头按照预定物体的形状依次喷出一层聚合物粉末和一层黏合剂（通常为溶剂），黏合剂的作用就是将两层粉末黏合成一层，这样循环反复，直至将物体图形完全的复制出来。实际应用中只要预先设定运行程序，在计算机的控制下就可以实现物体的逐层打印，形成三维支架。

（二）骨组织工程评价

骨组织工程的基本方法是将支架材料作为信号因子和细胞的载体或模板来诱导成骨，或从周围骨组织募集细胞使其趋化和分化，最终形成新骨。理想的骨组织工程支架材料的要求包括：①具有合适的孔隙尺结构和孔隙率以适应新骨的长入。骨支架材料的平均孔径需在 $200\sim400\mu m$ 之间；②具有一定的力学强度，包括压缩强度、剪切强度以及界面结合强度，能为新生组织提供支撑；③其力学性能需与宿主骨的力学性能相匹配，人体松质骨的弹性模量在 $0.1\sim0.5GPa$，抗压强度在 $4\sim12MPa$，密质骨的弹性模量在 $12\sim18GPa$，抗压强度在 $130\sim180MPa$；④具有良好的生物相容性，降解产物无毒性，不引起炎症反应，且不与宿主发生排异反应；⑤具有良好的生物降解性，支架的降解速度必须与再生骨的速率相匹配；⑥具有骨传导性或骨诱导性，能促进骨质沉积和骨生长。

1. 孔隙结构 理想的支架材料需要具有适宜的孔隙形状、结构、大小和良好的孔隙连通性。支架的孔隙结构以及连通性可用扫描电镜进行观察并记录。

2. 孔隙率 孔隙率是指材料内部孔隙的体积占材料总体积的百分率。制备骨组织工程支架中，孔隙率是评价支架成形性能的关键因素。孔隙率过高，支架的力学性能下降；孔隙率过低，不利于新骨生长，使植入体内的支架无法达到预期效果。合适的孔隙率有利于种子细胞的黏附、增殖，营养物质与代谢产物的交换，提高支架的成骨能力。

最常用的测量支架材料孔隙率的方法是阿基米德法。将材料在空气中的质量记为 m_1，水饱和材料完全浸入水中的悬浮质量记为 m_3，把材料从水中拿出并迅速擦干其表面附着水珠后的

质量记为 m_2，材料的孔隙率就可以用以下公式算出：

$$孔隙率\ P=(m_2-m_1)/(m_2-m_3)\times100\%$$

也可以用重量法检测支架材料的孔隙率。用游标卡尺测量出圆柱形支架的直径和高度，计算出支架的表观体积；用电子天平准确称量出支架的重量，根据支架的重量和支架材料的理论密度计算出支架的理论体积。支架的孔隙率即为支架表观体积与理论体积的差值：

$$孔隙率\ P=(1-m/v\rho)\times100\%$$

其中 m 表示支架重量（g），v 为支架的表观体积（cm^3），ρ 为支架材料的理论密度（g/cm^3）。

3. 力学强度

（1）压缩强度：压缩强度是指在压缩试验中，试样直至破裂（脆性材料）或产生屈服（非脆性材料）时所承受的最大压缩应力。可通过电子万能材料试验机对支架材料的压缩强度进行测试，依据标准为 GB/T 104—1993。

（2）剪切强度：剪切强度是指材料承受剪切力的能力，外力与材料轴线垂直，并对材料呈剪切作用时的强度极限。剪切强度可用电子万能材料试验机对其进行检测。

（3）界面结合强度：界面结合强度是指另一种材料与试材之间的结合的能力，一般采用拉伸法对材料进行界面结合强度的检测。其原理是在垂直于另一种材料与试材的界面方向上施加一拉力，并逐渐加大该载荷，当两种材料脱离时得到拉力即为界面结合强度。通常进行界面结合强度检测用的材料都制备成膜片进行检测。

4. 与宿主骨力学匹配性 骨组织工程的支架材料其力学性能需与宿主骨的力学性能相匹配，主要包括骨的弹性模量和抗压强度。需要植入体内的骨组织工程支架在进行在体实验之前应检测其力学性能与要植入部位的宿主骨力学性能的匹配性，高度匹配的骨组织工程支架才能在体内发挥其优越的性能。力学性能可用电子万能材料试验机进行检测，然后分析其匹配性。

5. 排异反应 是异体组织进入有免疫活性宿主的不可避免的结果，这一免疫过程是组织、器官移植失败的重要原因。排异反应一般分为超急

性、加速性、急性和慢性四种。排斥反应的发生机制主要包括细胞免疫和体液免疫两个方面。临床最常见的急性排斥反应主要由细胞免疫介导，异种骨为游离组织，其移植不存在超急性排异反应。由于经各种方法处理的骨组织细胞结构被破坏，移植后的免疫反应以细胞免疫为主。在细胞免疫中 CD4$^+$、CD8$^+$ 和 CD25$^+$T 细胞数量及比例的变化可以反映机体免疫状态，因此在实验和临床器官移植时作为观察指标。通常在骨移植后不同时间点检测外周血 CD4$^+$、CD8$^+$ 和 CD25$^+$T 细胞变化，并结合其组织学改变，探讨异种脱细胞骨基质的免疫原性。

6. 生物降解　骨组织工程材料的降解率、降解速度以及降解产物均会对种子细胞的黏附、分化和功能发挥造成很大影响。理想的骨组织工程支架材料的降解速度应具有可调控性，即支架的降解速度必须与再生骨的速率相匹配，在新生骨不能对抗应力时，支架能充当暂时的支撑作用；在新生骨发育成熟时，支架材料应当逐渐消失，不发生应力遮挡。材料的降解行为涉及材料的降解方式、降解机制、降解产物及其对机体的影响。大量研究表明，可降解材料在体内、体外的降解规律具有很好的相似性，体外降解结果通常可以用来预见体内的降解表现。因此，一种可降解材料在应用于体内之前，尤其在材料研制和筛选阶段需要进行体外降解实验，从溶液 pH、亲水性、材料重量、机械强度及降解产物等方面分析材料在模拟体液中的降解特性，论证其作为组织工程材料的可行性。

（1）pH 的动态变化：在装有 100ml 0.1M PBS 溶液（pH=7.4）的容器中分别放入一定重量的支架材料样品，密封容器后置于 37℃的恒温箱中开始降解，用 pH 计每周测 pH，绘制该材料降解过程中 pH 的动态变化曲线。

（2）亲水性检测：将已知重量为 m_1 的骨组织工程支架材料样品置于 0.1M PBS 溶液（pH 7.4，37℃）中，每周取出用滤纸吸净样品表面水分，称其重量记为 m_2，按照下列公式 14-5-3 计算吸水率。

$$吸水率 = [(m_2 - m_1)/m_1] \times 100\%$$

（3）机械强度测定：将材料制备成圆柱形样品置于生物力学试验机上测定压缩强度。载荷：

F（N），样品半径：r=2mm，加载速度 5mm/min。

$$压缩强度（Mpa）= F/\pi r^2$$

（4）降解产物分析：将材料样品置于 0.1M PBS 中，在 37℃下静置 1~60 天，每天从每一样品液中抽取 1ml 混合均匀的 PBS，然后用相应的方法检测降解产物中某种物质的含量，从而进一步分析得到降解产物的含量。

7. 骨传导性/骨诱导性　骨传导和骨诱导是骨独特的性质。在骨的修复与愈合中起着重要作用，特别是骨诱导。骨传导是指源于受体的毛细血管、蛋白质组织及成骨母细胞长入植入物三维结构内的过程。应用骨传导材料的原理是正常成骨细胞或类成骨细胞具有在适合的表面上成骨的能力。而骨诱导是指来自植床周边宿主结缔组织中的可诱导成骨前体细胞在诱导因子的作用下可被诱导定向产生骨原细胞，经成骨细胞形成新骨。骨诱导性则是材料直接诱导间充质细胞分化成骨原细胞、成骨细胞，进而形成骨组织的性能。因此，骨诱导能力受一些生物活性因子的影响，如促进细胞增殖、迁移、与细胞外基质分子附着以及分化的因子。具有骨诱导性的材料即使在非骨环境中也具有激发骨生成的能力，通常通过异位植入，即非骨环境植入是否能成骨来判断一种材料是否具有骨诱导性。所有骨移植材料都至少具备以下生物学特性，①骨传导性：为血管的长入和新骨的形成提供一个支架，如磷酸三钙、羟基磷灰石及人工聚合材料等；②骨诱导性：内含成骨诱导蛋白，能够刺激骨区周围的间充质干细胞向成软骨细胞或成骨细胞分化，形成新骨，如脱钙骨和骨形成蛋白等。

二、人工血管医用高分子材料

（一）人工血管研制

1. 人工血管制备

（1）静电纺丝法：静电纺丝是一种通过让聚合物溶液或熔体带电喷射来制造纳米纤维的加工工艺，简称电纺，其主要原理是：利用高压电源装置向聚合物电纺溶液中引入正电荷或负电荷，电纺溶液在电场作用下朝着带异种电荷的接收器加速运动，随着电场逐渐增强，溶液内的同种电荷之间的排斥力也逐渐增强，同时电纺溶液与接收器之间的异种电荷的吸引力也逐渐增强，因表面张力的作用而保持在喷头的液面将会由球状慢慢变为圆锥状。1969年，泰勒在发表的论文中详细地阐述了施加电场时喷头的电纺溶液液滴的变化过程，这个圆锥也因此被命名为泰勒锥。如果施加的电压达到某一临界值时，泰勒锥处的液滴所受的电场力将会克服表面张力，泰勒锥尖喷射出形成一根根纤维，刚开始纤维喷射流会在电场力的作用下向接收器运动，在这个过程中，随着溶剂被蒸发，最后落在收集器上面形成无纺布。

（2）粒子沥滤法：粒子沥滤技术是通过高分子聚合材料溶液与致孔剂溶液相互反应，从而得到高孔隙率高分子聚合物纤维薄膜的方法。这种方法操作简便，将所需的材料溶解在挥发性较强的有机试剂中，溶解充分后倒入水溶性致孔剂中，等待一段时间，有机溶剂完全挥发后，聚合物内部会因为致孔剂的存在而形成大量的孔隙，此后在水中沥滤，由于致孔剂的水溶性将致孔剂溶解后除去，最终得到有较高孔隙率的支架材料。

（3）冷冻干燥法：冷冻干燥法是利用深度冷冻的溶剂真空升华的原理制备多孔支架的一种方法。包括如下步骤：①将高分子材料溶于水中，制成高分子溶液；②将步骤①所得高分子溶液灌入模具之中，将模具插入到液氮中进行冷冻成型；③将冷冻成型的人工血管取出模具，冻干后，浸泡于戊二醛溶液中进行交联处理，最后在人工血管外表面均匀涂刷合成高分子溶液，即得到人工血管。

（4）相分离法：相分离技术是制备聚合物多孔材料的重要方法，其过程是在一定条件下将聚合物溶解在适当的溶剂中，保持溶液温度高于相分离点，高分子链在溶剂中充分舒展。当温度下降到热力学不稳定区或有非溶剂存在时，溶液发生相分离，形成聚合物贫相和富相。在降温条件下，聚合物富相区再将溶剂以冻干或置换的方式脱除，得到多孔聚合物材料。对于半晶态聚合物，通过控制溶剂组合、聚合物浓度、热退火、溶剂交换和冷冻温度等条件可得到纳米纤维多孔支架。

（5）熔融纺丝法：熔融纺丝法，也称熔法纺丝，是以聚合物熔体为原料，采用熔融纺丝机进行

的一种成型方法。凡加热能够熔融或转变成黏流态而不发生显著降解的高分子聚合物，均可采用熔体纺丝法进行纺丝。将高分子聚合物原料投入螺杆式挤出机，由旋转的螺杆送到加热区，经过挤压、熔融向前送至计量泵。计量泵控制并确保聚合物熔体稳定流入纺丝箱，在箱中熔体被过滤并被压入多孔喷丝板中喷出熔体细流，再经调温风箱吹出的冷风快速冷凝而成固化丝束纤维。同时，由于导丝辊的作用还产生预拉伸，使丝条直径变细。初生纤维通过卷丝筒被卷绕成一定形状的卷状（对于长丝）或均匀落入盛丝桶中（对于短纤维）。熔融纺丝速度高，高速纺丝时每分钟可达几千米。

（6）3D打印法：3D打印集成了机械工程、数控技术、激光技术、计算机辅助设计/计算机辅助制造及材料技术等领域的成果。3D打印的原理是利用材料堆积法制作实物零件产品，可以自动、快速、直接、精确地制备具有一定功能的原型或零件。在利用3D打印高分子聚合物人工血管的制备中，常将高分子聚合物加热熔融，随后利用3D打印技术制备出不同构型的人工血管。

2. 人工血管表面改性技术 经过表面改性可以增加界面相容性，增强基质与组织、细胞的结合力，并能够有效减少异质反应。另外，经改性的表面还具有分子识别能力和催化能力，并能够促进内膜再生，提高其生物相容性。表面改性主要包括：物理方法、化学方法和生物方法。①物理方法：表面带电荷法，健康血管的内皮细胞和血液中的红细胞，白细胞和血小板均带负电荷，因此不易发生细胞粘连现象，依此原理，采用特定方法使人工血管表面带负电，可以减少血栓的形成；粗糙度降低法，研究表明材料表面形貌越粗糙，与血液接触的面积越大，就越容易造成凝血，因此提高血管壁光滑度可以减低凝血的发生概率；低温等离子处理，利用低气压放电产生的离子体，包含有许多活性离子，对材料表面进行修饰、嫁接、镀膜等处理可以改善血小板的黏附情况。②化学方法：将具有生物活性的分子接枝在人工血管表面，不但可以提高其亲水性及生物活性，还能够降低表面自由能，有效降低纤维蛋白原的吸附、沉积以及血小板的活化，提高其

生物相容性。③生物方法：肝素修饰，肝素是一种天然的抗凝血的活性物质，将肝素以离子键或共价键的形式嫁接到人工血管表面可有效抑制凝血，提高生物相容性；蛋白钝化，对材料表面进行白蛋白，胶原，明胶涂层的修饰，可以改善材料的亲水性质，使血小板不易黏附，能够降低血栓的形成；血管内皮化，将血管内皮细胞种植于人工血管表面并移植体内，进行术后评价。人工血管的内腔如果能够形成单层的内皮细胞膜，则能够降低血栓形成，抑制内膜增厚，提高远期通畅率。

（二）人工血管评价

1. 外观 人工血管的结构应是完整的，应洁净，无污渍、污点、瑕疵、斑点及其他影响血管使用的缺陷。正常视力和照明条件，不放大的情况下检测样品是否有孔隙和其他不完整的结构，是否有灰尘、油渍、污点、瑕疵、松动部分，以及其他的可以引起人工血管不能正常使用的缺陷。

2. 孔隙 人工血管的孔隙可以采用以下三种方法去测量：孔隙面积法、孔隙重量法、孔隙显微法。

（1）孔隙面积法：这一方法是测量人工血管的扫描电子显微图像或光学显微图像中孔隙的面积或材料的面积的平均值。准备一张人工血管的扫描电子显微图，或准备一张光学检测用样品表面的图片。用测量仪器测量电子显微图片和照片并确定孔隙面积，每平方毫米孔隙的数量和材料的面积。孔隙应以百分比的形式表示出来。通过公式计算和记录每个测试样品孔隙百分数。

$$P = 100 \times \frac{孔隙总面积}{孔隙总面积 + 材料总面积}$$

（2）孔隙重量法

这一方法是将每个人工血管样品面积中被测量的部分与产品的密度和壁厚作比较。测试方法：每个样品应不小于100mm长，测量以下的数据：

①总质量（M），单位为克（g）；②总面积（A），单位为平方毫米（mm^2），如果分别测量了使用部分的长度（L）和内径（D），那么 $A = \pi DL$；③每个样品的壁厚（t），单位为毫米（mm）；④每个纤维和

聚合物的样品的密度（ρ），单位为克每立方毫米（g/mm^2）。按下式计算和记录样品的孔隙百分比：

$$P = 100 \times \left(1 - \frac{1\ 000M}{At\rho}\right)$$

（3）孔隙显微法：该方法是通过扫描电子显微镜或光学显微镜测定经拉伸聚合物的主节点间距、被浸湿聚合物每平方毫米的平均孔隙直径和数量。获取人工血管的扫描电子显微图，或者在光学放大条件下测量。测量相邻的两个节点内边缘两根纤维丝之间的直线距离，在每张显微图像上至少进行6次测量。同样，测量孔隙的直径。在同一张显微图片上重复测量至少6个孔隙。在已知区域中计算孔隙的数量。不大于5μm的孔隙不认为是节间距，仅不小于6μm的孔隙才被记录为节间距。以微米为单位表示节间距和孔径的平均值和标准偏差。计算和记录节间距、孔径的平均值、标准偏差、每块面积上孔隙数量。

3. 水渗漏 该方法是在给定压力下测量穿过给定面积人工血管样品的水的流量。测试方法：在测试前，测试用人工血管需要用洁净的经过滤的室温下的水浸湿。将样品放置在固定仪器上，将样品拉紧至没有皱褶。打开水流系统并调整压力值，以获得16kPa ± 0.3kPa（120mmHg ± 2mmHg）的水压。待系统稳定工作时，测量60秒内流过样品的水流量。水的渗透性应以 ml·cm^{-2}·min^{-1} 表示。按下式计算和记录水渗透性：

$$水渗透性 = \frac{Q}{A}$$

式中，Q 为流量，单位为 ml/min；A 为样品固定装置的孔面积，单位为 cm^2。

4. 力学强度测定

（1）轴向拉伸强度的测量：将人工血管的管状部分的两端固定在合适的夹具上，匀速拉伸直到屈服或断裂从而测量人工血管的轴向拉伸强度。测试方法：将样品的两端固定在机器的夹具上，两夹具间距50~150mm。小心确保实验样品没有被拉伸、扭曲或被夹具损坏，保持1分钟。以50~200mm/min稳定的速度拉伸，直到断裂。测量断裂或屈服时的负载力，例如，最大负

载力（T_{max}），精度为 ±2%，如果需要的话记录拉伸速度。以千牛为单位，表示每个样品的纵向拉断力。

（2）破裂强度的测量：以下三种方法可供选择，薄膜破裂强度法、探头破裂强度法、加压破裂强度法。

1）薄膜破裂强度的测量：用平坦的环形夹具将被测试人工血管样品的一片固定在弹性薄膜上面，并在薄膜的下面增大压力，直到样品破裂，从而测试薄膜破裂强度。

测试方法：沿血管样品的纵轴方向截取一段并抚平并裁成厚度均匀的一片。将样品放在测试仪器的开口上，使其完全覆盖在薄膜上，如果有皱褶，在不扭曲编制结构的情况下将皱褶抚平。用压环固定样品。均匀增加压强。记录血管破裂时的压强值。每个样品的破裂强度值应以 kPa 为单位记录下来，口径的大小以平方毫米为单位，被测样品内径以毫米为单位。

2）探头破裂强度的测量：用平坦的环形夹具将被测试人工血管样品的一片固定在开口上，将一个带球形探头的探针穿过样品，直到破裂，从而测试探头破裂强度。在测试中不断测量负载。

测试方法：沿血管样品的纵轴方向截取一段并抚平裁成厚度均匀的一片。将样品放在测试仪器的开口上，使其完全覆盖在薄膜上，如果有皱褶，在不扭曲编制结构的情况下将皱褶抚平。放下压环。调整压环底座或探针，无论是对于拉力机的夹具还是其他配件，使开口和探针在同心位置。降低探针到和样品接触。移动探针直到样品破裂。记录探针的直径，移动速度，和每个样品破裂时的负载。以毫米为单位表示探针的直径，以mm/min 为单位表示探针的移动速度，以千牛为单位表示破裂强度。

3）加压破裂强度：样品按以下任何一种方法扩张：直接用液体填充血管；将血管中放置在球囊外，以不断被测量到的变化的压力加到球囊中，直到样品破裂，从而测试加压破裂强度。

测试方法：小心地将球囊放进人工血管样品中，或者将样品直接连接到加压仪器上。将压力测量装置连接上，以便记录血管内的压力

值。将样品内的液体或气体稳定地加压，测量血管内的压力。记录加压的速度和血管样品破裂时或测试无法继续时的压力值。增压的速度以千帕每秒为单位记录，破裂压力以千帕为单位记录。

5. 有效长度　人工血管长度的测量应在指定的负载下进行，负载可以是零。测试方法：在样品的另一端用合适的方法（例如，可移动的夹具）拉直，测定其有效长度，用同样的方法测定其他已被固定的样品。样品可以被伸长，但负载应不得大于血管在植入时所承担的负载。记录负载值和长度值。

6. 扩张前后内径/壁厚

（1）自然状态下内径的测定：该方法是通过将人工血管套在圆锥形的锥度规上或插入一圆柱形的芯轴来测量其内径。测试方法：将血管样品或一小段血管样品自然地不被拉伸地套在锥度规上，或从小型号开始，将芯轴穿进血管样品或一小段血管样品，逐渐增大芯轴的直径，直到插入不会引起血管拉伸的最大直径的芯轴。测量和记录自然状态下的血管的内径。

（2）加压后内径的测量：该方法是测量在接近实际使用压力下的血管的内径，例如在有效长度下，并在压力级别等同于 16kPa（120mmHg）的动脉舒张压的压力下。测试方法：从血管样品上截取长度为 50mm 或至少 5 倍自然状态下样品内径长度的一段样品，取两者中较大值。测量和记录样品的血管壁厚（t_{meas}）。加压后的每个样品的内径以毫米为单位表达。采用以下公式计算加压后的内径的平均值：

$$D_p = D_{meas} - (2t_{meas})$$

式中，D_{meas} 为膨胀后血管的外径的平均值，单位为 mm；t_{meas} 为血管壁厚的平均值，单位为 mm。

（3）壁厚的测量：该方法是测量在没有负载或负载很小的情况下血管的壁厚。

测试方法：有两种方法可用来测试壁厚。①壁厚的显微测试法，用锋利的刀片横截样品然后将测试的样品放在显微镜的标尺上，样品的切割边与显微镜的轴垂直，光线从上面照下来。使用目镜刻度或交叉瞄准线和标尺测量壁厚。一个样品至少进行四次测量。记录每次的测量值，并计算每个血管测量值的平均值和标准偏差。对于生物

血管,应测量样品壁厚最薄和最厚的点。②壁厚的持续加载测量法,描述见 ISO 5084,使用加载厚度仪。一个样品至少进行四次测量。记录每次的测量值,并计算每个血管测量值的平均值和标准偏差。

7. 扭结直径/半径　该方法是测量人工血管在开始扭结时的曲率半径。测试方法:逐渐减小量具,可以在加压之前或在合适压力下测量扭结半径。压力会影响扭结阻力,所以不渗水的血管应在 100mmHg 的压力下测量。除非温度会影响扭结过程,否则应使用室温下的水。可渗水的血管应在一定的周边压力下测试。当血管出现表面扭结时,记录样品半径,将样品放置在半径规上,不能引起血管扭结和管道变窄。减小半径规的半径直到血管有微小的管道变窄或扭结。或者,也可以用标准圆轴测量纽结半径将样品弯曲成环状,反方向拉扯样品的一端减小环的半径,直到扭结发生。将大小合适的圆轴放置在环的中心来测量扭结半径。

8. 顺应性的测定　通过测量在动力循环模拟管道系统下直径的改变量(直接测量或通过测量容积或周长来计算直径)。原则上,血管的试验条件应接近临床前体内环境。测试方法:被测试样品的长度应至少 10 倍其直径;除非被证明在其他的温度下也是可行的,测试要在 (37 ± 2)℃ 的温度下进行;对样品片施加 0.294N 到 0.588N $(30\sim60g)$ 的纵向负载。如果半径需要通过容积的改变来测量,那么要在加压之前测量最初的内径和长度。对于容积的方法,用血管的最初内径和定义的长度来计算初始容积;对所测试的样品,以每分钟 (60 ± 10) 次的频率持续循环地对其加压,要确定没有渗漏发生,测试要分别在 3 组不同的高低压下进行。例如,7~12kPa(50~90mmHg),10.7~16.0kPa(80~120mmHg)和 14.7~20kPa(110~150mmHg)。结果计算:

(1)如果外径是直接测得,那么内半径由下式计算:

$$R_p = (D_p/2) - t$$

R_p:加压后的内半径;D_p:加压后的外直径;t:血管壁厚。

(2)如果容积和长度是直接测量得到,那么加压后的半径必须要通过容积和长度的计算得到。

(3)一旦在一组压力下计算得到血管的内半径,外周的顺应性可以通过下列公式得到:

$$顺应性(\%) = \frac{R_{p_1} - R_{p_2}}{R_{p_1}(p_1 - p_2)} \times 10^4$$

p_1:低压值,单位为 mmHg;p_2:高压值,单位为 mmHg。

以上计算所得的血管顺应性以每 100mmHg 直径变化的百分数表达。

9. 通畅率　人工血管植入体内后,利用多普勒超声检测植入后的人工血管内血流通畅情况。

测试方法:利用脉冲多普勒技术、连续波多普勒技术、高脉冲重复频率多普勒、彩色多普勒血流显像、功率型彩色血流成像、组织多普勒显像等彩色多普勒超声技术,来观察植入后的人工血管内实时的血流速度变化、血流状态和组织回声切面图像上的血流速度分布等信息,从而检测人工血管植入后的通畅率。

10. 排异反应　在人工血管植入体内后,机体的免疫系统有可能会对人工血管发起攻击、破坏和清除的排异反应。排异反应的产生将导致免疫细胞到人工血管植入部位大量聚集,所以通过检查植入后人工血管周围免疫细胞的聚集情况,可反应人工血管植入后的排异情况。

测试方法:在模型动物中植入人工血管一定时间后,取出人工血管制备冰冻或石蜡切片,对切片进行免疫组化或免疫荧光分析,检测免疫细胞在人工血管植入部位的聚集情况从而判断排异反应是否发生。

(王贵学)

参 考 文 献

［1］赵长生,孙树东.生物医用高分子材料［M］.北京:化学工业出版社,2018

［2］俞耀庭.生物医用材料［M］.天津:天津大学出版社,2000

［3］陈叶廷.血液过滤材料的改性及生物相容性研究［D］.南京:南京师范大学,2013

［4］韩蓉,刘彦斌.生物医用材料的生物相容性评价［J］.苏州大学学报,2010(4):773-776

［5］Mackenzie KJ, Carroll P, Martin CA, et al. cGAS surveillance of micronuclei links genome instability to innate immunity［J］. Nature, 2017, 548(7668): 461-465

［6］周春鹏.骨诱导碳纤维复合材料人工颅骨板急性期生物相容性研究［D］.太原:山西医科大学,2017

［7］王珍.磁性纳米复合高分子微球的制备与应用［D］.苏州:苏州大学,2016

［8］陈磊.高分子微球的表面分子嫁接及生化亲和特性［D］.杭州:浙江大学,2010

［9］Qin S Y, Zhang A Q, Zhang X Z. Recent advances in targeted tumor chemotherapy based on smart nanomedicines［J］. Small, 2018, 14(45): e1802417

［10］单学智.HA/PDLLA 的体内降解及成骨过程的生物学评价［D］.武汉:武汉理工大学,2006

［11］王淑芳,郑文婷,孔德领,等.体内组织工程构建小口径人工血管的研究进展［J］.中国材料进展,2012, 31(9):6-19

中英文名词对照索引

K

L

M

N

P

Q

R

Z